脳神経外科バイブル I

耳よりな情報教えます！

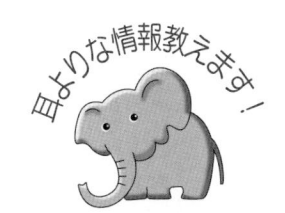

脳血管障害を究める

改訂第2版

立川介護老人保健施設 わかば
元埼玉医科大学助教授

窪田 惺 著

永井書店

改訂版の序文に代えて

　初版発行以来、約8年の歳月が過ぎ去りました。その間、"くも膜下出血診療のガイドライン"、"JET (Japan EC-IC bypass Trial) study の中間解析結果報告"や、"UCAS (Unruptured Cerebral Aneurysm Study) Japan による日本未破裂脳動脈瘤悉皆調査による中間報告"が出され、「本書の改訂をしなければ……」と思いつつ、時間ばかりが過ぎ去っていきました。筆者の怠慢により改訂版の刊行が遅れてしまい、読者の方々には大変ご迷惑をおかけしました。この紙面をお借りしてお詫び申し上げます。

　今回の改訂にあたっては、内容の充実を図るべく、上記の報告などを踏まえて作業に取りかかりました。しかし、いざ改訂作業を始めると、当時よいと思ったレイアウトや内容の浅さなどに気づき、また、「止められない、止められない……」のテレビのCMではありませんが、調べ始めたら止められない筆者の性格が災いし、時間ばかりが過ぎ去っていきましたが、なんとか刊行にこぎつけることができました。

　この改訂版においても、既刊の脳神経外科バイブルシリーズと同様、第1章～第4章の基本的な構成は変わりませんが、第4章では、「まとめ編」を「なまけもの編」と改名するとともに、また、「脳神経外科バイブルⅣ　脳腫瘍を究める」より設けました「耳よりな情報編」を追加しました。さらには、"表"の活字を大きくしたり、若干のレイアウトの変更をして読みやすくしました。用語については「日本脳神経外科学会用語委員会（編）：脳神経外科用語集改訂第2版（南江堂, 2006) に準じました。

　なお、本書についてのご意見やご批判がございましたら、是非編集室までお寄せ下さい。皆様とともに、よりよい参考書にしていきたいと思っています。

　最後に、いつもながら脱稿の日を気長に待って頂き、温かく見守って頂いた永井書店東京店高山　静編集長、および編集や校正に多大なるご尽力を頂いた山本美恵子様に深甚なる謝意を表します。また、本書の作成にあたり、文献の収集をお願いした日本医師会医学図書館の諸氏に御礼申し上げます。

2009年7月

窪田　惺

序　文

　本書は脳神経外科研修医および専門医をめざす方々のための参考書です。執筆を依頼された当初は簡単にできあがると考えていたのですが、あまりにも膨大な資料を目の当たりにして挫折しそうになりましたが、何とか出版にまで漕ぎ着きました。

　本書は、"読みやすく、わかりやすい参考書"をモットーに作成致しました。すなわち、従来の参考書とは異なり、箇条書きを主体にして簡潔明瞭な文章にしたこと、図表を多く取り入れ、かつ覚えやすいように種々の工夫をこらしたこと、読者の方々が一目みただけで、"読みやすい"という印象をもってもらえるように、行間をできるだけ広くとったことです。また所々に、読者の方々が書き込んだり読者自身が工夫して好きなように使ってもらうための、「快適空間」と称する余白も設けました。さらに見出しは、読者の方々が読みやすいようにとの配慮から、原則として「頁の始め」におきました。

　本書は、以下の構成から成っています。

　①第1章は脳血管障害を理解するのに必要な解剖、生理、神経学的所見や症候群についての章です。

　②第2章は脳血管障害の基本編ともいうべき部門ですが、基本的な知識のみにとどまらず、高度な内容も盛り込んであります。

　③第3章は脳血管障害の各病変についてさらに深く掘り下げて述べるとともに、第2章で取り上げなかった新しい項目も述べてあります。

　④第4章は、他書ではみられない本書の独特のもので、ベットサイドですぐに役立つようにとの趣旨から、脳血管障害の各分類を再度まとめるとともに、検査、診断や治療に必要な項目、また続発症・合併症についても記載しました。さらには第2・3章と視点を変えた「まとめ」の項も付け加えてありますので、読者の方々から"まさしく便利編"だと評価して頂けるものと信じています。

　⑤巻末は参考文献です。文献の掲載は本文と同じくらいに大事であるとの筆者の持論より、筆者が目を通したすべての文献を掲載する予定でしたが、紙面の関係で大幅に削除しなければならない結果となりました。いろんな方にご迷惑をおかけすることと存じますが、このような事情をお察し頂きたくご容認のほどお願い申し上げます。

　なお用語については、日本脳神経外科学会用語委員会編の「脳神経外科学用語集（南江堂、1995）」を参考にしました。また、各疾患の重症度分類や脳血管造影所見などによる分類は、可能な限り原文を掲載し、筆者が邦訳しました。

　本書を作成するにあたっては多くの資料に目を通し、間違いのないように書いたつもりですが、異論や欠陥があるかも知れません。その際にはどんどんご指摘頂き、編集室にご意見をお寄せ頂ければ幸いです。そして読者の方々の力で本書をよりよいものにしていければと思っています。

最後に、本書の執筆の機会を与えて下さった永井書店東京店高山静編集長、および編集や校正にご協力頂いた山本美恵子様に心から感謝致します。また本書を作成するにあたり、資料の収集および整理をして頂いた埼玉医科大学脳神経外科医局秘書の井出トク子様にお礼を申し上げます。

　2001年3月

窪田　惺

CONTENTS

第1章 脳血管障害へのプロローグ

❶ 脳血管障害に必要な解剖と機能 ─ 3
1. 脳血管の発生過程 ─ 3
2. 脳の毛細血管内皮細胞の特徴 ─ 4
3. 頭蓋内動脈の解剖学的特殊性 ─ 5
4. Willis 動脈輪 ─ 6
5. 前大脳動脈および前交通動脈より分岐する血管 ─ 6
6. 海綿静脈洞の解剖 ─ 7
7. Dorello's canal ─ 9
8. Liliequist 膜 ─ 10
9. 硬膜の動脈支配 ─ 11
10. 脳神経の動脈支配 ─ 12
11. 内頸動脈海綿静脈洞部より分岐する動脈 ─ 14
12. 視床の解剖と動脈支配 ─ 16
13. 内包の解剖と動脈支配 ─ 17
14. 錐体路 ─ 18

❷ 脳血管障害に必要な病態生理 ─ 19
1. 頭蓋内圧と頭蓋内圧亢進 ─ 19
2. 脳浮腫と脳腫脹 ─ 25
3. 脳ヘルニア ─ 28
4. 脳死と植物状態 ─ 32

❸ 脳血管障害に必要な神経学的所見 ─ 39
1. 髄膜刺激症状 ─ 39
2. 動眼神経麻痺 ─ 39
3. 眼球共同偏位 ─ 40
4. 呼吸異常 ─ 41
5. Barré 錐体路徴候 ─ 41
6. 感覚解離 ─ 42
7. 視床性失語症 ─ 42
8. 視床性認知症 ─ 42
9. 徒手筋力テストの評価法 ─ 43

❹ 脳血管障害に必要な脳循環・代謝 ─ 44
1. 脳血流 ─ 44
2. 脳循環の調節 ─ 47
3. 脳代謝 ─ 49
4. 脳循環代謝障害 ─ 50

❺ 脳血管障害に関連する症候群 ─ 52
1. Bálint 症候群 ─ 52
2. Benedikt 症候群 ─ 52
3. Bruns 症候群 ─ 53
4. 中枢性塩分喪失症候群 ─ 53
5. Dejerine 症候群 ─ 55
6. Dejerine-Roussy 症候群 ─ 56
7. Foville 症候群 ─ 56
8. 眼窩尖端部症候群 ─ 57
9. Gerstmann 症候群 ─ 57
10. 播種性血管内凝固症候群 ─ 58
11. 非ケトン性高浸透圧性糖尿病性昏睡 ─ 60
12. Horner 症候群 ─ 61
13. 上眼窩裂症候群 ─ 63
14. 海綿静脈洞症候群 ─ 63
15. 過灌流症候群 ─ 64
16. Korsakoff 症候群 ─ 66
17. 抗利尿ホルモン分泌異常症候群 ─ 66
18. Locked-in 症候群 ─ 70
19. Luxury perfusion syndrome ─ 71
20. Millard-Gubler 症候群 ─ 71
21. Mills 症候群 ─ 72
22. Misery perfusion syndrome ─ 72
23. MLF 症候群 ─ 73
24. Monakow 症候群 ─ 74
25. 脳底動脈先端症候群 ─ 75
26. One and a half syndrome ─ 75
27. Powers 症候群 ─ 76
28. Rendu-Osler-Weber 病 ─ 77
29. 鎖骨下動脈盗血症候群 ─ 78
30. 小脳性無動無言症 ─ 79
31. 神経原性肺水腫 ─ 81
32. 手・口感覚症候群 ─ 83

33. Terson 症候群	84	35. Weber 症候群	87
34. Wallenberg 症候群	85	36. Wyburn-Mason 症候群	88

❻脳血管障害とは ———————————————————————————— 90

第2章　脳血管障害へズームイン

❶くも膜下出血 ———————————————————————————— 93

❷脳動脈瘤 ———————————————————————————— 99
 1．総説 —————————— 99　　4．外傷性脳動脈瘤 ———————— 115
 2．囊状脳動脈瘤 ——————— 99　　5．細菌性脳動脈瘤 ———————— 121
 3．紡錘状脳動脈瘤 ————— 112　　6．未破裂脳動脈瘤 ———————— 127

❸脳動静脈奇形 ———————————————————————————— 132

❹頸動脈海綿静脈洞瘻 ———————————————————————————— 144

❺硬膜動静脈瘻 ———————————————————————————— 151

❻脳内海綿状血管腫 ———————————————————————————— 168

❼脳静脈性血管腫 ———————————————————————————— 176

❽ガレン大静脈瘤 ———————————————————————————— 181

❾高血圧性脳出血 ———————————————————————————— 191

❿脳アミロイドアンギオパチーによる脳出血 ———————————————————————————— 202

⓫もやもや病 ———————————————————————————— 205

⓬脳梗塞 ———————————————————————————— 218

⓭線維筋形成不全 ———————————————————————————— 248

⓮内頸動脈形成不全症 ———————————————————————————— 253

⓯脳硬膜静脈洞血栓症 ———————————————————————————— 255

⓰皮質脳静脈血栓症 ———————————————————————————— 261

第3章　バージョンアップ編

❶脳血管の異常 ———————————————————————————— 267
 1．血管変異 —————————— 267　　2）中大脳動脈系の血管奇形 ————— 269
  1）前大脳動脈系の血管奇形 ————— 267　　2．頭蓋内基幹動脈の窓形成 —————— 270

3．遺残性原始動脈 ──────── 272
　　　1) 総説 ·················· 272
　　　2) Persistent primitive trigeminal
　　　　 artery ················ 273
　　　3) Persistent primitive otic artery ········ 276
　　　4) Persistent primitive hypoglossal
　　　　 artery ················ 276
　　　5) Persistent primitive proatlantal artery·· 277

❷原因不明のくも膜下出血 ──────────────────────────── 278
　　1．総説 ·················· 278
　　2．Perimesencephalic pattern of
　　　 subarachnoid hemorrhage ───── 279
　　3．Non-perimesencephalic pattern of
　　　 subarachnoid hemorrhage ───── 280

❸正常圧水頭症 ──────────────────────────────── 281

❹各部位の囊状脳動脈瘤 ─────────────────────────── 285
　　1．内頸動脈領域の動脈瘤 ───── 285
　　　1) 内頸動脈・後交通動脈分岐部動脈瘤 ······ 285
　　　2) 内頸動脈分岐部動脈瘤 ············ 287
　　　3) 内頸動脈・眼動脈分岐部動脈瘤 ········ 287
　　　4) 内頸動脈窩動脈瘤 ··············· 290
　　　5) 内頸動脈・前脈絡叢分岐部動脈瘤 ······· 292
　　　6) 海綿静脈洞内動脈瘤 ············· 292
　　　7) 内頸動脈前壁動脈瘤 ············· 294
　　2．前大脳動脈領域の動脈瘤 ───── 295
　　　1) 総説 ······················ 295
　　　2) 前大脳動脈近位部動脈瘤 ··········· 296
　　　3) 前交通動脈瘤 ················· 297
　　　4) 前大脳動脈末梢部動脈瘤 ··········· 298
　　3．中大脳動脈領域の動脈瘤 ───── 299
　　　1) 中大脳動脈分岐部動脈瘤 ··········· 299
　　　2) 中大脳動脈水平部動脈瘤 ··········· 300
　　4．椎骨・脳底動脈領域の動脈瘤 ─── 301
　　　1) 総説 ······················ 301
　　　2) 脳底動脈領域の動脈瘤 ············ 301
　　　3) 後大脳動脈瘤 ················· 303
　　　4) 上小脳動脈領域の動脈瘤 ··········· 304
　　　5) 前下小脳動脈領域の動脈瘤 ·········· 306
　　　6) 後下小脳動脈領域の動脈瘤 ·········· 307

❺脳動脈瘤の形成（発生）・増大因子 ─────────────────────── 309

❻脳動脈瘤破裂による急性硬膜下血腫 ─────────────────────── 310

❼脳動脈瘤患者の外科的処置後の長期追跡結果 ──────────────────── 312
　　1．Neck Clipping 後の長期追跡結果 ─── 312
　　2．Wrapping 後の長期追跡結果 ───── 312

❽多発性脳動脈瘤 ──────────────────────────────── 313

❾巨大脳動脈瘤 ──────────────────────────────── 317

❿新生脳動脈瘤 ──────────────────────────────── 325

⓫高齢者の破裂脳動脈瘤 ──────────────────────────── 327

⓬小児の脳動脈瘤 ──────────────────────────────── 329

⓭家族性脳動脈瘤 ──────────────────────────────── 332

⓮未破裂脳動脈瘤 ──────────────────────────────── 334
　　1．総説 ──────────── 334
　　2．脳虚血に合併する未破裂脳動脈瘤の術中の
　　　 注意点 ──────────── 335
　　3．手術成績に関与する因子 ───── 335

⓯真菌性脳動脈瘤 ──────────────────────────────── 336

⓰腫瘍性脳動脈瘤 ──────────────────────────────── 338

⓱ 脳動脈瘤を合併する遺伝性全身性疾患 ——340

⓲ 脳動脈解離 ——342
1．総説 —— 342
2．頭蓋外（頸部）動脈解離 —— 350
　1）概説 …… 350
　2）内頸動脈解離 …… 352
　3）総頸動脈解離 …… 356
4）椎骨動脈解離 …… 357
3．頭蓋内動脈解離 —— 360
　1）概説 …… 360
　2）内頸動脈系の解離 …… 365
　3）椎骨・脳底動脈系の解離 …… 370

⓳ 脳動静脈奇形 ——382
1．特徴的所見 —— 382
2．出血しやすい脳動静脈奇形 —— 383
3．AVMの自然増大および消失・縮小例 —— 384
　1）概説 …… 384
　2）増大例 …… 384
　3）縮小・消失例 …… 385
4．脳動脈瘤の合併 —— 386
5．深在性脳動静脈奇形 —— 390
　1）概説 …… 390
　2）基底核・視床の動静脈奇形 …… 391
3）脳梁の動静脈奇形 …… 394
4）小脳橋角部の動静脈奇形 …… 394
5）小脳の動静脈奇形 …… 395
6）脳幹部の動静脈奇形 …… 396
7）脳室内の動静脈奇形 …… 396
6．巨大脳動静脈奇形 —— 397
7．小児の脳動静脈奇形 —— 398
8．自然歴でのAVMからの生涯破裂率 —— 401
9．家族性脳動静脈奇形 —— 402
10．無症候性脳動静脈奇形 —— 402

⓴ 硬膜動静脈瘻 ——404
1．特発性頸動脈海綿静脈洞瘻の自然治癒 —— 404
2．深在性硬膜動静脈瘻 —— 404
　1）概説 …… 404
　2）テント硬膜動静脈瘻 …… 406
　3）下錐体静脈洞硬膜動静脈瘻 …… 408
　4）深部静脈系硬膜動静脈瘻 …… 408
5）大孔硬膜動静脈瘻 …… 409
3．その他の部位の硬膜動静脈瘻 —— 411
　1）上矢状静脈洞硬膜動静脈瘻 …… 411
　2）大脳鎌硬膜動静脈瘻 …… 411
　3）頭蓋頸椎移行部硬膜動静脈瘻 …… 412
4．小児の横・S状静脈洞硬膜動静脈瘻 —— 413
5．塞栓術後の脳神経麻痺 —— 415

㉑ 頭蓋内海綿状血管腫 ——416
1．各部位の海綿状血管腫 —— 416
　1）脳幹部海綿状血管腫 …… 416
　2）小脳の海綿状血管腫 …… 418
　3）硬膜から発生する海綿状血管腫 …… 419
　4）脳神経より発生する海綿状血管腫 …… 422
5）脳室内より発生する海綿状血管腫 …… 423
2．新生海綿状血管腫 —— 425
3．小児の海綿状血管腫 —— 427
4．家族性海綿状血管腫 —— 428

㉒ 脳静脈性血管腫 ——429
1．静脈性血管腫の生涯破裂率 —— 429
2．静脈性血管腫と海綿状血管腫の合併 —— 429

㉓ 高血圧性脳出血 ——430
1．再発性脳出血 —— 430
2．無症候性脳出血 —— 431

㉔ もやもや病 ——432
1．脳動脈瘤の合併 —— 432
2．もやもや病患者の脳血管反応性 —— 434
　1）炭酸ガス反応性 …… 434
　2）Acetazolamide負荷による脳血管拡張能の評価 …… 434
3．もやもや病患者の全身麻酔中における脳虚血発生因子 —— 434
4．手術後に発生する慢性硬膜下血腫 —— 435
5．家族性もやもや病 —— 435
6．無症候性もやもや病 —— 436

㉕ 脳梗塞 — 437
1. 無症候性脳梗塞 — 437
2. 脳梗塞の特殊病型 — 440
   1) 分水嶺脳硬塞 — 440
   2) 脳幹硬塞 — 442
   3) 小脳梗塞 — 443
   4) 線条体・内包梗塞 — 446
   5) 出血性脳梗塞 — 448
3. 小児の脳梗塞 — 450

㉖ 椎骨・脳底動脈循環不全症 — 453

㉗ ボウ・ハンター卒中 — 455

㉘ コレステロール塞栓症 — 457

㉙ その他の原因による脳血管障害 — 461
1. 白血病に合併する頭蓋内出血 — 461
2. 全身性エリテマトーデスに合併する脳血管障害 — 462
3. ワルファリン服用中に生じる頭蓋内出血 — 463
4. 血液透析患者に合併する脳出血 — 465

㉚ 妊娠と脳血管障害 — 466
1. 総説 — 466
2. 頭蓋内出血をきたす疾患 — 469
   1) 脳動脈瘤 — 469
   2) 脳動静脈奇形 — 471
   3) 特発性頸動脈海綿静脈洞瘻 — 473
   4) 子癇に続発する脳出血 — 473
   5) 高血圧性脳出血 — 474
   6) 脳海綿状血管腫 — 474
   7) 脳静脈性血管腫 — 475
3. 虚血発作をきたす疾患 — 475
   1) 脳硬膜静脈洞血栓症 — 475
   2) 脳動脈の閉塞 — 476
4. 頭蓋内出血、虚血発作のいずれも起こしうる疾患―もやもや病 — 477

㉛ てんかん患者と妊娠 — 480
1. 総説 — 480
2. 抗てんかん薬服用患者に対する妊娠についての助言 — 482

第4章　便利編

Ⅰ. 重症度分類

❶ 意識障害 — 485
1. Glasgow Coma Scale による意識障害評価法 — 485
2. Japan Coma Scale による意識障害評価法 — 485
3. 脳波パターンからの意識障害の分類 — 486

❷ くも膜下出血の CT 分類 — 487

❸ くも膜下出血の重症度分類 — 487
1) Hunt and Kosnik の重症度分類 — 487
2) 世界脳神経外科学会 (WFNS) 分類 — 487
3) Takagi らの重症度分類 — 488
4) Hunt and Hess の重症度分類 — 488
5) Botterell らの重症度分類 — 488

❹ 脳動静脈奇形 — 489
1. Spetzler らの分類 — 489
2. Radiosurgery のための重症度分類 — 489

❺ 頸動脈海綿静脈洞瘻の脳血管造影所見による分類 — 490

❻ 硬膜動静脈瘻 ——490
1. Djindjian らの分類 —— 490
2. Borden らの流出静脈路の所見からの分類と特徴 —— 491
3. Cognard らの流出静脈路による分類 —— 492
4. Piton らの流出静脈路による分類 —— 494
5. Lalwani らの静脈還流制限による分類 —— 495

❼ 脳内海綿状血管腫の病理学的および MRI 所見による分類 ——496

❽ ガレン大静脈瘤 ——497
1. 発症年齢による分類 —— 497
2. 脳血管造影所見による分類 —— 497
3. 血管構築による分類 —— 498

❾ 高血圧性脳出血 ——500
1. 高血圧性脳出血の神経学的重症度分類 — 500
2. 高血圧性被殻出血の CT 分類 —— 500
3. 高血圧性視床出血の CT 分類 —— 501

❿ 末梢性顔面神経麻痺の重症度分類 ——501

II. 検査、診断、評価法および治療編

1. 小児 —— 503
2. 手、足および目の利き側の検査 —— 503
3. 徒手筋力テストの評価法 —— 504
4. 脳血流量、脳酸素消費量、ブドウ糖消費量および脳酸素摂取率（OEF）の正常値 —— 504
5. CT 上の低吸収域と脳血流量との関係 — 504
6. 脳灌流圧 —— 504
7. Hachinski の脳虚血スコア —— 505
8. 改訂長谷川式簡易知能評価法（HDS-R） —— 505
9. 経頭蓋超音波ドップラー検査 —— 506
10. 国際共同研究による未破裂脳動脈瘤のデータ —— 507
11. 内頸動脈閉塞の安全性の判定基準 —— 508
12. CT での血腫量の計算方法 —— 509
13. もやもや病の診断の手引き —— 509
14. Acetazolamide 負荷による脳血管反応性の評価 —— 510
15. ラクナ梗塞と血管周囲腔との鑑別 —— 511
16. Leukoaraiosis と脳梗塞 —— 511
17. 頸部頸動脈狭窄度の測定法 —— 512
18. Barbiturate 療法 —— 512
19. 成績評価法 —— 515
   1) Glasgow outcome scale —— 515
   2) 日常生活動作による成績評価判定法 —— 515
   3) 脳卒中患者における障害程度の評価法 —Modified Rankin Scale— —— 515
20. てんかん患者と自動車の運転 —— 516
21. 抗てんかん薬 —— 517
   1) 抗てんかん薬の薬物動態値 —— 517
   2) 抗てんかん薬の相互作用 —— 517
22. 麻酔薬や降圧薬などの薬剤の脳血流量、頭蓋内圧や脳灌流圧などに及ぼす影響 — 518
23. 脳動脈瘤手術中における脳室穿刺の位置 —— 519

III. なまけもの編

1. Perimesencephalic pattern of subarachnoid hemorrhage —— 520
2. Non-perimesencephalic pattern of subarachnoid hemorrhage —— 520
3. 内頸動脈・後交通動脈瘤による動眼神経麻痺 —— 520
4. コイルによる脳動脈瘤塞栓術の適応症例 —— 521
5. 傍床突起部動脈瘤 —— 521
6. 紡錘状脳動脈瘤 —— 521
7. 外傷性脳動脈瘤 —— 522
8. 細菌性脳動脈瘤 —— 522
9. 未破裂脳動脈瘤 —— 522
10. 脳動脈瘤破裂による急性硬膜下血腫 —— 523
11. 多発性脳動脈瘤 —— 523
12. 巨大脳動脈瘤 —— 523
13. 高齢者の破裂脳動脈瘤 —— 524
14. 正常圧水頭症 —— 524
15. 真菌性脳動脈瘤 —— 524
16. 腫瘍性脳動脈瘤 —— 525

17. 脳動脈解離 ─── 525	47. 脳硬膜静脈洞血栓症 ─── 537
18. 脳動静脈奇形 ─── 526	48. 皮質脳静脈血栓症 ─── 537
19. 硬膜動静脈瘻 ─── 526	49. 深部脳静脈血栓症 ─── 538
20. 深在性硬膜動静脈瘻 ─── 527	50. 小児の脳血管障害 ─── 539
21. 下錐体静脈洞硬膜動静脈瘻 ─── 527	1) 脳動脈瘤 ………… 539
22. 深部静脈系硬膜動静脈瘻 ─── 527	2) 脳動静脈奇形 ………… 539
23. 辺縁静脈洞部硬膜動静脈瘻 ─── 527	3) 横・S状静脈洞部の硬膜動静脈瘻 …… 540
24. 上矢状静脈洞硬膜動静脈瘻 ─── 528	4) 脳内海綿状血管腫 ………… 540
25. 大脳鎌硬膜動静脈瘻 ─── 528	5) 脳梗塞 ………… 540
26. 頭蓋頸椎移行部硬膜動静脈瘻 ─── 528	51. 家族性脳血管障害 ─── 540
27. 脳内海綿状血管腫 ─── 528	1) 脳動脈瘤 ………… 540
28. 脳幹部海綿状血管腫 ─── 528	2) 脳動静脈奇形 ………… 541
29. 中頭蓋窩海綿状血管腫 ─── 529	3) 脳内海綿状血管腫 ………… 541
30. 脳室内海綿状血管腫 ─── 529	4) もやもや病 ………… 542
31. 脳静脈性血管腫 ─── 529	52. 無症候性脳血管障害 ─── 542
32. ガレン大静脈瘤 ─── 529	1) 無症候性(未破裂)脳動脈瘤 ………… 542
33. 高血圧性脳出血 ─── 530	2) 無症候性脳動静脈奇形 ………… 542
34. 高血圧性脳出血再発例 ─── 531	3) 無症候性脳出血 ………… 542
35. 同時発症多発性高血圧性脳出血 ─── 531	4) 無症候性もやもや病 ………… 543
36. 脳アミロイドアンギオパチーによる脳出血 ─── 531	5) 無症候性脳梗塞 ………… 543
	53. 白血病に合併する頭蓋内出血 ─── 544
37. もやもや病 ─── 532	54. 全身性エリテマトーデスに合併する脳血管障害 ─── 544
38. もやもや病と脳動脈瘤の合併 ─── 532	
39. 脳梗塞 ─── 532	55. ワルファリン服用中に生じる頭蓋内出血 ─── 545
40. 小脳梗塞 ─── 534	
41. 出血性脳梗塞 ─── 535	56. 血液透析患者に合併する脳出血 ─── 545
42. ボウ・ハンター卒中 ─── 535	57. 妊娠と脳血管障害 ─── 545
43. 椎骨・脳底動脈循環不全症 ─── 535	1) 総説 ………… 545
44. コレステロール塞栓症 ─── 535	2) 出血性病変に対する治療方針 ………… 546
45. 線維筋形成不全 ─── 536	3) 脳動脈瘤と脳動静脈奇形の比較 ………… 546
46. 内頸動脈形成不全症 ─── 536	4) もやもや病 ………… 547

IV. 耳よりな情報編 ─── 548

第1章

脳血管障害への プロローグ

この章は、脳血管障害を理解するのに
基本となる解剖、病態生理、
神経学的所見や症候群などを中心に述べてあります。
簡潔に、かつ興味が湧くよう工夫して
記述してありますので、
頑張って読破して下さい。

❶脳血管障害に必要な解剖と機能

1．脳血管の発生過程

1）Streeter(1918)による脳血管の発生過程
➡この過程は5期に分けられる。
❶第1期(angioblasic period)
　（ⅰ）血管芽細胞(angioblast)が分化して、原始血管系[primordial vascular system(primordial endothelial blood-vessel plexus)]が形成される。
　（ⅱ）この血管系は、脳の動脈、静脈や毛細血管の源となるものであるが、この段階では動脈でも静脈でもない。
　（ⅲ）この血管系は循環器官というよりは、むしろ内皮細胞の原器(germinal bed)である。
❷第2期(developmental period of primordial blood-vessel plexus)
　（ⅰ）原始血管叢が動脈、静脈および毛細血管に発達していく。
　（ⅱ）脳循環の原形が形成される。
❸第3期(stratification)
　（ⅰ）膜様頭蓋、硬膜、くも膜・軟膜の分化が展開される。
　（ⅱ）それに伴い、頭部の血管系が頭蓋外、硬膜および脳の部門とに分かれていく。
❹第4期(adjustment in arrangement of blood-vessel)
　（ⅰ）頭部構造の発育変化に伴い、血管の配列の調整が行われる。
　（ⅱ）頭部の最も大きな静脈が、かなりの部分で閉塞する。これは新しい血管路によって代償され、最終的には横静脈洞のS状部を形成する。
❺第5期(completion of hisotological differentiation of vessel wall)
➡血管壁が組織学的に変化し、成人の動脈、静脈および各静脈洞に変化する。

> **チョットお耳を拝借**
> ①海綿状血管腫；第2期に、錯誤形成により生じる。
> ②動静脈奇形；第2期にその原因があり、第5期で完成する。
> ③遺残原始動脈は第4期以降も消退せずに残存したものである。
> ④Willis輪の走行異常は第4期に生じる。

2）Padget(1948)による脳血管の発生過程
❶内頸動脈の形成
　（ⅰ）内頸動脈の形成；4 mm 胎長(胎生26日)
　（ⅱ）4 mm 胎長(胎生26日)の頃に将来内頸動脈となる Primitive internal carotid artery と脳底動脈となる Longitudinal neural artery との間に4本の内頸・脳底動脈吻合血管が形成

される。
- ⓐ頭側より Primitive trigeminal artery, Primitive otic artery, Primitive hypoglossal artery, Proatlantal intersegmental artery と命名されている。
- ⓑ6 mm 胎長の頃から Primitive otic artery, Primitive hypoglossal artery, Primitive trigeminal artery の順に退縮し始め、14 mm 胎長(胎生 35 日)には完全に消失する。

❷脳底動脈、後交通動脈の形成；5～6 mm 胎長(胎生 28 日)
❸椎骨動脈の完成；12～14 mm 胎長(胎生 35 日)
❹前交通動脈および Willis 輪の完成；20～24 mm 胎長(胎生 44 日)
❺眼動脈(左)が成人と同じ形態になる時期；39 mm 胎長(胎生 52 日)

> **チョットお耳を拝借**
> ①未熟ながらも血液循環路が働き始めるのは、胎生 3～5 週目頃。
> ②成人とほぼ同様の脳血管の基準ができあがるのは、胎生 2 カ月。
> ③主な脳静脈と静脈洞の形成；胎生 3 カ月

2．脳の毛細血管内皮細胞の特徴(竹内ら, 1997)

❶小窓(fenestration)の欠如
（ⅰ）小窓とは、
- ⓐ内皮の内腔面と基底膜の細胞膜面が癒着してできた最大直径 50 nm くらいの円形の膜をいう。
- ⓑ貫通した孔でなく、約 5 mm の厚さの薄い隔膜がある。

（ⅱ）頭蓋内で小窓のあるのは、脈絡叢、松果体、下垂体、最後野、灰白結節や正中隆起など、血液脳関門のない部分に相当する。

❷Pinocyte vesicle が少ない。
（ⅰ）Pinocyte vesicle とは、
- ⓐUnit membrane をもつ約 70 nm の直径の小胞体である。
- ⓑ機能
  ➡物質を取り入れて内皮の中を通過し、反対側の細胞膜に癒着して物質を細胞外に放出する機能をもつ。

（ⅱ）実験的には、脳損傷により Pinocyte vesicle が増加し、同時に脳浮腫が生じる。
（ⅲ）抗脳浮腫薬として使用される副腎皮質ステロイド薬を投与すると、Pinocyte vesicle が減少する。

❸癒着帯(tight junction)の存在
（ⅰ）脳血管の内皮細胞間には全周にわたり癒着帯が存在する。
（ⅱ）癒着帯のある部分では、内皮細胞の外膜同士が癒合して細胞間隙がまったくなくなっている。

3．頭蓋内動脈の解剖学的特殊性

1）頭蓋外内頸動脈と頭蓋内内頸動脈との解剖学的相違

❶頭蓋内内頸動脈の直径は、硬膜外と硬膜内とで異なる。すなわち、硬膜内内頸動脈の直径は、硬膜外の 20～40％
❷頭蓋内内頸動脈は、軟部組織で支持されていない。
❸頭蓋内内頸動脈は、内頸動脈の近位部を除いて、Vasa vasorum（血管壁栄養血管）を欠く。
❹頭蓋内の内頸動脈壁の構造
　（ⅰ）内弾性板は、頭蓋外のそれより厚い。
　（ⅱ）中膜の弾性線維は非常に少なく、したがって頭蓋内の中膜は頭蓋外のそれより薄い。
　（ⅲ）外膜は薄い（但し、頭蓋内・硬膜外の外膜は、硬膜内より厚い）。
　（ⅳ）外弾性板を欠く➡外弾性板は内頸動脈の錐体部（petrous portion）には存在するが、海綿静脈洞内で極端に目立たなくなり、硬膜内で消失する。
❺これらの内頸動脈壁の構造上の変化は、頭蓋底のレベルで生じる。

2）頭蓋外椎骨動脈と頭蓋内椎骨動脈との解剖学的相違

❶「起始部から硬膜を貫通する 1 cm 手前（中枢側）までの椎骨動脈壁の構造」（表 1）
　➡椎骨動脈壁の構造は、その起始部から硬膜を貫通する 1 cm 中枢（心臓）側までは同じである。すなわち、
　（ⅰ）外弾性板は厚い。
　（ⅱ）外膜はよく発達している。
　（ⅲ）中膜は幅広い筋層からなり、弾性線維も豊富である。
　（ⅳ）内弾性板は明瞭に認められる。
❷「硬膜を貫通した後 1 cm 末梢側から左右の椎骨動脈が合流するまでの構造」（表 1）
　（ⅰ）外弾性板および中膜の弾性線維は、まったく、あるいはほとんど欠如している。
　（ⅱ）外膜および中膜は薄い（この所見は硬膜貫通部よりみられ、特に中膜で明瞭である）。

表 1．頭蓋外椎骨動脈と頭蓋内椎骨動脈壁の構造上の相違 (Wilkinson, 1972)

Histological feature （組織像）	Origin of artery to a point 1 cm proximal to dural perforation （起始部から硬膜を貫通する 1 cm 中枢側までの頭蓋外椎骨動脈）	Point 1 cm distal to dural perforation to end of artery （硬膜を貫通した後 1 cm 末梢側から左右の椎骨動脈が合流するまでの頭蓋内椎骨動脈）
Adventitial collagen layer（外膜の膠原線維層）	thick（厚い）	thin（薄い）
External elastic lamina（外弾性板）	present（存在する）	absent（ない）
Medial muscular layer（中膜の筋層）	thick（厚い）	thin（薄い）
Elastic fibers in media（中膜の弾性線維）	present（存在する）	absent or very sparse（ないか、非常に粗）

❸「❶と❷の間の椎骨動脈壁の構造」
　➡椎骨動脈が硬膜を貫通する 1 cm 中枢側から、硬膜を貫通した後 1.5 cm 末梢側までの間の

椎骨動脈壁の構造は、
(ⅰ)外弾性板の密度と中膜の弾性線維の量は、椎骨動脈が硬膜を貫通する 1 cm 中枢側から比較的急激に減少し、硬膜貫通後 1.5 cm に至るまでに消失する。
(ⅱ)平均的には、外膜と中膜の弾性組織は、硬膜を貫通する 3.5 mm 中枢側から突然減少し、硬膜付着部より 6 mm 末梢側でまったく消失する。
(ⅲ)これらの変化が最も著明に認められるのは、始まりは椎骨動脈が硬膜を貫通する 5 mm 中枢側からであり、終わりは硬膜貫通後 5 mm 末梢までである。
❹内弾性板および内膜は、頭蓋外(頸部)と硬膜内の椎骨動脈において有意な差はない。
❺頭蓋内椎骨動脈は Vasa vasorum を有する(遠藤ら, 1993)。

4．Willis 動脈輪 Arterial circle of Willis
(大脳動脈輪 Cerebral arterial circle)(図1)

❶定義；脳底部の両側の内頸動脈系および椎骨脳底動脈系を結ぶ多角形の動脈輪をいう。
❷意義；主要な脳動脈が閉塞したとき、側副血行路として重要な働きをする。
❸構成血管
　(ⅰ)左右の前大脳動脈水平部(A 1)
　(ⅱ)前交通動脈
　(ⅲ)左右の内頸動脈
　(ⅳ)左右の後大脳動脈近位部(P 1)
　(ⅴ)左右の後交通動脈

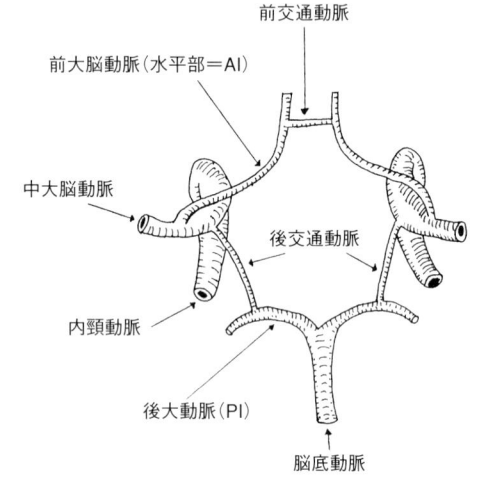

図 1. 上方からみた Willis 動脈輪

5．前大脳動脈および前交通動脈より分岐する血管

1) Heubner's artery(反回動脈 Recurrent artery)
❶半球において、1 本のみ存在するのが最も多い(88%)。
❷起始部(origin)は前大脳動脈 A 2 からが最も多く(65%)、次いで A 1-A 2 junction で(31%)で、A 1 からは 4% と最も少ない。
❸支配領域は、尾状核頭部(caudate head)、被殻(putamen)の前 1/3、淡蒼球(globus pallidus)の外節前部、内包前脚であり、閉塞すると顔面—上肢に強い不全片麻痺、優位半球の場合には失語をきたすことがある。

2）視床下部動脈 Hypothalamic artery

❶前交通動脈の穿通枝は、一般に、**視床下部動脈**と総称されている。
❷穿通枝は、2〜8本(平均；4.1本)存在する。
❸穿通枝の灌流領域(終末部位)は、
　（ⅰ）脳梁吻側部、帯状回前部
　（ⅱ）視床下部前部、終板
　（ⅲ）視神経および視神経交叉
である。したがって
　（ⅰ）の領域を支配する穿通枝を Subcallosal artery(脳梁下動脈)
　（ⅱ）の領域を支配する穿通枝を Hypothalamic artery(視床下部動脈)
　（ⅲ）の領域を支配する穿通枝を Chiasmatic artery(視交叉動脈)
と呼び、分類することもある(芹澤ら, 1994)。
❹起源
　（ⅰ）Subcallosal artery
　　　➡前交通動脈の後上壁から生じることが多い。
　（ⅱ）Hypothalamic artery
　　　➡前交通動脈の後壁、後下壁から生じる。
　（ⅲ）Chiasmatic artery
　　　➡前交通動脈の後下壁から生じる。
❺走行；基本的には後上方へ走る。
❻穿通枝閉塞時の症状
　（ⅰ）記銘力障害
　（ⅱ）自発性の低下、行動異常や性格変化。
　（ⅲ）視床下部障害(意識障害、電解質異常など)。

6．海綿静脈洞(cavernous sinus)の解剖

1）正常解剖

❶トルコ鞍外壁に相当する部位に位置する。
❷海綿静脈洞は、頭蓋底の固有硬膜(外壁)と蝶形骨洞の外側壁を覆う骨膜(内壁)によって囲まれた間隙(cavernous space)である。
　（ⅰ）固有硬膜(外壁)
　　　ⓐ固有硬膜の上内側は、鞍隔膜からトルコ鞍内硬膜に連続している。
　　　ⓑ固有硬膜の外側は、中頭蓋窩の硬膜に繋がっている。
　（ⅱ）骨膜(内壁)
　　　ⓐ骨膜の前方は、上眼窩裂を通って眼窩内に拡がっている。
　　　ⓑ骨膜の後方は、斜台骨膜に繋がっている。

❸海綿静脈洞の構造
（ⅰ）古典的概念（図2-A）
　　ⓐ１つの連続した腔であり、この静脈路の中を内頸動脈および外転神経が走行している。
　　ⓑ動眼神経、滑車神経および三叉神経は、海綿静脈洞の外壁内を走行している。
（ⅱ）新しい概念（図2-B）
　　ⓐ骨膜・固有硬膜腔内は連続した大きな１つの静脈腔ではなく、無数の個別の静脈が存在し、それらがお互いに交通している。
　　　㋐真の硬膜静脈洞ではなく、硬膜外の静脈網の一部である。
　　　㋑個別の静脈の間を間質である結合組織や脂肪組織が埋め、その中を脳神経や内頸動脈が走行している。
　　　　㋺内頸動脈は、静脈壁と接しながら走行している。
　　ⓑ動眼神経、滑車神経および三叉神経は、海綿静脈洞部の外壁に近接して走行している。
❹海綿静脈洞の連絡路
（ⅰ）上眼静脈（superior ophthalmic vein）
（ⅱ）上錐体静脈洞（superior petrosal sinus）
（ⅲ）下錐体静脈洞（inferior petrosal sinus）
（ⅳ）蝶形頭頂静脈洞（sphenoparietal sinus）；浅中大脳静脈が流入する。
（ⅴ）脳底静脈叢（basilar plexus）
（ⅵ）海綿間静脈洞（intercavernous sinus）；左右の海綿静脈洞を連絡する

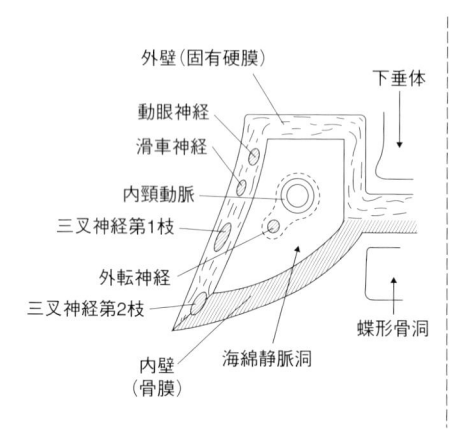

〈A：古典的概念〉
①海綿静脈洞は１つの連続した腔であり、この中を内頸動脈および外転神経が走行している。
②外壁内には動眼神経、滑車神経、三叉神経第１枝および第２枝が走行している。

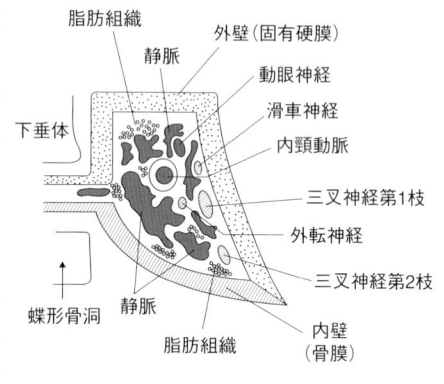

〈B：新しい概念〉
①海綿静脈洞は静脈叢から発生したもので、連続した１つの大きな腔ではない。
②すなわち、海綿静脈洞は無数の個別の静脈腔が存在したものであり、その間を間質である結合組織や脂肪組織が埋め、その中を内頸動脈や脳神経が走行している（岡村ら，1998）。

図 2．海綿静脈洞の前額断面図

❺海綿静脈洞は2つの隔室から成る。
　（ⅰ）前下方部(anteroinferior compartment)；上眼静脈や蝶形頭頂静脈洞と接続している。
　（ⅱ）後上方部(posterosuperior compartment)；上錐体静脈洞、下錐体静脈洞や脳底静脈叢と交通している。
❻海綿静脈洞の内容積(一側)➡0.5～1 cc

2）海綿静脈洞への手術進入路(図3)

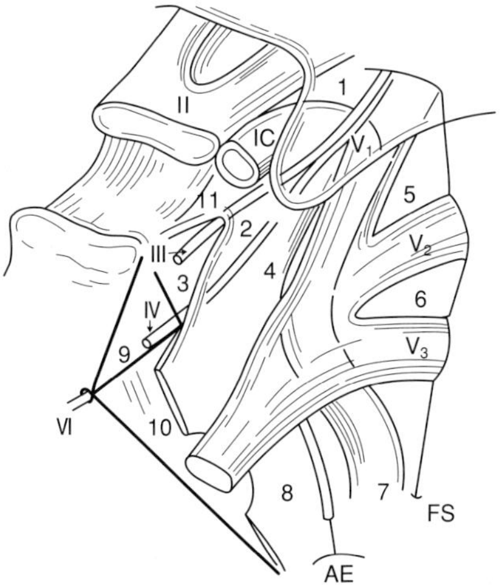

【進入路】
1. Anteromedial triangle (Dolenc) (extradural)；
   視神経、動眼神経と内頸動脈に囲まれた範囲。
2. Paramedial triangle (extradural)；
   動眼神経、滑車神経とテント縁に囲まれた範囲。
3. Occulomotor trigone (intradural)；
   動眼神経、滑車神経の貫通部および後床突起を結ぶ範囲。
4. Supralateral triangle (Parkinson) (intradural)；
   滑車神経、三叉神経第1枝とテント縁に囲まれた範囲。
5. Anterolateral triangle (Mullan) (extradural)；
   三叉神経第1枝、第2枝と上眼窩裂・正円孔を結ぶ線に囲まれた範囲。
6. Lateral triangle (extradural)；
   三叉神経第2枝、第3枝と正円孔を結ぶ線に囲まれた範囲。
7. Posterolateral triangle (Glasscock) (extradural)；
   棘孔、大錐体神経、三叉神経第3枝に囲まれた範囲。
8. Posteromedial triangle (Kawase) (extradural)；
   大錐体神経、弓状隆起、三叉神経第3枝に囲まれた範囲。
9. Inferomedial triangle (intradural)；
   滑車神経、外転神経の貫通部と後床突起を結ぶ線に囲まれた範囲。
10. Inferolateral triangle (intradural)；
    滑車神経、外転神経の貫通部と上錐体静脈流入部を結ぶ範囲。
11. Medial triangle (Hakuba) (intradural)；
    動眼神経貫通部とC2起始部前縁と後床突起外側縁を結ぶ範囲。

〔略語〕　Ⅱ；視神経、Ⅲ；動眼神経、Ⅳ；滑車神経、V₁；三叉神経第1枝、V₂；三叉神経第2枝、V₃；三叉神経第3枝、Ⅵ；外転神経、AE；弓状隆起(arcuate eminence)、FS；棘孔、IC；内頸動脈

図3．右海綿静脈洞への進入路 (本郷ら，1995)

7．Dorello's canal (ドレロ)

❶錐体骨先端と錐体蝶形骨靱帯(petrosphenoidal ligament＝Gruber ligament)(グルーバー)との間にあり、海綿静脈洞に達するまでの骨線維性の弓形の管(空間)である。
❷管の長さは6～12 mm、幅は1～3 mmである。
❸管の構成
　（ⅰ）後内側壁；錐体蝶形骨靱帯(Gruber靱帯)
　（ⅱ）前外側壁；錐体骨の上面の最前部、錐体蝶形骨縫合の上部および鞍背と後床突起より下の上部斜台の外側部により形成。
❹管内には、外転神経および髄膜下垂体動脈(meningohypophyseal trunk)の背側硬膜動脈(dorsal meningeal artery)が通っている。
　➡外転神経の管内の位置は、約半数は中1/3、40％が外側である。
❺この部は脆弱である。

8．Liliequist 膜(Liliequist membrane)

❶Liliequist 膜は、鞍背および後床突起を包んでいるくも膜から生じ、脚間槽と鞍上槽とを分けているくも膜である。
　➡すなわち、テント上下の脳槽を隔てているくも膜梁。
❷Liliequist 膜は血管を含まない構造物(宮嶋ら，2003)。
❸Liliequist 膜は鞍背から上方に拡がり、左右の動眼神経の間を横切る際に、2つの別々のくも膜に分かれる。
　➡上方のくも膜を Diencephalic leaf(間脳膜)、下方のくも膜を Mesencephalic leaf(中脳膜)と呼ぶ。
　(ⅰ)Diencephalic leaf(membrane)
　　ⓐ吻側にあるくも膜梁で、鞍背から乳頭体(mamillary body)に至る膜で、灰白隆起(tuber cinereum)や乳頭体(第3脳室底)に付着している。
　　ⓑこの Diencephalic leaf が、いわゆる Liliequist 膜である。
　　ⓒDiencephalic leaf の中央部は2枚の膜より成り(2層構造)、第3脳室底への付着部の手前で盲端となっている(宮嶋ら，2003)。
　　ⓓ外側縁は、動眼神経を囲んでいるくも膜鞘に付着している。
　　ⓔ鞍上槽(視交叉槽 chiasmatic cistern)と脚間槽(interpeduncular cistern)とを分けている。
　　ⓕDiencephalic leaf の方が、Mesencephalic leaf より厚い。
　(ⅱ)Mesencephalic leaf(membrane)
　　ⓐMesencephalic leaf は Diencephalic leaf の中ほどより分かれ、上小脳動脈と脳底動脈の側壁や、動眼神経を囲んでいるくも膜鞘に付着している。
　　ⓑ脳底動脈よりで、尾側にあるくも膜梁である。
　　ⓒ外側縁は、動眼神経を囲んでいるくも膜鞘に付着している。
　　ⓓ脚間槽と橋前槽とを分けている。
　　ⓔMesencephalic leaf は正中部には存在せず(宮嶋ら，2003)、すなわち開口部があり、そこを脳底動脈が通っている。

9. 硬膜の動脈支配（図4〜8）

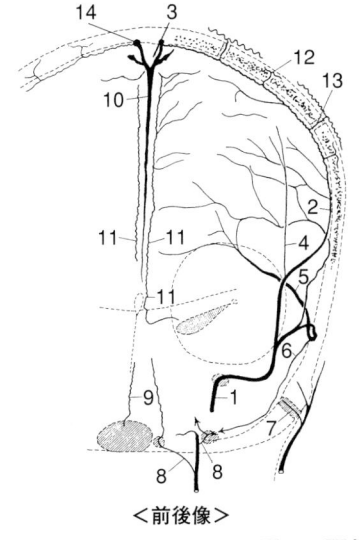

1. 中硬膜動脈
2. 中硬膜動脈冠状分節（coronal segment of middle meningeal artery）
3. 上矢状静脈洞
4. 中硬膜動脈前頭枝
5. 後部、テント上枝（posterior, supratentorial branches）
6. 後部、テント下枝（posterior, infratentorial branches）
7. 後頭動脈乳突硬膜枝（mastoid meningeal branch of occipital artery）
8. 上行咽頭動脈硬膜枝
9. 椎骨動脈硬膜枝
10. 大脳鎌
11. 傍正中動脈と、傍正中動脈と前篩骨動脈との吻合
    （paramedian arteries and their anastomosis with anterior ethmoidal vessels）
12. 板間内動脈（intradiploic artery）
13. 硬膜動脈と頭皮動脈との吻合枝
14. 傍正中動脈の終末部（its termination in paramedian artery）

＜前後像＞

図 4. 頭蓋円蓋部硬膜の血管分布 (Djindjian ら，1978．一部改変)

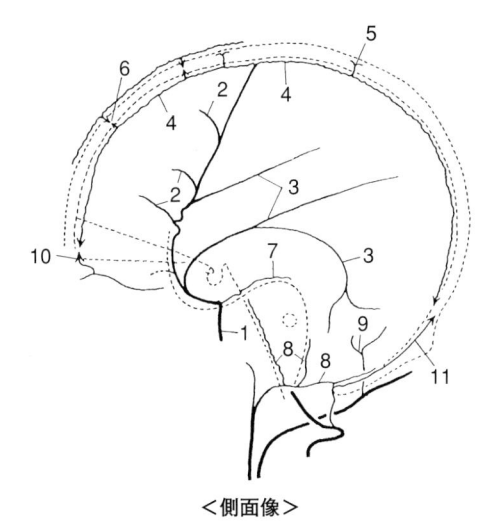

1. 中硬膜動脈
2・3. 中硬膜動脈の前頭枝、側頭・頭頂・後頭枝
4. 前・後傍正中枝
5. 板間内動脈
6. 頭皮動脈との経骨吻合
   （trans-osseous anastomoses with superficial vessels）
7. 中硬膜動脈錐体枝
8. 上行咽頭動脈硬膜枝（斜台、後頭骨および錐体骨への）
9. 後頭動脈乳突硬膜枝
   （mastoid meningeal branch of occipital artery）
10. 前篩骨硬膜枝（眼動脈の枝）
11. 椎骨動脈後硬膜枝

＜側面像＞

図 5. 頭蓋円蓋部硬膜の血管分布 (Djindjian ら，1978)

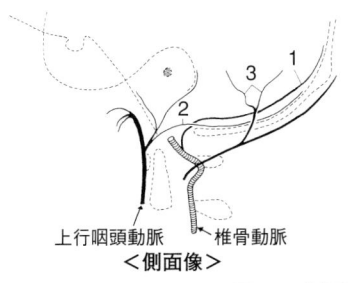

上行咽頭動脈　椎骨動脈
＜側面像＞

1. 椎骨動脈硬膜枝
2. 上行咽頭動脈の傍正中硬膜枝
3. 後頭動脈乳突硬膜枝
   （mastoid meningeal branch of occipital artery）

図 6. 後頭部髄膜の血管分布 (Djindjian ら，1978．一部改変)

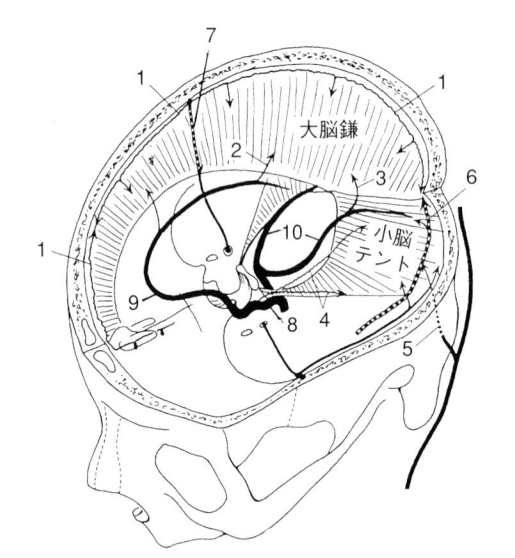

図 7. 小脳テントおよび大脳鎌の血管分布 (Djindjian ら，1978．一部改変)

1. 傍正中動脈（前篩骨動脈を中硬膜動脈と椎骨動脈後硬膜枝につないでいる）
   (paramedian artery, connecting anterior ethmoidal artery with middle meningeal artery and meningeal branch of vertebral artery posteriorly)
2. 前大脳動脈硬膜枝
3. 後大脳動脈硬膜枝
4. 内頸動脈（海綿静脈洞部）の内側・外側テント硬膜枝
5. 後頭動脈硬膜枝
6. 椎骨動脈後硬膜枝
7. 中硬膜動脈
8. 内頸動脈
9. 前大脳動脈
10. 後大脳動脈

＜横断像＞

図 8. 錐体部および斜台部硬膜の血管分布 (Djindjian ら，1978．一部改変)

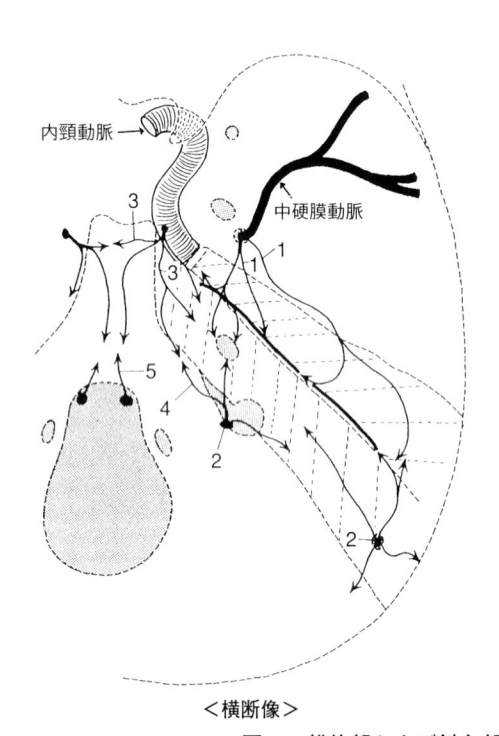

1. 中硬膜動脈錐体部硬膜枝
2. 上行咽頭動脈および後頭動脈の錐体部硬膜枝
3. 内頸動脈海綿静脈洞部より斜台への内側・外側硬膜枝
4. 上行咽頭動脈斜台硬膜枝
5. 椎骨動脈からの斜台への硬膜枝

10. 脳神経の動脈支配

❶脳神経を栄養する動脈は**表 2** の如くであるが、塞栓術の合併症として脳神経麻痺の報告［特に上行咽頭動脈（ascending pharyngeal artery）］が散見されるので注意する必要がある（415頁）。

❷塞栓行う前に誘発テスト（provocative test）を行うことが必要である（164頁）。

表 2. 脳神経を栄養する動脈

脳神経	支配動脈
嗅神経 （嗅球、嗅索）	嗅動脈（前大脳動脈 A 1 の枝）
視神経	①視神経 　①眼窩内；眼動脈（網膜中心動脈、軟膜血管叢） 　②頭蓋内；内頸動脈、前大脳動脈、前交通動脈や眼動脈からの枝 ②視交叉；前大脳動脈、内頸動脈や後交通動脈からの枝 ③視索；前脈絡叢動脈が主 ④外側膝状体；前・後脈絡叢動脈 ⑤視放線；前部は前脈絡叢動脈、後部は中大脳動脈と後大脳動脈 ⑥視覚皮質中枢（有線領）；後大脳動脈と中大脳動脈
動眼神経	①上眼窩裂部 　①Inferior lateral trunk（anteromedial branch） 　②Deep recurrent ophthalmic artery ②海綿静脈洞部 　①Meningohypophyseal trunk（tentorial artery） 　②Inferolateral trunk（superior branch）
滑車神経	①上眼窩裂部；Inferolateral trunk（anteromedial branch） ②海綿静脈洞部 　①Meningohypophyseal trunk（tentorial artery） 　②Inferolateral trunk（superior branch）
三叉神経	①第 1 枝（上眼窩裂部） 　①Inferolateral trunk（anteromedial branch）が大部分 　②中硬膜動脈（meningo-ophthalmic branch） ②第 2 枝 　①Inferolateral trunk（anterolateral branch）が大部分 　②中硬膜動脈 　③副硬膜動脈（accessory meningeal artery） ③第 3 枝 　①Inferolateral trunk（posterior branch） 　②中硬膜動脈 　③副硬膜動脈 ④運動枝 　①Inferolateral trunk（posterior branch） 　②Meningohypophyseal trunk 　③副硬膜動脈 ⑤Gasser 神経節 　①Meningohypophyseal trunk 　②Inferolateral trunk（posterior branch） 　③中硬膜動脈（ganglionic branch） 　④上行咽頭動脈
外転神経	①上眼窩裂部；Inferolateral trunk（anteromedial branch） ②海綿静脈洞部 　①主に、Meningohypophyseal trunk（テント動脈や Dorsal meningeal artery） 　②海綿静脈洞後部では、一部、Inferolateral trunk も関与 ③Dorello 管や斜台付近 　①Inferolateral trunk（posterior branch） 　②Meningohypophyseal trunk（dorsal meningeal artery） 　③上行咽頭動脈（jugular branch）
顔面神経	①内耳孔付近 　→前下小脳動脈（内耳動脈や Subarcuate artery など） ②錐体骨内 　①Petrosal branch（中硬膜動脈または副硬膜動脈から分岐） 　②Styloidmasotid branch（後耳介動脈または後頭動脈から分岐）

表 2. 続き

脳神経	支配動脈
聴神経	内耳孔付近 →前下小脳動脈(内耳動脈や Subarcuate artery など)
舌咽神経	①前下小脳動脈(尾側枝) ②Jugular branch(上行咽頭動脈または後頭動脈の枝)
迷走神経	①Jugular branch(上行咽頭動脈または後頭動脈の枝) ②前下小脳動脈の尾側枝
副神経	①頭蓋根(cranial root) 　①前下小脳動脈(尾側枝) 　②Jugular artery(上行咽頭動脈または後頭動脈の枝) ②脊髄根(spinal root) 　→ Musculo-spinal branch(上行咽頭動脈)
舌下神経	舌下神経管付近 → Hypoglossal branch(上行咽頭動脈の Neuromeningeal trunk の枝)

11. 内頸動脈海綿静脈洞部より分岐する動脈(図9)

1) 髄膜下垂体動脈 Meningohypophyseal trunk

❶内頸動脈 C 4-5 junction の上面から起始することが最も多い(70%)。

❷3本の枝に分かれる。すなわち、

(ⅰ)テント動脈(tentorial artery＝Bernasconi-Cassinari 動脈)

　➡対側のテント動脈、眼動脈の硬膜枝や上行咽頭動脈の枝と吻合する。

(ⅱ)下下垂体動脈(inferior hypophyseal artery)

(ⅲ)背側髄膜動脈(dorsal meningeal artery)

　➡この動脈が外転神経の上あるいは外側を走り、Dorell 管の中を通って斜台の硬膜に達し栄養する部分(動脈)を外側斜台動脈(lateral artery of the clivus, or lateral clival artery)と呼ぶ。

　➡Dorsal meningeal artery は、対側の Dorsal meningeal artery や椎骨動脈の硬膜枝と吻合する。

❸Dorell 管近傍の外転神経、硬膜に入った動眼神経と滑車神経を栄養する。

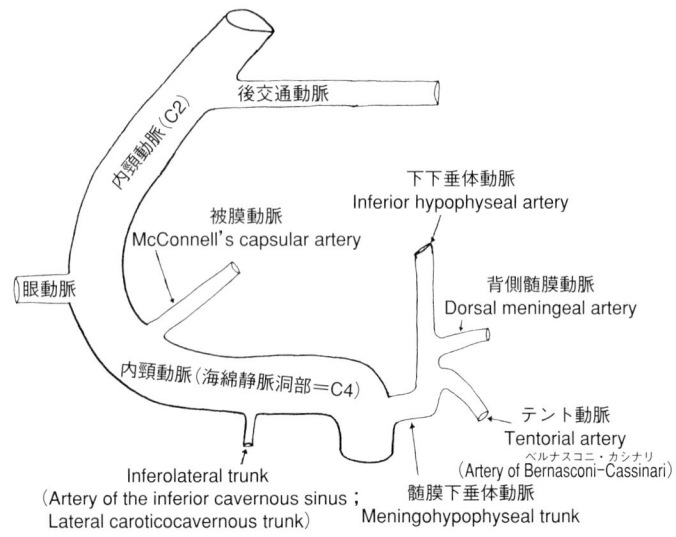

図 9. 内頸動脈海綿静脈洞部より分枝する動脈(模式図)

2）下外側動脈 Inferolateral trunk（lateral trunk＝artery of inferior cavernous sinus）

❶内頸動脈Ｃ４の下面より起始することが多い(70％)。
❷副硬膜動脈(卵円孔を通る)および中硬膜動脈と棘孔付近で吻合する。
　➡ Inferolateral trunk がないときは、副硬膜動脈がこの領域を支配する。
❸Menigohypophyseal trunk のテント動脈を欠く例では Inferolateral trunk からテント縁へ向かう枝をみることがあるが、この動脈を辺縁テント動脈(marginal tentorial artery)と呼ぶ。
❹短い共通幹(common trunk)を形成後、前内側枝(anteromedial branch)、前外側枝(anterolateral branch)、後枝(posterior branch)および上枝(superior branch)に分かれる。
❺動眼神経、滑車神経、三叉神経および外転神経を栄養する。

3）被膜動脈 Capsular artery（McConnell's artery）
　➡脳神経の支配に関与していない。

快適空間

★好きなように使ってね！

12. 視床(thalamus)の解剖と動脈支配(図10)

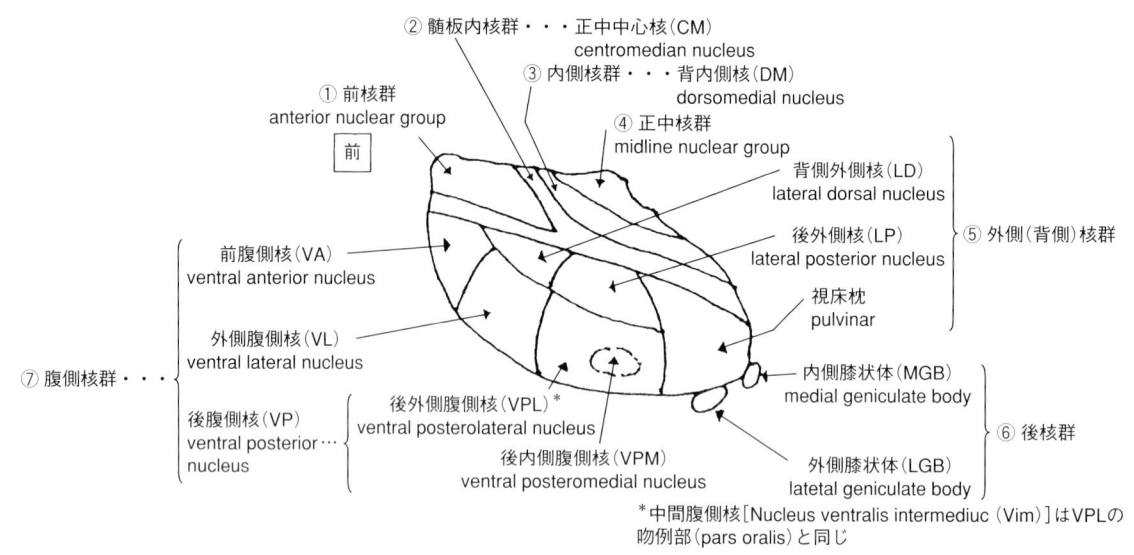

① 前核群 anterior nuclear group
② 髄板内核群・・・正中中心核(CM) centromedian nucleus
③ 内側核群・・・背内側核(DM) dorsomedial nucleus
④ 正中核群 midline nuclear group
⑤ 外側(背側)核群
　　背側外側核(LD) lateral dorsal nucleus
　　後外側核(LP) lateral posterior nucleus
　　視床枕 pulvinar
⑥ 後核群
　　内側膝状体(MGB) medial geniculate body
　　外側膝状体(LGB) lateral geniculate body
⑦ 腹側核群・・・
　　前腹側核(VA) ventral anterior nucleus
　　外側腹側核(VL) ventral lateral nucleus
　　後腹側核(VP) ventral posterior nucleus
　　　後外側腹側核(VPL)* ventral posterolateral nucleus
　　　後内側腹側核(VPM) ventral posteromedial nucleus

*中間腹側核［Nucleus ventralis intermediuc (Vim)］はVPLの吻側部(pars oralis)と同じ

〈A：視床の諸核〉

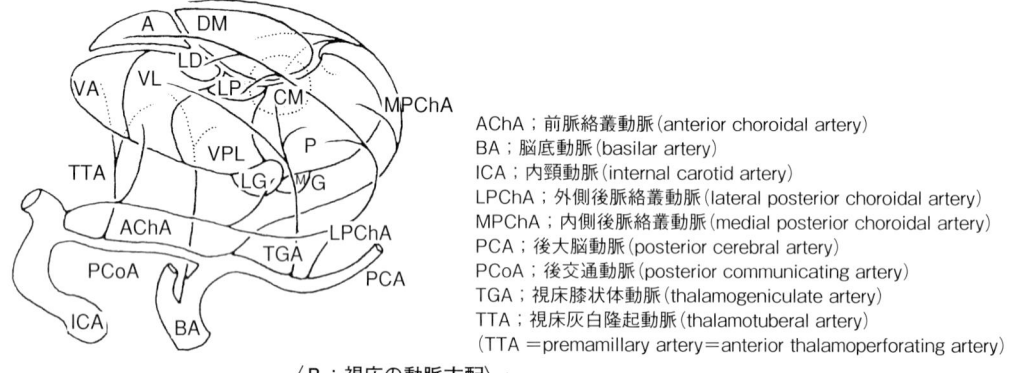

AChA；前脈絡叢動脈(anterior choroidal artery)
BA；脳底動脈(basilar artery)
ICA；内頚動脈(internal carotid artery)
LPChA；外側後脈絡叢動脈(lateral posterior choroidal artery)
MPChA；内側後脈絡叢動脈(medial posterior choroidal artery)
PCA；後大脳動脈(posterior cerebral artery)
PCoA；後交通動脈(posterior communicating artery)
TGA；視床膝状体動脈(thalamogeniculate artery)
TTA；視床灰白隆起動脈(thalamotuberal artery)
　(TTA＝premamillary artery＝anterior thalamoperforating artery)

〈B：視床の動脈支配〉(Takahashiら、1985. 一部改変)

図 10. 視床の諸核と血管支配

13. 内包（internal capsule）の解剖と動脈支配（図11）

❶内包前脚；前頭視床路、前頭橋路が走る。
❷膝；皮質延髄路が走る。
❸後脚；皮質脊髄路（錐体路）、知覚路、聴放線、視放線が走る。

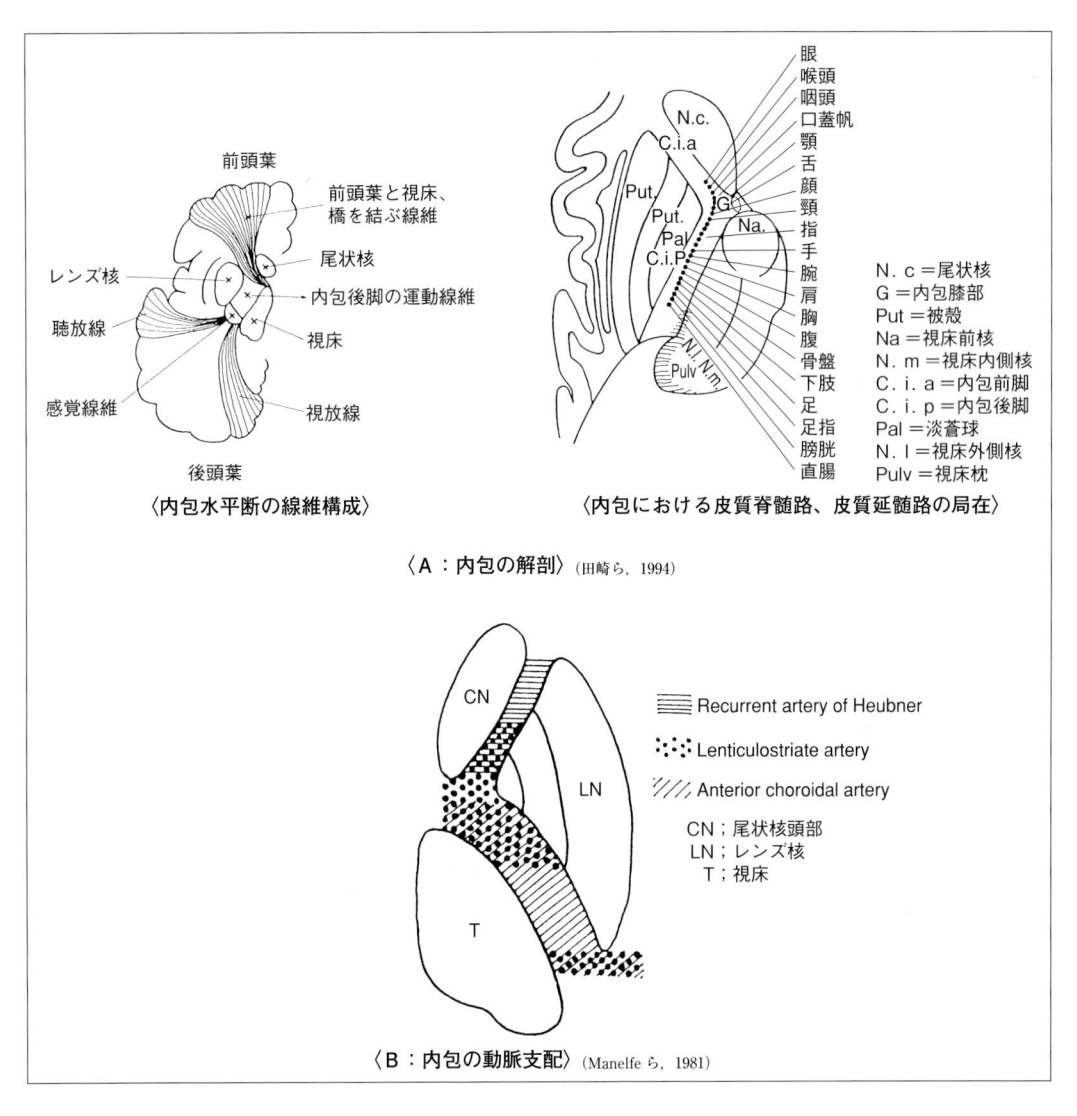

〈A：内包の解剖〉(田崎ら, 1994)

〈B：内包の動脈支配〉(Manelfeら, 1981)

図11．内包の解剖と動脈支配

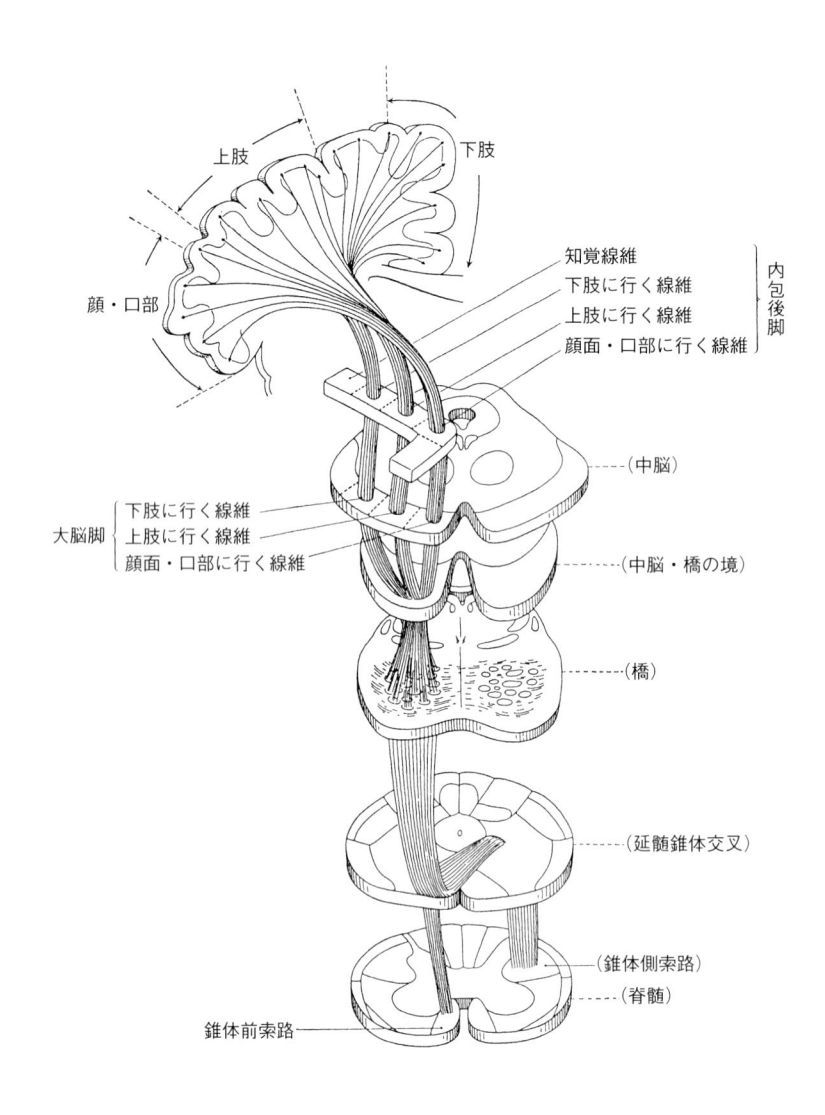

14. 錐体路 Pyramidal tract(図12)

図 12. 錐体路(皮質脊髄路・皮質延髄路)の諸高における分布 (平山, 1979)

❷脳血管障害に必要な病態生理

1．頭蓋内圧と頭蓋内圧亢進
Intracranial pressure (ICP) and Increased intracranial pressure (IICP)

❶頭蓋腔内には、脳組織（80％）、髄液（10％）および血液（10％）が存在し、頭蓋という一定容積の骨性容器の中に入っている。
　（ⅰ）脳血液量（cerebral blood volume；CBV）；脳内血管に存在する、すなわち脳内に血液が保持されている量を脳血液量といい、頭蓋内容積の10％を占める。
　　　📝単位時間に脳に流れている血液量を脳血流量（cerebral blood flow；CBF）という。
　（ⅱ）脳血管は、主として血中の炭酸ガス分圧に比例して拡張する。炭酸ガス分圧が高くなれば脳血液量は増大する。
❷頭蓋内圧とは頭蓋腔内の圧をいい、頭蓋内容物の容積変化によって上下する。
❸頭蓋内圧は、一般には脳室または腰椎穿刺による髄液圧を指し、mm水柱、またはmm水銀柱（＝torr）（トル）（1 torr＝13.6 mmH₂O）で表す。その他、硬膜外、硬膜下やくも膜下腔でも測定される（硬膜外圧≧硬膜下圧≧脳室内圧）。
❹脳室内圧は、脳室ドレナージの回路から水柱圧として、あるいは圧トランスデューサーに接続することによって測定することができる。
❺正常値は体位や測定部位により異なる。
　（ⅰ）側臥位での腰部脳脊髄髄液圧の正常値
　　　ⓐ成人では、60～180 mmH₂O である。
　　　ⓑ小児では、40～100 mmH₂O である。
　（ⅱ）脳室穿刺による髄液圧
　　　➡側臥位で Monro 孔の高さで、50～80 mmH₂O である。
❻側臥位で測定した腰部髄液圧が、200 mmH₂O（15 mmHg）以上のとき、**頭蓋内圧亢進**と判定。
❼頭蓋内圧の波形
　（ⅰ）正常では呼吸性・心拍性の拍動が、基本圧の上に小さく重畳した波形を示す。
　（ⅱ）頭蓋内圧が高くなると、呼吸性・心拍性拍動の振幅が増加する。
　（ⅲ）頭蓋内圧の連続記録時にみられる圧変動
　　　➡A波、B波、C波の3つの**圧波（pressure wave）**がある。
　　ⓐ**A波**
　　　㋐突然60～100 mmHgに上昇し、5～20分持続したのち、また元に戻る圧変動をいう。その形態から**プラトー波（plateau wave）**とも呼ばれる。
　　　㋑脳幹部の血管運動中枢の障害による脳血管拡張発作で、脳血流の増加でなく脳血液量の増加を示している。
　　　㋒頭蓋内圧亢進に対する代償予備能が限界に達していることを意味する。
　　　㋓プラトー波に一致して頭痛、意識障害などがみられる。
　　　㋔頭蓋内圧亢進例にみられることが多い。

ⓑ B波
　㋐1分間に0.5～2回くらいの頻度で、50 mmHg前後の急激な圧変動をきたすものをいう。
　㋑Cheyne-Stokes型呼吸と関連が深い。
　㋒睡眠中、特にREM睡眠期[急速眼球運動(rapid eye movement；REM)のみられる睡眠期]に出現頻度が高い。
　㋓脳血液含有量の変化に関係する現象とされている。

ⓒ C波
　㋐1分間に5～6回の頻度で、20 mmHg前後の圧変動をきたすものをいう。
　㋑動脈圧の自然変動に一致する頭蓋内圧の変動である。
　㋒脳血管抵抗が減少し、そのため動脈圧の変動が血管床に自由に伝達されることを示している。
　㋓頭蓋内圧亢進の極期にみられるとされている。

❽ 頭蓋内圧亢進による病態

（ⅰ）脳の循環障害の発生
　➡脳血流量は脳灌流圧*に比例するので、頭蓋内圧が高くなると脳循環障害が発生する。

（ⅱ）脳血流の低下は糖や酸素を脳に供給し難くなり、脳代謝障害が発生し、**脳浮腫**(brain edema)を誘発する。

（ⅲ）脳浮腫が発生すると、さらに脳の容積が増大し、ついには**脳ヘルニア**(cerebral herniation)(28頁)へと移行する。

（ⅳ）具体的には、
　ⓐ頭蓋内圧が20 mmHg……脳血流量低下、細胞のエネルギー代謝の崩壊。

　ⓑ頭蓋内圧が 40 mmHg 以上……脳灌流圧はさらに低下、Cushing反応**の出現、脳ヘルニアの起こる危険性が高くなる。
　　　　　40 mmHgが脳灌流圧低下により脳血流量が低下する限界ICPである。

　ⓒ頭蓋内圧が平均血圧に達すると……脳血流は停止する。

*【脳灌流圧 Cerebral perfusion pressure；CPP】
①脳灌流圧は全身血圧と頭蓋内圧との差(**CPP＝平均血圧－頭蓋内圧**)で、頭蓋内の血管床に血液を通過させる圧力である(平均血圧＝拡張期血圧＋脈圧/3)。
②脳灌流圧が 50～150 mmHg(平均血圧；60～160 mmHg)の範囲の間で変動する場合には、脳血管抵抗がそれに応じて変化し脳血流量は一定に保たれる(**図 13**)。これを**自動調節能**(autoregulation)という(47 頁)。
③脳灌流圧が 40 mmHg 以下では、脳の非可逆的障害が発生する可能性が高い。

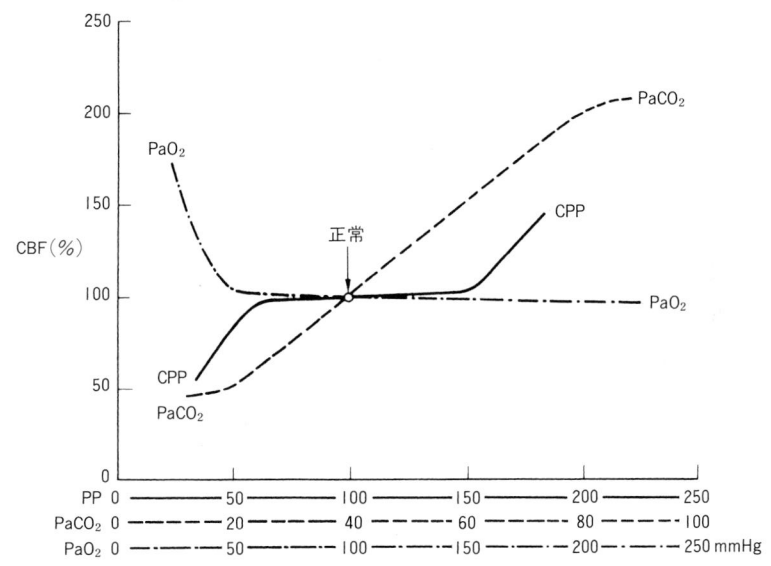

図 13. 脳血流量と脳灌流圧、$PaCO_2$ および PaO_2 の関係 (亀山, 1996)

CPP, PP；脳灌流圧

**【Cushing 反応 Cushing response(Cushing 現象)】
①定義；頭蓋内圧が急激(acute)、かつ急速(rapidly)に上昇した際にみられる収縮期血圧の上昇(systemic hypertension)をいう。
②この全身血圧の上昇に心拍数の減少(徐脈)と呼吸障害が加わったものを、**Cushing 三徴**(triad)という(黒岩, 2002)。
③発生機序
　ⓐ頭蓋内圧亢進により延髄の血管運動中枢(vasomotor center)に乏血が及ぶため、血圧上昇により脳幹部への血流を維持しようとする機構。
　ⓑ交感神経機能の亢進による。
④血圧上昇(黒岩, 2002)
　ⓐ三徴の中で最後に出現する。
　ⓑ頭蓋内圧亢進による脳灌流圧の低下によって、脳血流量が低下し始めた時点で認められる。
　ⓒ臨床的には、髄液圧が 450 mmH₂O を超えると脳血流は低下し、血圧が上昇するとされているが、そうでない症例もある。

ⓓ実験例
 ㋐初期；頭蓋内圧の上昇➡徐脈と全身血圧の低下（副交感神経の緊張）。
 ㋑さらなる頭蓋内圧の上昇➡呼吸数の減少、徐脈・不整脈・脈圧の増加。
 ㋒最後に、血圧が上昇。
  ☝血圧上昇時点では脳血管の自動調節能は消失し、血圧が直接頭蓋内圧に反映する。

❾頭蓋内圧亢進症状
 （ⅰ）急性頭蓋内圧亢進症状
  ⓐ急激な頭蓋内圧亢進によって起こる症状で、高血圧性脳出血や急性外傷性頭蓋内血腫などでみられる。放置すると脳ヘルニアになる（図14）。
  ⓑ症状
   ㋐徐脈（圧迫脈；充実した緩徐な脈）
   ㋑血圧上昇・脈圧増加
   ㋒ゆっくり深い呼吸
   ⬇
   この時期を過ぎると、血圧、脈拍、呼吸は次のように変化する
   ⬇
   ①頻脈、不整脈、微弱
   ②血圧下降、脈圧縮小
   ③呼吸；不規則、あえぎ、あるいは停止

   ㋓意識障害➡通常、脳ヘルニアにより生じる。

  Vital sign（生命徴候）；血圧、脈拍、呼吸、体温および意識は、生体が生きている状態を示す指標なので、Vital sign と呼ばれる。

 （ⅱ）慢性頭蓋内圧亢進症状
  ⓐ緩徐な頭蓋内圧亢進によって起こる症状で、脳腫瘍や慢性硬膜下血腫などでみられる。
  ⓑ症状
   ㋐頭痛（早朝）Morning headache
    ①朝、目を覚ましたときの頭痛。
    ②夜間の $PaCO_2$ の蓄積により脳血流量が増加し、頭痛を起こす。
   ㋑嘔吐（噴射性）Projectile vomiting
    ➡嘔心を伴わず、突然噴出する嘔吐。
   ㋒うっ血乳頭 Papilledema

  ……三徴候

㋓外転神経麻痺
㋔意識障害（病期の進行とともに）

意識状態	正常	代償期	非代償期	死亡
意識	意識→	←――進行性意識障害――→		
瞳孔	● ●	● ● 一側(同側)散大固定	● ● 両側散大固定	
血圧 収縮期 160/120 拡張期 80		脈圧		
脈拍 160/120/80		緊張良好	軽度不整	死亡
呼吸 40/30/20/10		深呼吸	チェーンストーク呼吸	
体温℃	37.0	37.0 37.5	38.8 41.0	
		緊急外科的処置の必要	外科的処置無効	

（頭蓋内圧亢進の開始）

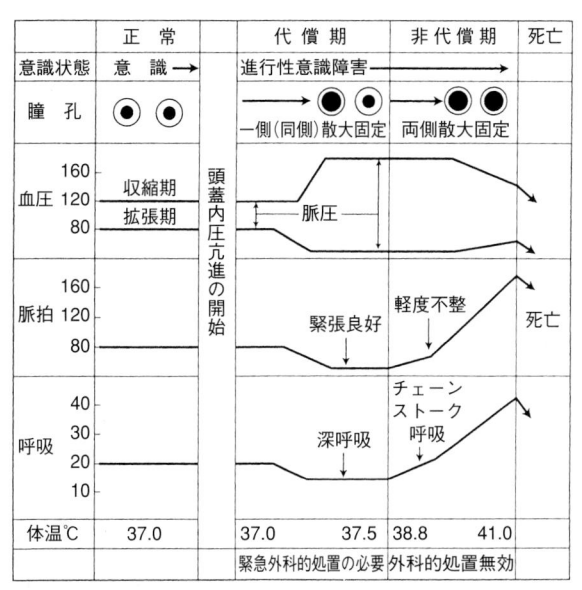

図 14. 頭蓋内圧亢進より脳ヘルニアに陥る経過 （坪川, 1994)

❿頭蓋内圧亢進の治療
（ⅰ）保存的治療
　　ⓐグリセオール®（Glyceol®）やマンニットール®（mannitol®）などの高浸透圧薬の投与
　　　㋐脳水分の排除
　　　㋑Glyceol®は、脳をはじめ生体内で代謝され、腎臓よりの排泄が少ない。これに対してMannitol®は生体内で代謝されないで腎臓より排泄される。
　　　㋒効果発現までの時間
　　　　①Glyceol®；1時間
　　　　②Mannitol®；投与中より
　　　㋓効果持続時間
　　　　①Glyceol®；約6時間
　　　　②Mannitol®；約3時間
　　　㋔Glyceol®は、緩徐長時間投与（100〜200 m*l*/時間）が原則。
　　　㋕Mannitol®
　　　　①急速注入（100 m*l*/3〜10 分）が原則。
　　　　②しかし、急速注入は、血管内容量の増加により脳血流量および頭蓋内圧は増加する。したがって、頭蓋内圧上昇が高度な症例では注意すべきである。
　　　　③BBB（血液脳関門）は通過しない。
　　　㋖**稀に、非ケトン性高浸透圧性糖尿病性昏睡（60頁）をきたすことがある。**
　　　㋗反跳現象（rebound phenomenon）*は、Glyceol®の方がMannitol®より少ない。

> *［反跳現象 Rebound phenomenon］
> 　高浸透圧薬を投与した際、高浸透圧薬は血中から速やかに排泄されるが、脳組織内からの排泄は遅れる。その結果、脳組織内の高浸透圧薬の濃度が血中より高くなり、水分が逆に脳組織内に移行する。この現象を反跳現象という。

　ⓑ副腎皮質ステロイド薬の投与
　　㋐作用機序
　　　➡破綻した血液脳関門の修復。
　　㋑脳腫瘍に対しては最も有効であるが、脳血管障害や頭部外傷に対してはそれほどの効果は期待できない。
　ⓒ過呼吸により$PaCO_2$を20〜25 mmHgに維持する。
　　㋐血中の炭酸ガス濃度の低下は脳血管を収縮させ、血液量を減少させる。
　　㋑$PaCO_2$が20〜80 mmHgの間では、脳血流量は直線的に変化する(図13)。
　　　➡$PaCO_2$が1 mmHg変化すると、脳血流量は4〜5%(約2 ml/100 g/分)変化する。
　ⓓ酸素を投与する。
　　㋐PaO_2は50 mmHgまでは、脳血流量は一定である(変化しない)(図13)。
　　㋑PaO_2が50 mmHg以下に下がると脳血流量は上昇する(図13)。
　ⓔバルビツレート療法(Barbiturate療法；512頁)
　　➡バルビツレートで昏睡にして、脳の代謝を抑制し、脳血流量を低下させることで、頭蓋内圧の低下を図る。
　ⓕ低体温療法
　　➡体温を下げることにより脳代謝を抑制し、脳血液量を低下させ、頭蓋内圧を低下させる。
(ⅱ)外科的治療
　ⓐ原因疾患に対する根治的治療。
　ⓑ髄液の排除。
　　➡脳室ドレナージや脳室腹腔シャント。
　ⓒ外減圧術(骨片を除去する)や内減圧術(脳の一部を切除する)。

チョット役に立つお話

【Queckenstedt試験】
①意義
　㋐脊髄くも膜下腔の閉塞の有無をみる方法である。
　㋑本法を行う意義のある疾患は、脊髄疾患と脳硬膜静脈洞血栓症である。
　㋒脳腫瘍や脳出血においてこの検査を行うことは、意味がないばかりか、却って危険である。
②方法；腰椎穿刺による髄液圧測定時に、両側の頸静脈を同時に強く10秒間圧迫して、髄液圧が上昇するか否かをみる。片側においても同様のことを行う。

③判定；
　①正常；初圧より 100 mmH₂O 以上速やかに上昇し、圧迫を除くと速やかに（20 秒以内）初圧に戻るのが正常（陰性）である。
　②異常；圧の上昇がないか遅い、圧上昇が 10 mmH₂O に達しない、あるいはもとの値に戻るのに時間がかかるときは異常（陽性）である。片側で上昇をみない（陽性）のは、その側の脳硬膜静脈洞血栓症。

2．脳浮腫と脳腫脹

1）脳浮腫 Brain edema
❶定義；種々の病因により脳組織の水分量が増加し、これにより脳容積が増加した状態をいう。
❷分類
　（ⅰ）**血管原性浮腫 Vasogenic edema**
　　ⓐ脳の毛細血管内皮細胞の障害により血管壁の透過性が亢進し、すなわち**血液脳関門**＊が破綻し、血管内の血漿成分が細胞外腔に漏出してきたものをいう。
　　ⓑ脳浮腫の大部分を占める。
　　ⓒ主に白質を中心にみられ、軸索の走行に沿って拡がる傾向がある。
　　ⓓ浮腫の形態（前原ら，1993）
　　　㋐浮腫液の移動に対して最も抵抗の強いところは、皮質や基底核の灰白質構造で、次いで脳室壁である。したがって、このような構造に境界されて浮腫の形態は決まる。
　　　㋑主病巣が白質の中央部にあり、しかも浮腫が半径 2 cm 以下の場合には、浮腫は主病巣を取り囲む円形を呈する。
　　　㋒浮腫の半径が 4 cm 程度に達すると、いずれかの外側縁が脳表側の皮髄境界に接するので、浮腫は**手指状の形態**を示すようになり、内側縁が側脳室壁や基底核に達すると直線的な境界を呈する。
　　ⓔ原因
　　　㋐血液脳関門の障害により脳毛細血管の透過性が亢進し、脳浮腫が生じる。
　　　　①腫瘍や外傷による血液脳関門の破壊。
　　　　② VEGF（vascular endothelial growth factor）が血管透過性に関与（→亢進させる）。
　　　㋑臨床的には、頭部外傷、脳腫瘍、脳出血や脳膿瘍などの疾患で生じる。
　　　　①原則として、主病巣の大きさと脳浮腫の程度とは、明らかな関係はないが、
　　　　　◆脳膿瘍では、病巣の大きさの割には浮腫が顕著である。
　　　　　◆膠芽腫や転移性脳腫瘍では、強い浮腫がみられる。
　　　　　◆髄膜腫では、比較的強い浮腫を認める。
　　　　②脳腫瘍によって生じた脳浮腫を**腫瘍性脳浮腫**といい、血管原性浮腫に属する。
　　　　　➡腫瘍が比較的限局し、腫瘍周囲に浮腫がみられる場合を**腫瘍周囲浮腫**（peritumoral edema）という。
　　　　③頭部外傷による脳浮腫を**挫傷性浮腫**と呼ぶが、その病態は血管原性浮腫である。

③特徴は、突起を下垂体門脈系の血管壁や視床下部の灰白隆起(tuber cinereum)、漏斗核(＝弓状核)に送っていることである。
　　④髄液中の物質を吸収し、それを神経細胞や下垂体門脈血管の中に送る機能をもっている。

2）脳腫脹 Brain swelling
　❶定義；脳血管床(脳血管内容積)の増大、すなわち脳血液量の増加による脳容積の増大をいう。
　❷機序；脳血管麻痺(cerebral vasoparalysis)による脳血液量の増加。
　❸画像；脳浮腫のように単純エックス線 CT での低吸収域や、MRI での水分貯留はみられない。
　❹治療；過換気により血中の炭酸ガス分圧を低下させて、脳血管を収縮させる。

3．脳ヘルニア Cerebral herniation

❶定義；頭蓋腔内は一定の容積しかないため、脳病変により頭蓋内圧亢進が起こると、その圧の逃げ場がほとんどないため脳組織の一部はテント切痕や大孔などへ嵌入する。これを脳ヘルニアという。
❷種類
　➡臨床上重要なものは、以下の4つである。
　（ⅰ）**中心性経テント切痕ヘルニア Central transtentorial herniation**(図15)
　　　ⓐ大脳の両側半球あるいは正中部に病変があり、テント上腔の圧が高い場合に生じる。
　　　ⓑ間脳および中脳(上部)がテント切痕を越えてテント下へ落ち込む。
　　　ⓒ臨床症状は**間脳障害から始まり**、続いて中脳、橋、延髄へと進み、死の転帰をとる。
　（ⅱ）**鉤ヘルニア Uncal herniation**(図16)
　　　ⓐ一側の大脳半球に病変があり、テント上腔の圧が高い場合に生じる。
　　　ⓑ鉤回がテント切痕と脳幹の間に嵌入する。
　　　ⓒ**最初の症状は、病変側の動眼神経麻痺**である。

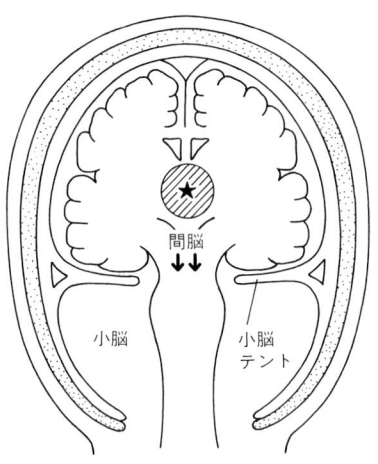

図 15. 中心性経テント切痕ヘルニアの模式図

大脳の両側半球あるいは正中部に病変（★）があり、テント上腔の圧が高くなると、間脳および上部中脳がテント切痕を越えてテント下へ落ち込む。

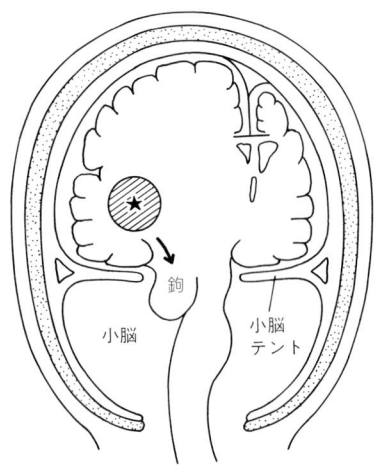

図 16. 鉤ヘルニアの模式図

一側の大脳半球に病変（★）があり、テント上腔の圧が高くなると、鉤回がテント切痕と脳幹の間に嵌入する。

(ⅲ) 上行性テント切痕ヘルニア Upward tentorial herniation（図 17、20）
　ⓐ 後頭蓋窩に病変があり、テント下腔の圧がテント上腔圧に対して高いときに生じる。
　ⓑ 上部小脳虫部や脳幹がテント切痕内に嵌入する。
　　　↳ 小脳型　　↳ 脳幹型
　ⓒ 症状
　　㋐ 眼球の外転障害；外転神経が Gruber 靱帯で屈曲されて出現する。
　　㋑ 動眼神経麻痺
　　㋒ 上方注視麻痺；四丘体が嵌入した脳組織により障害されて出現する。
　　㋓ 意識障害

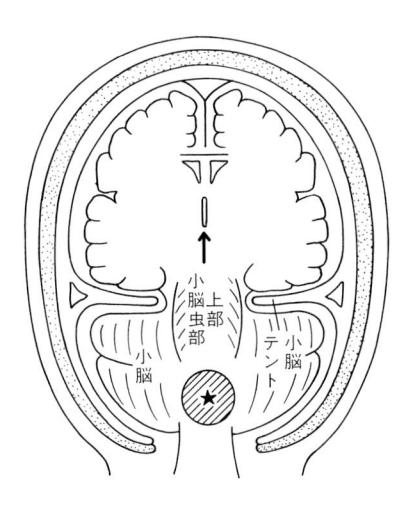

図 17. 上行性テント切痕ヘルニアの模式図

後頭蓋窩に病変（★）があり、テント下腔の圧がテント上腔の圧に対して高いとき、上部小脳虫部や脳幹がテント切痕内に嵌入する。

❸画像所見
（ⅰ）鉤ヘルニア
ⓐ単純エックス線 CT 所見
㋐鞍上槽外側部の消失。
㋑病変側の迂回槽の拡大、および対側の迂回槽の狭小化・消失。
㋒対側の側脳室の拡大、特に下角の拡大。
㋓病変側の後大脳動脈領域の低吸収域。
ⓑ脳血管造影所見；頸動脈造影側面像で後交通動脈の下方への圧迫・伸展像。
（ⅱ）上行性テント切痕ヘルニア
ⓐ単純エックス線 CT 所見
㋐四丘体槽後部の変形・消失（図 20）。
㋑松果体部周囲の髄液腔の変形。
㋒中脳水道閉塞による水頭症。
㋓病変側の上小脳動脈領域の低吸収域。
ⓑ脳血管造影所見；椎骨動脈造影側面像で、上小脳動脈が後大脳動脈より上方へ挙上する（小脳型）。
（ⅲ）大孔ヘルニアの脳血管造影所見
➡椎骨動脈造影側面像で、後下小脳動脈扁桃枝が大孔より下方（脊柱管内）へ偏位する。

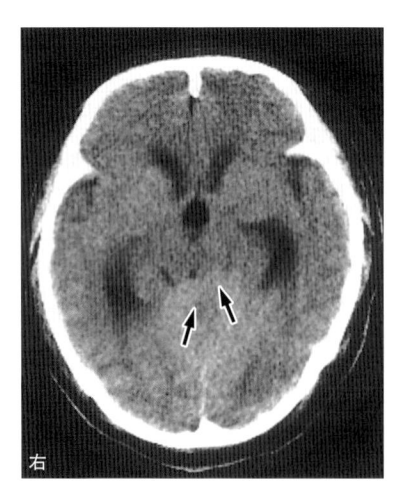

図 20．上行性テント切痕ヘルニアの単純 CT
四丘体槽後部が一部消失している（→）。

4．脳死と植物状態

1）脳死 Brain death
❶定義；脳幹を含めた全脳の機能の不可逆的喪失、すなわち回復不可能な脳機能の喪失した状態をいう。
❷脳死と判定するための必須条件
（ⅰ）前提条件（❸を参照）を完全に満たすこと。
（ⅱ）除外例（❹を参照）を完全に除外すること。

（ⅲ）生命徴候を確認すること。
（ⅳ）脳死と判定するための必須項目の検査結果がすべて判定基準と一致すること。
➡（ⅰ）～（ⅲ）の条件が満たされない場合は、脳死判定を開始しない。
（ⅳ）での検査結果が判定基準（❻を参照）と一致しない場合は、その時点で脳死判定を中止する。

❸前提条件
（ⅰ）器質的脳障害により深昏睡および無呼吸をきたしている症例。
（ⅱ）原疾患が確実に診断されている症例。
（ⅲ）現在行いうるすべての適切な治療をもってしても、回復の可能性がまったくないと判断される症例。

❹除外例
（ⅰ）脳死と類似した状態になりうる症例
　ⓐ急性薬物中毒
　ⓑ低体温、直腸温、食道温の深部温が 32℃以下。
　ⓒ代謝・内分泌障害
（ⅱ）15歳未満の小児；臓器の移植に関する法律施行規則では医学的観点から 6 歳未満の者を除外しているが、法的な本人の意思確認の観点からは 15 歳未満の者の法的脳死判定は行わない。
（ⅲ）知的障害者など、本人の意思表示が有効でないと思われる症例。

> （註）脳幹反射検査（眼球や角膜の高度損傷や欠損のある症例、鼓膜損傷のある症例など）、無呼吸テストの実施が不可能あるいは極めて困難とあらかじめ判断される症例においては、当面脳死判定は見合わせる。

❺生命徴候の確認
（ⅰ）体温；直腸温、食道温などの深部温が 32℃以下でないこと。
（ⅱ）血圧；収縮期血圧が 90 mmHg 以上であること。
（ⅲ）心拍、心電図などの確認；重篤な不整脈がないこと。

❻脳死と判定するための**必須項目（判定基準）**
（ⅰ）深昏睡（JCS；300、GCS；3）
（ⅱ）両側瞳孔径 4 mm 以上、瞳孔固定。
（ⅲ）脳幹反射の消失
　ⓐ対光反射の消失、ⓑ角膜反射の消失、ⓒ毛様脊髄反射の消失、ⓓ眼球頭反射の消失、ⓔ前庭反射の消失、ⓕ咽頭反射の消失、ⓖ咳反射の消失。
（ⅳ）平坦脳波
（ⅴ）自発呼吸の消失；人工呼吸器で維持されている状態。

❼観察時間
➡第 1 回目の脳死判定が終了した時点から **6 時間以上**を経過した時点で、第 2 回目の脳死判定を開始する。

❽脳死の判定時刻；第2回目の脳死判定終了時をもって脳死と判定する。
❾脳死判定の実際と注意点（実施上の注意点）
（ⅰ）意識障害をみる際の痛み刺激の加え方
　　ⓐ疼痛刺激部位は、眼窩切痕部で行う。
　　ⓑ胸骨部や指への疼痛刺激は脊髄反射を誘発するので、顔面以外の疼痛刺激は行わない。
（ⅱ）対光反射；直接反射および間接反射のいずれも消失していること。
（ⅲ）角膜反射
　　ⓐ両側とも瞬目がみられないとき、角膜反射なしと判定する。
　　ⓑ角膜反射の求心路は三叉神経、遠心路は顔面神経、中枢は橋にある。
　　ⓒしたがって、三叉神経第1枝の麻痺や顔面神経麻痺があれば、この反射は消失、あるいは減弱する。
（ⅳ）頭位変換眼球反射 Oculocephalic reflex（人形の頭・目現象 Doll's head eye phenomenon）
　　ⓐ頭を受動的に、急に右・左に回転させて眼球の左右への偏位の有無をみる検査法。
　　ⓑ覚醒しているときは、大脳皮質によりコントロールされているので、はっきりした反射を示さない（陰性反応）。
　　ⓒ意識障害をきたすと大脳半球皮質よりの抑制から解放されるため、眼球は頭の運動方向と逆方向、すなわち反対側に向く（陽性）（**図 21-A**）。
　　ⓓ脳死では、この反射は認められない（消失）（**図 21-B**）。
　　【注意点】
　　　㋐外眼筋麻痺があると、患側の動きは障害される。
　　　㋑内側縦束に障害があると、受動的共同注視は認められず、頭の回転と同じ方向をみる。
　　　　㊟これは陰性反応である。
　　ⓔ求心路は主に前庭神経で、固有感覚受容性求心路（頭部）も関与している。
　　ⓕ中枢は橋である。すなわち、この操作により三半規管内リンパの動きが起こり、それにより前庭神経に頭の運動が伝えられ、さらに橋の傍正中網様体（内側縦束）に伝えられ、眼球の運動が調節される。
　　ⓖ遠心路は、動眼神経、滑車神経、および外転神経である。

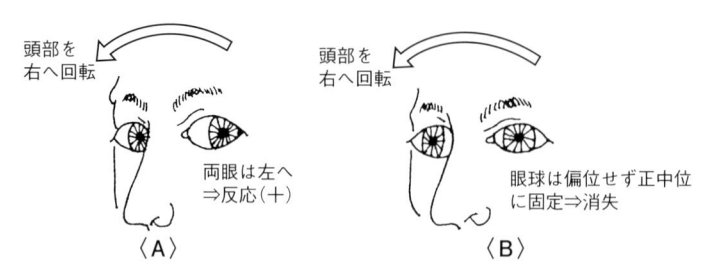

図 21. 頭位変換眼球反射

(ⅴ) **前庭反射**（温度試験）
　ⓐ前庭反射は、先の頭眼球反射と同じ前庭─眼球反応であるが、これは頭を動かすことなく、前庭─眼球反応を検査することができる。
　ⓑまず、両側の鼓膜に損傷がないことを確認する。
　ⓒ頭部を約30度挙上させる。
　ⓓカテーテルを外耳道内に挿入し、50 mlの注射器に入れた氷水を20～30秒かけて注入し、眼球が氷水注入側へ偏位するかどうかをみる（通常は、20～30秒で反応がみられ、1分くらい続く）。
　ⓔ発生機序
　　➡外耳道内に氷水が注入されると迷路骨包が冷やされ、水平半規管内に内リンパの流れが生じることにより生じる。
　ⓕ意識障害をきたし、大脳半球皮質よりの抑制から解放され脳幹機能が保たれている場合には、冷水を注入すると眼球は注入側に共同偏位する。
　　㋐障害が中脳に及ぶと動眼神経が両側性に障害されているので、冷水刺激では刺激側の眼球の外転はみられるが、他側（非刺激側）の眼の内転は起こらない（非共同性眼球運動）。
　　㋑橋まで障害が及び死期が近づくと、眼球運動はまったくみられなくなる。
　ⓖ脳死では、眼球は注入側へ共同偏位せず正中位に固定したままである。
　ⓗ求心路は前庭神経で、遠心路は動眼神経、滑車神経、および外転神経である。
(ⅵ) 毛様脊髄反射
　ⓐ頸などに痛み刺激を与え、両側の瞳孔が散瞳（1～2 mm）するかどうかをみる検査である。
　ⓑ脳死では、この反射は消失するが、この反射の消失は下部脳幹の障害を意味する。
(ⅶ) 咽頭反射
　ⓐ咽頭後壁を吸引用カテーテルなどで刺激して、咽頭筋の収縮をみる検査である。
　ⓑ脳死では、咽頭筋の収縮はみられない。
　ⓒ求心路は舌咽神経で、遠心路は迷走神経、中枢は延髄のこれらの神経核である。
(ⅷ) 咳反射
　ⓐ気管内チューブより十分長い吸引用カテーテルを、気管内チューブを越えて気管支壁に到達するまで挿入し、咳がでるかどうかを検査する。
　ⓑ脳死では、咳はみられない。
　ⓒこの反射は、主に迷走神経が関与する反射であるが、この**咳反射の消失が最も遅れる**。
(ⅸ) **無呼吸テスト**
　ⓐこの検査は、脳死判定の最後に行う。
　ⓑ脳死診断のための必須不可欠な検査である。
　ⓒ純酸素投与下では心血管系に異常をきたすことなく、40～60分にかけての長時間の無呼吸状態を維持できることが動物実験で証明されている。この現象は**無呼吸性拡散性酸素飽和（apneic diffusion oxygenation）（拡散性呼吸 diffusion respiration）**と呼ばれており、その本態は、無呼吸に伴う肺胞でのCO_2、O_2のガスの圧差による上気道より肺胞へのガスの移動によるものとされている。

ⓓPaCO₂レベル60 mmHgは、呼吸中枢を刺激するに十分な値である。
ⓔPaCO₂は、無呼吸テスト中、1分間に2〜3 mmHg上昇する(体温が低いと上昇度合いが少ない)。
ⓕPaO₂は、無呼吸テスト中、1分間に約6 mmHg減少する。
ⓖLazarus(ラザロ)徴候
　㋐人工呼吸器をはずした後に、時にみられる上肢の自動運動(脊髄由来)であり、真の自発運動と誤らないことが重要である。
　㋑イエスを蘇らせた男Lazarusに因んで、このように呼ばれる。
　㋒この運動は下肢にはみられない。
　㋓Lazarus徴候とは、次のような運動である。すなわち、人工呼吸器をはずして4〜8分の間に、
　　①上肢や体幹に鳥肌が出現し、上肢が小刻みに震えはじめ、
　　②30秒以内に両上肢が肘関節で屈曲し、両手は胸骨部の方に動き、
　　③次いで手が頸、顎にまで動き、両手を胸の前で合わせ、最後に両手が体幹両脇に戻る。
ⓗ無呼吸テストを行う際の基本的条件
　㋐PaCO₂レベル
　　①テスト開始前のPaCO₂は、おおよそ35〜45 mmHgであることが望ましい。
　　②自発呼吸の不可逆的消失の確認には60 mmHg以上に上昇したことの確認が必要である。但し、80 mmHgを超えないことが望ましい。
　㋑収縮期血圧が90 mmHg以上。
ⓘ実施法
　㋐100％酸素で10分間人工呼吸をする。
　㋑PaCO₂レベルを確認する(おおよそ35〜45 mmHg)。
　㋒人工呼吸を中止する。
　㋓6 l/minの100％酸素を投与する。
　　➡気管内吸引用カテーテルを、気管内チューブの先端部分から気管分岐部直前の間に挿入する。
　㋔動脈血ガス分析を2〜3分ごとに行う。
　㋕PaCO₂が60 mmHg以上になった時点で、無呼吸を確認する。
　㋖無呼吸を確認した時点でテストを中止する。
ⓙテストの中止；低酸素、低血圧、著しい不整脈により、テストの続行が危険であると判断された場合には中止する。

(x)脳波検査
ⓐ平坦脳波の確認(Hockadayらの分類Vb)(表3、図22)；4倍以上に感度を上げて確認することが必要。
　㋐平坦脳波とは、脳波記録時一定の技術水準を守り、脳波計の内部雑音(2 μV程度)を超える脳波が存在しないことをいう。
　㋑2 μVの脳波をみるには、脳波計の感度を4〜5倍に上げる必要がある。
ⓑ平坦脳波の診断基準は、32.3℃以上の体温があるときにのみ診断できるとするのが一般

的である。
ⓒ全身循環ショックの場合にも平坦脳波はみられるので、平坦脳波の診断のためには、収縮期血圧が80 mmHg以上であること。

表 3. 心停止あるいは呼吸停止による急性脳無酸素症の脳波変化 (Hockadayら, 1965)

Grade I	Within normal limits :	*a* Alpha rhythm
		b Predominant alpha with rare theta
Grade II	Mildly abnormal :	*a* Predominant theta, with rare alpha
		b Predominant theta, with some delta
Grade III	Moderately abnormal :	*a* Delta, mixed with theta and rare alpha
		b Predominant delta, with no other activity
Grade IV	Severely abnormal :	*a* Diffuse delta, with brief isoelectric intervals
		b Scattered delta in some leads only with absence of activity in other leads
Grade V	Extremely abnormal :	*a* A nearly flat record
		b No EEG at all

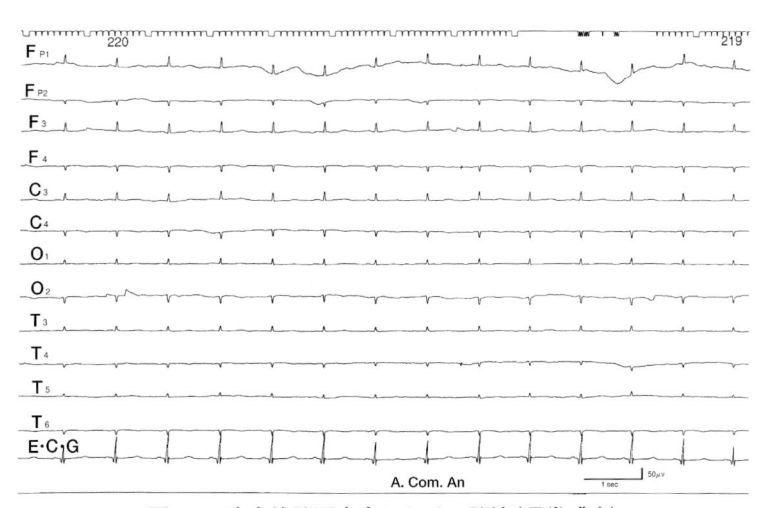

図 22. 臨床的脳死患者における脳波 (通常感度)
平坦脳波である。

2）植物状態 Vegetative state

❶定義；重篤な脳損傷により昏睡に陥った患者が、救命処置の結果脳幹機能が回復し覚醒するようになったものの、大脳半球の永続的な障害が依然続いている状態をいう。

❷運動、感覚などの動物的機能や精神活動は失っているが、食物の消化・吸収・排泄、心肺機能などの植物性機能は残されている。

❸睡眠・覚醒の反応はある。

❹植物状態という言葉は、医学用語というよりは Medicosocial な言葉として提案された。すなわち、行政的対応を迫る意味で用いられた。

❺脳幹機能を含む脳機能の全般的、不可逆的喪失による**脳死とはまったく異なる病態**である。

❻診断基準
 (ⅰ)自力での移動不能。
 (ⅱ)自力での摂食不能。
 (ⅲ)糞尿は失禁状態。
 (ⅳ)目で物を追うことはできるが、認識はできない。
 (ⅴ)「手を握れ」、「口を開けろ」などの簡単な命令に応じることもあるが、それ以上の意思の疎通はできない。
 (ⅵ)声は出すが、意味のある発語はできない。
 (ⅶ)以上の6項目を満たす状態が、3ヵ月以上経過した場合。
❼社会復帰は皆無に等しい。
❽失外套症候群や無動無言症との異同(表4)
 (ⅰ)植物状態と失外套症候群や無動無言症とは、ほぼ類似の状態である。
 (ⅱ)植物状態は元来持続性のものとされているが、一部これから脱却する症例がある。この点で、失外套症候群との間には重畳・移行がある。
 (ⅲ)植物状態は、外傷をはじめとする大脳の広汎な損傷で初期に昏睡となり、その後失外套症候群を経たりしながら長期生存する場合を指す。

表 4. 失外套症候群と無動無言症の比較 (吉田, 1993 より作成)

無動無言症 Akinetic mutism	失外套症候群 Apallic syndrome
1. 前頭葉(両側の帯状回)や間脳の障害。 　→機能的な言葉。	1. 両側の、広汎な大脳皮質(外套)の破壊による。 　→器質的障害部位を示す症候群名。 　→失行、失認と同列に提唱された概念的な要素が強い。
2. 対象を注視し、目で追う。今にも口をきくのではないかと思われるほど、じっと注視する。	2. 視線は固定、または不規則に動く。
3. 筋緊張；多くは、弛緩。	3. 筋緊張；多くは亢進。
4. 除皮質姿勢などの姿勢異常をとることは稀。	4. 除皮質姿勢をとることが多い。
5. 脳波所見；高振幅徐波が、特に前頭部優位に広汎性に出現する。	5. 脳波所見；多様(平坦脳波に近いもの、広汎性の低振幅、あるいは高振幅徐波など)。
6. 持続時間；1年以内に死亡する例が多い。	6. 持続時間；年余に及ぶ例がある。
7. 転帰；一時的には著明な改善もある。	7. 転帰；不完全だが、著明に回復する例がある。 8. 植物状態に比べ回復する可能性が高い。 9. 無動・無言症より重症。 10. 植物状態と同じと考えてよい。
＊無動無言症と失外套症候群との共通点は、無動無言である。	
【小脳性無動無言症 Cerebellar mutism】(79頁) ①ほとんどが、10歳以下の小児の後頭蓋窩の手術後に発生している。 ②髄芽腫では、腫瘍が大きいことが多い。 ③小脳正中部(歯状核を含めて)の損傷が示唆されている。 ④意識は清明であるが、無言である。	

❸脳血管障害に必要な神経学的所見

1．髄膜刺激症状

❶項部硬直(nuchal rigidity)(図23-左)
❷Kernig徴候(図23-右)
❸羞明(photophobia)；視路(visual pathway)の刺激による。

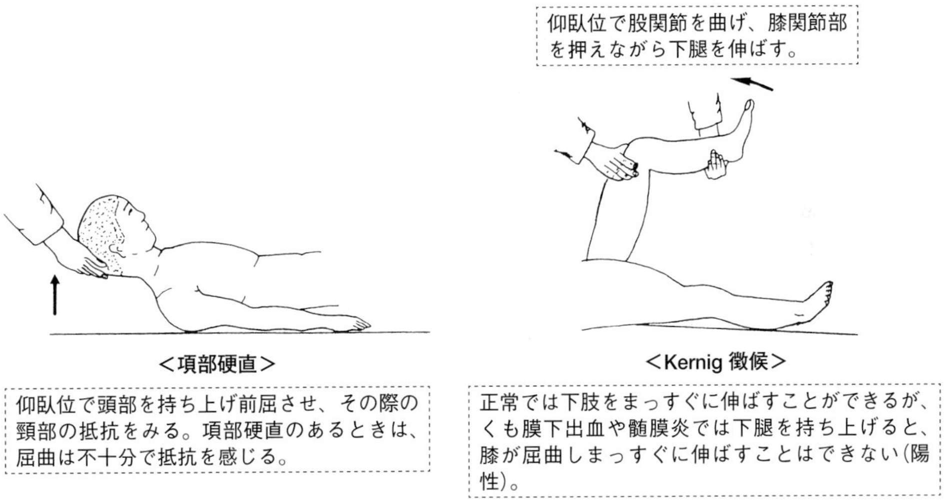

> 仰臥位で股関節を曲げ、膝関節部を押えながら下腿を伸ばす。

＜項部硬直＞

> 仰臥位で頭部を持ち上げ前屈させ、その際の頸部の抵抗をみる。項部硬直のあるときは、屈曲は不十分で抵抗を感じる。

＜Kernig徴候＞

> 正常では下肢をまっすぐに伸ばすことができるが、くも膜下出血や髄膜炎では下腿を持ち上げると、膝が屈曲しまっすぐに伸ばすことはできない(陽性)。

図23．髄膜刺激症状

2．動眼神経麻痺

❶麻痺の種類
　(ⅰ)全眼筋麻痺(total ophthalmoplegia)；動眼神経の完全麻痺による眼瞼下垂、外眼筋麻痺および散瞳、対光反射の消失、調節反射の消失をいう。
　(ⅱ)外眼筋麻痺(external ophthalmoplegia)；外眼筋のみの麻痺をいう。
　(ⅲ)内眼筋麻痺(internal ophthalmoplegia)；対光反射や調節反射の消失をいう。
　　※瞳孔運動線維は動眼神経の表面を走行している。
❷内頸動脈・後交通動脈瘤による動眼神経麻痺
　(ⅰ)動脈瘤が後外側に向き、最大径が11mm以上のものに多い。
　(ⅱ)大部分は完全麻痺であるが、稀に眼瞼下垂を呈さないことがある。
　　➡完全麻痺は、まず瞳孔散大・対光反射消失が現れ、次いで眼瞼下垂が生じる。
❸糖尿病による動眼神経麻痺
　(ⅰ)急激発症が多い。
　(ⅱ)瞳孔症候を欠くことがある(**瞳孔回避 pupillary sparing** という)。

　　　　ⓐ動眼神経への栄養血管の障害による虚血が原因。
　　　　ⓑ栄養血管の障害による場合は動眼神経の中心部の障害をきたし、動眼神経の周囲部分を走行している瞳孔への自律神経線維は障害されないことが多い。
　（ⅲ）同じ側、あるいは反対側に再発する傾向がある。
　（ⅳ）半数例で眼痛、上眼瞼のしびれ、前頭部痛などの前駆症状が、外眼筋麻痺発症の1〜数日前からみられる。

3. 眼球共同偏位 Conjugate deviation

1）水平性共同偏位と病巣部位（図24）

❶側方注視の皮質中枢、または皮質中枢と脳幹の傍正中橋網様体（paramedian pontine reticular formation；PPRF）との連絡が障害されると、両眼球は病巣を見つめるように偏位する（図24-A）。
❷橋のPPRFの障害では、両眼球は健側に向く（図24-C）。

2）下方眼球偏位と病巣部位

❶視床出血のときに、両眼の下方（特に鼻先を見つめる下内方）偏位がみられる（図25）。
❷視床の眼（thalamic eye）と呼ばれることもある。
❸視床出血の下方進展による中脳吻側正中部の障害により、出現するとされている。

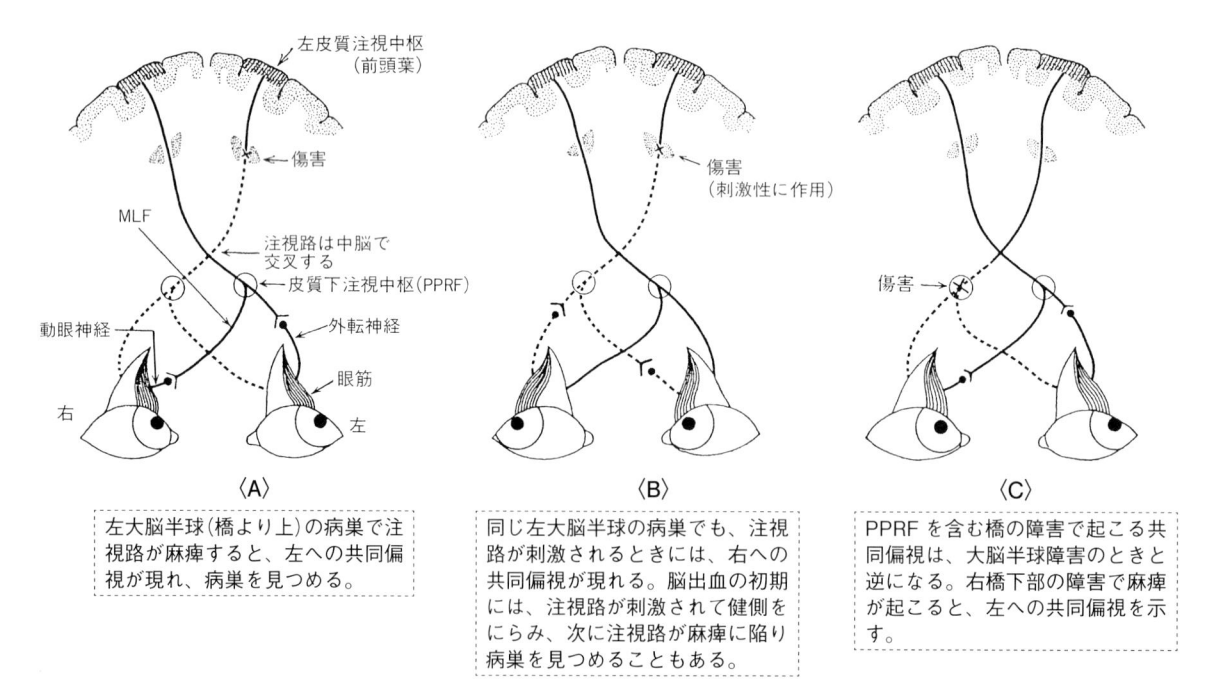

〈A〉左大脳半球（橋より上）の病巣で注視路が麻痺すると、左への共同偏視が現れ、病巣を見つめる。

〈B〉同じ左大脳半球の病巣でも、注視路が刺激されるときには、右への共同偏視が現れる。脳出血の初期には、注視路が刺激されて健側をにらみ、次に注視路が麻痺に陥り病巣を見つめることもある。

〈C〉PPRFを含む橋の障害で起こる共同偏視は、大脳半球障害のときと逆になる。右橋下部の障害で麻痺が起こると、左への共同偏視を示す。

図24．水平性眼球共同偏位と病巣部位との関係（田崎ら、1994）

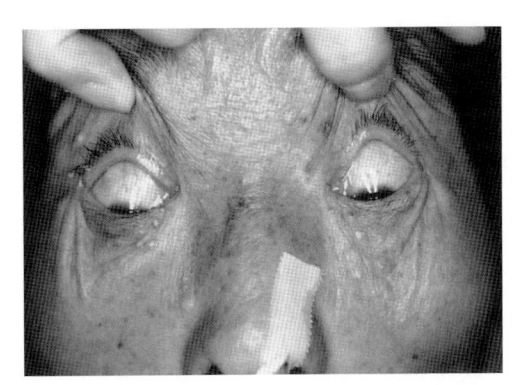

図 25. 視床出血による下方への眼球共同偏位

4．呼吸異常(表5)

表 5．種々の異常呼吸パターンと責任病巣(平井，1999．一部改変)

呼吸の型と責任病巣	特　徴
Cheyne-Stokes 呼吸 (両側大脳半球＋間脳障害)	次第に振幅を増して最大に達し、次第に振幅を減じる。呼吸の深さと数が規則的に漸増・漸減し、過呼吸と無呼吸が交互に現れる呼吸。
中枢神経性過呼吸 (中脳→上部橋被蓋障害)	規則正しく、深くて早い呼吸が持続。
持続性吸息呼吸 (橋の両側障害)	いっぱいに空気を吸い込んでは止まる呼吸。
群発性呼吸 (橋下部→延髄障害)	呼吸が数回群発した後、不規則な無呼吸が続く。
失調性呼吸 (延髄下部障害)	完全に不規則な呼吸。

5．Barré 錐体路徴候

❶患者を腹臥位にし、両膝を 90 度に曲げ、下腿を垂直に立てそのまま保つように命ずると、麻痺側の下腿が次第に落下していく現象をいう。

❷器質性片麻痺とヒステリー性麻痺との鑑別、および軽微な錐体路性麻痺を見い出すのに役立つ。

❸**上肢の錐体路性麻痺を検査する手技**、すなわち眼を閉じて両腕を手のひらを上にして前方に挙上させ、そのままの位置に保つようにする手技は、**上肢の Mingazzini 試験**と呼ばれる。上肢に軽い麻痺があると、患側の上肢は回内し次第に落下してくる。

❹一方、**下肢の Mingazzini 試験**は、患者を背臥位にし、股関節と膝関節を直角に屈曲させその肢位を保持させる。健側はその肢位を保持できるが、麻痺側は次第に股関節と膝関節が伸展し、落下してくる。

6．感覚解離 Sensory dissociation

❶感覚解離とは、ある種の感覚は障害されているが、ほかの感覚は保たれているのをいう(例；触覚は正常であるが、温痛覚は障害)。
❷感覚解離をきたす病変部位
　(ⅰ)脊髄中心管付近(中心灰白質)➡温・痛覚のみ障害される。
　(ⅱ)脊髄後索➡触覚と深部感覚が障害される。
　(ⅲ)脳幹(延髄外側)➡患側の顔面と健側の躯幹および上下肢に温・痛覚障害を呈するが、触覚は保たれる(➡ Wallenberg 症候群、85頁)。

7．視床性失語症 Thalamic aphasia

❶原因疾患
　(ⅰ)大部分は出血による。
　(ⅱ)その他、梗塞や腫瘍。
❷病変部位
　(ⅰ)優位側の視床。
　(ⅱ)視床後部の諸核、すなわち視床枕(pulvinar)、外側腹側核(ventral lateral nucleus)、後外側腹側核(ventral posterolateral nucleus)や正中中心核(centromedian nucleus；CM)など。

❸**失語症の特徴**……………………… 言語理解と復唱が比較的保たれているのが特徴

　(ⅰ)高度な発語の障害(自ら発語しない)。
　(ⅱ)言語理解は比較的良好。
　(ⅲ)呼称の障害。
　(ⅳ)復唱は正常〜軽度障害。
　(ⅴ)音量は小さく、次第に弱くなる。
❹超皮質性(transcortical)失語症に似ている。

8．視床性認知症 Thalamic dementia

❶原因疾患
　(ⅰ)出血あるいは梗塞が最も多い。
　　　➡梗塞では、後視床穿通動脈(posterior thalamoperforating artery)と前視床穿通動脈(anterior thalamoperforating artery)の領域に認められる。
　(ⅱ)その他、外傷、変性疾患や腫瘍。

❷病変部位
　（ⅰ）優位側の視床、あるいは両側性。
　（ⅱ）視床の前内側部、すなわち前核や背内側核に病変が生じたときに出現する。
❸症状
　（ⅰ）記銘力低下
　（ⅱ）意欲や自発性の低下。
❹発生機序
　（ⅰ）海馬―脳弓―乳頭体―乳頭視床束―視床前核―内包前脚―帯状回―海馬（Papezの回路）や、
　（ⅱ）前頭葉眼窩皮質―鉤状束―側頭葉皮質前部（38野）―扁桃核―下視床脚―視床背内側核―前頭葉眼窩皮質（Yakovlevの回路）
　の記憶回路のうち、視床に関係した部位の障害で生じる。

9．徒手筋力テストの評価法 Grading and recording of muscle strength（表6）

表 6. 徒手筋力テストの評価法 (長谷川, 1993)

5（正常；normal）	年齢、性別および体格からみて、健常側の同名筋と比較して正常と考えられるもの（強い抵抗を与えても、完全に運動できる）。
4（優；good）	正常より弱いが、抵抗に打ち勝って運動できる。
3（良；fair）	重力に抗して関節の全可動域の運動は可能であるが、抵抗を加えるとできないもの。
2（不良；poor）	重力を除去した位置で行えば、全領域の運動が可能なもの。
1（痕跡；trace）	関節の動きはないが、筋肉の収縮は認めるもの。
0（ゼロ；zero）	関節の運動はもちろん、筋肉の収縮もまったくみられないもの。

①5段階で評価する。
②すなわち、正常の筋力を5/5とし、低下により4/5、3/5、…、0/5と評価、記録する。

❹脳血管障害に必要な脳循環・代謝

1．脳血流

❶脳の血流は、心拍出量の15〜20％に相当する血液を受けている。
　➡因みに、脳血流量（cerebral blood flow；CBF）とは脳を流れる血液の平均的な量をいう。

❷脳血流量の正常値
　（ⅰ）全脳；50〜60 ml/100 g 脳/分
　（ⅱ）大脳皮質；70〜80 ml/100 g 脳/分
　（ⅲ）白質；20〜30 ml/100 g 脳/分

❸Single photon emission CT 法（**SPECT**）
　（ⅰ）簡単に脳血流量を測定する方法として、SPECT がある。
　（ⅱ）SPECT とは、γ（ガンマ）線を放出する放射性核種からでる単一光子（single photon）分布を体外より測定し、コンピュータによって断層像を再構築し、脳内分布を画像化するものである。
　（ⅲ）脳血流 Tracer（測定用核種）として、^{123}I-IMP（Iodine-123-labeled N-isopropyl-p-iodoamphetamine）、^{99m}Tc-HMPAO（^{99m}Tc-hexamethyl-propyleneamine oxime）、^{99m}Tc-ECD（^{99m}Tc-ethyl-cysteinate dimer）などがある（表7）。
　　ⓐこの3つの Tracer は、蓄積型トレーサ［retention tracer（microsphere tracer）］である。
　　　㋐蓄積型トレーサとは、初回脳循環にて一定の割合で脳組織に取り込まれ、その後しばらくは脳組織放射能がほぼ一定となる薬剤をいう。
　　　㋑したがって、一定となった放射能を SPECT で計測することにより、脳血流分布を求めることが可能である。
　　ⓑ一般のスクリーニング、緊急時の使用や小病変を検討するためには、高分解能の画像が得られる^{99m}Tc 製剤がよい。
　　ⓒ脳血管障害急性期において、Hyperemia（充血；病巣の脳血流が正常組織より多くなる）の描出には^{99m}Tc-HMPAO が、また代謝状態の推定には^{99m}Tc-ECD が役立つ。
　　ⓓ脳主幹動脈閉塞による慢性循環不全症を疑うときには、^{123}I-IMP を用いる安静時および Acetazolamide（Diamox®）負荷検査が有効である。
　　　㋐安静時と Acetazolamide 負荷による脳血流量の測定は、通常、別の日にそれぞれ施行される。
　　　㋑しかし、最近では安静時と Acetazolamide 負荷時の脳血流量を同日内に測定する方法が開発されている。

表 7. 脳血流 Tracer の比較 (橋川, 1999 より抜粋)

	¹²³I-IMP	⁹⁹ᵐTc-HMPAO	⁹⁹ᵐTc-ECD
脳内半減期	20～40 分	>24 時間	約 15 時間
代謝産物	水溶性	水溶性、一部脂溶性	水溶性、一部脂溶性？
脳内蓄積の機序	アミンレセプターと非特異的に結合	幾何学的構造変化	エステル基が加水分解され、水溶性となる（BBB を通過しない）。
肺への集積	著明	なし	なし
血中での安定性	安定	非常に不安定	不安定
脳血流に対する直線性	good	poor	poor
負荷試験に必要な負荷時間	負荷は最低 10 分程度行う必要がある。	5 分程度で十分。2 分でも可能。	HMPAO と同程度？
再分布	あり	なし	なし
撮影時期	通常は、静注後 20～30 分以降。	静注 5 分以降からいつでも可能。	静注 5 分以降からいつでも可能。
標識化合物の安定性	安定	不安定。調剤後 30 分以内に使うこと。	調剤後 30 分以降から安定。
Luxury perfusion 時の描出	時に hot spot となる。	hot spot として描出されることが多い。血流以上に集積することがある (hyperfixation*)。	cold spot となることが多い。
その他		手術創に集積することがある。小脳への集積が高い。	側頭葉内側部の集積低下。

*hyperfixation；hypermia ではない状態にもかかわらず、⁹⁹ᵐTc-HMPAO の高集積を認めることをいう。

(ⅳ) SPECT 検査は、脳循環に対する定量的な評価が可能であり、また側副血行を含めた脳灌流状態を評価することができる。

(ⅴ) SPECT 検査は、脳虚血病変の重症度の評価に有用であり、また、脳血行再建術［頭蓋外・頭蓋内動脈吻合術 extracranial-intracranial（EC-IC）arterial anastomosis）］の適応判定に重要な検査法である。

（vi）SPECTによる血行力学的脳虚血重症度の評価(中川原, 2007)

Stage 0	安静時脳血流量に関係なく、脳循環予備能が＋30％以上に保たれている場合。
Stage Ⅰ	①脳循環予備能が＋10％～＋30％の間に保たれている場合。 ②または、脳循環予備能が＋10％以下であっても、安静時脳血流量が正常範囲内である場合。
Stage Ⅱ	①安静時脳血流量が正常平均値の80％未満で、 ②かつ、脳循環予備能が＋10％以下と低下（＋10％以下～0％以上）、あるいは喪失（0％以下に低下）している場合。 　①脳循環予備能が喪失しているのは、盗血現象(steal phenomenon)による。 　②すなわち、Acetazolamide (Diamox®) 投与により、脳血管の拡張がみられない虚血部の血流が、脳血管の拡張がみられる周囲の領域に盗血されると考えられる。 　➡重症（高度）の血行力学的脳虚血部位である。

（vii）脳循環予備能(cerebrovascular reserve)
　ⓐ脳循環予備能とは、脳血流量を維持できる範囲の脳血管拡張能をいう。
　　➡脳血管反応性を指している。
　ⓑ脳循環予備能の有無の判定は、炭酸ガスやAcetazolamide負荷といった脳血管に対する強制的拡張刺激を与えた際の脳血流量増加により行う。
　ⓒ脳循環予備能は、自動調節能(autoregulation)の下限において喪失する。

（viii）SPECTによる血行力学的脳虚血重症度のStage Ⅱ（すなわち、安静時脳血流量の低下とAcetazolamide負荷による反応性低下）は頭蓋外・頭蓋内吻合術(EC-IC anastomosis)の適応例である(中川原, 2007)。
　ⓐEC-IC吻合術により脳循環予備能は改善するとともに、安静時脳血流量も有意に増加する。
　ⓑしたがって、血行力学的脳虚血の軽症化が可能となり、慢性期における脳梗塞再発の予防に役立つ。

（ix）一方、血行力学的脳虚血重症度Stage Ⅱの症例を保存的に治療すると、脳梗塞の再発が有意に増加する。

（ⅹ）検査施行の至適時期；最終発作から3週間以上経過した後(中川原, 2007)。

❹ 脳神経機能と脳血流の限界
　（ⅰ）シナプス伝達障害をきたす血流閾値を、**上限虚血血流閾値**という。
　　　➡この値は、16～20 mℓ/100 g脳/分以下である。
　（ⅱ）神経細胞膜障害をきたす血流閾値を、**下限虚血血流閾値**という。
　　ⓐ細胞膜の脱分極をきたす血流である。
　　ⓑ器質的細胞損傷発生と密に関係している。
　　ⓒこの値は10～12 mℓ/100 g脳/分である。
　　ⓓこの閾値を、**梗塞をきたす虚血血流閾値**とする。
　（ⅲ）**Penumbra**(半影帯、あるいは**可逆的虚血領域**)
　　ⓐ定義・概念

㋐脳血管の閉塞により虚血中心部の血流は著明に低下するが、その周囲には血流低下によって神経機能の活動は停止しているものの壊死に至っていない領域が存在する。この領域を **Penumbra** という。
　　㋑すなわち、虚血によって神経機能の活動は停止しているが、細胞膜の機能は保たれており、血流の改善によって機能の回復する可能性を残している領域である(高山ら，2002)。
　　　①機能障害はあるが、可逆性のある部位(→機能回復は可能)。
　　　② Misery perfusion(72頁)とほぼ類似の病態。
　　㋒Penumbra 領域を放置しておくと(血流が低下したままだと)、1〜2日で梗塞に陥る。
　ⓑ上限虚血血流閾値と下限虚血血流閾値との間が Penumbra 領域。
　ⓒPenumbra 領域は、わずかな血流増加で改善する可能性があり、血行再建術(頭蓋外・頭蓋内吻合術)の理論的背景となっている。
　ⓓ梗塞巣(虚血中心部)の周辺にみられる。
　ⓔPenumbra と梗塞に陥る部分との血流閾値の差は、5〜10 ml/100 g 脳/分。
　ⓕMRI 灌流強調画像(perfusion weighted image；PWI)での血流低下域と拡散強調画像(diffusion weighted image；DWI)での高信号域との間が Penumbra に相当する。
　　　①言い換えれば、PWI の低灌流領域が DWI の高信号域(細胞性浮腫領域)より広い場合、その差にあたる領域が Penumbra に相当する(高山ら，2002)。
　　　②PWI と DWI との解離部位、すなわち、**Diffusion-Perfusion mismatch** 部位が Penumbra に相当する(高山ら，2002)。
　ⓖMismatch における脳血流評価は、MRI だけではなく、Perfusion CT、Xe-enhanced CT (キセノン増強 CT)や SPECT でも可能。
　　　㋑脳血流低下領域と虚血中心巣との解離(mismatch)が重要(脳血流評価法はどの方法でもよい)。
　(ⅳ)脳血流量が 10 ml/100 g 脳/分以下になると、不可逆的な細胞死の過程が始まる。

2．脳循環の調節

1）自動調節能 Autoregulation（21頁参照）
❶自動調節能とは、血圧の変動に対して臓器が自動的に血管抵抗を調節し、血流を一定に保とうとする機構である。
❷血圧が下降する(脳灌流圧が低くなる)と脳血管は拡張し、逆に血圧が上昇する(灌流圧が高くなる)と脳血管が収縮することにより、脳血流量は一定に保たれる。
❸直径 50〜200 μm 前後の細小動脈が自動調節能の主役を演じている。
❹平均血圧 60〜160 mmHg(灌流圧；50〜150 mmHg)が自動調節能の範囲である(21頁の図13；図26)(脳灌流圧＝平均血圧－頭蓋内圧)。
❺脳血管障害患者における急性期の血圧降下と脳の血流動態との関係では、発症直後の血圧の 80％がおおよその Autoregulation の限界となっている。
❻外頸動脈系には自動調節能は存在しない。
❼脳血流量は全身血圧(脳灌流圧)に比例し、脳血管抵抗(cerebral vascular resistance；CVR)に

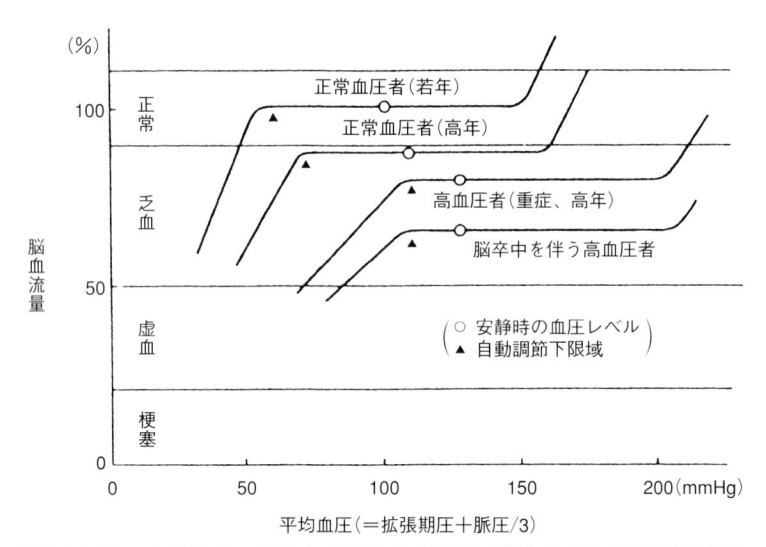

図 26. 正常血圧者、高血圧者、脳卒中を伴う高血圧者の脳血流量と脳自動調節域（岡田ら, 1993）

> 脳卒中を伴う高血圧患者では脳血流は既に低下し、安静時血圧値（○）と自動調節下限域（▲）との幅が狭くなる。したがって、わずかな降圧でも脳血流は低下しやすい。

反比例する。

2) 化学的調節機序

❶血中の炭酸ガス濃度は脳血管を収縮・拡張させるので、脳血管抵抗を変化させて脳血流量を変化させる。

❷$PaCO_2$ が 20〜80 mmHg の範囲内では、脳血流量は直線的に変化する（21 頁の図 13）。

❸$PaCO_2$ が 1 mmHg 変化すると、脳血流量は 4〜5%（約 2 ml/100 g/分）変化する。

❹二酸化炭素の脳血管への作用は、脳動脈周囲の組織間液の pH の変化により規定される。すなわち組織間液がアルカローシスになれば血管は拡張し、アシドーシスになれば血管は収縮する。

3) 代謝性調節

❶脳には、脳の代謝（ブドウ糖代謝***および酸素代謝*）の変化により脳血流を調節する機構がある。

（ⅰ）神経細胞の活動による脳代謝の亢進時に、その代謝の基質や酸素を供給するために脳血流量は増加する。

（ⅱ）**正常**では、脳代謝が亢進しているときには脳血流量は増加し、脳代謝が低下しているときには脳血流量も低下する。すなわち、脳の局所の血流と脳代謝はその部の機能に相関して変動する。これを**脳代謝と脳血流の共役**（**coupling**, or matched）という。

（ⅲ）病的状態では、脳血流と脳代謝との相関が失われ、血流と代謝との不一致（**uncoupling**, or dismatched）が生じる。

❷**脳酸素消費量**（cerebral metabolic rate of oxygen；**CMRO₂**）（脳酸素代謝）*は、「脳血流量×脳

酸素摂取率**×動脈血中酸素含量」で表される。
➡因みに、脳酸素消費量とは、脳が実際に使っている酸素の量をいう。

---

*【脳酸素消費量(脳酸素代謝)CMRO₂の正常値(ml/100 g 脳/分)】
①全脳；3〜4　②灰白質；4〜6　③白質；1.5〜2.0

**【脳酸素摂取率(oxygen extraction fraction；OEF)】
①脳組織が、血液中からどの程度酸素を取り込んで(摂取して)いるかを示す指標で、正常では47％程度取り込んで(利用して)いる。
②灰白質も白質も差がない。
③虚血ではこの値が上昇する。
　➡酸素摂取率上昇は、血流低下による酸素供給と需要の不均衡の存在を意味する。

***【脳ブドウ糖消費量(ブドウ糖代謝)(cerebral metablic rate of glucose；CMRGlu)の正常値(mg/100 g 脳/分】
①灰白質；6〜10　②白質；3〜5
③因みに、脳ブドウ糖消費量とは、脳が実際に使っているブドウ糖の量をいう。

3．脳代謝

❶局所脳血流量は、その場所の神経活動、すなわちブドウ糖代謝および酸素代謝に依存して調節されている。これを脳の代謝と血流の共役(coupling)という。
❷組織灌流圧が慢性的に低下すると、
　(ⅰ)循環調節機能により代償機構が働く。すなわち、
　　ⓐ最初は脳血管の拡張により、局所脳血流量は維持される。
　　ⓑさらに灌流圧が低下し、局所脳血流量が低下するようになると、脳酸素代謝を維持するために脳酸素摂取率(OEF)が上昇する。
　(ⅱ)しかし、脳血流量が20 ml/100 g 脳/分以下になるとPenumbraとなり、10 ml/100 g 脳/分以下になると不可逆的な細胞死の過程が始まる。

チョットお耳を拝借

脳血流量と脳波の変化とはよく一致する。
①脳血流量 16〜18 ml/100 g 脳/分以下になると、脳波に異常(徐波化や振幅低下)が生じる。
②脳血流量 12 ml/100 g 脳/分以下になると、脳波は消失する。
③脳波所見と脳血流量との関係から、正常脳波を維持する脳血流量の Critical level(許容限界値)は正常脳血流量の約30％である。

❸脳梗塞の循環代謝の時間経過─脳代謝・脳血流の共役の破綻（脱共役 uncoupling）─（表8）
（ⅰ）**超急性期**（24時間以内）
　　➡**貧困灌流**（misery perfusion）（72頁）。すなわち、
　　ⓐ脳血流量（CBF）の低下に比して脳酸素消費量（CMRO$_2$）の低下は軽度で、脳酸素摂取率（OEF）が上昇している。
　　ⓑ代謝による酸素要求に対して血流が追従できない状態である（血流＜代謝）。
（ⅱ）**急性期・亜急性期**（1～数日間）
　　➡脳血流量が脳酸素消費量に対して過剰となる現象、すなわち、**ぜいたく灌流**（luxury perfusion）となる（71頁）。
（ⅲ）**慢性期**（1ヵ月以上）
　　ⓐ一般には、再び脳代謝・血流の Coupling（共役）が起こる（CBF、CMRO$_2$とも低値、OEFは正常）。
　　ⓑ一部で、貧困灌流となる。

表 8. 脳梗塞各期における脳血流量、脳酸素消費量および脳酸素摂取率

	脳血流量（CBF）	脳酸素消費量（CMRO$_2$）	脳酸素摂取率（OEF）
正常	→	→	→
貧困灌流 （超急性期）	↓↓	↓	↑
ぜいたく灌流 （急性期・亜急性期）	↑→	↓↓	↓
慢性期	↓↓	↓↓	→

→；正常（不変）　↑；増加　↓；減少

4．脳循環代謝障害

❶**ぜいたく灌流症候群 Luxury perfusion syndrome**（71頁）
　➡脳代謝が低下しているにもかかわらず、Coupling（共役）が失われたために、脳血流が代謝要求量を超えている状態である。
❷**貧困灌流症候群 Misery perfusion syndrome**（72頁）
（ⅰ）脳血流の低下はあっても代謝は保たれている状態（血流＜代謝）をいう。
（ⅱ）すなわち、脳血流量が低下しているにもかかわらず、血液中から酸素をできるだけたくさん摂取して（酸素摂取率 OEF の増加）、脳酸素消費量（CMRO$_2$）を維持しようとしている状態である。
（ⅲ）Misery perfusion は、頭蓋外・頭蓋内吻合術（バイパス術）によって救済可能な可逆的病態である。
❸**正常灌流圧突破現象 Normal perfusion pressure breakthrough（NPPB）**（397頁）
（ⅰ）NPPBとは、脳動静脈奇形摘出中に予想を超えた異常な出血や周囲の脳の腫脹が生じるのをいう。

（ⅱ）機序は、自己調節機能を失っている周囲の脳組織に、脳動静脈奇形摘出後多量の血流が再分布されるために生じるとされている。

❹**脳循環代謝障害時の予後良好な指標**
（ⅰ）局所脳血流量が 20 ml/100 g 脳/分以上。
（ⅱ）局所脳酸素消費量が健側の 40％以下の低下。

快適空間

★好きなように使ってね！

❺脳血管障害に関連する症候群

1. Bálint症候群
バーリント

❶定義；両側の頭頂・後頭葉の障害で、以下の❹で示される症状を呈するものをいう。
❷原因；血管障害、外傷、脳腫瘍、一酸化中毒や脳炎など。
❸病巣部位；両側の広汎な頭頂―後頭葉領域。
❹症状
　（ⅰ）精神性注視麻痺；検者の指先による誘導性注視運動、および自発性注視運動がいずれも障害される。
　（ⅱ）視覚性運動失調；感覚障害も運動障害もないのに、視野内のものをつかもうとして手を出しても大きく見当がはずれ、うまくつかめない。
　（ⅲ）視覚性（空間性）注意障害；患者の注意が現在見ている対象に固着して、新たに視野に入ってくる対象に気がつかない。また視野内の2個以上の対象のうち1個しか見えない。

2. Benedikt症候群
ベネディクト

❶定義；中脳背側（被蓋）の障害で、病巣側の動眼神経麻痺と反対側の不随意運動や振戦を伴うものをいう。
❷名称；**赤核症候群**とも呼ばれる。
❸原因；梗塞、出血、腫瘍や脳炎など。
❹病巣部位；赤核を中心とした部位（図27）。

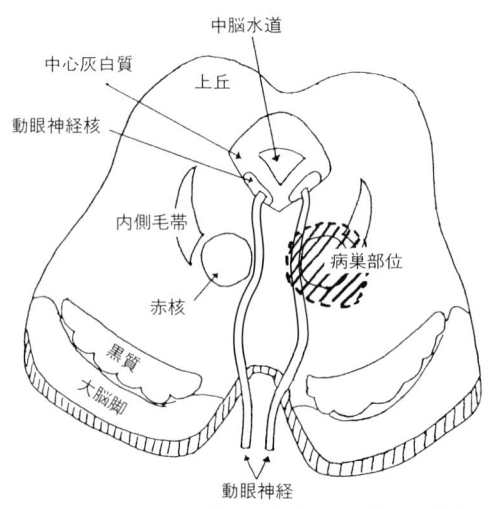

図27．Benedikt症候群の病巣部位（中脳での横断面）

❺症状
　（ⅰ）病巣側の動眼神経麻痺
　（ⅱ）反対側上下肢の振戦、舞踏病あるいはアテトーゼ様の異常運動。
　（ⅲ）時に、不全片麻痺。
　　　ⓐ真の錐体路性麻痺ではない。
　　　ⓑ赤核の破壊による反対側半身の筋緊張亢進による運動障害(平山, 1974)。

3．Bruns 症候群
ブルンス

❶定義・概念
　（ⅰ）ある特定の頭位をとると、直ちに激しいめまい、頭痛、嘔心・嘔吐などの症状をきたすのを発作性頭位眩暈という。
　（ⅱ）発作性頭位眩暈のうち、中枢性前庭障害によるものを Bruns 症候群という(後藤ら, 1979)。
　（ⅲ）一定の頭位をとり続ける限り、眩暈は持続する。
　　　➡すなわち、眩暈に疲労現象がない。
❷原因；第4脳室付近の腫瘍や血管障害。
❸責任病巣部位(後藤ら, 1979)
　（ⅰ）旁索状体（juxtaretiforme body）
　　　ⓐ責任病巣として、最も可能性が高い。
　　　ⓑ因みに、旁索状体には、小脳虫部、室頂核と前庭神経核とを連絡する線維が通る。
　（ⅱ）前庭神経核
　　　ⓐ責任病巣として、旁索状体に次いで可能性が高い部分。
　　　ⓑ前庭神経核の中でも、特に下核、および一部内側核も。
　（ⅲ）小脳下虫部
　（ⅳ）室頂核
　（ⅴ）前庭神経根

4．中枢性塩分喪失症候群 Cerebral salt wasting syndrome

❶定義・概念
　（ⅰ）頭蓋内疾患による腎臓からの Na 喪失、およびそれに伴う水の喪失をいう。
　（ⅱ）低 Na 血症と細胞外液量の減少をきたす。
　　　➡すなわち、尿中 Na 排泄過多を伴う低 Na 血症である。
　（ⅲ）**循環血漿量は減少**（hypovolemia）。
❷発生機序・病態
　（ⅰ）Brain natriuretic peptide（BNP；脳ナトリウム利尿ペプチド）の分泌亢進によるためとされている。
　（ⅱ）BNP は、Aldosterone 抑制作用を有する。
　（ⅲ）**低張性脱水**をきたしている。

❸くも膜下出血後に合併する低 Na 血症(55 頁)の多くは、本症候群(Na の過剰な尿中排泄と脱水を伴った低 Na 血症)である。
　(ⅰ)本症候群は、くも膜下出血では 7〜9 日に発症する傾向がある(小笠原ら, 1998)。
　(ⅱ)くも膜下出血後の低 Na 血症には、その他、SIADH(抗利尿ホルモン分泌異常症候群 syndrome of inappropriate secretion of antidiuretic hormone)(66 頁)がある。

❹症状
　(ⅰ)錯乱(confusion)、(ⅱ)意識障害、(ⅲ)痙攣、(ⅳ)食欲不振、(ⅴ)嘔気・嘔吐、(ⅵ)無感情(apathy)、(ⅶ)脱力(weakness)。

❺鑑別診断
　➡SIADH との鑑別が必要(表 9)。
　　両者の決定的な相異は、循環血漿量にある。

❻治療
　(ⅰ)NaCl の補給
　　ⓐNa の補給法は、経静脈的ではなく、経口的に投与する。
　　ⓑその理由は、高張な NaCl の静脈内投与が Volume expansion(循環血液量の増加)を引き起こし、Na 利尿を促進するため。
　(ⅱ)水分の補充
　　➡本症は Hypovolemia なので、水分を制限するとくも膜下出血の脳血管攣縮を悪化させ、脳虚血を引き起こす。
　(ⅲ)鉱質コルチコイド(Fludrocortisone フルドロコルチゾン)の投与。

表 9. Cerebral salt wasting syndrome と SIADH との鑑別(Harrigan, 1996 より抜粋)

	Cerebral salt wasting syndrome	SIADH
①循環血漿量(plasma volume)	減少(↓)	増加(↑)
②塩分バランス(salt balance)	負(negative)	さまざま(variable)
③脱水の症状・徴候(signs and symptoms of dehydration)	有(present)	無(absent)
④体重(weight)	減少(↓)	増加または不変(↑ or no change)
⑤中心静脈圧(central venous pressure)	低下(↓)	上昇または正常(↑ or normal)
⑥Hematocrit	増加(↑)	減少または不変(↓ or no change)
⑦浸透圧(osmolarity)	上昇または正常(↑ or normal)	減少(↓)
⑧血清蛋白濃度(serum protein concentration)	増加(↑)	正常(normal)
⑨尿中 Na 濃度(urine sodium concentration)	著明に増加(↑↑)	増加(↑)
⑩血清 K 値(serum potassium concentration)	増加または不変(↑ or no change)	減少または不変(↓ or no change)
⑪血清尿酸値(serum uric acid concentration)	正常(normal)	減少(↓)

細胞外液量の減少と負の塩分バランスが、Cerebral salt wasting syndrome の最も重要な所見である。

> **チョットお耳を拝借**
>
> 【くも膜下出血後に続発する低Na(ナトリウム)血症(太田, 2000)】
> ①発生機序
>   ⓘ Antidiuretic hormone（ADH）の高値による、すなわちSIADH(66頁)であるとの説。
>   ➡ADHの増加は一過性で、約4日間続くのみ。
>   ⓘⓘ Cerebral salt wasting syndromeであるとの説。
>   ➡尿中へのNa排出と体液量減少。
> ②くも膜下出血後の低Na血症は、SIADHよりCerebral salt wasting syndromeの方が生じやすい。
> ③低Na血症のリスクを増加させる因子
>   ⓘ糖尿病、ⓘⓘうっ血性心不全、ⓘⓘⓘ非ステロイド抗炎症薬(NSAIDs)、ⓘⓥサイアザイド系利尿薬。
> ④低Na血症の患者は正常Na血症の患者よりも、くも膜下出血後の遅発性の脳梗塞が3倍高く発生する。
> ⑤治療として水制限を選択することは、脳血管攣縮による虚血を増悪させるので危険。

5．Dejerine症候群

❶定義；延髄内側部の障害により、病巣側の舌下神経麻痺と反対側の片麻痺(顔面を除く)と深部感覚障害を呈するものをいう。

❷名称；**延髄内側症候群**、延髄傍正中症候群、**下交代性片麻痺**や舌下神経交代性片麻痺症候群とも呼ばれる。

❸原因
　(ⅰ)脳血栓症によることが多い。
　(ⅱ)時に、脳塞栓。

❹主病巣；延髄上部の正中領域。

❺責任血管
　(ⅰ)椎骨動脈またはその分枝。
　(ⅱ)前脊髄動脈またはその分枝。
　(ⅲ)脳底動脈下部の分枝。
　(ⅳ)本症候群の中心となる延髄錐体は、傍正中枝により栄養されている。
　　➡傍正中枝は、錐体の上1/3は椎骨動脈より、中下部2/3は前脊髄動脈から分岐している。

❻症状
　(ⅰ)病巣側の舌下神経麻痺(舌下神経核の障害)。
　(ⅱ)反対側の上下肢の運動麻痺(錐体交叉前の錐体路の障害)。
　　➡麻痺が両側性になる頻度は、30〜40％

(ⅲ)反対側の深部感覚障害(錐体交叉後の内側毛帯の障害)。

6. Dejerine-Roussy 症候群

❶定義；視床後外側腹側核の障害で、以下の❺で示される症状を呈するものをいう。
❷名称；**視床症候群**とも呼ばれる。
❸原因；梗塞や出血が多い。
❹病巣部位；視床後外側腹側核(N. ventralis posterolateralis；VPL)とその近傍。
❺症状
　➡**障害された視床と反対側の半身に現れる。**
　(ⅰ)高度の深部感覚障害(**必発**)。
　(ⅱ)表在感覚障害
　(ⅲ)軽度で、一過性の片麻痺。
　(ⅳ)発作性、かつ持続的な耐え難い激しい痛み(視床痛)。
　(ⅴ)舞踏病やアテトーゼ様の不随意運動。
　(ⅵ)軽度の運動失調と明確な立体覚失認。

7. Foville 症候群

❶定義；橋下部の障害で、病巣側(障害側)への側方注視麻痺、病巣側の末梢性顔面神経麻痺、および反対側(健側)の不全片麻痺を呈するものをいう。
❷原因
　(ⅰ)小児では橋腫瘍によることが多い。
　(ⅱ)成人では血管障害によることが多い。
　(ⅲ)その他、炎症や多発性硬化症。
❸病巣部位；下部橋被蓋(橋背部)の障害(図28)。
❹症状
　(ⅰ)病巣側の末梢性顔面神経麻痺。
　(ⅱ)病巣側(顔面神経麻痺側)への側方注視麻痺…………**特徴**
　(ⅲ)病巣側の外転神経麻痺。
　(ⅳ)反対側の上下肢の運動不全麻痺(不定)。
　　➡運動麻痺の発生機序については、より底部の錐体路の一過性の障害説と中心被蓋路(束)の病変説とがある。

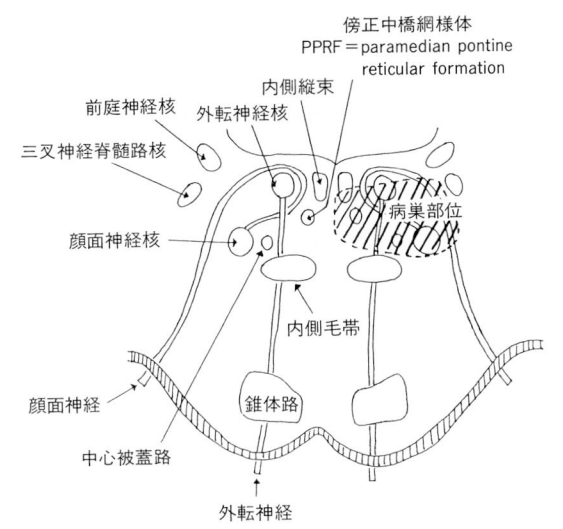

図 28. Foville 症候群の病巣部位（橋での横断面）

8. 眼窩尖端部症候群 Orbital apex syndrome

❶定義；上眼窩裂症候群（動眼神経、滑車神経、三叉神経第1枝、および外転神経の障害）に、視神経障害が加わったものをいう。
❷原因；血管障害や脳腫瘍。

9. Gerstmann 症候群

❶定義；手指失認、左右識別障害、失計算および失書の4症状を呈する症候群をいう。
❷病巣部位
　（ⅰ）優位半球の角回や縁上回を含む頭頂—後頭—側頭葉を結ぶ連合野。
　（ⅱ）劣位半球病変でも不完全な本症候群を呈することがある。
　（ⅲ）病変が広範囲のときには完全な本症候群を呈し、小範囲のときには不全型を呈することが多い。
　　　➡不全型とは、四徴候を備えていないものであるが、その場合でも手指失認は、他の症状に比べて多くみられる症状（平山，1975）。
❸四徴候
　（ⅰ）失計算（acalculia）
　　　ⓐ数字はわかるが、計算が障害される。
　　　ⓑ暗算も筆算も障害される。
　　　　➡特に、筆算が障害される。
　（ⅱ）左右識別障害（right-left disorientation）
　　　　➡自己および他人の身体部分の左右を間違える。
　（ⅲ）手指失認（finger agnosia）
　　　ⓐ最も大切な徴候で、本症候群における**中核的存在**である。

ⓑ自分の指および他人の指の認知障害で、検者が触れた指を呼称したり、命ぜられた指を提示したりすることができない。
　　ⓒ拇指・小指は、通常正しく認知・呼称できるが、示指、中指、環指の呼称・認知のできないことが多い。
　　ⓓ手指失認は両側性にみられる。
　(ⅳ)失書(字が書けない)(agraphia)
　　ⓐ失読や失語を伴わない書字の障害。
　　ⓑ自発書字や書き取りが障害される。

10. 播種性血管内凝固症候群
Disseminated intravascular coagulation (DIC)

❶定義・概念
　(ⅰ)血管内の血液の凝固性が異常に亢進し、諸臓器に播種性の微小血栓(フィブリン血栓)が形成され、その結果虚血性臓器障害をきたすものをいう。
　(ⅱ)全身性に微小血栓が多発すると、微小血栓による微小循環の閉塞による組織壊死や臓器障害をきたすとともに、その結果として凝固因子や血小板が消費され、出血傾向をきたす。
　(ⅲ)脳には組織トロンボプラスチンが多いこと、また意識障害のために肝炎などの感染症を併発しやすいので、DICを起こしやすい。
❷基礎疾患(DICを生じやすい疾患)
　(ⅰ)癌、(ⅱ)悪性リンパ腫、(ⅲ)重症感染症、(ⅳ)白血病、(ⅴ)胎盤早期剥離、など。
❸診断基準(表10、11)
　(ⅰ)基礎疾患が存在すること。
　(ⅱ)血小板数の低下。
　(ⅲ)FDP(fibrin degradation product)やDダイマーの増加。
❹治療
　(ⅰ)基礎疾患の治療
　(ⅱ)抗凝固療法
　　ⓐヘパリンの投与
　　　㋐血中のAntithrombin Ⅲレベルが70％以下のときは、Antithrombin Ⅲ製剤の併用が必要である。
　　　㋑活性化部分トロンボプラスチン時間を、1.5～2倍を目安とする。
　　ⓑAntithrombin Ⅲ製剤の投与。
　　ⓒ蛋白分解酵素インヒビターの投与
　　　➡Gabexate mesilate(FOY®)、Nafamostat mesilate(Futhan®)の投与。
　　【特徴】
　　　㋐直接の抗凝固作用を有する(血中のAntithrombin Ⅲの存在を必要としない)。
　　　㋑血中の半減期は、ヘパリンより短い。
　　　㋒抗凝固作用は、ヘパリンより弱い。

表 10. DIC の診断基準(坂田, 1999)

I. 基礎疾患	得点
あり	1
なし	0
II. 臨床症状	
1) 出血症状(注1)	
あり	1
なし	0
2) 臓器症状	
あり	1
なし	0
III. 検査成績	
1) 血清 FDP 値(μg/ml)	
40≦	3
20≦　　<40	2
10≦　　<20	1
10>	0
2) 血小板数($\times 10^3/\mu l$)(注1)	
50≧	3
80≧　　>50	2
120≧　　>80	1
120<	0
3) 血漿フィブリノゲン濃度(mg/dl)	
100≧	2
150≧　　>100	1
150<	0
4) プロトロンビン時間	
時間比(正常対照値で割った値)	
1.67≦	2
1.25≦　　<1.67	1
1.25>	0
IV. 判定(注2)	
1) 7点以上　　DIC	
6点　　DIC の疑い(注3)	
5点以下　　DIC の可能性少ない	
2) 白血病その他注1に該当する疾患	
4点以上　　DIC	
3点　　DIC の疑い(注3)	
2点以下　　DIC の可能性少ない	

V. 診断のための補助的検査成績、所見
　1) 可溶性フィブリンモノマー陽性
　2) D-D ダイマーの高値
　3) トロンビン-アンチトロンビンIII複合体の高値
　4) プラスミン-α_2プラスミンインヒビター複合の高値
　5) 病態の進展に伴う得点の増加傾向の出現、特に数日内での血小板数あるいはフィブリノゲンの急激な減少傾向ないし FDP の急激な増加傾向の出現
　6) 抗凝固療法による改善

VI. 注1：白血病および類縁疾患、再生不良性貧血、抗腫瘍薬投与後など骨髄巨核球減少が顕著で、高度の血小板減少をみる場合は、血小板数および出血症状の項は 0 点とし、判定はIV-2)に従う。
　注2．基礎疾患が肝疾患の場合は以下のとおりとする。
　　a．肝硬変および肝硬変に近い病態の慢性肝炎(組織上小葉改築傾向を認める慢性肝炎)の場合には、総得点から 3 点減点したうえで、IV-1)の判定基準に従う。
　　b．劇症肝炎および上記を除く肝疾患の場合は、本診断基準をそのまま適用する。
　注3：DIC の疑われる患者で、V 診断のための補助的検査成績、所見のうち 2 項目以上満たせば DIC と判定する。

VII. 除外規定
　1) 本診断基準は新生児、産科領域の DIC の診断には適用しない。
　2) 本診断基準は劇症肝炎の DIC の診断には適用しない。

表 11. 小児の DIC の診断基準(山田ら, 1990)

①基礎疾患があること	
②出血が認められること	
③検査所見	
(i) 血小板数($\times 10^4/\mu l$)	
ⓐ 15～10	1
ⓑ 10 以下	2
(ii) フィブリノゲン(mg/dl)	
ⓐ 150～100	1
ⓑ 100 以下	2
(iii) FDP(μg/ml)	
ⓐ 10～40	1
ⓑ 40 以上	2
4 点以上	Definite DIC
3 点	Probable DIC

11. 非ケトン性高浸透圧性糖尿病性昏睡
Nonketotic hyperosmolar diabetic coma

❶定義
　➡ケトアシドーシスを伴わないで(非ケトン性)、高血糖、高血漿浸透圧、脱水を呈する症候群をいう。
❷既往歴；糖尿病の既往がないものが半数以上。
❸基礎疾患；腎疾患、高血圧や心不全を有する者に多い。
❹誘因
　(ⅰ)感染症；肺炎、尿路感染症や敗血症など。
　(ⅱ)消化管出血、腎不全や火傷など。
　(ⅲ)脳血管障害
　(ⅳ)薬剤
　　ⓐ副腎皮質ステロイド薬
　　　➡糖新生増加と膵臓における Glucose 産生増加、末梢では Glucose の利用の抑制。
　　ⓑDiphenylhydantoin
　　　㋐大量投与(25 mg/kg)により高血糖をきたすことがある。
　　　㋑Glucose の組織への取り込みを著明に阻止する。
　　　㋒インスリンの分泌を抑制する。
　　ⓒMannitol や Glyceol® などの高浸透圧液。
　　ⓓThiazide 系利尿薬や Furosemide。
　(ⅴ)水分制限
　(ⅵ)高蛋白経管栄養や中心静脈高カロリー輸液。
　(ⅶ)長期の Glucose 輸液。
❺病態；インスリン不足が基盤。
❻非ケトン性である理由
　(ⅰ)インスリンの分泌が血糖の上昇を抑制するには不十分であるが、ケトーシスを防ぐには十分の量のインスリンが分泌されているとの説。
　(ⅱ)肝でのケトン体合成系の異常説。
　(ⅲ)高血糖、高浸透圧そのものがケトーシスを抑制するとの説。
❼好発年齢；50〜60 歳以上の中年から高齢者に多い。
❽性差はない。
❾症状
　(ⅰ)無気力、多尿、嘔吐や食欲不振などの症状が先行する。
　(ⅱ)意識障害(昏睡)
　　　➡意識障害の程度は、血糖値よりも血漿浸透圧値に相関する。
　(ⅲ)痙攣
　(ⅳ)局所神経症状

❿検査成績および所見

> （ⅰ）著明な高血糖（600 mg/dl 以上）。
> （ⅱ）著明な高浸透圧血漿（350 mOsm/kg 以上）。
> （ⅲ）高度な脱水。
> （ⅳ）ケトーシスやアシドーシスはないかあっても軽度。

……特徴ですよ～

（ⅴ）血清 Na 値、血中尿素窒素は上昇していることが多い。

⓫治療
　（ⅰ）水分の補給。
　（ⅱ）インスリンの投与。
　　　➡昏睡から回復後は、ほとんどの例でインスリンを必要としない。
　（ⅲ）Dopamine（低用量）の投与。

⓬死亡率
　（ⅰ）全体；40％
　（ⅱ）脳外科疾患に合併した場合；70％と高率。

⓭予後を左右する因子
　➡血糖値や血漿浸透圧値そのものではなく、それらの急速な変化。

12. Horner（ホルネル）症候群

❶定義
　➡眼、顔面への交感神経系遠心路の障害により種々の症状を呈するものをいう。
❷名称；Bernard（ベルナール）-Horner 症候群とも呼ばれる。
❸原因
　（ⅰ）中枢神経系病変
　　　ⓐ血管障害（出血、梗塞）が多い。
　　　ⓑその他、多発性硬化症、脳腫瘍、脳炎や脊髄空洞症など。
　（ⅱ）節前線維の障害
　　　ⓐ外傷
　　　ⓑ肺尖部の癌や頸部の悪性腫瘍。
　（ⅲ）節後線維、特に内頸動脈サイフォン部、三叉神経節周囲の病変
　　　ⓐ腫瘍、外傷、動脈瘤やヘルペス感染など。
　　　ⓑ内頸動脈での交感神経線維の麻痺では、発汗障害はない。
　　　　㋐顔面への汗腺への線維は外頸動脈とともに走るためである。
　　　　㋑但し、前額部では内頸動脈上の交感神経線維が分布しているので、この部位のみの発汗障害がみられることがある。

❹交感神経の遠心路（図 29）

一次ニューロン	視床下部から同側の脳幹を経て下部頸髄～上部胸髄側角の毛様体脊髄中枢（C 8、Th 1、Th 2）に至る経路（中脳および橋では背側で中心灰白質に近い内側部を、橋下部延髄では背外側を下行する）。
二次ニューロン（節前線維）	毛様体脊髄中枢から前根を経て胸部交感神経幹を上行し、上頸交感神経節に至る経路。
三次ニューロン（節後線維）	上頸交感神経節からの三次ニューロン（節後線維）は、以下の 2 つの経路に分かれる。 ①一方は、外頸動脈に沿って上行し顔面や硬膜に至る（この領域の動脈の拡張・収縮、発汗作用などを支配する）。 ②もう一方は、内頸動脈にからみながら頭蓋内に入る。ここからも 2 つに分かれる。 　㋑1 つは眼動脈や動眼神経とともに眼窩内に入り、眼瞼の瞼板筋と涙腺および眼窩内血管壁を支配する。 　㋺他は三叉神経第 1 枝と一緒になった後、長毛様体神経となって強膜内に入り瞳孔散大筋に終わる。

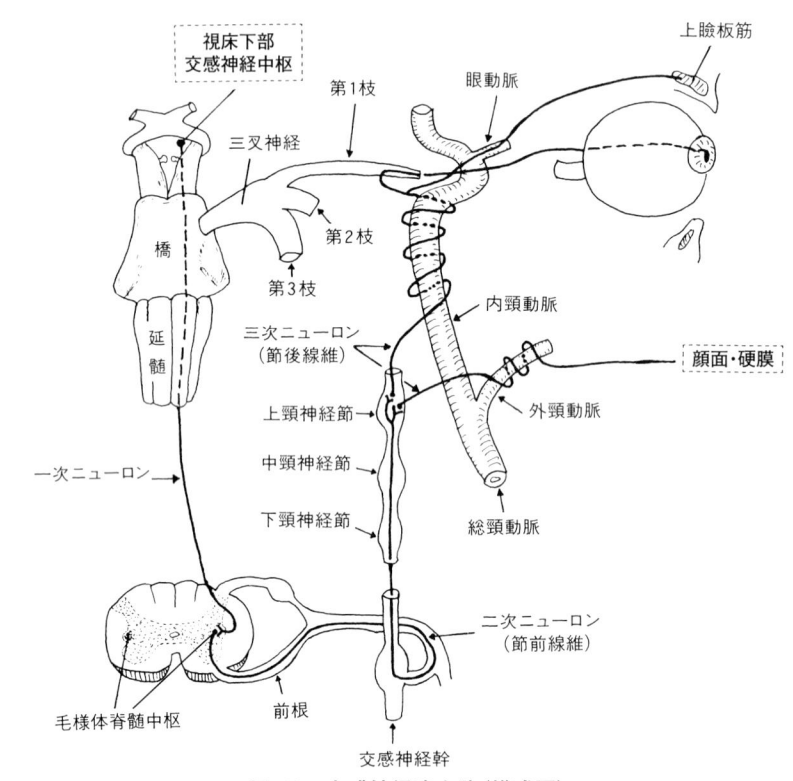

図 29．交感神経遠心路（模式図）

❺病巣部位：上記のいずれの部位に障害があっても生じる。

❻症状

（ⅰ）縮瞳、瞼裂狭小（眼瞼下垂）、および眼球陥凹（眼球後退）が**三徴候**。

　　ⓐ病側の縮瞳（瞳孔散大筋の麻痺）。

　　　㋐三徴候の中で、恒常的で、最も明らかな症状。

ⓐ縮瞳は軽度で、反対眼と比較するときに明らかになる'相対的縮瞳'の程度。
　　　　ⓑ病側の瞼裂狭小(上および下瞼板筋の麻痺)、または眼瞼下垂(上瞼板筋の麻痺)。
　　　　　➡本症候群の眼瞼下垂は動眼神経麻痺時の完全麻痺と異なり、瞳孔の上縁にわずかにか
　　　　　　かる程度である。
　　　　ⓒ病側の眼球陥凹。
　　(ⅱ)その他、顔面、頸部や上肢の発汗減少(汗腺に分布する交感神経の障害)。
　　　　➡中枢性の Horenr 症候群ではみられるが、節後線維による Horner 症候群ではみられな
　　　　　いか、あっても顔面の一部(前額部)にとどまる。
❼分類
　　(ⅰ)完全型；三徴候に発汗障害を認めるもの。
　　(ⅱ)不全型
　　　　ⓐ三徴候を呈さないもの。
　　　　　➡すなわち、縮瞳のみ、あるいは縮瞳と眼瞼下垂を認めるもの。
　　　　ⓑあるいは、発汗障害を欠くもの。
❽病変が毛様体脊髄中枢より遠ざかるほど、三徴候が揃うことが少なくなるとともに軽微にな
　　る。

13. 上眼窩裂症候群 Superior orbital fissure syndrome

❶定義；上眼窩裂(蝶形骨大翼と小翼との間の裂隙)の中を走る動眼神経、滑車神経および外転
　　神経障害による一側の全眼筋麻痺と、三叉神経第1枝領域の知覚障害を呈するものをいう。
❷原因；血管障害、脳腫瘍や外傷など。
❸障害されている脳神経から、海綿静脈洞症候群と本症候群とを鑑別することは困難である。

14. 海綿静脈洞症候群 Cavernous sinus syndrome

❶定義
　　(ⅰ)海綿静脈洞部の障害で、動眼神経、滑車神経、三叉神経、外転神経麻痺、眼球突出および
　　　　眼瞼浮腫を呈するものをいう。
　　(ⅱ)通常、**外転神経麻痺が最も障害**されやすく(43％)、以下、三叉神経障害(32％)＞動眼神経
　　　　麻痺(20％)＞視力障害(18％)の順である。
❷名称；Foix(フォア)症候群や海綿静脈洞外壁症候群とも呼ばれる。
❸原因
　　(ⅰ)腫瘍によることが最も多い。
　　　　ⓐ副鼻腔や鼻咽腔原発の腫瘍が最も多い。
　　　　ⓑその他、下垂体腫瘍や髄膜腫。
　　(ⅱ)血管障害；内頸動脈海綿静脈洞部動脈瘤や内頸動脈海綿静脈洞瘻。
　　(ⅲ)炎症
　　　　ⓐ海綿静脈洞血栓性静脈炎(cavernous sinus thrombophlebitis)

　　　　ⓑ副鼻腔炎➡副鼻腔炎では外転神経麻痺を示すことが多い。
　　（ⅳ）外傷
❹分類(Jefferson, 1938)

前部型 (anterior cavernous sinus syndrome)	三叉神経第1枝の障害と動眼神経上枝の麻痺、あるいは動眼・滑車・外転神経麻痺。
中部型 (middle cavernous sinus syndrome)	三叉神経第1枝と第2枝の障害、および通常、動眼・滑車・外転神経麻痺。
後部型 (posterior cavernous sinus syndrome)	①三叉神経第1枝、第2枝および第3枝の障害に動眼・滑車・外転神経麻痺（時には外転神経麻痺のみ）を伴うもの。 ②三叉神経の運動根は、障害されることもまぬがれることもある。

❺症状
　➡症状は同側性。
　（ⅰ）眼筋麻痺と眼瞼下垂。
　　　ⓐ外転神経麻痺例では、顔面に発汗異常のないHorner症候群を合併することがある。
　　　【理由】
　　　　㋐海綿静脈洞内を走行する交感神経線維は、直接、三叉神経第1枝に達するものと、
　　　　㋑一度外転神経に合流し、一緒に走行した後に三叉神経第1枝に乗り移るもの、とがある。
　　　ⓑ動眼神経麻痺は、**瞳孔症状を欠く眼瞼下垂**と**上転障害**が特徴的である。
　　　　㋐**動眼神経上枝麻痺**と呼ばれる。
　　　　　　動眼神経は、海綿静脈洞の前方部で上枝と下枝に分かれるが、その上枝が選択的に障害されるためである。
　　　　㋑動眼神経上枝は、上眼瞼挙筋と上直筋を支配する。
　（ⅱ）眼窩部を中心とした三叉神経第1枝、第2枝領域の激痛または感覚麻痺。
　（ⅲ）眼球突出
　（ⅳ）眼瞼・眼球結膜の充血や浮腫。
❻障害されている脳神経から、上眼窩裂症候群と鑑別することは困難。

15. 過灌流症候群 Hyperperfusion syndrome

❶定義：重篤な脳低灌流状態が長期間継続した症例においてみられる現象で、血行再建術後（頸動脈内膜剥離術後やステント留置術後）の急激な血流の改善に対応できないことにより生じる。
❷頻度；頸動脈内膜剥離術後に1%前後発生する。
❸発生機序
　（ⅰ）慢性虚血下での脳血管の自動調節能の障害。
　　　➡脳血管自動調節能低下部位の灌流圧が急激に増加することにより生じる。
　（ⅱ）AVM摘出後の正常灌流圧突破現象（NPPB）（397頁）と同様の現象。

❹病態
 （ⅰ）術直後は両側とも脳血流量は増加するが、患側の増加の方が大きく、その差は3～5日後に最も大きくなる。
 （ⅱ）患側の過灌流の状態は、1週間持続する。
 （ⅲ）200％以上の脳血流増加と神経学的増悪とは、相関する。
❺症状・合併症
 （ⅰ）同側の**頭痛・顔面痛・眼痛**。
  ⓐ頭痛の出現頻度；8～30％
  ⓑ最も多く認められる症状で、片頭痛のような激しい痛み。
  ⓒ術後3～5日以内に出現することが多い。
 （ⅱ）**痙攣**
  ⓐ痙攣の出現頻度；1.0％
  ⓑ頭痛出現後に生じることが多い。
 （ⅲ）稀に、**脳内出血**（遅発性）をきたす。
  ⓐ脳内出血の出現頻度；0.5％
  ⓑ術後3～5日目に最も多い。
  ⓒ頭痛、痙攣発作などが出現してから、その後に40％の頻度で脳内出血をきたす。
  ⓓ血腫の主座は、白質。
  ⓔ血腫はMassiveなため、予後は非常に悪い（死亡率；50％）。
  ⓕ発生しやすい因子（危険因子）
   ㋐頸部内頸動脈の高度狭窄例。
   ㋑反対側の頸動脈の閉塞例。
   ㋒側副血行路の不十分な症例。
   ㋓同側の慢性の低灌流状態の症例。
   ㋔術前および術後の高血圧例。
   ㋕周術期の抗凝固薬や抗血小板薬使用例。
   ㋖SPECTで高度虚血領域を認める例。
   ㋗Acetazolamide負荷による血管反応性の低下を認める例。
 （ⅳ）脳浮腫
❻頸動脈内膜剥離術後の過灌流の診断(卯田ら, 2003)
 （ⅰ）経頭蓋超音波（transcranial doppler；TCD）
  ➡患側中大脳動脈の平均血流速度が、術前に比べ2倍以上に上昇している場合。
 （ⅱ）SPECT
  ➡^{123}I-IMPによるSPECTで、術後の患側の大脳半球の脳血流が、有意に増加している場合。
 （ⅲ）MRI
  ➡拡散強調画像で高信号域（細胞性浮腫 cytotoxic edemaを反映）を認める場合。
❼予防・治療
 （ⅰ）血圧の管理が最も重要である。

(ⅱ)バルビツレート療法を行う。
(ⅲ)抗血小板療法や抗凝固療法を避ける。
❸死亡率；35〜60％

16. Korsakoff 症候群

❶定義・概念
(ⅰ)**見当識障害**(disorientation)、**近時記憶の障害**(recent memory disturbance)、**健忘**(amnesia)、および**作話**(confabulation)の四徴候からなる症候群をいう。
(ⅱ)作話は伴わなくても、本症候群に加えられる。

❷用語
➡健忘症候群(amnestic syndrome)と同義語に用いられる場合と、健忘症候群の中の1つとして用いられる場合とがある。

❸原因
(ⅰ)頭部外傷、脳炎、脳腫瘍や脳血管障害など。
(ⅱ)アルコール中毒

❹障害部位
(ⅰ)Papez の回路、すなわち、海馬➡脳弓➡乳頭体➡視床前核➡帯状回➡海馬
(ⅱ)Yakovlev の回路、すなわち、側頭葉皮質前部(38野)➡扁桃核➡視床背内側核➡前頭葉眼窩皮質➡鉤状束➡側頭葉皮質前部
の障害により生じる。

❺主症状
(ⅰ)見当識障害(日時や場所がわからなくなること)
(ⅱ)近時記憶の障害。
 ⓐ最近の出来事の記憶と再生の障害をいう。
 ⓑ本症候群の中核をなす症状。
 ⓒ即時記憶(immediate memory)は保たれている。
  ➡即時記憶とは、新しく与えられた情報を数秒〜数十秒間保持する機能をいう。
(ⅲ)健忘
  ➡前向性健忘(anterograde amnesia)および逆向性健忘(retrograde amnesia)のいずれも認められるが、特に**逆向性健忘**が著明。
(ⅳ)作話(記憶の脱落した部分を補うかのように、架空の作り話をすること)

17. 抗利尿ホルモン分泌異常症候群
Syndrome of inappropriate secretion of antidiuretic hormone(SIADH)

❶定義
(ⅰ)不適切な抗利尿ホルモン(antidiuretic hormone；ADH)の分泌により、摂取水分が蓄積され、相対的な低 Na 血症(希釈性低 Na 血症 dilutional hyponatremia)をきたす症候群をい

う。
　（ⅱ）Na 喪失型の循環血液量の減少は認めない。
❷名称；Schwartz-Bartter 症候群（シュヴァルツ・バーター）とも呼ばれる。
❸病態
　（ⅰ）本症候群は、低 Na 血症にもかかわらず血中 ADH が多いのであるが、必ずしも ADH が過剰に分泌しているとは限らない。
　（ⅱ）この分泌異常とは、低浸透圧血症があれば正常では抑制される ADH の分泌が、抑制されないで持続して分泌される状態を意味している。
　（ⅲ）細胞外液量の増加による希釈性低 Na 血症（dilutional hyponatremia）である。
　　　➡Na 喪失による低 Na 血症ではない！
❹原因
　（ⅰ）悪性腫瘍
　　ⓐ気管支癌（殊に燕麦細胞癌）が大部分。
　　ⓑその他、膵癌、白血病や悪性リンパ腫など。
　（ⅱ）肺疾患（肺炎、閉塞性肺疾患、肺結核や肺膿瘍など）
　（ⅲ）中枢神経系疾患
　　　➡髄膜炎、頭部外傷、脳炎、脳膿瘍、くも膜下出血や脳出血など。
　　ⓐ髄膜炎では、特に小児で、また結核性髄膜炎に多い。
　　ⓑ頭部外傷患者の 5％にみられる。
　　ⓒくも膜下出血では、中枢性塩分喪失症候群（cerebral salt wasting syndrome）を除外することが必要。
　（ⅳ）薬物（carbamazepine＝Tegretol®、vincristine＝Oncovin®、haloperidol＝Serenace®、chlorpromazine＝Contomin®、amitriptyline＝Tryptanol®、imipramine＝Tofranil®など）
❺症状
　（ⅰ）嗜眠、（ⅱ）錯乱、（ⅲ）口渇、（ⅳ）痙攣、（ⅴ）嘔吐、（ⅵ）食欲低下、（ⅶ）倦怠感
❻診断基準（表12）
　（ⅰ）脱水の所見を認めない。
　（ⅱ）低浸透圧血症を伴う低 Na 血症。
　（ⅲ）低 Na 血症にもかかわらず尿中 Na 排泄が持続している。
　（ⅳ）循環血漿量は正常あるいは軽度増加。
　（ⅴ）血漿浸透圧の低値を認めるが、尿浸透圧は低下していない。
　（ⅵ）腎機能や副腎機能は正常。
　（ⅶ）低 Na 血症を発生する原因の明らかな疾患を除外する。

表 12. SIADH の診断の手引き (大磯, 2001)

Ⅰ．主症候
　1）倦怠感、食欲低下がある。
　2）脱水の所見を認めない。

Ⅱ．検査所見
　1）低 Na 血症：血清 Na 濃度は 135 mEq/l を下回る。
　2）低浸透圧血症：血漿浸透圧は 270 mOsm/kg を下回る。
　3）高張尿：尿浸透圧は 300 mOsm/kg を上回る。
　4）Na 利尿の持続：尿中 Na 濃度は 20 mEq/l 以上である。
　5）腎機能正常：血清クレアチニンは 1.2 mg/dl 以下である。
　6）副腎皮質機能正常：血清コルチゾールは 6 μg/dl 以上である。

Ⅲ．参考所見
　1）原疾患の診断が確定していることが診断上の参考となる。
　2）血漿レニン活性は 5 ng/ml/時以下であることが多い。
　3）血清尿酸値は 5 mg/dl 以下であることが多い。
　4）尿中カリクレイン排泄量が増加する。
　5）水分摂取を制限すると脱水が進行することなく、低 Na 血症が改善する。
　6）血漿 ADH 濃度の上昇を認める。ただし、血漿 ADH 濃度は多くの低 Na 血症で相対的高値を示すので、これのみで独立した診断基準とすることは困難である。

［診断基準］
　①確実例：Ⅱで 1）〜6）の所見があり、かつ脱水の所見を認めないもの。
　②疑い例：Ⅱで 1）〜6）の所見があるが、軽度の脱水を認めるもの。

❼重症度の判定(加藤, 2003)
　（ⅰ）血清 Na、意識障害、筋肉痙攣、全身状態の 4 項目により分類される。
　（ⅱ）重症例では、血清 Na 値 114 mEq/l 以下、Japan Coma Scale(JCS)Ⅱ〜Ⅲの意識障害、全身痙攣、高度の全身症状のいずれかがある。

❽鑑別診断
　（ⅰ）中枢性塩分喪失症候群(cerebral salt wasting syndrome)(53 頁)であるが、
　（ⅱ）**鑑別のポイントは、低 Na 血症が Na 絶対量の不足による場合は中枢性塩分喪失症候群**であり、**水分過多による希釈性の場合は SIADH** である。

❾治療
　（ⅰ）原因疾患の治療。
　（ⅱ）**水制限**(fluid restriction)
　　　ⓐ**本症の診断および治療として最も有用**で、まず初めに行う治療法である。
　　　ⓑ全身状態の悪化をきたさないように、15〜20 ml/kg(小児では 1 l/m^2/日)に制限する。
　（ⅲ）ナトリウムの補充
　　　ⓐ大量の Na の投与は低 Na 血症を改善しないが、全体の Na 量の低下を是正するため、200 mEq/日以上の投与は必要である。
　　　ⓑ尿中へ喪失した Na に相当する食塩水を補充する。
　　　ⓒ低 Na 血症の急速な補正は、**橋中心髄鞘崩壊(central pontine myelinolysis)**をきたす。
　　　　㋐補正の至適速度については明確な規定はないが、血清 Na 値が 1 時間に 0.7 mEq/l より速く上昇しないように補正する(Harrigan, 1996)。
　　　　㋑1 日の血清 Na の増加量を、最大 20 mEq/l を超えないようにする(Harrigan, 1996)。
　　　　㋒血清 Na の増加量を、1 日 10 mEq/l 以下に留める。

㋓補正目標値も正常下限値である 135 mEq/*l* よりも低く設定し、通常 125 mEq/*l* 前後まで補正する(大磯，2001)。
(ⅳ)鉱質コルチコイド(Fludrocortisone フルドロコルチゾン)の投与。
　　➡SIADH の診断基準からは必要のない治療法であるが、高齢者で水制限が行いにくい場合には、本剤を投与する。
(ⅴ)Furosemide フロセミド の投与
　　ⓐFurosemide 10〜20 mg を随時、静脈注射する。
　　　➡水分を喪失させて Dilution を解消する。
　　ⓑ重篤な病態の改善に、Furosemide 投与と高張食塩水の静脈内投与を組み合わせる(加藤，2003)。
(ⅵ)本症候群による痙攣発作に対して、抗てんかん薬は無効。

────── チョットお耳を拝借 ──────

【低 Na 血症に関する事項(天野，2002)】
①一般に、血清 Na が 130 mEq/*l* 以下になると倦怠感や食欲不振などの症状が出現し、血清 Na が 120 mEq/*l* 以下で意識障害、特に 110 mEq/*l* 以下で昏睡になる。
②しかし、急性低 Na 血症(2 日以内に低 Na 血症に至る場合)では、慢性 Na 血症に比べて、神経症状をはるかにきたしやすい。
③脳梗塞など脳内病変のある場合には、血清 Na 値が 120 mEq/*l* 以上であっても、意識障害をきたす。
④低 Na 血症の脳への影響は、特に閉経前の女性で強い。
　　☝低 Na 時に脳組織が適応することを女性ホルモンが遅らせることが、脳浮腫などが出現しやすい原因とされている。
⑤高齢者では、低 Na 血症による意識障害が出やすい。
⑥低 Na 血症の治療に際して、低 Na 血症の持続時間が長い慢性例や消耗の著しい患者で、補正スピードが速いと橋中央に脱髄巣が出現しやすい。
　　ⓐ橋中央に脱髄巣を認めるものを**橋中心髄鞘崩壊**(central pontine myelinolysis)という。
　　　㋐橋中心髄鞘崩壊は、主に低 Na 血症の**急速補正**によって生じる脱髄性疾患(合併症)。
　　　㋑発生機序
　　　　❶中枢神経系が 48 時間以上低浸透圧血症にさらされると、脳浮腫を防ぐため生体反応により神経細胞内に低浸透圧状態に適応する機構が発現する。
　　　　❷しかし、この低浸透圧に適応する機構が高張食塩水の急速補正により崩れると、細胞内脱水などの機序により髄鞘崩壊が発生するとされている(大磯，2001)。
　　　㋒基礎疾患；慢性アルコール中毒、低栄養状態や肝疾患など。

④発生部位
　◆通常、橋底部。
　◆橋腹側辺縁部や橋被蓋は、保たれる。
⑤症状；意識障害や四肢麻痺など。
⑥MRI(藤原, 2003)
　◆単純MRI
　　・T1強調画像；低信号
　　・T2強調画像；**左右対称性の高信号**
　　　➡一般に横走線維が強く障害され、縦走線維は保たれるため、病変内に皮質脊髄路が正常信号として認められる場合、高信号の形は"三又状"あるいは"こうもりの翼状(bat wing)"となる。
　　・境界は不明瞭。
　◆造影MRI；増強されない。
ⓑ時に、橋以外に脱髄巣が出現することがあるが、これを**橋外髄鞘破壊(extrapontine myelinolysis)**という。
　①発生部位；基底核、視床(外側部に多い)、外包や深部白質など。
　②MRI(藤原, 2003)
　　◆単純MRI
　　　・T1強調画像；低信号
　　　・T2強調画像；**左右対称性の高信号**
　　　・境界は不明瞭。
　　◆造影MRI；増強されない。

18. Locked-in症候群(閉じ込め症候群、施錠症候群)
<small>ロックト・イン</small>

❶定義；意識は清明であるが、眼球の上下運動か、まばたき以外に意思を伝える方法がなく、無動・無言で閉じ込められた状態をいう。
❷名称；橋腹側症候群(ventral pontine syndrome)やMonte-Criste伯症候群<small>モンテ・クリスト</small>とも呼ばれる。
❸原因；脳底動脈血栓症(多くは脳底動脈の中央より尾側にかけての閉塞)が最も多い。
❹病巣部位；主座は、中脳および橋上部2/3の両側底部。
❺症状
　(ⅰ)四肢麻痺で、発語も不能(皮質脊髄路、皮質延髄路が両側性に切断されているため)。
　(ⅱ)眼球の上下運動および開閉眼は可能(中脳、橋被蓋部が残っているため)。
　(ⅲ)**意識は清明**(中脳網様体が障害されていないため)。
　(ⅳ)したがって意思の疎通は、眼球の上下運動か、まばたきによってなされる。
　(ⅴ)脳波は正常範囲のことが多い。
　(ⅵ)**知覚は侵されない。**

19. Luxury perfusion syndrome（ぜいたく灌流症候群）

❶定義；脳酸素消費量（cerebral metabolic rate of oxygen；CMRO$_2$）が高度に減少しているが、脳血流量はほぼ正常か増加している状態をいう。すなわち、酸素需要が高度に低下しているにもかかわらず脳血管は拡張し、血液供給が代謝要求を上回っている状態（血流＞代謝）である。
　（ⅰ）CMRO$_2$が低下し、脳血流量は相対的に増加した結果、脳酸素摂取率が低下した状態。
　（ⅱ）Hyperemia の状態となっている。
❷脳組織が酸素欠乏になると酸性代謝産物が蓄積し、脳全体あるいは一部が急性代謝性アシドーシスとなり、その結果、脳血管は最大限に拡張する（vasomotor paralysis の状態）。
❸したがって、同部の機能的要求とは無関係に、脳血流は相対的あるいは絶対的に増加する。
❹組織は既に脳梗塞に陥っている。
　➡ぜいたく灌流における脳血流の増加は、脳梗塞に陥り脳酸素代謝が低下した領域には意味のない過剰な血液供給である。
❺一般に、梗塞発生数日ないし1〜3週後にみられる（2〜3週間前後がピーク）。
❻単純 CT ではくもり効果（fogging effect）、造影 CT では増強効果が認められる時期にほぼ一致する。
❼脳血管造影では、早期静脈造影（early venous filling）や Capillary blush を示す時期にほぼ一致する。

20. Millard-Gubler 症候群
（ミヤール・ギュブレール）

❶定義；片側の橋下部腹側障害により、病変と同側の末梢性顔面神経麻痺と病変と反対側の上下肢の運動麻痺をきたす症候群をいう。
❷名称；**下交代性片麻痺**、橋下部腹側症候群や顔面神経交代性片麻痺とも呼ばれる。
❸原因
　（ⅰ）脳腫瘍によることが多い。
　（ⅱ）脳血管障害
　　　ⓐ梗塞や小出血による。
　　　ⓑ梗塞では、多発性梗塞例が多い。
❹病巣部位；橋下部腹側（図30）
❺症状
　（ⅰ）病変と同側の末梢性顔面神経麻痺。
　（ⅱ）病変と反対側の上下肢の運動麻痺。
　（ⅲ）多くは、顔面神経麻痺と同側の外転神経麻痺を伴う。
　　　解剖学的に近接しているので合併することが多い。

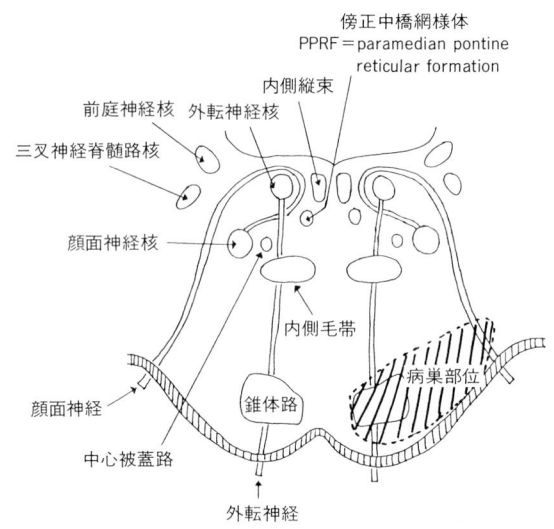

図 30. Millard-Gubler 症候群の病巣部位（橋での横断面）

21. Mills 症候群（ミルズ）

❶定義；中脳外側および小脳の障害で、以下の❺で示される症状を呈するものをいう。

❷名称；**上小脳動脈症候群**、上部橋外側症候群とも呼ばれる。

　➡上小脳動脈は中脳外側および小脳上面を支配する。

❸原因；脳血栓症および脳塞栓症。

❹病巣部位

　（ⅰ）中脳外側の障害➡上小脳脚、中小脳脚、脊髄視床路、外側毛帯や下丘の障害。

　（ⅱ）小脳の障害➡半球上面および歯状核の障害が中心。

❺症状

　（ⅰ）反対側の顔面を含む温痛覚障害（脊髄視床路の障害）。

　（ⅱ）病巣側の小脳症状（測定障害、共同運動障害や企図振戦など）。

　（ⅲ）難聴（下丘や外側毛帯の障害）

　（ⅳ）めまいや嘔心・嘔吐。

　（ⅴ）原則として、脳神経症状を伴わない。

22. Misery perfusion syndrome（貧困灌流症候群）

❶定義

　（ⅰ）脳血流の低下はあっても酸素代謝は保たれている状態（血流＜代謝）をいう。すなわち、脳血流量が低下しているにもかかわらず、血液中から酸素をできるだけたくさん摂取して（酸素摂取率 OEF の増加）、脳酸素消費量（$CMRO_2$）を維持しようとしている状態をいう。

　（ⅱ）脳血流量 10～22 ml/100 g/分、$CMRO_2$＞1.4 ml/100 g/分、OEF＞0.7（田村, 2003）。

❷この部位は、急性脳虚血でみられる半影帯（penumbra）とほぼ類似の状態であり、血行再建術（頭蓋外・頭蓋内吻合術）によって血流の改善が認められる。
　➡すなわち、血行再建術により救済可能な可逆的な領域。
❸脳梗塞の超急性期（24時間以内）にみられるが、慢性期（1ヵ月以降）にも20%程度にみられる。

23. MLF（内側縦束）症候群 Medial longitudinal fasciculus syndrome

❶定義；内側縦束（medial longitudinal fasciculus；MLF）の障害による特徴的な眼球運動障害をいう。
❷名称；**核間性眼筋麻痺**（internuclear ophthalmoplegia）とも呼ばれる。
❸MLF（内側縦束）（図31-A）
　（ⅰ）脳幹では中脳被蓋中央部で、中心灰白質の腹側に位置する。
　（ⅱ）脳幹の多数の核間を線維連絡し、下位は脊髄にまで及ぶ。
　（ⅲ）眼球運動に関する線維が多く含まれている。
❹原因
　（ⅰ）脳幹の血管障害（血栓性梗塞）
　　　ⓐ片側性が多い。
　　　ⓑ虚血の場合は一過性のことが多い
　（ⅱ）脳腫瘍；外転神経麻痺を伴うことが多い。
　（ⅲ）多発性硬化症；両側性のMLF症候群が多い。
　（ⅳ）外傷
❺病巣部位
　（ⅰ）内転障害を示す側の橋。
　（ⅱ）動眼神経核と外転神経核とを連絡する内側縦束が障害されて生じる。
❻症状（図31-B）

（ⅰ）側方注視時の病巣側の眼球の内転障害。
（ⅱ）反対側眼球の外転時の眼振。
（ⅲ）輻輳の障害はない（輻輳時内転可能）。

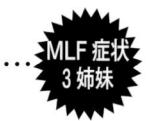

MLF症状
3姉妹

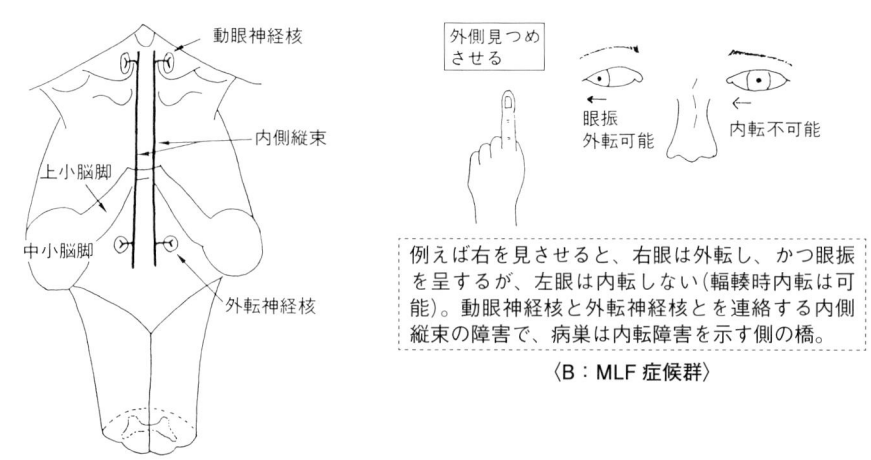

図中ラベル：動眼神経核／内側縦束／上小脳脚／中小脳脚／外転神経核／外側見つめさせる／眼振 外転可能／内転不可能

例えば右を見させると、右眼は外転し、かつ眼振を呈するが、左眼は内転しない（輻輳時内転は可能）。動眼神経核と外転神経核とを連絡する内側縦束の障害で、病巣は内転障害を示す側の橋。

〈B：MLF 症候群〉

〈A：内側縦束（MLF）の走行の模式図〉

図 31．内側縦束の走行と MLF 症候群

24. Monakow 症候群（モナコフ）

❶定義；反対側の片麻痺、反対側の半身の感覚障害、および同名性半盲を呈するものをいう。
❷発生頻度
　（ⅰ）脳梗塞例の 3〜10％
　（ⅱ）塞栓（心臓または頸動脈由来）；30〜40％
❸名称
　（ⅰ）**前脈絡叢動脈症候群**（anterior choroidal artery syndrome）とも呼ばれる。
　（ⅱ）本症候群の概念は Abbie（アビー）によって確立されたので、**Abbie 症候群**とも呼ばれる。
❹原因；前脈絡叢動脈*の閉塞により生じる。
❺病巣部位；内包膝部から後脚。
❻症状
　（ⅰ）反対側の片麻痺（顔面を含む）。
　　ⓐ常にみられる症状。
　　ⓑ麻痺は下肢よりも上肢に強く、手指の巧緻運動が障害される。
　　ⓒ内包後脚および大脳脚の皮質脊髄路の障害。
　（ⅱ）反対側の半身の全感覚脱失。
　　ⓐ症状発現は一定でなく、一般に一時的な出現である。
　　ⓑ顔面の知覚障害は生じないことが多い。
　　ⓒ内包後脚または視床 VL 核での感覚路の障害。
　（ⅲ）反対側の同名性半盲または上 1/4 盲。
　　ⓐ視野欠損は本症候群で最も不定な症状で、出現しないこともある。
　　ⓑ視索、外側膝状体や内包の Geniculo-calcarine tract（視放線）の障害。
　（ⅳ）意識障害

> *【前脈絡叢動脈の支配領域】
> ①前有孔質、側頭葉鉤および側頭葉先端、海馬、および扁桃体。
> ②視索、視放線起始部、および外側膝状体。
> ③内包（膝部および後脚の後2/3）、淡蒼球（内側部）、および尾状核尾部。
> ④大脳脚（中1/3）、黒質、および赤核。
> ⑤脈絡叢（側脳室）

25. 脳底動脈先端症候群 Top of basilar syndrome

❶定義；脳底動脈から分岐する深部枝や後大脳動脈本幹の閉塞により、特異な症状や梗塞分布をとるものをいう。
❷原因；脳血栓症よりも、脳塞栓症によることが多い。
❸狭窄・閉塞部位；脳底動脈から後大脳動脈と上小脳動脈とが分岐する部を中心に、直径2cm以内の円に入る部分の動脈の狭窄・閉塞。
❹病巣部位
　（ⅰ）視床、中脳、橋、小脳および後頭葉。
　（ⅱ）視床が両側性に侵されているときには、大きさおよび局在は対称性である。
❺危険因子；高血圧
❻症状
　（ⅰ）中脳や視床の突然の虚血により、意識障害や眼球運動障害、時に幻覚。
　（ⅱ）内側視床や側頭葉の障害により、記銘力障害。
　（ⅲ）後大脳動脈の閉塞により、視野障害。
　（ⅳ）大脳辺縁系の障害により、異常言動や譫妄。
　（ⅴ）四肢の運動麻痺は認められない。
❼脳血管造影
　（ⅰ）脳血管造影所見と梗塞部位とは必ずしも一致しない。
　（ⅱ）高頻度（60％）に再開通現象がみられる。
❽単純エックス線CT
　（ⅰ）円形の低吸収域が髄板内核（intralaminar nuclei）周囲の視床中心部に多くみられる。
　（ⅱ）再開通率は高いが、**出血性梗塞はみられない**。
❾MRI；超急性期や急性期の脳虚血の同定には、拡散強調画像が有用。
❿予後；大多数は可逆的。

26. One and a half syndrome（一眼半水平性注視麻痺症候群）

❶定義；側方注視麻痺とMLF症候群を合併したものをいう。
❷原因

(ⅰ)多発性硬化症
(ⅱ)脳幹梗塞
❸病巣部位；一側の橋下部背側(被蓋)の正中付近の比較的小病変(図32)。
❹症状
(ⅰ)病巣側への側方視では両眼とも動かない。
(ⅱ)反対側への側方視では病巣側の眼は内転しないが、反対側の眼は眼振を伴って外転する。
(ⅲ)原則として、輻輳や垂直方向への眼球運動には異常はない。

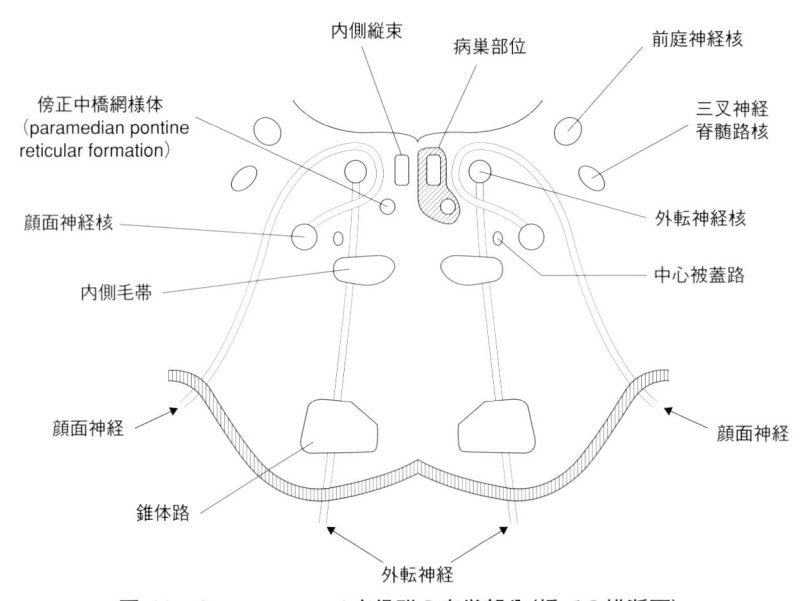

図 32. One and a half 症候群の病巣部分(橋での横断面)

27. Powers 症候群

❶定義
(ⅰ)首の回転や過伸展、体位変換によって椎骨動脈が、その起始部より C_6 横突孔までの間で外から間欠的に圧迫される。
(ⅱ)その結果、椎骨動脈系の虚血症状や前斜角筋症候群が出現するのをいう。
❷名称；**椎骨動脈間欠的圧迫症候群**(intermittent vertebral artery compression syndrome)とも呼ばれる。
❸原因；椎骨動脈は鎖骨下動脈や腕頭動脈から分岐するが、その分岐部位の異常(通常より外側から分岐)。
❹症状
(ⅰ)椎骨動脈循環不全症状；発作的なめまい、目がかすむや失神など。
(ⅱ)前斜角筋症候群
ⓐ病巣側上肢の疼痛。
ⓑしびれ感や脱力。

ⓒ首の回転に伴う鎖骨上部での血管雑音。
　　ⓓAdson試験陽性
　　　㋐坐らせた患者に首を過伸展させ、かつ顔を左右いずれか一側に回転させ、深く息を吸い込ませる。
　　　㋑この位置で一側の橈骨動脈の脈拍が減弱あるいは消失したり、一側の手に疼痛を生ずれば陽性である。
❺椎骨動脈造影所見
　➡首の回転や過伸展で椎骨動脈の起始部、あるいは起始部からC₆横突孔までの部分に造影障害（動脈硬化の所見は除く）がみられる。
❻治療；甲状頸動脈幹や前斜角筋の切断。

28. Rendu-Osler-Weber病

❶定義
　（ⅰ）皮膚、粘膜および内臓の毛細血管拡張、出血傾向を主徴とする遺伝性の血管形成異常症をいう。
　（ⅱ）全身性に血管形成不全をきたす疾患。
❷名称；**遺伝性出血性毛細血管拡張症(hereditary hemorrhagic telangiectasia)**ともいう。
❸発生頻度；人口約1万人に1人(Shovlinら, 2000)。
❹病態生理
　（ⅰ）基本的な血管病変
　　ⓐ毛細血管や静脈側での血管壁の筋組織や弾力線維の欠如。
　　　㊟形態学的には、拡張した一層の内皮細胞よりなる。
　　ⓑしたがって、損傷により容易に破綻する。
　（ⅱ）出血の原因➡血管性であり、血液凝固異常や血小板機能異常は認められない。
❺遺伝形式
　（ⅰ）常染色体優性遺伝で、性差はない。
　（ⅱ）原因遺伝子(竹中ら, 2004；里見ら, 2004)
　　　➡EndoglinとAcitive receptor-like kinase 1とが同定されている。
　　ⓐAcitive receptor-like kinase 1は軽症型に関与。
　　ⓑEndoglinは重症型に関与。
❻発症年齢；鼻出血と比較すると後発で、30歳代前半に多い。
❼初発症状
　（ⅰ）学童期や思春期に鼻出血で始まることが多い。
　（ⅱ）鼻出血は、1/3が10歳までに、80〜90％が20歳までに出現する。
❽主症状
　（ⅰ）皮膚や粘膜の毛細血管拡張(telangiectasia)。
　　　➡指先や口腔粘膜の特徴的な毛細血管拡張や鼻出血。
　（ⅱ）内臓、特に肺動静脈瘻（頻度；本疾患の15〜25％）。

❾診断(Shovlinら, 2000)
　（ⅰ）診断基準
　　　ⓐ特発性かつ再発性の鼻出血。
　　　ⓑ毛細血管拡張症；多発性、特徴的部位（顔面、口唇、口腔粘膜、手指）。
　　　ⓒ内臓のAVM（肺、肝臓、脳、脊髄）、あるいは消化管の毛細血管拡張（出血の有無にかかわらず）。
　　　ⓓ家族歴；1親等内に上記診断基準に則した本症患者が存在する。
　（ⅱ）判定
　　　ⓐ確定；上記3項目以上該当するもの。
　　　ⓑ疑診；上記の2項目が該当するもの。
　　　ⓒ除外；上記の1項目しか該当しないもの。
❿中枢神経系における血管奇形の合併
　（ⅰ）頻度；36％（脳；28％、脊髄；8％）
　（ⅱ）神経症状
　　　ⓐ中枢神経症状は、本疾患の10～30％にみられる。
　　　ⓑ中枢神経症状を有する本疾患のうち、
　　　　㋐肺の動静脈瘻を有する例；60％の頻度。
　　　　㋑脳の血管奇形（海綿状血管腫やTelangiectasesを含む）を有する例；25％の頻度。
　　　　㋒脳動脈瘤を有する例；3％の頻度。
⓫本疾患を有する脳動静脈奇形の特徴
　（ⅰ）新生児期・幼児期に発見されることが多い。
　　　ⓐ心不全や頭蓋内出血などの重篤な症候を呈することが多い。
　　　ⓑ一方、成人例では孤発例に比して出血のリスクは低い。
　（ⅱ）多発性の頻度が高い（約半数）。
　（ⅲ）小さい（Nidusの直径が1cm以下）ものが多い（約40％）。
　（ⅳ）AVMは大脳皮質に存在。
　（ⅳ）流入動脈は1本で、かつ流出静脈も1本。

29. 鎖骨下動脈盗血症候群 Subclavian steel syndrome

❶定義；鎖骨下動脈の椎骨動脈の分岐部より近位の狭窄・閉塞によって、病巣側の上腕動脈への血流が不足するため、病巣側上肢の血流が対側の椎骨動脈から病巣側の椎骨動脈を逆流して供給される血行動態をいう。
❷原因
　（ⅰ）左鎖骨下動脈の椎骨動脈起始部より近位端の粥状硬化が最も多い。
　（ⅱ）その他、塞栓症、腫瘍や外傷など。
❸誘因；アイロンかけ、着衣、テニスや自動車の運転など。
❹好発年齢；40～60歳代に多い。
❺性別；男性に多い（男性：女性＝2.5：1）。

❻症状・所見
　（ⅰ）めまい
　（ⅱ）眼症状［複視、眼前暗黒発作、霧視（blurred vision）］
　（ⅲ）不安定感
　（ⅳ）失神
　（ⅴ）後頸部痛
　（ⅵ）患側上肢の運動による上記の症状の惹起、および患側上肢の阻血性症状（易疲労性、脱力、冷感やしびれなど）。
　（ⅶ）病巣側の鎖骨上窩での血管雑音の聴取。
　（ⅷ）病巣側の橈骨動脈の脈拍の微弱・遅延。
　（ⅸ）左右上肢の血圧差（収縮期血圧で 20 mmHg 以上）。
❼左右別；左側に多い（左：右＝2〜3：1）。
❽診断　　　　　　　　　　　　　　　　　　　　　以下の四徴候があれば本症を疑う

　（ⅰ）脳幹の一過性虚血発作、特に上肢の運動で誘発される。
　（ⅱ）病巣側の橈骨動脈の脈拍の微弱・遅延、および上肢の運動でさらに減弱や消失する。
　（ⅲ）病巣側の鎖骨上窩での血管雑音の聴取、および上肢の運動で増強する。
　（ⅳ）上肢の収縮期血圧の左右差が 20 mmHg 以上ある。

　（ⅴ）**脳血管造影検査**により、**診断が確定**される。
❾側副血行路
　（ⅰ）対側椎骨動脈➡病巣側椎骨動脈が主な側副血行路である。
　（ⅱ）その他、病巣側外頸動脈の後頭枝➡病巣側椎骨動脈筋肉枝、両側内頸動脈➡後交通動脈➡脳底動脈➡病巣側椎骨動脈、両側椎骨動脈の筋肉枝を介した吻合など。
❿治療
　（ⅰ）保存的治療；末梢血管拡張薬や抗血小板薬の投与。
　（ⅱ）外科的治療；経皮的血管形成術（percutaneous transluminal angioplasty；PTA）

30. 小脳性無動無言症 Cerebellar mutism

❶定義・概念
　➡通常、小児の小脳腫瘍摘出後に生ずる、完全であるが一過性の無言、およびそれに続く構語障害（dysarthria）をいう。
❷頻度；小児の後頭蓋窩腫瘍手術例の 10％前後。
❸特徴
　（ⅰ）2〜10 歳の小児。
　（ⅱ）症状
　　　ⓐ意識は清明である。
　　　ⓑ脳神経麻痺（核上性および核性）は認めない。

ⓒ長経路徴候(long tract sign)、すなわち、運動や知覚伝導路などの障害による症状は認めない。
　　　ⓓ了解は障害されず、意志の表出は可能。
　　　ⓔ症状は、一過性。
　(ⅲ)ほとんどが、後頭蓋窩腫瘍の手術後に発生する。
❹好発年齢
　(ⅰ)ほとんどが(90％)、10歳以下の小児。
　(ⅱ)2歳〜10歳
❺無言症発生までの期間
　➡手術後0〜6日(平均1.7日)
❻無言症の持続期間
　➡2週間〜6ヵ月(平均；8週)
❼原疾患
　(ⅰ)後頭蓋窩腫瘍によることが最も多い。
　　ⓐ腫瘍の種類(川西ら，1994)
　　　㋐髄芽腫によることが最も多い(約半数)。
　　　㋑以下、囊胞腫性星細胞腫(cystic astrocytoma)＞上衣腫(ependymoma)。
　　ⓑ腫瘍の大きさ(Catsman-Berrevoetsら，1999)
　　　㋐髄芽腫では、腫瘍が大きい方(＞直径5cm)が発生しやすい。
　　　㋑他の腫瘍では、大きさと相関関係はない。
　　ⓒ腫瘍の部位➡正中部のものに多い(Catsman-Berrevoetsら，1999)。
　(ⅱ)その他、血管障害(例；動静脈奇形)。
❽発生機序
　(ⅰ)脳浮腫
　(ⅱ)脳虚血⬅小脳を支配している動脈の術後の血管攣縮(spasm)による虚血。
❾障害部位
　➡歯状核(dentate nucleus)、あるいは歯状核視床皮質回路(dentato-thalamo-cortical circuitry)の障害が最も有力。
　(ⅰ)小脳半球内側、特に左側。
　(ⅱ)上小脳虫部(superior vermis)
　(ⅲ)脳幹➡橋被蓋(pontine tegmentum)
❿症状
　(ⅰ)無言⬅意識は清明。
　(ⅱ)無言症の回復後、重篤な構語障害を認める。
　　　➡構語障害は一過性で、1〜3ヵ月で完全に回復する。
⓫性別➡性差はない。
⓬危険因子
　(ⅰ)小脳虫部、(ⅱ)腫瘍、(ⅲ)小児

31. 神経原性肺水腫 Neurogenic pulmonary edema

❶定義；中枢神経系疾患に続発する急性肺水腫をいう。
❷原因および原因疾患
　（ⅰ）原因
　　　ⓐ視床下部の損傷や頭蓋内圧の亢進が挙げられている。
　　　ⓑ脊髄の障害。
　（ⅱ）原因疾患
　　　ⓐくも膜下出血、頭部外傷、脳内出血、硬膜外血腫、髄膜炎後水頭症、脳腫瘍や痙攣発作などであるが、
　　　　㋐このうち脳神経外科領域では、くも膜下出血に続発することが最も多い。
　　　　㋑くも膜下出血に合併する場合には、重症例に合併する頻度が高い。
　　　ⓑ急性期にみられる。
　　　ⓒ重症例以外にもみられる。
❸発生機序（説）
　（ⅰ）中枢神経障害や頭蓋内圧亢進による交感神経系の過緊張状態で発生する。
　　　➡全身性の交感神経緊張により生じる間接的作用説。

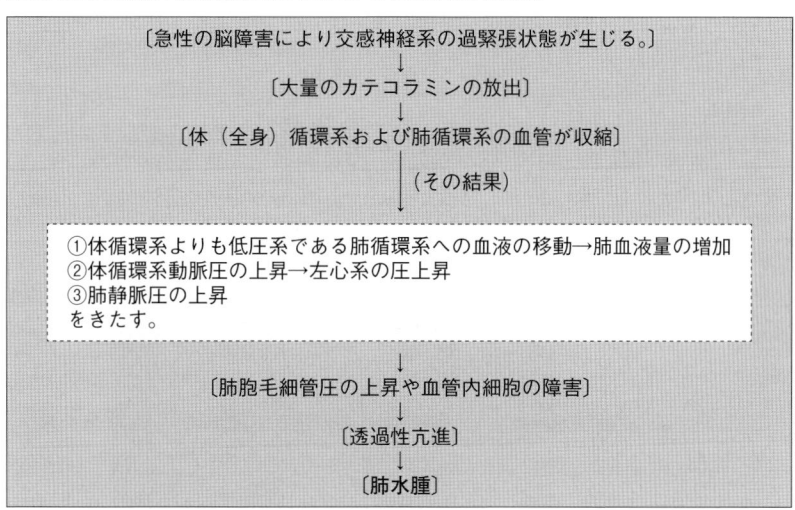

```
〔急性の脳障害により交感神経系の過緊張状態が生じる。〕
                    ↓
        〔大量のカテコラミンの放出〕
                    ↓
   〔体（全身）循環系および肺循環系の血管が収縮〕
                    ↓
                （その結果）

　①体循環系よりも低圧系である肺循環系への血液の移動→肺血液量の増加
　②体循環系動脈圧の上昇→左心系の圧上昇
　③肺静脈圧の上昇
　　をきたす。

        〔肺胞毛細管圧の上昇や血管内細胞の障害〕
                    ↓
               〔透過性亢進〕
                    ↓
               〔肺水腫〕
```

　（ⅱ）中枢神経から肺循環への直接的作用説。
❹原因となる中枢神経の損傷部位
　　➡以下に挙げる部位の相互刺激・抑制関係のもとに、交感神経を中心とするMediator（媒体）を介して神経原性肺水腫が生じると考えられている。
　（ⅰ）延髄腹外側のA1領域（area A1）
　　　ⓐ孤束、孤束核に刺激性に働く。
　　　ⓑ視床下部の視索上核（supraoptic nucleus）および室傍核（paraventricular nucleus）に投射する。
　　　ⓒ両側性破壊は交感神経系の過敏反応を引き起こす。すなわち、著明な高血圧と徐脈が生

じる。
  (ⅱ)延髄上部にある area A 2
     ⓐ脊髄交感神経の節前中枢(pregangalionic center)に投射する。
     ⓑ電気刺激で著明な高血圧を生じる。
  (ⅲ)孤束核(nuclei of the solitary tract)
     ➡孤束、孤束核は交感神経系に抑制的に働く。すなわち、一側刺激で心拍出量は低下し、血圧も下がる。
  (ⅳ)延髄の最後野(area postrema)
     ➡一側刺激で血圧は上昇し、心拍出量は増加し、末梢血管抵抗も増加する。
  (ⅴ)視床下部(hypothalamus)
     ➡単独障害では、神経原性肺水腫は生じないとされている。
  (ⅵ)脊髄
     ➡胸腰髄レベルの交感神経路、中間外側核、脊髄内節前交感神経線維などの虚血、圧変化、化学的刺激により、著明な交感神経興奮が生じるため、本症が発生するとされている(渡辺ら, 1992)。

❺症状
  (ⅰ)呼吸不全
  (ⅱ)ピンク色の泡沫状の喀痰。

❻臨床像
  (ⅰ)**早期型**(early form)
     ⓐ原因疾患発症後、数分から数時間以内に出現してくるものをいう。
     ⓑ低酸素血症(hypoxemia)、頻脈(tachycardia)、呼吸促迫(tachypnea)、ラ音、胸部エックス線撮影で Butterfly Shadow(蝶形陰影)(**図 33**)を認める。

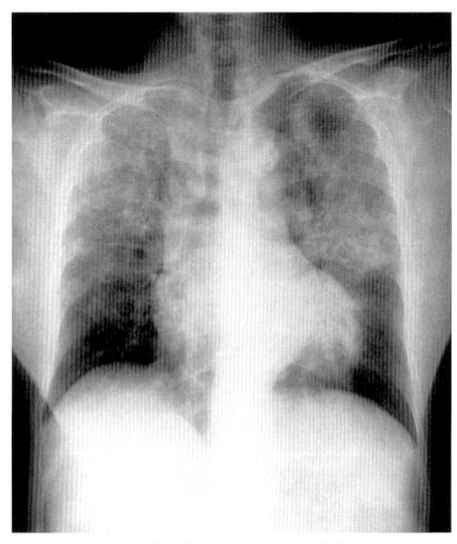

図 33. 肺水腫の胸部エックス線撮影正面像
蝶が羽を開いたように両側肺野に陰影を認める。

ⓒ重症例では泡沫状血痰の喀出を認める。
ⓓ肺水腫液中の蛋白濃度は高い。
ⓔ血行力学的には全身血圧、肺動脈圧や肺動脈楔入圧の一過性の上昇を認める。
（ⅱ）**遅発型**（delayed form）
ⓐ原因疾患発症後、12時間〜数日の間に発症するものをいう。
ⓑ徐々に低酸素血症、呼吸困難や胸部エックス線上の異常が進行してくる。
ⓒ肺水腫液中の蛋白濃度は高い。
ⓓ血行力学的変化は認められない。
❼治療
（ⅰ）肺水腫に対する治療
ⓐPEEP（呼気終末陽圧 Positive endexpiratory pressure）による低酸素血症の是正（人工呼吸器の使用）。
ⓑDobutamine 投与による肺動脈楔入圧の低下および心収縮能の増強。
　➡Dobutamine が第一選択。
ⓒ血漿循環適正のために、利尿剤（例；furosemide）、副腎皮質ステロイド薬、モルヒネ、α-blocker、低分子デキストランやジギタリス製剤などを使用する。
ⓓ頭蓋内圧のコントロール
　㋐高浸透圧薬の投与。
　㋑過換気（hyperventilation）。
　㋒Barbiturate の投与。
（ⅱ）原因である中枢神経系疾患の治療
➡破裂脳動脈瘤による肺水腫の場合には、麻酔が可能な限り、脳動脈瘤に対する手術を優先して行う(川原、2003)。
❽予後；肺水腫自体の予後は良好。

32. 手・口感覚症候群 Cheiro-oral syndrome

❶定義；一側の口角周囲と同側の手掌に同時に認められる感覚障害（自覚的なしびれ感が中心）をいう。
❷原因；血管障害（脳梗塞）が最も多い。
❸病巣部位（責任病巣）
（ⅰ）通常、視床で、後外側腹側核（nucleus ventralis posterolateralis；VPL）の下内側部と後内側腹側核（nucleus ventralis posteromedialis；VPM）の外側部にまたがる部位。
ⓐVPM の最外側部には、口角周囲の表在知覚を伝える三叉神経視床路の神経線維と中継核が存在する。
ⓑVPL の下内側部には、手掌の表在知覚を伝える脊髄視床路の神経線維と中継核が存在する。
➡VPL での身体各部の知覚線維は、内側より外側に向かって、手、上肢、躯幹、下肢の順に並んでいる。

　　　　ⓒVPLおよびVPMの灌流動脈は、視床膝状体動脈(thalamogeniculate artery)。
　　(ⅱ)その他の責任病巣部位
　　　　ⓐ頭頂葉中心後回下部
　　　　ⓑ中心溝底部
　　　　ⓒ弁蓋部
　　　　ⓓ内包の膝から後脚前半部。
　　　　ⓔ放線冠*
　　　　ⓕ脳幹(中脳、橋)
❹予後
　　(ⅰ)良好
　　(ⅱ)感覚障害は、口より回復し、次いで手が回復。

> *【放線冠 Corona radiata】
> ①皮質からの下行性線維は扇状に集まってきて内包をつくり、上行性線維は内包を通り扇状に開いて皮質へいく。このように上行性および下行性線維は、皮質の下で放射状の冠をつくっている。これを**放線冠**という。
> ②内包と放線冠との境界は、被殻の上縁と尾状核の外縁を結ぶ線である。

33. Terson 症候群
テルソン

❶定義
　　(ⅰ)脳動脈瘤破裂後のくも膜下出血患者にみられる硝子体出血をいう。
　　(ⅱ)広義のTerson症候群では、網膜前出血や硝子体下出血も含める。
❷頻度
　　(ⅰ)硝子体出血(狭義のTerson症候群)の頻度は、くも膜下出血例の2〜5%
　　(ⅱ)くも膜下出血では、20〜40%の症例で眼球内出血を伴う。
　　　　➡眼球内出血の中では、網膜出血・網膜前出血が多く、硝子体出血は少ない。
❸発生機序
　　(ⅰ)頭蓋内圧の急激な上昇が視神経周囲のくも膜下腔の圧の上昇を引き起こし、視神経の中の網膜中心静脈を圧迫する。
　　(ⅱ)次いで、網膜中心静脈圧の上昇は網膜、視神経乳頭およびその周囲の毛細血管や小静脈の圧の亢進をきたす。
　　(ⅲ)その結果、これらの血管が破綻して視神経乳頭上や網膜内に出血する。
　　(ⅳ)出血量が多ければ、網膜の内境界膜を破って硝子体腔へ流れ出て硝子体出血となる。
❹発症時期：くも膜下出血2〜3日後、多くは2週間以内に認められる。
❺発生部位
　　(ⅰ)片眼性、両眼性のいずれも起こるが、
　　(ⅱ)**両側性が多い。**

❻破裂脳動脈瘤との関係
　（ⅰ）一般に、ウイリス輪前半部の脳動脈瘤にみられることが多いが、その部位的特異性はない。
　　　➡片眼に発生した場合でも、破裂脳動脈瘤との部位的関連性はない。
　（ⅱ）患者の性別や年齢と相関関係はない。
　（ⅲ）くも膜下出血発症時の意識消失の時間の長いほど、発生頻度は高い。
　（ⅳ）眼底出血を合併した破裂脳動脈瘤の生命予後は、一般に不良である。
　　　ⓐ眼底出血を合併した場合の死亡率は、合併しない場合の2.5倍である。
　　　ⓑ硝子体出血の場合は、網膜・網膜前出血の場合に比べ、さらに予後は不良である。
❼症状；視力低下（一般に高度）
❽経過；出血量が少ない場合には、3～数ヵ月で自然吸収される。
❾治療方針
　　　➡急性期には保存的治療。すなわち、止血剤の投与と頭部挙上による安静。
❿手術（硝子体切除術）
　（ⅰ）手術適応例
　　　ⓐ保存的治療により視力の回復しない症例。
　　　ⓑ硝子体出血量が多い症例。
　　　ⓒ両側性の症例。
　（ⅱ）手術時期
　　　➡脳外科的治療が一段落した1ヵ月後。
⓫視力の予後；一般に良好。

34. Wallenberg症候群
（ワレンベルグ）

❶定義；一側の延髄の障害と対側の解離性感覚障害を主徴とするものをいう。
❷名称；**延髄外側症候群（lateral medullary syndrome）** とも呼ばれる。
❸原因
　（ⅰ）大部分は血管障害で、脳血栓によることが多い。
　（ⅱ）稀に、脳出血、脱髄疾患、外傷や脳腫瘍。

❹分類

➡温・痛覚障害の出現状態により4型に分類される(早川, 1958；若山ら, 1973)。

第1型	ⓐ三叉神経脊髄路と外側脊髄視床路の障害によるもの。 ⓑ症状；同側の顔面と反対側の躯幹、上下肢の温・痛覚障害。 ⓒいわゆる典型例にみられるもの。 ⓓ最も多いタイプで、約半数を占める。
第2型	ⓐ三叉神経腹側二次上行路と外側脊髄視床路の障害によるもの。 ⓑ症状；反対側の顔面、躯幹、および上下肢の温・痛覚障害。 ⓒ2番目に多い（25％）。
第3型	ⓐ三叉神経脊髄路、三叉神経腹側二次上行路の両者と外側脊髄視床路の障害によるもの。 ⓑ症状；両側の顔面と反対側の温・痛覚障害。 ⓒ最も少ないタイプ。
第4型	ⓐ外側脊髄視床路のみの障害。 ⓑ症状；反対側の躯幹、上下肢の温・痛覚障害。 （三叉神経の伝導路が障害されないので、顔面の温・痛覚障害は認めない）

❺閉塞（責任）血管

　（ⅰ）椎骨動脈閉塞が多い。

　　　➡40歳代を中心とする若年層。

　（ⅱ）時に、後下小脳動脈の閉塞。

　　　➡60歳代が中心。

❻好発年齢

　（ⅰ）50歳代が最も多い。

　（ⅱ）以下、60歳代、40歳代の順。

❼性別；男性：女性＝2.5：1で、男性に多い。

❽初発症状

　（ⅰ）めまい、嘔吐で発症することが多い。

　（ⅱ）意識障害を認めることは、ほとんどない。

❾病巣部位

　（ⅰ）延髄背外側部（図34）

　（ⅱ）左右のどちらが障害されやすいかについては、差はない。

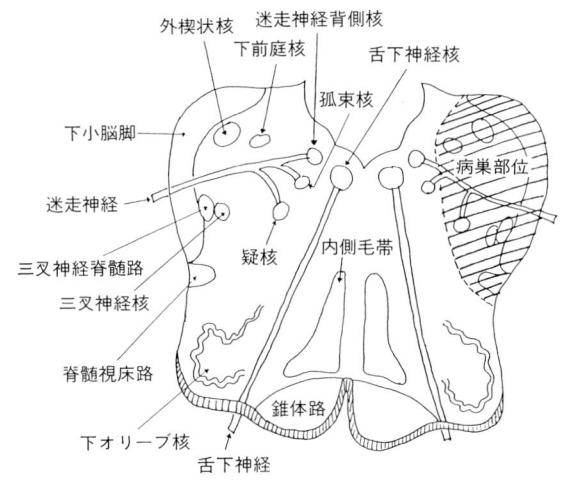

図 34. Wallenberg 症候群の病巣部位（延髄での横断面）

❿症状

（ⅰ）病巣と同側の角膜反射の低下や顔面の温・痛覚障害（←三叉神経脊髄路および脊髄路核の障害）。

（ⅱ）病巣と同側の中枢性の Horner 症候群（←下行性の交感神経路の障害）。

（ⅲ）発声困難、嚥下障害やカーテン徴候（←疑核および髄内での迷走神経障害）。

（ⅳ）急激な回転性めまいや眼振（←前庭神経核の障害）。

（ⅴ）病巣と同側の上下肢の運動失調（←下小脳脚の障害）。

（ⅵ）病巣と反対側の躯幹および上下肢の温・痛覚障害（←外側脊髄視床路の障害）。

（ⅶ）錐体路および内側毛帯は障害されない。

　　したがって、粗大力低下、腱反射亢進、Babinski 反射などはみられず、また深部感覚、二点識別能も障害されない。

⓫予後

（ⅰ）感覚障害は、回復しないことが多い。

（ⅱ）5 年以内に、約半数に心血管障害の再発がある。

――― チョット役に立つお話 ―――

【顔面の知覚】
①顔面の触覚や圧覚➡三叉神経主知覚核（橋）
②咀しゃく筋などの固有知覚➡三叉神経中脳路核（中脳）

35. Weber 症候群（ウエーバー）

❶定義；中脳腹内側の障害で、病巣側の動眼神経麻痺と反対側の片麻痺を伴うものをいう。

❷名称；**上交代性片麻痺**（hemiplegia alternans superior）とも呼ばれる。

❸原因；脳梗塞、出血、脳腫瘍、脱髄疾患や外傷など。
❹病巣部位；中脳腹内側（図35）
❺症状
　（ⅰ）病巣側の動眼神経麻痺。
　（ⅱ）反対側の片麻痺（顔面＝中枢型、舌を含む）。

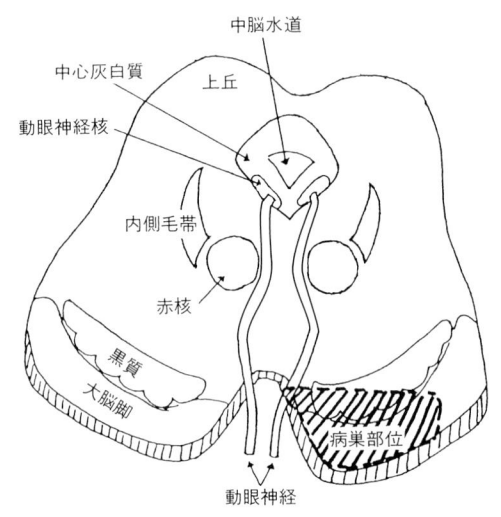

図 35．Weber 症候群の病巣部位（中脳での横断面）

36．Wyburn-Mason 症候群
<small>ワイバーン・マッソン</small>

❶定義
　（ⅰ）片側性の網膜と脳の血管奇形（unilateral retinocephalic vascular malformation）をいう。
　（ⅱ）すなわち、視床や中脳近傍の動静脈奇形、およびそれと同側の網膜血管の血管奇形である。
❷網膜と頭蓋内に動静脈奇形を合併する頻度；4〜33％
❸名称；片側性網膜脳血管奇形とも呼ばれる。
❹病型分類
　➡網膜血管奇形と視床や中脳近傍の動静脈奇形に、
　（ⅰ）顔面皮膚（頬部から側頭部）の血管奇形（母斑）を合併するものと、
　（ⅱ）顔面皮膚の血管奇形を合併しないもの、
　とがある。
❺発生機序；胎生期の血管形成異常とされている。
❻好発年齢；20歳までが最も多い（約80％）。
❼性別；男性：女性＝1.3：1で、やや男性に多い。
❽病巣部位
　（ⅰ）病変は視床、中脳および小脳脚を中心に、視索、視神経および網膜にみられる。

（ⅱ）皮膚に病変を認めることもある。
　（ⅲ）左右別；右：左＝1.7：1で、右側に多い。
❾発症様式（初発症状）
　（ⅰ）くも膜下出血や脳内出血。
　（ⅱ）頭痛
　（ⅲ）視力障害
　（ⅳ）片麻痺
❿症状・徴候
　（ⅰ）患眼周辺部（三叉神経第1枝および第2枝領域が多い）の血管性母斑（単純性血管腫）。
　（ⅱ）頭痛
　（ⅲ）片麻痺
　（ⅳ）痙攣
　（ⅴ）視野障害（多くは同名性半盲）や視力障害。
　（ⅵ）眼球突出；通常、非拍動性。
　（ⅶ）眼球運動障害；動眼神経麻痺が多い。
　（ⅷ）精神症状
⓫病理学的所見
　（ⅰ）視床、中脳や小脳脚の血管奇形。
　　ⓐ血管奇形は、動静脈奇形。
　　ⓑ栄養動脈；前脈絡叢動脈、中大脳動脈、後脈絡叢動脈、後大脳動脈や上小脳動脈。
　（ⅱ）視交叉、視神経や網膜の血管奇形。
　　ⓐ血管奇形は、動静脈奇形。
　　ⓑ栄養動脈；眼動脈
　（ⅲ）皮膚の血管奇形；単純性血管腫のことが多い。
⓬治療；根治的摘出術は困難なことが多い。

❻脳血管障害とは

❶定義；脳を灌流する血管の病変のために、脳実質内あるいは脳の周囲に生じた虚血または出血による突発性の局所的または全般的な脳の機能障害をいう。

❷種類

➡出血性病変と閉塞性病変とに大別される（図36）。

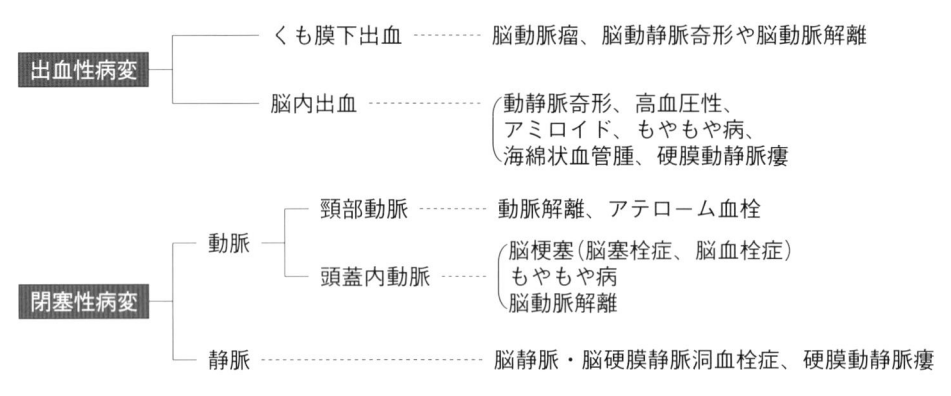

```
                        ┌ くも膜下出血 ……… 脳動脈瘤、脳動静脈奇形や脳動脈解離
        出血性病変 ──┤
                        │                      ⎛動静脈奇形、高血圧性、
                        └ 脳内出血  ………  ⎜アミロイド、もやもや病、
                                                ⎝海綿状血管腫、硬膜動静脈瘻

                        ┌        ┌ 頸部動脈 ……… 動脈解離、アテローム血栓
                        │ 動脈 ─┤                      ⎛脳梗塞（脳塞栓症、脳血栓症）
        閉塞性病変 ──┤        └ 頭蓋内動脈 ⎜もやもや病
                        │                              ⎝脳動脈解離
                        └ 静脈 ……………………… 脳静脈・脳硬膜静脈洞血栓症、硬膜動静脈瘻
```

図36．脳血管障害の種類

❸発症形式；通常、突然発症。
❹診断；エックス線 CT や脳血管造影など。
❺治療
　（ⅰ）原疾患の治療
　（ⅱ）頭蓋内圧のコントロール
　　　ⓐ保存的治療；Glyceol®や Mannitol®など。
　　　ⓑ外科的治療；脳室ドレナージや内・外減圧術など。

第2章
脳血管障害へズームイン

この章は、脳血管障害の
基本編ともいうべき部門です。
各疾患の基本的事項を記載してありますが、
高度な内容も盛り込んであります。

❶くも膜下出血 Subarachnoid hemorrhage(SAH)

定義
- ❶くも膜下腔内に起こった出血の総称。
- ❷したがって、病名ではなく総称である。

発生頻度
- ❶本邦では、年間、人口10万人に対して10〜23人。
- ❷年齢別
  - (ⅰ)65〜74歳に最も多く、年間、人口10万人に対して30人。
  - (ⅱ)15〜24歳が最も少なく、年間、人口10万人に対して3人。
- ❸性別
  - (ⅰ)女性に多く、また高齢者に発生頻度が高い。
  - (ⅱ)男性では45〜54歳に最も多く、女性では65〜74歳にピークがある。

非外傷性の原因
- ❶脳動脈瘤の破裂が70〜80％と最も多い。
- ❷次いで、脳動静脈奇形(15％)。
- ❸原因不明(278頁)
  - (ⅰ)頻度；10〜15％
  - (ⅱ)動脈瘤が発見できない原因
    - ⓐ動脈瘤の血栓化。
    - ⓑ動脈瘤の虚脱(collapse)。
    - ⓒ動脈瘤が小さい。
    - ⓓ周囲の血腫による動脈瘤の圧迫。
    - ⓔ高度な脳血管攣縮により動脈瘤が造影されない。
- ❹20歳以下のくも膜下出血の原因
  - (ⅰ)脳動脈瘤；50％
  - (ⅱ)脳動静脈奇形；26％
  - (ⅲ)原因不明；20％

危険因子
- ❶危険因子は、高血圧、喫煙や過度の飲酒など。
- ❷一方、コレステロール値、ヘマトクリット値、心疾患や糖尿病との関連は認められない。

分類
- ❶原因による分類
  - (ⅰ)特発性(非外傷性)Spontaneous(non-traumatic)
    - 通常、くも膜下出血といえば、特発性を指す。
  - (ⅱ)外傷性 Traumatic；くも膜下出血全体では、原因として外傷性が最も多い。

❷重症度分類

(ⅰ) Fisher らによる CT 分類(1980)(表 1)

表 1. CT におけるくも膜下出血の程度の判定 (Fisher ら, 1980)

Group Ⅰ	No subarachnoidal blood (くも膜下腔に血液が認められないもの)
Group Ⅱ	A broad diffusion of subarachnoid blood, but no clots and no vertical layers* of blood 1 mm or more thick (びまん性にくも膜下出血が認められるが凝血塊はなく、また半球間裂、島槽や迂回槽に 1 mm 以上の厚さの血液がみられないもの)
Group Ⅲ	Either localized blood clots in the subarachnoid space or vertical layers of blood 1 mm or more in thickness (interhemispheric fissure, insular cistern and ambient cistern) (凝血塊がくも膜下腔に局在しているか、あるいは半球間裂、島槽や迂回槽に 1 mm 以上の厚さの血液がみられるもの)
Group Ⅳ	Intracerebral and/or intraventricular blood without significant amounts of supratentorial subarachnoid blood (テント上のくも膜下腔に意義のある出血はないが、脳内出血や脳室内出血が認められるもの)

* Vertical layers；CT のスライス面に対して垂直面にあるくも膜下腔(槽)をいう。具体的には、Interhemispheric fissure、Insular cistern(島葉の上にある腔)および Ambient cistern
◆ Horizontal にあるくも膜下腔(槽)：Sylvian stem と Sylvian fissure

(ⅱ) Hunt and Kosnik の臨床的**重症度分類**(1974)(表 2)

表 2. Hunt and Kosnik の重症度分類

Grade(重症度)		Criteria(基準徴候)
Grade 0		Unruptured aneurysm. (未破裂例)
Grade	Ⅰ	Asymptomatic, or minimal headache and slight nuchal rigidity. (意識清明で、無症状か、ごく軽度の頭痛、項部硬直のあるもの)
	Ⅰa	No acute meningeal or brain reaction, but with fixed neurological deficit. (意識清明で、急性の脳症状や髄膜症状はないが、固定した神経脱落症状のあるもの)
Grade Ⅱ		Moderate to severe headache, nuchal rigidity, no neurological deficit other than cranial nerve palsy. (意識清明で、中等度か強い頭痛、項部硬直はあるが、脳神経麻痺以外の神経脱落症状のないもの)
Grade Ⅲ		Drowsiness, confusion, or mild focal deficit. (意識は傾眠状態で、錯乱、あるいは軽度の局所神経症状のあるもの)
Grade Ⅳ		Stupor, moderate to severe hemiparesis, possibly early decerebrate rigidity, and vegetative disturbances. (意識は昏迷状態で、中等度から重篤な片麻痺がある。早期の除脳硬直や自律神経障害を認めることがある)
Grade Ⅴ		Deep coma, decerebrate rigidity, moribund appearance. (深昏睡状態で除脳硬直を示し、瀕死の様相を示すもの)

(付)下記を認めるときには重症度(grade)を 1 段階悪い方に下げる。
　　ⓐ重篤な全身疾患(例：高血圧、糖尿病、高度の動脈硬化、慢性肺疾患)　ⓑ脳血管造影で著明な脳血管攣縮

(ⅲ)世界脳神経外科学会(World Federation Neurological Surgeons；WFNS)による分類(表3)
　　➡くも膜下出血患者を、意識レベル(Glasgow coma scale；GCS)と運動麻痺とにより、重症度を分類したもの。

表 3. WFNS による重症度分類(Drake, 1988)

Grade	GCS* score	Motor deficit(運動麻痺)
Grade Ⅰ	15	absent(なし)
Grade Ⅱ	14〜13	absent(なし)
Grade Ⅲ	14〜13	present(あり)
Grade Ⅳ	12〜7	present or absent(存在するか、またはなし)
Grade Ⅴ	6〜3	present or absent(存在するか、またはなし)

*GCS；Glasgow coma scale(485頁)

(ⅳ)Takagi らの重症度分類(表4)(1999)
　　➡ Glasgow coma scale(GCS)(485頁)のみに基づいた重症度分類。

表 4. Takagi らの重症度分類

Grading scale	GCS score
Grade Ⅰ	15
Grade Ⅱ	11〜14
Grade Ⅲ	8〜10
Grade Ⅳ	4〜7
Grade Ⅴ	3

特徴

❶高齢者に重症例が多い。
❷水頭症は高齢者に多い。
❸20歳以下のくも膜下出血の特徴
　(ⅰ)性別；男性に多い。
　(ⅱ)脳動脈瘤の発生部位
　　　ⓐ内頸動脈分岐部の頻度が高い。
　　　ⓑ多発例が少ない。
❹妊娠中におけるくも膜下出血の頻度；くも膜下出血全体の0.35〜1.4%(466頁)

初発症状

激しい頭痛	ハンマーで殴られたような、あるいは今まで経験したことのない頭痛と表現される。
嘔吐	①診断的価値はない。 ②少なくとも、半数の患者に認められる。 ③出血後、わずか30分で起こる。
意識障害	①約半数にみられる。 ②頭蓋内圧が急激に上昇し、出血直後には意識は消失するが、時間経過とともに回復することが多い。
髄膜刺激症状	➡約2/3の患者にみられるが、通常、発症数時間後に出現。 ①項部硬直(nuchal rigidity)(39頁) 【発現機序】 　①くも膜下腔を走る知覚性の頸神経根が興奮することにより生じる。

髄膜刺激症状	②硬膜の知覚神経(椎骨動脈や後下小脳動脈を支配する)の刺激。 ②Kernig 徴候(39 頁) ③羞明(photophobia)➡視路(visual pathway)の刺激による。
自律神経障害	①発熱(fever) 　①約 2/3 の症例に発熱を認める。 　②一般に、発症第 2 あるいは第 3 日目に、体温は 38〜39℃に上昇する。 　③2〜3 日以内に正常に戻る。 　④しばしば、老人に多く認められる。 　⑤発現機序；くも膜下腔へ漏出した血液の再吸収によると考えられている。 ②脈拍、血圧の変化。 ③呼吸の変化。 ④心電図異常

発症時の状況(誘因)
❶睡眠中；1/3
❷活動時(物を持ち上げたとき、排尿・排便中、性交時など)；1/3
❸その他；1/3

発症後の経過
❶10〜15％；入院前に死亡。
❷20〜35％；入院後 48 時間以内に死亡。

来院時所見
❶髄膜刺激症状(項部硬直、Kernig 徴候など)
❷局所症状なし

単純エックス線 CT
くも膜下腔、特に鞍上槽、シルビウス裂や前大脳縦裂に高吸収域を認める(図1の左)。

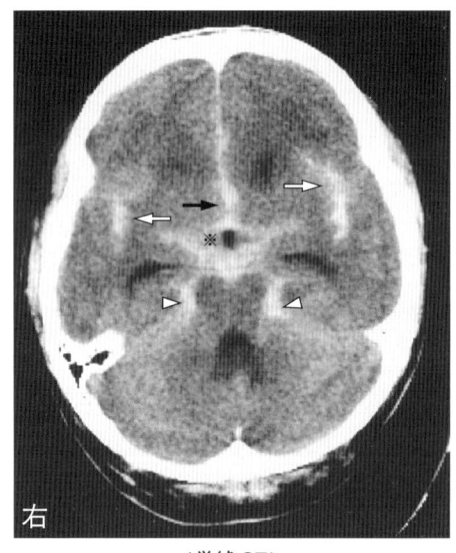

<単純 CT>　　　　　　　　　　　　　　　　　　<MRI FLAIR 画像>

大脳縦裂(→)、島裂(⇢)、迂回槽(△)、および鞍上槽(※)に高吸収域を認める。

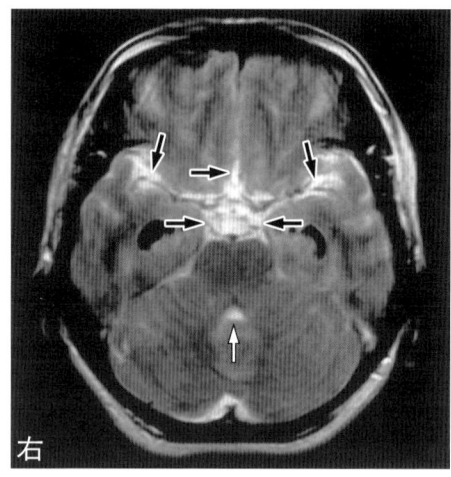

鞍上槽、シルビウス槽および大脳縦裂は出血により高信号を呈している(→)。また、第4脳室も出血により高信号を呈している(⇨)。

図 1. くも膜下出血の単純エックス線 CT と MRI(FLAIR 画像)

MRI
❶脳脊髄液からの信号を抑制する撮像法である FLAIR(fluid-attenuated inversion recovery)が有用(図1-右)。

❷特に亜急性期や慢性期のくも膜下出血例に有用。
❸くも膜下出血発症時期による単純CTとMRIの検出率の比較（表5）

表 5．くも膜下出血発症時期による単純CTとMRI（FLAIR）による検出率の比較(Noguchiら, 1995；Noguchiら, 1997より作成)

	急性期 （発症後2時間〜2日）	亜急性期 （発症後4日〜14日）	慢性期 （＞発症後14日）	備　考
単純CTでの検出率	80%	45%	17%	
MRI FLAIRでの検出率	100%	100%	62%	最長発症後45日まで描出される。

診断 ❶通常、単純エックス線CTで診断される（発症後24時間以内の診断率は92%）。
❷CTによるくも膜下出血の検出
（ⅰ）くも膜下出血は、出血の量や程度、CTの機種により若干異なるが、おおよそSAH発症後3日以内であれば95%に、7日後では30〜50%にCTで検出できる。しかし、3週間以降では検出できない。
（ⅱ）各報告者によるSAHの検出率（表6）

表 6．くも膜下出血発症後の日数とCTによるSAHの検出率

栗田ら(1979)	2日後	4〜7日後	8〜14日後	15〜21日後	22〜30日後
	100%	93%	33%	29%	0%
今永ら(1980)	1〜3日後	4〜7日後	8〜14日後	15〜21日後	22日以後
	95%	68%	20%	0%	0%
van Gijnら(1982)	2日後	5日後	7日後	2週間後	3週間後
	96%	85%	50%	30%	0%

（ⅲ）**血液のエックス線吸収に最も関与するのは血色素**(hemoglobin；Hb)であり、ヘモグロビン値が9〜11 g%の全血のエックス線吸収値は脳とほぼ等しく、それ以下では低吸収値を示す。
❸単純CTで所見がない場合は、腰椎穿刺を行う。
（ⅰ）臨床的にSAHと思われる症例でも、出血の程度が軽い場合や出血後時間が経っている場合には、単純CTで所見を呈さないことがある。
（ⅱ）このような症例に対しては腰椎穿刺を行って、髄液が血性か、キサントクロミー（xanthochromia）*かを確認する必要がある。
（ⅲ）但し、頭蓋内圧が亢進している症例では危険。
❹亜急性期および慢性期のSAHでは、特にMRI FLAIR法が有用。
❺診断が確定したら、原因検索のために脳血管造影を行う。

*Xanthochromia（黄色調）；髄液の外観が黄色を呈している場合をいう。くも膜腔への出血後3〜4時間で出現し、1週間で最高となり、平均3〜4週間持続する。

処置	症状・所見	処　　置
	激しい頭痛が続くとき	鎮痛薬の投与（意識レベルを含む神経所見を把握後）。
	不穏状態が続くとき	鎮静薬の投与（意識レベルを含む神経所見を把握後）。
	意識障害のあるとき	脳圧下降薬の投与。
	呼吸状態が悪いとき	①血液ガスの測定。 ②気道確保、あるいは気管内挿管。 ③酸素の投与。
	血圧の上昇を認めるとき	降圧薬の投与。

予後
　❶生存者の60～70％が社会復帰、あるいは介護を要しない程度に回復。
　❷生存者の30％は重篤な後遺症を残す。
　❸死亡率
　　（ⅰ）人口1万人あたり1人。
　　（ⅱ）病院到着前の死亡を含めて約50％
　　（ⅲ）期間別
　　　　ⓐ1週間で43％
　　　　ⓑ1ヵ月で54％
　　　　ⓒ6ヵ月で57％

予後を左右する因子
　❶くも膜下出血の重症度（HuntとKosnikやWFNS分類など）（94、95頁）。
　❷来院時の意識レベル。

予後を悪化させる因子
　❶再出血；特に重要で、予後不良例の2/3を占める。
　❷脳血管攣縮

再出血
　❶最初の1ヵ月の間
　　（ⅰ）頻度；30％
　　（ⅱ）死亡率；42％
　❷年間の再出血率；3％

くも膜下出血後にみられる頭蓋外症状
　❶不整脈（洞性徐脈、洞性頻脈や心室性期外収縮など）や心電図の変化（QT間隔延長、T波の異常、U波、ST上昇など）。
　　（ⅰ）頻度；急性期SAHの10％
　　（ⅱ）重症度が高く、血腫量に多い症例にみられることが多い。
　❷眼底出血；網膜前の出血が多い。
　❸消化管出血
　❹神経原性肺水腫（81頁）

関連症候群
Terson症候群（テルソン）（84頁）

❷脳動脈瘤 Cerebral aneurysm

1．総説

定義 脳動脈が囊状、あるいは紡錘状に拡大したものをいう。

瘤の形成原因(説)
❶中膜の形成不全・内弾性板の劣化。
❷脳動脈硬化
❸血行力学的要因
❹コラーゲンの代謝異常。

分類 大部分は先天性で、囊状の形態を示す動脈瘤である。

形による分類	①囊状(saccular)(漿果状 berry) 　①囊状の形態を示すもので、最も多い(2/3 以上)。 　②破れやすく、くも膜下出血をきたす脳動脈瘤は、ほとんどが、このタイプ。 ②紡錘状(fusiform)(112 頁) 　①紡錘状に拡大したものをいう。 　②動脈硬化が原因で発生する。 　③椎骨・脳底動脈系に多い。
大きさによる分類	①小動脈瘤(small aneurysm)；動脈瘤の径が 12 mm 以下。 ②大動脈瘤(large aneurysm)；13〜24 mm ③巨大動脈瘤(giant aneurysm)(317 頁)；25 mm 以上
原因による分類	①先天性(congenital)；先天的に動脈の中膜筋層が欠損していることにより発生する。 ②動脈硬化性(arteriosclerotic)；血管全体が紡錘状に拡大している。 ③細菌性(bacterial)(121 頁)；細菌性栓子が血管内腔を閉塞し、動脈壁を侵すことにより発生する。 ④真菌性(mycotic)(336 頁)；真菌により動脈壁が侵されることにより発生する。 ⑤腫瘍性(neoplastic)(338 頁)；腫瘍栓子により、その塞栓部位に動脈瘤が発生するものをいう。 ⑥外傷性(traumatic)(115 頁)；外傷により動脈壁が破綻することにより発生する。
病理学的分類	①真性(true)；病変部動脈壁の 3 層すべて、または 1 層が拡張したもので、囊状動脈瘤がその定型的なものである。 ②仮性(false)；動脈壁の破綻により出血した血液が周囲組織に血腫を形成し、この血腫の外層が器質化して壁を形成し、融解・吸収された血腫内腔と本来の動脈内腔とが交通したもので、動脈瘤の壁が本来の動脈壁でないのをいう。 ③解離性(dissecting)(342 頁)；真性動脈瘤の一型で、動脈壁内の血腫によって動脈壁が剝離されて動脈が拡張したものをいう。

2．囊状脳動脈瘤 Saccular cerebral aneurysm

定義 血管壁の一部が囊状(pouch-like)に拡大したものをいう。

発生頻度
❶破裂脳動脈瘤の年間の発生頻度は、人口 10 万人に 10〜20 人。
❷剖検例の 1.5〜2.0%

重症度分類 (94、95頁)	❶患者の重症度は、予後を知るうえで重要である。 　（ⅰ）重症度を規定する因子として重要なのは、意識レベルである。 　（ⅱ）重症である程、予後不良。 ❷治療開始前の臨床的重症度は、治療方針を決定する際に重要。一般に、 　（ⅰ）重症度が低い場合（軽症例）には、積極的な外科治療。 　（ⅱ）重症度が高い場合（重症例）には、保存的治療。
家族歴(332頁)	近親者（一親等以内）に脳動脈瘤を有する者の4％が脳動脈瘤を有する。
好発年齢	❶40～59歳が55％を占め、最も多い。 　（ⅰ）50歳代に最も多い。 　（ⅱ）以下、40歳代、60歳代、30歳代の順(Kassellら、1990)。 ❷平均年齢；50歳
性別	❶全体では、60％と女性に多い(Locksleyら、1969)。 ❷34歳以下では、男性に多い(Locksleyら、1969)。 　（ⅰ）25～34歳；男性：女性＝2：1 　（ⅱ）20～24歳；男性：女性＝2.5：1 　（ⅲ）15～19歳；男性：女性＝4.4：1 　（ⅳ）10～14歳；男性：女性＝6：1
動脈瘤の各部の名称と破裂頻度(図2)	

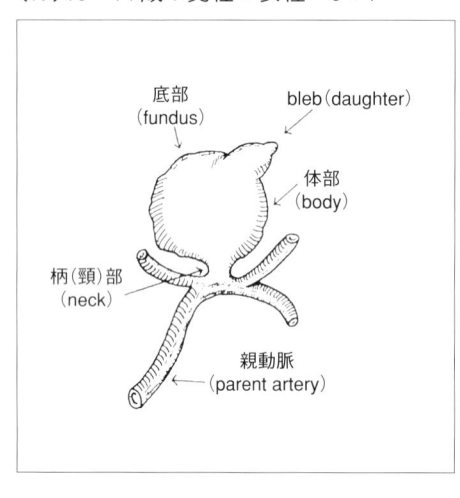

図 2. 各部位の名称と破裂頻度 (Crawford, 1959)

①動脈瘤を3等分し、尖端側（末梢側）1/3を fundal pole (fundus)、中1/3を body、中枢側1/3を neck と呼ぶ。
②破裂頻度は、
　①動脈瘤の底部 (fundus)（尖端 apex）で64％と最も多い。
　②体部 (body)；14％
　③頸部 (neck)；2％と低い。
③bleb (daughter) を有する頻度は、破裂脳動脈瘤の30～35％
④動脈瘤壁は内膜と外膜の2層からなる。

（図中ラベル：底部 (fundus)、bleb (daughter)、体部 (body)、柄（頸）部 (neck)、親動脈 (parent artery)）

好発部位	❶Willis動脈輪(6頁)前半部が、90％と圧倒的に多い(Kassellら、1990)。 　（ⅰ）前大脳動脈領域が40％と最も多い。 　（ⅱ）次いで、内頸動脈領域；30％ 　（ⅲ）中大脳動脈領域；20％ ❷椎骨・脳底動脈領域；10％ ❸ほとんどが、動脈の分岐部に発生する。 ❹個々の血管では、前交通動脈瘤が最も多く（約40％）、次いで内頸・後交通動脈瘤（17～25％）、中大脳動脈分岐部動脈瘤（約15％）である。

第2章／脳血管障害へズームイン

多発性脳動脈瘤(313頁)

❶2個以上の脳動脈瘤をいう(図3)。
❷発生頻度；20％程度
❸性別
　(ⅰ)女性に圧倒的に多い(男性：女性＝1：5)。
　(ⅱ)3個あるいはそれ以上では、さらに女性に多い(男性：女性＝1：11)
【女性に多い理由】
　(ⅰ)多発性脳動脈瘤は、女性に多い内頸動脈系の動脈瘤に発生頻度が高く、一方、
　(ⅱ)男性に多い前交通動脈瘤の発生頻度が低いこと、
による。
❹動脈瘤の数；ほとんどが(70％)、2個である。
❺出血源(破裂側)の決定方法
　(ⅰ)局所症状のある側の動脈瘤。
　(ⅱ)脳血管攣縮のある側の動脈瘤。
　(ⅲ)脳内血腫のある側の動脈瘤。
　(ⅳ)大きい方の動脈瘤(図3)。
　(ⅴ)不整な形(図3)、あるいは娘動脈瘤がある動脈瘤。
　(ⅵ)Aspect ratio(縦横比)(動脈瘤の長径とNeck幅の比)(図4)が2.1以上の症例。

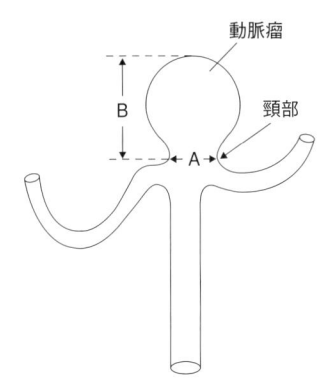

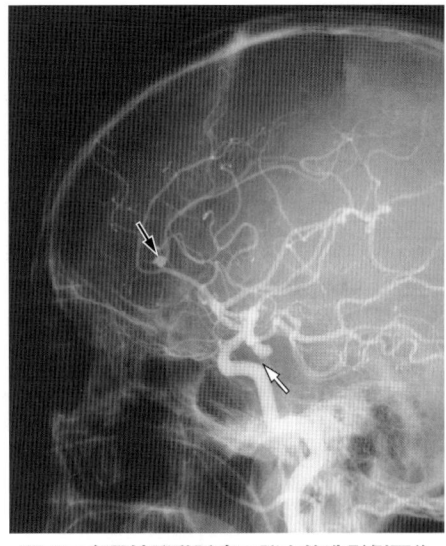

図 3. 多発性脳動脈瘤の脳血管造影側面像
①内頸動脈・後交通動脈瘤(⇒)と前大脳動脈膝部動脈瘤(→)を認める。
②内頸動脈・後交通動脈瘤の方が大きく、また形が不整なので破裂側である。

図 4. Aspect ratio(Ujiieら，2001．一部改変)
①動脈瘤の長径(縦)(B)と動脈瘤頸部の幅(A)を測定する。
②その比率(B/A)が'Aspect ratio(縦横比)'。

(ⅱ)3～4 mm 以下の小さな脳動脈瘤の検出には難点がある。
(ⅲ)脳動脈瘤周囲の血管を立体的に描出することができ、有用。
❸MR アンギオグラフィー(MRA)
(ⅰ)低侵襲である。
(ⅱ)スクリーニングとして汎用される。

破裂後の病態生理

❶くも膜下出血自体による頭蓋内圧亢進と脳浮腫。 ①くも膜下腔への出血量に応じて頭蓋内圧が上昇。 ②その結果、脳灌流圧が低下し、脳虚血に陥る。	
❷脳内血腫	①頻度；4～30% ②中大脳動脈瘤(前頭葉や側頭葉内血腫；図7)に多く、次いで前交通動脈瘤。 ③死亡率；33～58% 〈単純 CT〉　　　　　〈左内頸動脈造影前後像〉 左側頭葉内に血腫を認める(→)。　左中大脳動脈分岐部に動脈瘤を認める(→)。 図 7. 中大脳動脈瘤破裂による側頭葉内血腫
❸脳室内出血	①頻度；30～50% ②前交通動脈瘤に最も多く、次いで内頸動脈瘤。
❹症候性脳血管攣縮 Symptomatic vasospasm	①脳血管攣縮によって生じる脳虚血に起因した臨床症状をいう。 ②発生頻度；30% ③発生時期；多くは、破裂後 4～14 日目の間に生じる。 ④発生機序(説) 　ⓐくも膜下腔に出血した赤血球が崩壊してオキシヘモグロビンとなる。 　ⓑオキシヘモグロビンによりフリーラジカルが産生され、その後連鎖的に血管収縮物質産生が優位となり、血管収縮と拡張の均衡が崩れ、持続的血管収縮が進行する。 　　➡脳血管攣縮物質には、セロトニン、エンドセリン、プロスタグランジン類やトロンボキサン A_2 などがある。 ⑤ベットサイドでの簡便に検査する方法として、経頭蓋超音波診断(transcranial doppler；TCD)がある(506 頁)。

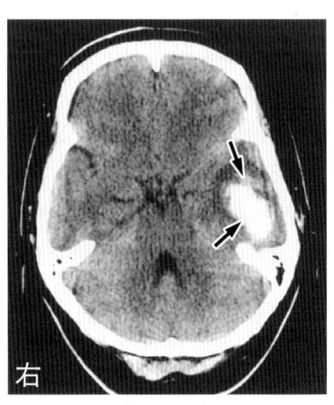

❹症候性脳血管攣縮 Symptomatic vasospasm	〈左内頸動脈造影前後像〉　〈単純CT〉 前大脳動脈および中大脳動脈が細くなっている(→)。　脳血管攣縮による低吸収域(梗塞巣；→)が右前頭葉にみられる。 **図 8. 脳血管攣縮の脳血管造影前後像と単純エックス線 CT**
❺水頭症	①急性水頭症；発生頻度は 20% ②慢性水頭症(正常圧水頭症 Normal pressure hydrocephalus；NPH)(281 頁) 　ⓐ髄液圧が正常(180 mmH₂O 以下)。 　ⓑ三主徴；認知症、歩行障害、尿失禁。 　ⓒ症状は、3 週以後に出現することが多い。 　ⓓシャント術で症状が改善する。
❻再出血(再破裂)	①頻度 　ⓐSAH 後 24 時間以内にピークがあり、再出血の頻度は 4.1% 　ⓑ以降、再出血の頻度は 48 時間まで急激に低下する。 　ⓒその後徐々に低下するが、特にピークはない。 　ⓓSAH 後 2 週間以内の再出血頻度；20〜30% 　　(SAH 後 6 ヵ月間の総再出血頻度は 50%で、それ以降は年間 3%) ②時期；初回出血後 24 時間以内、特に 6 時間以内に多い。 ③再出血しやすい因子 　ⓐ急性期(最初の 1 ヵ月) 　　①高い重症度 　　②高齢者 　　③6 時間以内の脳血管造影 　　④脳室ドレナージ群(水頭症例のみ) 　　⑤収縮期血圧が 200 mmHg 以上の高血圧 　　⑥検査時の身体緊縛 　　⑦脳室内出血例 　　⑧脳内出血例 　ⓑ慢性期(1 ヵ月以降) 　　①動脈瘤の部位 　　②動脈瘤の大きさ 　　③高血圧 ④死亡率；70〜90%
❼中枢性塩分喪失症候群(53 頁)	①くも膜下出血後 Day 7〜9 に発症することが多い。 ②循環血漿量は減少。 ③脱水に傾むいた場合には、脳血管攣縮に伴って脳梗塞をきたしやすくなる。 ④SIADH との鑑別が主要。 ⑤治療は、NaCl の経口投与と水分の補給。

遅発性脳血管攣縮の治療

❶脳血管周囲の血腫を除去；例えば、早期手術によるくも膜下腔や脳槽内の血腫の除去や脳槽ドレナージの設置など。

❷術後の脳槽灌流（洗浄）。

❸血管攣縮を抑制する薬剤の投与；例えば、カルシウム・チャネル遮断薬、トロンボキサン合成阻害薬やミオシン軽鎖リン酸化酵素活性化阻害薬（塩酸ファスジル）などの投与。

❹攣縮血管に対して、バルーンカテーテルによる経皮的血管形成術（percutaneous transluminal angioplasty；PTA）。
　（ⅰ）近位（主幹動脈）の脳血管攣縮例が適応。
　（ⅱ）PTAによる血管拡張効果は、機械的に拡張させることにより血管壁を断裂させることによる。
　　　➡その持続効果は永続的。
　（ⅲ）改善率；60～80％

❺塩酸パパベリンの動脈内注入＊

❻障害された脳循環動態を改善させる治療、すなわち脳血管攣縮による脳血流の低下を是正しようとする治療。
　（ⅰ）循環血液量の増加療法［**triple H療法**→ hypertension（人為的高血圧）-hypervolemia（循環血液量増加）-hemodilution（血液希釈）］。
　（ⅱ）ハイパーダイナミック（hyperdynamic）療法；塩酸ドパミンや塩酸ドブタミンの投与により、心拍出量を増加させる方法（循環血液量は正常に保ったまま）。
　（ⅲ）抗血小板薬の投与。

❼虚血脳組織の代謝を改善させる治療（脳保護を目的）
　　　➡例；バルビツレート療法（512頁）。

＊【塩酸パパベリンの動脈内注入】
①症状・所見の改善率
　㋐臨床症状；50％
　㋑脳血管造影上；76％
②適応症例
　㋐**末梢の脳血管攣縮例。**
　㋑SPECTなどで脳血流の低下している症例。
③作用および作用機序
　㋐Cyclic AMPを増加させることにより、直接、血管の平滑筋に作用して血管を拡張させ、脳血流量が増加する。
　㋑作用は速効性。
　㋒**効果は一過性で、持続時間が短い。**
④方法
　㋐Microcatheterを目的の動脈に挿入する。
　㋑カテーテルより、塩酸パパベリン40～120 mg（生理的食塩水に溶解。例え

ば塩酸パパベリン 80 mg を生理的食塩水 20 ml に溶解する…0.4%)を10〜15 分かけて用手的に注入する。あるいは塩酸パパベリン 100〜300 mg を生理的食塩水 100 ml に溶解して、主に内頸動脈から、15〜60 分と時間をかけてゆっくりと動注する。
③総頸動脈に注入すると、著明な徐脈、低血圧、脳灌流圧の著明な低下および頭蓋内圧の上昇をきたすので、投与すべきではない。
⑤投与中(300 mg)にみられる現象(McAuliffe ら, 1995)
　①脳血流量の増加。
　②頭蓋内圧の上昇➡脳血流量の増加による。
　③血圧の上昇。
　④脈拍の増加。
　⑤脳灌流圧に関しては減少する傾向があるが、有意な変化ではない。
⑥合併症
　①脳出血
　②血小板減少(thrombocytopenia)
　③後頭蓋窩(椎骨動脈への注入)の場合には、呼吸抑制(脳幹機能の抑制)をきたすことがある。
⑦合併症の原因・誘因
　①塩酸パパベリンの濃度、すなわち高濃度の塩酸パパベリンによる析出結晶が穿通枝を一時的に閉塞する。
　②塩酸パパベリン自体の弱酸性に起因する毒性。
　③投与量とは相関しない。
⑧合併症の発生率
　①Anterior circulation(前方循環);30%
　②Posterior circulation(後方循環);50%

※(著者註)症候性脳血管攣縮に対して、塩酸パパベリンや最近では塩酸ファスジルの局所動脈内注射が行われるが、保険適応外使用である。

治療方針と治療

❶破裂性脳動脈瘤の治療は手術が原則で、**その目的は再破裂の防止。**
❷**全般的な治療方針**
　(ⅰ)Hunt and Kosnik Grade Ⅰ〜Ⅲの患者
　　ⓐ 動脈瘤に対して早期に直達手術。
　　ⓑ 原則的には 72 時間以内に手術を行う。
　(ⅱ)脳内血腫を伴う症例
　　　➡緊急に血腫除去術とともに直達手術。
　(ⅲ)急性水頭症例
　　　➡脳室ドレナージを行い、症状の改善が得られれば直達手術。
　(ⅳ)脳血管攣縮のある症例

　　　　　➡約2週間くらい待つ（待機）。
　（ⅴ）Hunt and Kosnik GradeⅣおよびⅤの症例
　　　　　➡症状が改善するまで待つ（待機）。
　（ⅵ）正常圧水頭症例
　　　　　➡シャント手術を行う。
　（ⅶ）待機中における対症療法（保存的治療）
　　　ⓐ 絶対安静
　　　ⓑ 血圧のコントロール。
　　　　➡但し、重症例では不用意な降圧は脳循環を悪化させるので、投与は慎重に。
　　　ⓒ 頭蓋内圧のコントロール（Glyceol®やMannitol®の投与）。
　　　ⓓ 鎮静薬や鎮痛薬の投与。
　　　ⓔ 規則正しい排便（緩下薬の投与）。
　　　ⓕ 遅発性脳血管攣縮の治療。
　　　ⓖ 止血剤の投与。
　　　ⓗ 抗てんかん薬の投与。

❸**手術の時期からみた治療方針**
　（ⅰ）**早期手術対象症例**
　　ⓐHunt and Kosnik GradeⅠ～Ⅲのくも膜下出血のみの症例。
　　　㋐通常、直達手術。
　　　㋑直達手術が困難な症例、全身麻酔のリスクの高い症例や高齢者では血管内手術。
　　ⓑ脳内血腫や急性水頭症を伴う症例（緊急手術）。
　（ⅱ）**晩期（待機）手術対象症例**
　　ⓐ脳血管攣縮のある症例。
　　ⓑHunt and Kosnik GradeⅣおよびⅤの症例。

❹**手術方法**
　➡直達手術か血管内手術かの選択については、現段階においてもなお明確な結論は出ていない。
　（ⅰ）直達手術（開頭術）
　　ⓐNeck clipping（最も根治的治療）；頸部（neck）を残さないように、動脈瘤用クリップを動脈瘤頸部に親動脈（母血管）と平行にかけ、かつ親動脈を狭窄させないことが原則。
　　ⓑTrapping；動脈瘤の両側で親動脈を遮断する方法。
　　ⓒWrapping、あるいはCoating。
　　　㋐動脈瘤を被包し、補強する方法。
　　　㋑クリッピング術に比べて再出血する確率は高いが、そのまま放置するより低い。
　（ⅱ）血管内手術（intravascular surgery）
　　ⓐ動脈瘤内への離脱型コイル（Guglielmi detachable coil；GDC）塞栓術（**表7、8**）、あるいはステント併用コイル塞栓術。
　　ⓑ6ヵ月後の追跡画像検査で完全閉塞が認められれば、その後は安定している。

ⓒ破裂脳動脈瘤塞栓術後の再出血率；1.8〜3.3%
ⓓNeck が 3 mm 以上残存している症例では、再塞栓術やクリッピング術の適応。
ⓔ今後の展望(村山ら, 2003；滝, 2006)
　㋐液体塞栓物質の開発。
　㋑白金コイル表面に、創傷治癒機転を促進する生体材料をコーティングしたコイルの開発。
　㋒生理活性物質を、白金コイル表面にとりつけた徐放性コイルの開発。

表 7. GDC による脳動脈瘤塞栓術 (兵頭ら, 1999；阿部ら, 2006 を参照に作製)

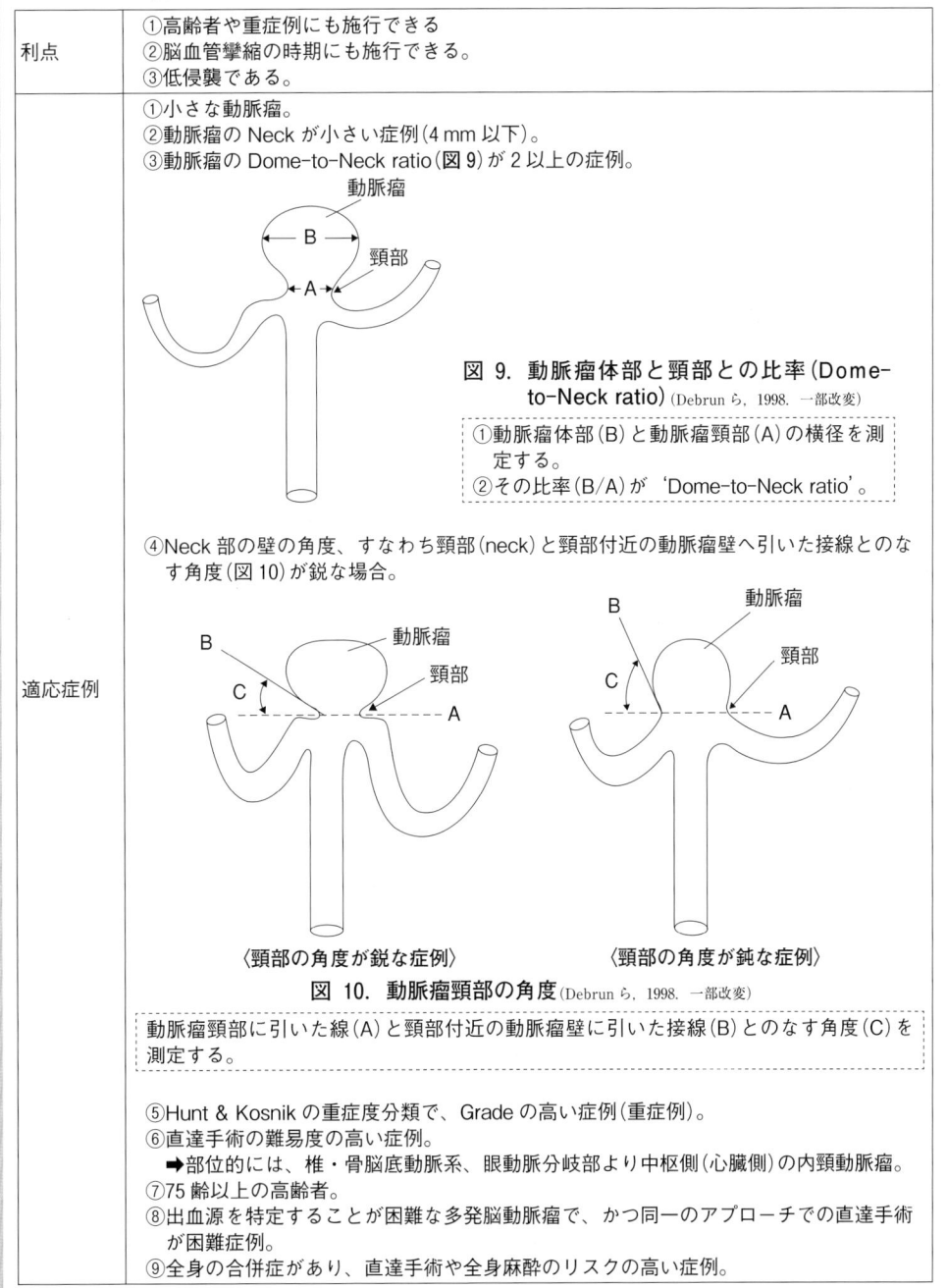

利点	①高齢者や重症例にも施行できる ②脳血管攣縮の時期にも施行できる。 ③低侵襲である。
適応症例	①小さな動脈瘤。 ②動脈瘤の Neck が小さい症例(4 mm 以下)。 ③動脈瘤の Dome-to-Neck ratio(図 9)が 2 以上の症例。 **図 9. 動脈瘤体部と頸部との比率(Dome-to-Neck ratio)** (Debrun ら, 1998. 一部改変) ①動脈瘤体部(B)と動脈瘤頸部(A)の横径を測定する。 ②その比率(B/A)が 'Dome-to-Neck ratio'。 ④Neck 部の壁の角度、すなわち頸部(neck)と頸部付近の動脈瘤壁へ引いた接線とのなす角度(図 10)が鋭な場合。 〈頸部の角度が鋭な症例〉　〈頸部の角度が鈍な症例〉 **図 10. 動脈瘤頸部の角度** (Debrun ら, 1998. 一部改変) 動脈瘤頸部に引いた線(A)と頸部付近の動脈瘤壁に引いた接線(B)とのなす角度(C)を測定する。 ⑤Hunt & Kosnik の重症度分類で、Grade の高い症例(重症例)。 ⑥直達手術の難易度の高い症例。 　➡部位的には、椎・骨脳底動脈系、眼動脈分岐部より中枢側(心臓側)の内頸動脈瘤。 ⑦75 齢以上の高齢者。 ⑧出血源を特定することが困難な多発脳動脈瘤で、かつ同一のアプローチでの直達手術が困難症例。 ⑨全身の合併症があり、直達手術や全身麻酔のリスクの高い症例。

表 7. 続き

動脈瘤の閉塞率	50〜77%
術後管理	①動脈瘤が完全に塞栓された場合 ➡術後の塞栓性合併症の予防のために、抗凝固療法および抗血小板療法を行う。 ②動脈瘤の部分的閉塞に終わった場合 　①再出血の危険があるので、抗凝固療法や抗血小板療法は行わない。 　②慢性期に入り、アスピリンやチクロピジンを投与する。
合併症および頻度	①出血；血管損傷による出血や動脈瘤の破裂による。 ②虚血；コイル逸脱、あるいはコイル周囲の血栓形成による親動脈の閉塞、カテーテルやガイドワイヤーによる血管損傷による脳血管の狭窄・閉塞、血管造影による血栓・塞栓など。 ③発生頻度 　①術中の動脈瘤の破裂；1% 　②虚血合併症；2〜8%
症候性脳血管攣縮の発生頻度	①直達手術例とコイル塞栓術例のいずれにおいて、その発生頻度が高いかということに関しては議論がある。 ②頻度；コイル塞栓術例で18%、クリッピング例で22%
正常圧水頭症の発生頻度	①直達手術例に比べて発生率が低いという報告と、変わらないという報告とがある。 ②コイル塞栓術による正常圧水頭症の発生頻度；約15%
退院時の転帰	①良好例 　①全体；74%（クリッピングでは75%） 　②術前の重症度が良好な群；87%（クリッピングでは81%） ②70歳以上の重症例の転帰は不良。

表 8. コイルによる動脈瘤塞栓術の課題

頸部(neck)の広い動脈瘤や大きな動脈瘤	①不完全な閉塞 ②術後のコイル Compaction（コイル塊が圧縮・縮小する緻密化現象） 　①動脈瘤のサイズや頸部(neck)が大きくなると、Coil compaction の発生率は高くなる。 　②Neck 残存例では、Coil compaction が高率に認められる。 　③動脈瘤内のコイルの密度が低いと、Coil compaction の発生率は高くなる。 　④脳底動脈先端部や内頸動脈分岐部の動脈瘤は、血流の Water hammer effect（水液圧波効果）を受けるため、Coil compaction が起きやすい。 ③コイルの逸脱 ④動脈瘤の再開通(20〜50%の頻度) ⑤動脈瘤自体の増大
分岐部の動脈瘤	分枝の閉塞
その他	術中破裂

(ⅲ) 神経内視鏡支援
　➡術中に神経内視鏡を用いることにより、ネック・クリッピングが完全か否か、親動脈や穿通枝が温存できているか否かを確認できる。

治療成績の比較

International subarachnoid aneurysm trial (ISAT) (Lancet 360, 2002) による、破裂脳動脈瘤に対する直達手術(clipping)と血管内治療(瘤内コイル塞栓術)との治療成績の比較検討した結果は、以下のとおりである。

❶対象となった動脈瘤は、前大脳動脈系が50.5%、内頸動脈系が32.5%、中大脳動脈系が14.1%、後方循環系が2.7%

❷結果
　（ⅰ）要介護（自立不能）例と死亡例；血管内治療群で有意に低い。
　（ⅱ）再出血例
　　　ⓐ治療後30日以内では、血管内治療群で有意に高い。
　　　ⓑそれ以降では、両群間で差はない。
　（ⅲ）再手術例；血管内治療群で有意に高い。

組織学的所見
❶動脈瘤は、中膜筋層と内弾性板の欠損を生じた部分からの動脈壁の膨出である。
❷動脈瘤壁
　（ⅰ）内膜と外膜の2層からなる。
　（ⅱ）全般的に膠原線維は増生しているが、弾性線維は著しく減少あるいは消失している。
　（ⅲ）破裂部位では、弾性線維は完全に消失している。
❸動脈瘤の入口部
　（ⅰ）内弾性板が主幹動脈より連続して残存している像がみられる。
　（ⅱ）中膜は、この部で比較的急激に消失していることが多い。

予後
❶予後に影響を与える因子
　（ⅰ）術前の重症度
　　　ⓐ重症例ほど予後不良。
　　　ⓑ脳内血腫の合併が予後を悪化させる重要な因子。
　　　ⓒ初回のくも膜下出血による一次脳損傷が、予後不良の原因。
　（ⅱ）年齢；高齢者（特に70歳以上）ほど予後不良。
　（ⅲ）再出血の有無。
　（ⅳ）脳血管攣縮の有無；軽症例における予後因子。
❷全体の死亡率は、40〜50％

AVMの合併
脳動脈瘤患者の0.3〜2％

関連症候群
Monakow症候群(74頁)

【破裂脳動脈瘤の術後痙攣について】
①術後てんかん(late seizure)の発生頻度；2〜25％
②初発時期
　㋐2年以内に80〜90％が初発する。
　㋑そのうち、6ヵ月〜1年以内が最も多い。
③術後てんかんの**危険因子**(risk factor)
　㋐痙攣発症例
　㋑中大脳動脈動脈瘤
　㋒脳内血腫合併例
　㋓術前の状態が不良な症例（術前の重症度の高い症例）。
　㋔術後神経学的後遺症例、およびADL不良例。
　㋕単純エックス線CTや症候性脳血管攣縮により、皮質（前頭葉−側頭葉領域）

　　　　　　損傷の所見のある症例。
　　④術後痙攣を起こしにくい症例
　　　　①術後の経過が良好な症例。
　　　　②神経学的所見に異常のない症例。
　　　　③単純エックス線CTで異常所見のない症例。
　　⑤抗てんかん薬の副作用の発生頻度；10～15％
　　⑥術後**予防的投与**の**必要な症例**と**投与期間**
　　　➡予防的投与が必要かどうか、また投与期間については一定した見解はないが、
　　　　①術前の重症度の高い症例、痙攣発症例、症候性脳血管攣縮例やCTで皮質損傷の所見の認められる症例に対しては、予防的投与をした方がよい。
　　　　②その他の症例に対しては、術後痙攣発作が生じた時点で投与する。
　　　　③投与期間は、1～2年位（3年以内）。

3．紡錘状脳動脈瘤 Fusiform cerebral aneurysm

定義
❶形態学的に**明らかな**動脈瘤頸部をもたず、動脈解離が証明できず、そして外見上、血管壁全体が紡錘状に、かつ短い距離で拡張しているものをいう（図11-左）。
❷非分岐部動脈瘤の一つである。

用語
❶動脈の一部が異常に延長し、拡張するなどの動脈硬化性変化が強いものを Dolichoectasia（延長拡張症）という。
　➡Dolicoectasiaの特徴は、以下のとおり。
　（ⅰ）出血しにくい。
　（ⅱ）主として脳底動脈にみられる。
　（ⅲ）男性に多い（約80％）。
　（ⅳ）高齢者（平均58歳）で、高血圧例に多い。
　（ⅴ）複数の脳神経が侵されていることが多い（約80％）。
　　　➡第3、5、6、7、8脳神経が侵されやすい。
　（ⅵ）動脈瘤を約30％に合併する（大部分は紡錘状）。
　　　➡Dolichoectasiaの動脈に生じた紡錘状動脈瘤を Dolichoectatic aneurysm（延長拡張動脈瘤）と呼ぶ。
　　　ⓐ頻度；通常の脳動脈瘤の1/50～1/100。
　　　ⓑ本動脈瘤の発生原因；動脈壁の解離や動脈硬化など。
　　　ⓒ血栓内出血を繰り返し、動脈瘤が巨大化する。
　　　ⓓSerpentine aneurysm との鑑別が困難。
❷Serpentine aneurysm（蛇行動脈瘤）
　（ⅰ）血栓化した巨大動脈瘤の中を、細い曲がりくねった蛇のような血管構造が貫いているものをいう。

（ⅱ）中大脳動脈に好発する。
➡周囲に構築物が少ないため、大きな蛇行血管が形成されやすい。
（ⅲ）脳血管造影では、巨大紡錘状脳動脈瘤は動脈瘤の中心部に著明な拡張がある。
➡これに対して、Giant Serpentine aneurysm では血管拡張がほぼ均一の太さで認められる(西崎ら，1986)。

❸Ectasia(拡張)
➡血管の周囲径が全体に増加したもの、すなわち血管全体が太くなったものをいう。

発生頻度	❶全脳動脈瘤の約1% ❷椎骨動脈瘤の10～30%
原因	❶動脈硬化症に起因することが多い。 ❷動脈硬化以外では、動脈解離、細菌感染、外傷、梅毒、大動脈縮窄症(coarctation of aorta)や Marfan 症候群など。
分類	手術手技上、3型に分類する(杉田ら，1982)。

第Ⅰ型	①親血管が動脈瘤の奥にあるもの。 ②したがって動脈瘤が親血管から手術到達路の方向、すなわち手前へ膨隆しているもので、Clipping は容易である。
第Ⅱ型	①親血管の奥に動脈瘤があるもの。 ②したがって手術到達路上、親血管が最初に現れ、その親血管の奥に動脈瘤があるもので、Clipping に際しては有窓クリップを使うことが必要である。
第Ⅲ型	①親血管が全周にわたって膨脹したもの。 ②手術は、Clipping は不可能で、Trapping か Wrapping を行う。

動脈瘤の大きさ	巨大なもの(giant type)が多い。
好発年齢	30～68歳に好発する(平均年齢；49歳)。すなわち、 （ⅰ）若年者と、 （ⅱ）高齢者(高血圧とアテローム性動脈硬化を伴っている)の、 2つの年齢グループに好発する。
性別	性差はない。
好発部位	❶椎骨・脳底動脈系に多い。 ❷椎骨動脈では、左側に多い(右：左＝1：1.5)
発症形式	❶虚血症状や周囲神経組織への圧迫症状で発症することが多い。 ❷破裂によるくも膜下出血は稀。
症状	❶頭痛 ❷脳虚血症状や圧迫症状；片麻痺、脳神経症状など。 ❸くも膜下出血の症状。
脳血管造影	❶紡錘状に拡張した部分を認める。 ❷ほかの血管における動脈硬化の所見、すなわちアテロームによる狭窄部や血管壁の不整、血管の延長や蛇行など。 ❸String sign(狭窄像)を認めない。

MRI　❶動脈瘤が Flow void（流体無信号）として描出される。
　　　❷解離性動脈瘤との鑑別に有用。
治療　❶虚血発症例
　　　（ⅰ）保存的治療
　　　　　ⓐ抗血小板療法
　　　　　ⓑ血圧管理
　　　（ⅱ）外科的治療；頭蓋外・頭蓋内バイパス術
　　　❷出血発症例
　　　（ⅰ）保存的治療；血圧管理
　　　（ⅱ）外科的治療
　　　　　ⓐ近位部（親動脈）閉塞術*（proximal occlusion）（**図11-右**）
　　　　　　㋐椎骨動脈を閉塞する際には、動脈瘤が存在する側と反対側の椎骨動脈が動脈瘤の存在する側の椎骨動脈より太くて、十分な血流があることが必要である。
　　　　　　㋑閉塞する側の椎骨動脈の Balloon occlusion test（322頁）を行う。
　　　　　　　☞臨床症状の変化、ABR、Stump pressure（断端圧；323頁）の測定などをモニターする。
　　　　　ⓑTrapping
　　　　　ⓒProximal occlusion や Trapping＋頭蓋外・頭蓋内バイパス術。
　　　　　ⓓWrapping や Coating。
　　　　　ⓔ血管内手術（intravascular surgery）
　　　　　　➡ Coil 塞栓術やステント留置（stent placement）

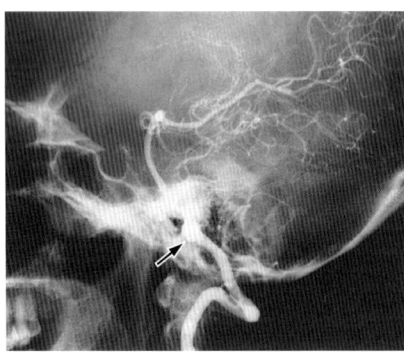

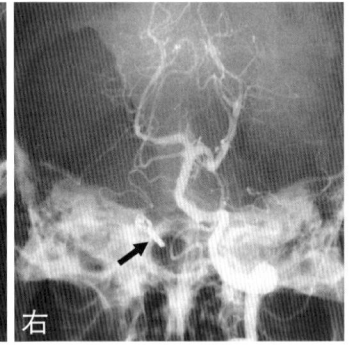

〈右椎骨動脈造影側面像（術前）〉　　〈左椎骨動脈前後像（術後）〉
　　　→；動脈瘤　　　　　　　　　　近位部椎骨動脈のクリップ閉塞（→）により動脈瘤は消失。

図 11．右椎骨動脈紡錘状動脈瘤

*【椎骨動脈の遮断部位】
①一般に、後下小脳動脈を近位側(心臓側)に残すように、つまり後下小脳動脈起始部より遠位(末梢)側で遮断する手技がとられるが、
　ⓐ遠位(末梢)側で遮断するのか、
　ⓑ近位(心臓)側で遮断するのか、
　については意見の一致をみていない。
②動脈瘤のすぐ近位(心臓)側で遮断するがよいとの意見もある。
③佐伯らは(1991)、正常屍体脳における椎骨動脈からの穿通枝の観察結果より、椎骨動脈の近位部閉塞を安全に行えるのは、次の部位であると報告している。すなわち、
　ⓐ後下小脳動脈が椎骨動脈の低位より起始する場合、すなわち後下小脳動脈起始部より遠位側の椎骨動脈の長さが 10 mm 以上の場合、後下小脳動脈起始部の近位(心臓)側で閉塞する(図 12-左)。
　　①椎骨動脈遠位側から起始する穿通枝を温存するため。
　　②後下小脳動脈が盲管側に含まれるが、健側からの逆行性の血流が椎骨動脈と後下小脳動脈に流れるとの前提に立っている。
　ⓑ後下小脳動脈起始部が高位(後下小脳動脈起始部より遠位側の椎骨動脈が 10 mm 以下の長さを有する)の場合、後下小脳動脈起始部の遠位(末梢)側で閉塞する(図 12-右)。
　　➡椎骨動脈近位側から起始する穿通枝の閉塞を防ぐため。

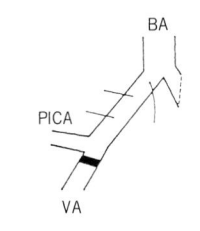

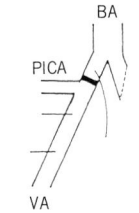

図 12. 椎骨動脈近位部閉塞の望ましい部位
(佐伯ら, 1991)

■は閉塞部位。
VA；椎骨動脈、PICA；後下小脳動脈、BA；脳底動脈

予後 良好
再出血率 椎骨動脈瘤で 10%

4. 外傷性脳動脈瘤 Traumatic cerebral aneurysm

定義 頭部外傷前に脳動脈瘤は存在せず、外傷後に発生する動脈瘤をいう。
発生頻度 ❶全脳動脈瘤の 0.15〜0.4%
❷頭部外傷例の 0.03〜0.1%
　➡因みに、先天性脳動脈瘤の破裂に際し、外傷が誘因となる頻度は 2.8%

❸小児の全脳動脈瘤の 10〜12％を占める。

原因		
	閉鎖(非穿通)性頭部外傷	①頻度；60〜70％と、原因として**最も多い**。 ②**自動車事故**によることが最も多く、次いで転落事故。 ③発生機序 　⒤骨折端、大脳鎌下縁、あるいは蝶形骨縁などの骨膨隆部で直接動脈壁が損傷され発生する。 　ⅱ動脈への剪断力(shear strain)により発生する。すなわち、脳動脈の固定部と可動部との境界(移行)部に、剪断力が作用して発生する。 ④**特徴** 　⒤来院時の意識障害は高度なことが多い。 　ⅱ硬膜下血腫や脳挫傷を 30〜60％に合併する。 　ⅲ半数に頭蓋骨骨折を伴い、その大部分は動脈瘤の近傍。
	穿通性頭部外傷	①発生頻度；15〜25％ ②銃弾創より刺創により発生する方が多い。すなわち、 　⒤銃弾創により発生する頻度；0.1〜3％ 　ⅱ鋭利な刃物による刺創で発生する頻度；10％ ③発生機序；直接、脳動脈壁が損傷されて発生する。 ④急性硬膜下血腫を 30％に、脳内血腫を 80％に伴う。
	医原性	10％

打撲・凶器の刺入部位	❶閉鎖性頭部外傷；前頭部に多い。 ❷銃創を除く鋭利な物による刺創(du Trevou ら, 1992) 　(ⅰ)左側に多い(2/3)。 　(ⅱ)頭頂部に最も多い(42％)。 　(ⅲ)次いで、前頭部、眼窩部や側頭部に多い。

分類		
	組織学的分類	➡4 型に分けられるが、ほとんどが**仮性動脈瘤**である。 ①真性動脈瘤(true aneurysm) 　⒤動脈壁の部分的な断裂により生じるもの。 　ⅱすなわち、内弾性板と中膜、あるいはそのどちらかが損傷されて発生する。 ②仮性動脈瘤(false aneurysm) 　⒤動脈壁の完全断裂、すなわち全層が損傷され、血腫(結合組織成分)が動脈瘤壁を形成するもの。したがって、正常な動脈壁の構造をもたない。 　ⅱ外傷性動脈瘤では、ほとんどが(80％)、頸部(neck)をもたない仮性動脈瘤である。 ③解離性動脈瘤(dissecting aneurysm) 　➡内膜損傷の結果、そこより動脈壁内に血液が流入し、壁内の脆弱部を剥離しながら動脈瘤を形成していくもの。 ④混合性動脈瘤(mixed aneurysm) 　➡真性動脈瘤の破裂により、二次的に仮性動脈瘤を形成したもの。
	発生機序および部位による分類 (Buckingham, 1988)	①穿通外傷性 ②非穿通外傷性 　➡半数に頭蓋骨骨折を伴っている。 　ⓐ末梢型(peripheral traumatic aneurysm) 　　⒤Distal ACA aneurysm(前大脳動脈末梢部に発生するもの；図 13)。

発生機序および部位による分類 (Buckingham, 1988)	②Distal cortical artery aneurysm 　❶頭蓋骨骨折（線状、あるいは陥没骨折）直下の動脈が直接損傷され生じる。 　❷ほとんどは、**中大脳動脈末梢**の皮質枝に発生する。 　　➡ごく稀に、後大脳動脈にも生じる。 　❸急性硬膜下血腫を伴っていることが多い。 ⓑ**頭蓋底型**(skull base traumatic aneurysm) 　①内頸動脈の海綿静脈洞部、錐体部(petrous portion)や床突起上部(supraclinoid portion)に好発する。 　②椎骨動脈や脳底動脈には、めったに発生しない。

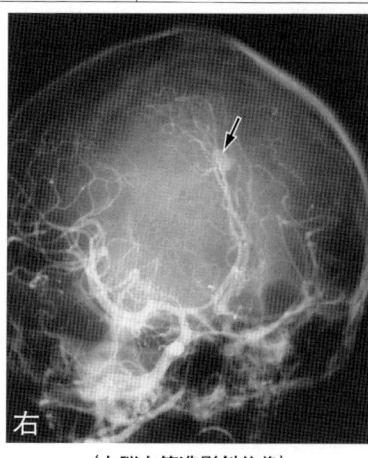

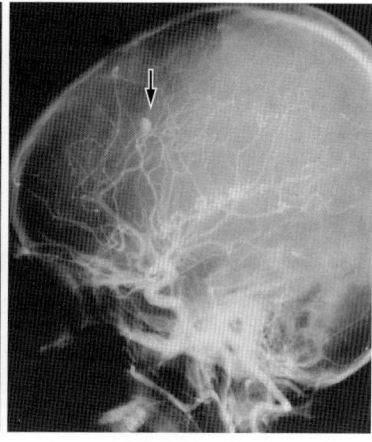

〈右脳血管造影斜位像〉　〈右脳血管造影側面像〉
図 13．前大脳動脈末梢部の外傷性脳動脈瘤
→；動脈瘤

動脈が損傷されやすい部位	❶骨折部の近傍。 　（ⅰ）頭蓋円蓋部骨折では、直下の脳表の細動脈。 　（ⅱ）頭蓋底骨折では、海綿静脈洞部、錐体部(petrous portion)や硬膜貫通部の内頸動脈。 ❷脳の急激な変形・移動による剪断力(shear strain)では、 　（ⅰ）血管可動性の変化する部位（移行部）の内頸動脈、すなわち側頭骨錐体部の頸動脈管入口部、硬膜貫通部や後交通動脈分岐直後の内頸動脈。 　（ⅱ）また、大脳鎌や蝶形骨縁によりその付近の動脈が損傷される。
動脈瘤の発生機序と特徴	前大脳動脈領域：①大脳鎌下への脳の一過性変位により、脳梁周囲動脈(pericallosal artery)が**大脳鎌下縁**で損傷され発生する。 　➡側方より外力が加わったときに発生しやすい。 ②剪断力により、動脈が損傷され発生する（前大脳動脈の本幹自体が分枝血管との間で脳に固定されているため、その間で剪断力が生じやすい）。 　➡動脈瘤の Dome が大脳鎌の方ではなく、脳梁側に向いている場合には、この機序が考えられる。 ③分岐部と関係のない部分に生じる。 ④硬膜下血腫より脳内血腫を伴う方が多い。
	中大脳動脈領域：①骨折により、その直下の脳表の細動脈が損傷され発生する（脳内血腫より硬膜下血腫を合併する方が多い）。 ②瞬間的な脳実質の移動により、蝶形骨縁で細動脈が直接損傷され発生する。

中大脳動脈領域	③剪断力により動脈が損傷され、発生する。 ➡脳動脈分岐部に動脈瘤が発生する場合。
内頚動脈領域	➡海綿静脈洞部、錐体部(petrous portion)や床突起上部(supraclinoid portion)に好発するが、 ①海綿静脈洞部や側頭骨錐体部の内頚動脈は、頭蓋底骨折や側頭骨骨折により直接損傷され発生する。 ②硬膜貫通部や後交通動脈分岐直後の内頚動脈(supraclinoid portion)では剪断力により発生する。骨折を伴わないことが多い。

動脈瘤の形成・破裂・診時断期	❶動脈瘤の形成時期;外傷後1〜2週間 **❷破裂(出血)時期**;外傷後2〜3週間以内が最も多い(80%)。 ❸受傷から動脈瘤診断までの期間;平均10〜14日
年齢	❶各年齢層にみられるが、 ❷若年者に多い。
性別	男性:女性＝3:1で、男性に多い。
好発部位	❶内頚動脈領域が48%と最も多い。その中では、 　(ⅰ)海綿静脈洞部;63%(全体の30%) 　(ⅱ)床突起上部(supraclinoid portion);31%(全体の15%) 　(ⅲ)錐体部(petrous poriton);6%(全体の3%) ❷中大脳動脈領域;26% ❸前大脳動脈領域;22%

発生機序や年齢による好発部位の相違		
	発生機序による好発部位の相違	①非穿通(閉鎖)性頭部外傷 　ⓐ頭蓋底型 　　①ほとんどは、内頚動脈に発生する。 　　　❶床突起上部(supraclinoid portion)に最も多い。 　　　❷次いで、海綿静脈洞部およびサイフォン部(siphon)。 　　②稀に椎骨動脈や近位部の前大脳動脈。 　ⓑ末梢型 　　中大脳動脈や前大脳動脈の末梢部に好発する。 ②穿通外傷 　ⓐ中大脳動脈と前大脳動脈に圧倒的に多い。 　ⓑ中でも、末梢部に好発する。
	年齢別による好発部位の相違	①15歳以下の若年者;前大脳動脈末梢部に多い。 ②成人;中大脳動脈末梢部に多い。
	末梢型の好発部位	①中大脳動脈領域に58%と最も多い。 　➡この中では、脳表細動脈に最も多い(77%)。 ②次いで、前大脳動脈領域;37% 　➡この中では、脳梁周囲動脈(pericallosal artery)に最も多い(32%)。 ③ほとんどは(97%)、分岐部以外から発生する。

多発性の頻度	14〜20%
発症形式(初発症状)	❶遅発性のくも膜下出血;43% ❷偶然発見例;56%
症状	❶受傷直後は、ほとんどは(80%)無症状か、軽微な症状である。

❷動脈瘤の破裂(くも膜下出血や脳内出血)による症状。
  ☝ 2/3は動脈瘤の破裂により発症する。
❸**非穿通外傷**による**内頚動脈瘤の三徴候**(Maurerら, 1961)
  (ⅰ)一側の失明(unilateral blindness)。
    ⓐ失明の原因は、視神経管骨折による直接の視神経損傷か、眼動脈損傷による。
    ⓑ失明は、動脈瘤と同側性。
  (ⅱ)眼窩上壁の骨折(fracture of orbital roof)。
  (ⅲ)大量の鼻出血(massive epistaxis)。
    ⓐ通常、蝶形骨洞の骨折を伴う。
    ⓑ鼻出血は、受傷後1〜3ヵ月頃に生じる(遅発性)。

診断　❶診断には、先行する明らかな外傷の存在が必要であるが、**先行する外傷**が、通常、**3週間以内**に存在する。
❷穿通外傷の場合には、異物と血管との位置関係から本症も念頭におく。
❸閉鎖(非穿通)性外傷では、本症を早期に診断することは極めて困難である。
  (ⅰ)**外傷性動脈瘤を疑う所見**
    ⓐ軽微な外傷後に硬膜外・下血腫が形成されている場合。
    ⓑ脳内血腫除去時に原因不明の動脈性出血がある場合。
    ⓒ激しいくも膜下出血の所見のある場合。
    ⓓ受傷時、あるいは遅発性の脳内血腫がある場合。
  (ⅱ)**前大脳動脈領域の動脈瘤を疑う所見**(笹岡ら, 1997)
    ⓐ受傷時の単純CTで、大脳縦裂に高吸収域を認めるとき。
    ⓑ受傷時の単純CTで、脳梁出血を認めるとき。
  (ⅲ)**頭蓋底部の動脈瘤を疑う所見**
    ⓐ遅発性の大量の鼻出血。
    ⓑ遅発性の脳神経麻痺。

脳血管造影　❶最初の脳血管造影検査で見つからないことがある。
❷**外傷性動脈瘤の特徴(先天性動脈瘤との鑑別点)**
  (ⅰ)動脈瘤は遅い動脈相で造影される(delayed filling)。
  (ⅱ)動脈瘤の造影程度が淡い。
  (ⅲ)動脈瘤が比較的長く描出されている。
  (ⅳ)動脈瘤壁が不整。
  (ⅴ)動脈瘤の頸部(neck)が欠如、あるいは不明瞭。
  (ⅵ)動脈瘤が末梢部にみられる。
  (ⅶ)動脈瘤の大きさが変化する(増大、縮小や消失)。

自然歴	
動脈瘤破裂による遅発性出血(鼻出血を含む)	①発生頻度 　ⓐ全体；36～87% 　ⓑ穿通性外傷；57% 　ⓒ非穿通性外傷 　　①全体；67%の頻度。 　　②発生部位別頻度 　　　◆頭蓋底型；62% 　　　◆Distal ACA aneurysm；87% 　　　◆Distal cortical artery aneurysm；36% ②出血のタイプとその頻度 　ⓐ穿通性外傷 　　➡くも膜下出血、あるいはそれに伴う脳室内出血例が最も多い(63%)。 　ⓑ非穿通性外傷 　　①頭蓋底型 　　　➡くも膜下出血と鼻出血とが同頻度(39%)で、最も多い。 　　②前大脳動脈領域 　　　◆脳内血腫が最も多い(50%)。 　　　◆次いで、脳室内出血および硬膜下血腫(各20%)。 　　③中大脳動脈領域 　　　➡ほとんど(88%)が、硬膜下血腫である。 ③死亡率 　ⓐ全体；30～50% 　ⓑ前大脳動脈末梢部に発生するものは、Distal cortical aneurysm (主として中大脳動脈)より死亡率は高い。
動脈瘤の増大	受傷後3週間以内；20%
消失(自然治癒)	①頻度；9～13% ②ほとんどが、**脳表の皮質動脈**(cortical branch)発生例。 ③脳血管造影上消失までの期間；外傷後17日～13ヵ月(平均；8ヵ月) ④**自然治癒例の脳血管造影上の特徴** (坪川ら, 1975) 　①脳挫傷部に一致する末梢の細動脈に発生しているもの(cortical cerebral aneurysm)、すなわち、脳表に近い動脈瘤。 　②動脈瘤の大きさは、大豆大以下。 　③動脈瘤の形態が不整で、かつ造影度が一様でなく、また動脈瘤の造影が静脈相まで残存しているもの。 　④数週間後の脳血管造影で、動脈瘤の造影性が低下しているもの。 　⑤動脈瘤と親動脈(parent artery)とが明確な頸部(neck)で結合していないもの(動脈瘤のNeckが明瞭でないもの)。

治療　❶治療の原則；早期に発見し、破裂前に外科的処置を行う。
　　　❷直達手術
　　　　➡先天性動脈瘤よりくも膜の癒着が強く、術中破裂をきたしやすい。
　　　　(ⅰ)Clipping
　　　　　　☞仮性動脈瘤のことが多いので、Clippingは困難あるいは危険であり、特殊なクリップを使用するか、あるいはTrappingやTrapping＋血行再建術を行うのがよい。
　　　　(ⅱ)Trapping
　　　　(ⅲ)Trapping＋端々吻合やGraftによる血行再建。
　　　　(ⅳ)Wrapping
　　　❸血管内手術
　　　　☞閉鎖性頭部外傷により発生する内頸動脈海綿静脈洞部の動脈瘤に対して適応。

組織学的所見	ほとんど(80%)が、**仮性動脈瘤**である。すなわち、本来の動脈壁の構成成分はなく、動脈瘤壁は結合組織により形成されている。
予後	❶一般に、予後は不良。 　(ⅰ)全体の死亡率；30〜50% 　(ⅱ)手術死亡率；15〜20% 　(ⅲ)非手術例(保存的治療)の死亡率；41〜55% 　　　📝前大脳動脈領域より中大脳動脈領域の方が死亡率は高い。 　(ⅳ)内頸動脈瘤(海綿静脈洞部)が蝶形骨洞内へ破裂したときの死亡率；30〜50% ❷予後を左右する因子 　(ⅰ)頭部外傷の重症度(外傷後の意識状態)。 　(ⅱ)くも膜下出血の程度。 　(ⅲ)初回の脳血管造影での脳血管攣縮の有無。 　(ⅳ)多発脳損傷(脳内血腫と脳室内出血の合併、両側大脳半球の損傷など)の有無。

5．細菌性脳動脈瘤 Bacterial cerebral aneurysm

定義・概念	動脈壁の細菌感染によって生じる動脈瘤をいう。
頻度	❶全脳動脈瘤の 2.6〜4.4%と稀。 ❷感染性心内膜炎(infective endocarditis)患者の 4〜15% ❸小児の全脳動脈瘤の 2.5〜10%
原因 (基礎疾患)	❶**細菌性心内膜炎**によることが**最も多い**(70〜90%)。 　　📝感染性心内膜炎患者の 4〜15%に細菌性脳動脈瘤を合併。 ❷次いで、細菌性髄膜炎。
原因による 分類	❶血管内起源(intravascular origin) 　(ⅰ)最も多いタイプ。 　(ⅱ)細菌性心内膜炎による血行感染が、原因の大部分(90%)を占める。 　　　➡急性心内膜炎より亜急性心内膜炎によることが若干多い。 　(ⅲ)細菌性心内膜炎患者の多くは、先天性心疾患あるいはリウマチ性心疾患をもっている。 ❷血管外起源(extravacular origin) 　➡隣接する感染巣(化膿性髄膜炎、骨髄炎、副鼻腔炎や海綿静脈洞血栓性静脈炎など)からの波及。 ❸一次性あるいは潜在性起源(primary or cryptogenic origin) 　➡体内に炎症性病変を認めないもの、すなわち原因不明。
起炎菌	本邦での多施設共同研究結果では(Eishi ら，1995)、 ❶グラム陽性球菌が 74%と最も多い。その中では、 　(ⅰ)レンサ球菌(streptococcus)が最も多い(64%)。 　(ⅱ)次いで、ブドウ球菌(staphylococcus)。 　　　ⓐ頻度；24%

　　　　　　　　　　　ⓑブトウ球菌によるものは、早期に出血する傾向がある。
　　　　　　　❷グラム陰性桿菌；10％
発生機序(説)　❶塞栓説(embolic theory)
　　　　　　　（ⅰ）感染性栓子が血管を閉塞し、動脈壁の内膜より内弾性板→中膜→外膜へと遠心性
　　　　　　　　　に感染が波及するため(遠心性波及)、動脈瘤が発生するとの説。
　　　　　　　（ⅱ）組織所見で、内膜から外膜にかけて炎症が認められる場合には、この説が有力。
　　　　　　　❷Vasa vasorum(血管壁栄養血管)説
　　　　　　　（ⅰ）感染性栓子が Vasa vasorum に達し、外膜より中膜→内弾性板→内膜へと求心性
　　　　　　　　　に炎症が波及し、動脈瘤が形成されるとの説。
　　　　　　　（ⅱ）脳動脈末梢には Vasa vasorum がないので、否定的。
　　　　　　　　　　➡但し、稀に硬膜外の内頸動脈に細菌性動脈瘤が発生することがあるが、この場
　　　　　　　　　　　合にはこの説が有力。
　　　　　　　　　　　　ウイルヒョー・ロバン
　　　　　　　❸Virchow-Robin 腔(脳実質に分枝する穿通動脈腔)での炎症が外膜、さらには親動脈
　　　　　　　　(parent artery)へ波及するとの説。
　　　　　　　　➡組織所見で外膜に強い炎症が認められる場合には、この説が有力。
好発年齢　　　❶50 歳以下に好発する(平均年齢；30 歳)。
　　　　　　　（ⅰ）11～30 歳に 60％と最も多い。
　　　　　　　（ⅱ）10 歳以下；10％の頻度。
　　　　　　　❷したがって、嚢状(先天性)脳動脈瘤より若年者に発生する。
　　　　性別　「男性：女性＝1.5：1 で、男性に多い」という報告と、「性差はない」との報告がある。
好発部位　　　❶部位別(大下ら, 2004)
　　　　　　　（ⅰ）**中大脳動脈領域(図 14-右)**が 60～78％と最も多い。
　　　　　　　（ⅱ）次いで、後大脳動脈領域(6.5～16％)。
　　　　　　　（ⅲ）前大脳動脈領域(5～14％)
　　　　　　　❷中枢側か末梢側か
　　　　　　　（ⅰ）**脳動脈の末梢部(図 14-右)**に圧倒的に多い(70～90％)。
　　　　　　　（ⅱ）髄膜炎に合併するものでは、前大脳動脈末梢枝に多い。
　　　　　　　　　　➡(理由)膿汁は、大脳半球の内側縁に最も貯留しやすいので。
　　　　　　　❸左右別；右：左＝1.8：1 で**右側に多い**。
　　　　　　　❹多発性の頻度(shower embolization 効果による)；20～30％

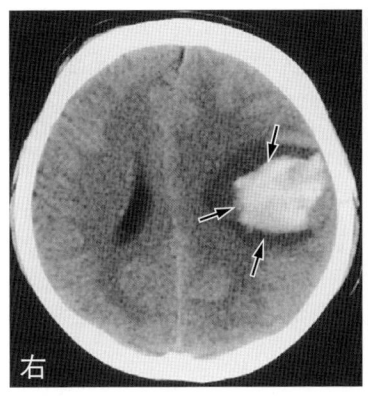

〈単純CT〉　　　　　　　　〈左内頸動脈造影側面像〉

左側頭頭頂葉に脳内血腫を示す高吸収域を認める(→)。　　　左中大脳動脈末梢部に動脈瘤を認める(→)。

図 14. 感染性心内膜炎による細菌性脳動脈瘤

動脈瘤の発生時期と破裂時期
❶実験結果
　（ⅰ）抗菌薬を投与していない場合には、感染性栓子の塞栓後2日で動脈瘤が発生し、破裂する。
　（ⅱ）適切な抗菌薬を投与している場合には、約1週間で動脈瘤は発生するが、未破裂である。
❷臨床的には、細菌性塞栓による中枢神経症状が発現してから**7日以内に脳動脈瘤が発生**する。
❸**くも膜下出血は、細菌性心内膜炎の診断より平均18日**(35日以内)に起こることが多い。

発症形式（初発症状）
❶ほとんどは、くも膜下出血や脳内血腫で発症する。
　（ⅰ）くも膜下出血発症例と脳内血腫発症例とは同じ頻度か、若干脳内血腫例が多い。
　（ⅱ）頭蓋内出血は、感染性心内膜炎急性期患者の5％に生じる。
❷その他の症状や徴候
　（ⅰ）局所神経症状(出血を伴わない)；痙攣など。
　（ⅱ）脳虚血症状；脳塞栓や血管炎による。
❸因みに、未破裂の状態で発見される頻度は、25％

症状
❶激しい頭痛
❷痙攣
❸局所神経脱落症状
❹意識障害

脳血管造影
❶経時的(14〜21日ごと)に、脳血管造影を繰り返し行うことが重要である。
❷所見
　（ⅰ）動脈瘤の形；紡錘状、あるいは不整な囊状を呈する。
　（ⅱ）動脈瘤の大きさ；小さいもの(1〜2mm)が多い。
　（ⅲ）動脈瘤の頸部は、不明瞭なことが多い。

エックス線 CT	（ⅳ）小動脈の狭窄・閉塞像や念珠状の像を呈する。 ❸経過中、動脈瘤が消失、増大したりする（増大する頻度；20％）。 ❶単純CT 　（ⅰ）脳内血腫があれば、高吸収域を呈する（図14-左）。 　（ⅱ）脳浮腫の所見を認める。 ❷造影CT；病変部が円形あるいは楕円形に増強。
MRI	Flow void（流体無信号）を呈する。
診断	❶発熱、心雑音のある患者に、頭痛、痙攣や神経脱落症状を認めたら本症を疑う。 ❷脳血管造影で確定する。
経時的神経放 射線学的検査	❶本動脈瘤は増大や消失したり、また新たに発生したりするので、**経時的に検査**することが大切。 ❷すなわち、脳血管造影、3D-CTやMRAを、抗菌薬投与後7〜10日頃に適宜検査することが大切。
治療方針	❶抗菌薬の投与と手術が基本的原則。 　（ⅰ）約半数は、抗菌薬の投与により動脈瘤は消失する。 　（ⅱ）手術時期は、可能ならば炎症が沈静化する抗菌薬投与4〜6週間前後(山口ら，2004)。 　　➡（理由）親動脈や動脈瘤頸部が炎症により脆弱性であるため、直達手術でも血管内手術でも、通常より血管損傷の危険性が高いので。

❷一般的な手術適応例(Frazee, 1996)
　（ⅰ）破裂症例
　（ⅱ）血腫による圧迫所見がある場合。
　（ⅲ）抗菌薬投与中動脈瘤が増大する場合。
　（ⅳ）抗菌薬投与後も動脈瘤が消失しない場合。
❸具体的な治療方針

Ⓐ圧迫所見のある 脳内血腫例	①動脈瘤が末梢部にある症例 　➡緊急で、血腫除去とともに破裂動脈瘤に対して直達手術を行う。 ②動脈瘤が主幹動脈(major vessel)にある症例(proximal aneurysm) 　ⓐ血腫除去のみを行うか、あるいは 　ⓑ破裂動脈瘤に対して直達手術が可能であれば、血腫除去とともに直達手術を施行。 ③多発例(multiple aneurysm) 　ⓐすべて末梢性で、かつ同じ手術野で接近できる症例 　　➡緊急で血腫除去を行うと同時に、すべての動脈瘤に対して直達手術をする。 　ⓑ同じ術野で接近不可能で、かつ破裂部が末梢部にある症例 　　➡血腫除去とともに末梢部の破裂動脈瘤に対して直達手術を行う。 　ⓒ破裂動脈瘤が主幹動脈にある症例 　　①血腫除去のみを行うか、あるいは 　　②破裂動脈瘤に対して直達手術が可能であれば、血腫除去とともに直達手術を施行。
Ⓑくも膜下出血例	①末梢部の動脈瘤(peripheral aneurysm) 　ⓐ動脈瘤が、親血管を閉塞しても神経脱落症状を呈さない部位、すなわちNon-eloquent（非症候発現域）にある場合 　　➡血管内手術

Ⓑくも膜下出血例	ⓐEloquent area（症候発現域）を還流する動脈に瘤が存在する場合 　➡直達手術と血行再建術の併用。 ②動脈瘤が主幹動脈から発生している症例（proximal aneurysm） 　➡2つの意見がある。すなわち、 　　ⓐまず4〜6週間の抗菌薬投与による保存的治療を行い、保存的治療によっても動脈瘤が増大するか、消退しない場合には直達手術を行う。 　　　🔑血行再建術が必要な場合がある。 　　ⓑ主幹動脈より発生している動脈瘤は、抗菌薬投与により縮小しにくいこと、また末梢部動脈瘤よりも死亡率が高く、予後が不良であることより、発見次第早期に積極的治療を行う（山口ら、2004）。 ③多発性の場合 　ⓐ破裂部が末梢で、かつすべての動脈瘤が同じ術野で接近できる場合 　　➡可及的早期に、すべての動脈瘤に対して直達手術を行う。 　ⓑ同じ術野で接近不可能で、かつ破裂部が末梢である場合 　　①末梢の破裂動脈瘤に対して直達手術を行う。 　　②残りの未破裂例に対しては、Non-eloquent area に動脈瘤がある場合には血管内手術を、Eloquent area に動脈瘤がある場合には直達手術を行う。 　ⓒ破裂部が主幹動脈である場合 　　➡直達手術
	※出血例（くも膜下出血例あるいは軽度な脳内血腫例）でも、全身状態が不良な場合には、抗菌薬による保存的治療を行う。
Ⓒ未破裂例	①まず、4〜6週間の抗菌薬投与による保存的治療を行う。 ②保存的治療によっても動脈瘤が増大したり、あるいは消退しない場合、さらには破裂した場合 　ⓐNon-eloquent area に動脈瘤がある場合➡血管内手術 　ⓑEloquent area に動脈瘤がある場合➡直達手術 　ⓒ血管内手術不成功例➡直達手術
Ⓓ心不全症状を伴っている症例	①原則 　ⓐ神経症状進行例 　　➡脳外科的手術（血管内手術か直達手術）を先行させる。 　ⓑ心不全進行例 　　➡弁置換術を先行させる。 ②心不全症状が重篤でない症例（弁置換術が待てる症例） 　➡脳外科的手術を先行させる。 ③未破裂脳動脈瘤に対する弁置換術の適応と時期については定説がない。

治療　❶保存的治療

　（ⅰ）保存的治療の最大の問題点は、治療中の破裂である。

　（ⅱ）治療薬

　　ⓐ4〜6週間の抗菌薬の投与。

　　　➡抗菌薬の投与7〜10日後に、脳血管造影や3DCTなどの画像検査を行い、動脈瘤の変化を観察する。

　　ⓑ脳圧下降薬

❷外科的治療

　（ⅰ）直達手術

　　　　ⓐクリッピング（clipping）；動脈瘤頸部が脆い場合や頸部が明瞭でないことがあり、Clipping ができないこともある。
　　　　ⓑ親動脈近位部クリッピング（proximal clipping）
　　　　ⓒトラッピング（trapping）
　　　　　➡動脈瘤が末梢にあり、かつ機能的に重要でない部位に存在する場合にはよい治療法。
　　　　ⓓClipping あるいは Trapping 後、動脈瘤の摘出。
　　　　ⓔProximal clipping、あるいは Trapping と血行再建術の併用。
　　　　　㋐特に、Eloquent area を還流する動脈に瘤が存在する場合には、血行再建術を併用。
　　　　　㋑血行再建術に関しては、「動脈瘤周辺の血管は脆弱であり受け取る側の血管（recipient 血管）として適さない」との意見や、「どれだけの開存率が得られるか」、などの問題がある。
　　　　　㋒Proximal clipping のみでは動脈瘤の根治は困難。
　　　　　　①その理由は、逆行性に灌流される可能性があるため。
　　　　　　②但し、灌流圧を低下させ、破裂の危険性を下げる可能性はある。
　　　　ⓕラッピング（wrapping）
　　（ⅱ）血管内手術
　　　　ⓐ適応に関しては、完全な意見の一致をみていない。
　　　　　すなわち、
　　　　　㋐細菌性動脈瘤患者の脳血管は脆弱であるため、血管損傷のリスクは通常の動脈瘤よりも高く、末梢部の症例以外は適応外であるとの意見。
　　　　　㋑破裂例に限らず未破裂例に対しても、第一選択となりうるとの意見。
　　　　　㋒末梢部の多発例に対して適応があるとの意見。
　　　　ⓑ一般に、血管内治療の適応症例は Non-eloquent area の末梢性動脈瘤（圧迫所見のない脳内血腫や、くも膜下出血で発症した破裂例、および非破裂例）。
　　　　　〔理由〕
　　　　　㋐血管内手術は、親動脈（parent artery）の開存率が直達手術よりも低い。
　　　　　㋑すなわち、血管内手術での開存率は 35％ であるのに対して、直達手術では 63％
　　　　　　（Chun ら，2001）
　　　　ⓒEloquent area を還流する動脈に瘤が存在する場合には、血管内治療は適応外。
　　　　　㋐その理由は、親動脈を閉塞する可能性が高いため。
　　　　　㋑したがって、Eloquent area に存在する動脈瘤の治療の基本方針は、血行再建を併用した動脈瘤切除。

病理所見	❶動脈瘤壁に炎症細胞の浸潤や壁内膿瘍を認める。 ❷内弾性板の断裂。 ❸動脈瘤および周辺動脈の壁の壊死。
動脈瘤の緩解と増大	❶抗菌薬投与中の動脈瘤 　（ⅰ）消失する症例

　　　　　　　　　　ⓐ頻度；40〜50%
　　　　　　　　　　ⓑ発症から動脈瘤の消失までの期間（脳血管撮影上）➡平均47日
　　　　　　　（ⅱ）縮小例の頻度；15〜20%
　　　　　　　（ⅲ）増大例の頻度；20〜24%
　　　　❷脳血管造影で、動脈瘤がゆっくり造影され、かつゆっくり消失するものは、破裂の危険性は低く、また、自然消失する可能性がある。
予後　　❶治癒率；80%
　　　　❷後遺症の発生頻度；10%
　　　　❸死亡率
　　　　　　（ⅰ）全体；8〜10%
　　　　　　（ⅱ）治療別の死亡率
　　　　　　　　　　ⓐ抗菌薬のみでの保存的治療の死亡率➡50〜75%と高い。
　　　　　　　　　　ⓑ外科的治療群（抗菌薬併用）の死亡率➡0〜27%の頻度で、保存的治療群よりよい。
　　　　　　　　　　ⓒ主幹動脈の動脈瘤は末梢部のものより死亡率は高く、予後不良。
　　　　❹細菌性動脈瘤存在下での弁置換術の予後は悪い。
　　　　❺弁置換術後に脳障害発現に最も影響を与える因子は手術時期。
　　　　　すなわち、
　　　　　　（ⅰ）脳病変発症後1ヵ月以内の手術施行例の悪化率➡46%
　　　　　　（ⅱ）脳病変発症後1ヵ月以降の手術施行例の悪化率➡8%
再破裂の頻度　2〜4%
新生動脈瘤　❶動脈瘤の手術後、新たに動脈瘤が出現することがある（頻度；13%）。
　　　　❷発生機序（説）
　　　　　　（ⅰ）心臓側より繰り返される細菌性の塞栓（bacterial embolus）により発生するとの説。
　　　　　　（ⅱ）主幹動脈の血管炎から、シャワーのように多量にくる塞栓子（shower embolus）により発生するとの説。
　　　　　　（ⅲ）細菌性髄膜炎、脳炎などを基盤に発生した動脈瘤では、脳軟膜周囲炎から末梢の動脈や頭蓋底部の主幹動脈の外膜に炎症が波及し、動脈瘤が発生するとの説。

6．未破裂脳動脈瘤 Unruptured cerebral aneurysm

発見率　❶人口の約2%（人口10万人に対して2,000人）（米倉ら, 2004）
　　　　❷脳ドックでの発見率；3%
　　　　❸MRAでの発見率；3.5〜4.1%
　　　　❹脳梗塞例の5%
　　　　❺脳血管造影での発見率；3.6〜5.3%
　　　　❻剖検での発見率；0.4〜3.8%

分類 (発見の経緯)	無症候性未破裂動脈瘤 Asymptomatic unruptured aneurysm	①偶然発見例(incidental aneurysm) 　(ⅰ) 頭痛やめまいなどの不定愁訴の精査で発見されるものが34〜46%で、最も多い。 　(ⅱ) 動脈瘤と関係のない各種脳疾患の検査中に偶然発見されるもの(27〜32%)。 　(ⅲ) 脳ドックで発見されるもの(16〜20%) ②多発性脳動脈瘤として発見されるもの(5〜9%)。
	症候性未破裂動脈瘤 Symptomatic unruptured aneurysm	①脳神経などの圧迫により症状を呈しているもの(例；動眼神経麻痺)。 ②頻度；4%で(UCAS, 2004)、破裂脳動脈瘤の約1/10(人口10万人あたり1人)。 ③動脈瘤の直径が5mm以上になると症候性となる(Solomonら, 1994)。

先行する神経疾患
❶くも膜下出血が最も多い。
❷以下、高血圧性脳出血、脳梗塞の順。

発見時年齢
❶20〜98歳(中央値：64歳)
　➡加齢とともに発見率は増加する傾向がある。
❷多発性脳動脈瘤の非破裂動脈瘤の発見時平均年齢は、Incidental aneurysmより若い。

性別
❶全体では、男性：女性＝1：2.0と女性に多い。
❷但し、前交通動脈瘤では、性差はない。

瘤の部位
❶中大脳動脈瘤、内頸動脈瘤が各1/3で多い(前交通動脈瘤は少ない)(UCAS, 2004)。
　すなわち、
　(ⅰ)中大脳動脈瘤が34%で、内頸動脈瘤が33%
　(ⅱ)前交通動脈瘤；14%
　(ⅲ)椎骨・脳底動脈瘤；9%
❷家族性では、中大脳動脈瘤が約半数を占め最も多く、以下、前大脳動脈瘤、内頸動脈瘤の順。
❸脳梗塞に合併するものでは、梗塞と同側に多い。

大きさ・形
❶大きさ(UCAS, 2004)
　➡小さい動脈瘤が多い。すなわち、
　(ⅰ)4mm以下の動脈瘤が約半数(48%)を占める。
　(ⅱ)5・6mmの動脈瘤；25%
　(ⅲ)7〜9mmの動脈瘤；15%
　(ⅳ)10mm以上の動脈瘤；12%
❷Bleb(daughter)を有する頻度；18%(UCAS, 2003)
❸多発性の頻度；17%(UCAS, 2004)

瘤の増大
❶頻度；4.4%
❷女性に多い。

破裂
❶破裂率
　(ⅰ)年間；0.5〜1%
　(ⅱ)各種類別
　　ⓐ症候性未破裂動脈瘤；3.6%/年

　　　　　ⓑIncidental aneurysm；1.5%/年
　　　　　ⓒ多発性脳動脈瘤の未破裂側；2.3%/年
　　（ⅲ）累積破裂率（平均観察期間；4.7年）(小泉ら，2006)
　　　　　ⓐ1年；1.9%
　　　　　ⓑ3年；4.6%
　　　　　ⓒ5年；8.5%
❷診断から破裂までの期間（平均）
　　（ⅰ）1個の動脈瘤(single aneurysm)；18.4年
　　（ⅱ）多発動脈瘤(multiple aneurysm)；9.3年

家族歴　❶8〜12%
❷家族構成の内訳(米倉ら，2004)
　　（ⅰ）同胞が最も多い（約57%）。
　　（ⅱ）父、母、子どもは各約13%で同率。

❸破裂の危険因子

①動脈瘤の大きさ	ⓐ破裂と最も関係がある。 ⓑ一般に、10 mm以上の大きさものが破裂しやすい（10 mm以上では、10 mm以下に比べて4.4倍高率）。 　①10 mm以上で20 mm未満の大きさの破裂頻度；24% 　②20 mm以上の大きさの破裂頻度；33% 　　　ⓒ破裂脳動脈瘤からの検討では、破裂した動脈瘤の大きさは、ほとんどが5 mm以上である。
②年齢	高齢者（60歳以上）では、破裂の危険性が高い（60歳以上で、平均1.6倍高い破裂率）(大熊，2005)。
③動脈瘤の形	壁不整、Blebのあるものは破裂しやすい。
④動脈瘤の部位	前交通動脈瘤と脳底動脈瘤が破裂しやすい(米倉ら，2004)。
⑤性別	女性は男性より破裂の危険性が高い（平均1.4倍）。
⑥高血圧や脳梗塞に伴うものは、破裂の危険性が高い。	
⑦多発性のもの。	
⑧症候性のもの（無症候性に比べて3倍高い）。	
⑨喫煙やアルコール摂取。	
破裂による死亡率；年間0〜5%	

手術適応　❶多発性動脈瘤の未破裂瘤
　　（ⅰ）破裂瘤による初回のくも膜下出血の重症度により決まる。
　　（ⅱ）破裂瘤と未破裂瘤とが同時に処置可能な部位にあれば、同時に手術をする。
　　（ⅲ）破裂瘤処置後症状の改善が得られるものに対して、未破裂瘤の処置を行う。
❷症候性の未破裂動脈瘤
❸偶然発見例(incidental aneurysm)
　　（ⅰ）一般的な手術適応症例
　　　　ⓐ若年者

　　　　　　　　　➡平均余命が少なくとも15年以上の年齢の者。
　　　　　　　ⓑ動脈瘤の壁が不整、あるいはBlebのあるもの。
　　　　　　　ⓒ5〜7 mm以上の大きさの動脈瘤。
　　　　　　　ⓓ経過中、動脈瘤の増大を認めるもの。
　　　　（ⅱ）血管内手術適応例
　　　　　　　ⓐ眼動脈瘤
　　　　　　　ⓑ内頸動脈海綿静脈洞部などの傍鞍部の動脈瘤。
　　　　　　　ⓒ椎骨・脳底動脈系の動脈瘤。
　　　　（ⅲ）高齢者(70歳以上)、脳梗塞などにより高度の神経脱落症状のある者や重篤な合併
　　　　　　症を有する症例などは、手術適応例となりにくい。
治療　　❶直達手術
　　　　❷血管内手術；コイル塞栓術
治療成績　❶直達手術成績
　　　　（ⅰ）全体
　　　　　　　ⓐMorbidity(合併症率)；1〜7%
　　　　　　　ⓑ死亡率；0〜1%
　　　　（ⅱ）多発性脳動脈瘤の未破裂側
　　　　　　　ⓐMorbidity；2〜5%
　　　　　　　ⓑ死亡率；2%
　　　　（ⅲ）脳梗塞・虚血に合併する未破裂瘤
　　　　　　　ⓐMorbidity；11〜35%
　　　　　　　ⓑ死亡率；10%
　　　　❷血管内手術成績
　　　　（ⅰ）永続性合併症の頻度；4.5〜7%
　　　　（ⅱ）死亡率；0.6%
　　　　（ⅲ）出血予防効果(Lanternaら, 2004)
　　　　　　　ⓐ術後年間出血率；0.9%
　　　　　　　ⓑ10 mm以上の動脈瘤では、不完全な塞栓術に終わると、出血予防効果はあまり期
　　　　　　　　待できない(年間出血率；3.5%)。

直達手術成績に関与する因子

①動脈瘤の大きさ	➡大きいものでは成績が悪い。すなわち、 ⓐ6 mm以下の動脈瘤 　①Major complication(重篤な合併症)の発生頻度；0% 　②死亡率：0% ⓑ7〜10 mmの動脈瘤 　①Major complicationの発生頻度；2% 　②死亡率：0% ⓒ11〜25 mmの動脈瘤 　①Major complication；7% 　②死亡率；3% ⓓ25 mmより大きい動脈瘤 　①Major complication；16% 　②死亡率；10%

②動脈瘤の部位	ⓐAnterior circulation（前方循環） 　①前交通動脈瘤および内頚動脈分岐部動脈瘤では、手術成績は悪い（morbidity；16〜17％）。 　②因みに内頚動脈・後交通動脈瘤のMorbidityは5％、中大脳動脈瘤は8％である。 ⓑPosterior circulation（後方循環） 　➡脳底動脈先端部動脈瘤で12mm以上の大きさのものでは、手術成績は悪い。
③既往歴	➡**脳梗塞・虚血に合併するものでは成績が悪い。**すなわち、 ⓐMorbidity；11〜35％ ⓑ死亡率；10％
④脳血流量	ⓐ脳血流量が40 ml/100 g/min未満の症例では、半数に術後神経症状の悪化をみる。 ⓑ35 ml/100 g/min以下では、極めて高率（90％）に術後神経症状の悪化をみる。
⑤年齢	➡**高齢者では成績が悪い。**すなわち、 ⓐ65歳以上の高齢者では、有意に術後神経症状の悪化をみる［永続的神経脱落症状（permanent deficit）；46％］。 ⓑ70歳以上では、高頻度に術後神経症状の悪化をみる（permanent deficit；60％）。

直達手術による合併症の原因

❶穿通枝損傷
❷動脈閉塞
❸静脈閉塞
❹脳挫傷

快適空間

★好きなように使ってね！

❸脳動静脈奇形
Cerebral arteriovenous malformation(AVM)

定義
- ❶胎生期における脳血管発生の途上で、正常ならば毛細血管網で置き換わるべきPrimitive arteriovenous connection(原始動静脈連絡)が遺残したために生じる血管奇形をいう。
- ❷すなわち、脳血管の発生途上で、毛細血管網が形成されないために生じた血管奇形である(図15)。

発生頻度
- ❶脳動脈瘤の1/7～1/6。
- ❷年間、人口10万人に対し1～2人。
〔Prevalence(有病率)は、人口の0.06～0.14%〕

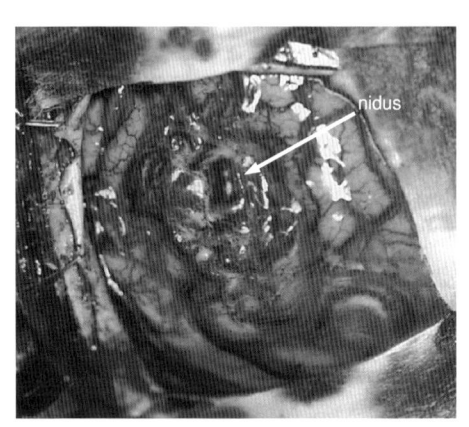

図15. 脳動静脈奇形の術中写真

発生時期
- ❶Streeterの脳血管発生過程(3頁)の第2期の異常、すなわち原始血管叢が動脈、毛細血管および静脈に分化する胎生第3～4週に発生するとされている。
- ❷Streeterの脳血管発生過程(3頁)の第3、5期の異常との説もある。

分類
- ❶出血の有無による分類
  - (ⅰ)破裂(出血)性；皮質下出血が最も多く、またかなりの頻度で脳室内出血を合併する。
  - (ⅱ)非(未)破裂
- ❷症状の有無による分類
  - (ⅰ)症候性(symptomatic)
  - (ⅱ)無症候性(asymptomatic)(402頁)

評価法　❶手術リスクの評価法（表9）
➡手術的治療の難易度を客観的に評価するための分類で、通常、5段階に分ける。

表 9. Spetzlerらの分類(1986)

Graded feature (AVMの所見)		Points Assigned** (割り当てる点数)
Size of nidus (ナイダスの大きさ)	small(＜3 cm)	1
	medium(3〜6 cm)	2
	large(＞6 cm)	3
Eloquence of adjacent brain (ナイダスの部位)	non-eloquent area (非症候発現域)	0
	eloquent area*(症候発現域)	1
Pattern of venous drainage (流出静脈のパターン)	superficial only(表在静脈)	0
	deep(深部静脈)	1

* Eloquent area とは、機能的に重要な部位をいう。具体的には、知覚・運動野、言語中枢、視覚領野、視床下部や視床、内包、脳幹、および小脳脚や深部の小脳核を指す。
** 3項の合計により、1点はGrade Ⅰ、2点はGrade Ⅱ、…、5点はGrade Ⅴとなる。
その他に、Grade Ⅵがある。これは、手術適応のまったくない(inoperable)AVMで、具体的には極めて大きなびまん性のAVM、あるいはNidusがびまん性に脳幹や視床下部などの重要組織に存在するAVMである。
※ このGrading(重症度)と手術成績とはよく相関し、Grade Ⅰ、ⅡはGrade Ⅴより手術成績はよい。

❷Radiosurgery(手術的照射療法)のための重症度分類
（ⅰ）手術のリスクの評価に利用されるSpetzlerらの重症度分類は、Radiosurgeryの成績予測には向かない。
（ⅱ）本重症度分類は、Radiosurgeryのためのものである(radiosurgery-based grading system for AVM)(Pollockら, 2002)。すなわち、
　ⓐAVMの体積、年齢およびAVMの部位からScore(点数)を求める。

Characteristic (AVMの所見)	Coefficient (回帰係数)
AVM volume(cm^3)	0.1
Patient age(yrs)	0.02
AVM location*	0.3

　ⓑAVM score＝(0.1)(AVM volume in cm^3)＋(0.02)(patient age in years)＋(0.3)(AVM location*)
　*上記の式のAVM location(AVMの部位)については、
　　㋐AVMが前頭葉や側頭葉(frontal, or temporal)に存在する場合には、'0'を与える。
　　㋑AVMが頭頂葉、後頭葉、脳室内、脳梁、あるいは小脳(parietal, occipital, intraventricular, corpus callosum, or cerebellum)に存在する場合には、'1'を与える。
　　㋒AVMが基底核、視床、あるいは脳幹(basal ganglia, thalamic, or brainstem)に存在する場合には、'2'を与える。

（ⅲ）本重症度分類は、治療成績とよく相関する。すなわち、
　　ⓐAVM score が 1 未満の優良群(excellent)は 95％以上。
　　ⓑAVM score＝1.25 の優良群(excellent)は 80％
　　ⓒAVM score＝1.5 の優良群(excellent)は 70％
　　ⓓAVM score＝1.75 の優良群(excellent)は 60％
　　ⓔAVM score＝2 の優良群(excellent)は 50％
　　ⓕAVM score が 2 を超える場合の優良群(excellent)は 40％未満。

好発年齢
❶20～49 歳が 60％と最も多く、平均年齢は 35 歳。
❷ほとんどが(80％)、40 歳までに発症する。
❸10 歳以下および 50 歳以上の症例は少ない。

性別
性差はないか、やや男性に多い(男性：女性＝1.1～2.0：1)。

好発部位
❶**テント上**に圧倒的に多く、かつ中大脳動脈領域に多い。
　（ⅰ）大脳半球が 77％
　　　➡頭頂葉＞前頭葉≧側頭葉＞後頭葉の順。
　（ⅱ）テント上深部(基底核、視床など)；15％
　（ⅲ）テント上 AVM のうち、55％は流入動脈が中大脳動脈である。
　（ⅳ）テント下(後頭蓋窩)
　　　ⓐ頻度；8～10％で、テント上：テント下＝9：1
　　　ⓑ小脳が最も多く(60～80％)、次いで脳幹(16％)、小脳橋角部(14％)。
❷左右別
　（ⅰ）頭頂葉のものは、左側にやや多い(左：右＝3：2)。
　（ⅱ）ほかの部位では、左右差はない。
❸多発性；0.3～4％と稀。

発症形式（初発症状）
❶頭蓋内出血が、65～70％と最も多い。
❷次いで、痙攣発作(20％)。
❸神経脱落症状；7％
❹その他(頭痛のみ、無症状)；3～10％

症状
❶痙攣*
❷神経症状(片麻痺、失認など)
　➡その発現機序として、
　（ⅰ）動静脈短絡による周囲脳組織の循環不全(intracerebral steal)、
　（ⅱ）動静脈奇形の増大による周囲脳組織への圧迫、あるいは破壊など、
　が挙げられている。
❸頭蓋内圧亢進症状

> ＊【AVMのてんかん原性について】
> ①Nidusそのもの
> ②AVM周囲のGliosis
> 　➡発作焦点としての主原因と考えられている。
> ③局所脳血流の不均衡

特徴・性質

❶毛細血管を通らずに動・静脈間が吻合した異常血管塊である。
❷AVMからの出血は、静脈圧の上昇による静脈の破綻で生じ、**出血圧は低い**。
❸AVMは脳実質内に存在しているため**高率に脳内血腫**を生じる(CT上、50～70％)。
❹AVM部の血管抵抗は著しく低く、多量の動脈血が流入する。
　➡このため、AVMに関与している動静脈の拡張、蛇行、変性をきたす。
❺初発症状(発症形式)との関係
　(ⅰ)**出血で初発しやすい因子**(Grafら，1983)
　　ⓐ女性
　　　㋐女性の平均出血率は3～4％/年。
　　　㋑一方、男性は2％/年。
　　ⓑ側頭葉のAVM。
　　ⓒ3cm以下の小さいAVM。
　　　➡小さいAVMはFeeder(流入動脈)圧が高いこと、また大きなAVMより発育するスピードが速いことにより出血しやすい。
　　ⓓ右側にあるAVM。
　(ⅱ)**てんかん発作**(痙攣)**で発症しやすい因子**
　　ⓐ大きなAVMは痙攣で発症することが多い(70％)。
　　ⓑ前頭葉のAVM(75％)。
❻出血(初回)で発症する年齢のピークは、15～20歳である。
❼**再出血**
　(ⅰ)頻度
　　ⓐ全体；24％
　　ⓑ脳動脈瘤に比して低い。
　(ⅱ)期間
　　ⓐ初回出血から再出血までの期間が長い(女性；平均12年、男性；平均8年)。
　　ⓑしかし、出血回数を増すにつれ、再出血までの期間が短くなる。
　　ⓒ40歳以降、出血の危険性は減少する。
❽**脳血管攣縮の発生頻度は低い**。
　【理由】
　(ⅰ)AVMが主として大脳円蓋部に存在すること、
　(ⅱ)くも膜下出血の程度が軽いこと、
　(ⅲ)脳主幹動脈が存在する脳底部くも膜下腔への血液の流入が少ないこと、

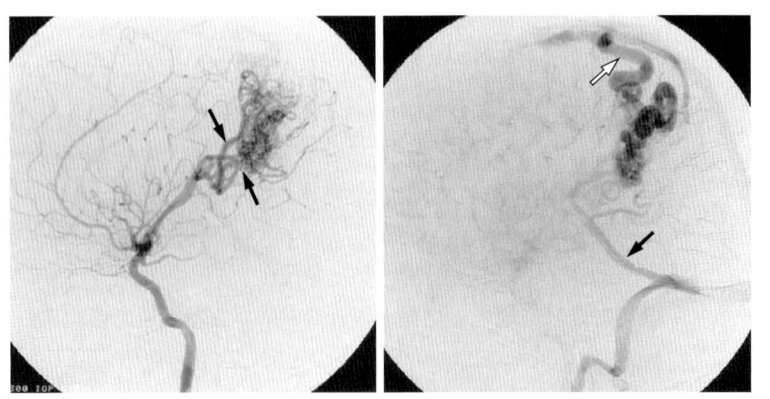

図 16. 脳動静脈奇形の左内頸動脈造影側面像（図 17 と同一症例）

①流入動脈は左中大脳動脈の枝である後頭頂動脈と角回動脈(左の写真の→)である。
②流出静脈は皮質静脈(右の写真の⇨)と Labbé 静脈(右の写真の→)である。
③その後、それぞれ上矢状静脈洞および横静脈洞(S 状静脈洞)へと流れていく。

などによる。

❾水頭症；25～30％の頻度でみられる。

脳血管造影　❶動脈相で流入動脈、Nidus が造影され、それとほぼ同時に流出静脈が描出される(図16)。
❷Nidus とは、動・静脈シャントが血管奇形内で生じている部分をいう。また動脈・静脈いずれともいい難い壁構造を有する血管である。

エックス線 CT　❶非出血例では、
　（ⅰ）単純 CT で、低、等、あるいは高吸収域で、通常、Mass effect(圧排効果)を認めない。
　（ⅱ）造影 CT で、Nidus や拡張・蛇行する血管が増強される。
❷出血例では、単純 CT で高吸収域。
　➡脳内血腫の所見は、50～70％にみられる。

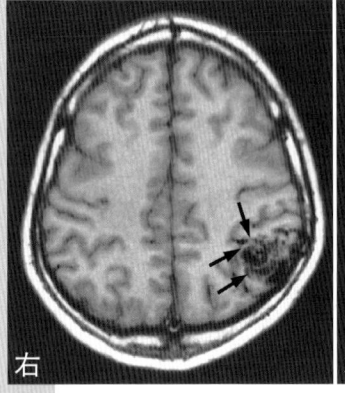

MRI　❶T 1、T 2 強調画像共に流体無信号(flow void)の虫くい状陰影がみられる(図17)。

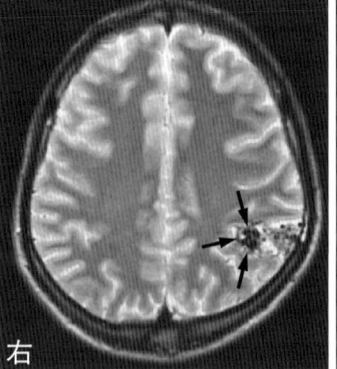

〈T 1 強調画像の水平断〉　〈T 2 強調画像の水平断〉　〈T 1 強調画像の矢状断〉

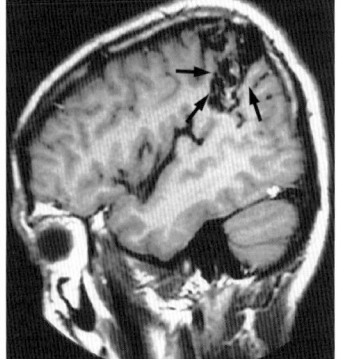

図 17. 脳動静脈奇形の MRI(図 16 と同一症例)

左頭頂葉に T 1、T 2 強調画像共に、低信号域を認める(→)。

❷MRI で診断した AVM のサイズは、脳血管造影や CT で評価したサイズよりも小さい。
  【理由】
    ➡ MRI では流出静脈を Nidus と明確に区別できるので、正確な AVM のサイズや輪郭がわかるから。

脳循環・代謝
❶AVM 周囲の脳組織は乏血状態（低灌流域）にある。
  （ⅰ）Nidus の大きさに左右される➡乏血を生じる大きさは直径 3 cm 以上。
  （ⅱ）低灌流域の出現機序
    ⓐ盗血による局所脳灌流圧の低下。
    ⓑ脳血管拡張能を伴わない周囲脳組織の不活化。
❷Diamox 負荷に対する AVM 周囲組織の脳血管拡張能は、低下している。
  ➡ Nidus が大きくなるほど、高率に出現する。
❸AVM の存在する半球では、糖代謝や酸素代謝が低下していることが多い。

診断
脳血管造影

治療目的・方針
❶手術の目的
  （ⅰ）出血（再出血）の防止。
  （ⅱ）痙攣や神経症状の改善。
  （ⅲ）盗血現象の予防。
❷治療方針
  （ⅰ）外科的に摘出可能であれば術前に塞栓術を行った後、手術施行。
  （ⅱ）外科的摘出不能、あるいは危険性が高い場合には、塞栓術により Nidus を縮小させた後、手術的照射療法（radiosurgery）を行う。
❸血管内手術および直達手術にあたっての注意点
  ➡術中に、正常灌流圧突破現象（Normal perfusion pressure breakthrough；NPPB）（50、397 頁）が生じる可能性があるか否かを、術前に十分検討する。

治療方針
(宮地ら，2002；宮地ら，2005)
❶小出血例で無症状であるが、出血の危険因子（Nidus 内の動脈瘤、深部流出静脈や皮質静脈への逆流など）が存在したり、High shunt AVM である症例では血管内治療の適応。
❷長径 2 cm 以下、体積として 4 ml 以下の小さい AVM の場合
  （ⅰ）出血の危険因子がなく、表在性の場合は直達手術の適応。
  （ⅱ）出血の危険因子がなく、深部に存在する場合は Radiosurgery の適応。
❸Spetzler らの Grade Ⅳ、Ⅴ（high grade AVM）に対する積極的治療は、推奨されていない。

治療
❶**直達手術および関連事項**
  ➡直達手術は、患者の年齢、AVM の部位、大きさ、出血の有無、神経症状の程度、流入動脈や流出静脈などを考慮して決定する。
  （ⅰ）一般的な手術適応
    ⓐNidus が小さい場合。
    ⓑ発生部位が重要な機能を有する部位でない場合。
      ➡ Non-eloquent area（非症候発現域）にある Spetzler Grade 1 および 2 の AVM。

ⓒ血腫があり、Nidus 摘出のための操作が比較的容易と思われる場合。
　　　ⓓ神経症状が進行性、あるいはある程度の神経症状がある場合。
　　　　㋐進行性神経症状の治療を目的とした手術は、一般的ではないとの意見もある
　　　　　(種子田ら, 1993)。
　　　　㋑その理由は、循環不全により進行性の神経症状を呈する AVM はすべてサイズ
　　　　　が大きく、したがって摘出術による合併症の発生頻度が極めて高くなるので。
　　　ⓔ深部であっても、比較的安全な到達路を工夫し得る場合。
　（ⅱ）Mass effect を伴う脳内血腫発症例に対する治療
　　　ⓐ緊急で血腫のみ除去する。
　　　ⓑ後日(通常、発症1ヵ月以内)、AVM に対する根治術を行う。
　　　　すなわち、脳浮腫などの影響がとれ、患者の状態がよくなった時点で Nidus の摘
　　　　出術を行う(待機手術)。
　（ⅲ）手術予後に関与する因子
　　　ⓐAVM の大きさ；大きいほど予後不良。
　　　ⓑ部位
　　　ⓒ流出静脈の型；深部静脈のとき、予後不良。
　（ⅳ）摘出の困難さに関与する因子
　　　ⓐ大きさ
　　　ⓑ流入動脈の数
　　　ⓒ部位
　　　ⓓ流出静脈の型
　（ⅴ）直達手術の適応であり、また手術的照射療法(radiosurgery)の適応でもある場合
　　　には、直達手術を選択する方がよい。

❷血管内手術(塞栓術)

| 一般的事項 | ①一般に、塞栓術単独で治癒させることは困難である。
②通常、摘出術や放射線外科療法の支援的手段として行われることが多い。
　➡前処理的な手段として、また後治療をより効果的にするために用いられる。
③塞栓術の時期として、一般に、出血急性期は適応外である。
④Amytal(amobarbital sodium)® による Provocative test(誘発試験)
　①塞栓を行う前に、Amytal(amobarbital®)30 mg を塞栓を行う動脈に超選択的に注入する
　　(Rauch ら, 1992)。
　②本テストで脳波異常や神経症状が出現しない場合には、安全に塞栓術が施行できる。
　※(著者註)現在、Amytal® は市販されておらず、他の Amobarbital 製剤も内服薬のみである。
⑤塞栓を行うにあたっての原則(宮地ら, 2002)
　①1 回の塞栓は 3〜4 本の流入動脈までとする。
　②正常血管の指出が明瞭となったら、そこで中止し、段階的塞栓術とする。
　③流出静脈内に造影剤の濃染像がみられたら、そこで中止し、段階的塞栓術とする。
⑥塞栓の順序(宮地ら, 2002)
　①出血源と考えられる Intranidal aneurysm があれば、優先的に処置する。
　②次に、Main feeder 以外の Accessory feeder をできるだけ処置する。
　③最後に Main feeder を塞栓する
⑦塞栓物質
　➡液体塞栓物質(例；n-butyl-2-cyanoacrylate＝NBCA) |

目　的	①塞栓術によりNidusの縮小を図る。 　㋐外科的摘出術の前処置としては非常に有効である。すなわち、周囲組織からの剥離が容易となり出血が起こりにくく、摘出が容易となる。 　㋑定位放射線照射が可能となる。 ②深部流入動脈を術前に予め閉塞しておくと、術中操作がやりやすくなる。 ③Nidus内の動脈瘤(intranidal aneurysm)を閉塞させる。 ④直達手術を希望しないか、あるいは適応のない症例に対しては、塞栓術と手術的照射(radiosurgery)との併用療法がよい。
適応症例	①Spetzlerらの分類でGrade Ⅱ、Ⅲが適応で、Ⅳ、Ⅴは適応外。 ②長径2cm以下、体積として4ml以下のものは適応外。 　➡表在性であれば直達手術、深部であればγ-knife。 ③出血例は適応外。 　➡直達手術
成　績	①完全閉塞率(塞栓術単独)；5〜10% 　➡完全閉塞が期待できる症例は、ⓐ3cm以下の小さい、緻密なNidus(small compacted nidus)、ⓑ流入動脈の数が1本または少数(3本以下)、およびⓒSulcal AVMなど(宮地, 2005)。 ②Morbidity(合併症率)；5〜15% 　ⓐ出血；最も重篤な合併症である。 　　【原因】 　　　①カテーテルによる機械的損傷。 　　　②塞栓物質注入後の血行動態の変化による。 　　　　❶塞栓術直後の出血は、液体の塞栓物質が流出静脈(draining vein)を閉塞することにより生じると考えられている。 　　　　❷固体の塞栓物質は、流入動脈側(feeding artery)を閉塞しやすいので出血の危険性が低い。 　ⓑ梗塞 　　➡塞栓術後に塞栓部位より逆行性に血栓化(retrograde thrombosis)が進み、正常血管を閉塞して脳梗塞をきたすことがある。 ③死亡率；1〜5% ④部分閉塞後の出血率；3%/年 ⑤1年以内の再開通(cyanoacrylateでの塞栓)；12%
危険因子	➡Spetzlerらの分類でGradeが悪いほど塞栓術による危険率は高くなる。 ①AVMの大きさ。 ②深部のAVM。 　➡穿通動脈(perforating artery)が流入動脈であるので。 ③流出静脈が深部である場合。 　➡少なくともNidusの一部が深部にあり、しばしば穿通動脈が流入動脈として関与しているので。 ④NidusがEloquent areaにある場合。

❸γ-knife(定位手術的照射 stereotactic radiosurgery)

適応症例	①Nidusの最大径が3cm以下のもの、あるいは3cm以上でも体積が10cm³程度以下のものが適応。 　📖Nidusの大きさ(体積)が閉塞率に最も影響する。 ②脳幹や視床など手術接近しにくい部位、あるいは手術適応のない(inoperable)AVM。 ③両側の穿通動脈により供給される深在性のAVM(例；Thalamocaudate AVM) ④部分摘出されたAVM。 ⑤Eloquent area(症候発現域)にあるAVM。 ⑥未破裂例
完全閉塞	①完全閉塞までの期間；多くは1〜2年 ②完全閉塞率(脳血管造影上の閉塞率) 　ⓐ1年後で、30〜40% 　ⓑ2年後で、80〜85% 　ⓒ3年以降、閉塞する可能性は低い。

	ⓓ脳幹部では、ほかの部位より閉塞率は低い。 　　➡脳幹部の閉塞率；63%(Yamamotoら, 1992) ③閉塞の画像診断 　ⓐMRI；血栓化の所見。 　ⓑ脳血管造影；A-V shunt が消失し、Nidus も造影されない。 ④閉塞後の出血のリスク(丸山ら, 2005) 　ⓐ治療前の1/10程度の出血のリスクがある。 　　①55歳で閉塞した場合の、その後の生涯の出血率は5%で、十分低いリスクとなる。 　　②25歳で閉塞した場合は8%と、やや高くなる。 　　　➡したがって、直達手術のリスクが十分に低いAVMに対しては、若年者では直達手術(摘出術)を第一選択とすべきである。 　ⓑ閉塞した AVM からの累積出血率は、10年間で2.2% ⑤初回の治療から3～5年経過しても脳血管造影でAVMが消失しない症例は、再照射を含め追加の治療が必要(丸山ら, 2005)。
閉塞率を左右する因子	①治療線量 　ⓐ周辺線量、すなわち Nidus の境界に照射する線量(城倉, 2005)。 　ⓑ完全閉塞率を決定する最も重要な因子。 ②AVM のサイズ ③年齢
効果発現の機序	①集中照射により血管壁に損傷が起こる。 ②その修復機転として、徐々に内皮細胞および内皮下組織の増殖が起こり、Nidusの内腔の閉塞が生じる。 　➡血管内皮の肥厚は3ヵ月程度で始まる。
再出血	①再出血率 　①年間、2～4%(Yamamotoら, 1992) 　②手術的照射療法後3年以内の出血率は4% 　③再出血率は自然経過と同じ。 ②出血による死亡率；0.6～2% ③再出血の原因 　①不完全な閉塞➡脳血管造影の検出能以下のごく微細な血管からの出血。 　②再開通
放射線障害(合併症)	①後遺症の出現率；3～5% ②分類(Elisevichら, 1999) 　ⓐ早期障害(early injury)(0～24時間) 　ⓑ遅発性障害(delayed injury)(≦6ヵ月) 　ⓒ晩期障害(late injury)(＞6ヵ月) 　　①具体的には、脳浮腫(放射線により誘発)とそれに伴うMass effect(圧排効果)である。 　　②50%は血管原性浮腫(vasogenic edema)で、症状を出すのは14%である。 　　③症状の発現時期；通常、照射後12～18ヵ月。 　　④治療；副腎皮質ステロイド薬の投与 ③症状 　ⓐ嘔気・嘔吐 　　➡最初の24時間以内に、7%の症例にみられる。 　ⓑ痙攣の悪化 　　➡照射前からある痙攣発作は、早期障害および晩期障害の時期に悪化する。 　ⓒ新しい神経症状(出血によらない)の出現 　　①頻度；4.4% 　　②発現時期；6～18ヵ月が多い。 　　③永続的後遺症(permanent residual deficits)の頻度；2～3% 　　④脳幹部では、辺縁線量が20 Gy(gray)を超えると、合併症の出現率は高くなる。 ④脳幹のAVMは最も合併症の危険性が高い。 　➡特に中脳蓋に存在するAVMが有意に高い(丸山, 2004)。 ⑤二次性発癌の可能性(丸山, 2004)。 　➡1/10,000～1/3,000

|組織学的所見|❶大小さまざまな内腔の血管よりなり、内弾性板のない異常血管を認める。
❷動脈と静脈とが混在し、動静脈吻合を認める。
❸血管の間には、萎縮した脳組織（gliosis）が介在する。

|予後|❶予後を左右する最大の因子
　➡出血
❷痙攣
　（ⅰ）手術により痙攣の改善がみられる。
　　すなわち、
　　ⓐ術前痙攣があった症例のうち、
　　　㋐55％は手術後消失するか、コントロールしやすくなる。
　　　　➡このうち大部分は、手術後1～2年で抗てんかん薬が不要となる。
　　　㋑不変；33％
　　　㋒悪化例；13％
　　ⓑ術後新たに痙攣が発生する頻度；6～8％
　（ⅱ）γ-knife も痙攣に対する効果がある。
　　　　➡γ-knife 治療後、Nidus の閉塞に伴い周囲脳の循環が正常化し、脳機能の面に対する治療効果もある。
❸手術成績
　（ⅰ）Morbidity（合併症率）；15％
　（ⅱ）手術死亡率；5～10％

|合併疾患|脳動脈瘤の合併が6～17％の頻度でみられる（386頁）。

|自然歴|

出血（再出血）	①一般的事項 　ⓐ一度発症した症例が、再出血あるいは新たに出血する危険度 　　㋐4年で、1/4 　　㋑10年で、1/3 　　㋒20年で、1/2 　ⓑ脳動脈瘤に比して、再出血の頻度は低い。 　ⓒ深在性の AVM は、表在性のものより再出血の頻度は高い。 　　➡深在性のものは、出血発症後3年までにその2/3が再出血を生じる。 ②頻度 　ⓐ出血発症例の出血率（再出血率） 　　㋐全体；30～45％ 　　㋑最初の1年間は6％、その後は年間2～4％ 　　㋒40歳以降の出血発症例では、発症後1年までに約3割が再出血を生じるが、その後はほとんど出血しない。 　ⓑ非出血（未破裂）例の出血率 　　㋐全体；5～10％ 　　㋑年間；1～3％ 　ⓒ保存的治療群の出血率；2～4％/年 ③出血を起こしやすい因子 　ⓐ過去の出血歴 　ⓑ基底核や深部の AVM 　ⓒ深部流出静脈の症例 　ⓓ小さい AVM

痙攣発作	①頻度；1%/年 ②年齢との関係 　➡発生頻度は、AVMが診断されたときの年齢と関係する。 　①10〜19歳で発症；44% 　②20〜29歳で発症；31%
死亡率	①年間、0.7〜1.5% ②発症形式別 　ⓐ出血発症例 　　①初回出血例；0.8%/年 　　②2回出血例；3%/年 　ⓑ非出血例；0.3%/年 ③出血回数別 |　　　　　　　　　| Nibbelink(1975) | Fults ら(1984) | |---|---|---| | 初回出血での死亡率 | 10% | 13.6% | | 2回目の出血での死亡率 | 13% | 20.7% | | 3回目の出血での死亡率 | 20% | 25.0% | 　※出血回数と死亡率との間に統計学的な有意差はない。 ④年齢別 　①10〜20歳の症例；出血で死亡する可能性は、10% 　②50歳の症例；出血で死亡する可能性は、5〜7% ⑤保存的治療群 　①初回出血時における死亡率；4〜14% 　②長期追跡時の死亡率；20%

手術を含めなんらかの治療によりAVMを縮小させても、その後の出血は保存的に経過観察した場合と変わらない。

関連症候群　Wyburn-Mason症候群(88頁)

チョットお耳を拝借

【Intracranial pial arteriovenous fistula】

①定義・概念
　ⓐ脳の動脈(皮質動脈)と静脈が直接吻合しているもので、Nidus(介在する血管網)を欠く。
　ⓑ病変は硬膜内に存在しない。
　ⓒHigh flow(高流量)である。
　ⓓ以下の点で、脳動静脈奇形(AVM)や硬膜動静脈瘻(dural AVF)と異なる。すなわち、
　　①Nidusを欠く点でAVMと異なる。
　　②流入動脈が脳の皮質動脈(pial or cortical artery)であること、および病変が硬膜内に存在しない点で、dural AVFと異なる
②頻度；極めて稀で、全脳動静脈奇形(AVM)の1.6%
③発症年齢；小児期

④初発症状；出血、痙攣、神経脱落症状、頭痛や心不全など。
⑤流入動脈と流出静脈
　ⓐ流入動脈は、1本あるいは複数。
　ⓑ流出静脈は1本。
⑥しばしば静脈の大きな動脈瘤様拡張(venous aneurysm, or varix)を伴う。
⑦鑑別疾患
　ⓐdural AVF
　　①瘻(短絡部)は硬膜にある。
　　②流入動脈は、外頸動脈や硬膜動脈。
　ⓑ脳 AVM；Nidus を有する。
⑧治療
　ⓐ直達手術により動・静脈短絡部を遮断(クリッピング、あるいは焼灼)。
　ⓑ血管内手術により動・静脈短絡部を遮断。
⑨術後の合併症率と死亡率
　ⓐ合併症率(morbidity)；11％
　ⓑ死亡率(mortality)；7％
⑩出血の危険率
　ⓐ流出静脈が1本の小さい AVM と同様、出血の危険率は高い。
　ⓑ静脈の動脈瘤様拡張を伴うので、出血の危険率は高い。
⑪自然閉塞(自然治癒)；期待できない。

❹頸動脈海綿静脈洞瘻 Carotid-cavernous fistula（CCF）

定義 内頸動脈、あるいは内頸・外頸動脈と海綿静脈洞との間に異常交通（瘻；動静脈短絡）を形成している病態をいう。

頻度 硬膜動静脈瘻全体の 20～25％

名称 海綿静脈洞部硬膜動静脈瘻（cavernous sinus dural arteriovenous fistula）、あるいは海綿静脈洞部硬膜動静脈奇形とも呼ばれる。

分類・原因

分類	タイプ		内容
交通（瘻）の状態による分類	直接型 Direct type		①内頸動脈（C4部）と海綿静脈洞とが直接交通しているもの。 ②原因；外傷や内頸動脈 C4部の動脈瘤の破裂。
	間接型 Indirect type		①内頸動脈（C4部）と海綿静脈洞との間に直接交通がないもので、その間に硬膜枝が関与しているもの（硬膜動静脈瘻）。 ②流入動脈が 　①外頸動脈の硬膜枝からなる External type（外頸型） 　②内頸動脈の硬膜枝からなる Internal type（内頸型） 　③外頸動脈と内頸動脈両者の硬膜枝からなる Mixed type（混合型）、 とがある。
原因による分類	外傷性 Traumatic	頻度	①75％と最も多い。 ②頭蓋骨骨折例や外傷の程度が重篤なものに発生頻度が高い。
		原因	①ほとんどは、頭部外傷による。すなわち、 　①内頸動脈海綿静脈洞部が穿通創や頭蓋底骨折などの外傷により損傷されて生じる。この部は構造上 Shearing stress（剪断力）が加わりやすい。 　②頭蓋底骨折例の70％は、蝶形骨体部の骨折である。 ②稀であるが、手術による合併症。
	非外傷性 Non-traumatic	頻度	25％
		原因	①硬膜動静脈瘻によるものが大部分（70％）（**特発性**[*]）。 ②内頸動脈瘤（C4部）の破裂（30％）。

[*]〔特発性（spontaneous）〕
①明らかな原因がなくて、内頸動脈と海綿静脈洞との間に動静脈短絡が生じるものをいう。
②海綿静脈洞部硬膜動静脈瘻と同義語で用いられる。

脳血管造影所見による分類（Barrow ら, 1985）

タイプ	内容
Type A	内頸動脈と海綿静脈洞との間に、直接、高流量の Shunt が介在するもの。 Direct high flow shunts between the internal carotid artery and the cavernous sinus.
Type B	内頸動脈の硬膜枝と海綿静脈洞との間に Dural shunt が介在するもの。 Dural shunts between meningeal branches of the internal carotid artery and the cavernous sinus.
Type C	外頸動脈の硬膜枝と海綿静脈洞との間に Dural shunt が介在するもの。 Dural shunts between meningeal branches of the external carotid artery and the cavernous sinus.

| Type D | 内頸動脈と外頸動脈両方の硬膜枝と海綿静脈洞との間に Dural shunt が介在するもの。
Dural shunts between meningeal branches of both the internal and external carotid arteries and the cavernous sinus. |

①Type B と D が多いとされている。
②流入動脈による分類であるが、この分類は症状、病態などは反映しておらず、経静脈的塞栓術の一般化した現在、それ程役立つものではない(桑山ら,2003)。

好発年齢　❶外傷性；若年者(20歳代)
　　　　　❷特発性
　　　　　　（ⅰ）40～60歳に多い。
　　　　　　（ⅱ）平均年齢；51歳

性別　❶外傷性；男性に多い(75%)。
　　　❷特発性；圧倒的に女性に多い(80%)。

発症形式
(初発症状)
と発症時期

外傷性	①初発症状；血管雑音や拍動性の眼球突出。 ②発症時期 　ⓐ約半数は、外傷後1週間以内に発症する。 　ⓑほとんどが(90%)、外傷後2ヵ月以内に発症する。すなわち、 　　①外傷後24時間以内に発症するもの；29% 　　②外傷後1週間以内；16% 　　③外傷後2ヵ月以内；42% 　　④外傷後2ヵ月以上経て発症するもの；13%
特発性	①一般に緩徐に発症する(急激発症；1/3)。 ②頭痛・眼痛や複視(外転神経麻痺によることが最も多い)で発症することが多い。 ③妊娠や出産を契機として発症することがある(473頁)。

症状　❶一般的事項
　　　　（ⅰ）症状は静脈圧の上昇により出現する。
　　　　　　（例）海綿静脈洞内圧の亢進による眼窩からの静脈還流の障害
　　　　　　　　➡拍動性眼球突出、結膜充血・浮腫。
　　　　（ⅱ）ほとんどは(80～90%)、一側性である。
　　　　（ⅲ）稀に海綿間静脈洞(intercavernous sinus)を介して、両側性(10%)あるいは反対側に眼症状を出すことがある。
　　　　【反対側または両側性に眼症状が出現する機序】
　　　　　ⓐ瘻と同側の海綿静脈洞、またはこれに注ぐ眼静脈に血栓を形成している場合。
　　　　　ⓑ外傷により同側の眼静脈が損傷している場合。
　　　　　ⓒ内頸動脈瘤により海綿静脈洞と眼静脈間の交通が遮断されている場合。
　　　　（ⅳ）脳神経麻痺の発生機序は、拡張した静脈や静脈洞による機械的圧迫(sinus expansion)、静脈圧上昇による脳神経からの静脈還流障害や脳神経を栄養している動脈の盗血現象(dural arterial steal)などによる。
　　　　（ⅴ）特発性(硬膜動静脈瘻)では、外傷性に比べて症状は軽い。
　　❷症状
　　　　（ⅰ）三主徴
　　　　　ⓐ**血管雑音**(bruit)；眼窩周辺や側頭部で聴取できる(約70%)。

ⓑ**拍動性眼球突出**(pulsating exophthalmos)(約80％)
　　　　➡通常、斜め下外方に突出。
　　　ⓒ**眼球結膜浮腫・充血**(conjunctival chemosis & dilated vein)(約75％)
　(ⅱ)外眼筋麻痺(約50％)
　　　ⓐ外転神経が最も障害されやすい。
　　　ⓑ次いで、動眼神経麻痺。
　(ⅲ)視力障害
　(ⅳ)頭痛、眼痛(約50％)

脳血管造影
（図18）

検査	①外傷性や動脈瘤破裂；4 vessels study ②硬膜動静脈瘻；6 vessels study	
一般的事項	①外傷性や動脈瘤破裂例	①短絡血流量は多い。 ②流出速度は速い。
	②硬膜動静脈瘻	①短絡血流量は少ない。 ②流出速度は遅い。
所見	流入動脈	▶動脈相で海綿静脈洞が描出される。 ①外傷性や動脈瘤破裂例；内頸動脈のみ。 ②硬膜動静脈瘻 　①外頸動脈系；正円孔動脈(internal maxillary artery の終末枝)、中硬膜動脈、副硬膜動脈や上行咽頭動脈などの関与が多い。 　②内頸動脈系；髄膜下垂体動脈や Inferolateral trunk で、髄膜下垂体動脈が最も多い。 　③稀に、椎骨動脈。
	流出静脈	①海綿静脈洞 ②海綿静脈洞からの流出は、上眼静脈(superior ophthalmic vein)、下眼静脈、上錐体静脈、Rosenthal(脳底)静脈やシルビウス静脈などであるが、上眼静脈が最も多い。 ③本疾患の静脈流出路は複数存在しているため、脳表静脈への逆流はきたしにくい。 　①従って、他部位の硬膜動静脈瘻に比べて、脳出血や静脈性梗塞をきたすことは稀。 　②本疾患における脳表静脈への逆流は(図18-Bの右)、4〜10％の頻度でみられる。 　　➡この場合には、脳出血をきたしやすい。 ④**流出静脈と臨床症状との関係**(Kurataら、1993) 　①三主徴を呈する場合 　　➡海綿静脈洞からの主要流出静脈は上眼静脈。 　②脳神経麻痺のみの(三主徴を呈さない)場合 　　➡海綿静脈洞からの流出静脈は、脳表静脈を含む少なくとも3本以上の静脈であり、出血の危険性が高い。

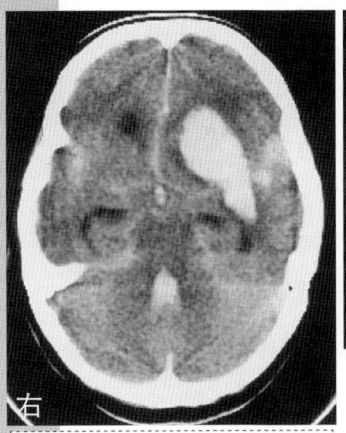

動脈相で、既に海綿静脈洞が描出されている（→）。

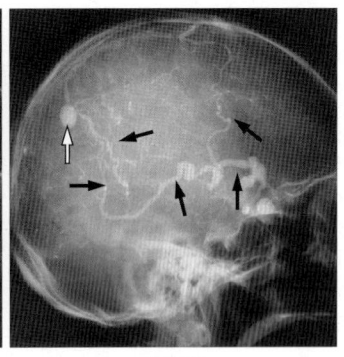

造影剤は海綿静脈洞より脳皮質静脈へ逆流している（→）。また瘤状に拡張した静脈もみられる（⇨）。

〈動脈相〉　〈静脈相〉

左前頭葉内血腫およびくも膜下出血の所見を認める。

〈A：単純CT〉

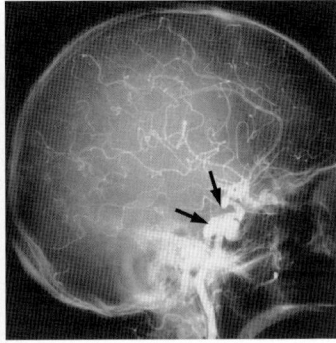

〈B：左脳血管造影〉

図18．特発性頸動脈海綿静脈洞瘻の脳内血腫発症例

エックス線CT	❶単純CT；稀に脳内出血をきたす（図18-A）。 ❷造影CTで、拡張した上眼静脈や海綿静脈洞が描出されることがある。
診断	脳血管造影で確定される（図18-Bの左）。
治療方針	❶著しい眼球突出や視力低下および著しい鼻出血を呈するものでは、緊急に処置が必要である。 ❷脳血管造影で脳表静脈に逆流している例や、脳表静脈の動脈瘤様拡張を認める例（図18-Bの右）では、緊急に処置が必要である。 ❸**血管内手術が第一選択**である。 　➡経静脈的塞栓術（主にコイルを使用）が第一選択。 【理由】 （ⅰ）動脈側は豊富な側副血行路をもち、血管構築が複雑であること。 （ⅱ）海綿静脈洞は、動静脈シャントが存在する場合には正常の静脈洞として機能していないこと。
治療法	❶血管内手術

大腿動脈経由	①外傷性など短絡血液量の多いもの（BarrowらのType A；直接型） 　➡動脈経由で、瘻を離脱式バルーンで閉塞する。 ②硬膜動静脈瘻（特発性） 　ⓐ内頸および外頸動脈からの分枝が複雑に短絡を形成している場合（BarrowらのType D）や内頸動脈の分枝のみが関与している場合（BarrowらのType B） 　　➡本法のみで根治することは困難。 　ⓑ流入動脈が外頸動脈のみのもの（BarrowらのType C） 　　➡本法のみで完治可能。 ③合併症 　ⓐ脳梗塞（脳動脈塞栓） 　ⓑ脳神経麻痺 　　①栄養動脈閉塞による脳神経麻痺（415頁）。 　　②バルーンによる一過性の動眼神経、滑車神経や外転神経麻痺（10〜20％）。 　　③全身ヘパリン化に伴う合併症

静脈経由	①適応症例 　ⓐ流入動脈が、内頸動脈からの細い硬膜枝である場合。 　ⓑ流入動脈が、内頸動脈および外頸動脈からの多数の硬膜枝である場合。 　ⓒ静脈性梗塞や脳出血合併例。 ②瘻の部位による手技の選択 　ⓐ一般に、瘻が海綿静脈洞の後方にある（流出路である下錐体静脈洞が拡張している）場合には、大腿静脈（あるいは内頸静脈）経由を選択する。 　ⓑ瘻が海綿静脈洞の前方にある（拡張・肥厚し、動脈化した上眼静脈が流出路である）場合には、上眼静脈経由を選択する。 　【理由】 　➡海綿静脈洞は、前下方部と後上方部の2つの隔室からなるので。 ③方法 　ⓐ経皮的に大腿静脈を穿刺し、そこより下錐体静脈洞そして海綿静脈洞内へとカテーテルを進め、コイルを塞栓する。 　ⓑまたは、内眼角上外側の上眼瞼に皮切を加えて上眼静脈を露出・穿刺し、そこより海綿静脈洞内にカテーテルを挿入し、コイルを塞栓する（図19）。 ④治療による症状の改善 　ⓐ症状の多くは1〜4週で改善。 　ⓑ複視の改善は遅れ、消失するのに約3ヵ月かかる。 ⑤合併症 　ⓐ静脈穿孔 　ⓑ眼症状の悪化。 　ⓒ過量な塞栓物質による脳神経麻痺。 　ⓓ眼窩内や頭蓋内出血。

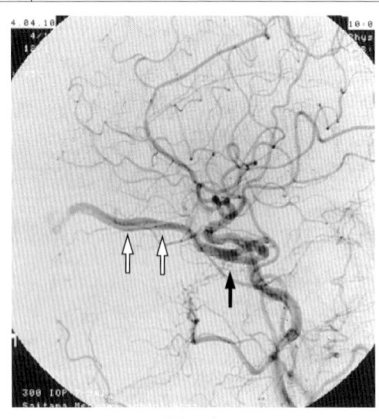

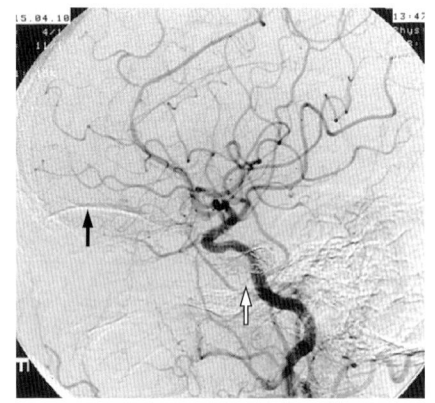

〈術前〉　　　　　　　　　　　〈上眼静脈経由コイル塞栓術後〉

動脈相で、既に海綿静脈洞（→）および上眼静脈（⇨）が描出されている。　　コイル（⇨）塞栓術後CCFは消失。→は、上眼静脈内のカテーテル。

図 19. 特発性頸動脈海綿静脈洞瘻の脳血管造影側面像（上眼静脈経由によるコイル塞栓術例）

❷頸部での頸動・静脈の用手間欠的圧迫（compression therapy）

頸部での頸動脈（同時に頸静脈も）を手で、間欠的に圧迫する方法である。	
適応症例	①短絡血流量の少ない症例。 ②脳表静脈に逆流していない症例。 ③最近、視力低下をきたしていない症例。
方法	①患者の頸動脈を圧迫する側と反対側の手で圧迫させる方法。 　➡この利点は、頸動脈圧迫中に虚血症状（運動麻痺）がでれば患者の手で圧迫できなくなり、自動的に押さえている手がはずれることにある。 ②医師が圧迫する方法（図20）。

手技	①三木ら(1988)の方法(医師が頸動脈を圧迫する方法) 　①1回5分、1日10回より開始する。徐々に圧迫時間を延長する。 　②1週間で1回20分、1日6回以上(合計2時間以上)行う。 　③この操作を続ける。 ②Higashidaら(1986)やHalbachら(1987)の方法(患者に頸動脈を圧迫させる方法) 　①最初は、1回の圧迫時間は10～15秒間。これを1時間に数回(2～3回)行う。 　②虚血症状がなければ、圧迫時間を徐々に長くする。 　③圧迫時間は、最大1回30秒間。
効果発現までの期間	通常、4～6週間以内。
有効(完治)率	①直接型；17% ②間接型；30%
合併症	①網膜出血 ②流出路の閉塞による症状の増悪(例；結膜充血の悪化)。

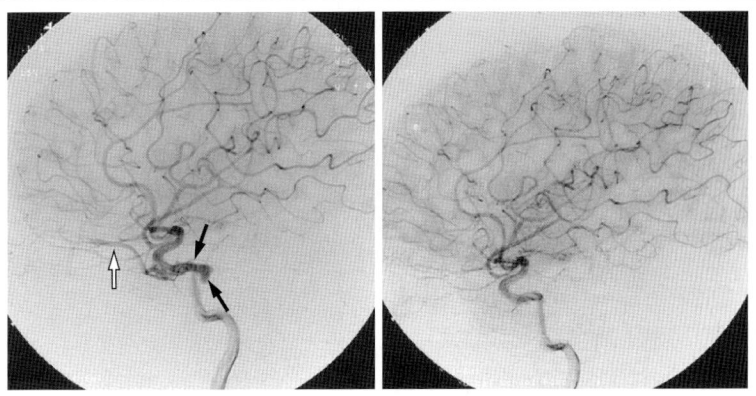

〈頸動脈圧迫施行前〉　　〈頸動脈圧迫施行後〉

施行前の脳血管造影動脈相で既に海綿静脈洞(→)および上眼静脈(⇨)が描出されている(左図)。頸部頸動脈圧迫による治療後、瘻は消失している(右図)。

図20. 頸動脈圧迫による特発性頸動脈海綿静脈洞瘻治癒例(右内頸動脈造影動脈相側面像)

❸直達手術

(ⅰ)開頭し、海綿静脈洞を直接穿刺し、コイルなどを塞栓する。

(ⅱ)頸部内頸動脈の閉塞術、あるいは頸部内頸動脈の閉塞術＋頭蓋外・頭蓋内(EC-IC)バイパス術。

(ⅲ)頸部内頸動脈と頭蓋内内頸動脈とをTrapping、あるいはTrapping＋頭蓋外・頭蓋内バイパス術。

(ⅳ)特発性における内頸動脈の閉塞およびTrappingにおける治癒率は、それぞれ30～40%、56%である。

❹γ-knife(単独、あるいは血管内手術との併用)

(ⅰ)適応症例

　ⓐ一般に、シャント量の少ないものに有用。

　ⓑ高齢者

　ⓒ内頸動脈硬膜枝が関与する例。

　　☞(理由)塞栓術が困難なため。

(ⅱ)閉塞率；約1年後で、80〜95％
(ⅲ)Morbidity（合併症率）；一過性が10％、永久的が5％

予後 生命予後は悪くない。

合併症(表10)

表10. 頸動脈海綿静脈洞瘻の合併症 (Halbach ら，1987)

	直接型	間接型	全体
頭蓋内出血	6.3％ （くも膜下出血と脳内出血は同じ頻度）	0 ％	5.2％
鼻出血	3.1％	0 ％	2.6％
視力低下	32.3％	25.0％	31.0％
失明*	3.1％	10.7％	4.5％
急激な進行性の眼球突出	1.6％	0 ％	1.3％
頭蓋内圧亢進	8.7％	3.6％	7.7％
脳虚血	0.8％	0 ％	0.6％
死亡**	3.9％	0 ％	3.2％

* 失明の原因：緑内障、視神経萎縮や角膜炎など。
** 死亡の原因：頭蓋内出血や鼻出血。

自然治癒

❶頻度
(ⅰ)外傷性；17％
(ⅱ)特発性（硬膜動静脈瘻；間接型）；30〜60％

❷自然治癒しやすい症例
(ⅰ)流入動脈が少ないもの。
(ⅱ)動静脈短絡が小さいもの。
(ⅲ)血流の遅いもの（循環遅延がみられるもの）。
(ⅳ)流出静脈が1本のもの。

外傷性CCFと特発性CCFの鑑別

	外傷性	特発性
好発年齢	若年者	中年
性別	男性	女性
症状 （三主徴）	①三主徴は明瞭。 ②頭痛は少ない。	①3主徴の程度は軽い。すなわち、眼球突出の程度は軽く、非拍動性のこともある。また、血管雑音のない例もある。 ②頭痛が多い。
瘻の形成	内頸動脈	内頸動脈と外頸動脈。時に椎骨動脈。
動静脈短絡	大きく、短絡血流量は多い。	小さく、短絡血流量は少ない。
自然治癒率	低い(17％)。	高い(30〜60％)。

❺硬膜動静脈瘻
Dural arteriovenous fistula (dural AVF)

定義	❶硬膜動脈と静脈洞、あるいは稀に脳表静脈との間に瘻が存在するものをいい、硬膜または硬膜よりなる頭蓋内組織(大脳鎌、小脳テントや静脈洞など)に発生する。 ❷本疾患の本態は、静脈洞壁内に存在する硬膜動脈と硬膜静脈の間に生じる動静脈瘻。
発生頻度	❶全頭蓋内動静脈奇形の10〜15％ ❷テント上動静脈奇形の6％、テント下動静脈奇形の35％。
名称	硬膜動静脈奇形(dural arteriovenous malformation；dural AVM)とも呼ばれる。
発生機序(説)	❶先天説；胎児期の血管形成異常。 ❷後天説 　➡主流 　(ⅰ)硬膜に正常に存在する動静脈短絡が、静脈洞内圧の上昇により拡張して硬膜動静脈瘻になるとの説。 　(ⅱ)根拠 　　ⓐ頭部外傷後や開頭術後に発生する例があること(術後例は、ほとんどが横・S状静脈洞部に発生)。 　　ⓑ静脈洞閉塞先行例に発生することがあること。 　　　📖先行する静脈洞閉塞の治癒過程で、静脈洞壁に生理的に存在する動静脈短絡が、血栓の溶解に伴い開存・拡張し、静脈洞開通後も残存することにより生じる。 ❸先天性と後天性の両者説。
誘因	外傷、中耳炎や蝶形骨洞炎などの感染、外科手術後など。
分類	発生部位による分類

発生部位による分類：

①瘻が存在する静脈洞による分類
　ⓐ**横・S状静脈洞部**(transverse-sigmoid sinus)dural AVF(155頁図21)
　ⓑ**海綿静脈洞部**(cavernous sinus)dural AVF(いわゆる、特発性頸動脈・海綿静脈洞瘻；144頁)
　ⓒ上矢状静脈洞部(superior sagittal sinus)dural AVF(411頁)
　ⓓ蝶形頭頂静脈洞部(sphenoparietal sinus)dural AVF
　ⓔ上錐体静脈洞部(superior petrosal sinus)dural AVF(406頁)
　ⓕ下錐体静脈洞部(inferior petrosal sinus)dural AVF(408頁)
　ⓖ辺縁静脈洞部(marginal sinus)dural AVF(409頁)
②解剖学的部位による分類
　ⓐテント部(tentorial)dural AVF(406頁)
　ⓑ円蓋部(convexity)dural AVF
　ⓒ大脳鎌部(falx)dural AVF(411頁)
　ⓓ斜台部(clival)dural AVF
　ⓔ大孔部(foramen magnum)dural AVF(409頁)
　ⓕ篩骨部(ethmoidal)dural AVF(156頁図22)
　　①硬膜静脈洞を介さない硬膜動静脈瘻。
　　②眼動脈からの流入動脈は、前頭蓋底の硬膜内で異常血管網を形成した後、**静脈洞を介することなく、ほとんど常に脳表静脈と瘻を形成する**。
　　③頻度；全硬膜動静脈瘻の6％
③表在性か否かによる分類
　ⓐ表在性dural AVF
　　➡横・S状静脈洞部や上矢状静脈洞部などのdural AVFをいう。

発生部位による分類	ⓑ深在性 dural AVF（404 頁） 　➡テント、前・中頭蓋底、そして斜台や大孔などの後頭蓋窩に発生するものをいう。 ④頭蓋底部による分類 　ⓐ前頭蓋窩（anterior cranial fossa）dural AVF 　　➡篩骨部 dural AVF と同じ。 　ⓑ中頭蓋窩（middle cranial fossa）dural AVF 　　①海綿静脈洞部 dural AVM がその代表。 　　②その他、中頭蓋窩硬膜の dural AVF。 　ⓒ後頭蓋窩（posterior cranial fossa）dural AVF 　　①頻度；35〜50％ 　　②横・S 状静脈洞部 dural AVF がその代表。 　　③その他、テント部、静脈洞交会部、斜台部や大孔部 dural AVF。
原因による分類	①外傷性；稀 ②非外傷性；ほとんどが特発性（原因不明）である。
短絡様式（流出パターン）による分類	①静脈洞を介するもの 　ⓐ名称；Artery-to-sinus communication で Sinus fistula type という。 　ⓑ頻度；80％ 　ⓒ分類 　　①静脈洞から順行性に流出するもの。 　　②静脈洞より、脳の静脈（leptomeningeal vein*）へ逆流するもの。 ②脳静脈と直接短絡しているもの—静脈洞を介さないもの— 　ⓐ名称；Artery-to-pial vein communication で、Pure leptomeningeal drainage type, Non-sinus fistula type や、Extrasinusal type という。 　ⓑ頻度；20％ 　ⓒ前頭蓋底部、テント部、斜台部や大脳円蓋部硬膜の dural AVF がこのタイプ。 　ⓓ静脈圧上昇のため血管が拡張蛇行して、二次的に静脈性の動脈瘤様拡張（venous aneurysm）が形成される。 　　➡この動脈瘤様拡張部から出血することが多い ＊Leptomeningeal vein；Cortical vein、Pial vein や Subarachnoid vein とも記載されている。

好発年齢

❶40〜60 歳に多い（70％）。

❷平均年齢；47 歳

❸篩骨部（前頭蓋窩）

　（ⅰ）ほかの部位より、10 歳平均年齢が高い。

　（ⅱ）50 歳代が最も多く、次いで 60 歳代である。

性別

❶全体では、女性に多い（男性：女性＝1：1.5）。

❷部位別における性差

　（ⅰ）横・S 状静脈洞部；性差なし。

　（ⅱ）海綿静脈洞部；圧倒的に女性に多い（男性：女性＝1：4）。

　（ⅲ）篩骨部（前頭蓋窩）；圧倒的に男性に多い（男性：女性＝3〜4：1）。

好発部位

❶横・S 状静脈洞部に最も多く発生する（60〜70％）。

　➡本邦では第 2 位（28％）(桑山, 2005)

　（ⅰ）左右別では、「左側に多い」との報告と、「左右差はない」との報告とがある。

　（ⅱ）両側性は 20％

❷次いで、海綿静脈洞部(20〜25％)。
　➡本邦では、海綿静脈洞部硬膜動静脈瘻が最も多い(46％)(桑山, 2005)。
❸篩骨部(6〜10％)；左右差はない。
❹上矢状静脈洞部；5％

多発性　❶それぞれが独立した部位(例；篩骨部と横・S状静脈洞部など)に発生するdural AVMの多発性は稀(7％)。
❷多発性は、単発性(single)のものより出血の危険性が高い。
　(ⅰ)出血発症の頻度；約40％
　(ⅱ)偶然に発見された側のdural AVFについては、出血の危険性があれば治療する。
❸ほとんどの症例(80％)が脳表静脈(leptomeningeal venous drainage)へ流出する。

発症形式
(初発症状)

横・S状静脈洞部	海綿静脈洞部	篩骨部
拍動性耳鳴が最も多い(約半数)。	①徐々に発症する例が多い(2/3)。 　💡動静脈短絡血液量の増加による。 ②急性発症；1/3 　💡海綿静脈洞内の出血による。	①ほとんどが(70〜90％)、頭蓋内出血で発症する。 ②脳内血腫が最も多く(60〜70％)、その他、硬膜下血腫。

症状　❶一般的事項
　(ⅰ)神経症状
　　　ⓐ局所神経症状(運動麻痺や痙攣など)は、脳皮質静脈へ逆流している症例にみられる。
　　　ⓑ全般的な神経症状(頭蓋内圧亢進症状や水頭症の症状)は、静脈洞閉塞(血栓)やくも膜下出血後の髄液吸収障害により出現する。
　(ⅱ)脳神経麻痺は、拡張した静脈や静脈洞による機械的圧迫、静脈圧上昇による脳神経からの静脈還流障害や脳神経を栄養している動脈の盗血現象などにより生じる。

❷各部位のdural AVMの特徴と症状
　(ⅰ)横・S状静脈洞部の特徴と症状

特徴	症状
①臨床症状の変動、すなわち悪化や改善などが、しばしば認められる。 ②臨床症状の変動は、静脈洞閉塞の速度、部位や拡がりが関与する。	①拍動性耳鳴(70％) 　①運動、体位変換やストレスで増悪する。 　②拍動性耳鳴症例の40％に、血管雑音を聴取できる。 ②血管雑音(bruit)(85％) 　①通常、乳様突起付近(耳介後部)で聴取できる。 　②同側の頸動脈の圧迫により血管雑音が減少、あるいは消失する。 ③頭痛、眼痛(40％)。 　➡頭痛は、運動、頭の位置や血圧の上昇で増悪する。 ④うっ血乳頭や視力障害(20〜40％)。 　➡頭蓋内圧亢進による。 ⑤局所神経症状(25％) 　①脳皮質静脈へ逆流している症例に多い。 　②症状発現機序；静脈性うっ血による脳血流低下。 ⑥出血(20％) 　①脳皮質静脈へ逆流している症例に多い。 　②くも膜下出血が多い。 ⑦稀に、認知症や脊髄症状。

(ⅱ)**海綿静脈洞部の特徴と症状**

特徴	症状
①症状は、外傷性(150頁)のものより軽い。 ②症状は、流出静脈の数が多いほど重篤で、多様である。 ③頭蓋内圧亢進症状や局所神経症状を呈することは、ほとんどない。 ④経過中に症状の改善や消失がみられる。 ⑤海綿間静脈洞(intercavernous sinus)を介して、稀に 　①両側の眼症状を出したり(10%)、 　②反対側の眼症状を出すことがある。 ⑥脳循環動態に影響を及ぼすことはほとんどない。 【理由】 　①海綿静脈洞圧亢進は直接頭蓋内圧に影響を与えないため。 　②短絡量が少ないため。 ⑦脳出血をきたすことは稀(3%)。	①眼球突出(80%) 　①突出の程度は軽い。 　②上眼静脈への動脈血流入(静脈圧の上昇)により出現。 ②眼球結膜浮腫・充血(chemosis & red eye)(75%) 　☞上眼静脈圧の上昇による。 ③血管雑音(60〜80%) ④外眼筋麻痺(50〜55%) 　①全外眼筋麻痺は稀。 　②外転神経麻痺が最も多く、次いで動眼神経麻痺。 ⑤頭痛、眼痛(50%)。 　➡外傷性より多くみられる。 ⑥視力障害(30%) ⑦緑内障➡静脈圧の上昇による。 ⑧三叉神経障害 　➡海綿静脈洞後部のものに多い。 ⑨稀に、末梢性顔面神経麻痺。

(ⅲ)**篩骨部の特徴と症状**

特徴	症状
①瘻は篩骨板の外側で、嗅神経の近傍の硬膜にある。 ②静脈洞を介さない硬膜動静脈瘻である。 ③男性に圧倒的に多い。 ④発症年齢が、ほかのものより高い。 ⑤脳内出血で発症することが多い。 ⑥静脈瘤(venous aneurysm, or varix)を認めることが圧倒的に多い(90%)。	①出血による症状。 ②稀に、眼症状(海綿静脈洞への流出例)や神経症状(発現機序；静脈性うっ血による脳血流低下)。

脳血管造影　❶ 6 vessels study が必要である。
❷一般的特徴
　（ⅰ）動脈相で流入動脈と流出静脈・静脈洞が描出されるが、通常、Nidus(巣部)は明らかでない。
　　　☞時に静脈洞付近に網目状の血管陰影をみることがある。
　（ⅱ）一般に、短絡血液量は少なく、その流出速度も遅い。
　（ⅲ）脳皮質静脈へ逆流する所見が、10〜30％の頻度でみられる(このタイプは出血しやすく、出血する頻度は40〜50％)。
　（ⅳ）Cortical/leptomeningeal venous drainage 例では、静脈の動脈瘤様拡張がみられる(50〜90％)。
　（ⅴ）静脈洞の狭窄・閉塞像がみられる(横・S状静脈洞部；3〜8％)。
　（ⅵ）海綿静脈洞部のものでは、脳血管造影所見より4型に分類される(144頁)。

❸各部位の dural AVF の脳血管造影所見

	流入動脈	流出静脈
横洞部・S状静脈洞部(図21)	①2本以上のことが多い(70%)。 ②後頭動脈が最も多い。 ③その他、髄膜下垂体動脈(内頸動脈海綿静脈洞部からの枝))、中硬膜動脈、後硬膜動脈(椎骨動脈の枝)、後耳介動脈(posterior auricular artery)や上行咽頭動脈(ascending pharyngeal artery)などである。	①流出静脈は、横静脈洞およびS状静脈洞である。 ②横静脈洞より脳皮質静脈へ逆流する例が、16～40%にみられる。
海綿静脈洞部	①約半数が1本のみである。 ②外頸動脈由来のものが最も多く、次いで内頸動脈由来。椎骨動脈が関与することは稀。 ③内頸動脈系；髄膜下垂体動脈や Inferolateral trunk で、髄膜下垂体動脈が最も多い。 ④外頸動脈系 　①中硬膜動脈 　②正円孔動脈(顎動脈の終末枝) 　③副硬膜動脈 　④上行咽頭動脈(ascending pharyngeal artery)、などの関与が多い。	①流出静脈は海綿静脈洞である。 ②海綿静脈洞からの流出路は、上眼静脈が最も多い。 【海綿静脈洞前部】 　①上眼静脈(superior ophthalmic vein) 　②下眼静脈(inferior ophthalmic vein) 　③Deep sylvian vein 【海綿静脈洞後部】 　①上錐体静脈(superior petrosal vein) 　②下錐体静脈(inferior petrosal vein)
篩骨部(図22)	①常に同側の前篩骨動脈(眼動脈の枝)で、しばしば対側の前篩骨動脈からも栄養される(inter-ethmoidal anastomosis を介して)。 ②その他、中硬膜動脈、浅側頭動脈や後篩骨動脈など。	①静脈洞を介さず、常に、直接、脳表静脈〔嗅静脈(olfactory vein)、Ascending cortical vein や前頭眼窩静脈(fronto-orbital vein)など〕や架橋静脈(bridging vein)と短絡(流出)する。 ②そして、通常、上矢状静脈洞の前部へ流れる。時に、海綿静脈洞、Rosenthal 脳底静脈や Labbé 静脈へ流出する。 ③ほとんどの例(90%)で、静脈の動脈瘤様拡張あるいは静脈瘤(aneurysmal sac、dilated venous sac, or varix)を伴っている。

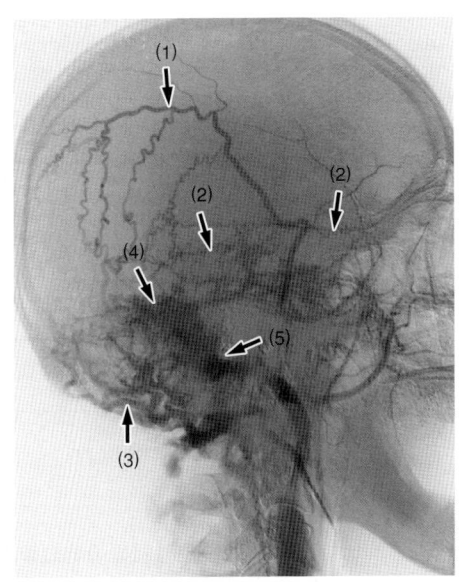

図 21. 横・S状静脈洞部硬膜動静脈瘻の右外頸動脈造影側面像

浅側頭動脈(1)、中硬膜動脈後枝(2)および後頭動脈(3)を主な流入動脈とする横静脈洞(4)・S状静脈洞(5)の硬膜動静脈瘻。

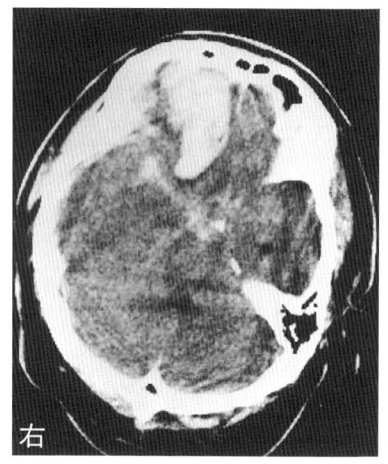

〈単純CT〉　　　　　　　　　〈右脳血管造影側面像〉

右前頭葉底部に脳内血腫、およびくも膜下出血の所見を認める。

①の前篩骨動脈（②の眼動脈の枝）を流入動脈とし、③の前頭眼窩静脈を流出静脈とする前頭蓋窩硬膜動静脈瘻。白い小矢印は動脈瘤様拡張部。

図 22. 篩骨部（前頭蓋窩）硬膜動静脈瘻

❹脳血管造影所見による分類

（ⅰ）Dural AVM 全体

ⓐDjindjian らの分類(1978)（図 23）

Type Ⅰ*	静脈洞または硬膜静脈に流入するもので、最も多いタイプ（図23-A）。 Typical pure meningeal arteriovenous fistula, draining directly into a meningeal vein or a dural sinus ; these are the most frequent.
Type Ⅱ	直接静脈洞に流入するが、静脈洞に入ってくる脳表静脈へ逆流するもので、Type 1 の亜型。そのうちに神経学的合併症を引き起こす（図23-B）。 Pure meningeal arteriovenous fistula, draining directly into a sinus, but with reflux into its cortical tributaries ; this is a variant of the preceding type, but these fistulae merit a separate group because in the long term they cause neurological complications（central signs, raised intracranial pressure）.
Type Ⅲ	直接脳表静脈に流入するもので、常に神経学的合併症を起こしてくる（図25-D）。 Pure meningeal arteriovenous fistula, draining directly into a cortical vein.
Type Ⅳ	硬膜あるいは硬膜下に大きな静脈貯留部をもつもので、頭蓋内占拠性病変としての症状をだす（図23-C）。 Pure meningeal arteriovenous fistula, with a large dural or subdural venous lake, which acts as a mass.

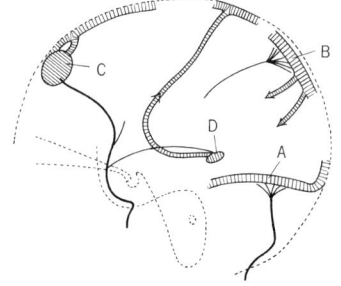

図 23. 硬膜動静脈瘻の脳血管造影所見による分類
(Djindjian ら, 1978)

* Type 1 は、全 dural AVM の 55%。このタイプは出血することはほとんどない（頻度；8%）。

ⓑBordenらの流出静脈路の所見からの分類と特徴(1995)

Type Ⅰ	①流入動脈が直接静脈洞へ入り、その後順行性に還流するタイプ(正常な静脈還流)。 ②通常、無症候性(asymptomatic)であるが、時に拍動性の耳鳴や脳神経障害をきたす。 ③頭蓋内出血や静脈梗塞をきたすことはなく、良好な経過をとる。 ④高率に、自然に血栓化する。 ⑤治療 　ⓐ無症状例➡治療の必要はない。 　ⓑ症状のある症例 　　①経動脈的塞栓術が第一選択。 　　　❶Type Ⅰa[下記の亜型(subtype)を参照]が最もよい適応症例。 　　　❷約60％の症例に完全閉塞が得られる。 　　②静脈洞遊離術(sinus isolation, or skeletonization) 　　　❶流入動脈が多数であるType Ⅰb[下記の亜型(subtype)を参照]、流入動脈が重要な構造物を供給している場合、あるいは経動脈的塞栓術不成功例が適応症例。 　　　❷静脈洞遊離術は、予め経動脈的塞栓術により短絡量を可能な限り減少させた後に施行した方がよい。 　　　❸因みに静脈洞遊離術とは、開頭後罹患静脈洞に流入している全動脈を遮断し、静脈洞を遊離させる方法。
Type Ⅱ	①流入動脈は静脈洞へ入り、その後、くも膜下静脈(subarachnoid veins*)へ逆流していくタイプ。 ②静脈圧上昇(venous hypertension)や出血により、神経脱落症状をきたす。 ③罹患静脈洞は狭窄、あるいは一部閉塞している。 ④治療➡血管内手術と開頭術の併用。
Type Ⅲ	①流入動脈は静脈洞に入らず、直接、くも膜下静脈(subarachnoid veins)と交通しているタイプ。 ②静脈洞は開通している場合と、閉塞している場合とがある。 ③瘻孔部の両側で静脈洞が閉塞している場合には、Isolated sinus(孤立性静脈洞)となる。 ④頭蓋内出血や進行性の神経脱落症状により発症する。 ⑤出血例では、早期に高率に再出血する。 ⑥治療 　ⓐくも膜下静脈(脳表静脈)に直接還流しているので、静脈経由による血管内手術は不可能。 　ⓑ開頭術による流出静脈の遮断(クリッピングや焼灼)。
	[亜型 subtype] ➡Type Ⅰ～Ⅲは、流入動脈が一つか複数かにより、さらにSimple fistulaとMultiple fistulasとに分けられる。 A．Simple fistula[a single meningeal artery(feeder)] 　a．流入動脈である硬膜動脈は1本。 　b．1本の流入動脈と静脈洞との間で単一の瘻孔を形成するもの。 　c．本型に属するものは、Type Ⅰa、Type Ⅱa、Type Ⅲaと表記する。 B．Multiple fistulas[multiple arteries(feeders)] 　a．流入動脈は複数。 　b．本型に属するものは、Type Ⅰb、Type Ⅱb、Type Ⅲbと表記する。

*Subarachnoid veinはPial vein、Cortical veinやLeptomeningeal veinとも記載されている。

ⓒCognardらの流出静脈路による分類(1995)(図は一部改変．→は血流の方向)

タイプ	脳血管造影所見	神経症状・所見
Type I (図24)	①主要静脈洞に短絡する。 ②罹患静脈洞の狭窄・閉塞はない。 ③静脈洞を介する順行性の静脈還流(正常な静脈還流)。 図24	重篤な症状を呈さない。
Type II	①主要静脈洞に短絡する。 ②Type IIは罹患静脈洞の狭窄・閉塞を認めることがある。	
IIa (図25)	①静脈洞を逆行性に還流するもの。 ②しかし、脳表静脈には逆流しない。 図25	ⓐ重篤な症状を呈さないことが多い(約63％)。 ⓑ重篤な症状を呈する頻度は、約37％と少ない。 ➡その中では、頭蓋内圧亢進症状が最も多い(重篤な症状群の80％、全体の約30％)。
IIb (図26)	脳表静脈へ逆流し、その後は、静脈洞を順行性に還流するもの。 図26	ⓐ重篤な症状を呈さないことが多い(70％)。 ⓑ重篤な症状を呈する頻度は、30％と少ない。 ➡その中では、頭蓋内出血が最も多い(重篤な症状群の約67％、全体の20％)。

第2章／脳血管障害へズームイン

Type Ⅱ (図27)	Ⅱa+b	Type ⅡaとⅡbが併存するもの。 図27	重篤な症状を呈することが多い(約67%)。その中では、 ⓐ局所神経脱落症状が最も多い(重篤な症状群の50%、全体の約33%)。 ⓑ次いで、頭蓋内圧亢進症状と痙攣(各々重篤な症状群の約17%、全体の約11%)。
Type Ⅲ (図28)		①直接、脳表静脈に短絡するもの。 ②流出静脈の拡張(venous ectasia of draining vein)は伴わない。 図28	重篤な症状を呈することが多い(約76%)。その中では、 ⓐ頭蓋内出血が最も多い(重篤な症状群の約53%、全体の40%)。 ⓑ次いで、局所神経脱落症状(重篤な症状群の約42%、全体の32%)。
Type Ⅳ (図29)		①直接、脳表静脈に短絡し、かつ、静脈の拡張を伴うもの。 ②静脈の拡張とは、直径が5mmより大きい場合や流出静脈の直径より3倍以上大きい場合をいう。 図29	ほとんどの症例で、重篤な症状を呈する(約97%)。その中では、 ⓐ頭蓋内出血が最も多い(重篤な症状群の約68%、全体の約66%)。 ⓑ次いで、頭蓋内圧亢進症状(重篤な症状群の約14%、全体の約14%)。

Type V (図30)	Dural AVF が Spinal perimedullary vein(脊髄周囲静脈)に還流するもの。 短絡部 流入動脈 図 30	全例、重篤な症状を呈する。その中では、 ⓐ脊髄症(myelopathy)が最も多い(50%)。 ⓑ次いで、頭蓋内出血(約42%)。

(ⅱ)横・S状静脈洞部 dural AVF における分類

ⓐPiton らの流出静脈路による分類(1984)

Type 1	①患側と同側の横・S状静脈洞は閉塞していない。 ②患側と同側の横・S状静脈洞を経て、頸静脈に流出するタイプ(すなわち、順行性)。 ③主たる流入動脈は、患側の外頸動脈系で、特に後頭動脈(occipital artery)と中硬膜動脈(後枝)。 ④血流速度は速い(約42%)。 ⑤瘻孔部(短絡部)は、横静脈洞に限局していることが多い(約70%)。
Type 2	①しばしば、患側の横静脈洞の狭窄や閉塞が瘻孔部より下流に、あるいは頸静脈に異常(狭窄や閉塞)が認められる。 ②瘻孔部から反対側の横静脈洞へ逆流するタイプ。 ③脳表静脈には逆流しない。 ④主たる流入動脈は、患側と同側の外頸動脈系で、特に後頭動脈と中硬膜動脈(後枝)。 ⑤血流速度は速い症例がほとんどで、また、その速度は Type 1 よりさらに速い。 ⑥瘻孔部は半数が横静脈洞全体で、次いで横静脈洞遠位部(約27%)。
Type 3	①患側の横静脈洞の閉塞(血栓)が瘻孔部より上流および下流の両者に、あるいは瘻孔部より下流に認められることが多い。 ②患側の横静脈洞から脳表静脈に逆流するタイプ。 ③臨床的に、最も危険性の高いタイプ。 ④主たる流入動脈は、患側と同側の外頸動脈系で、特に後頭動脈と中硬膜動脈(後枝)。 ⑤血流速度は非常に速い。 ⑥瘻孔部は横静脈洞に限局していることが多く、横静脈洞の中1/3に最も多い。 ➡横静脈洞全体に瘻孔部が存在する例が、約26%にみられる。

ⓑLalwani らの静脈還流制限(静脈還流パターン)による分類(1993)(図31)

Grade	Venous drainage(流出静脈路)
1	静脈還流制限はない。すなわち正常な順行性の静脈還流を示し、脳表静脈への逆流もない。 No venous ristriction；normal antegrade venous drainage without retrograde or cortical venous drainage.
2	①中等度の静脈洞狭窄がある。 ②順行性と逆行性の静脈還流であるが、軽度から中等度の静脈洞の閉塞があるので順行性の流出は制限されている。 ③脳表静脈へ逆流することも、逆流しないこともある。 Antegrade & retrograde venous drainage with or without cortical venous drainage.
3	①中枢側(頸静脈球側)の静脈洞に閉塞がある。 ②順行性の静脈還流はまったくなく、脳表静脈への逆流および横静脈洞から静脈洞交会へ逆行性に流出するもの。 Retrograde & cortical venous drainage without antegrade venous drainage.
4	①瘻孔部をはさんで中枢側(頸静脈球側)と遠位側(静脈洞交会側)の静脈洞に閉塞がある(←孤立性静脈洞 isolated sinus)。 ②脳表静脈のみに逆行性に環流するもの。 Cortical venous drainage.

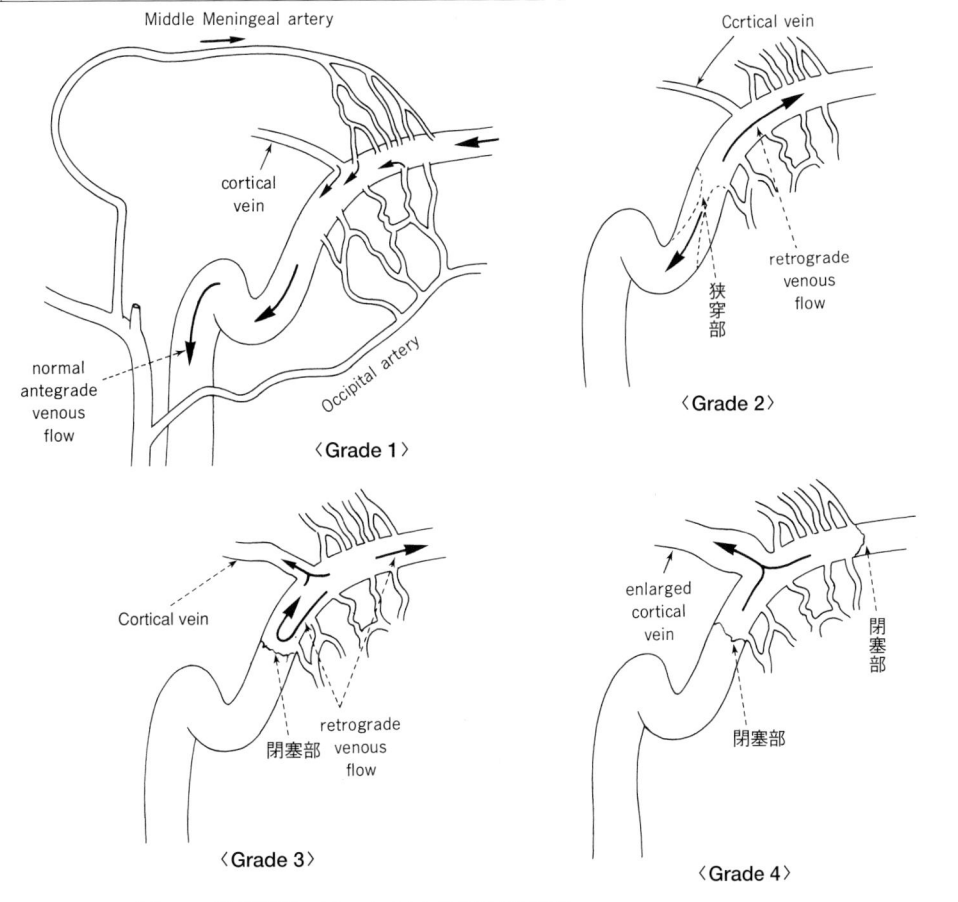

図 31. 静脈還流パターンによる重症度分類(Lalwani ら, 1993. 一部加筆)

※ Grade 1 は Djindjian らの type Ⅰ、Grade 2～4 は Djindjian らの type Ⅱに一致するが、Djindjian らの type ⅢとⅣに対応するものはない。
※※ 本分類と臨床症状の重症度とはよく一致する。すなわち、Grade 4 は出血しやすい。一方、Grade 1 と 2 はリスクは低い(benign)。

エックス線 CT	❶一般に正常像を示す。 ❷皮質静脈へ逆流あるいは直接短絡する症例などは、造影 CT で蛇行した高吸収域をみる。
MRI	流出静脈が流体無信号(flow void)として描出される。
診断	脳血管造影所見
治療方針 (久保ら, 2003； 桑山, 2005； 竹本ら, 2006)	❶静脈洞の狭窄や閉塞がなく、罹患静脈洞を順行性に患側の頸静脈に流出する症例(Borden らの Type Ⅰ；Lalwani らの Grade 1；Cognard らの Type Ⅰ) （ⅰ）通常、脳静脈の還流障害を呈さないので、保存的治療が原則。 （ⅱ）シャント量が多くなって脳静脈の還流障害が生じ、その結果頭蓋内圧亢進症状や水頭症を呈している症例 　　ⓐ経動脈的塞栓術 　　　📖 Flow reduction(短絡量の減少)により、脳静脈還流の正常化を図るのが原則。 　　ⓑ流入動脈が多数である場合には、外科的に**静脈洞遊離術**を施行。 ❷静脈洞の狭窄が1ヵ所存在するが、罹患静脈洞を順行性に患側の頸静脈に流出している症例(Lalwani らの Grade 2) （ⅰ）多くは脳静脈の還流障害を呈さないので、保存的治療が原則。 （ⅱ）脳静脈の還流障害を呈する場合には、経動脈的塞栓術により脳静脈還流の正常化を図る。 ❸静脈洞の狭窄・閉塞が1ヵ所存在し〔通常、シャント部より中枢側(頸静脈球側)が狭窄・閉塞〕、脳表静脈に逆流する症例(Borden らの Type Ⅱ；Lalwani らの Grade 2：Cognard らの Type Ⅱb と Ⅱa+b)や、罹患静脈洞を逆向性に還流し、対側の横・S 状静脈洞、上矢状静脈洞や直静脈洞に流出する症例(Lalwani らの Grade 2 と Grade 3；Cognard らの Ⅱa と Ⅱa+b)。 （ⅰ）経動脈的塞栓術 （ⅱ）経静脈的コイル塞栓術 （ⅲ）経動脈的塞栓術と経静脈的塞栓術の併用 　　ⓐ予め、経動脈的塞栓術により、短絡量を減じておく。 　　ⓑその後、経静脈的に罹患静脈洞をコイルにより充填・閉塞する(sinus packing)。 　　　📖 静脈洞を閉塞させる場合には、罹患静脈洞が頭蓋内の正常静脈還流路として機能していないことを確認する必要がある。 ❹静脈洞が中枢側(頸静脈球側)と遠位側(静脈洞交会側)の2ヵ所で閉塞しているため(→**孤立性静脈洞 isolated sinus**)、還流方向がすべて逆向性に脳表静脈に向かう症例、すなわち Retrograde leptomeningeal venous drainage が唯一の流出路となっている症例(Lalwani らの Grade 4) （ⅰ）経皮的経静脈塞栓術 　　ⓐ静脈洞塞栓術(sinus packing) 　　　➡経静脈的にカテーテルを罹患静脈洞に誘導し、静脈洞内をコイルで充填・閉塞する(sinus packing)。 　　ⓑ還流静脈路の遮断 　　　➡動静脈瘻直後の静脈側、すなわち還流静脈をコイルで塞栓する。

(ⅱ)直達手術(開頭術)
　　➡経皮的経静脈塞栓術(血管内手術)が不可能な場合に施行。
　　ⓐ直接的静脈洞塞栓術(direct sinus packing)
　　　㋐High flow の症例では、術前に経動脈的塞栓術により短絡量を減じておく。
　　　㋑罹患静脈洞の正中側に小開頭を行い、直接、静脈洞内にマイクロカテーテルを挿入する。
　　　㋒挿入したマイクロカテーテルより、静脈洞全体を離脱コイルで充填・閉塞する。
　　ⓑ静脈洞摘出術(sinus excision, or sinus removal)
　　　㋐Direct sinus packing が不可能な場合、すなわち罹患静脈洞内の血栓化や線維化が強く、カテーテルを進めることができない場合に施行。
　　　㋑開頭し、罹患静脈洞を周囲硬膜から離断し、静脈洞を摘出する。
　　ⓒDirect sinus packing と静脈洞摘出術との併用。
　　ⓓ静脈洞遊離術(sinus isolation)
　　　➡静脈洞の塞栓術後、硬膜動静脈瘻が残存する場合に施行。
❺もともと静脈洞を介さず、脳表静脈と短絡している症例(pure leptomeningeal drainage type)(Cognard らの Type ⅢとⅣ；Borden らの Type Ⅲ)
　　ⓐ経動脈的塞栓術
　　ⓑ開頭による還流静脈路の遮断。
　　　➡開頭し、罹患静脈洞よりカテーテルを還流静脈に挿入し、静脈をコイルで充填・閉塞する。
　　ⓒ開頭術による流出静脈の遮断。
　　　➡流出静脈をシャントの近傍で遮断(クリッピングや焼灼)。
　　ⓓ経動脈的塞栓術と開頭術の併用。

治療法の選択（原則）

❶部位別
　(ⅰ)篩骨部；直達手術
　(ⅱ)海綿静脈洞部；血管内手術(経静脈的塞栓術)が第一選択。
　(ⅲ)横・S 状静脈洞部
　　ⓐ血管内手術(経動脈的塞栓術と経静脈的塞栓術の組み合わせ)が第一選択。
　　ⓑ但し、病変静脈洞が孤立している症例(isolated sinus)では、経皮的静脈塞栓術が困難なことが多い。その際には、
　　　①小開頭による Direct sinus packing(直接的静脈洞塞栓術)。
　　　②Direct sinus packing が不可能な場合には、罹患静脈洞の外科的摘出(sinus excision)。
　　　③Direct sinus packing と Sinus excision の併用。
❷流出静脈のパターンでは、
　(ⅰ)静脈洞を介するタイプ(sinus fistula type)
　　➡血管内手術、直達手術、あるいは血管内手術＋直達手術。
　(ⅱ)静脈洞を介さないタイプ(pure leptomenigeal drainage type)
　　➡直達手術(流出静脈の遮断術)、あるいは経動脈法による塞栓術＋直達手術。

治療法　❶流入動脈の用手的圧迫（Compression therapy）

　　　　　（ⅰ）海綿静脈洞部；頸部で頸動・静脈を用手的に圧迫する（148頁）。

　　　　　（ⅱ）横・S状静脈洞部

　　　　　　　ⓐ後頭動脈を用手的に圧迫する。

　　　　　　　ⓑ海綿静脈洞部より効果は乏しい。

　　　　　　　ⓒLalwaniらのGrade 1が適応症例。

　　　　　　　ⓓ梗塞や出血発症例、脳表静脈への逆流の認められる例に対しては禁忌。

　　　　　　　ⓔ改善の頻度；20％

　　　　❷主幹流入動脈の頭蓋外での結紮遮断。

　　　　　（ⅰ）血管内手術の発達後、あまり行われない。

　　　　　（ⅱ）有効率は、20％に過ぎない。

　　　　❸直達手術

直達手術前に経動脈的塞栓術を行う。	
横・S状静脈洞部	①開頭し、罹患静脈洞に入る全流入動脈を遮断し、静脈洞を遊離させる（sinus isolation）。 ②開頭し、罹患静脈洞を周囲硬膜から離断し、静脈洞を含んで全摘出する。 ③静脈灌流路の再建術 　➡静脈の灌流障害を起こしている両側のS状静脈洞閉塞例に対して、横静脈洞と鎖骨下静脈や頸部の外頸静脈間にバイパス術を行う。
海綿静脈洞部	開頭術により直接海綿静脈洞内を穿刺して、コイル塞栓術を行う。
篩骨部	①直達手術が第一選択である。 ②開頭し、流入動脈や流出静脈を遮断（クリップや凝固）する。 ③術後合併症；嗅覚脱失

❹血管内手術（塞栓術）

| 方法 | 大腿動脈経由塞栓術 | ➡本法は、あくまでFlow redudion（血流量減少）を図る治療。
①誘発試験（provocative test）
　①Lidocaine（20〜70 mg）やAmytal®を塞栓する流入動脈に注入する。
　　➡リドカインは外頸動脈系により支配されている脳神経（12頁）に対し、アミタールは脳虚血に対して、その異常の有無をテストする。
　②本テスト陰性例に対して塞栓術を施行する。
　※（著者註）Amytal®は現在、市販されていない。
②横・S状静脈洞部
　①本法のみで完治する例は少ない（完治率；30〜40％）。
　②順行性に還流している症例に対して行う。
　③直達手術の前処置（補助的な方法）として、術中の出血量を減らすことができ、有用である。
③海綿静脈洞部
　➡流入動脈が外頸動脈のみのもの（Barrowらのtype C）では、本法のみで完治可能。
④経動脈法のみの完治率；40〜60％
　➡一般に、経動脈的塞栓術に引き続き経静脈的塞栓術を行わないと完治しない。 |

方法	静脈経由塞栓術	①根治性は高い。 ②適応症例 　①原則的には、患側の静脈洞が正常な静脈循環路として機能していないときに適応がある。 　②流入動脈が多数の場合。 　③流入動脈が重要な組織を灌流している場合。 　④脳皮質静脈に逆流している症例。 　　➡順行性に流出している(anterograde venous drainage)症例に対しては行わない方がよい。 　⑤部位的には、海綿静脈洞部や横・S状静脈洞部。 ③到達法 　①経皮的大腿静脈経由 　　➡カテーテルを静脈洞まで進め、静脈洞をコイルなどで塞栓する。 　②経皮的上眼静脈経由 　　⬅海綿静脈洞部に対して(図19、148頁)。 　③開頭による静脈洞経由 　　➡横・S状静脈洞のものに対しては、開頭により静脈洞を露出後穿刺し、コイルなどで閉塞する。
	経動脈法と経静脈法、経動脈法と直達手術の組み合わせによる治療や段階的な塞栓術も考慮。	
塞栓物質	液状塞栓物質、コイルや離脱式バルーンなど。	
合併症(下位脳神経麻痺)	①脳神経は一般に外頸動脈より血液供給を受けているので、塞栓術により脳神経麻痺が生じ得る(415頁)。 ②中でも、上行咽頭動脈(ascending pharyngeal artery)と舌咽神経、迷走神経や副神経とは密接な関係があり、塞栓術にあたっては注意を要する。	
ステント	罹患静脈洞の狭窄部へのステント留置。	

　　❺定位手術的照射(stereotactic radiosurgery)＋血管内手術
　　　　ⓐ頑固な血管雑音や主たる流入動脈が外頸動脈である場合には、手術的照射(radiosurgery)と経動脈法による塞栓術との併用療法を考慮する。
　　　　ⓑ完全閉塞率；70％(1〜3年以内)
　　　　ⓒ治癒機転；照射による血管内膜の肥厚と血栓形成。

出血　❶出血率(頻度)
　　　(ⅰ)出血率
　　　　　ⓐ全体の頻度；15〜20％
　　　　　ⓑ出血発症例の2週間以内の再出血率；38％
　　　　　ⓒ年間；1.8％
　　　(ⅱ)脳表静脈へ還流している症例の再出血
　　　　　ⓐ頻度；40〜50％
　　　　　ⓑ時期；初回出血後2週間以内が多い。

　　❷出血しやすい因子
　　　(ⅰ)Leptomeningeal/cortical venous drainage を有するタイプ。
　　　　　ⓐ特に、脳表静脈の動脈瘤様拡張を伴うもの(60％の頻度)。
　　　　　　　➡逆に、出血例の約半数に脳表静脈の動脈瘤様拡張を認める。
　　　　　ⓑ再出血の因子でもある。
　　　(ⅱ)Galen大静脈のような深部の静脈系へ流出するもの。

(ⅲ)部位では、前頭蓋底部やテント部。
→ Leptomeningeal/cortical venous drainage であるため。

自然治癒
（図32）

自然治癒率	自然治癒しやすい症例	自然寛解し難い症例
①海綿静脈洞部；30〜60% ②ほかの部位；稀	①動静脈短絡が小さいもの。 ②血流の遅いもの。 ③海綿静脈洞部 　➡特に流出静脈が1本の場合、自然治癒の可能性が高い。 【自然治癒の機序】 　ⓐ脳内血腫や浮腫による圧迫。 　ⓑ静脈洞内の血栓化。 　ⓒ頸部頸動脈穿刺による頸動脈造影後の消失例では、 　　①栓子による塞栓。 　　②造影剤による血管収縮作用。 　　③頸部頸動脈の圧迫による瘻内の血流低下。	①後頭蓋窩 ②若年者 ③血流の速いもの。 ④脳皮質静脈へ逆流を示すもの。

図 32. 前頭蓋窩硬膜動静脈瘻の自然治癒例
（図22と同一症例）

7年後の右脳血管造影で硬膜動静脈瘻は消失している（図22と比較参照）。

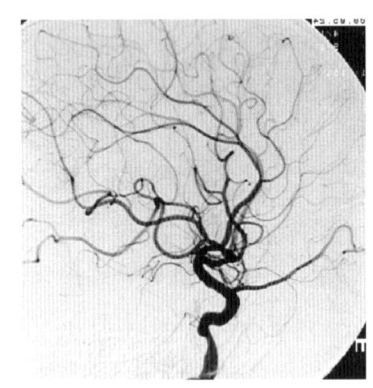

〈右脳血管造影側面像〉

組織学的所見
❶静脈洞に関しては、2つの所見が報告されている。
　（ⅰ）静脈洞の中で硬膜動脈と静脈洞とが直接交通するもの。
　（ⅱ）静脈洞壁に硬膜血管の動静脈瘻が存在し、流出静脈を介して静脈洞と交通するもので、硬膜動脈と静脈洞との直接の交通はない。
❷流入動脈の内膜の肥厚や内弾性板の欠如。

予後
❶初回出血による Mobidity（合併症率）& Mortality（死亡率）；30%
❷成績
　（ⅰ）全体
　　ⓐ根治率；80%
　　ⓑMobidity & Mortality；0.4〜4%
　（ⅱ）塞栓術
　　ⓐ経動脈法のみでの根治率
　　　㋐横・S状静脈洞部；40%
　　　㋑海綿静脈洞部；70%

ⓑ経静脈法のみでの根治率
　　　　㋐横・S状静脈洞部；75％
　　　　㋑海綿静脈洞部；80％
❸予後不良因子
　（ⅰ）脳表静脈へ逆流を示すもの。
　　　　➡脳内出血や頭蓋内圧亢進症状を呈しやすい。
　（ⅱ）直静脈洞や錐体静脈洞、Galen大静脈系へ還流するもの。

静脈洞閉塞との合併（表11）

❶合併頻度
　（ⅰ）硬膜動静脈瘻全体では、20〜70％の頻度。
　（ⅱ）後頭蓋窩動静脈瘻に限定すると、その頻度は60〜70％
❷静脈洞閉塞は正常な静脈還流を障害し、静脈圧亢進や脳表静脈への逆流により、静脈性梗塞、脳内出血や頭蓋内圧亢進症状を呈することがある。

表 11．横・S状静脈洞硬膜動静脈瘻と静脈洞閉塞（血栓症）

①発生頻度；静脈洞閉塞を伴う頻度は、60〜70％と高率。
②静脈洞閉塞が、硬膜動静脈瘻の発生原因であるとの説と、治癒過程であるとの説、とがある。
　ⓐ発生原因とする説
　　①先行する静脈洞閉塞（血栓症）の治癒過程で、静脈洞壁に生理的に存在する動静脈短絡が、血栓の溶解に伴い開存・拡張し、静脈洞開通後も残存することにより生じる。
　　②静脈洞閉塞後数ヵ月〜数年経て、dural AVF がその閉塞した静脈洞の部位に発生する例がある。
　ⓑ治癒過程とする説
　　①硬膜動静脈瘻が自然治癒する過程で静脈洞も閉塞する。
　　②硬膜動静脈瘻の High flow により静脈洞内に乱流が生じ、その結果静脈洞内皮細胞が損傷され、静脈洞が閉塞される。
　ⓒ時期を異にして起こりうる病態とする説
　　➡同一のことをただ異なった時期にみているだけである、との説。
③静脈洞閉塞は正常な静脈還流を障害し、静脈圧亢進や脳表静脈への逆流により、静脈性梗塞、脳内出血や頭蓋内圧亢進症状を呈することがある。

❻脳内海綿状血管腫
Intracerebral(Parenchymal)cavernous angioma

定義　　❶異常に拡大した洞様血管が密に集合し、各血管の間に正常脳組織が介在しない血管奇形をいう。
　　　　❷過誤性血管病変(hamartomatous vascular lesion)と考えられている。

発生頻度　❶人口の 0.4〜0.9%
　　　　❷中枢神経系血管奇形の 5〜13%
　　　　　➡脳動脈瘤を除いた血管奇形の 25%
　　　　❸AVM：Cavernous angioma＝6〜8：1
　　　　❹剖検例の 0.5〜0.7%
　　　　❺MRI での発見率(対象は頭蓋内血管奇形例)；0.4%
　　　　❻家族性(428 頁)
　　　　　(ⅰ)頻度；14〜30%
　　　　　(ⅱ)多発性のことが多い。
　　　　❼人口の 0.5〜0.9%

発生時期　Streeter の脳血管発生過程(3 頁)の第 2 期の異常(錯誤形成)により発生するとされている。

分類　　❶発生別による分類
　　　　　(ⅰ)散発型(sporadic form)；孤立性の病変が特徴。
　　　　　(ⅱ)家族発生型(familial form)(428 頁)
　　　　　　➡常染色体優性遺伝で、多発性が特徴。

快適空間

★好きなように使ってね！

❷病理学的および MRI 所見による分類(表 12)

表 12. 病理学的および MRI 所見よりの分類(Zabramski ら，1994)

Lesion Type	MRI signal characteristic (MRI 輝度変化の特徴)	Pathological characteristics (病理学的特徴)
Type Ⅰ	①T 1：hyperintense core. 　(T 1 では中心部が高信号域) ②T 2：hyper- or hypointense core with surrounding hypointense rim. 　(T 2 では中心部が高または低信号域で、周囲は帯状の低信号域)	周囲にヘモジデリンを貪食したマクロファージや脳のグリオージスがあり、それらにより囲まれた亜急性期の出血。 Subacute hemorrhage, surrounded by a rim hemosiderin-stained macrophages & gliotic brain.
Type Ⅱ	①T 1：reticulated mixed signal core. 　(T 1 では中心部が網状の混合信号域) ②T 2：reticulated mixed signal core with surrounding hypointense rim. 　(T 2 では中心部が網状の混合信号域、周囲は帯状の低信号域)	いろんな時期の出血や血栓が小葉を形成している。周囲の脳には、グリオージスやヘモジデリンが沈着している。病変が大きい場合には、石灰化がみられることがある。 Loculated areas of hemorrhage & thrombosis of varying age, surrounded by gliotic, hemosiderin-stained brain；in large lesions, areas of calcification may be seen.
Type Ⅲ	①T 1：iso- or hypointense. 　(T 1 では等または低信号域) ②T 2：hypointense with a hypointense rim that magnifies the size of the lesion. 　(T 2 では低信号域で、かつ周辺部の低信号域も伴っているので、病変の大きさは実際より拡大されている) ③GE*：hypointense with greater magnification than T 2. 　(GE では T 2 よりさらに強い低信号域)	慢性期の融解した血腫で、病変内および周囲にヘモジデリンの沈着を認める。 Chronic resolved hemorrhage, with hemosiderin staining within & around the lesion.
Type Ⅳ	①T 1：poorly seen or not visualized at all. 　(T 1 ではほとんど、あるいは全く見えない) ②T 2：poorly seen or not visualized at all. 　(T 2 ではほとんど、あるいは全く見えない) ③GE*：punctate hypointense lesions. 　(GE では点状の低信号域)	海綿状血管腫と Capillary telangiectasia (毛細血管拡張症)とは病理学的に同じ範疇に入る。 Two lesions in the category have been pathologically documented to be telangiectasias.

*GE；gradient-echo sequences

好発年齢　❶10〜49 歳が 63％を占め、多い。

❷平均年齢は、35 歳。

❸15 歳以下の小児は比較的稀(20％)。

性別　❶性差はない。

❷発症形式別

　(ⅰ)10〜49 歳の出血発症例は、女性に多い。

　(ⅱ)偶然発見例(incidental group)では、男性に多い。

　　➡偶然発見例の頻度；20％

好発部位　❶全体

　(ⅰ)テント上に圧倒的に多い(80％)。

ⓐ大脳半球に最も多い（全体の60%）。
　➡通常、皮質下（subcortical）。
　㋐前頭葉に最も多い。
　㋑以下、側頭葉、頭頂葉の順。
ⓑ基底核・視床；全体の10%
ⓒ脳室；全体の2～5%
（ⅱ）テント下（20%）
　ⓐテント下では、脳幹に最も多い（全体の15%）。
　　➡この中では、橋に最も多い（脳幹部の60%）。
　ⓑ小脳；全体の5%
❷個々では、前頭葉＞側頭葉＞頭頂葉≧脳幹の順。

多発性	❶頻度；10～25% ❷家族例が多い（MRIでの発見率では、家族例の多発性は約85%で、散発例の多発は約25%）。 ❸若年発症しやすい。 ❹出血率が高い。

発症形式 （初発症状）	症状別	①痙攣で発症することが最も多い（40～60%）。 　➡周囲の脳組織に著明なヘモジデリン沈着を伴う症例は痙攣を起こしやすい〔Fe^{+++}はてんかん原性（epileptogenic）になることが実験的に証明されている〕。 ②頭痛；30% ③局所神経症状；10～20% ④出血；10～20% 　㋐ほとんどは、血管腫内に生じる（intralesional hemorrhage）。 　　➡明らかな脳実質内出血を呈することは少ない。 　㋑出血発症例の40%は、30～39歳である。
	部位別	①テント上では、痙攣発作で発症することが多い。 ②テント下では、局所神経症状で発症することが多い。
	年齢	①若年者（40歳未満）；痙攣発作で発症しやすい。 ②高齢者；局所神経症状で発症しやすい。
	性別	①男性；痙攣発作で発症することが多い。 ②女性；出血や局所神経症状で発症することが多い。

症状	❶頭痛 ❷痙攣発作 ❸局所神経症状

頭部エックス 線単純撮影	❶10～40%の症例に、石灰化をみる。 ❷石灰化は、痙攣発症例にみられやすい。

脳血管造影	❶無血管野として描出されることが多い（35～50%）。 　➡海綿状血管腫に流入している動脈は、Arteriole（小動脈）であることによる。 ❷正常像；30% ❸濃染像（stain）；15%

エックス線CT	❶CTでの確定診断率は50%以下。 ❷所見

（ⅰ）単純 CT（図 33）
　　ⓐ円形の、不均質な高吸収域。
　　ⓑ圧迫所見はないか、あっても軽度。
　　ⓒ周囲に浮腫性変化を伴わないことが多い。
　　ⓓ出血発症例では、いつまでも高吸収域が残存する。すなわち、血腫が消失すべき時期に至っても、高吸収域は変化することなく存在する。……………**特徴**

（ⅱ）造影 CT で、中等度の増強効果を認める。

MRI ❶MRI で特異的所見を呈する頻度は、90%
　➡因みに、CT で特異的所見を呈する頻度は、40%

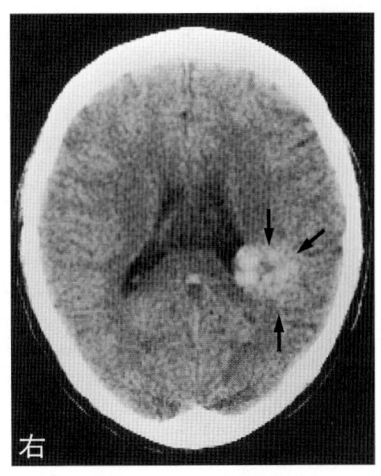

図 33. 海綿状血管腫の単純エックス線 CT（図 34 と同一症例）
円形の、不均質な高吸収域を左側脳室近傍に認める（→）。

❷所見（図 34）
　（ⅰ）T 2 強調画像が有用である。
　　ⓐ中心部は網状の外観を呈する**混合信号域**（高信号域と低信号域）である。
　　ⓑ周囲に帯状の低信号域（ring-like low intensity）（ヘモジデリンによる）を認める。
　　　➡これは、本症に**比較的特徴的な所見**である。
　（ⅱ）T 1 強調画像も混合信号域を呈するが、T 2 強調画像よりも感度は劣る。
　（ⅲ）造影 MRI で、中心部は増強効果を認める。
　（ⅳ）外観は、桑の実状を呈する。

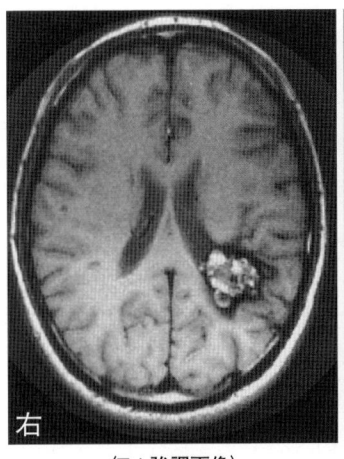

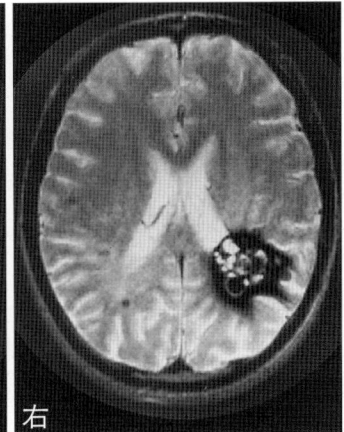

〈T 1 強調画像〉　〈T 2 強調画像〉
図 34. 海綿状血管腫の MRI（図 33 と同一症例）
T1、T2 強調画像とも、中心部は高、等あるいは低信号の混合信号域である。そして周囲を低信号域が取り囲んでいる。

診断	❶特徴ある MRI 所見。
	❷90％は、MRI で診断できる。
鑑別疾患	❶低悪性度星細胞腫（low grade astrocytoma）
	❷乏突起膠腫
	❸AVM や静脈性血管腫の血管奇形。

チョットお耳を拝借
海綿状血管腫の特徴的事項

①血管腫外に出血（extralesional hemorrhage）することは稀。
　➡但し、脳室内に発生するものでは、30％程度みられる。

②大きな囊胞を形成することは稀。

③出血例は、女性に多い。

④妊娠中に増大し、出産後縮小する。

⑤MRI の特徴的所見は、T2強調画像で周囲に帯状の低信号域を伴う混合信号域である。

⑥20～40％の頻度で画像上、増大が認められる。

⑦易出血性
　㋐出血の既往が、その後の出血の最も大きな危険因子。
　㋑深在性のものは、表在性のものに比べて出血しやすい。
　㋒大きさと易出血性との間には相関関係はない。

治療	❶手術適応症例

　（ⅰ）Mass effect（圧排効果）のある血腫例。
　（ⅱ）出血を繰り返す例。
　（ⅲ）抗てんかん薬で痙攣を抑制できない症例。
　（ⅳ）神経症状が進行性に増悪する症例。
　（ⅴ）病変が進行性に増大する症例。
❷外科的治療
　（ⅰ）全摘出を行う。
　　　➡手術時期は、脳浮腫の軽減した亜急性期がよいとされている。
　（ⅱ）部分摘出例は、出血率が高い。
❸手術的照射療法（γ-knife）
　📝照射による神経脱落症状の出現率が高く、効果も乏しく現段階では**適応がない**。
　（ⅰ）照射後の出血率
　　　ⓐ一般に高い。
　　　ⓑ全体の頻度；30～40％

チョット一言
γ-knife
①海綿状血管腫に対しては無効。
②照射による合併症の発生頻度も、AVM より海綿状血管腫の方が高い。

　　　　　　　　　ⓒ年間；8%
　　　　　　　　　　㋐最初の4年間の出血率は11%
　　　　　　　　　　㋑次の4年間の出血率は、6%へ減少。
　　　　　　（ⅱ）照射による合併症
　　　　　　　　ⓐ 頻度；27%
　　　　　　　　ⓑ 頻度はAVMより高い（海綿状血管腫：AVM＝7.5：1）。
　　　　　（ⅲ）照射後の大きさは不変か、少数例が縮小するのみ。
　　　　　（因みにKondziolkaらは(1995)、照射後の出血率は最初の2年間で8.8%/年、次の2〜6年間は1.1%/年であり、照射は出血を有意に減少させ、有用であると報告している）

病理学的所見	❶肉眼的所見
	（ⅰ）暗赤色から暗紫色の、辺縁明瞭な塊。
	（ⅱ）くわの実（mulbery）様の外観を呈している。
	（ⅲ）周辺脳にはGliosisを認める。
	❷組織学的所見
	（ⅰ）一層の内皮細胞よりなる大小の拡張した血管が密に集まり（毛細血管・静脈系の洞様変化）、蜂窩状（honeycomb）を呈する。
	（ⅱ）血管壁には平滑筋や弾性線維はない。
	（ⅲ）各血管の間には、脳組織は介在しない。
	（ⅳ）間質は細胞成分に乏しく、結合組織（膠原線維）が大部分である。
出血しやすい因子	❶出血既往例
	❷多発例
	❸家族発生例
	❹性別；女性
	❺年齢；若年者（39歳以下）
	❻妊娠
	❼深在性のものは、表在性のものに比べて出血しやすい。
	❽テント下発生例
	➡なお、大きさと出血との間には、相関関係はない。
局所神経症状の増悪を予知する因子	❶テント下病巣、
	❷明らかな出血の既往のあるもの、
	❸女性、
	であり、病巣の大きさや多発性は関与しない。
痙攣を予測する因子	40歳未満の発症例。
予後	❶良好
	❷術前の痙攣発作は改善する。
合併疾患	❶静脈性血管腫やAVMなどとの合併（全脳内海綿状血管腫の約20%）(429頁)。

❷脳腫瘍との合併。
　➡星細胞腫、乏突起膠腫、第4脳室上衣腫(↔橋海綿状血管腫)、髄膜腫や聴神経鞘腫などとの合併であるが、この中では聴神経鞘腫が多い。

自然歴

(再)出血率(年間) (Curling ら, 1991；Kondziolka ら, 1995)			痙攣の頻度(年間) (Moriarity ら, 1999)		病変の変化
全　　体		0.3〜2.6%	全　　体	4.8%	①20〜25%に、増大を認める(機序として血管腫内への出血、反応性のグリオージスの増大、Vascular channel の拡大や血管腫自体の増大など)。 ②稀に新たに発生(新生)することがある(425頁)。
発症別	出血例	4.5%	再発率(痙攣発症例)	5.5%	:::
発症別	非出血例	0.6%	新たな発生頻度 (非痙攣発症例)	2.4%	:::
病変の数	単一	1.3%			:::
病変の数	多発	2.5%			:::
再出血までの期間		1〜5年 (平均1年)			:::

快適空間

★好きなように使ってね！

楽々講座	**Angiographically occult cerebrovascular malformations（AOVM）** （脳血管造影潜在性脳血管奇形）
定義	脳血管造影で描出されない脳血管奇形の総称である。
名称	Cryptic cerebrovascular malformation（潜在性脳血管奇形）、あるいは Cryptic stroke（潜在性脳卒中）とも呼ばれ、ほぼ同義語として解釈されている。
原因・原因疾患	①血栓性 AVM や出血により破壊された小さな AVM、海綿状血管腫、静脈性血管腫や Capillary telangiectasis（毛細血管拡張症）などである。 ②CT に基づく報告では、AVM によることが最も多く（44％）、次いで海綿状血管腫（30％）、静脈性血管腫（10％）、毛細血管拡張症（4％）である（Lobato ら、1988）。 ③MRI に基づく報告では、海綿状血管腫が最も多く（71％）、次いで混在性（15％）、AVM（8％）、静脈性血管腫（6％）である（vanefsky ら、1999）。 ④脳出血や痙攣の一因である。
頻度	①全脳血管奇形（脳動脈瘤を除く）の 2〜25％ ②1.5％に、頭蓋内血管奇形の家族歴を有する。
性別	一般に、性差はない。
好発年齢	①若年者に好発する（20〜30 歳代にピーク）。 ②40 歳以上にも 30％程度みられる。
好発部位	①圧倒的に（80〜90％）、テント上に多い。 　➡中大脳動脈領域に多い。 ②テント下では、橋に好発する。 （cryptic vascular malformation の報告では、多発性の頻度は約 15％）
病変の大きさ	直径が 2.5 cm 以上のものが半数を占める。
発症形式、症状および特徴	①発症形式 　ⓐ出血で急激に発症することが多い。 　ⓑ亜急性から慢性に経過する局所神経症状のこともある。 　ⓒ初発症状としては、頭痛と痙攣が多い。 ②症状 　ⓐ突然の頭痛あるいは局所神経脱落症状。 　ⓑ痙攣（てんかん）；非出血例に多い症状。 　ⓒ進行性の局所神経脱落症状。 ③再出血しやすい。
画像検査	①頭部エックス線単純撮影；石灰化をときに認める（10％）。 ②脳血管造影；無血管野のことが多い（60％）。 　【脳血管造影で描出されない理由】 　ⓐ血腫による圧迫。 　ⓑ血栓化 　ⓒ血流が遅い（low blood flow）。 　ⓓ病変が小さく、脳血管造影の解像度の限界を超えている。 ③エックス線 CT；70％の頻度で描出される。 　ⓐ単純 CT 　　①ほとんどが（95％）高吸収域である（時に低・等吸収域）。 　　②半数に血腫を認める。 　　③石灰化は 24％ 　ⓑ造影 CT；増強効果を認めることが多い（70％）。 ④MRI 　ⓐ典型像は、亜急性あるいは慢性の出血による中心部の高信号域と、周辺の著明な低信号域。 　ⓑ流体無信号（flow void） 　ⓒT2 強調画像での Hypointense rim。 　ⓓT2 star 強調画像では、出血巣が低信号域。 　ⓔ造影 MRI；増強効果を認めることがある。
診断	手術で摘出された標本の組織学的所見による。
治療	①手術侵襲の大きい部位を除けば、手術適応がある。 　ⓐ緊急を要する脳内出血、繰り返す出血や難治性の痙攣発作などで安全に到達可能な部位の症例に対して外科的治療を行う。 　ⓑ無症候性病変➡経過観察が原則であるが、他の腫瘍性病変との鑑別が困難な場合には外科的摘出を考慮。 ②手術理由（目的） 　ⓐ再出血予防。 　ⓑ組織診断の確定。 ③AVM に対しては γ-knife。

❼脳静脈性血管腫 Cerebral venous angioma

定義
❶拡張した髄質静脈と流出静脈からなるものをいう。
❷通常、動脈や毛細血管の関与はなく、また Nidus を有しない。

名称
髄質静脈奇形(medullary venous malformation)とも呼ばれる。

発生頻度
❶剖検例の 2～3%
❷MRI での発見率；0.6%
❸正常人の 1～2%
❹中枢神経系の血管奇形の 10～20%を占める。

原因
不明であるが、胎児期の髄質静脈(medullary vein)の遺残と考えられている。

発生時期
脳血管発生の第 3 期の異常(錯誤形成)により発生するとされている。

分類(表 13)
表 13. 流出経路、大きさおよび発生部位による分類
(Valavanis ら，1983；Yaşargil，1988；Moritake ら，1980 より作製)

流出経路より	①表在灌流型(superficial drainage, or convexity type) 　ⓐ脳表静脈から静脈洞へ流出するもの。 　ⓑこのタイプが最も多い(69.8%)。 ②深部灌流型(deep drainage, or deep central type) 　ⓐ深部の脳室上衣下静脈(subependymal vein)から Galen 大静脈へ流出するもの(22.4%)。 　ⓑ基底核や視床のものは、ほとんどがこのタイプ。 ③混合型 　脳表静脈と脳室上衣下静脈の両者に流出するもの(8.6%)。
大きさ (直径) より	①小；2 cm より小さいもの。 ②中；2～4 cm。最も出血しやすい。 ③大；4 cm より大きいもの。
発生部位より	①皮質近傍(juxtacortical) ②皮質下(subcortical) ③脳室近傍(paraventriclar)

好発年齢
❶一般に、10～60 歳代。
❷性別
　(ⅰ)男性；10～29 歳にピーク。
　(ⅱ)女性；30～39 歳にピーク。

性別
男性：女性＝1.5：1 で、男性に多い。

好発部位
❶通常、**大脳皮質下白質深部**に局在する。
❷テント上に多い(テント上：テント下＝3：1)。
❸各発生部位
　(ⅰ)前頭葉に最も多い(50%)。
　(ⅱ)次いで、小脳(23%)➡小脳半球に多い。
　(ⅲ)頭頂葉；12%
　(ⅳ)基底核・視床；7～11%
　(ⅴ)側頭葉；3～8%
　(ⅵ)後頭葉、脳幹(橋)や脳室；各 1.5%
❹左右別；大脳半球では、左右差はない。

|発生部位別流出経路|❶テント上の静脈性血管腫
（ⅰ）皮質下白質（円蓋部）のもの
　　➡脳表静脈か、深部の脳室上衣下静脈へ流出する。
（ⅱ）基底核や視床のもの
　　➡ほとんどが深部の脳室上衣下静脈へ流出する。
❷テント下の静脈性血管腫
（ⅰ）小脳のもの
　　ⓐ表在灌流型は、錐体静脈洞か静脈洞交会、あるいは横静脈洞へ流出する。
　　ⓑ深部灌流型は、Galen大静脈へ流出する。
（ⅱ）脳幹のもの
　　ⓐ表在灌流型；通常、錐体静脈洞へ流出する。
　　ⓑ深部灌流型；Galen大静脈へ流出する。

発症形式（初発症状）
❶痙攣発作が多い（33％）。
❷次いで、頭蓋内出血（16～18％）。
❸偶然発見例；16～29％

症状
❶全体
（ⅰ）てんかん発作〔通常、大発作（grand mal）〕が、29％と最も多い。
（ⅱ）次いで、頭痛（17％）。
（ⅲ）頭蓋内出血；14％
（ⅳ）無症状；29％
❷発生部位別
（ⅰ）テント上
　　ⓐ痙攣発作が最も多い。
　　ⓑ次いで、頭痛。
　　ⓒ稀に、運動障害や感覚障害。
（ⅱ）テント下
　　ⓐ出血（くも膜下出血や実質内出血）が最も多い（半数以上）。
　　ⓑその他、咳嗽頭痛（cough headache）、小脳症状や脳神経障害。

脳血管造影
❶Caput medusa-like（メズサの頭様）、あるいはUmbrella-shaped（傘型）と表現される特徴的な所見（図35）、すなわち、多数の拡張した静脈（髄質静脈 medullary vein）が放射状あるいは車軸状に、1本の太く拡張した流出静脈（parenchymal, or transcerebral vein）に集中する所見がみられる。
（ⅰ）この特徴的所見は、通常、静脈相にみられるが、時に毛細血管相にみられる。
（ⅱ）主として表在灌流型にみられる。
（ⅲ）深部灌流型は、表在灌流型よりびまん性、不規則であり、上述の特徴的所見を呈することは少ない。
❷流入動脈はみられない。
❸循環時間は正常である。
❹動脈相は正常である。

❺通常、圧迫所見はない。

図 35. 静脈性血管腫の右椎骨動脈造影前後像＜静脈相＞
（図 36 と同一症例）

静脈相で多数の拡張した静脈が放射状に、1 本の拡張した流出静脈に集中する、いわゆる Umbrella-shaped と表現される特徴的な所見を認める（→）。

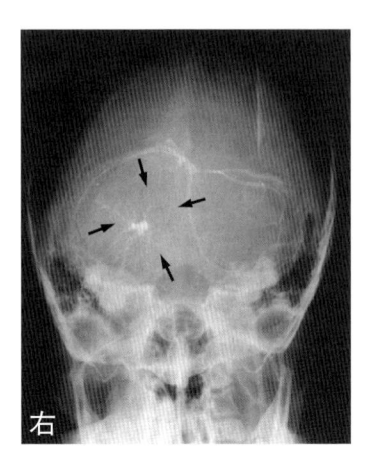

|エックス線 CT|❶単純 CT
（ⅰ）約半数は、正常像を呈する。
（ⅱ）異常を呈する場合の所見は、結節状の高吸収を認めることが多い。
（ⅲ）時に、石灰化を認める(5%)。
（ⅳ）周囲に浮腫や圧迫所見を伴わない。

❷造影 CT
➡3 つのパターンがある。
（ⅰ）大部分が均質に増強される円形の領域が白質内にある。周囲の浮腫や圧迫所見を伴わない（33%）。
（ⅱ）流出静脈が線状に増強される(33%)。
（ⅲ）線状と円形の両方が混在して増強される（20%）（図 36）。

MRI ❶単純 MRI
（ⅰ）T 1 で線状の流体無信号(flow void)（図 37-左）。
（ⅱ）T 2 で線状の流体無信号(flow void)、あるいは高信号域（流れの遅い部分）。
❷造影 MRI（図 37-右）で、流出静脈が増強される。

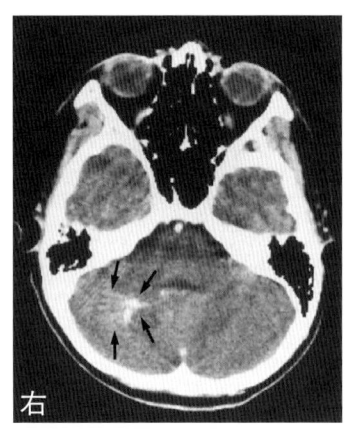

図 36. 静脈性血管腫の造影 CT
（図 35 と同一症例）

右小脳半球に線状および斑点状の増強効果を認める（→）。

〈単純MRI（T1強調画像）〉　　〈造影MRI〉

線状の低信号域を認める(→)。　　単純MRIの線状の低信号域の部分を中心に、増強効果を認める(→)。

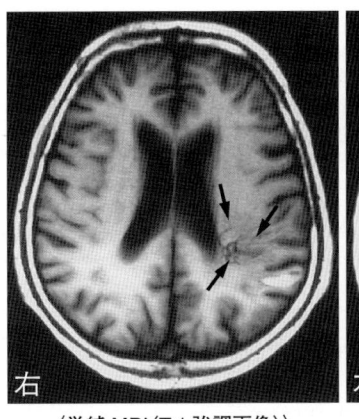

図 37. 脳静脈性血管腫のMRI

診断　　脳血管造影所見による。

治療方針

脳内出血発症例	①圧迫所見がない場合 　①血腫に対しては、保存的治療。 　②血管腫に対しても保存的治療がよい（慢性期に血管腫を摘出すると主張する人もいる）。 ②血腫が大きく圧迫所見がある場合 　①血腫のみ除去、 　②血腫除去後、手術的照射療法(radiosurgery)、 　③血腫の除去とともに、血管腫も摘出、 の3つの考え方があるが、①の「血腫のみ除去」が無難でよい方法である。再出血時に、血管腫の摘出を考慮すればよい。
非出血例	①通常、保存的治療。 ②難治性の痙攣や重篤な神経障害例で、手術的に摘出可能な部位であれば、血管腫摘出術の適応がある。
無症候例	手術適応はない。

治療	❶保存的治療	
	❷手術的治療	①適応に関しては議論がある。 ②血管腫摘出の際の注意点 　ⓐ異常な髄質静脈のみを凝固(摘出)し、太い流出静脈は温存する。 　➡その理由は、静脈灌流障害を生じさせないためである。 　すなわち、 　　①この流出静脈は周囲脳組織の静脈灌流路となっているため、これを閉塞すると静脈性梗塞および高度な脳浮腫をきたす。 　　②特に脳血管撮影上、血管腫周囲の皮質および深部静脈の造影が悪いときには、流出静脈の閉塞は極めて危険で、避けるべきである。 　ⓑ髄質静脈を凝固する場合、一期的に行う方法と2～3回に分けて行う段階的凝固法とがある。
	❸手術的照射療法 （radiosurgery）	①無効である。 ②Lindquistら(1993)の成績（追跡期間6～108ヵ月） 　ⓐ閉塞率 　　①完全閉塞；12.5% 　　②部分閉塞；37.5% 　　③不変；25% 　ⓑ有効でない原因として、動脈に比して静脈は放射線感受性が低いことが挙げられている。 　ⓒ副作用 　　①発生頻度；37.5%に放射線壊死を生じている。 　　②発生原因；白質が放射線に対して比較的感受性が高いことが主たる原因。

組織学的所見　❶多数の拡大した静脈（正常に近い静脈）で構成されている。

❷血管壁には、通常、平滑筋や弾性線維はない。

❸各血管の間に正常脳組織（白質）が介在する。

❹動脈は認められない。

予後　良好で、死亡率は限りなく"ゼロ"に近い。

出血　❶出血の頻度；0.22～0.61%／年

❷妊娠により、出血率は増加しない。

❸小脳あるいは後頭蓋窩のものは、再出血しやすい*。

　（ⅰ）出血の頻度；36%

　（ⅱ）再出血の時期；7日～18ヵ月

（*Garnerら(1991)は、後頭蓋窩にあることで出血率は増加しないと報告している）

合併疾患　❶他の疾患が合併する頻度；18%

❷疾患；動静脈奇形、海綿状血管腫、くも膜嚢胞やChiari奇形など。

❽ガレン大静脈瘤 Vein of Galen aneurysm

定義
❶胎生期より遺残した Median vein of procencephalon（前脳正中静脈）（＝原始内大脳静脈 primitive internal cerebral vein）が、間脳に分布する正常動脈との短絡を介して異常に拡張しているものをいう(新井ら, 2002)。
❷因みに、脳深部に動静脈奇形が存在し、その流出路としてガレン大静脈が拡張しているものは二次性であり、本疾患（真性ガレン大静脈瘤）からは除く。

名称 ガレン大静脈奇形（vein of Galen malformation）とも呼ばれる。

発生機序 Median vein of procencephalon の遺残による。

発生頻度
❶全頭蓋内血管奇形の1％以下。
❷小児の血管奇形の30％

分類 ❶発症年齢による分類

新生児型	重篤な心不全をきたし、新生児期に発症するもの。
乳児型	①通常、生後3〜12ヵ月の間に発症するもの。 ②最も頻度が高い。 ③心不全のある例と、ない例とがある。
幼児・成人型	①3歳以上で発症するもの。 ②細分類 　①A-V shunt のある群。 　②瘤が石灰化し、A-V shunt の存在しない群。

❷脳血管造影所見による分類 (Yaşargil, 1988)

Type 1	➡純粋な脳槽タイプ。 ①単一あるいは複数の動脈、すなわち前・後脳梁周囲動脈や後大脳動脈（P4部とその枝）とガレン静脈との間で瘻を形成する。 ②巣部（nidus）は、ガレン静脈そのものである。 ③このタイプは、ガレン静脈瘤と同義語である。 ④この病変は、全体が髄外、すなわち、軟膜外で脳槽にある。 　Pure cisternal fistula between single (simplex) or multiple (complex) arteries, (anterior and posterior) pericallosal arteries, posterior cerebral artery (P4 and its branch) and vein of Galen. The nidus of the lesion is the ampulla of the vein of Galen. This type of lesion is synonymous with "aneurysm of the vein of Galen or vein of Galen aneurysm". The lesion is entirely extrinsic, in the epipial and cisternal regions.
Type 2	➡視床穿通枝（脳底動脈と後大脳動脈P1部）とガレン静脈との間で瘻形成を認めるタイプ。 ①視床穿通枝は、正常では脚間槽を通って中脳・間脳の実質内に入る。 ②視床穿通枝は拡張・蛇行しているが、なお正常の脳実質内に枝を出す。そして髄条、手綱三角や後交連のレベルで脳実質を離れ、引き続いてガレン静脈槽に入り、ガレン静脈へと流出する。 ③それ故、このタイプの流入動脈は、髄外→髄内→髄外へと走行する。

Type 2	④前大脳動脈の脳梁周囲動脈(A 5)および後大脳動脈(P 4)の枝は、関与していない。 　　Fistulous connections between the thalamoperforators (basilar and P 1 segment) and the vein of Galen. The perforators normally run through the interpeduncular cistern into the mesodiencephalic parenchyma. In cases with fistulous connections, they are dilated and tortuous, but still give branches to the normal brain parenchyma, leaving the parenchyma at the level of the stria medullaris, habenular trigone, and posterior commissure and subsequently entering the galenic cistern and draining into the vein of Galen. Therefore, the feeders of this type of fisula are "extrinsic-intrinsic-extrinsic". The branch of the A 5 and P 4 segments are not involved.
Type 3	➡Type 1 と Type 2 との混合型。 ①最も多いタイプ。 ②脳底動脈と後大脳動脈 P 1 部から分岐している穿通枝(視床穿通枝)のみならず、脳梁周囲動脈(A 5)や後大脳動脈(P 4 部)もガレン静脈と瘻を形成している。 　　Mixed form of type 1 and type 2 (most frequenttype). Pericallosal (A 5), PCA (P 4) as well as basilar and P 1 branches (thalamoperforators) are in fistulous communication with the vein of Galen.

Ⓐ Type 1、Type 2 および Type 3 の 3 つのタイプでは、巣部(nidus)はガレン静脈と瘻で結ばれている。
Ⓑ ガレン静脈より近位(中枢)側には、他の巣部(nidus)は認められない。
　In these 3 types of AVM the nidus is the "fistulous connection" of the vein of Galen. There is no other nidus proximal to the vein of Galen.

Type 4	➡中脳や視床(一側、あるいは両側)の実質内に 1 つ、あるいは 1 つ以上の巣部(nidus)を有する叢状の動静脈奇形。 ①流出静脈は内大脳静脈、正中房部静脈(median atrial vein；MAV)、あるいは脳底静脈のどれか、あるいはこれらの静脈の組み合わせ。 ②続いて、これらの流出静脈は拡張したガレン静脈に入る。 ③このタイプには 2 つの亜型がある。 　①中脳あるいは視床の実質内に叢状の巣部(nidus)がある純型。 　②実質内の巣部(nidus)と脳槽内に瘻を形成する Type 1 との混合型。 　　Plexiform AVM with one or more intrinsic niduses within the mesencephalon or thalamus (uni- or bilateral) with draining veins either to the internal cerebral vein (ICV), or median atrial vein (MAV), or basilar vein (BaV) or to a combination of the above veins, which subsequently enter into the dilated vein of Galen. 　　There are 2 subgroups in this type of malformation： 　a) pure plexiform nidus in parenchyma of mesencephalon or thalamus, 　b) nidus within the parenchyma combined with fistulous cisternal nidus (type 1).

(註)
ⅰ) Type 1〜Type 3 が真性ガレン大静脈瘤(true vein of Galen aneurysm)である。
ⅱ) Type 4 は二次性ガレン大静脈瘤(secondary vein of Galen aneurysm)である。

❸血管構築による分類(表14)

表 14. 血管構築による分類(Berstein ら、1992 より作成。一部改変)

タイプ	脳血管造影所見	備考
Choroidal type 脈絡組織型 (図38)	①多数の'瘻'がある。 ②脈絡組織に多数の'瘻'が存在する。 ③'瘻'は脳外で、くも膜下腔(中間帆槽内)にある。 ④'瘻'は、Median vein of prosencephalon、すなわち、ガレン大静脈瘤の前面にある。 　介在する動脈のネットワークを介して、ガレン大静脈瘤とつながっているタイプ。 ⑤流入動脈は、通常、両側性で、脈絡叢動脈、脳梁辺縁動脈、脳弓下枝(subfornical branch)、あるいは視床穿通動脈の上	ⓐ新生児期にみられることが多い。 ⓑ心不全を呈している。

Choroidal type 脈絡組織型 (図38)	衣下枝(subependymal branches of thalamoperforator)である。 ⑥複雑な動脈網がみられる。 ⑦静脈洞(dural sinus)へ流出する。

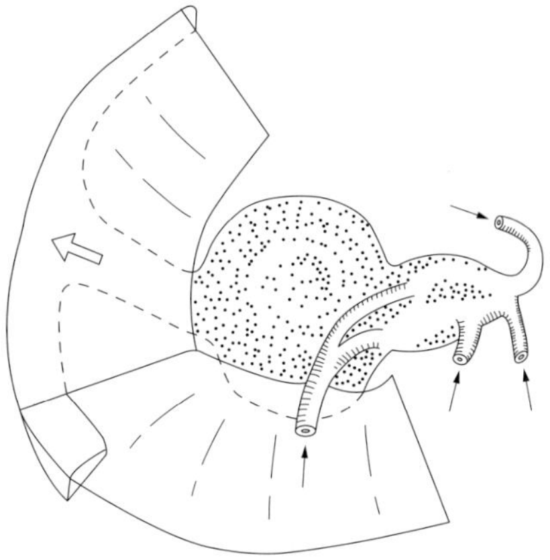

図 38

→ は動脈の流入路。　⇒ は流出路。

Mural type 壁在型 (図39)	①'瘻'は、脳外で、くも膜下腔にある。 ②'瘻'は、Median vein of prosencephalon、すなわち、ガレン大静脈瘤の壁上にある(通常、外側縁)。 　瘻部が、ガレン大静脈瘤自体にあるタイプ。 ③流入動脈は、四丘体動脈(collicular artery)と後脈絡叢動脈、あるいはそのどちらかで、一側性のことも両側性のこともある。 ④静脈洞(dural sinus)へ流出する。	ⓐ乳児期にみられることが多い。 ⓑ臨床的には、発育不良や大頭症(macrocephaly)を呈している。

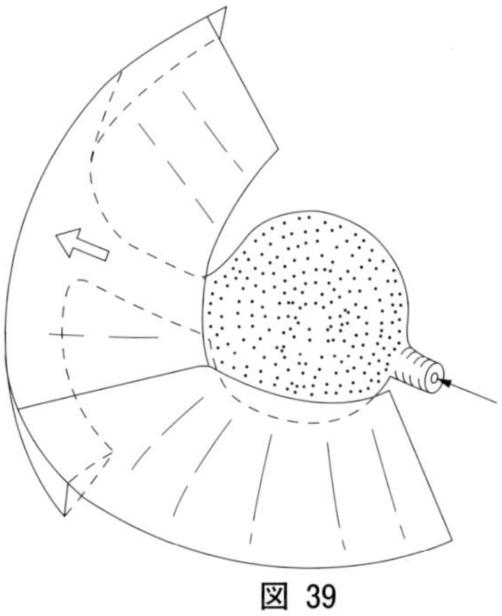

図 39

→ は動脈の流入路。　⇒ は流出路。

(註)
Ⓐ脈絡組織型(新井ら, 2002；中根ら, 2007)
　①間接型ともいうべきタイプ。
　②YaşargilのType 2とType 3に相当する。
Ⓑ壁在型(新井ら, 2002；中根ら, 2007)
　①直接型ともいうべきタイプ。
　②YaşargilのType 1に相当する。

好発年齢	新生児期および乳児期に最も多い（両者で66％）。
性別	男児に多い（男児：女児＝2：1）。

症状		
	新生児期発症例 （新生児型）	①重篤な心不全症状 　ⓐ最も好発する症状である。 　ⓑ心拍出量の80％が頭蓋内動静脈短絡を通過する。 ②頭部雑音の聴取（cranial bruit） ③通常は、生後2〜3週間で死亡することが多い。 ④水頭症は稀（0〜15％）。
	生後3〜12ヵ月の間に発症する症例 （乳児型）	①水頭症・頭囲拡大 　ⓐ水頭症は、最も好発する症状で、50〜70％にみられる。 　ⓑ水頭症の原因 　　①従来の考え；拡張したGalen静脈により中脳水道が圧迫されて生じる。 　　②最近の考え；上矢状静脈洞を含む静脈系の圧上昇に伴う髄液吸収障害の結果である。 ②頭部雑音の聴取。 ③痙攣 ④心不全症状；ないか、あるいは軽度。
	3歳以上で発症する症例（幼児・成人型；発症時の平均年齢は、13歳）	①出血。 　ⓐ好発する症状。 　ⓑ瘤そのものの破綻よりも、静脈圧亢進による出血性梗塞が機序として考えられている。 ②神経脱落症状 　ⓐ好発する症状。 　ⓑMass lesion（占拠性病変）としての圧迫、静脈灌流障害や盗血現象（steal phenomenon）により生じる。 ③頭痛 ④頭皮および顔面の静脈怒張。 ⑤頭部エックス線単純撮影で、血管壁に石灰化像。 ⑥頭部雑音を聴くことは少ない。 ⑦思春期・成人における水頭症の発生頻度は30％

頭部エックス線単純撮影
❶正常像；40％
❷頭蓋内圧亢進所見；30％
❸石灰化像；14〜30％

脳血管造影
❶4 vessels angiography（左右の内頸動脈および椎骨動脈造影）が必要。
　（ⅰ）流入動脈
　　　➡ガレン大静脈瘤への流入動脈は、発生学的にProsencephalic originとMesencephalic originの2種類に分類できる（新井ら, 2002）。すなわち、
　　ⓐ前脳起源（prosencephalic origin）
　　　➡前大脳動脈、後脳梁周囲動脈や後外側脈絡叢動脈など。
　　ⓑ中脳起源（mesencephalic origin）
　　　➡後内側脈絡叢動脈、視床穿通動脈や上小脳動脈など。
　（ⅱ）流出静脈➡通常、直静脈洞。

❷所見（図40）

新生児	①流入動脈は、通常、両側の前大脳動脈、レンズ核線条体動脈、視床穿通動脈、前・後脈絡叢動脈で、瘤の前方および上方から入る。 ②瘤は、中等度の大きさである。 ③流出静脈は、巨大な直静脈洞および横静脈洞である。
乳児	①流入動脈は、通常、一側の後脈絡叢動脈で、下方および外側から入る。 ②瘤は、水頭症のある例では巨大で丸く、流出静脈が描出されないことが多い。
1歳以降の小児	①流入動脈は、後脈絡叢動脈および視床穿通動脈が血管網をつくって瘤に入る。 ②瘤はあまり大きくない。 ③流出静脈は、直静脈洞および横静脈洞である。

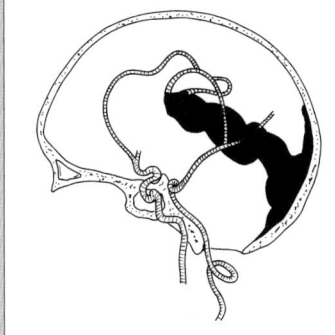

(1) 新生児　　　(2) 乳児

(3) 乳児および年長児　　　(4) 年長児

【流入動脈】
①後脈絡叢動脈(内側枝)が最も多い。
　↳後大脳動脈の枝。
②次いで、上小脳動脈や前大脳動脈。
③その他、中大脳動脈や後視床穿通動脈
　(←後大脳動脈の枝)。

図40．新生児、乳児および年長児における Galen 静脈瘤の脳血管造影所見(Hoffman ら，1982)

エックス線CT　❶単純CT
　　　　　　　（ⅰ）第3脳室後方に丸い、辺縁明瞭な等〜高吸収域を認める。
　　　　　　　（ⅱ）脳室拡大の所見。
　　　　　　❷造影CTでは、著明に増強される。
MRI　Flow void(流体無信号)として描出される。
MRA　病変の血管構築の観察が可能。
診断　❶出生直後か6歳までに診断される。
　　　➡このうち、新生児期に診断されるのは約40％
　　　❷MRI、MRAや脳血管造影で確定される。
心不全　❶発生機序
　　　➡左心および右心不全の両者が起こる。すなわち、

(ⅰ)巨大な動静脈短絡により循環血液量および心拍出量が増加し、左心不全が生じる。
(ⅱ)静脈灌流の増加により右心不全が生じる。
❷対策(処置)
(ⅰ)多数の小動脈が流入している場合は、1本ずつ時間をかけてゆっくりと閉塞・切断する。
(ⅱ)大きな流入動脈が少数の場合は、Temporary clip(一時遮断クリップ)を用いる。
(ⅲ)手術を2〜3回に分ける段階的手術(staged operation)を考慮する。

治療方針

病態からみた治療方針	①AV(arterio -venous) shunt(動静脈短絡)の閉塞。 ②水頭症の治療。 ③Mass effect(占拠効果)の除去。	
発症年齢からみた治療方針	新生児	①新生児で治療ができれば理想であるが、適応のないことが多い。 【理由】 　①重篤な心不全を有すること。 　②シャント量が多く、出生児に既に脳に重大な障害をきたしていること。 ②心不全に対する適切な治療が重要。 ③軽症例では、患児の成長を待ち、より安全な条件下で塞栓術を行う。 ④救命を目的とした緊急の塞栓術を行う場合がある。
	乳児	A-V shuntの閉塞と水頭症の治療。
	幼児・成人	①A-V shuntが認められる場合には、流入動脈の遮断。 ②瘤が血栓化し、Mass effectがある場合には摘出術。
流入動脈の数からみた治療方針	①流入動脈が1本か、あるいは少ない場合には、経動脈法による塞栓術、または直達手術。 ②多数の場合は、経静脈法による塞栓術。	
治療法からみた治療方針	①可能であれば、まず血管内手術(塞栓術)➡血管内手術が第一選択。 ②塞栓術が不可能であれば、直達手術による流入動脈の遮断。	

保存的治療

❶出生直後より重篤な心不全を呈する新生児例は、積極的な治療の対象とならない。
❷治療内容
(ⅰ)心不全の治療。
(ⅱ)頭蓋内圧のコントロール。
❸保存的治療を生後5〜6ヵ月まで行った後、外科的治療(血管内手術や直達手術)に踏み切る(新井ら, 2002)。

外科的治療と術中モニター

❶直達手術
(ⅰ)血管内手術が第一選択で、血管内手術不成功例に対して直達手術を行う(新井ら,2002)。
(ⅱ)直達手術の時期は、通常生後6ヵ月以降。
(ⅲ)開頭直達術では**流入動脈を遮断するのみでよく**、瘤は摘出する必要はない。
　　➡流入動脈が多数の場合には、数回の手術で段階的に閉塞する。
　　　ⓐ瘤はほとんど破裂することはないので、破裂防止のための外科的治療の適応は

ない。
　　　　ⓑ血栓化や石灰化している場合には、摘出する。
　（ⅳ）到達法
　　　　ⓐParieto-occipital interhemispheric approach（頭頂・後頭半球間裂到達法）。
　　　　　➡最も一般的な到達法。
　　　　ⓑPosterior parietal transsplenial approach（頭頂後部経脳梁膨大部到達法）
　　　　ⓒSubtemporal approach（側頭下到達法）
❷血管内手術（塞栓術）

適応と時期	①CTやMRIで重篤な脳組織の障害がある場合は禁忌。 ②経皮的動・静脈塞栓術が可能な年代は、通常、生後5～6ヵ月以降である。 　➡新生児の血管は脆弱なため、血管内治療は容易ではない。
到達法	➡一般的には、最初に経動脈的塞栓術を行い、これが不成功に終わった場合に経静脈法を試みる（新井ら，2002）。 ①経動脈法 　①流出静脈を温存できるのが利点。 　②流入動脈が多数の場合にはこの方法は困難で、経静脈法の適応となる。 ②経皮的経静脈法（percutaneous transvenous approach） 　①大腿静脈や内頸静脈経由により瘤内へカテーテルを進め、瘤内をコイルで塞栓する。 　②急速な流出路の閉塞により、脳浮腫や脳出血を起こす可能性がある。 ③経静脈洞交会法（transtorcular approach） 　①静脈洞交会の直上の頭蓋骨を穿頭する。 　②静脈洞交会よりカテーテルを挿入する。 　③カテーテルを直静脈洞そして瘤内へと進めコイルで塞栓する。
塞栓物質	①経動脈法；コイル、離脳型バルーンや液体塞栓物質（n-butyl cyanoacrylate；NBCA）。 ②経静脈法；コイル
※ガレン大静脈瘤では、正常の深部静脈が関与している事はないので、血管内治療で静脈瘤を閉塞しても、理論的には正常の深部静脈の還流障害をきたすことはない（新井ら，2002）。	

新生児例の血管内治療適応の指針（表15）

❶Lasjauniasらは(1996)、新生児のガレン大静脈瘤の臨床像を、心機能、大脳機能、肝機能、呼吸機能、および腎機能に分けてそれぞれを点数化し（neonatal evaluation score）、これを血管内治療適応の指針としている。

❷評価
　（ⅰ）21点満点中、8点未満は、血管内治療の適応外（＜8 declined embolization）。
　（ⅱ）8～12点は、緊急の血管内治療の適応（≧8、≦12 emargency embolization）。
　（ⅲ）12点を超えている場合（13点以上）は、可能ならば生後5ヵ月まで待機（＞12 delayed embolization）。

表 15. 新生児ガレン大静脈瘤の評価点数表(Lasjaunias ら，1996；Foran ら，2004 による)

Score (点数)	Cardiac Function (心機能)	Cerebral Function (大脳機能)	Respiratory Function (呼吸機能)	Hepatic Function (肝機能)	Renal Function (腎機能)
5	Normal(正常)	Normal(正常)	Normal(正常)	──	──
4	Non-treated overload (未治療の過度の心負荷がある)	Infraclinical EEG anomalies (脳波上の異常のみで、臨床症状はない)	Tachypnoea Bottle finished (哺乳びんでミルクを飲み終えた後に頻呼吸を呈する)	──	──
3	Congestive cardiac failure stable with treatment (うっ血心不全はあるが、治療により安定)	Non-convulsive CNS signs (中枢神経系の症状はあるが、痙攣はない)	Tachypnoea Bottle not finished (哺乳びんでミルクを飲んでいないときにも頻呼吸を認める)	Normal (正常)	Normal (正常)
2	Congestive cardiac failure unstable with treatment (治療しているが、不安定なうっ血性心不全)	Isolated convulsion (痙攣のみ)	Assisted ventilation FiO$_2$<25% (補助換気で、吸入気酸素濃度が25％以下)	Hepatomegaly Normal function (肝腫大はあるが、肝機能は正常)	Transitory anuria (一過性の無尿)
1	Need ventilation (換気が必要)	Seizure permanent CNS signs (痙攣と永続的な中枢神経系の症状)	Assisted ventilation FiO$_2$>25% (補助換気で、吸入気酸素濃度が25％以上)	Moderate hepatic impairment (中等度の肝障害)	Unstable diuresis with treatment (治療中であるが、不安定な利尿)
0	Resistant to treatment (治療に抵抗)	Coma (昏睡)	Assisted ventilation (補助換気)	Coagulation disorder (凝固障害)	Anuria (無尿)

❸合併する水頭症(新井ら，2002)

(ⅰ)まず外科的治療を行い、静脈圧の上昇を是正する。

　　ⓐ(理由)本症の脳室拡大(水頭症)は、静脈圧上昇に伴う髄液吸収障害の結果であるから。

　　ⓑ脳室腹腔シャントは第一選択とはならない。

(ⅱ)ガレン大静脈瘤自体の圧迫による非交通性水頭症の場合は、脳室腹腔シャント。

(ⅲ)シャント術の合併症；硬膜下血腫

❹術中モニター

(ⅰ)内頸静脈の酸素飽和度のモニター

　　➡直達手術や血管内手術(塞栓術)に際して、モニターする(流入動脈の閉塞により酸素飽和度は低下する)。

(ⅱ)脳皮質の血流量の測定(直達手術に際して)

　　➡術中の正常灌流圧突破現象(normal perfusion pressure breakthrough(397 頁)

の発生に備えて、また術後の Hyperemic edema（充血性浮腫）や出血を予測するため。

（ⅲ）瘤内血液のガス分析（直達手術に際して）
　　➡動静脈シャントの遮断の確認に有用。

（ⅳ）心電図のモニター

❺術中管理；輸液および輸血の過剰投与を避ける（➡軽度 Hypovolemia にする）。

γ-knife
(Payne ら, 2000；
新井ら, 2002)

❶新生児期あるいは乳児期に発症する短絡量の多い症例は、本治療の対象にならない。

❷年長児あるいは成人発症の短絡量の少ない症例に対しては、本治療の可能性がある。

治療成績　❶血管内手術（経静脈洞交会法を含む）による塞栓術後の成績（表16）

表 16. 各年齢別の塞栓術後の成績 (Lylyk ら, 1993)

		1歳未満	1～2歳	＞2歳
早期成績	良好	73%	85%	100%
	悪化	0%	15%	0%
	死亡	27%	0%	0%
長期成績	良好	45%	62%	100%
	悪化	18%	15%	0%
	死亡	9%	8%	0%

❷血管内手術（経動脈法）による塞栓術後の成績 (Lasjaunias ら, 1996)

（ⅰ）正常発達例；60.2％の頻度。

（ⅱ）一過性神経脱落症状を呈した症例；12.8％の頻度。

（ⅲ）軽微な永続的神経脱落症状を呈した症例；9.0％の頻度。

（ⅳ）重篤な神経脱落症状を呈した症例；7.7％の頻度。

（ⅴ）死亡例；9.0％の頻度。

❸各年齢層における保存的治療群と直達手術群の死亡率の比較（表17）

表 17. 各年齢層における保存的治療群と直達手術群の死亡率 (Johnston ら, 1987)

	新生児の死亡率	1～12ヵ月の乳児の死亡率	1～5歳の患児の死亡率	6～20歳の患者の死亡率
保存的治療群	96%	60%	60%	25%
直達手術群	80%	30%	30%	25%

術後合併症　❶心不全

手術による急激な動静脈短絡の閉塞は、左心不全や肺うっ血（pulmonary congestion）が生じる。

☞大量急速輸血と同じ。

❷頭蓋内出血

❸正常灌流圧突破現象（normal perfusion pressure breakthrough）（397頁）

❹硬膜下水腫（血腫）

❺痙攣

予後　❶予後は、発症年齢（A-V shunt 量）に依存する。すなわち、

（ⅰ）新生児例の予後は極めて不良である。その死因は、ほとんどが心不全である。

（ⅱ）乳児では、生存例の約半数に重篤な障害を残す。

❷未治療例
　（ⅰ）新生児；90％以上の死亡率。
　（ⅱ）乳児；50％以上の死亡率。
❸血管内治療群の死亡率；10％以下。

快適空間

★好きなように使ってね！

❾高血圧性脳出血
Hypertensive intracerebral hemorrhage

定義	高血圧を基盤として脳実質内に出血するものをいう。
発生頻度	❶人口10万人に対して、45〜150人。 ❷本邦では脳卒中全体の約30%を占める(欧米では脳梗塞が圧倒的に多く、脳出血は10%を占めるに過ぎない)。
発生機序	❶高血圧が持続すると、中膜障害、内膜の透過性の亢進、動脈壁内への血漿成分の侵入、さらに動脈壁は壊死(血漿性動脈壊死)となり、その結果、動脈壊死に陥った壁には微小動脈瘤(microaneurysm)が生じる。この微小動脈瘤が破綻し出血巣が形成される。 ❷動脈壊死は外径が200μm前後の穿通動脈に好発し、病理組織学的には、中膜平滑筋細胞の消失、内弾性板の融解、内膜の線維性肥厚やフィブリノイド変性などがみられる。
病態	❶病態は血腫による出血部位の脳実質破壊による一時的脳損傷と、圧迫による周囲脳の二次的脳損傷とに分けられる。 ❷病態は血腫周囲の脳浮腫・循環障害と、急性水頭症や頭蓋内圧亢進により修飾される。 ❸頭蓋内圧が上昇し始める血腫量は、成人では30〜40 ml である(黒田ら, 1999)。
血腫の進展様式	血腫は、硬い、抵抗の強い所(灰白質)より、軟らかい、抵抗の少ない部位(白質)に向かって拡がっていく。
分類	❶神経学的重症度分類(表18)

表18. 脳卒中の外科研究会による高血圧脳出血の神経学的重症度分類(金谷ら, 1978)

Grade(重症度)		Criteria(基準)	III-3 formula*2(III-3方式)
Grade 1		Alertness or confusion(意識清明または錯乱)	0 or I
Grade 2		Somnolence(傾眠)	II-1
Grade 3		Stupor(昏迷)	II-2, 3
Grade	4a	Semicoma without herniation signs*1 (脳ヘルニア徴候を伴わない半昏睡)	III-1
	4b	Semicoma with herniation signs (脳ヘルニア徴候を伴う半昏睡)	III-2
Grade 5		Deep coma(深昏睡)	III-3

*1 Herniation signs(脳ヘルニア徴候)
　ⅰ) uni- or bi-lateral mydriasis(over 5 mm) and no reaction to light(一側または両側の5 mm以上の瞳孔散大と対光反射消失)
　ⅱ) Uni- or bi-lateral decorticate or decerebrate rigidity(一側または両側の除皮質あるいは除脳硬直)
*2 III-3方式による意識障害評価法は、本質的には Japan Coma Scale と差はない。
付) 意識レベルは、発作後24時間以内を基準とし、最も悪化した時点のものをとる。

❷ 被殻出血の CT 分類（表 19）

表 19. 脳卒中の外科研究会による高血圧性被殻出血の CT 分類（金谷ら，1978．一部加筆）

Type			
I		Ex. C.	Localized in the outside of internal capsule （血腫は内包の外側に限局）
II		Ca.	Extended to the anterior limb of internal capsule （血腫は内包前脚へ進展）
III	a	Cp. without V	Extended to the posterior limb of internal capsule without V* （血腫は内包後脚へ進展しているが、脳室への穿破はない）
	b	Cp. with V	Extended to the posterior limb of internal capsule with V （血腫は内包後脚へ進展し、かつ脳室へも穿破している）
IV	a	Ca.+p. without V	Extended to the anterior and posterior limbs of internal capsule without V （血腫は内包前・後脚へ進展しているが、脳室穿破はない）
	b	Ca.+p. with V	Extended to the anterior and posterior limbs of internal capsule with V （血腫は内包前・後脚へ進展し、かつ脳室へも穿破している）
V		Th.	Extended to the thalamus or subthalamus （血腫は視床または視床下部へ進展）

* V：Massive ventricular hemorrhage（鋳型状脳室内出血）
Base line：Orbitomeatal line within 1 week after attack（CT 所見は、発作後 1 週間以内に行われたもので判定し、O-M line を基準線とする）

❸ 視床出血の CT 分類（表 20）

表 20. 高血圧性視床出血の CT 分類（金谷ら，1984）

Type	Criteria
I a	Localized in the thalamus without V* （血腫は視床に限局し、脳室穿破はない）
I b	Localized in the thalamus with V （血腫は視床に限局し、かつ脳室にも穿破している）
II a	Extend to the internal capsule without V （血腫は内包へ進展しているが、脳室への穿破はない）
II b	Extend to the internal capsule with V （血腫は内包へ進展し、かつ脳室へも穿破している）
III a	Extend to the hypothalamus or midbrain without V （血腫は視床下部または中脳へ進展しているが、脳室への穿破はない）
III b	Extend to the hypothalamus or midbrain with V （血腫は視床下部または中脳へ進展し、かつ脳室へも穿破している）

* V：Massive ventricular hemorrhage（鋳型状脳室内出血）

❹ 小脳出血の分類

臨床分類	Fulminating（劇症）型		短時間で死亡するもの。稀。
	Grave（重症）型		①後頭部痛、めまいや嘔吐などがあり、少し時間をおいて意識障害が出現するもの。 ②最も頻度が高い（60〜70％）。
	Benign（軽症）型		ごく軽い小脳症状のみで、出血が小脳半球に限局しているもの(Michael, 1932)。
CT分類	Littleらの分類(1978)	Group 1	①初期に脳幹圧迫症状があり、病状悪化の傾向がある。 ②小脳症状は少なく、血腫径は CT で 3 cm 以上。 ③脳室拡大がみられる。
		Group 2	①小脳症状を呈するが、意識障害はみられない。 ②経過は良好で、血腫径は CT で 3 cm 未満。 ③脳室拡大はみられない。

CT分類	Tanedaらの分類(1987)	Grade Ⅰ	①Normal(四丘体槽の描出が正常にみられる)。 ②予後は良好。
		Grade Ⅱ	①Compressed(四丘体槽が圧迫されているもの)。 ②48時間以内に手術が施行されなければ、よい結果が見込めない。
		Grade Ⅲ	①Absent(四丘体槽が描出されていないもの)。 ②予後は不良。

❺橋出血の分類(表21)

表 21. 橋出血の分類(田中ら, 1982)

	所　　見
Massive type (広範囲型)	①橋全域(底部および被蓋)に広範囲(massive)に出血しているもの。 ②上部中脳、視床や内包へ進展し、脳室穿破例が多い。 ③大多数は早期に死亡する。
Basis tegmentum type* (橋底部・被蓋型)	①橋底部および橋被蓋に出血しているが、広範囲ではないもの。 ②出血は下部中脳へとどまり、下部中脳より上方へ進展することはなく、また脳室への穿破はない。 ③生存しても機能予後は不良。
Tegmentum type* (被蓋型)	①橋被蓋に出血の主座があり、橋底部に出血がないか、あっても軽度なもの。 ②下部中脳へ進展するがそれより上方へ進展することはなく、脳室への穿破もほとんどない。 ③機能予後は良好。

* Basis tegmentum type と Tegmentum type は、血腫が両側性に存在するか片側性かにより、さらに Bilateral(両側性) と Unilateral(片側性) とに細分される。

好発年齢　❶発症年齢
　　　　　　（ⅰ）50～69歳が最も多く、全体の3/4が40～69歳に集中する(秋口ら, 1983)。
　　　　　　（ⅱ）被殻出血のピークは50歳代、小脳出血は60歳代がピーク。
　　　　　❷皮質下出血、小脳出血や視床出血では、被殻出血に比して平均年齢は高い。
　　　　　❸橋出血は、被殻出血に比して平均年齢はやや若い。

性別　❶男性に多い(男性：女性＝2：1)。
　　　　❷橋出血では、特に男性に多い。

好発部位　❶被殻出血が40～50％と最も多い。
　　　　　❷次いで、視床出血(20～30％)
　　　　　❸大脳皮質下(脳葉)出血；10％
　　　　　❹小脳出血；5～10％
　　　　　❺脳幹出血；5～10％
　　　　　　（ⅰ）ほとんどは(75％以上)、橋出血である。
　　　　　　（ⅱ）時に(20％)、中脳出血。
　　　　　　（ⅲ）延髄の出血は稀(数％以下)。

発作時の状況　仕事、用便、食事や入浴などの活動時に発症することが多い(60％)。

症状　❶被殻出血(putaminal hemorrhage)

特　　徴	症　　状
①レンズ核線条体動脈(中大脳動脈の枝)の破綻により出血。 ②単位面積あたりの微小動脈瘤の数は、被殻部が最も多い。 ③84％は高血圧性。 ④血腫の進展 　①外包に進展して放線冠にまで達するもの。 　②内包を経て側脳室前角や中脳にまで及ぶもの。	①病巣と反対側の半身の運動麻痺(顔面＝中枢性を含む) 　①麻痺の程度は、内包障害の程度により異なる。 　②麻痺は上下肢とも同程度か、上肢にやや強いことが多い。 ②病巣と反対側の顔面を含む半身の全感覚障害。 　①内包が障害され出現する。 　②一般に、感覚障害より運動麻痺の程度の方が強い。 ③病巣側への水平性の共同偏視(40頁) 　①眼球は、病巣に向くことが多い(50％)。 　②広汎な病巣を有する例に出現率が高い。 　③血腫量の多いものに出現しやすい。 ④構音障害や失語。 ⑤意識障害 　①血腫の大きさによる。 　②被殻に限局している場合には、意識は清明か、あっても軽度。

❷視床出血(thalamic hemorrhage)

特　　徴	症　　状
①視床膝状体動脈や視床穿通動脈の破綻により出血。 ②ほとんどの例で(90％)、脳室に穿破している。 ③86％は高血圧性。 ④好発部位 　①視床に限局するものは、全視床出血の10〜20％ 　②後外側部(視床膝状体動脈の灌流域で、感覚に関与)に最も多い。 　③大出血は、右側に多い。 ⑤血腫の進展方向 　①内上方(第3脳室、側脳室)へ進展。 　➡最も多い。 　②外側(内包)への進展。 　③下方(視床下部や中脳)への進展。	①眼球は静止時には下方、あるいは鼻尖へ共同偏視(20〜45％；41頁の図25)、眼球運動時には上方注視麻痺(約35％)を呈する。 　➡血腫の下方進展、すなわち中脳上部の障害時にみられる。 ②共同偏視の場合は、病巣側と反対側に向かうのが特徴(wrong side deviation)。 ③縮瞳あるいは瞳孔不同、対光反射消失(静ら、1980)。 　ⓐ縮瞳 　　➡病巣側が3mm以下を示すのがほとんどで(約92％)、特に2.5mm以下のことが多い。 　ⓑ瞳孔不同 　　①頻度；約41％にみられ、特に脳室内への穿破例では76％と高率にみられる。 　　②両側共、縮瞳を呈し、かつ病巣側の瞳孔が小さいことが特徴。 　　➡病巣側の瞳孔が大きい場合は脳室内出血多量例で、予後不良の微候。 　ⓒ対光反射消失 　　①頻度；約25％ 　　②ほとんどが脳室内出血合併例にみられる。 ④病巣と反対側の顔面を含む半身の全感覚障害で、**深部感覚障害の程度が強い**。 ⑤発症時のしびれ感(約30％)。 ⑥視床手(thalamic hand) 　ⓐ頻度：約10％ 　ⓑ視床手とは、中手指節関節は軽度に屈曲し、指節間関節は伸展ないし過伸展している状態をいう。 ⑦病巣と反対側の運動麻痺 　ⓐ**手指の麻痺が軽度**であることが特徴。 　　①発病初期には肩や肘がほとんど動かないのに手指を動かすことができる。 　　②回復期には、手指から先に回復する。 　ⓑ下肢が上肢より強い運動麻痺(約20％)。 ⑧意識障害 　ⓐ血腫自体による脳幹を初めとする脳実質破壊により生じる。 　ⓑ血腫の脳室穿破に伴う急性水頭症により生じる。 ⑨視床性失語症(優位側の障害)(42頁) ⑩視床性認知症(42頁) ⑪視床痛 　➡急性期にはみられず、発症数週経過後、時には1年以上経過して出現する。

❸皮質下出血(subcortical, or lobar hemorrhage)

特　徴	症　状
①大脳皮質の深部を穿通している小動脈の破綻により出血。 ②皮質の微小動脈瘤は、被殻や視床のそれに比べて血栓を生じて器質化しやすく、破れにくい。 ③頭頂葉に最も多く(30〜40%)、次いで側頭葉(20〜30%)、後頭葉＝前頭葉(各15%)の順。 ④血腫の部位は、通常白質であり、皮質は回避されている。 ⑤40〜60%が高血圧性。	①痙攣 ②頭痛 ③局所症状(部位により症状は異なる) 　①反対側の運動麻痺(軽度)や感覚障害。 　②視野障害 　③失語や失認など。 ④意識障害の程度は軽い。

❹小脳出血(cerebellar hemorrhage)

特　徴	症　状
①上小脳動脈、または後下小脳動脈の末梢枝の破綻により出血。 ②好発部位 　①歯状核付近(半球内側部)に多い。 　　➡上小脳動脈の末梢枝の破綻による。 　②虫部出血 　　➡後下小脳動脈末梢枝の破綻による。 　③左右半球別では、差はない。 ③第4脳室を閉塞させ、急性水頭症をきたすことがある。 ④50〜80%が高血圧性。	①三微候 　①激しい頭痛(後頭部痛) 　②めまい 　③頻回の嘔吐 ②発症当初は意識障害はない。 　➡1〜3時間後くらいから意識障害が出現することが多い。 ③運動麻痺はないのに、歩行や起立が不能。 ④強制頭位 　①患側を下にしていることが多い。 　②健側に頭部を回すと激しい頭痛、めまいや嘔吐が誘発される。 ⑤患側上・下肢の運動失調や構語障害。 ⑥縮瞳、対光反射正常。 ⑦眼球は病巣と反対側へ向くことが多い(60%)。 ⑧末梢性顔面神経麻痺(同側)

❺橋出血(pontine hemorrhage)

特　　徴	症　　状
①傍正中枝(脳底動脈の枝)の破綻によることが多く、その他、長回旋枝や短回旋枝(いずれも脳底動脈の枝)の破綻。 ②好発部位 　ⅰ)横断面では、橋底部に多い。 　ⅱ)高位レベルでは、橋の上1/3～中1/3(橋中部)に多い。 ③血腫の進展 　ⅰ)反対側被蓋、背側(第4脳室)、腹側(橋底部)に進展することが多い。 　ⅱ)上方は中脳へは及ぶが、下方は延髄まで及ぶことは稀。 ④70～90％が高血圧性。 ⑤予後；不良(24時間以内の死亡率；30％) ⑥予後不良因子 　ⅰ)初診時より重度な意識障害例(死亡率；50～85％)。 　ⅱ)呼吸異常のある症例(死亡率；50％以上)。 　ⅲ)両側眼球が正中位に固定している症例(死亡率；60～90％)。 　ⅳ)中枢性過高熱のある症例(来院時や経過中に39℃以上の症例の死亡率；74～100％)。 　ⅴ)血腫の大きさ；21 mm以上で機能予後不良、31 mm以上で生命予後不良。	①発作時より重篤な意識障害(昏睡)。 ②呼吸異常(41頁) ③四肢麻痺 ④除脳硬直 ⑤両側の高度な縮瞳[針先のような瞳孔(pin-point pupil)] ⑥対光反射は保持(減弱～正常)。 ⑦眼球は正中位に固定。 ⑧眼球浮き運動(ocular bobbing)(図41) 　➡間欠的に、急激に両眼が下方に沈下する運動で、ゆっくりともとの位置に戻る。 ⑨過高熱(中枢性) ⑩脳波所見；α波[*1]や低電位速波(β波)[*2]を示すことがある。 (註[*1,2]) α-comaとβ-coma(486頁) ①急性期の脳幹障害の初期に昏睡状態にもかかわらず、覚醒時に類似したα波や低電位速波(β波)の脳波所見を示すことがある。これをそれぞれα-coma(アルファー昏睡)、β-coma(ベーター昏睡)という。 ②α-coma患者の病巣は、Pontomesencephalic junction(橋・中脳移行部)のレベルか、それより尾側に存在する。 ③一方β-coma患者の病巣は、橋の上・中部が主体である。

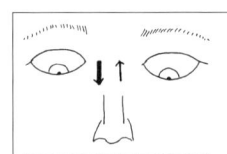

図 41．眼球浮き運動(ocular bobbing)

間欠的に、急激に両眼が下方に沈下する運動で、ゆっくりともとの位置に戻る。

両側の傍正中橋網様体(paramedian pontine reticular formation；PPRF)の障害と、中脳被蓋の垂直眼球運動系の機能が保持されていることを示唆している。

脳血管造影
❶血管への圧迫所見と無血管野。
❷脳血管造影中、造影剤の漏出像がみられることがある。
　(ⅰ)頻度
　　ⓐ発症後3時間以内の脳血管造影；40～60％
　　ⓑ3～6時間；40～55％
　　ⓒ6～9時間；30％
　　ⓓ9～24時間；5～10％
　　➡以上より、少なくとも発症後9時間までは出血は続いている。
　(ⅱ)造影剤漏出に関与する動脈；外側レンズ核線条体動脈が最も多い。

エックス線CT
❶単純CT(図42、43、44-左)
　(ⅰ)出血による高吸収を認め、出血後6時間ほどで血腫周辺に低吸収(脳浮腫・圧迫壊死層)が出現し、4～5日目まで増強する。そして15日までが最盛期である。

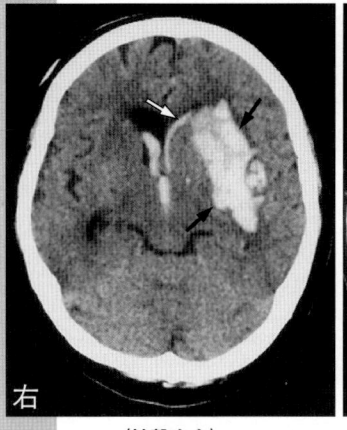

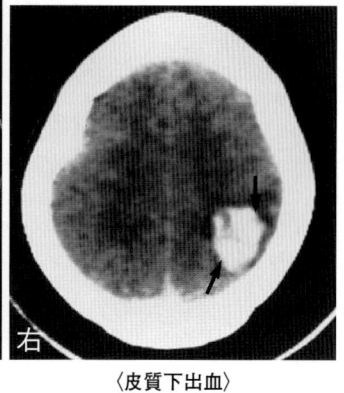

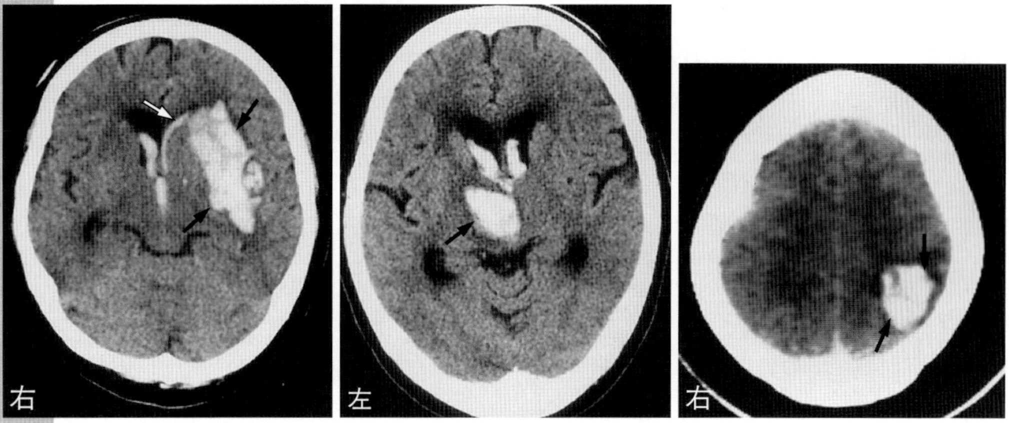

第2章／脳血管障害へズームイン

〈被殻出血〉　　　　　　　〈視床出血〉　　　　　　〈皮質下出血〉

被殻出血(→)が側脳室前角にも穿破している(⇢)。

視床出血(→)が第3脳室に穿破し、側脳室前角にも及んでいる。

左頭頂葉に出血を認める(→)。

図42. 高血圧性脳出血の単純CT—その1. 被殻出血、視床出血および皮質下出血—

右小脳の傍正中部に血腫を認める(→)。

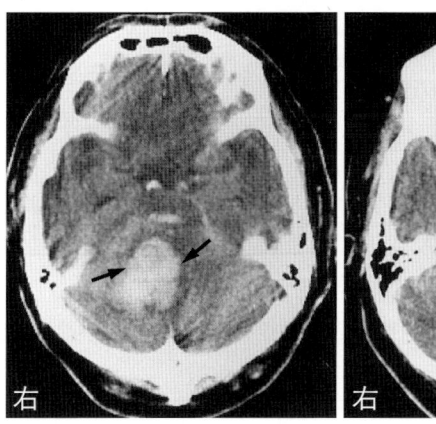

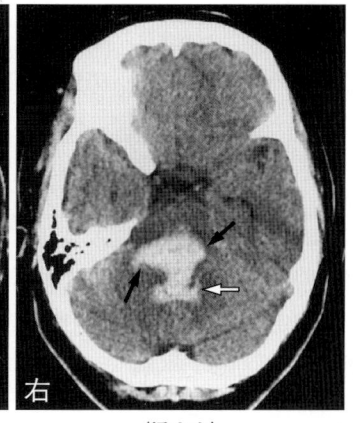

橋出血(→)が第4脳室(⇢)にも穿破している。

〈小脳出血〉　　　　　　　〈橋出血〉

図43. 高血圧性脳出血の単純CT—その2. 小脳出血および橋出血—

血腫が吸収され低吸収域を呈している(→)。

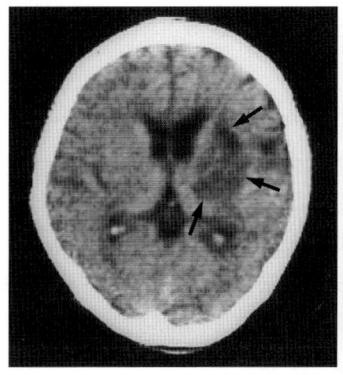

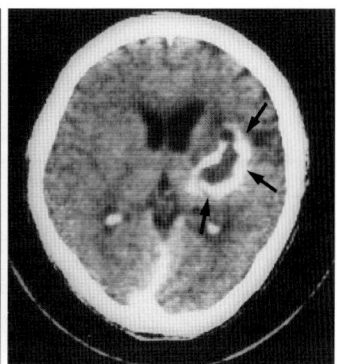

左の単純CTで低吸収域の部分がリング状に増強されている(→)。

〈単純CT〉　　　　　　　〈造影CT〉

図44. 高血圧性被殻出血のエックス線CT

(ⅱ)3週目頃には次第に等吸収域から低吸収域に移行する。
(ⅲ)1ヵ月以上の経過で吸収されていく。
(ⅳ)慢性期には、スリット状の低吸収域となる。
❷造影エックス線CT；発症後4週間前後で血腫の外縁に沿ってリング状の増強効果を示す(図44-右)。

MRI　❶血腫は時期により種々の信号強度を呈する(表22)。

表22．脳内血腫の経時的MRI変化(内野，1994．一部改変)

	血　腫	T1強調画像	T2強調画像
超急性期 (24時間以内)	血清 血餅：オキシヘモグロビン	低信号 ほぼ等信号	高信号 ほぼ等信号
急性期 (1〜3日)	デオキシヘモグロビン	ほぼ等信号	低信号
早期亜急性期 (3〜7日)	赤血球内メトヘモグロビン	高信号	低信号
晩期亜急性期 (7〜14日)	流出メトヘモグロビン	高信号	高信号
慢性期 (14日)	メトヘモグロビン→ ヘミクローム	高信号 →低信号	高信号*

脳内血腫のMRI像は、磁場強度と撮像条件によって異なるが、表は高磁場装置を用いてスピン・エコー法により撮像した中等大の脳内血腫の経時的な変化を示してある。
* マクロファージに貪食されたヘモジデリンのT2短縮効果により、血腫に隣接する脳にリング状の特徴的な低信号を認める。

❷ヘモジデリンによる強度の低信号域は、慢性期脳梗塞との鑑別に有用である。

脳循環　❶脳血流量の低下。
❷遠隔部位(神経線維連絡のある部位)の血流低下。
　➡被殻出血における反対側小脳の血流の低下(小脳遠隔障害 cerebellar diaschisis)
❸自動調節能の障害。

診断　❶高血圧の既往。
❷単純CT所見

治療方針　❶保存的治療の適応症例
（ⅰ）神経学的重症度(191頁の表18)では、Grade 1、2。
（ⅱ）意識が深昏睡状態(Grade 5)。
❷外科的治療の適応
（ⅰ）一般的事項
　ⓐ神経学的重症度では、Grade 2、3、4aおよび4b。
　ⓑ血腫量では、部位によりやや異なるが、20〜30 m*l* 以上。
（ⅱ）開頭血腫除去術か定位的血腫吸引術かの選択
　ⓐ軽症例では定位的血腫吸引術、重症例では開頭血腫除去術。
　ⓑ中等症例では定位的血腫吸引術か開頭血腫除去術かの選択に迷うが、機能予後に関しては定位的血腫吸引術の方がよい。
　ⓒ開頭血腫除去術と定位的血腫吸引術の使い分けは、明確に区別することは難しいが、表23の如くである。

表 23．開頭血腫除去術と定位的血腫吸引術の適応症例の比較

	開頭・血腫除去術の適応	定位的血腫吸引術の適応
出血部位	被殻、皮質下および小脳出血	どの部位でも可能であるが、視床や被殻出血がよい適応。
神経学的重症度	Grade 3、4a、4b	Grade 2、3
血腫量[*1]	①被殻出血；血腫量が30 ml以上。 ②小脳出血；血腫が最大径3 cm以上、あるいは血腫量が15 ml以上。 ③皮質下出血；血腫量が35〜40 ml以上。	①被殻出血；血腫量が10〜30 ml。 ②視床出血や小脳出血；血腫量が10〜15 ml。 ③皮質下出血；血腫量が20〜40 ml。 ④橋出血；血腫横径が22〜30 mm。
手術時期[*2]	緊急手術	①止血が完了するとされる6〜8時間以降が原則。 ②通常、亜急性期〜慢性期。
その他		高齢者や全身に合併症を有する症例。

[*1] 血腫量による開頭血腫除去術と定位的血腫吸引術の使い分けは、だいたいの目安である。CTでの推定血腫量（ml）は、血腫の最も拡がったスライスにおける血腫の長径（cm）×短径（cm）×1/縮尺率^2×スライス数×1/2 より算出できる（伊藤, 1996）。

[*2] 血腫周囲の低吸収域は出血後6時間以内には非常に少ないが、24時間後には6時間以内の約2倍、4日目で約3倍近くになる（4〜15日の間が最盛期）。したがって、二次的脳損傷を最小限にとどめるには、できるだけ早期に血腫除去を行う方がよい。15日以降では血腫や周辺の低吸収域は縮小傾向に向かうので、手術による効果は血腫除去による周辺脳組織への減圧効果のみで、二次的脳損傷を救うことは期待できない（高杉ら, 1979）。

治療

❶保存的治療

（ⅰ）血圧降下薬の投与。

　➡収縮期血圧が200 mmHg以上の場合は、160〜170 mmHg程度にコントロールする。

（ⅱ）脳圧下降薬の投与（Glyceol®やMannitol®）。

　➡Mannitol®により症状の改善が得られる例では、手術適応がある。

（ⅲ）抗てんかん薬の投与。

（ⅳ）合併症（肺炎、尿路感染や消化管出血など）の対策。

❷外科的治療

（ⅰ）開頭・血腫除去術

　ⓐ被殻出血

　　㋐経シルビウス裂法；通常、本法が行われる。

　　㋑経皮質（側頭葉）法；大血腫例で、可及的早期に減圧を要する場合にはよい。

　ⓑ小脳出血；後頭下開頭術

（ⅱ）定位的血腫吸引術

　ⓐ被殻出血や視床出血；Bregmaより2 cm前方、正中より3〜4 cm外側部を穿頭する。

　ⓑ小脳出血や橋出血；後頭下部正中より4〜5 cm外側、横静脈洞より2〜3 cm下方部を穿頭する。

　　　　　ⓒ術中(吸引時)、および術後の血圧のコントロールが大切。
　　　　　ⓓ**血腫排除率**；65～80％
　　　　　ⓔ定位的血腫吸引術における**再出血率**；4～10％
　　　(ⅲ)神経内視鏡を用いての血腫除去術
　　　　　ⓐ内視鏡下血腫吸引除去術
　　　　　ⓑ透過性外筒を用いると、確実な止血操作が可能。
　　　(ⅳ)脳室ドレナージ
　　　　　➡急性水頭症や鋳型状の脳室内血腫に対して施行。

被殻出血における保存的治療群と外科的治療群との比較(表24)

表 24. 被殻出血の保存的治療群と外科的治療群(開頭血腫除去術と血腫吸引術)とにおける死亡率と機能予後の比較(金谷，1990より作製)

		保存的治療	外科的治療
死亡率	神経学的重症度	Grade 1 では保存的治療の方が死亡率が低い。	Grade 3、4 a、4 b、5 では外科的治療の方が死亡率は低い。
	血腫量	10 ml 以下の血腫量では保存的治療の方が死亡率低い。	31 ml 以上の血腫量では外科的治療の方が死亡率は低い。
機能予後	神経学的重症度	Grade 1、2 では保存的治療の方が良好。	Grade 4 b では、保存的治療群数が少ないため比較は困難であるが、外科的治療の方に良好例が多い。
	血腫量	血腫量 30 ml 以下では保存的治療の方が良好。	血腫量 31～50 ml では外科的治療の方が良好。

予後
❶生命予後
　　(ⅰ)急性期での脳出血による直接死の頻度は 10％
　　(ⅱ)発症後 30 日以内の死亡率；15～30％
　　(ⅲ)5 年以上生存した者の生命予後は、比較的良好。
❷長期機能予後
　　(ⅰ)生存者の 70％に、なんらかの神経脱落症状を残す。
　　(ⅱ)退院時の障害程度にほぼ平行する。
　　(ⅲ)高齢者ほど予後不良の傾向がある。
　　(ⅳ)部位別では、視床出血が最も不良である。
❸死因
　　(ⅰ)高度な脳障害による(半数)。
　　(ⅱ)合併症(消化管出血や肺炎など)。
　　　　➡消化管出血は重症例に多い。

MRIによる機能予後(歩行機能)の判定(織田ら，1992；佐藤ら，1997)

❶MRI 矢状断像で、延髄の前面と脚間槽の深いところを結ぶ線上(pyramidal line)において 5 mm スライス厚の冠状断像を作製する。
❷その冠状断像で、錐体路(内包付近)を同定する。
❸そして、血管障害(出血や梗塞)による錐体路の障害程度(破壊されているのか、あるいは血腫・浮腫による圧迫のみかなど)を判定する。
❹下肢の運動麻痺機能の回復(歩行獲得)を予測するのに有用である。

予後決定因子
❶出血部位と進展方向。
❷血腫量

	❸年齢
	❹意識レベル；生命予後とよく相関する。
血腫の増大	❶頻度；15％程度
	❷時間；出血発作後 6〜8 時間以内は出血が持続し、血腫が増大する可能性がある。
	❸増大の危険徴候(伊藤, 1996)
	（ⅰ）脳卒中の既往のある症例。
	（ⅱ）エックス線 CT 所見
	ⓐ血腫の辺縁が不整な症例。
	ⓑ多発性（多房性）の出血例。
	ⓒ不均一な高吸収を呈する症例。
	（ⅲ）脳血管造影で造影剤の血管外漏出像を認める症例。
	（ⅳ）発症後の血圧上昇例（入院後の高血圧の持続）。
	（ⅴ）出血性素因のある症例。
再発作	❶再出血の頻度；2〜10％（430 頁）。
	❷脳出血後の脳梗塞の発生；4〜20％の頻度。
合併疾患	稀に、脳動脈瘤や脳動静脈奇形を合併する。

快適空間

★好きなように使ってね！

❿脳アミロイドアンギオパチーによる脳出血

定義	❶アミロイドの沈着した脳血管の破綻による脳出血をいう。
	❷アミロイドの沈着は髄膜や大脳皮質浅層の脳血管に生じる。
頻度	❶全脳出血(非外傷性)の5〜10%
	❷60歳以上の大脳の脳葉型出血の40%
発生機序(説)	❶小動脈の中膜および外膜にかけてのアミロイド沈着による、血管の脆弱化により破綻するとの説。
	❷小動脈壁にアミロイドが沈着することにより血管壊死(angionecrosis)が生じ、その結果、微小動脈瘤(microaneurysm)が形成され破綻するとの説。
出血の誘因	❶外傷
	❷手術(脳室穿刺やbiopsyなど)
既往歴	❶高血圧の既往は20〜30%と、少ない。
	❷認知症；35〜40%
分類	❶非家族性(non-familial form)(=散発型 sporadic type)
	❷家族性(familial form)(表25)
特徴	❶両側性に、大脳半球に多発するものが多い(多発性の頻度；40〜60%)。
	➡一側大脳半球のみに多発することは稀。
	❷多くは、脳表に接した脳葉型出血である(基底核、視床、小脳や脳幹などは稀)。
	(ⅰ)出血は、大脳皮質から始まり拡大していく。
	(ⅱ)血腫は皮質と白質との境界部にある。
	❸比較的短期間に再出血する。
	(ⅰ)再出血の頻度；10〜50%
	(ⅱ)再出血の時期；ほとんどが1年以内。
	(ⅲ)再出血部位；初回と同様、脳葉型出血がほとんどである。
	❹高齢者の皮質下(脳葉型)出血の原因として最も多い。
好発年齢	60歳代と70歳代。
性別	性差はない。
好発部位	❶前頭葉に最も多い。
	❷以下、頭頂葉＞側頭葉＞後頭葉の順。
	(前頭葉に最も多く、次いで側頭葉との報告もある)
	❸多発性が多い(40〜60%)。
	❹脳アミロイドアンギオパチー(Cerebral amyloid angiopathy)*の少ない基底核や視床部の出血は、少ない。また、脳幹にもみられない。
症状	❶局所神経症状
	❷意識障害
単純エックス線CT(図45)	❶皮質から皮質下に高吸収域(表在性の血腫)を認める。
	❷しばしば出血が脳表のくも膜下腔に達している。

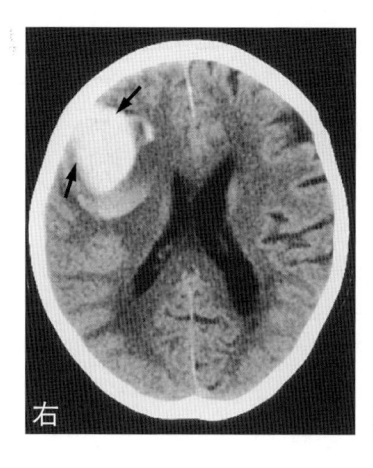

図 45. アミロイドアンギオパチーによる脳出血例の単純CT（図 46 と同一症例）
脳の表在性の出血（→）が特徴である。

診断 ❶高齢者で、高血圧の既往がなく、出血性素因のない表在性の脳葉型出血では、本症を疑う。
❷確定診断は、摘出標本の病理組織診断による。

遺伝性家族性脳出血 アイスランド（Iceland）とオランダに遺伝性脳出血の家系がある（➡hereditary cerebral hemorrhage with amyloidosis；HCHWA）（表 25）。

表 25. 脳アミロイドアンギオパチーによる遺伝性家族性脳出血（長井ら，1999 より作製）

	アイスランド型（Icelandic type）	オランダ型（Dutch type）
遺伝形式	常染色体優性遺伝	常染色体優性遺伝
好発年齢	20～40 歳（世代が新しくなるにつれて、より若い年代で出血する）	45～60 歳
好発部位	基底核に最も多い。	側頭葉、頭頂葉および後頭葉。
アミロイドの沈着部位	①髄膜の小動脈に強くみられる。②基底核、小脳や脳幹にもみられる。	①髄膜や皮質の小動脈に強くみられる。②小脳にもみられるが、基底核や脳幹にはみられない。
アミロイドの構成成分	①γ-trace（cystatin C）（cystatin C は髄液、唾液、乳液や精液中に高濃度に存在する Proteinase inhibitor。）②本症では、髄液中の Cystatin C は低値を示す。	β 蛋白（Alzheimer 病の老人斑アミロイドと同一）
治療	保存的治療が原則。	保存的治療が原則。
予後	不良（ほとんどは 50 歳までに死亡）	不良（1/3 は初発時に死亡）
その他	①出血を繰り返し認知症に至る（出血回数；平均 3 回）。②症候性痙攣の頻度；25%	①発作を繰り返しながら認知症に至る。②両側側脳室周囲から皮質下に白質障害がみられる。③出血ばかりでなく、脳梗塞も生じる。

治療 ❶原則的には保存的治療。
　外科的操作にて再出血の頻度が高くなるため。
❷救命目的に、緊急で血腫除去術を行うこともある。

アミロイドの病理学的同定 ❶Hematoxylin-Eosin 染色では、Eosin に淡染する均質無構造の硝子様構造を示す。
❷アミロイドは、Congo-red 染色で橙赤色に染まる。

❸Congo-red 染色標本を偏光顕微鏡下で観察すると、緑色の二重屈折偏光を呈する(図46)。

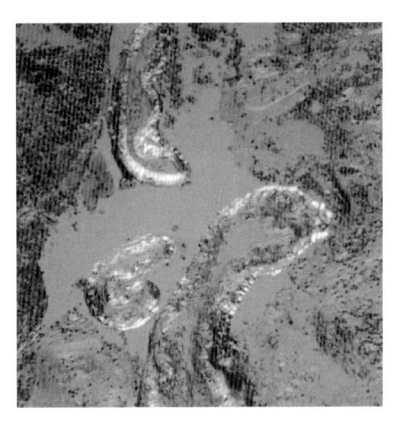

図 46. アミロイドの沈着した血管壁の偏光顕微鏡像
(図 45 と同一症例)

偏光顕微鏡でみると、アミロイドの沈着した血管壁は光ってみえる。

予後　長期的には不良。

※【脳アミロイドアンギオパチー Cerebral amyloid angiopathy】

定義	脳血管に限局してアミロイドが沈着したものをいう。
アミロイドの構成成分	β 蛋白(Alzheimer 病の老人斑アミロイドと同一)である。
分類	①非遺伝型(散発型) ②遺伝型(表 25)
好発年齢	加齢(老化)とともに増加する。すなわち、 ①60 歳代；8% ②70 歳代；23% ③80 歳代；37% ④90 歳代；58%
性別	性差はない。
出現部位	①アミロイドの沈着は、髄膜および大脳皮質の中小動脈(中膜と外膜)に好発する。 ②大脳皮質における好発部位 ➡「側頭葉と後頭葉」、「前頭葉と頭頂葉」、あるいは「前頭葉と後頭葉」と、報告者により異なる。 ③半球白質、大脳基底核、視床や脳幹には稀であるが、小脳皮質には認められることがある。
臨床像	①脳出血、とくに皮質下(脳葉型)出血の原因となる。 ➡脳アミロイドアンギオパチー患者の脳出血を起こす頻度は、大出血は 11%で、小出血を含めると 31% ②認知症の原因になる。 ③脳梗塞の原因にもなり得る。

⓫もやもや病 Moyamoya disease

定義	両側の頭蓋内内頸動脈終末部、前大脳動脈および中大脳動脈が進行性に狭窄・閉塞し、かつ脳底部に動脈性の異常血管網を呈する疾患をいう。
発生頻度	❶全体；本邦では、年間 10 万人に対して 4.74 人。 　➡年間、受療患者数(1996 年)は約 6000 人(厚労省研究班, 2001)。 ❷出血例の発生頻度は、年間 10 万人に対して 0.05 人。 　➡年間、60 人程度(Kobayashi ら, 2000) ❸脳血管障害の 15％を占める。 ❹本邦や韓国など東アジアに多い。
原因・病態	❶不明であるが、先天異常、血管炎、動脈硬化や免疫反応などの説がある。 ❷発症前に、感染症、特に反復する扁桃腺炎に罹患する者が多い。その他副鼻腔炎、中耳炎や上気道感染症などの細菌感染症を先駆として発病する者も多い。 ❸進行性の脳動脈閉塞性疾患である。
家族内発生 (435 頁)	❶頻度；10％ ❷同胞発生例が多い。
分類	❶脳血管造影所見より 6 期に分ける(図 47)(鈴木, 1983)。 　➡これらの経時的変化は幼小児においてのみに認められ、成人にはみられない。

第 1 期 (carotid fork 狭小期)	①内頸動脈終末部、前大脳動脈および中大脳動脈起始部(carotid fork)の狭窄がわずかに認められるが、 ②そのほかにはまったく異常はない。
第 2 期 (もやもや初発期)	①Carotid fork 部に狭窄をきたしている。 ②わずかに Basal moyamoya vessel(脳底部もやもや血管)がみられる。 ③脳主幹動脈の拡張像が認められる。
第 3 期 (もやもや増勢期)	①脳底部もやもや血管が発達するが、その構成血管は太く粗である。 ②前大脳動脈および中大脳動脈が脱落し始める。 ③Vault moyamoya vessel*(頭蓋円蓋部もやもや血管)が出現し始める。
第 4 期 (もやもや細微期)	①脳底部もやもや血管の 1 本 1 本が細くなり、貧弱化し網状になる。 ②前大脳動脈および中大脳動脈が脱落し、造影されなくなる。 ③Ethomoidal moyamoya vessel**(篩骨部もやもや血管)の発達を認める。
第 5 期 (もやもや縮小期)	①もやもや血管の細小化がさらに進み、その範囲も Carotid fork 部直上に限局する。 ②外頸動脈系を介する側副血行路が増加してくる。
第 6 期 (もやもや消失期)	①頭蓋内内頸動脈系はまったく造影されず、もやもや血管も完全に消失する。 ②脳は外頸動脈系、あるいは椎骨動脈系からのみ灌流される。

*【Vault moyamoya vessel(頭蓋円蓋部もやもや血管)】
①本血管は、頭蓋外から頭蓋内へと血流を供給する側副血行路である。
②外頸動脈系、主として中硬膜動脈および浅側頭動脈から血液供給を受け、硬膜を貫き脳表軟膜動脈へと連絡している。
③小児例では第2期より出現し始め、病期の進行に伴い出現個数は増加する。
④成人例で Vault moyamoya(頭蓋円蓋部もやもや)の発達している場合は、小児期発病例の成人移行型と考えられる。
⑤出現部位は、脳底部に近い位置に多い。すなわち、前頭極傍正中部に最も多くみられ、次いで横静脈洞近傍であり、その他、後頭部の円蓋部外側、Bregma の傍正中部や円蓋部外側などにみられる。

**【Ethmoidal moyamoya vessel(篩骨部もやもや血管)】
①本血管は、頭蓋外から頭蓋内へと血流を供給する側副血行路である。
②前・後篩骨動脈(眼動脈の枝)ならびに外頸動脈系の多数の分枝からなる。
③小児例では第2期より認められるが、第4期以降では全例に認める。
④成人例で Ethmoidal moyamoya(篩骨部もやもや)の発達している場合は、小児期発病例の成人移行型と考えられる。

快適空間

★好きなように使ってね！

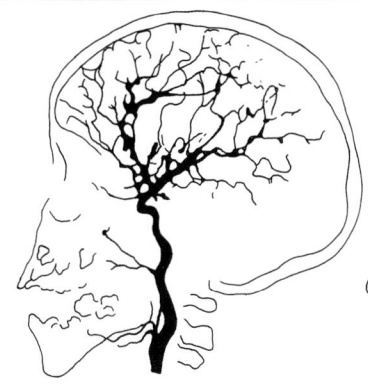

〈第1期：Carotid fork 狭小期〉
Carotid fork（内頚動脈 C1、前大脳動脈 A1 および中大脳動脈 M1）部の狭窄が認められる以外、まったく異常が認められない。

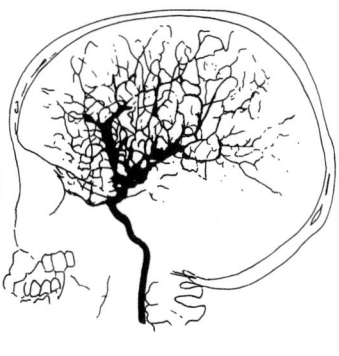

〈第2期：Moyamoya 初発期〉
Carotid fork 部の狭窄およびわずかな Basal moyamoya がみられ、脳主幹動脈は拡張像を呈する。

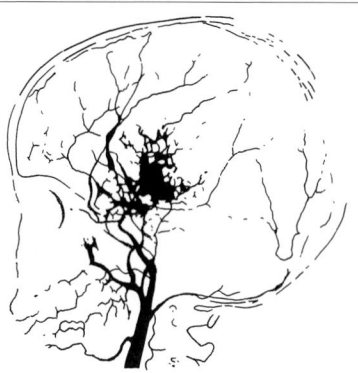

〈第3期：Moyamoya 増勢期〉
Basal moyamoya が発達し、その構成血管は太く粗である。前および中大脳動脈は脱落し始める。

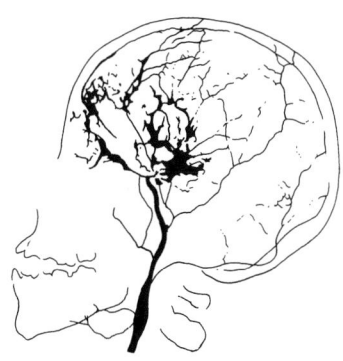

〈第4期：Moyamoya 細微期〉
Moyamoya 血管の1本1本が最小化し、貧弱で網状となる。前および中大脳動脈は造影されなくなるが、篩骨洞部に Moyamoya 血管が発達してくる（ethmoidal moyamoya）。

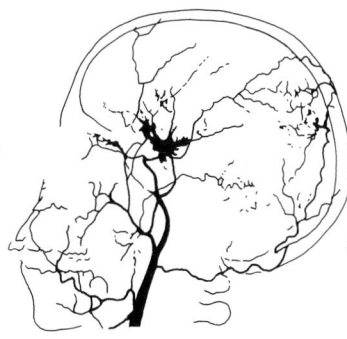

〈第5期：Moyamoya 縮小期〉
Moyamoya 血管の縮小化がさらに進み、その範囲も Carotid fork 部直上に限局する。外頚動脈系を介する側副路が増加してくる。

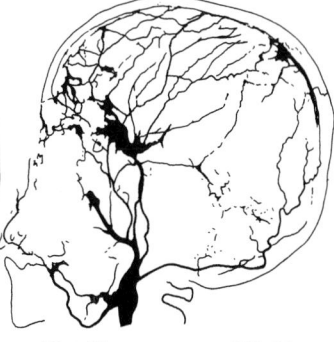

〈第6期：Moyamoya 消失期〉
頭蓋内内頚動脈系はまったく造影されず、Moyamoya 血管も完全に消失し、脳内血管は外頚動脈系もしくは椎骨動脈系からだけ灌流される。

図 47．小児期における脳血管造影変遷過程の6期相分類 (鈴木, 1983)

❷病型（発症様式）により
　（ⅰ）出血型
　（ⅱ）梗塞型
　（ⅲ）一過性脳虚血発作（TIA）型
　（ⅳ）てんかん型

好発年齢　❶小児（5歳にピーク）と、
　❷成人（30〜40歳にピーク）の二峰性であるが、
　一般に小児に多い（小児：成人＝2.5：1）。

性別　女性に多い（男性：女性＝1：1.8）。

	小　児	成　人
発症形式・特徴	①虚血症状で発症することが多い(60〜80%)。 　ⓐ「泣く」、「風船を膨らませる」、「笛を吹く」、「ラーメンなどの熱いものを冷ます」、「マラソン」などの過呼吸時に虚血発作(運動麻痺)が出現する。 　ⓑ過換気により動脈血中の炭酸ガス分圧が低下し、その結果脳血管が収縮し、脳血流量が低下するため虚血症状が出る。 　ⓒ数十秒〜数時間で回復することが多い。	➡頭蓋内出血発症と虚血発症が約半数ずつ。 ①頭蓋内出血(脳内出血、脳室内出血など)発症例 　ⓐ頻度；もやもや病全体の約1/5。 　ⓑ動脈瘤を合併していない場合 　　①脳内出血(視床や大脳基底核)が主で、次いで脳室内出血。 　　②もやもや血管の脆弱性による破綻性出血。 　ⓒ動脈瘤を合併している場合 　　①主幹動脈に動脈瘤があるときは、くも膜下出血。 　　②もやもや血管に動脈瘤がある場合には、脳内出血や脳室内出血。
	②病期分類では、第3期発症が圧倒的に多い(80%)。	②病期分類では比較的全期相にわたっているが、第3、4期に多い傾向がある。
	③小児の出血発症は極めて稀。	③虚血発症例 　ⓐ側副血行路として Leptomeningeal anastomosis(軟膜吻合)がよく発達している。 　ⓑ椎骨・脳底動脈系が閉塞性病変により侵されていないことが多い。 　　➡このため、血行力学的負荷によりこの部に脳動脈瘤が発生しやすい。 　ⓒ半卵円中心に梗塞巣が多くみられる。
	④特徴 　ⓐ25%の症例が脳梗塞へ移行する。 　ⓑ年齢による特徴(宮本ら, 2000) 　　①2歳未満の発症例 　　　➡入院時、約80%の症例で既に完成卒中(complete stroke)に陥っている。 　　②2歳以上の未就学児の発症例 　　　➡TIA と Stroke が半々。 　　③学童期の発症例 　　　➡繰り返す TIA のみで、Stroke は少ない。 　ⓒ脳血管造影所見が経時的に変化(進行)する。 　ⓓ麻痺や知能低下が悪化する例がある。 　ⓔ脳波では、**再徐波化現象**が特徴的所見である。	④特徴 　ⓐ脳底部もやもや血管を介しての側副血行路が乏しい。 　ⓑWillis動脈輪の不完全閉塞が多い。 　ⓒ脳血管造影所見の経時的変化が少ない。 　ⓓ脳波の変化は軽い。

症状

❶頭痛

【発生機序】

（ⅰ）側副血行路(脳表および硬膜血管)の拡張による血管性頭痛。

（ⅱ）頭蓋内乏血による。

❷痙攣発作

❸運動麻痺；初発症状として、最も多くみられる。

❹知覚障害

❺言語障害

❻知能障害

❼不随意運動

❽視力・視野障害

❾意識障害

脳血管造影　❶分類

　　📖脳血管造影所見より6期に分けられる（205頁の分類の項参照）。

❷所見（図48）

　（ⅰ）両側の内頸動脈末端部（多くはC1）、前大脳動脈および中大脳動脈近位部に狭窄、あるいは閉塞像。

　　　➡閉塞性病変は、成人例では小児例に比べWillis動脈輪近傍に限局している。

　（ⅱ）動脈相で脳底部に異常血管網（もやもや血管）を認める。

　　　➡側副血行路の1つで、Willis動脈輪近傍から出る穿通枝を主体とし、これが代償的に拡張発達したもの。

　（ⅲ）側副血行路は、本症に特徴的所見であるが、もう1つの側副血行路は、硬膜動脈より大脳が血流を受けるTransdural anastomosisである。例えば、

　　　ⓐ中硬膜動脈を介して大脳半球円蓋部に、

　　　ⓑ大脳鎌動脈（falcian artery）（眼動脈の前篩骨動脈から分岐）を介して大脳半球間裂面の脳に、

　　　血流を供給する。

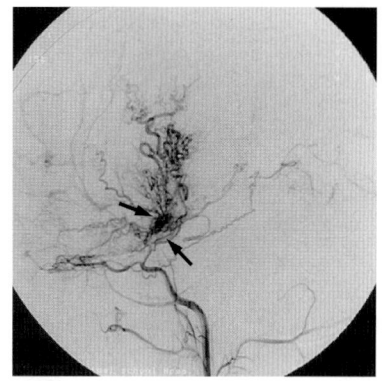

図48. もやもや病の右脳血管造影側面像

頸動脈末端は閉塞し、脳底部に異常血管網を認める（→）。

❸期相の進行

　（ⅰ）小児では、ほとんどの症例（95%）で脳血管造影上、期相の進行がみられる。そして22〜23歳で進行が停止する。

　（ⅱ）一方、成人例では、一般に脳血管造影上の経時的変化はみられない。

❹術後の脳血管造影所見

　（ⅰ）EDAS（encephalo-duro-arterio-synangiosis；脳硬膜動脈血管癒合術）後1〜3ヵ月頃から、脳血管造影所見の改善がみられる。

　（ⅱ）術後6ヵ月で、ほぼ全例にDonor scalp arteryによる脳のRevascularization（血管再生）がみられる。

エックス線　❶単純CT
CT
　（ⅰ）出血発症例；高吸収域

　　　ⓐ脳室周囲の基底核から出血し、脳室穿破の形をとる。

　　　ⓑもやもや血管への血行力学的負荷、あるいは脆弱性が原因。

　（ⅱ）虚血発症例；正常か、皮質および皮質下の低吸収域（小児；70%、成人；55%）。

❷造影CT
（ⅰ）シルビウス裂内の中大脳動脈の造影が不良。
（ⅱ）レンズ核に斑点状の増強像。

MRI・MRA　❶MRIでは、基底核部領域がＴ１、Ｔ２強調画像とも流体無信号（flow void）で描出される（図49）。
➡拡張したもやもや血管が無信号として描出されるもので、本症に特徴的所見である。
❷MRAで、Willis動脈輪の閉塞性病変が検出できる。

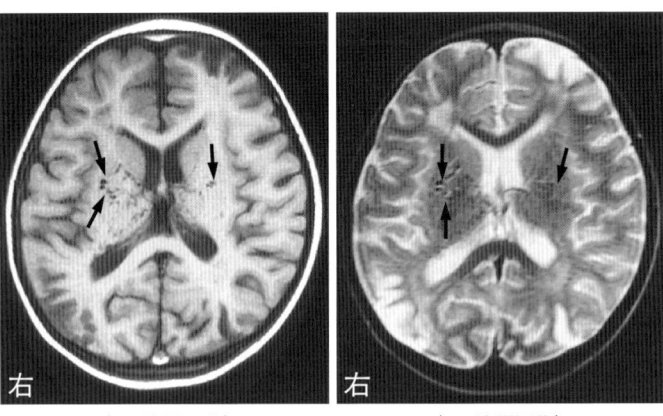

〈Ｔ１強調画像〉　　〈Ｔ２強調画像〉
図 49．もやもや病のMRI
Ｔ１、Ｔ２強調画像ともに無信号域を認める（→）。

脳波　❶小児、成人例とも、脳血流低下に基づくと考えられる基礎律動の徐波傾向が高率にみられる。
❷小児例では、再徐波化現象（re-build up）が特徴的所見である（70〜90％にみられる）。再徐波化は、
（ⅰ）過呼吸負荷中にみられた徐波が、過呼吸負荷終了後消失するか、あるいは減少した後に再び出現するのをいう。
（ⅱ）典型例では、過呼吸中止後、20〜60秒後に再出現する。
（ⅲ）再徐波化の徐波は、過呼吸中の徐波と異なり、周波数はやや低く、不規則で、持続は多くは数分で、10分以内に終わる。
（ⅳ）発症早期から５年半経過したものまでにみられる。
（ⅴ）脳底部もやもや血管の発達症例に出現頻度が高い。
（ⅵ）発現機序（説）
　ⓐ過呼吸終了後、脳深部の血流が拡張した皮質血管の方へ逸脱するため、異常血管網の存在する脳深部に乏血が生じるとの説。
　ⓑ交感神経系のHyperactivity（過緊張）が関与しているとの説。
　ⓒ過呼吸終了後の無呼吸により生じるとの説。
　ⓓ過呼吸終了後、血中の炭酸ガス分圧は回復しつつあるがなお低値であり、かつ酸素分圧が急激に低下することにより生じるとの説。

❸成人例では、再徐波化現象をみることはほとんどない(6%)。

脳循環代謝　❶平均脳血流量は低下している。
（ⅰ）小児例の初期は、**貧困灌流(misery perfusion)** の状態(脳血流量は低下しているが、酸素摂取率を高め脳酸素消費量を維持しようとしている状態)(72頁)。
（ⅱ）小児の慢性例では、大脳半球の広汎な脳血流量および脳酸素消費量の低下がみられる。
❷小児例では、基底核部で血液量が増加している。
❸局所脳血流量
（ⅰ）小児初期例では、前頭葉や頭頂葉で低下している。
（ⅱ）後頭葉や側頭葉後部では、ほぼ正常。
（ⅲ）炭酸ガス負荷により、前頭葉では不変か低下するが、側頭・後頭葉では増加する。
❹脳血管の反応性
（ⅰ）炭酸ガス反応性解離を認める。すなわち、
　　ⓐHypocarbia(低炭酸ガス血症)に対する脳血管収縮能は保たれている。
　　ⓑHypercarbia(高炭酸ガス血症)に対する脳血管拡張能は障害されている。
（ⅱ）Acetazolamide(Diamox®)負荷試験(434、510頁)
　　ⓐ脳血管の拡張予備能が障害されていることが多い。
　　ⓑAcetazolamide 投与により、かえって血流が低下する部位がみられることがある。これは血管反応性が残っている部位に盗血(steal)されている現象と考えられる。

診断　❶脳血管造影所見により確定。
❷厚労省の研究班により定められた本症の診断の手引きは、**表26** のとおりである。
❸小児例では、MRI や MRA で非常に典型的な所見があれば、強いて脳血管造影を行わなくても、本症と診断してよい(**表27**)。

快適空間

★好きなように使ってね！

表 26. ウィリス動脈輪閉塞症の診断の手引き（厚労省研究班, 2001）

(1) 診断上、脳血管撮影は必須であり、少なくとも次の所見がある。
　1) 頭蓋内内頸動脈終末部、前及び中大脳動脈近位部に狭窄または閉塞がみられる。
　2) その付近に異常血管網が動脈相においてみられる。
　3) これらの所見が両側性にある。
(2) ただし、磁気共鳴画像(MRI)と磁気共鳴血管撮影(MRA)により脳血管撮影における診断基準に照らして、下記の全ての項目をみたしうる場合は通常の脳血管撮影は省いてもよい。「MRI・MRA による画像診断のための指針」（表 27）を参照のこと。
　1) MRA で頭蓋内内頸動脈終末部、前及び中大脳動脈近位部に狭窄または閉塞がみられる。
　2) MRA で大脳基底核部に異常血管網がみられる。
　　注) MRI 上、大脳基底核部に少なくとも一側で 2 つ以上の明らかな Flow void を認める場合、異常血管網と判定して良い。
　3) 1) と 2) の所見が両側性にある。
(3) ウィリス動脈輪閉塞症は原因不明の疾患であり、下記の特別な基礎疾患に伴う類似の脳血管病変は除外する。
　1) 動脈硬化　　2) 自己免疫疾患　　3) 髄膜炎　　4) 脳腫瘍
　5) ダウン症候群　6) レックリングハウゼン病　7) 頭部外傷　8) 頭部放射線照射
　9) その他
(4) 診断の参考となる病理学的所見
　1) 内頸動脈終末部を中心とする動脈の内膜肥厚と、それによる内腔狭窄ないし閉塞が通常両側性に認められる。ときに肥厚内膜内に脂質沈着を伴うこともある。
　2) 前・中大脳動脈、後大脳動脈などウィリス動脈輪を構成する諸動脈に、しばしば内膜の線維性肥厚、内弾性板の屈曲、中膜の菲薄化を伴う種々の程度の狭窄ないし閉塞が認められる。
　3) ウィリス動脈輪を中心として多数の小血管（穿通枝および吻合枝）がみられる。
　4) しばしば軟膜内に小血管の網状集合がみられる。
〈診断の判定〉
　(1)～(4) に述べられている事項を参考として、下記のごとく分類する。なお脳血管撮影を行わず剖検を行ったものについては、(4) を参考として別途に検討する。
[確実例]
　(1) あるいは (2) のすべての条件および (3) を満たすもの。ただし、小児では一側に (1) あるいは (2) の 1)、2) を満たし、他側の内頸動脈終末部付近にも狭窄の所見が明らかにあるものを含む。
[疑い例]
　(1) あるいは (2) および (3) のうち、(1) あるいは (2) の 3) の条件のみを満たさないもの。

表 27. MRI・MRA (magnetic resonance imaging・angiography) による画像診断のための指針（厚労省研究班, 2001）

(1) 磁気共鳴画像(MRI)と磁気共鳴血管撮影(MRA)により、通常の脳血管撮影における診断基準に照らして、下記の全ての項目を満たしうる場合は通常の脳血管撮影は省いてもよい。
　1) 頭蓋内内頸動脈終末部、前及び中大脳動脈近位部に狭窄または閉塞がみられる。
　2) 大脳基底核部に異常血管網がみられる。
　3) 1) と 2) の所見が両側性にある。
(2) 撮像法および判定
　1) 磁場強度は 1.0 tesla 以上の機種を用いることが望ましい。
　2) MRA 撮像法は特に規定しない。
　3) 磁場強度・撮像法・造影剤の使用の有無などの情報をウィリス動脈輪閉塞症臨床調査個人票に記入すること。
　4) MRI 上、両側大脳基底核部に少なくとも一側で 2 つ以上の明らかな Flow void を認める場合、異常血管網と判定して良い。
　5) 撮影条件により病変の過大・過小評価が起こり疑陽性病変がえられる可能性があるので、確診例のみを提出すること。
(3) 成人例では他の疾患に伴う血管病変と紛らわしいことが多いので、MRI・MRA のみでの診断は小児例を対象とすることが望ましい。
(4) MRI・MRA のみで診断した場合は、キーフィルムを審査のため提出すること。

治療		原因が不明なため、確実な治療法はない。
	保存的治療	①抗てんかん薬の投与。 ②抗血小板療法 ➡虚血発症例で血行再建術施行例においても、術後約3ヵ月間抗血小板薬を投与する（臨床症状が落ち着いていれば、この時点で減薬や中止を考慮）。 ③血圧のコントロール。
	外科的治療	●外科的治療の基本は、存在する側副路をすべて温存することであり、その後に直接的、あるいは間接的血行再建術を施行する。 ●従来は中大脳動脈領域の血流改善を手術目的としていたが、最近では前頭葉を含めた血行再建術が行われる。 ①虚血発症例 　Ⓐ手術適応例 　　（ⅰ）虚血症状のある例。 　　　　➡一過性脳虚血発作例では、良好な予後が期待できるが、既に脳梗塞が起こっている症例では、改善は期待できない。 　　（ⅱ）脳血管造影でⅢ期以上の進行例。 　　（ⅲ）追跡脳血管造影検査で急速に進行する例。 　　（ⅳ）脳循環代謝検査において、脳血管反応性の低下、脳循環予備能の障害が認められる症例。 　Ⓑ手術時期 　　（ⅰ）5歳以下での発症例は、診断後できるだけ早期に手術をする。 　　（ⅱ）両側の虚血症状を呈する症例 　　　　ⓐ両側を同時に一期的に施行する場合と、 　　　　ⓑ時期をおいて施行する場合とがある。 　　　　　この場合どちらを先に手術するか？ 　　　　　①原則として、優位半球（左側）から行う。 　　　　　②劣位半球（右側）から行う場合は、 　　　　　　❶左側が Major stroke（重篤な脳卒中）で、かつ CT 上広範囲な低吸収域があり、右半球症状が強くないとき。 　　　　　　❷左右の症状とも Minor stroke（軽い脳卒中）であるが、右側の方が強いか進行性、あるいは脳血流量の低下が強い場合。 　Ⓒ手術法 　　➡血行再建術を行う。すなわち、 　　（ⅰ）直接的血行再建 　　　　➡通常、浅側頭動脈と中大脳動脈皮質枝との血管吻合術が行われる。 　　　　ⓐ一般に、Recipient artery（血液を受けとる側の動脈）が細いため技術を要するが、速効性はある。 　　　　ⓑ欠点 　　　　　➡血管反応性が低下した血管に急に血液が送り込まれるため、 　　　　　①脳内血腫が生じる可能性がある。 　　　　　②順行性の血流と衝突し血流の停滞が起こり、その結果脳梗塞が発生することがある。 　　（ⅱ）間接的血行再建術 　　　　ⓐ成立の条件 　　　　　以下の3つの条件が同時にそろっていなければならない。 　　　　　①脳が Misery perfusion の状態にあること。 　　　　　　❶Acetazolamide 負荷試験で反応性が低下していること。 　　　　　　❷臨床的な指標は、繰り返す虚血発作。 　　　　　②硬膜に新しく傷をつくること。 　　　　　　➡これにより、脳表と Donor（血液を供給する側）血管を含む組織との間に創傷治癒機転を起こさせる。 　　　　　③十分な血流を保証する血管を含んだ組織があること。 　　　　ⓑ手術術式（表28） 　　　　　➡Encephalo-duro-arterio-synangiosis（EDAS）が代表的な間接的血行再建術であが、簡便な方法としては Multiple burr hole operartion（多穿頭術）がある。

外科的治療		ⓒEDAS 術後の経過 （ⅰ）虚血発症小児例に EDAS を行うと、75％は術後 1 年以内に、96％の症例で術後 2 年以内に虚血発作が消失する。 （ⅱ）再手術率は 3％ ②出血発症例 　Ⓐ血腫除去術 　Ⓑ血行再建術 　（ⅰ）適応症例 　　ⓐ出血による後遺症が軽度な症例。 　　ⓑ虚血発作の既往歴のある症例。 　　ⓒSPECT で低灌流状態や脳循環予備能が低下している症例。 　（ⅱ）術式は、浅側頭動脈-中大脳動脈吻合術の直接的血行再建術がよい。 　（ⅲ）慢性期に再出血の予防を目的として行われるが、再出血を防げるか否かについての結論は得られていない。 　Ⓒ脳室ドレナージ

表 28．種々の間接的血行再建術

術　　名	利用する組織	手術手技
Encephalo-duro-arterio-synangiosis (EDAS)（脳硬膜動脈血管癒合術）	頭皮の動脈を用いる方法	①浅側頭動脈を帽状腱膜に付けたまま脳表に落とし込み、硬膜切開縁と縫合する。 ②Craniotomy（開頭）は長径が 7〜8 cm、短径が 3〜5 cm の大きさの開窓が必要である。 ③くも膜は開放しない。
Encephalo-galeo-synangiosis (EGS)（脳腱膜血管癒合術）	帽状腱膜を用いる方法	①前頭部に 1〜3 個の穿頭を行い、硬膜切開後、帽状腱膜を前頭葉表面に有茎付着させる。 ②前大脳動脈領域の血流増加が目的。
Dural inversion procedure（硬膜翻転術）	硬膜を用いる方法	①EDAS に隣接して、中硬膜動脈の両側に半円弧状の硬膜切開をおく。 ②中硬膜動脈の血流を阻害しないように両硬膜片を本動脈を軸として回転させ、血管の豊富な硬膜外層を脳表に接して縫合閉鎖する。 ③くも膜は切開しない。
Multiple burr-hole operartion（多穿頭術）		①一側に 3〜4 個の穿頭を置いた後、硬膜血管を温存して、硬膜とくも膜を広く開く。 ②手術は、通常局麻下で、顕微鏡下に行う。 ③成人例では、1 個の Burr-hole からの新生血管により、16〜23％の血液が灌流される。
Encephalo-myo-synangiosis (EMS)（脳筋血管癒合術）	筋肉を用いる方法	①側頭筋を骨から剥離して硬膜欠損部の脳表にかぶせ、筋肉縁と硬膜欠損縁とを縫合する。 ②くも膜には操作を加えない。
Omental transplantation（大網移植術）	大網を用いる方法	①開腹して大網を採取し、浅側頭動脈と胃大網動脈、および浅側頭静脈と胃大網静脈とを端・側吻合する。 ②硬膜を開き、硬膜縁と大網縁とを縫合する。
Encephalo-duro-arterio-myo-synangiosis (EDAMS)（脳硬膜動脈筋血管癒合術）	間接的血行再建術の組み合わせ	①浅側頭動脈の頭頂枝を含む前側側頭開頭の皮切を行い、皮膚の裏側より浅側頭動脈を腱膜とともに剥離する。 ②側頭筋を頭蓋骨より剥離する。 ③中硬膜動脈を損傷しないように、硬膜を 2〜3ヵ所線状（のれん状）に切開した後に硬膜を翻転し、硬膜外層を脳表に接触させる。 ④次いで側頭筋に小孔をあけ、腱膜の付いた浅側頭動脈を通し脳表におく（EDAS）。 ⑤遊離した側頭筋を硬膜欠損部の大脳皮質の上にかぶせ、筋肉縁と硬膜縁とを縫合する（EMS）。 ⑥くも膜は脳溝に沿って切開する。

表 28. 続き

Ribbon EDAMS (リボン脳硬膜動脈筋血管癒合術)	間接的血行再建術の組み合わせ	①EDAMS 施行後、冠状縫合の 2 cm 前方の前頭正中部に小開頭を行う。 ②硬膜およびくも膜切開後、Z 状に切開した帽状腱膜(骨膜を含む)を両側の大脳半球間裂内に挿入する。 ③リボン手技により、両側の前大脳動脈領域の側副血行路形成を促すのが目的。
Encephalo-myo-arterio-synangiosis (EMAS) (脳筋肉動脈血管癒合術)		①EDAS を行った後、同側の浅側頭動脈の前枝を剥離し、前頭正中部に小開頭を行う。 ②骨窓部の硬膜を切除し、代わりに剥離した浅側頭動脈前枝を帽状腱膜および前頭筋と一緒に脳表に縫着させる。 ③本法は、前大脳動脈領域の側副血行路形成を促すのが目的。

周術期の管理
(宮本ら, 2000)

❶脱水に陥いらないように管理する。
❷抗血小板薬は、周術期にも中止せず継続する。
❸麻酔中は、Normocapnia(正炭酸ガス血症)で維持。
❹術後、早期の啼泣は避ける。
　➡治まらない場合には鎮静薬を使用して眠らせる。
❺術後も十分な循環血液量を維持する
　➡1 週間ほど、低分子デキストラン®を用いる。
❻術後数日の間に(多くは術後 2〜3 日目)、脱力発作、四肢のしびれや言語障害を認めることがあるが、一過性であり、術後 2 週間以内に消失する。
　➡十分な輸液以外、特別な対処は不要。

組織学的所見

❶脳底部主幹動脈の組織学的所見
　➡小児例と成人例とで、組織学的所見に差は認められない。
　(ⅰ)内膜の細胞性および線維性の偏心性肥厚。
　(ⅱ)中膜の菲薄化および筋層の萎縮。
　(ⅲ)内弾性板の高度の屈曲蛇行や重層化。
❷もやもや血管の組織学的所見；血管壁が薄く、弾性線維の少ない拡張した血管から成る。

予後

❶死亡率
　(ⅰ)全体；6%
　(ⅱ)出血例；8〜10%
　(ⅲ)小児例；2〜4%
❷病型による予後
　(ⅰ)TIA 型およびてんかん型は、予後良好(良好群；83〜95%)。
　　➡虚血発症例で直接的血行再建術を施行された症例の追跡調査では(平均 14 年の追跡期間)、約 65% で術後 TIA が消失し、約 33% で術後 TIA は残るものの 1 年以内に完全消失している(Miyamotoら, 1998)。
　(ⅱ)梗塞型
　　➡要介助群(一部および全面)が多く、比較的悪い。
　　ⓐ良好群；60%

　　　　ⓑ要介助；34％
　　　　ⓒ死亡；7％
　（ⅲ）出血型
　　　　➡死を免れれば比較的よいが、虚血型に比べて機能的予後および生命予後は悪い。
　　　　ⓐ良好群；66％
　　　　ⓑ要介助；10％
　　　　ⓒ死亡；24％

❸術後状態
　（ⅰ）虚血例
　　　ⓐ血行再建術後、なお虚血発作を呈する頻度は33％（一方非手術例では、54％）
　　　　➡周術期における完成梗塞発症のリスクは、直接的血行再建術で1.9〜8.8％、間接的血行再建術で6.7％(堤ら,2006)。
　　　ⓑ日常生活状態の改善度
　　　　㋐正常な日常生活を営むことができる症例；70％
　　　　㋑社会・学校への復帰が極めて困難な症例；10％
　（ⅱ）出血例
　　　　➡血行再建術後、再出血をきたす症例は10〜20％、非手術例は30〜40％の頻度。

❹小児例
　（ⅰ）全体
　　　ⓐ日常生活（ADL）良好例；73％
　　　ⓑ軽度から中等度の障害を残し、特殊学級や養護学校へ在学する例；12％
　　　ⓒ重度の心身障害を残し、全面介助例；4％
　（ⅱ）年歳別(宮本ら,2003)
　　　ⓐ3歳以前の発症例➡30〜40％の症例に重篤な知的障害や身体障害を残す。
　　　ⓑ7歳以上の虚血発症例➡血行再建術後の予後が非常に良好。

❺有病期間と外科的治療成績（表29）

表29. 有病期間とEDAS術後の正常知能患者率(松島ら,1996より作製)

有病期間	正常知能患者率	
	術前（規準値）	術　後
発症後10年〜16年未満	43％が正常知能	71％が正常知能
16年以上	33％が正常知能	57％が正常知能

①発症年齢；6.0±3.4歳
②知能指数が86以上を正常知能とする。
③正常知能患者率とは、それぞれの期間に属する総患者数に対する正常知能患者の率をいう。
④この結果より、EDASは知能低下を減少させている。

❻予後不良例
　（ⅰ）術前、既に脳梗塞に陥っている例。
　（ⅱ）2歳以下。

【理由】
ⓐ 必要脳血流量がさらに多くなること。
ⓑ 脳が未熟なこと。

脳動脈瘤の合併　頻度は5～10％（432頁）

自然歴
❶ 小児例
（ⅰ）軽度な片麻痺や言語障害はあるが、就学可能例 ➡ 26％
（ⅱ）高度の片麻痺、言語障害や知能低下により、特殊学級あるいは保護施設にいる者 ➡ 34％
（ⅲ）5歳までに発症した者 ➡ 経過中、ほとんど知能障害を呈する。
（ⅳ）5歳以上の小児例の有病期間と正常知能患者率（表30）
（ⅴ）虚血発症の小児が成人後、出血発作をきたしたとの報告は、現在の所ない（堤ら，2006）。

表 30. 有病期間と正常知能患者率（松島ら，1996）

有病期間	正常知能患者率
発症後1年未満	知能が正常な患者は、92％
1年～5年未満	71～72％が正常知能
5年～7年未満	63％が正常知能
7年～16年未満	43％が正常知能
16年以上	33％が正常知能

（1）発症年齢；6.0±3.4歳
（2）検査時年齢；11.1±4.9歳
（3）有病期間；5.1±5.0年
（4）知能指数が86以上を正常知能とする。
（5）正常知能患者率とは、それぞれの期間に属する総患者数に対する正常知能患者の率をいう。
（6）この結果は、術後知能を検討するにあたって、1つの規準として用いることができる。

❷ 成人例
（ⅰ）出血発症例の再出血率
ⓐ 全体；15～40％
ⓑ 年間、約7％
（ⅱ）再出血までの期間
ⓐ 平均5年
ⓑ 再出血の60％は5年以内に起こる。
（ⅲ）再出血をきたしやすい年齢；46～55歳
（ⅳ）再出血は、**女性**に圧倒的に多い。
（ⅴ）再出血による死亡率は、30～60％
➡ 再出血は最大の予後不良因子。

⑫脳梗塞 Cerebral infarction

定義 　脳梗塞とは、脳血管の閉塞などによりその支配領域の神経組織が血流不足に陥り、脳の一部に虚血性壊死をきたすものをいう。

病態 　❶急性期の脳循環異常
　　　　　（ⅰ）広汎虚血
　　　　　（ⅱ）局所虚血
　　　　　（ⅲ）局所充血→ぜいたく灌流症候群（71頁）
　　　　❷虚血による病態

選択的神経細胞壊死 (selective neuronal necrosis)	①虚血の時間が短く、血流が再開してくる場合の典型的病変。 ②虚血部位の**神経細胞のみが脱落**し、グリア細胞や血管内皮細胞は残存する状態。 ③したがって、神経細胞が消失するにもかかわらず、組織としての原形をとどめる。 ④短時間の脳虚血に対して**選択的に脆弱な**神経細胞は、海馬Ｃ１領域の錐体細胞、およびプルキンエ細胞で、それに次いで大脳皮質や線条体の神経細胞である。 ⑤選択的脆弱性は個々の神経細胞の固有の性質である。すなわち、虚血によって壊死に陥りやすい海馬や小脳が、局所として虚血に弱いわけではない。そこに存在する一定のグループの神経細胞の性質が、なんらかの理由で特別に脆弱なのである。
脳　梗　塞	①脳の血流が**長時間停止した場合の病変**である。 　ⓐ局所脳血流が 17～18 m*l*/100 g 脳/分以下の状態が２週間続くか、あるいは 10～12 m*l*/100 g 脳/分以下の状態が２～３時間続くと脳梗塞となる（70～75％程度の低下で梗塞となる）。 　ⓑ一定の血流以下の虚血では、約３時間で病像は完成し、梗塞になる部位と生き延びる部位とに分かれる。 　ⓒある狭い範囲の血流値の領域では、神経細胞の機能は失われているが、壊死に陥らない状態が持続する。この血流の改善によって回復可能な領域を **Penumbra**（半影帯）（46頁）という。 　　①Penumbra は機能は消失しているが、血流の改善により正常あるいは機能的に改善する部分である。 　　②Penumbra と梗塞に陥る部分との血流閾値の差は、5～10 m*l*/100 g 脳/分。 　ⓓ梗塞に陥るか否かの脳酸素消費量の境界域は、1.5 m*l*/100 g 脳/分である。 ②局所の**神経細胞とともに、比較的虚血に強いグリア細胞も細胞死**に陥る。 ③局所の組織構成要素がすべて破壊されるために、その部分は組織の原形をとどめることができず、崩壊して消失する。 ④脳梗塞は、虚血による組織の受動的な破壊。 ⑤梗塞の進展に大きな役割を果たすのは、乳酸の蓄積によるアシドーシスである。

分類 　❶発症機序、臨床的および動脈灌流域による分類とその関係

臨床病型分類	発症機序による分類	動脈灌流域による分類
①アテローム血栓性 ②心原性塞栓 ③ラクナ梗塞	①血栓性梗塞 ②塞栓性梗塞 ③血行力学性梗塞	①穿通枝系梗塞 ②皮質枝系梗塞 ③分水嶺梗塞

❷血管閉塞の機序による分類

分類	病理所見
脳塞栓症*→心原性塞栓症	心疾患
↘動脈原性脳塞栓症	粥状硬化
脳血栓症**→皮質枝系脳血栓症	粥状硬化
↘穿通枝系脳血栓症	細動脈硬化

*【脳塞栓症 Cerebral embolism】
①脳を灌流している動脈内に塞栓子が流れ込むことにより、動脈の閉塞が生じて虚血を起こすものをいう。
②脳浮腫の程度は強く、単純CTでの低吸収域は大きく均一で、皮質を含んでいることが多い。
③発症形式
　ⓐCardiac source(心原性)➡突発的。
　ⓑIntra-arterial source(動脈原性)➡Amaurosis fugax(一過性黒内障)(228頁)やTIAの既往をもつ。
④他臓器所見
　ⓐCardiac source ➡心房細動、その他の不整脈、弁膜症や心筋梗塞など。
　ⓑIntra-arterial source ➡冠動脈、大動脈や末梢動脈などの動脈硬化の所見。
⑤脳血流低下の程度は、脳血栓症に比べてかなり強い。
　ⓐそのため、神経組織障害が速く進行する傾向がある。
　ⓑまた、血管壁も障害されやすい。
⑥再発
　ⓐ頻度
　　①全体；30〜75％と、高率である。
　　②発症2週間以内；10〜20％
　ⓑ時期；初発より6ヵ月、あるいは1年間が多い。
　ⓒ急性期再発率の高い基礎疾患；感染性心内膜炎、弁膜症および心房細動。

**【脳血栓症 Cerebral thrombosis】
①脳を灌流している動脈に血栓が付着して、血流が途絶あるいは著しく低下し、その領域に虚血が生じるものをいう。
②約半数に一過性脳虚血発作(transient ischemic attack；TIA)の既往をもつ。
③冠動脈、大動脈や末梢動脈などに動脈硬化の所見を呈していることが多く、また動脈硬化症を伴う高血圧や糖尿病を合併していることが多い。
④数分〜数時間の単位で発症し、1〜2日で症状が完成する。
⑤発症時刻では、起床後まもなく気づくものが約半数を占め、安静時に多い。
⑥一般に、脳血流低下の程度は軽度。

❸進行様式による分類

分類	概説
初期(切迫)卒中 〔incipient (impending) stroke〕 (一過性脳虚血発作)	①頻度；40％ ②一過性脳虚血発作(transient ischemic attack；TIA) 　①神経脱落症状が24時間以内に消失するものをいう。 　②症状が完成するまでの時間は、2分以内が多い。 　③症状の持続時間は1時間以内、ことに2〜15分以内が多い(心原性ではさらに長い)。 　④発作が頻発し、持続時間が長くなり、間歇期が短くなる病型をCrescendo TIA (漸強型TIA)という。 ③発生機序 　①ほとんどは(80％)、微小塞栓(粥状動脈硬化性病変に派生する血小板凝集塊)。 　②ときに(20％)、血行力学的要因。 ④TIAが脳梗塞へ移行する頻度 　①20〜30％ 　②初回発作後3年以内；4人に1人。そのうち20％は1ヵ月以内に、半数は1年以内に発症する。 　③内頸動脈系の方が椎骨・脳底動脈系より脳梗塞へ移行する頻度は高い。 　④脳血管造影で高度狭窄例や閉塞例では、脳梗塞へ移行する頻度が高い。 　⑤アテローム血栓性脳梗塞では、TIAの先行が少なくない。多くは狭窄部の血栓が遊離して起こる動脈原性塞栓である。

進行卒中 (progressing advancing stroke)	①頻度；15〜20% ②局所神経症状(片麻痺など)が数時間から1、2日の間に進行するもの。 ③完成卒中(広義)への移行期である。
完成卒中(広義) (complete stroke)	①頻度；35〜40% ②症状が固定したと思われる病態で、次の2つに分けられる。 　①回復性虚血性神経脱落症候(reversible ischemic neurological deficit；RIND)*； 　　局所神経症状が24時間以上持続するが、3週間以内に完全に消失するもの。 　②完成卒中(狭義)；神経症状が3週間以上、あるいは永久的に持続するもので、いわゆる脳梗塞である。

*【回復性虚血性神経脱落症候(RIND)】
①発生頻度；人口10万人あたり、年間、16人(TIAは人口10万人あたり、年間、31人)。
②RINDは発作が消失した時点(retrospective)で診断されるものであり、発症時には診断できない。
③RINDを生じる脳血管領域は、内頸動脈系が多い(70〜80%)。
　➡頭蓋内ではサイフォン部、頭蓋外では頸部頸動脈の病変が関与。
④梗塞巣は、半卵円中心、大脳皮質下や内包に認めることが多い。
⑤再発；30〜40%
　①頸動脈系RINDでは、同一領域に再発作をきたす頻度は半数以下。
　②椎骨動脈系RINDでは、70%が同一領域に再発作をきたす。
⑥脳梗塞への移行の頻度；12%
⑦脳梗塞発症までの期間；1〜7年
⑧大部分は虚血性病変により発症するが、時に脳出血によることもある。
　①出血の大きさは、5mm程度。
　②出血部位は、被殻、視床や尾状核など。

❹症候性の有無による分類
　(ⅰ)症候性脳梗塞
　(ⅱ)無症候性脳梗塞(437頁)
　　　ⓐ病理学的には症候性の梗塞巣と同じ。
　　　ⓑ病変部位や大きさの違いにより症候を示さないだけである。

臨床病型分類による脳梗塞

❶アテローム血栓性脳梗塞(atherothrombotic cerebral infarction)

定義・頻度・年齢	発症機序	特徴
①定義 ➡大動脈や頭蓋外あるいは頭蓋内主幹動脈の粥状(atheroma)硬化*1によって生じる脳梗塞をいう。 ②発生頻度 ➡約31% ③年齢 ➡中・高年	以下の3つのすべての因子が発症機序として関与しうる。 ①血栓性(thrombotic) 　①アテローム硬化巣(plaque)の上に血栓が形成されて血管内腔の狭窄・閉塞が生じる。 　②その結果、末梢の灌流領域に血流障害が生じ脳梗塞を起こす。 ②塞栓性(embolic) 　①頭蓋外の血管より粥腫内容物やPlaque上に形成された血栓が栓子(塞栓源)となり、血流にのり末梢の脳動脈に塞栓を起こす(動脈原性塞栓 artery to artery embolism*2)。 　②心原性脳塞栓症との鑑別が難しいが、心原性脳塞栓症では単一の比較的大きな梗塞の場合が多いのに対し、本メカニズムでは散在性に大小さまざまの大きさの梗塞巣がみられることが多い(北川ら、2002)。	①脳主幹動脈や皮質枝の支配領域に小〜中等度の大きさの梗塞巣(部分梗塞)(皮質枝系梗塞；224頁)が生じる。 ②側副血行路が発達していることが多い。 ③狭窄度が血管径の70%以上になると、臨床的にTIAや脳梗塞を発症する危険性が高くなる。 ④発症様式；緩徐・進行性 ⑤安静時に発症することが多い。 ⑥意識障害は軽度。 ⑦症状が進行性に増悪する症例の頻度は20〜30% ⑧TIAの前駆は、ラクナ梗塞よりアテローム血栓性に多くみられる(40%)。 ⑨梗塞巣は、皮質枝領域梗塞(塞栓性の場合)、Terminal zoneである深部白質梗塞や境界領域梗塞(441頁)の形をとることが多い。

③血行力学性(hemodynamic)
　➡高度狭窄や閉塞があると、血圧の低下や心拍数の低下など(血行力学的負荷)により脳灌流が低下した際に、動脈灌流域の境界部に虚血をきたす[*3]。

---

*1【粥状(atheroma)硬化】
①動脈の内膜に脂質が沈着し、細胞が増殖する変化をいう。
②危険因子➡高血圧、糖尿病、高脂血症、喫煙などであるが、最大の危険因子は高血圧。
③好発部位
　①内頸動脈系
　　➡総頸動脈起始部、内頸動脈起始部、内頸動脈サイフォン部、中大脳動脈水平部(M1部)、中大脳動脈分岐部(M2起始部)や前大脳動脈A2部。
　②椎骨脳底動脈系
　　➡鎖骨下動脈起始部、椎骨動脈起始部、椎骨動脈合流部や脳底動脈中央部。
④日本人と米国人の粥状硬化の病理形態上の差異
　①米国人症例；石灰化、出血や肥厚などが混ざり合った、より成熟した粥腫。
　②日本人症例；石灰化が少なく、潰瘍が多く、内膜内や内膜下の出血がみられる比較的早期の病像。

*2【動脈原性脳塞栓(動脈・動脈間塞栓症)(artery to artery embolism)】
①動脈壁の硬化性病変を塞栓源とする脳塞栓症をいう。
②明らかな塞栓源となる心疾患がない。
③TIAや一過性黒内障(228頁)の病態と考えられている。
④内頸動脈起始部の高度狭窄・閉塞例の多く(70%)は、動脈原性である。
⑤椎骨脳底動脈系では塞栓性閉塞が多いが、そのうち動脈原性は、13～50%を占める。
⑥出血性梗塞をきたす頻度は、少ない。

*3 通常、脳血管には**自動調節能**(21、47頁)があるので、全身平均血圧が60 mmHgにまで低下しても脳血流量は一定に保たれる。しかし長期にわたって高血圧があると血管壁のCompliance(伸縮性)が低下し、自動調節発現の平均血圧下限が上昇するため、血圧低下により脳血流量が減少する。

❷**心原性脳塞栓症**(cardiogenic embolism)

定義・頻度・年齢	発症機序	特徴
①定義 ➡心臓内(特に左房)に形成された血栓による脳塞栓、あるいはシャント性疾患を介する静脈・右心系からの脳塞栓(奇異性脳塞栓)(226頁)をいう。 ②発生頻度 ➡約20% ③年齢；特定の好発年齢はない。	①塞栓源となる心疾患がある。 ②血流によって運ばれてきた塞栓子(フィブリンを主体とする血栓)によって、脳動脈が突然閉塞され生じる。 ③フィブリン血栓は血小板血栓より大きいので、主幹動脈を閉塞しやすい。	①閉塞動脈の灌流域を障害する。 ➡閉塞好発部位は脳血管分岐直前であり、しばしば側副血行路を塞ぐ形となる。 ⑪内頸動脈系では、塞栓子は中大脳動脈の後方枝や終末枝(角回動脈や後頭頂動脈)を閉塞しやすい。 ⑫椎骨・脳底動脈系では、上小脳動脈、脳底動脈後半部、後大脳動脈などの遠位部の動脈を閉塞しやすい。 ➡後大脳動脈領域の梗塞は、心臓由来あるいは由来不明の塞栓症がその原因の50～60%を占め、最も多い。 ②梗塞巣は皮質を含み、境界明瞭で広汎なことが多い(全梗塞で、大梗塞)。 ③TIAが前駆であることは少ない(10%未満)。 ④発症様式；突発完成型の発症が80～90%を占める。 ⑤日中活動時や起床直後に発症することが多い。 ⑥発症時に意識障害(高度)や皮質症状を認めることが多い。 ⑦発症時の重篤な神経症状が、数時間以内に劇的に改善することがある(10～20%)。 ⑪**Spectacular shrinking deficit**(SSD)と呼ばれる。 ⑫発症超早期に自然再開通が生じたことによる。 ⑧閉塞血管の**再開通**を起こしやすい(40%)。その結果**出血性梗塞**を起こす(50～70%)。

【Spectacular shrinking deficit（劇的症状改善）】
①脳塞栓症によって生ずる急激な大脳半球の虚血症状が、数分から数時間以内に劇的に回復する現象をいう。
②頻度；広範な半球症候で発症した症例の12%。
③SSDが後遺症を残さず、24時間以内に消失すればTIAである。
④病態は主幹動脈の塞栓子が溶解され、再開通するために起こる現象である。
⑤比較的男性に多い。
⑥喫煙歴を有する者に多い。
⑦急性期の血圧は低い。
⑧エックス線CT所見
　⑪病変は小さい。
　⑫脳浮腫や出血性梗塞は少ない。
⑨脳血管造影で動脈閉塞を認めることが少ない。
⑩機能予後は良好。

❸ラクナ梗塞(lacunar infarction)

定義・頻度・年齢	発症機序	特徴
①定義 ➡大脳深部や脳幹などを灌流する穿通枝動脈(50～400 μm)のうち、単一の支配領域に限局する小梗塞(長径 15 mm 以下)をいう。 ②通常のラクナよりも大きい梗塞巣を Giant lacune、あるいは Super-lacune という。 ③発生頻度 ➡約 36% ④年齢 　ⓐ中・高年 　ⓑ加齢に伴って増加する。	①主として血栓性。 　ⓐ60～70%が高血圧症と関係のある穿通枝動脈の細動脈硬化(脂肪硝子変性 lipohyalinosis)や微小粥腫(microatheroma)による。 　➡すなわち、脳内穿通枝動脈の細動脈硬化やアテローム硬化により血管が閉塞し、その灌流領域に生じる小梗塞をいう。 　①細動脈硬化(北川ら, 2002) 　　❶加齢、高血圧を基盤として、直径 200 μm 以下の穿通枝末梢部に脂肪硝子変性による細動脈硬化をきたすことによる。 　　❷梗塞の大きさは、通常、5 mm 以下。 　　❸無症候性脳梗塞は大部分が細動脈硬化に起因。 　②アテローム硬化(北川ら, 2002) 　　❶穿通枝が主幹動脈から分岐した直後から比較的近位部にかけての、直径 400～900 μm の太い穿通枝に微小粥腫(microatheroma)をきたすことによる。 　　❷梗塞の大きさは 5～15 mm。 　　❸危険因子；加齢、高血圧に加えて、高脂血症、糖尿病や喫煙など。 　ⓑBranch atheromatous disease(分枝粥腫血管病変)* 　➡主幹動脈のアテローム硬化による穿通動脈の入口部での狭窄・閉塞により生じる。 ②時に、塞栓(心原性や動脈原性塞栓)や血行力学性。	①原則として意識は清明。 ②TIA の前駆の頻度は、皮質系梗塞に比べて低い(20% 程度)。 ③多発することが多い。 ④発症様式；一般に、階段状あるいは緩徐進行性。 ⑤夜間睡眠中に発症することが多い。 ⑥好発部位 　ⓐ被殻；1/3 と最も多い。 　ⓑ以下、橋、視床、尾状核、内包後脚、放線冠の順。 ⑦ラクナ症候群** 　➡ラクナ梗塞により生じる症候群をいう。 ⑧予後；良好で、90% 以上が社会復帰可能。

*【分枝粥腫血管病変 Branch atheromatous disease】
①定義・概念
　①主幹動脈(中大脳動脈水平部や脳底動脈など)のアテローム硬化による穿通動脈の入口部での狭窄(図50)、あるいは閉塞により生じる梗塞をいう。
　②臨床病型分類では、ラクナ梗塞とアテローム血栓性脳梗塞の中間に位置する病態。
　③病理学的には、アテローム硬化による閉塞機転。
②血栓形成などで主幹動脈を閉塞しなくとも、穿通動脈入口部での閉塞により大脳基底核や橋底部に梗塞をきたす。
③穿通動脈起始部の閉塞であるため、梗塞巣は穿通動脈の支配領域に一致して細長い形状を呈する。
　①梗塞巣は、ある程度の長さを有し、脳表に接する特徴的な形をとる。
　②梗塞巣の大きさは、15 mm を超える 'Giant lacuna' を呈することが多い。
④緩徐進行性、あるいは段階状に悪化する場合が多い。
⑤高血圧の既往は少なく、糖尿病や高脂血症の危険因子の合併が多い(星野, 2003)。
⑥凝固系の異常が認められることがある。
　※ラクナ梗塞では、凝固系の異常はない。
⑦本症を呈する責任血管(星野, 2003)
　①レンズ核線条体動脈(中大脳動脈の枝)
　②視床膝状体動脈(後大脳動脈の枝)
　③前脈絡叢動脈(内頸動脈の枝)
　④Heubner 動脈(前大脳動脈の枝)
　⑤視床穿通動脈(脳底動脈の枝)
　⑥傍正中動脈および短回旋動脈(脳底動脈の枝)
⑧臨床症状は、意識障害や皮質症状を伴わないラクナ症候群**。
⑨治療
　①抗血小板薬の投与。
　②凝固系に異常がある症例では、抗凝固薬の投与や血栓溶解療法。

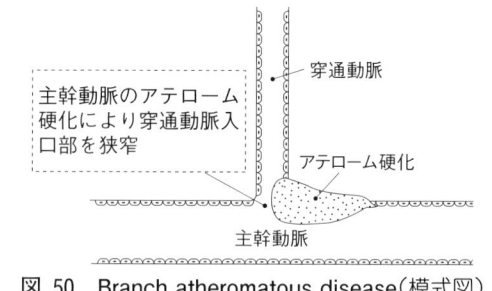

図 50. Branch atheromatous disease（模式図）

【代表的なラクナ症候群】
①Pure motor hemiparesis（純粋運動性不全片麻痺）
　①最も多くみられる。
　②症状；一側の顔面・上下肢の運動麻痺のみ。感覚障害はない。
　③責任病巣；内包後脚の前 2/3 と後 1/3 の境界、放線冠、大脳脚中部や橋底部（尾側）。
　④責任動脈；レンズ核線条体動脈や橋傍正中枝（脳底動脈の枝）。
②Pure sensory stroke（純粋感覚性卒中）
　①症状；一側の顔面・上下肢の感覚障害のみ。
　②責任病巣；視床後腹側核
　③責任動脈；視床膝状体動脈（後大脳動脈の枝）。
③Ataxic hemiparesis（失調性不全片麻痺）
　①症状；一側の顔面・上下肢の運動麻痺（pure motor hemiparesis）と同側の上下肢の運動失調（麻痺は一般に下肢に強い）。
　②責任病巣；内包、放線冠や橋底部（上から 1/3 のあたり）。
　③責任動脈；レンズ核線条体動脈や橋傍正中枝。
④Dysarthria-clumsy hand syndrome（構音障害・手不器用症候群）
　①症状；構音障害と一側上肢の巧緻運動障害。
　②責任病巣；内包、放線冠や橋底部（上 1/3）。
　③責任動脈；レンズ核線条体動脈や橋傍正中枝（脳底動脈の枝）。

動脈灌流域分類による脳梗塞の特徴		
	穿通枝系梗塞	①脳の主幹動脈から直接分岐し、脳実質を穿通する動脈（穿通枝動脈）に閉塞や血流減少が起こり、その支配領域（基底核、内包や橋など）に梗塞が生じるものをいう。その大きさは 15 mm 以下である。 ②穿通枝系梗塞は単に穿通枝の支配領域の梗塞という意味であり、その成因には言及していない。 ③穿通枝系梗塞の多くはラクナ梗塞であるが、すべてではない（同義語ではない）。アテローム血栓性梗塞や心原性脳塞栓症でも穿通枝系梗塞は生じる。 ④したがって、穿通枝系梗塞はラクナ梗塞よりも広い概念である。 ⑤血液粘度（viscosity）が高い症例に多い。すなわち、 　①血液ヘマトクリット値の上昇例が多い。 　②血小板凝集能の亢進例が多い。 　③赤血球の変形能が低下していることが多い。
	皮質枝系梗塞	①脳の表面を灌流する皮質枝（回旋枝）が支配する領域に、梗塞が生じたものをいう。 ②発生部位；大脳皮質、皮質下白質（半卵円中心 centrum semiovale）、深部白質（高位傍側脳室体部）や小脳。

分水嶺梗塞 (watershed infarction) (440頁)	①発生頻度；脳梗塞全体の1〜4% ②分類 　①境界領域、あるいは表層型梗塞 　　➡梗塞主幹動脈の皮質枝間の境界に起こる梗塞。 　②終末領域梗塞、あるいは深部型梗塞 　　➡皮質枝と穿通枝領域の境界に起こる梗塞で、側脳室周辺に生じる。 ③発生機序 　①血行力学的原因が主因。 　②一部、微小塞栓(microembolism)。

危険因子	ラクナ梗塞	アテローム血栓性脳梗塞	心原性塞栓
	①高血圧 ②加齢 ③喫煙 ④糖尿病	①高血圧 ②糖尿病 ③加齢 ④高脂血症 　①コレステロールは頸動脈の動脈硬化の危険因子。 　②高LDL、低HDLなどと皮質枝梗塞との間にも相関がある。特にアテローム血栓性脳梗塞では。 ⑤喫煙 　①血管内皮細胞の障害、ヘマトクリット値の上昇を引き起こす。 　②喫煙は頸動脈の粥状硬化を促進させるので、アテローム血栓性脳梗塞の危険因子である。	①非弁膜症性心房細動(nonvalvular atrial fibrillation；NVAF) 　ⓐ最も頻度が高い(70%)。 　ⓑ心房の筋肉が無秩序に収縮している心房細動では、心房内に血液がうっ滞し血栓ができやすい。 　　➡特に左心房内に血栓ができやすい。 　ⓒ心房細動から洞調律に復帰したときのように、心房の収縮が再開したときに血栓が飛びやすい。 ②洞機能不全症候群(sick sinus syndrome；SSS)；著明な徐脈(50/分以下)、洞停止、洞房ブロックなどを特徴とする。 ③急性心筋梗塞 　ⓐ心筋梗塞を起こした心室の壁の内側(心内膜側)に、血栓ができる。 　　➡特に心室瘤を形成した部分に、血栓が付着していることが多い。 　ⓑ左室内血栓に由来することが多い。 ④弁膜疾患(リウマチ性) 　ⓐ僧帽弁狭窄症、あるいは僧帽弁狭窄＋閉鎖不全症で起こりやすい。 　ⓑ僧帽弁閉鎖不全症単独例や大動脈弁疾患には、塞栓症は少ない。 ⑤感染性心内膜炎 ⑥人工弁 ⑦拡張型心筋症 　➡心機能の低下に伴って拡張した左心室に血流が停滞するので、血栓が形成されやすい。 ⑧粘液腫 　ⓐ原発性心臓腫瘍の半数を占める良性腫瘍。 　ⓑ75%は左心房に発生。 　　①心房中隔の左心房側に茎をもって付着している粘液腫では、血流とともに腫瘤が左心房・左心室を往復し、僧帽弁血流を阻害し、血栓ができやすくなる。 　　②腫瘍の一部、または腫瘍の表面に付いた血栓が塞栓子となる。 ⑨右→左シャントのある先天性疾患 　**(奇異性脳塞栓*)** 　ⓐ小児；心房中隔欠損、心室中隔欠損やFallot四徴症などのチアノーゼ疾患。 　ⓑ成人；卵円孔開存

チョット役に立つお話

*【奇異性脳塞栓 Paradoxical cerebral embolism】

① 定義・概念
　ⓐ 静脈系血栓が、なんらかの右→左シャントを通って左心系に流入し、脳動脈を閉塞することにより生じる脳塞栓症をいう。
　ⓑ 50歳以下の若年者の脳梗塞や原因不明の脳梗塞（cyptogenic stroke）の原因として重要。

② 頻度（松岡, 2005）
　ⓐ 脳塞栓症全体の1.8～12.8％
　ⓑ 若年者の脳梗塞例の4～28％

③ 塞栓源
　ⓐ 塞栓源は心臓内（左心系）や動脈にあるのではなく、下肢や骨盤腔内の深部静脈血栓である。
　ⓑ しかし、塞栓源としての静脈血栓の確認は必ずしも容易ではない。
　　➡ 右・左シャントが確認された症例でも、下肢静脈血栓検査で陽性を示すものは20～30％程度（矢坂, 2005）。

④ 基礎疾患（右→左シャント性疾患）
　ⓐ 成人
　　◇① 卵円孔開存によることが最も多い。
　　　❶ 卵円孔開存の頻度；塞栓源不明の脳塞栓症の約27％
　　　❷ 卵円孔開存に心房中隔瘤（atrial septal aneurysm）を合併することが多い。
　　　　・卵円孔開存に心房中隔瘤を合併すると、右・左シャント量が増加する。
　　　　・発症機序；心内血栓の形成や心房中隔瘤による心房細動など。
　　　　・因みに、心房中隔瘤とは、心拍動に伴って心房中隔が左房側と右房側に交互に突出する病態をいう（矢坂, 2005）。
　　◇② その他、心房中隔欠損症や肺動静脈瘻（肺内における動静脈間の異常短絡）。
　ⓑ 小児；心房中隔欠損、心室中隔欠損、Fallow四徴症などのチアノーゼ心疾患。

⑤ 発生機序
　ⓐ 卵円孔開存や心房中隔欠損症などの右→左シャント性心疾患があると、右心系に入った静脈系血栓は肺循環を介さず、右→左シャントを通って左心系に入った後、大動脈に流入して脳動脈を栓塞する。
　ⓑ 通常、左房圧は右房圧よりも圧倒的に高いため卵円孔開存が存在しても、右→左シャントが起こる可能性は低い。
　ⓒ しかし、Valsalva負荷（深呼吸した状態で息こらえ）を行うと右房圧が高まり、容易に右→左シャントが生じる。
　ⓓ この右房圧が高まったときに発症する。

⑥好発部位；皮質を含んだ梗塞巣。
　　　⑦診断基準(Meisterら，1972；矢坂，2005)
　　　　ⓐ画像診断による脳梗塞巣の存在。
　　　　ⓑ塞栓源となる静脈血栓の存在、もしくは肺塞栓の合併。
　　　　ⓒ右→左シャントの存在。
　　　　ⓓ左心系に塞栓源となる病変が存在しない。
　　　　ⓔ主幹動脈に高度狭窄病変がない。
　　　　ⓕValsalva負荷のかかる動作や長時間の座位姿勢（長時間の航空機搭乗や自動車運転など）での発症。
　　　　　◇Valsalva負荷のかかる動作；排尿・排便中および直後、風船を膨らませている途中、腹筋トレーニング中など。
　　　　　◇長時間の座位姿勢；60分以上の座位保持後の起立時や、30分以上の正座からの起立時など。
　　　⑧治療
　　　　ⓐ塞栓源となる静脈血栓がある場合➡抗凝固療法（ワルファリン）
　　　　ⓑ塞栓源となる静脈血栓のない場合➡抗血小板療法（アスピリンなど）
　　　　ⓒ外科的治療（開胸術や血管内手術）による右→左シャントの閉塞。

好発部位

❶動脈支配領域別
　（ⅰ）中大脳動脈領域に最も多い（脳梗塞全体の75％）。
　（ⅱ）次いで、前大脳動脈領域；13％
　（ⅲ）後大脳動脈領域；10％
　（ⅳ）前脈絡叢動脈領域；1％
❷部位別
　（ⅰ）基底核・内包部に最も多い（30％）。
　（ⅱ）次いで、大脳皮質・皮質下白質および白質；各20％
　（ⅲ）橋；6〜15％
　（ⅳ）小脳；5〜9％
❸アテローム硬化の好発部位
　（ⅰ）頸動脈分岐部（内頸動脈起始部）、内頸動脈サイフォン部、中大脳動脈水平部、脳底動脈中央部や椎骨動脈起始部・遠位部。
　（ⅱ）大動脈弓部で総頸動脈、腕頭動脈、鎖骨下動脈を分岐する部位。
❹左右別；左側に多い（60％）。

症状 ❶内頸動脈系および椎骨・脳底動脈系の閉塞による基本症状

内頸動脈系	椎骨・脳底動脈系
①意識障害 ②反対側の片麻痺。 ③感覚障害 ④失語症(優位半球) ⑤病側の一過性黒内障(amaurosis fugax)*。 ⑥稀に、内頸動脈閉塞や高度狭窄例に、「上肢や下肢に、短時間にみられる粗雑で不規則に揺れる不随意な運動(limb shaking)」がみられることがある(薮内ら,2006)。 　①発生機序;皮質―基底核間の活動(血流)のアンバランスによる(大脳基底核領域の過活動状態)。 　②外科的血行再建術により改善。	①意識障害 ②四肢麻痺や交代性片麻痺。 ③感覚障害 ④小脳症状、めまいや眼振。 ⑤反対側の視野障害(同名半盲あるいは四分盲)。 ⑥両眼の視力障害。

*【一過性黒内障 Amaurosis fugax(寺尾ら,1999)】
①定義
　①眼動脈領域の虚血による一眼の一過性視力消失をいう。
　②対側の片麻痺に、前駆する一過性の片眼の視力障害。
②頻度;内頸動脈系のTIAの30〜40%
③発現機序
　①微小塞栓
　②血行力学的要因
④発症年齢;平均年齢は58歳で、40歳未満は少ない。
⑤特徴
　①発作時間;一般に、視力消失は数秒で完成した後、数分〜15分以内に自然に回復する(1〜5分以内が最も多く、30分を超えることは稀)。
　②視野障害は、通常、上半分から幕が降りるように始まり、視野全体に及ぶ。
　③明らかな誘因なく生じる。
　④発作回数は、2〜3回のものが多い。
⑥脳血管造影所見
　①頭蓋内動脈(サイフォン部、眼動脈)の狭窄が多い。
　②次いで、頭蓋外動脈(内頸動脈起始部や総頸動脈)の狭窄や閉塞。

❷内頸動脈系動脈の閉塞による症状

中大脳動脈閉塞	内頸動脈閉塞	前脈絡叢動脈閉塞	前大脳動脈閉塞
①頭蓋内動脈閉塞の中で最も多い。 ②反対側の片麻痺 　➡顔面・上肢に強く、下肢は軽い。 ③反対側の半身の感覚障害 ④反対側の視野障害 　(同名半盲あるいは四分盲) ⑤失行・失語症 ⑥Gerstman症候群(57頁)	①中大脳動脈閉塞の症状と、基本的には同じ。 ②Amaurosis fugaxがある場合には、内頸動脈の閉塞である。	Monakow症候群(74頁)	①対側の下肢の運動麻痺・感覚障害 ②精神症状 ③記銘力障害 ④失禁

❸椎骨・脳底動脈系動脈の閉塞による症状

椎骨動脈・後下小脳動脈閉塞	脳底動脈閉塞	後大脳動脈閉塞
Wallenberg 症候群（85頁）	①Top of the basilar syndrome（脳底動脈先端症候群）（75頁） ②Millard-Gubler 症候群（71頁） ③Foville 症候群（56頁） ④Locked-in syndrome（閉じ込め症候群（70頁））	①変形視；物体の色や形，位置，距離などが変化してみえるのをいう。 ②反対側の半盲，上四分盲（黄斑回避を伴う） ③皮質盲 ④相貌失認；知った人をみても誰かわからないが，その人の声を聞けば誰かわかるのをいう。 ⑤純粋失読 ⑥関連症候群（52，56，75，87頁）；Bálint 症候群，Top of the basilar syndrome、視床症候群、Weber 症候群や Benedikt 症候群

チョット役に立つお話

①片麻痺は1～2週間で回復傾向がみられれば予後はよい。
②6ヵ月後に片麻痺が存在するものでは、それ以上の回復は望めない。
③感覚障害は2年後くらいまで改善することがある。

症状の増悪・進行
❶内頸動脈血栓症では、48時間は症状の進行がみられる。
❷脳底動脈血栓症では、4日間は症状の進行がみられる。
❸ラクナ梗塞（症候群）は、脳幹梗塞の場合でも症状の進行のみられることは少ない。

脳血管造影
❶罹患動脈の閉塞・狭窄像（図51、図52）や栓子による造影欠損（栓子陰影）像。

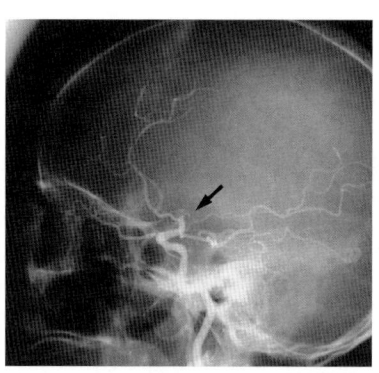

図51. 左中大脳動脈閉塞の脳血管造影側面像
左中大脳動脈が起始部で閉塞している（→）。

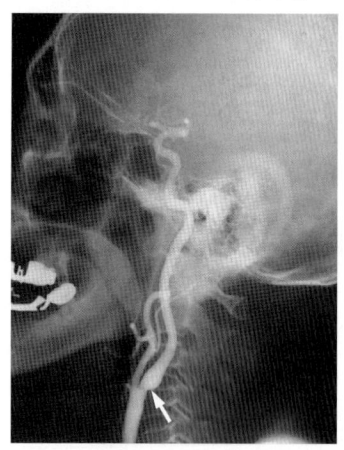

図52. 左頸部内頸動脈狭窄の脳血管造影側面像
頸部の左内頸動脈起始部に狭窄像を認める（⇨）。

❷側副血行路
❸Early venous filling（早期静脈造影）と Capillary blush（毛細血管充盈像）➡充血所見
（ⅰ）Capillary blush

ⓐ脳血管造影上では、1本1本識別できないレベルの血管の拡張による血管床容積の増加で、そこが造影剤でびまん性に濃く染まる状態をいう。
　　　ⓑ梗塞後2〜3週間以内に一過性にみられる。
　（ⅱ）Early venous filling や Capillary blush は、**ぜいたく灌流症候群**（luxury perfusion syndrome）（71頁）の脳血管造影上の所見である。
❹**再開通現象**（recanalization, or reopening phenomenon）
　（ⅰ）頻度；脳梗塞の40〜75％
　（ⅱ）再開通をきたした症例のうち、40〜70％に出血性梗塞をきたす。
　（ⅲ）脳塞栓症に多くみられる。
　（ⅳ）中大脳動脈（分岐部）閉塞に多くみられる。
　（ⅴ）再開通の時期；大部分が発症7日以内である（4日前後が多い）。
　（ⅵ）再開通の機序；閉塞栓子の細片化、溶解や移動など。
　（ⅶ）再開通例の転帰；大部分で、症状の改善はみられない。
　（ⅷ）再開通後の脳血管造影所見
　　　ⓐ出血性梗塞を伴った脳浮腫による圧排像。
　　　ⓑ血管径の狭小化。
　　　ⓒ早期静脈像（early venous filling）や Capillary blush。
　　　ⓓ狭窄像の残存（residual stenosis）。
　　　　➡血栓性閉塞にみられることが多い。
❺**脳塞栓症の脳血管造影所見**（江面ら，2006）
　（ⅰ）Tapering のない閉塞。
　（ⅱ）血管分岐部での閉塞。
　（ⅲ）側副血行路が乏しい。
　（ⅳ）他の動脈に動脈硬化性変化が少ない。

楽々講座　頸部頸動脈の狭窄度の測定・評価法(図53)

NASCET(North American Symptomatic Carotid Endarterectomy Trial)	①狭窄部末梢の正常内頸動脈の内径と、内頸動脈が最も強く狭窄している部分の内径との比較。 ②狭窄率は、ECST法やCC法より軽くなる。
ECST (Europian Carotid Surgery Trial)	①最も強い内頸動脈狭窄部の内径と、その部の想定される元の内頸動脈の内径との比較。 ②狭窄度はNASCET法よりも強くなる。 ③換算法 　ECST% stenosis＝0.6×NASCET% stenosis＋40%
CC (Common Carotid)	①正常の総頸動脈(狭窄部より中枢)の内径と、最も強い内頸動脈狭窄部の内径との比較。 ②狭窄度はNASCET法よりも強くなる。 ③換算法 　CC% stenosis＝0.6×NASCET% stenosis＋40%

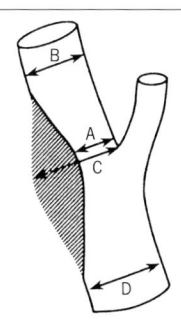

ECST method： $\dfrac{C-A}{C} \times 100\%$ stenosis

NASCET method： $\dfrac{B-A}{B} \times 100\%$ stenosis

CC method： $\dfrac{D-A}{D} \times 100\%$ stenosis

図 53. 脳血管造影における頸部頸動脈狭窄度の測定法(Rothwellら, 1994)

①主として3つの方法があるが、CC法は再現性が最もよく、標準的な測定法として推奨されている。
②狭窄度は、その程度により以下のように分類される。
　①軽度狭窄(mild stenosis)；狭窄率が0～29%
　②中等度狭窄(moderate stenosis)；狭窄率が30～69%
　③高度狭窄(severe stenosis)；狭窄率が70～99%

【断面積からの計測】
ⓐ超音波で、断面積による計測が可能である。
ⓑ面積狭窄率(area stenosis)＝ $\dfrac{F}{E-F} \times 100$ (%)

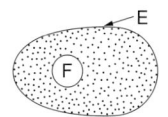

E：外径(血管内腔全体)の面積
F：狭窄部位(血液が通っている部分)の内腔面積
※面積で狭窄率を算出すると、径(NASCETやECSTなど)で算出するより狭窄率は大きくなる(表31)。

表 31. 面積狭窄率と径狭窄率の比較(%)

	軽度狭窄			中等度狭窄		高度狭窄		
面積狭窄率	0	44	75	90	94	96	99	100
NASCET	0	0	10	40	50	70	80	90
ECST	0	25	50	70	75	85	90	97

エックス線CT
（図54）

❶単純CTにおける一般的所見と脳浮腫像

一般的所見	脳浮腫の所見
①低吸収域として描出される。 　①ラクナ梗塞では、一般に、発症3日目以降。 　②中等度～大梗塞では、発症2日目以降なら梗塞巣の確認可能。 ②圧迫効果(mass effect)がみられる頻度は20%前後で、第1週の終わり頃に最もよくみられる。 ③中大脳動脈主幹部に一致して索状の高吸収陰影をみることがある(hyperdense middle cerebral artery sign)(233頁参照)。 　①この所見は、梗塞側の中大脳動脈そのもの(水平部が多い)が単純CTで高吸収域として描出されるのをいう。 　②血栓自体が高吸収域として描出されている。 　③発症後4時間以内で半数に認める。 　④心原性脳塞栓症で出現する頻度が高い。 　⑤この所見は、ほとんどは数日以内に消失する。 ④塞栓性脳梗塞の所見 　①血管支配領域に一致する皮質を含む低吸収域。 　②血管支配領域に一致した梗塞の同時多発。 　③低吸収域(梗塞巣)は大きく、皮質を底部とする楔形。 　④低吸収域の辺縁は明瞭。 　⑤中心線の偏位。 　⑥脳浮腫の程度は強い 　⑦出血性梗塞(448頁)。 ⑤血栓性脳梗塞 　①塞栓性脳梗塞に比べて、低吸収域(梗塞巣)は小さい。 　②部位；皮質に境界不明瞭な低吸収域や境界領域の低吸収域。 　③脳浮腫の所見は軽度。	①急性期にはIschemic edema(虚血性浮腫)、すなわちCytotoxic edema(細胞毒性浮腫)とVasogenic edema(血管原性浮腫)(25頁)の両者の特徴を備えている浮腫像を呈する。 ②初期はCytotoxic edemaで、その後に白質のVasogenic edemaが生じる。 ③単純CTでは、脳表とその下の白質に低吸収域を示す。

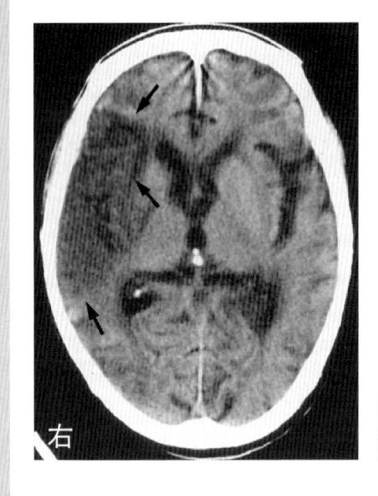

図 54. 心房細動による脳塞栓例の単純CT

右前頭・側頭・頭頂葉の皮質を中心に、境界明瞭な低吸収域を認める(→)。

❷単純 CT による脳梗塞の経時的変化

時間	経時的変化
発症直後〜12時間	①正常なことが多い。 ②**Early CT sign**＊
24時間〜48時間	低吸収域(梗塞巣)は約半数に出現する。
3日目	低吸収域は明瞭となり、通常、圧迫所見も最大となる。
7日目	低吸収域の程度および拡がりはさらに強くなる。
14〜21日目	①低吸収域は不明瞭となり(梗塞巣の等吸収化)、一見正常化する。これを Fogging effect(くもり効果)という。 ②頻度；20〜50%
22日以降	再び、低吸収域は明瞭となり、萎縮性変化が進行する。

＊Early CT sign

①一般に、発症 6〜12 時間以内の脳梗塞では、単純 CT 上、明らかな低吸収域を示さない(Truwit ら, 1990)。
②但し、この時期でも Early CT sign(早期 CT 徴候)と称される所見を呈する。
③脳虚血変化を示す Early CT sign は、特に心原性塞栓症において、しかも梗塞の範囲が広いほど早期に認められる。
　➡血栓性閉塞による脳梗塞例では、これらの所見の出現頻度は低く、より遅く出現する(戸村, 2002)。
④所見
　ⓐ脳虚血部位を示す所見
　　①レンズ核辺縁(レンズ核構造)の不鮮明化〜消失
　　　❶Early CT sign の中で最も早期にみられる所見(発症 1〜3 時間で出現)。
　　　❷中大脳動脈起始部の塞栓性閉塞でみられる所見。
　　　❸中大脳動脈 M1 部での閉塞に伴うレンズ核線条体動脈領域梗塞の所見で、レンズ核線条体動脈分岐後の中大脳動脈閉塞では、本所見はみられない。
　　②皮髄境界の不明瞭化
　　　➡灰白質である皮質の濃度の低下が生じ、その結果、白質である髄質との濃度差がなくなり、皮質・髄質境界が不明瞭となる。
　　③島皮質(島外側縁)の不鮮明化〜消失(insular ribbon の消失)
　　　❶島(insula)(＝ライルの島 island of Reil)の皮髄境界が不鮮明となる所見。
　　　❷Insular ribbon とは、ライル島、最外包(extrem capsule)、および前障を含む部分をいう(Truwit ら, 1990)。
　　　❸中大脳動脈 M2 起始部で閉塞すれば、レンズ核辺縁の不鮮明化は出現せず、M2 およびその分枝である前障動脈領域の梗塞により、本所見のみがみられる。
　　④脳溝の不鮮明化〜消失(effacement of the cortical sulci)
　　　❶脳血液関門の破綻による脳浮腫により、脳溝が不鮮明化あるいは消失する。
　　　❷発症後 3〜4 時間以降にしか出現しない(戸村, 2002)。
　ⓑ脳血管閉塞を示す所見
　　①**Hyperdense MCA**(middle cerebral artery)**sign**
　　　❶出現頻度；約 33%
　　　❷中大脳動脈水平部(M1 部)の閉塞所見(多くは塞栓)。
　　　❸血栓により閉塞した中大脳動脈が、単純 CT で高吸収域(脳実質より、あるいは反対側の中大脳動脈より高い吸収値)を呈する所見で、血管内血栓を反映している。
　　　❹出現時期；早いものでは発症後 30 分、6 時間以内には約 60% の症例に認められる(亀井, 1993)。
　　　❺消失時期；6 時間以内に出現した症例の半数は、24 時間後〜14 までに消失(亀井, 1993)。
　　②MCA dot sign➡中大脳動脈分枝血管の閉塞所見。
⑤脳虚血部位を示す Early CT sign は、組織障害が非可逆性変化であることを示している。
⑥脳虚血部位を示す Early CT sign は、放射線学的には灰白質の CT 値の低下を反映する。

①'レンズ核辺縁の不鮮明化'、'皮髄境界の不明瞭化'、および'島皮質の不鮮明化'は、皮質の細胞性浮腫を反映している。
②脳溝の不鮮明化は、血管原性浮腫と関連している。
⑦脳虚血部位を示す Early CT sign を認める場合には、血栓溶解療法の適応外。
　➡再灌流により出血性梗塞をきたす可能性が高いため。
⑧脳血管閉塞を示す所見は、脳虚血部位を示す Early CT sign より先行して認められる
　（緒方ら，2006）。
⑨血管閉塞を示す所見が認められれば塞栓性閉塞である。
　➡血栓性閉塞では、通常、この所見を呈することはない。

チョットお耳を拝借
【エックス線 CT 上の低吸収域と脳血流量との関係】

①単純 CT 上低吸収域化する局所脳血流量は、11〜16 ml/100 g 脳/分以下である（局所脳酸素消費量は 1.3〜1.6 ml/100 g 脳/分以下）。
②単純 CT 上低吸収域化しないが神経機能障害が生じる局所脳血流量は、11〜20 ml/100 g 脳/分程度である（局所脳酸素消費量は 1.2〜2.1 ml/100 g 脳/分）。

❸造影 CT

増強効果の頻度	発症 2 週以後では、ほとんどの例（80〜90%）でみられる。
増強効果の出現時期	①発症 3 日以前には増強効果みられることは、まずない。 ②発症 4〜5 日以降に増強効果が出現する。 ③14〜21 日目〔fogging effect（くもり効果）の時期〕に増強効果は最大となる。 ④2ヵ月くらいまでみられる。
増強パターン	①低吸収域の辺縁部の灰白質が増強される〔脳回増強（gyral, ribbon-like, or cortical enhancement）〕。 　①脳血管造影における Capillary blush の所見と一致する。 　②低吸収域辺縁部の灰白質が増強されるが、Hyperemia（充血）と関係がある。 ②低吸収域全体が増強される（total enhancement）。 　①Gyral enhancement より遅く出現し、長く持続する。 　②造影剤の漏出や貪食細胞による取り込みなどが関係する。 ③低吸収域の中心部が増強され（central enhancement）、増強された部位の周囲を低吸収域が囲んでいる。 ④低吸収域の周囲がリング状に増強される（ring enhancement）。 　➡この所見は、通常、深部の梗塞にみられるとされるが、辺縁でみられた場合（図 55）、脳腫瘍や脳膿瘍との鑑別を要する。鑑別には、経時的観察が大切。
梗塞の大きさ	大きい梗塞巣に増強効果をみることが多い。

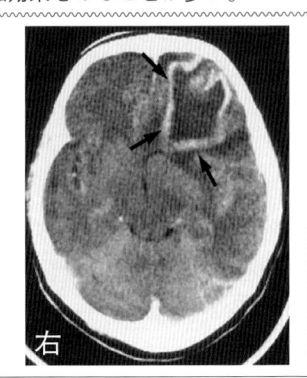

図 55. 脳梗塞の造影 CT

①リング状増強効果がみられる（→）。
②脳腫瘍との鑑別が困難であったが、その後の経時的観察で増強効果が縮小・消失していき、脳梗塞と診断された症例。

MRI　❶脳梗塞の診断には、MRI の方がエックス線 CT より優れている。
　　　　　（ⅰ）発症後 24 時間以内の脳梗塞の診断率は、**エックス線 CT** が 58%であるのに対して、**MRI** は 82%
　　　　　（ⅱ）ラクナ梗塞患者における検出率は単純 CT で 15%、MRI で 74%
　　　❷梗塞巣は、通常、T1 強調画像で低信号、T2 強調画像で高信号に描出される。
　　　　　➡梗塞全体に対する感度は、T2 強調画像が高い。
　　　❸発症 6 時間以内の梗塞巣は、T1 強調画像、T2 強調画像や FLAIR 画像で病出できない。
　　　　　（ⅰ）輝度変化がみられるのは、通常、**T2 強調画像で発症後 8 時間以上**、**T1 強調画像で 16 時間以上**要する。
　　　　　（ⅱ）**拡散強調画像**では検出可能。
　　　❹拡散強調画像（diffusion-weighted image；DWI）
　　　　　（ⅰ）発症後 30 分～1 時間頃より、**梗塞巣は高信号**として描出される。
　　　　　　➡高信号域は、超急性期には細胞性浮腫により、急性期には血管原性浮腫により出現する。
　　　　　（ⅱ）高信号域は、通常、不可逆性で、ほとんどは最終的に梗塞に陥る。
　　　　　　➡高信号域がすべて不可逆性ではなく、一部 Ischemic penumbra を含んでいる。
　　　　　　　🔖したがって、虚血発症から早期であれば（血行再開までの時間が早ければ）、再灌流により回復可能である（可逆性である）。
　　　　　（ⅲ）高信号域は、発症後 1～2ヵ月で等信号域に移行する（高山ら．2002）。
　　　　　　ⓐすなわち、DWI では、新鮮な病巣のみが高信号を呈するので、新しい梗塞と陳旧性梗塞とを鑑別することができる。
　　　　　　ⓑ最終的には、等信号から低信号となる。
　　　❺FLAIR 画像では、閉塞動脈は高信号として描出される。
脳循環　❶梗塞巣は、通常、低灌流領域として描出される。
　　　❷Luxury perfusion（ぜいたく灌流）(71 頁)では、高灌流領域として描出される。
　　　❸急性期の大脳梗塞例で、反対側の小脳の血流と代謝が低下することがある。これを Crossed cerebellar diaschisis* という。

*Crossed cerebellar diaschisis（反対側小脳遠隔障害）	
定義	一過性の、大脳と小脳間の機能連絡障害で、急性期の大脳の梗塞例における対側小脳半球の血流と代謝の低下をいう。 ①元来は'一過性の現象'について呼ばれたのであるが、現在では、慢性期になっても回復傾向がなく、持続するものに対しても呼ばれる。 ②Diaschisis（遠隔障害）とは、病巣と線維結合している遠位部神経組織の一時的機能抑制をいう。
発生機序	①主として、下行性の大脳皮質-橋-小脳路を介する経神経性の代謝抑制による。 ②その他、上行性の小脳-視床-大脳皮質路を介する場合もある。
病変部位	前頭葉や頭頂葉皮質の大梗塞、および内包後脚のラクナ梗塞などでみられることが多い。
診断	SPECT で病変と対側の小脳の血流低下を証明（検出）。

SPECT ❶血行力学的脳虚血の重症度診断に有用(46頁)。
→Stage Ⅱが頭蓋外・頭蓋内吻合術の適応。
❷SPECT検査の至適時期；最終発作から3週間以上経過した後に行うのが望ましい(中川原, 2007)。

頸部血管の超音波検査 ❶頸部頸動脈のPlaque(プラーク)の性状を高精度に評価できる(加納, 2005)。
（ⅰ）プラークの超音波上の定義
ⓐプラークとは、内膜・中膜複合体(intimal-medial thickness)が1.1 mm以上で、血管内腔に向かって限局性に突出した病変をいう。
ⓑ因みに、内膜・中膜複合体とは、血管壁の内膜と中膜を合わせた部分の厚みを計測したもの。
（ⅱ）プラークの形成過程
ⓐプラークの初期変化は、内膜に脂質が沈着することから始まる。
ⓑ次いで、本来内膜には存在しない平滑筋細胞が中膜から内膜に遊走・増殖した結果、プラークと呼ばれる隆起性変化が血管内腔に向かって形成される。
（ⅲ）プラークが形成されるまでには、通常、数十年かかる。
（ⅳ）プラークの性状(加納, 2005)
ⓐゆっくりと増大するプラーク；安定型プラークで臨床上問題になることは少ない。
ⓑ臨床症状を呈するプラーク
㋐プラーク内に出血し、急激に増大するもの。
㋑プラークが破綻した場合
①プラークと血管内腔との間には血管内皮細胞があるので、通常、お互い(プラークと血管内腔、すなわち血液)が接触するということはない。
②しかし、プラークが破綻してプラークが血管内腔に剥きだしになると、凝固系因子が活性化され、局所に血栓を生じ臨床症状を呈するようになる。
㋒潰瘍を伴うプラーク
①潰瘍の部分では局所の凝固能が亢進しているので、血栓が形成されやすい。
　㋐その結果、脳塞栓(動脈原性脳塞栓症)をきたす。
②10 mm^{2}の大きな潰瘍性病変は、動脈原性塞栓症を発症させる(緒方, 2006)。
❷頸動脈のプラークは、総頸動脈が内頸動脈と外頸動脈に分岐した直後の内頸動脈にできやすい。
→血管壁にかかる血流のストレスの低い(ずり応力の低い)部分、すなわち血管分岐の外側部分に、プラークは好発する(加納, 2005)。
❸分類
（ⅰ）輝度による分類
ⓐ**高輝度プラーク**(hyper-echoic plaque)
㋐骨に近い輝度で、エコー上、白く映る。
㋑石灰化病変を反映している。
　㋐石灰化はAcoustic shadow(音響陰影)を呈するため、プラークより深い部分は観察できない。

ⓑ **等輝度プラーク**（iso-echoic plaque）
　㋐内膜・中膜複合体（血管壁）と同じ輝度で、エコー上、灰色に映る。
　㋑線維性病変を反映している。
　㋒安定化したプラークである。
　㋓等輝度プラークは欧米人に多い(加納, 2005)。
ⓒ **低輝度プラーク**（hyypo-echoic, low-echoic, or echolucent plaque）
　㋐血液と同じ輝度で、エコー上、黒く映る（**図56**）。
　㋑プラークに出血（血腫）や脂質を多く含んでいることを示している。
　㋒血腫や脂質は脆弱であるため、プラークの破綻が起こりやすい。
　　☞したがって、低輝度プラークは**不安定プラーク**と呼ばれ、脳梗塞を起こしやすい危険なプラーク。
　㋓低輝度プラークは日本人に多い(加納, 2005)。
ⓓ **混合プラーク**（mixed plaque）
　㋐高輝度および低輝度の混在しているプラークで、複雑な粥腫性病変。
　㋑動脈原性塞栓症の塞栓源となりうる。
　㋒経皮的血管形成術（percutaneous transluminal angioplasty；PTA）やステントの対象とはなりにくい。

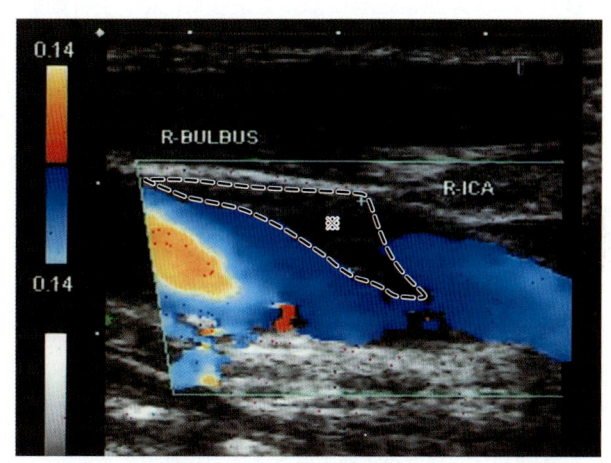

図 56. 総頸動脈分岐部の低輝度プラーク（長軸像）
点線で囲った※部が低輝度プラーク。

(ⅱ) 表面の性状による分類
　ⓐ表面が平滑なプラーク；表面の連続性が保たれ、不整でないもの。
　ⓑ表面が粗雑あるいは不規則なプラーク；表面が不整で、凹凸を認めるもの。
　ⓒ潰瘍のあるプラーク
　　㋐潰瘍とは、プラーク表面に明らかな陥凹（内掘れ）を認めるもので、陥凹の深さが2 mm以上のものをいう。
　　㋑潰瘍部では、プラーク内で血腫や脂質が破綻している。
　　㋒潰瘍の部分では血液とプラークが接触しており、局所の凝固能が亢進している

ので血栓が形成されやすい。
　　　　➡その結果脳塞栓(動脈原性脳塞栓症)をきたす。
❹頸動脈狭窄が70％を超えると灌流圧の低下により、アテローム血栓性脳梗塞が発生しやすくなる。
❺内頸動脈における収縮期の最高血流速度が150 cm/sec以上では50％(NASCET法)の中等度狭窄が、200 cm/sec以上であれば70％以上(NASCET法)の高度狭窄が疑われる。
　　　📝但し、狭窄率が90％を超えると、血流速度は逆に低下する。
❻閉塞病変の診断(緒方ら, 2006)
　　（ⅰ）健側総頸動脈の拡張末期血流速度比/患側の総頸動脈の拡張末期血流速度比（end-diastolic flow velocity ratio；ED ratio）が、血管閉塞の診断に有用。
　　　　📝総頸動脈の血流速度に左右差があれば、末梢に狭窄または閉塞がある。
　　（ⅱ）所見
　　　　ⓐ左右の総頸動脈拡張末期血流速度比(ED ratio)が1.2〜1.4以上では、内頸動脈系の閉塞病変を疑う。
　　　　ⓑ塞栓性の内頸動脈閉塞では、ED ratioが4.0以上を示すことが多い。

診断　❶病歴、画像所見より。
　　　❷アテローム血栓性脳梗塞の確定診断には、主幹動脈の50％以上の狭窄または閉塞を証明することが必要。
　　　❸心原性脳塞栓症の診断には、以下の所見(徴候)が必要。
　　　　（ⅰ）塞栓源心疾患
　　　　（ⅱ）突発完成型発症
　　　　（ⅲ）発症時意識障害

鑑別　ラクナ梗塞は血管周囲腔(Virchow-Robin腔)の拡大であるÉtat cribléやLeukoaraiosis(白質希薄化)との鑑別が必要(511頁)。

治療　❶保存的治療

| 一般的事項 | ①呼吸管理
②血圧の管理(降圧)
　ⓐアテローム血栓性脳梗塞では、脳血流の自動調節能が高度に障害されているので、不用意な降圧は脳梗塞の再発を助長する可能性がある。
　ⓑ一方、ラクナ梗塞は、細小動脈硬化(穿通枝)による血管壊死(angionecrosis)が病因であるので(脳出血の病因でもある)、高血圧の治療は再発予防に重要である。
　ⓒ心原性塞栓では、高血圧の治療は基礎疾患として最も頻度の高い心房細動の発症を防止する目的で必要。
③体温の管理(成冨, 2002)
　ⓐ急性期には、脳梗塞例の20〜60％に体温上昇がみられる。
　ⓑ体温上昇例の転帰は、一般に不良。
　　➡体温上昇そのものが脳損傷を悪化させる。
　ⓒしたがって、体温上昇を抑え、少なくとも平熱に維持するように管理する。
④抗脳浮腫薬(Glyceol®やMannitol®など)の投与。
　ⓐ頭蓋内圧亢進を伴う可能性のある症例に対して使用。
　ⓑGlyceol®は脳浮腫改善作用以外に、脳血流改善作用、脳代謝改善作用、赤血球凝集能改善作用がある。 |

| 一般的事項 | ⑤抗血小板薬(アスピリン、チクロピジン、トロンボキサン A_2 合成酵素阻害薬など)の投与。
　ⓐ脳血栓症に対して使用。
　ⓑアスピリンの効果発現までの時間は 30 分、一方、チクロピジンは 48 時間。
⑥血栓溶解薬[ウロキナーゼ、組織プラスミノーゲンアクチベータ(tissue plasminogen activator；t-PA)]の投与
　ⓐ脳梗塞急性期に対する治療法。
　　①ウロキナーゼは、本邦では脳血栓症に対してのみ保険適応。
　　②脳塞栓症の超急性期は、血栓溶解療法が治療の中心。
　　③一方、脳血栓症に対しては、血栓溶解療法の効果はあまり期待できない。
　ⓑ正常脳の 50〜55％以上の残存脳血流量が保たれている領域は、再開通療法により回復が見込める。
　ⓒ一般的な適応症例
　　①レンズ核線条体動脈より末梢の中大脳動脈本幹閉塞や、中大脳動脈分枝閉塞が最もよい適応例。
　　②脳底動脈閉塞(塞栓症)もよい適応例。
　　③MRI の灌流強調画像(perfusion weighted image；PWI)で血流低下が認められるが、拡散強調画像(diffusion weighted image；DWI)で異常が認められない症例。
　ⓓ適応外の症例
　　①Early CT sign を認める症例。
　　②意識状態の悪い症例や、CT や MRI 上で明らかに虚血性変化が認められる症例は、一般に、本療法の適応外(中野，2003)。
　　③塞栓性の内頸動脈閉塞例
　　　▶血管壁の障害が強いため、血栓溶解療法により早期でも著明な出血性変化が生じやすい。
　　④中大脳動脈本幹閉塞で、レンズ核線条体動脈領域が虚血に巻き込まれている症例。
　　　▶(理由)血栓溶解療法により出血性変化をきたしやすいため。
　ⓔ点滴静脈注射
　　①ウロキナーゼ
　　　❶本邦では、投与量は低用量に制限されている。
　　　❷本邦では、脳塞栓症に対しては禁忌。
　　②Tissue plasminogen activator(t-PA)
　　　❶発症 3 時間以内の超急性期脳梗塞(虚血性脳血管障害)例に対して使用。
　　　❷脳梗塞の病型にかかわらず適応がある。
　　　❸t-PA 静脈注射による閉塞動脈の再開通率(Derex ら，2004)
　　　　●全体の再開通率；60％
　　　　●閉塞部位別
　　　　　●●中大脳動脈末梢枝、中大脳動脈 M 2 部(insular segment)や前大脳動脈の閉塞の再開通率が最もよい(81％)。
　　　　　●●次いで、中大脳動脈水平部(M 1)閉塞の再開通率がよい(63％)。
　　　　　●●内頸動脈終末部＋中大脳動脈水平部(M 1 部)閉塞の再開通率は最も悪い(33％)。
　　　❹t-PA 静脈注射による臨床成績(Derex ら，2004)
　　　　●中大脳動脈末梢枝、中大脳動脈 M 2 部(insular segment)や前大脳動脈の閉塞群の回復が最もよい(回復良好群；81％)。
　　　　●次いで、中大脳動脈水平部(M1)閉塞群の回復がよい(回復良好群；53％)。
　　　　●内頸動脈終末部＋中大脳動脈水平部(M 1 部)閉塞群の回復が最も悪い(回復良好群；17％)。
　　　❺出血をきたしやすい因子
　　　　➡Early CT sign(早期 CT 徴候)を認める症例、意識状態の悪い症例、およびレンズ核線条体動脈領域が虚血に巻き込まれている症例。
　　　❻t-PA 静脈注射後 24 時間以内は、アルガドロバンやヘパリンなどの薬の使用は禁止されている(江面ら，2006)。
　ⓕ選択的局所血栓溶解療法(local intra-arterial fibrinolysis)
　　①閉塞部位まで誘導したカテーテルから、閉塞局所で血栓溶解薬を動脈内に注入する方法。
　　②対象疾患は、基本的には脳塞栓症(中大脳動脈や椎骨脳底動脈の閉塞)。
　　③点滴静注に比べて再開通率は高い。
　　④本邦では、脳梗塞に対する局所動脈内投与は認められない(→保険適応外の治療であり、「医師の裁量権」の名のもとに施行されている)。
　　⑤中大脳動脈閉塞症の超急性期治療において有効。
　　　❶カテーテルを選択的に患側の中大脳動脈に挿入し、血栓溶解薬を注入する。 |

一般的事項	❷通常、発症6時間以内の中大脳動脈塞栓症で、単純CTで変化の認められない症例に対して施行される。 ❸単純CTでまったく変化を認めないか、患側に軽微な初期虚血変化のみを認める症例に施行。 ❹本法による再開通率は66〜74% ❺一方、本法は、頭蓋内の内頸動脈閉塞症においては再開通率が比較的低く(12.5〜20%)、また、脳虚血巣の出血(出血性梗塞)を生じる危険性が高い(関ら, 2005)。 　📖その他、治療による血栓の移動で側副血行路を遮断してしまう危険性もあるので、内頸動脈閉塞症は、一般に治療の適応ではない。 ⑦局所血栓溶解療法は有効であるが、静注療法を凌駕するほどではない(江面ら, 2006)。 ⑧t-PA静脈注射と選択的局所血栓溶解療法の組み合わせ(江面ら, 2006) 　➡t-PA静脈注射療法の後に、ウロキナーゼによる局所血栓溶解療法を追加する方法。 ⑦抗凝固薬(ヘパリン、アルガトロバンやワルファリンなど)の投与 　ⓐ進行性脳梗塞(特に椎骨・脳底動脈系)や心原性脳塞栓症に対して使用。 　ⓑ大梗塞例や重症の高血圧症例には出血性梗塞を生じる危険性があるので、投与は避けるべきである。 　ⓒ心房細動を有する心原性脳塞栓症の再発予防には、年齢を問わずワルファリンが適応。 　　①通常、ワルファリンは1日2mgより開始(経口投与)する。 　　　➡1週間前後でプロトロンビン時間国際標準化比(prothrombin international normalized ratio；PT-INR)を測定し、目標値に達するまで2週間ごとに投与量を0.5〜1mgずつ加減する(岩本, 2006)。 　　②目標値は、PT-INRが2.0〜3.0(70歳以上の高齢者では、2.0前後)。 ⑧抗酸化薬(エダラボン)の投与 　ⓐ脳梗塞の病型にかかわらず保険適応。 　ⓑ脳保護作用、抗脳浮腫作用、遅発性神経細胞死抑制作用などに加えて、強力な血管内皮細胞保護作用を有する。 　ⓒ再開通時の出血性梗塞を抑制する(小林, 2002)。 ⑨脳代謝改善薬や脳循環改善薬の投与➡慢性期に使用。
具体的事項	①高血圧例に対する治療 　ⓐ急性期には、原則として高血圧に対する降圧療法は行わない。 　　➡(理由)虚血部では自動調節機構が障害されているので、血圧を低下させると梗塞巣の範囲を拡大させる危険がある。 　ⓑしかし、高血圧は脳浮腫の進行例では脳浮腫を増悪させること、血行再開例では出血性梗塞を引き起こす可能性があることなどより、重度の高血圧では10〜20%の降圧を行う。 　ⓒ発症後1ヵ月以上経過し、なお高血圧のある症例に対しては、脳血流量の低下をきたさない範囲で、かつ時間をかけて降圧する。 　　➡降圧の目標値は、その時点での血圧の80%前後。 ②心房細動に対する治療 　ⓐ薬剤による洞調律化。 　ⓑ薬剤による心拍数のコントロール。 　ⓒワルファリンの投与による血栓形成の予防。 ③臨床病型別による治療法 　ⓐアテローム血栓性脳梗塞 　　①急性期治療 　　　❶抗凝固薬(アルガトロバンやヘパリン)の投与。 　　　❷血栓溶解薬(ウロキナーゼやt-PA)の投与。 　　　❸抗血小板薬(トロンボキサンA_2合成酵素阻害薬)の投与。 　　　❹抗酸化薬(エダラボン)の投与。 　　　❺抗脳浮腫薬(Glyceol®やMannitol®など)の投与。 　　②慢性期治療(再発予防) 　　　❶危険因子の管理。 　　　❷抗血小板薬(アスピリンやチクロピジンなど)の投与。 　　　❸頸動脈内膜剥離術 　ⓑ心原性塞栓症 　　①急性期治療 　　　❶血栓溶解薬(t-PA)の投与。 　　　❷抗酸化薬(エダラボン)の投与。 　　　❸抗脳浮腫薬(Glyceol®やMannitol®など)の投与。 　　　❹抗凝固薬であるヘパリンの持続静脈内投与。 　　②慢性期治療(再発予防)；ワルファリンの経口投与。

具体的事項	ⓒラクナ梗塞 　①抗血小板薬（アスピリン、チクロピジンやトロンボキサン A_2 合成酵素阻害薬など）の投与。 　②低分子デキストランの投与。 　　➡ヘマトクリット値の低下および赤血球凝集能の低下作用があり、虚血領域の微小循環の改善が期待できる。 　③抗酸化薬（エダラボン）の投与。 　④Glyceol® の投与 　　➡Glyceol® がラクナ梗塞に対して有効であるとの十分なエビデンスはない。 ④進行性脳梗塞例 　➡ヘパリンを使用するが、有効であるとのエビデンスはない（棚橋，2003）。

❷外科的治療

（ⅰ）頸動脈内膜剥離術 Carotid endarterectomy（CEA）

　ⓐ本邦例の特徴
　　➡本邦の頸部頸動脈の動脈硬化性病変は数が少ないことと、高位病変（欧米人より平均1椎体高い）の頻度が高いことが特徴。

　ⓑ適応症例
　　㋐**症候性**では、頸部内頸動脈の 70～99％ の高度狭窄例。
　　　①前提条件；**外科治療の周術期リスク（morbidity and mortality）が 6％ 以下**であること。
　　　②病変側に頭蓋内主幹動脈の閉塞性病変を合併している症例では、通常、CEA は適応外。
　　㋑症候性では、潰瘍病変を伴う 50～60％ の頸部内頸動脈狭窄例。
　　㋒TIA、RIND や Minor stroke（軽症脳卒中）の症例。
　　㋓**無症候性**では、60％ 以上の頸部内頸動脈狭窄例。
　　　①前提条件；**外科治療の周術期リスク（morbidity and mortality）が 3％ 以下**であること。

　ⓒ手術時期；発症後 3～4 週以降

　ⓓ手術法
　　㋐頸動脈縫合時に Patch graft を用いる場合と、使用せずに一次的縫合（primary closure）する場合とがある（徳永ら，2005）。
　　㋑Patch graft の使用目的は、術直後の急性の血栓性閉塞の予防と長期の再狭窄の予防（徳永ら，2005）。
　　　➡Patch graft 使用例の方が、Primary closure 例よりも術後の閉塞率が低く、また長期にわたる Stroke や再狭窄の予防に効果があるとの報告が多い（徳永ら，2005）。

　ⓔ周術期の管理
　　㋐最も注意すべき点は、血圧の管理である。
　　　①特に、術後 2～3 日間の急激な血圧上昇や低下に留意する。
　　　②過灌流症候群（hyperperfusion syndrome）（64 頁）を予防するため、収縮期血圧を 150 mmHg 以下に保つ。
　　㋑術中モニター；脳波（321 頁）

ⓕ合併症
　㋐血流遮断、塞栓形成や手術部動脈の狭窄・閉塞などによる脳梗塞。
　　➡術中の塞栓形成が半数を占め、最も多い。
　㋑末梢神経麻痺；舌下神経麻痺、上咽頭神経麻痺、反回神経麻痺、副神経麻痺、頸動脈洞神経の亢進（血圧低下や徐脈）や顔面神経下顎縁枝の麻痺など。
　㋒過灌流症候群(64頁)
　㋓創部の出血。
　㋔心筋梗塞
ⓖ合併症率
　㋐全体；1〜3％
　㋑合併症率が10％以上であれば、CEAの有用性が否定される。
　㋒**無症候性では3％以下、症候性では6％以下、緊急性を要する病変では10％以下の外科治療の周術期リスク**(morbidity and mortality)が要求される。
ⓗ死亡率；1〜1.5％
　➡術後の死亡原因としては、心筋梗塞が最も多い（30〜50％）。
ⓘ術後の再狭窄
　㋐頻度；5〜10％
　㋑再狭窄の時期(徳永ら, 2005)
　　➡再狭窄を最も生じやすい時期は、術後6ヵ月〜1年以内。すなわち、
　　①術後1年以内；10％
　　②2年目；3％
　　③以後は、毎年1％
　㋒再狭窄の起こりやすい部位
　　①「内膜剥離部の近位部、すなわち、総頸動脈側」に多いとの報告と、
　　②「内膜剥離部の遠位部、すなわち、内頸動脈側」に多いとの報告との両者がある。
　㋓性別；女性に多いとの報告がある。
　㋔病理学的所見
　　①術後2年以内の早期再狭窄例
　　　◆Myointimal hyperplasia（筋・内膜過形成）、すなわち、内膜剥離部の平滑筋の異常増殖や新生内膜の増殖による。
　　　◆脂質の蓄積やヘモジデリンはみられない。
　　②術後2年以上の晩期再狭窄例
　　　➡アテローム性動脈硬化症(atherosclerosis)の再発によるもので、手術の巧拙によるものではない(徳永ら, 2005)。
　㋕再手術が必要になる場合；1〜5％の頻度。

> 楽々講座　【両側の内頸動脈狭窄例に対する CEA および CAS（carotid artery stenting）】(宇野ら, 1996；川端ら, 2001)
>
> ①健側（無症状側）に対して CEA を行うか否かについては、現在のところ明確な基準はない。
> ②自然歴；両側の内頸動脈狭窄例において、片側の CEA 後の追跡期間中に反対側（無症状側）に神経症状が発生する頻度は、4〜30%。
> ③上述の自然歴や両側 CEA 施行例の手術合併症の頻度が 5〜10% であることから、60% 以上の狭窄例や潰瘍形成のある症例に対しては適応がある。
> ④但し、CEA 両側同時施行例の合併症の頻度は高いので、手術間隔をあける（少なくとも 2〜3ヵ月）ことが必要。
> 　➡その間に、潜在性の下位脳神経麻痺の有無を確認する。
> ⑤CAS のリスクが低いと考えられる側（無症候、Echogenic plaque 側、あるいは狭窄度の軽い側）には CAS を、リスクの高い側には CEA を行う。

(ⅱ)頭蓋外・頭蓋内動脈吻合術[extracranial-intracranial(EC-IC)arterial anastomosis]

ⓐ適応症例

　㋐アテローム血栓により内頸動脈、中大脳動脈起始部や椎骨動脈が高度狭窄・閉塞をきたし、TIA や Minor stroke（軽症脳卒中）を呈している症例。

　㋑かつ、上記の㋐の症例が血行力学的な機序による脳虚血（梗塞）である場合。

　　①その他の機序による脳梗塞の再発は、バイパス術により予防できない（バイパス術が禁忌ではないが、予防効果はない）(小笠原ら, 2003)。

　　②血行力学的脳虚血の有無を診断するには、SPECT を用いて Acetazolamide（Diamox®）に対する脳血流増加率（脳血管反応性＝脳循環予備能）をみるのがよい(46 頁)。

　　　◆すなわち、Acetazolamide を投与しても脳血流増加率が '0' あるいは '負'（脳循環予備能の低下）を示す症例が適応。

　　　　☝血行力学的脳虚血の存在を最も正確に表す指標は酸素摂取率（oxygen extraction fraction；OEF）(49 頁)の上昇であるが、これは Positron emission tomography（PET）でしか測定できない(小笠原ら, 2003)。

　　　❷脳循環予備能が低下している症例ほど、バイパスを介した血行が発達しやすい。

　　③因みに、血行力学的脳虚血（hemodynamic cerebral ischemia）とは、アテローム血栓性梗塞のうち、動脈病変末梢の脳灌流圧（cerebral perfusion pressure）の低下により生じる脳虚血をいう。

　㋒画像上、当該灌流領域に広範な梗塞のない症例。

ⓑ手術時期；通常、最終発作後 3〜4 週以降。

ⓒ手術法

　㋐内頸動脈や中大脳動脈狭窄・閉塞性病変に対するバイパス術

　　①浅側頭動脈・中大脳動脈吻合術[superficial temporal artery-middle cerebral artery(STA-MCA)anastomosis]を施行。

　　②浅側頭動脈より大きい口径を有する伏在静脈などを用いるのは禁忌(小笠原ら,

2003)。

📝 術後、過灌流により脳浮腫や脳出血をきたす可能性があるので。

㋑椎骨・脳底動脈系の狭窄・閉塞性病変に対するバイパス術

　㋐後頭動脈・後下小脳動脈吻合術[occipital artery-posterior inferior cerebellar artery(OA-PICA)anastomosis]を施行。

　㋑あるいは、浅側頭動脈・上小脳動脈吻合術[superficial temporal artery-superior cerebellar artery(STA-SCA)anastomosis]を施行。

(ⅲ)血管内手術 Intravascular surgery

経皮的血管形成術 Percutaneous transluminal angioplasty(PTA)	頸動脈ステント留置術 Carotid artery stenting(CAS)**	塞栓摘出術 Embolectomy
①適応症例 　ⓐ血行力学的脳梗塞の原因となっているアテローム血栓症が基本。 　ⓑ頸部内頸動脈狭窄例、中大脳動脈狭窄例や椎骨・脳底動脈系の狭窄、CEA後の再狭窄例。 　ⓒ塞栓症では、塞栓子を破砕する目的で行うこともある。 ②急性期頸部内頸動脈狭窄・閉塞症は、発生機序が血行力学性であれば適応となるが、塞栓性の要素を兼ね備えていることが多いので適応となる症例は限られる(江面ら，2006)。 ③中大脳動脈本幹の塞栓性閉塞に対する再開通率は、血栓溶解療法よりも高い。 ④血栓溶解療法よりも成績はよく、また症候性脳内出血の発生率も低い。 ⑤大きな塞栓に対しては、本法(機械的破砕)の方がよい(中野，2003)。 ⑥頭蓋内主幹動脈に対するPTAの初期成功率；約60%(卯田ら，2003) ⑦合併症 　ⓐ頻度；4〜8% 　ⓑ破砕した血栓による塞栓(direct embolism)。 　　📝少量の血栓溶解薬の投与により対処。 　ⓒ動脈解離(dissection)を起こすことがある。 ⑧再狭窄率；10〜30%	①適応症例 　ⓐ血行力学的脳梗塞の原因となっているアテローム血栓症が基本。 　ⓑ頸部内頸動脈狭窄例や椎骨・脳底動脈狭窄例。 　ⓒCEA施行に際しHigh risk*の頸部内頸動脈狭窄例。 　ⓓCEAやPTA後の再狭窄例。 ②頸部内頸動脈狭窄・閉塞症は、発生機序が血行力学性であれば適応となるが、塞栓性の要素を兼ね備えていることが多いので適応となる症例は限られている(江面ら，2006)。 ③PTAより狭窄の改善度はよい(90%以上の開存度)。 ④頸動脈エコーで、Echolucent(低輝度)あるいはMixed(混合輝度)なプラークは、脂肪や出血を含むために不安定であり、CASを施行するにあたっては注意が必要(川端ら，2001)。 ⑤再狭窄 　ⓐ頻度；5%以下 　ⓑ原因；新生内膜の増殖による。 ⑥合併症 　ⓐ頻度；2.5%(High risk 患者*では4〜7%) 　ⓑDistal embolism(遠位塞栓症)が最大の問題。 　　㋐ステントの拡張により、プラーク内の脂肪や血栓が末梢に流出・飛散し、脳梗塞となるのをDistal embolismという。 　　㋑このような塞栓を生じやすいプラークは、頸動脈エコーで不安定プラークと呼ばれ、内部に出血や脂肪変性を認める低輝度で潰瘍形成を伴う柔らかいプラークである。 　ⓒ過灌流症候群(64頁)	①脳塞栓症に対する治療。 ②方法 　ⓐ直達手術 　　➡開頭により閉塞部の動脈を切開し、栓子を除去する。 　ⓑ血管内手術 　　➡カテーテルを超選択的に閉塞部の動脈にまで挿入し、血栓溶解剤を注入し、栓子を溶解する。

*【High risk 患者】
　➡High risk 患者とは、次の項目の中の1つを、少なくとももつものをいう(Brottら，2004．一部加筆)。
　①対側の内頸動脈閉塞例。
　②頸部に放射線治療を受けた既往のある症例(放射線照射後の狭窄例)。
　③CEAの既往のある症例。
　④外科的に到達困難な高位の頸動脈狭窄病変を有する症例。

⑤対側に喉頭神経麻痺のある症例。
⑥重篤な Tandem lesion のある症例。
　ⓐ因みに、Tandem lesion（複数病変）とは、内頸動脈起始部狭窄（閉塞）病変に頭蓋内主幹動脈（内頸動脈や中大脳動脈）の狭窄（閉塞）病変を伴っているものをいう。
　ⓑTandem lesion の頻度は、約 14％
　ⓒTandem lesion を伴う内頸動脈起始部狭窄（閉塞）病変に対する治療法については、CEA が適当なのか、Bypass 手術が必要なのかなど、一定の見解は得られていない。
⑦心不全のある症例。
⑧6 週間以内に開胸による心臓手術、あるいは冠動脈バイパス術（coronary artery bypass graft；CABG）を受けている症例。
⑨1 日〜4 週間前に心筋梗塞をきたした症例。
⑩軽い作業負荷で狭心症をきたすか、あるいは不安定狭心症の症例。
⑪重篤な肺疾患を有する症例。
⑫年齢が 80 歳以上の高齢者。

＊＊（著者註）本邦では、頸動脈病変に対するステント使用（頸動脈ステント留置術 carotid artery stenting；CAS）は、現在のところ保険適応となっていない。

　　　　　（ⅳ）減圧術
　　　　　　　ⓐ脳浮腫が高度なため、脳圧下降薬の投与により頭蓋内圧のコントロールが困難な症例が適応。
　　　　　　　ⓑ外減圧術や内減圧術。

術後合併症　血行再建術後の Hyperperfusion syndrome（過灌流症候群）（64 頁）

予後　❶ラクナ梗塞や穿通枝系梗塞の予後は、良好なことが多い。
　❷心原性塞栓症は不良。
　　📖早期の死亡率は 15〜50％
　❸脳梗塞による直接死亡は、発症 10 日以内に多い。
　　📖大半は心原性塞栓症である。

再発　❶頻度；年間、5〜14％
　❷酸素摂取率（oxegen extraction fraction；OEF）上昇群では、脳梗塞再発の頻度が有意に高くなる（山内，2007）。
　❸各脳梗塞別
　　（ⅰ）穿通枝系梗塞の再発率は 10％
　　（ⅱ）ラクナ梗塞；1 年後の再発率は 12％
　　（ⅲ）心原性脳塞栓症
　　　　ⓐ発症 2 週間以内に再発しやすい（10〜20％）。
　　　　ⓑこの時期の再発率は、0.5％/日。
　❹再発までの期間；1 年以内に多い。
　❺再発部位
　　（ⅰ）脳塞栓では、対側の大脳半球に多い。
　　（ⅱ）脳血栓では、対側と同側とでは同じ頻度。

脳梗塞後の　❶頻度；2％/年
脳出血の発生　❷先行する脳梗塞の特徴
　　（ⅰ）ラクナ梗塞が多い。
　　（ⅱ）軽症例が多い。

　　　　　（ⅲ）脳血管造影で、動脈閉塞所見のないことが多い。
❸出血部位
　　（ⅰ）小脳出血や橋出血が多い。
　　（ⅱ）被殻および視床出血では、先行する脳梗塞と反対側に生じることが多い。
❹脳出血の発生因子
　　（ⅰ）高血圧のコントロール不良が最も多い（半数）。
　　（ⅱ）その他、抗凝固薬や抗血小板薬の服薬。
❺予後；不良

頸動脈狭窄病変と冠動脈閉塞性病変の合併例とその治療

❶頻度；本邦では、内頸動脈狭窄症の10～30％に冠動脈狭窄・閉塞を認める。
❷冠動脈狭窄・閉塞病変合併例の治療（岡田ら，2005）
　　（ⅰ）心筋の虚血症状がなく、かつ心機能が安定している症例。
　　　　　➡CEA可能
　　（ⅱ）冠動脈狭窄病変が重症で、負荷心筋シンチ陽性例。
　　　　　ⓐ冠動脈の血管内手術（経皮的冠動脈形成術やステント留置術）施行後、CEAを検討。
　　　　　ⓑ冠動脈の血管内手術が困難、あるいは禁忌の症例。
　　　　　　㋐頸動脈病変が無症候性の場合。
　　　　　　　➡まず、冠動脈バイパス術（coronary artery bypass graft；CABG）を行う。
　　　　　　㋑頸動脈病変が症候性の場合。
　　　　　　　①まず、頸動脈の血管内手術（CAS）を行う。
　　　　　　　②その後（後日）、CABGを行う。
　　　　　　㋒頸動脈および冠動脈の両病変が共に症候性の場合。
　　　　　　　➡CEAとCABGを同時に行う。
　　　　　　㋓冠動脈病変が症候性で、かつ頸動脈病変が両側性の場合（七戸ら，2005）。
　　　　　　　①まず、無症候性である内頸動脈狭窄病変に対してCAS施行。
　　　　　　　②その後（後日）、症候性である対側の内頸動脈狭窄病変に対してCEAを行うと同時にCABGを施行。あるいはCEA施行後、後日CABGを施行。

関連症候群

❶大脳半球の症候群
　　（ⅰ）Bálint症候群（52頁）
　　（ⅱ）Gerstmann症候群（57頁）
❷後頭葉～視床～中脳にかけての症候群➡脳底動脈先端症候群（75頁）
❸視床の症候群
　　（ⅰ）Dejerine-Roussy症候群（56頁）
　　（ⅱ）手・口感覚症候群（83頁）
❹小脳～中脳にかけての症候群➡Mills症候群（72頁）
❺中脳の症候群
　　（ⅰ）Benedikt症候群（52頁）
　　（ⅱ）Weber症候群（87頁）

❻橋の症候群
　（ⅰ）Foville症候群(56頁)
　（ⅱ）Locked-in syndrome(70頁)
　（ⅲ）Millard-Gubler症候群(71頁)
　（ⅳ）MLF症候群(73頁)
　（ⅴ）One and a half syndrome(75頁)
❼延髄の症候群
　（ⅰ）Dejerine症候群(55頁)
　（ⅱ）Wallenberg症候群(85頁)
❽その他の部位の症候群
　（ⅰ）Horner症候群(61頁)、
　（ⅱ）Monakow症候群(前脈絡叢動脈症候群)(74頁)
　　　ⓐ脳梗塞例の3〜10%
　　　ⓑ塞栓(心臓または頸動脈由来)；30〜40%
　　　ⓒ病巣部位は内包膝部から後脚

快適空間

★好きなように使ってね！

⓭線維筋形成不全 Fibromuscular dysplasia(FMD)

定義 腎動脈や頭頸動脈などの中小動脈の、主として中膜に変性を伴う非動脈硬化性、非炎症性の狭窄性血管病変である。

頻度
❶頸部を含んだ脳血管造影で 0.5〜1.5%
❷本邦には少なく、白人に多い。

原因(説)
❶先天性奇形説
❷動脈壁にかかる機械的刺激説。
❸炎症説
❹自己免疫説
❺内分泌(女性ホルモン)関与説
❻遺伝的因子；α_1-Antitrypsin の欠乏

分類

分類	タイプ	所見・特徴
病理学的分類	①内膜過形成型 (intimal hyperplasia)	①頻度；1〜2% ②小児や若年者に多い。 ③性差はない。 ④中膜および外膜には変化はない。
	②中膜過形成型 (medial hyperplasia)	①95%と最も多い。 ②中膜が線維増生、膠原線維増生により高度に破壊され、内弾性板にも及んでいる。 ③脳血管造影では、数珠状の狭窄像(string of beads)を呈する。 ④内膜解離は 5〜10%にみられる。
	③外膜過形成型 (adventitial hyperplasia)	①頻度は最も少ない(1%未満)。 ②外膜を除くほかの層は正常である。
脳血管造影所見による分類(図57)	①Type 1〔数珠状、あるいはルーズストッキング型(string of beads, or loose stocking appearance)〕	①交互にみられる狭窄と拡張像、すなわち数珠状の狭窄像。 ②拡張部は、病変部近傍の正常血管内径よりも大きい。 ③最も多いタイプ(90%)で、ほぼ特異的所見。 ④主に、中膜型による。 ⑤中膜の線維性肥厚と中膜筋層の菲薄化が輪状に交互に起こることにより、このような所見を呈する。
	②Type 2〔単発性、あるいは多発性管状狭窄(unifocal or multifocal tubular stenosis)〕	①単発あるいは多発性の同心状(層状)の狭窄。 ②頻度；7% ③どの組織型によっても生ずる。
	③Type 3〔非定型的線維筋形成不全(atypical fibromuscular dysplasia)〕	①動脈壁の一部が憩室状に突出するもの。 ②頻度；4% ③FMD に特異的変化ではない。

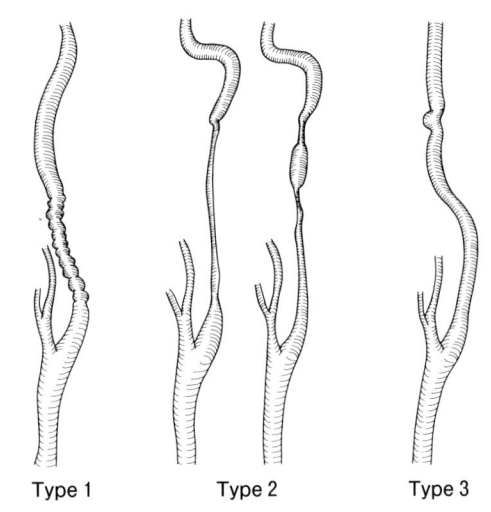

Type 1　　　　Type 2　　　　Type 3
図 57. 頸部頸動脈 FMD の血管造影所見(Osborn ら，1977)

高血圧　　半数にみられる。
好発年齢　❶頭蓋動脈系に病変を認める症例の平均年齢➡50 歳
　　　　　❷腎血管病変の平均年齢➡39 歳
性別　　　頭頸動脈系では、圧倒的に女性に多い(男性：女性＝1：3)。
好発動脈　❶腎動脈に最も多い(50〜60％)。
　　　　　❷次いで、頭蓋外の内頸動脈および椎骨動脈(35％)。
　　　　　　➡この中では、内頸動脈に最も多い(75％)。
　　　　　　(ⅰ)頭蓋外内頸動脈
　　　　　　　ⓐ第 2 頸椎の高さに好発する。
　　　　　　　　㋐内頸動脈起始部より 2〜2.5 cm までは侵されない。
　　　　　　　　㋑頸動脈管内まで波及することはまずない。
　　　　　　　ⓑ多くは(65〜85％)両側性。
　　　　　　(ⅱ)椎骨動脈(10〜30％)
　　　　　　　ⓐ第 1・2 頸椎の部位に最も多くみられる。
　　　　　　　ⓑほとんどは(90％)、頭蓋外内頸動脈の FMD を合併している。
　　　　　❸頭蓋内の動脈にも発生する(頻度；1〜5％)。
　　　　　　➡頭蓋内動脈の FMD は、
　　　　　　　ⓐ小児に多い。
　　　　　　　　【小児例の特徴】
　　　　　　　　　㋐頭蓋内に発生しやすい。
　　　　　　　　　㋑半数が、腎動脈の FMD を合併し、高血圧を有する。
　　　　　　　　　㋒脳梗塞で発症することが多い(60％)。
　　　　　　　ⓑ中大脳動脈に最も多く、次いで前大脳動脈。
　　　　　❹その他、腸骨動脈、外頸動脈や腸間膜動脈などにも発生する。

発症形式 (初発症状)	❶くも膜下出血で発症するものが多い(20〜50%)。 　➡そのほとんどは、脳動脈瘤破裂。 ❷TIA での発症；10% ❸その他、外傷や脳腫瘍などでの偶然発見例。
症状	❶頸部での血管雑音(bruit)。 ❷局所の痛み(罹患した動脈上)。 ❸頭痛、めまい、意識障害、痙攣や運動麻痺など。
脳血管造影 (図57、58)	❶第2頸椎レベルを中心とする頸動脈の、数珠状あるいは蛇腹状の拡張像と狭窄像 (string of beads)(図58)。 ❷大部分は両側性。

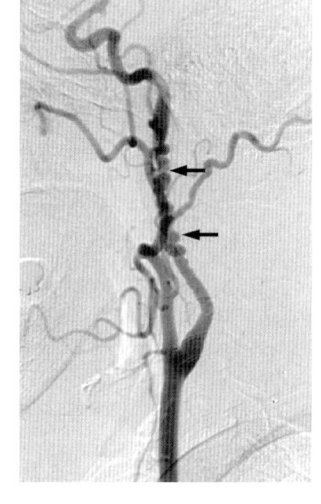

図 58. FMD の右脳血管造影側面像
頸部内頸動脈に FMD に特徴的な数珠状所見がみられる(→)。

診断	❶特徴的な脳血管造影所見(string of beads)。 ❷厚生省特定疾患調査研究班による診断の手引き(表32) ❸確定診断は、組織学的所見による。

表 32．厚生省特定疾患調査研究班による頸頭動脈系 FMD の診断の手引き(西本ら，1980)

> 線維筋性形成異常症は腎血管性高血圧症の原因として広く知られているが、ここ10年来、頸部頭蓋内動脈系にも同様の病変がみられるようになり、脳血管障害の原因として、あるいは動脈瘤との関係、ウィリス動脈輪閉塞症(もやもや病)との類似などが注目されている。
>
> A．
> 　1）乳児より高齢者まで全年齢層にわたるが、50歳以後に発見されることが多い。
> 　2）女性に圧倒的に多い。
> 　3）臨床的に特有の症状はないが、一過性脳虚血発作や頭痛などの症状を呈することがある。無症状のこともある。また頸部に、Bruit を聴取することもある。
> 　4）脳血管障害(くも膜下出血、脳梗塞など)、脳腫瘍、頭部外傷の際に発見されることも多い。
> 　5）他臓器の動脈系(腎、肝、冠、腹腔、腸間膜、鎖骨下、四肢の動脈など)に同様の病変を合併することもある。
>
> B．臨床診断には動脈造影が必須である。頸部内頸動脈、椎骨動脈および頭蓋内動脈に下記の病変がみられる。大部分の症例で病変は第2頸椎を中心として、0.5～6.0 cmの範囲にわたり、約80％は両側性である。
> 　1）典型的：いわゆる念珠状(string of beads)の病変(交互にみられる内腔の狭窄と拡張)。
> 　2）非典型的：
> 　　イ）単発性の輪状狭窄、その末梢に拡張を伴うこともある。
> 　　ロ）単発性ないし多発性管状狭窄(tubular stenosis)。
> 以上の所見は粥状硬化、血管攣縮、Stationary arterial wave などと鑑別する必要がある。
>
> C．病理学的には多発性あるいは単発性に下記の病変がみられる。
> 以下の2)、3)を参考として1)を満たす必要がある。
> 　1）中膜の線維増生、平滑筋増生；内膜の線維筋性増生；中膜外層の線維増生；外膜の線維増生のいずれか、またはいくつかによる同心円性の狭窄。
> 　2）狭窄と動脈瘤状拡張とが連続していることが多い。この際拡張部には内弾性板の断裂、消失；中膜筋細胞の減少、消失；線維化がみられる。
> 　3）解離性動脈瘤を伴うこともある。
>
> [診断の基準]
> 確診：
> 　1）Aを参考とし、Bの1)を満たすもの。
> 　2）A、Bを参考とし、Cを満たすもの。
> 疑診：
> 　Aを参考とし、Bの2)のイ)あるいはロ)を満たすもの。

鑑別診断

❶Arterial stationary wave（動脈定常波）

（ⅰ）Arterial stationary wave とは、血管造影写真において、動脈が正弦波様、ビーズ状、あるいはコイル状の外観を呈しているものをいう。

（ⅱ）以下のような特徴を有するので、FMDとの鑑別点になる。
　ⓐFMDに比して狭窄の程度が軽い。
　ⓑ節状の狭窄部がより規則正しく、コイル状である。
　ⓒ2つの狭窄部にはさまれた拡張部は、正常血管径以上に拡大しない。

❷動脈硬化性変化；総頸動脈が内、外頸動脈に分岐する部の内膜に好発する。

治療

❶無症候性の頭頸部例；経過観察

❷脳虚血症状を呈する例
（ⅰ）保存的治療；抗凝固療法や抗血小板療法。
（ⅱ）外科的治療
　ⓐ病巣部切除・吻合術
　ⓑ内膜剝離術
　ⓒ浅側頭動脈・中大脳動脈吻合術

	ⓓ血管内手術；経皮的血管形成術（percutaneous transluminal angioplasty；PTA）やステント留置。
組織学的所見	❶中膜に主病変があり、中膜の線維増生や平滑筋線維の増生による同心円性の狭窄。 ❷内弾性板の断裂や消失。 ❸中膜筋細胞の消失や減少による動脈瘤状拡張。
予後	❶一般には進行が遅く、比較的良好な経過をとる。

合併疾患

脳動脈瘤	①発生頻度；脳血管 FMD 例の 20〜50％ ②発生機序；線維増殖に伴う中膜筋層の変性、破綻や弾性板の破壊など。 ③頭蓋内出血を起こした FMD 患者の 2/3 に高血圧の既往がある。 ④動脈瘤の発生は、片側性より両側性の FMD に多くみられる。 ⑤動脈瘤は、大部分、頸部 FMD と同側に発生する。 ⑥好発部位 　①内頸動脈（床突起上部 supraclinoid portion）に最も多く、次いで前大脳動脈、中大脳動脈である。 　②内頸動脈 FMD では Willis 輪前半部に、椎骨動脈 FMD では Willis 輪後半部に発生する。 　③1/3 は多発性である。 ⑦動脈瘤の形は囊状。
脳梗塞	①合併頻度；8〜40％ ②発生機序 　①血管狭窄に伴う血行不全。 　②血管壁の不整や乱流による血栓由来の塞栓。 　③中膜の解離（解離性動脈瘤）による狭窄・閉塞。

快適空間

★好きなように使ってね！

⑭内頸動脈形成不全症 Hypoplastic internal carotid artery

定義・概念	❶内頸動脈が、総頸動脈分岐部から頭蓋内に至る全走行にわたり、先天的に低形成・痕跡化、あるいは欠損しているものをいう。 ❷頸動脈管は低形成、あるいは無形成(欠損)。 ❸現在までの報告では、形成不全症より欠損症の方が多い。
発生頻度	脳血管造影で0.004%、剖検で0.01%と、非常に稀。
原因・発生時期	❶先天性で、非動脈硬化性狭窄性病変。 ❷胎生第6週頃 　➡内頸動脈は胎生第4週に形成され、頭蓋底部頸動脈管は胎生第5〜6週に形成される。
分類	❶両側の前大脳動脈が対側の内頸動脈から供給され、同側の中大脳動脈は後交通動脈を介して脳底動脈から供給されるもの。 ❷両側の前大脳動脈と中大脳動脈が対側の内頸動脈から供給されるもの。
発症形式	❶頭蓋内出血(くも膜下出血)が多い(40〜60%)。 ❷脳虚血症状(10〜20%) ❸痙攣発作(約13%) ❹偶然発見例
好発年齢	成人(平均年齢；44歳)
性別	男性：女性＝1：1.9で、女性に多い。
左右別	❶左側に多い(右：左＝1：1.5)。 ❷両側性は約16%
症状	❶頭蓋内出血(くも膜下出血や脳出血) ❷頭痛 ❸痙攣 ❹脳虚血症状
頭部エックス線単純撮影	時に、トルコ鞍が小さい。
脳血管造影	❶内頸動脈起始部より1〜2cm遠位側から急速、著明、かつ滑らかに狭窄している所見がみられる(string sign)(図59)。 　➡内頸動脈欠損症ではまったく造影されない。 ❷狭細化した内頸動脈は頭蓋底やWillis動脈輪まで造影される。 ❸Willis動脈輪の変化がみられる。すなわち、前交通動脈や後交通動脈が発達している。 　🔎椎骨脳底動脈系から後交通動脈を介して、前・中大脳動脈領域へ血流が流入していることが多い。

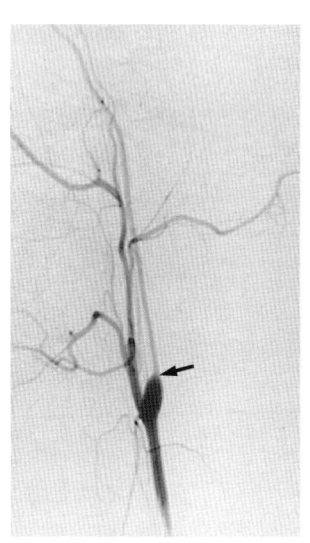

図59. 左内頸動脈形成不全症の脳血管造影側面像

頸部内頸動脈は起始部より少し遠位側から、急にかつ著明に狭窄している(→)。

|単純エックス線CT|❹Trans-dural anastomosis（経硬膜吻合）や Leptomeningeal anastomosis（軟膜吻合）などの異常血管網（側副血行路）がみられる。
❺眼動脈は、中硬膜動脈（外頸動脈の枝）よりの分枝と吻合していることが多い。
❶頭蓋底の Bone window level（骨条件）での CT が有用。
　➡脳血管造影所見では後天的な内頸動脈狭窄・閉塞との鑑別は困難であり、頸動脈管の低形成あるいは欠損を証明することが重要。
❷患側の内頸動脈管が小さい（内頸動脈欠損症では内頸動脈管は認められない）。
❸内頸動脈管（図 60）横径の正常値（平均）；左右とも、5 mm（山本ら，1987）。|

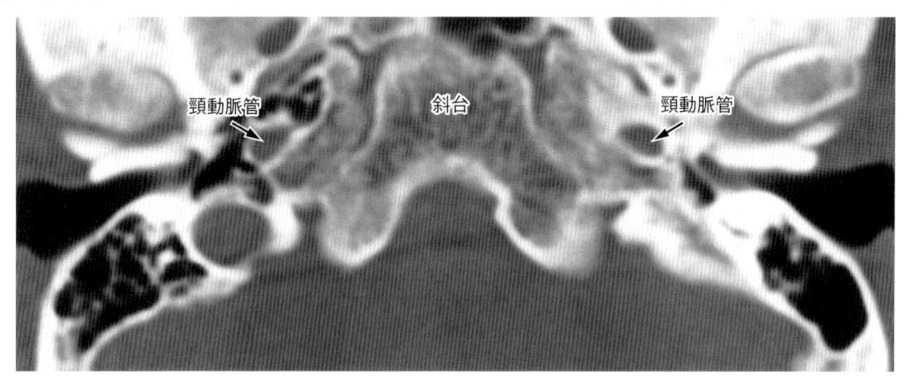

図 60. 頸動脈管の単純 CT 正常像（骨条件）

|SPECT|患側の大脳半球に低灌流域を認めることがある。|
|診断|❶脳血管造影所見
❷Bone window level の CT で、内頸動脈管が正常より小さい。|
|鑑別疾患|❶もやもや病
❷動脈解離
❸線維筋形成不全（fibromuscular dysplasia）|
|治療|❶頭蓋内・外血管吻合術
❷STA-MCA バイパス|
|合併症|❶脳動脈瘤
　（ⅰ）脳循環動態の異常によって血行力学的負荷が生じ、脳動脈瘤を高率に合併する。
　（ⅱ）合併頻度；25～34％
　（ⅲ）発生部位
　　　ⓐ前交通動脈瘤が最も多い。
　　　ⓑ以下、中大脳動脈瘤、後大脳動脈瘤の順。
　（ⅳ）破裂率は、通常の脳動脈瘤より 2～4 倍高い。
❷大動脈の異常。
❸心奇形や肺奇形や口蓋破裂など。|

⑮脳硬膜静脈洞血栓症 Cerebral dural sinus thrombosis

定義・概念
❶なんらかの原因により脳硬膜静脈洞が血栓により閉塞し、その結果頭蓋内圧亢進症状やさまざまな神経症状を呈するものをいう。
❷硬膜静脈洞内に血栓が生じると、静脈性梗塞(cerebral venous infarction)をきたす。
❸因みに、**脳静脈血栓症**(cerebral venous thrombosis)は、脳硬膜静脈洞血栓症、深部脳静脈血栓症(deep cerebral venous thrombosis)、および皮質脳静脈血栓症(261頁)とに分けられるが、脳硬膜静脈洞血栓症(dural sinus thrombosis)はその中のその1つ。
➡脳静脈血栓症(cerebral venous thrombosis)の大半は、脳硬膜静脈洞血栓症(cerebral dural sinus thromosis)。

発生頻度
❶剖検例の0.03～9%
➡上矢状静脈洞血栓症は剖検例の1.5%
❷全脳血管障害の10%

原因と波及部位

	原因	波及部位
感染性	①抗生物質の発達により、感染性血栓症は減少。 ②中耳炎、乳突炎、副鼻腔炎や髄膜炎など。	①顔面中1/3、眼窩部の感染→海綿静脈洞 ②副鼻腔炎→海綿静脈洞 　　　　　　↘上矢状静脈洞 ③中耳炎→横静脈洞、S状静脈洞 ④敗血症、髄膜炎→上矢状静脈洞
非感染性	妊娠、分娩後(1～4週間後が多い)、経口避妊薬、手術、腫瘍、外傷、脱水や血液疾患など。	上矢状静脈洞
特発性	原因不明(20～35%の頻度)	

基礎疾患

感染性疾患	中耳炎や髄膜炎など。
妊娠・産褥期(475頁)	①妊娠；大部分は、妊娠末期に生じる。 ②産褥期 　ⓐ出産直後～4週間に多い。 　ⓑ特に、出産後24時間以内と出産後10～20日にピークがある。 ③妊娠、産褥期に比較的多い原因については、ホルモン系の変化による凝固系の変化や血管内皮の変化などが推測されている。
経口避妊薬	①服用して2～3週間以内に発生する。 ②頻度；10% ③発生頻度と、避妊薬に含まれる、主としてEstrogen量との間に相関があるとされている。 ④血栓症を起こす機序は不明であるが、 　ⓐ避妊薬服用により、血小板凝集能・粘着能の亢進や第Ⅶ・Ⅸ・Ⅹ凝固因子の増加をきたす、 　ⓑ避妊薬服用により、静脈壁に好中球浸潤を伴う局所壊死をきたす、などが考えられている。
手術	術後1日～6週に発生することが多い。
外傷	①発生頻度；静脈洞損傷の4% ②70%が閉鎖性頭部外傷による。 ③ほとんどは(70%以上)、上矢状静脈洞部(特に前部と中央部)に発生する。その他の部位では、横静脈洞部。

腫瘍	①髄膜腫や悪性腫瘍によることが多い。 ②腫瘍による上矢状静脈洞の圧迫、あるいは悪性腫瘍の静脈洞への浸潤。 ③脱水◀悪性腫瘍に伴う悪液質。
血液疾患	①Antithrombin Ⅲ欠乏症 ②血小板増加症(thrombocytosis) ③赤血球増加症(polycythemia) ④白血病 ⑤貧血 ⑥Protein S 欠乏症 　ⓐProtein S は、ビタミン K 依存性の血液凝固阻止因子。 　　➡そのため、Protein S 欠乏状態では、静脈洞血栓症が生じやすい。 　ⓑ原因 　　①先天性 　　　◆有病率；0.03～0.3% 　　　◆常染色体慢性遺伝形式をとる。 　　　　➡3番の染色体に存在する遺伝子の突然変異。 　　②後天性；肝機能障害、悪性腫瘍、妊娠やネフローゼなど。 ⑦Protein C 欠乏症 　ⓐProtein C は、ビタミン K 依存性の血液凝固阻子因子。 　ⓑ欠乏の原因 　　①先天性➡常染色体優性遺伝 　　②後天性；ワルファリン、肝機能障害、下痢・抗菌薬の投与によるビタミン K 吸収障害や DIC など。
その他	全身性エリテマトーデス(systemic lupus erythematosus)、Behçet 病、ネフローゼ症候群や副腎皮質ステロイド薬投与例など。

誘因
❶血流の停滞。
❷静脈洞およびその近傍の炎症。
❸血液凝固能の亢進。

好発年齢
❶感染性；乳幼児に多い傾向がある。
❷非感染性；若年から中年の婦人に多い(20～40歳代)。

性別
男性：女性＝1：2で、女性に多い。

好発部位
(Gosk-Bierska ら, 2006)
❶横静脈洞が約 40％を占め、最も多い。
❷次いで、上矢状静脈洞(約 33％)。
❸以下、S状静脈洞(約 20％)＞海綿静脈洞(約 2％)の順。

初発症状
(発症形式)
❶頭痛が最も多い(70～90％)。
❷うっ血乳頭(40～50％)
❸痙攣(25～35％)
❹意識障害(25～35％)や性格変化など。

症状
❶一般的症状
　(ⅰ)急性期の症状；炎症症状、頭蓋内圧亢進症状および局所症状。
　　　➡局所症状は、脳表静脈の閉塞が加わったときに出現しやすい。
　(ⅱ)慢性期の症状；脳腫瘍に似た症状。

❷各部位の症状

横・S状静脈洞血栓症	上矢状静脈洞血栓症	海綿静脈洞血栓症
①頭蓋内圧亢進症状が主体。 ②局所症状は稀。 ③右側に血栓が生じたときに症状を呈しやすい。	①頭蓋内圧亢進症状(頭痛、うっ血乳頭など)。 ②対麻痺(両側下肢の麻痺)、あるいは片麻痺(近位部優位の麻痺で、Venous hemiplegiaと呼ばれる)。 ③痙攣 ④視野障害や皮質盲。 Ⅰ上矢状静脈洞の前部が障害されたときには無症状。 Ⅱ上矢状静脈洞の中部や後部が障害されたときに、症状を呈する。	①海綿静脈洞症候群 　①眼窩周囲の浮腫や静脈の怒張。 　②眼球突出 　③動眼・滑車・外転神経麻痺。 　④三叉神経第1、2枝の障害による顔面の感覚障害。 ②Intercavernous sinus(海綿間静脈洞)を介して、対側へ拡がることもある。 ③上眼静脈や下錐体静脈洞へ波及することもある。

臨床的重症度 以下の3点により決まる。
　❶血栓の進展度範囲。
　❷関与する血管。
　❸血栓の進展速度。

脳血管造影 ❶罹患静脈洞の造影不良、あるいは閉塞像(図61)。
　❷側副静脈路がみられる。
　　➡上矢状静脈洞血栓症では、**コルク栓抜き状**(corkscrew)の異常静脈がみられる。
　❸解剖学的には、上矢状静脈洞は主に右横静脈洞に、直静脈洞は主に左横静脈洞に注ぐ形態を呈している。
　❹上矢状静脈洞血栓症では、斜位像も必要。

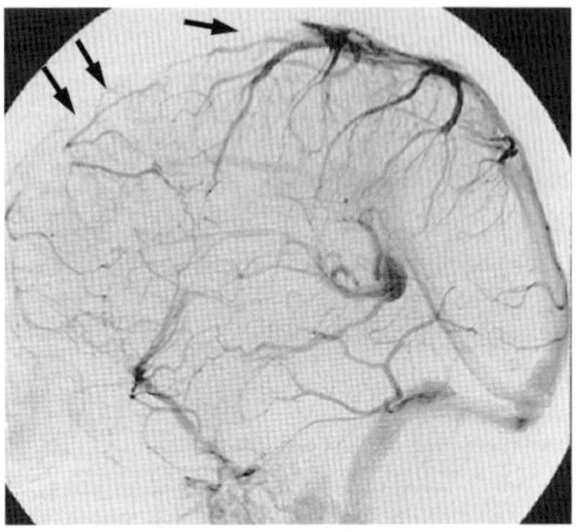

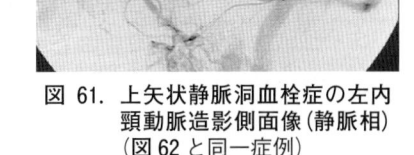

図61. 上矢状静脈洞血栓症の左内頸動脈造影側面像(静脈相)(図62と同一症例)
上矢状静脈洞の前部から中部が造影されず、閉塞している(→)。

エックス線CT ❶単純CT
　（ⅰ）Dense delta(triangle) sign；上矢状静脈洞内の血栓が高吸収域を示す所見をいう。
　（ⅱ）Cord sign(索状徴候)
　　　ⓐ血栓化した脳表の静脈が、索状の高吸収域としてみられる所見。
　　　ⓑ脳表静脈に血栓が生じた場合にみられる。
　　　ⓒ7%の頻度で認められる。
　　　ⓓ小児に多い深部脳静脈血栓症や直静脈洞血栓症でもみられる。
　（ⅲ）脳内出血や出血性梗塞の場合には、高吸収。
　　　➡脳表静脈の閉塞が加わると脳内出血や出血性梗塞をきたしやすい。
　（ⅳ）脳梗塞像(静脈性梗塞)
　　　ⓐ20%にみられる。
　　　　➡そのうち1/4に出血性梗塞を合併。
　　　ⓑ静脈性梗塞の特徴的所見(262頁の表33)

【上矢状静脈洞血栓症の出血性梗塞（図62）】
　　　ⓐ頭頂葉に多い。
　　　ⓑ皮質よりも白質に著明。
　　　ⓒ両側性のこともある。
　（ⅴ）脳室の狭小化；13〜50％
❷造影CT
　（ⅰ）硬膜静脈洞の造影不良、あるいは造影欠損。
　（ⅱ）Empty delta sign（空洞デルタ徴候）
　　　ⓐ通常、上矢状静脈洞血栓症に認められるが、横静脈洞や直静脈洞血栓症でもみられる。
　　　ⓑこれは、血栓を生じた静脈洞内の部分は造影されず（低吸収域）、その周囲のみ造影されて高吸収域となる所見である。増強される部分は、静脈洞壁の側副血行路である。
　　　ⓒ発現および消失時期
　　　　　㋐通常、発症後約7日で出現し（20〜30％）、2ヵ月までに消失する。
　　　　　　➡早いものでは、発症後12日頃に消失する。
　　　　　㋑急性期（5日以内）にはみられない。
　　　ⓓ上矢状静脈洞血栓症でこの所見がみられる頻度；35％
　（ⅲ）Gyral enhancement（脳回増強）
　　　ⓐ脳回が増強される所見。
　　　ⓑ上矢状静脈洞血栓症でみられることが多い。
　　　ⓒ35％の頻度でみられる。
　（ⅳ）Tentorial enhancement（テント増強）
　　　ⓐ直静脈洞血栓症でみられる所見。
　　　ⓑテントの側副血行路が増強される。
　　　ⓒ頻度；10％

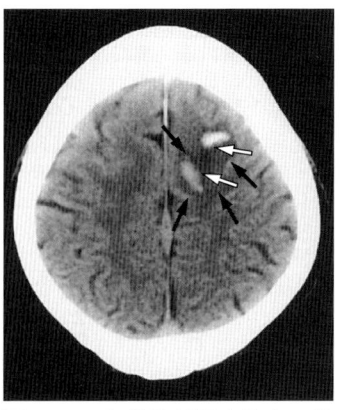

図62．上矢状静脈洞血栓症の単純CT（図61と同一症例）

右前頭葉白質に低吸収域（→）と低吸収域内に線状の高吸収域（⇢）があり、出血性梗塞の像を呈している。

MRI　❶硬膜静脈洞内の血栓を直接描出できる。
　（ⅰ）超急性期
　　　ⓐT1強調画像；等〜軽度低信号
　　　ⓑT2強調画像；高信号
　（ⅱ）急性期（1〜5病日）
　　　ⓐFlow voidの消失。
　　　ⓑ血栓は、T1強調画像で等信号、T2強調画像で低信号。
　（ⅲ）亜急性期（15日病日まで）；高信号（先にT1強調画像、続いてT2強調画像）。
　（ⅳ）慢性期；T1強調画像で等信号、T2強調画像で高信号。
❷再開通すると、Flow voidの正常像となる。
❸拡散強調画像；早期から血栓が高信号として描出される。

❹造影 MRI
　（ⅰ）Empty delta sign（空洞デルタ徴候）
　（ⅱ）Tentorial and falcine enhancement（テントや大脳鎌の増強像）
　（ⅲ）静脈うっ滞により、脳回に沿った増強効果がみられる。
❺MR venography で、硬膜静脈洞の閉塞（欠損像）がみられる。

治療　❶保存的療法

①抗菌薬、②脳圧下降薬（Glyceol®や Mannitol®）、③抗てんかん薬、④副腎皮質ステロイド薬、⑤血小板凝集抑制薬

⑥血栓溶解薬（urokinase や tissue plasminogen activator；t-PA）
　ⓐ一般に、動脈性血栓の場合には血栓溶解薬の投与は禁忌とされている。
　　［理由］
　　➡血栓溶解薬により、虚血のために脆弱化した末梢の細動脈・毛細血管に急に圧が加わり、出血をきたす危険性が高いからである。
　ⓑ静脈性血栓の場合には、静脈側での閉塞を改善させるので有効とされている。

⑦抗凝固薬（ヘパリンやワルファリン）
　ⓐ本剤の投与については議論が多いが、最近の報告では有効とされている。
　　➡急性期にはヘパリンを、慢性期にはワルファリンを投与する。
　ⓑヘパリンは血栓の進行を防止することはできるが、閉塞した静脈洞を開存させる効果はない。
　ⓒヘパリンの使用量は、一般的には、活性化部分トロンボプラスチン時間（activated partial thromboplastin time；APTT）が 1.5～2 倍になるように投与する（吉野, 2004）。
　　①ヘパリンの全身投与開始と同時にワルファリン内服を開始する（井田ら, 2005）。
　　　➡INR（international normalized ratio）が 2.0～3.0 を保つように調整。
　　②ヘパリン投与により臨床症状が安定したら、ワルファリンの経口投与に切り替える（吉野, 2004）。
　　　➡ワルファリンの投与期間については、明確な基準はないが、6ヵ月～1 年間投与する。
　ⓓヘパリンと血栓溶解薬（urokinase）の併用は、よい治療成績が得られるとのことで使用されているが、副作用として出血の危険性がある。
　ⓔProtein S や C 欠乏症例では、ワルファリン投与により Protein S や C がさらに低下し、逆に凝固能が亢進することがあるので注意が必要。
　　①ワルファリン投与により、逆に凝固能が亢進する結果、皮膚壊死などが生じる（→Warfarin necrosis）。
　　②Warfarin necrosis ➡ワルファリン投与 3～10 日後に胸部、大腿部や臀部の皮下組織の有痛性紅斑として生じ、腫脹・充血を経て壊死へと進行する（杉山ら, 2005）。
　ⓕAntithrombin Ⅲ欠乏症に対しては（小宮山ら, 1985）、
　　①発症早期には、ヘパリンと Antithrombin Ⅲ製剤の併用を行う。
　　②出血梗塞を起こしているときには、血栓進展を防止するために Antithrombin Ⅲ製剤を投与する。
　　③ヘパリン単独投与は禁忌
　　　【理由】ヘパリン使用により元来少なかった Antithrombin Ⅲ が逆に消費され、血栓形成を促すから。

❷外科的療法
　（ⅰ）脳圧亢進症状が著明なときには、外減圧術を施行。
　（ⅱ）罹患静脈洞部の直上を開頭し、静脈洞を開き、血栓を除去。
　（ⅲ）Vein graft（静脈移植）によるバイパス術。
　（ⅳ）血管内治療；罹患している静脈洞に選択的にカテーテルを挿入して、血栓溶解薬を注入する。あるいは、バルーンカテーテルを用いて血栓を破砕する。

予後　❶死亡率
　（ⅰ）全体；10～20％
　（ⅱ）部位別

　　　　　　ⓐ上矢状静脈洞血栓症；19％
　　　　　　ⓑ海綿静脈洞血栓症；約30％
　❷死亡した患者の約半数は、CTでEmpty delta signか、出血性梗塞の所見を呈している。
　❸予後に関与する因子
　　　（ⅰ）不良（死亡率を高める）因子
　　　　　　ⓐ血栓の急速な進展。
　　　　　　ⓑ昏睡状態（coma）
　　　　　　ⓒ深部静脈系の障害。
　　　　　　ⓓ高齢者
　　　（ⅱ）上矢状静脈洞血栓症における良好な因子
　　　　　　ⓐ側副血行路の発達のよい症例。
　　　　　　ⓑ産褥期発症例
　　　　　　ⓒ基礎疾患のない症例（原因不明例）。
再発率　約2％（追跡期間の中央値；16ヵ月）(Gosk-Bierska ら，2006)

快適空間

★好きなように使ってね！

⓰皮質脳静脈血栓症 Cortical cerebral venous thrombosis

定義・概念
❶なんらかの原因により脳皮質静脈が血栓により閉塞し、その結果さまざまな神経症状を呈するものをいう。
　（ⅰ）通常、硬膜静脈洞血栓症を伴わない、脳の皮質静脈に限局して発生する血栓症（孤発性皮質脳静脈血栓症 isolated cortical cerebral venous thrombosis）をいう。
　　➡すなわち、硬膜静脈洞血栓症に引き続き二次的に発生する皮質脳静脈血栓症は除く。
　（ⅱ）皮質脳静脈血栓症が単独で生じることは非常に稀で、硬膜静脈洞血栓症に合併して起こることがほとんどである。
❷脳の皮質静脈に血栓が生じると、静脈性梗塞や脳内出血をきたす。
❸頭蓋内圧亢進症状をきたすことは稀。

頻度 脳の皮質静脈が単独（硬膜静脈洞血栓症を伴わない）で侵されることは、極めて稀。

原因・誘因
❶感染、脱水、凝固異常症（Antithrombin Ⅲ 欠乏症、Protein S 欠乏症、Protein C 欠乏症など）や経口避妊薬の内服。
❷原因不明（1/3）。

> 全身疾患は脳硬膜静脈洞血栓症を、局所性疾患（特に髄液腔を侵すような疾患）は皮質脳静脈単独の血栓症を引き起こす可能性が高い。

分類
❶感染性（septic）
❷非感染性（aseptic）

病態
❶静脈圧の上昇により血液脳関門が破綻し、早期より血管原性浮腫が生じる。
❷その結果、血流うっ滞による毛細血管から細静脈における血管内圧が上昇する。
❸十分な側副血行が形成されていない場合には、高度の脳虚血が発生し、血管内皮細胞が破綻するため出血する（→出血性梗塞）。

好発年齢 あらゆる年齢層に発生する。

分布
❶静脈の灌流域に一致する拡がりを示す。両側性のこともある。
❷主に、白質が侵される。

好発部位
❶前頭葉の皮質静脈に多い。
❷その他、頭頂葉の皮質静脈、Labbé 静脈やシルビウス静脈。

初発症状
❶痙攣発作（局所性、あるいは全身性）で発症することが多い。
❷痙攣発作の後、片麻痺や失語症などの局所神経症状が出現する。

症状
❶痙攣が多い。
❷頭痛
❸意識障害や頭蓋内圧亢進症状をきたすことは、少ない。
　（ⅰ）脳硬膜静脈洞血栓症との鑑別となる。すなわち、脳硬膜静脈洞血栓症では、意識障害や頭蓋内圧亢進症状を認めることが多い。

(ⅱ)一方、皮質脳静脈血栓症では局所症状(特に痙攣)で発症する例が多い(約半数)。

脳血管造影
❶罹患皮質静脈の閉塞像、あるいは循環遅延像。
❷造影剤の停滞像。
❸毛細血管相や静脈相で、**コルク栓抜き**状(corkscrew)の血管の出現。
　➡側副血行路の静脈が代償性に怒張していることによる。

エックス線CT
❶単純CT
　(ⅰ)Cord sign(索状徴候)
　　➡脳表静脈に血栓が生じた場合に、索状の高吸収として認められる。
　(ⅱ)梗塞部あるいは浮腫部
　　ⓐ低吸収域を呈する。
　　ⓑ低吸収域は、症状の改善とともに消失する。
　　　➡したがって、この低吸収域は梗塞によるものではなく、静脈性うっ血による浮腫と考えられる。
　(ⅲ)出血例では辺縁が不整な軽度高吸収域。
　　➡皮質静脈の血栓症では、出血(脳内出血や出血性梗塞)を伴いやすい。
　(ⅳ)静脈性梗塞のCT所見(表33)

表 33. 静脈性梗塞の特徴的な単純CT所見(Bakaçら, 1997)

分布	①低吸収域は、動脈の支配領域に一致しない。 ②隣接する2つの部分の脳が侵される。
低吸収域の状態	①低吸収域がより著明。 ②辺縁は非常に早期から明瞭。 　➡動脈性梗塞では、低吸収域およびその辺縁が明瞭となるのには48時間を要する。
脳浮腫	①早期(発症数時間以内)より認め、より重篤で梗塞部を越える。 ②梗塞巣の大きさに比べて、脳浮腫の範囲が広い(不均衡)。
出血	①しばしば認める。 ②出血は低吸収域の中心部から始まり、辺縁に拡がる(動脈性では、通常、辺縁)。 ③その形は手指状(finger-like)である。

❷造影CT；点状(dot)、あるいは虫食い状(worm-like)に増強効果を認める。

MRI
❶単純MRI
　(ⅰ)梗塞部あるいは浮腫部
　　ⓐT1強調画像；低信号
　　ⓑT2強調画像；高信号
　(ⅱ)皮質静脈の血栓は、T2 star強調画像で低信号、拡散強調画像で高信号を示す場合がある。
　(ⅲ)上矢状静脈洞内に、T1、T2強調画像で高信号を認めることがある。
　　ⓐこの高信号は、血栓を生じている脳皮質静脈からの静脈還流の減少や、病変周囲の浮腫による血流の減少などにより上矢状静脈洞の血流が遅くなっていることにより、生じている(足立ら, 1995)。
　　ⓑ血流が遅くなり(slow flow)、高信号を呈する現象を'Flow-related enhance-

　　　　　　　　ment'という。
　　　　　　❷造影 MRI
　　　　　　　（ⅰ）皮質静脈の描出に左右差を認める。
　　　　　　　（ⅱ）梗塞部がリング状、あるいはほぼ均質に増強される。
　　　　　　　（ⅲ）冠状断像が有用で、大脳皮質から白質深部にかけて楔状の増強効果がみられる(若本ら，1999)。

鑑別疾患　❶動脈性梗塞
　　　　　❷脳出血；脳出血では、周囲の低吸収域は発症後数日経て出現する。

治療　　　❶抗凝固療法や血栓溶解薬の投与。
　　　　　❷脳硬膜静脈洞血栓症と同様、ヘパリンの使用も効果があるが、自然寛解があるのでその効果判定は難しい。
　　　　　❸抗てんかん薬の投与。

予後　　　❶本症では側副血行路の発達がよいため、予後は一般に良好。
　　　　　　➡ほとんどが(88％)、ほぼ完全に回復。
　　　　　❷因みに深部脳静脈血栓症*の予後は不良。
　　　　　❸死亡率(Dentaliら，2006)
　　　　　　（ⅰ）入院中；5.6％（死因は脳ヘルニア）
　　　　　　（ⅱ）追跡期間中；9.4％（死因は静脈性梗塞よりも、むしろ他疾患による）

予後を左右　❶閉塞の進行の速さ。
する因子　　❷静脈閉塞の部位および程度。
　　　　　　❸浮腫、梗塞および出血の範囲。
　　　　　　❹側副血行路の状態。

再開通　　❶ほとんど1ヵ月以内に再開通する。
　　　　　❷再開通の頻度；発症後3ヵ月で84％、1年で85％と差がない。

再開通　　約3％(Dentaliら，2006)

---

　　　　　*【深部脳静脈血栓症 Deep cerebral venous thrombosis】
　　　　　①定義・概念；直静脈洞、内大脳静脈、Rosenthal脳底静脈やGalen静脈の血栓症をいう。
　　　　　②頻度；脳静脈血栓症全体の2〜8％と稀(Brownら，1993)。
　　　　　③原因・誘因
　　　　　　ⓐ原因のある場合；約2/3
　　　　　　ⓑ原因・基礎疾患
　　　　　　　①経口避妊薬、妊娠や産褥期；原因として多い。
　　　　　　　②感染性疾患
　　　　　　　③Protein S欠乏症やProtein C欠乏症。
　　　　　　　④その他、潰瘍性大腸炎、Behçet病や貧血など。
　　　　　　ⓒ原因不明；約1/3
　　　　　④好発年齢；小児に好発する。

263

⑤性別；女性に多い。
⑥脳血管造影；罹患深部脳静脈の造影不良像や閉塞像。
⑦単純エックス線CT
　ⓐ時に、罹患深部静脈が高吸収域を呈することがある。
　ⓑ視床、基底核、視床下部や深部白質などに低吸収域（梗塞巣）。
　ⓒ脳室拡大（水頭症の所見）
⑧単純MRI(Brownら，1993)
　ⓐ初期
　　①罹患静脈のFlow voidの消失。
　　②T2強調画像；血栓は低信号。
　ⓑ数日後；T1、T2強調画像とも、高信号（血栓内にMethemoglobinが形成されるため）。
⑨治療
　ⓐ抗凝固療法➡抗凝固薬の投与期間は2～8ヵ月(Brownら，1993)。
　ⓑ血栓溶解薬の全身、あるいは局所投与。
　ⓒ頭蓋内圧亢進に対して、Glyceol®、Mannitol®や副腎皮質ステロイド薬の投与。
　ⓓ痙攣に対して、抗てんかん薬の投与。
⑩予後
　ⓐ極めて不良。
　ⓑ不良の原因
　　①診断の遅れ。
　　②側副静脈路の発達不良。
　　③重要な神経組織が障害されるため。

第3章

バージョンアップ編

この章は、脳血管障害をさらに
広く、かつ深く知ってもらうための部門で、
第2章で取りあげた項目については
さらに深く掘り下げて述べてあります。
また新しい項目もたくさん取りあげていますので、
読破すればさらなる飛躍が期待できます。
知識のバージョンアップに役立ててください。

❶脳血管の異常

1．血管変異

1）前大脳動脈系の血管奇形
（1）総説
❶頻度
　（ⅰ）全体；前交通動脈瘤患者の20％
　（ⅱ）各血管異常の発現頻度（前交通動脈瘤患者の術中所見よりの頻度）
　　ⓐAccessory anterior cerebral artery（副前大脳動脈）が最も多い（60％）。
　　ⓑ次いで、前交通動脈の重複（duplication）（45％）。

❷種類
　（ⅰ）Accessory anterior cerebral artery（＝脳梁正中動脈 median artery of corpus callosum）
　（ⅱ）Azygos anterior cerebral artery（奇前大脳動脈）
　（ⅲ）前大脳動脈の窓形成（fenestration）
　（ⅳ）その他、前交通動脈の無形成（aplasia）、前交通動脈や前大脳動脈水平部（A1）の重複（duplication）、A1の低形成や無形成（hypoplasia and aplasia）など。

（2）Accessory anterior cerebral artery（副前大脳動脈）（図1）
❶定義
　（ⅰ）前交通動脈の一分枝である Median artery of corpus callosum（脳梁正中動脈）が太くなり、
　（ⅱ）脳梁（吻側部と膝）、透明中隔や帯状回（前部）などの前大脳動脈の支配領域を養うようになったものをいう。

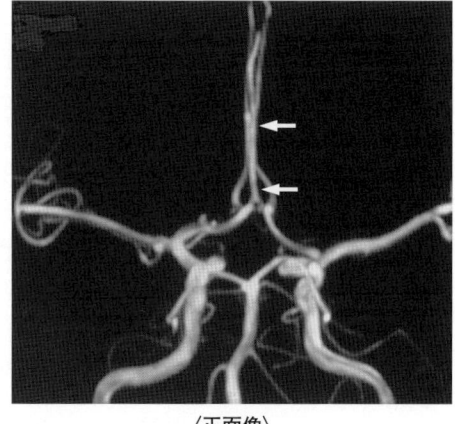

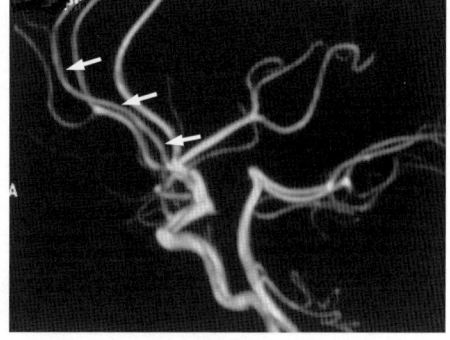

〈正面像〉　　〈側面像〉
図 1. Accessory anterior cerebral artery の MRA

左右の前大脳動脈にはさまれるように、前交通動脈正中部より1本の血管、すなわち Accessory anterior cerebral artery（triple anterior cerebral artery）が分岐している（⇒）。

❷頻度
   (ⅰ)剖検例；13％
   (ⅱ)前交通動脈瘤患者の 4～10％
❸名称
   (ⅰ)左右の前大脳動脈に対して、Accessory anterior cerebral artery（副前大脳動脈）と呼ばれる。
   (ⅱ)また、Third A 2 artery（第 3 A 2 動脈）、Triple anterior cerebral artery（triplicated anterior cerebral artery）（三重前大脳動脈）とも呼ばれる。
❹前交通動脈瘤手術時の注意点
   (ⅰ)本動脈は、脳梁周囲動脈（pericallosal artery）の裏面を走行しているので、術中損傷を受けやすい。
   (ⅱ)通常の前交通動脈瘤は、前交通動脈-A 2 部に発生するが、本動脈を有する症例の動脈瘤は、前交通動脈-A 2-本動脈の三叉部（trifurcation）に発生する。

(3) Azygos anterior cerebral artery（奇前大脳動脈）（図 2）
❶定義；両側大脳半球内側面を灌流する 1 本の無対の動脈をいう。
❷頻度
   (ⅰ)剖検例；0.3～1％
   (ⅱ)脳血管造影；2％
❸名称
   (ⅰ)Unpaired A 2（無対 A 2）とも称される。
   (ⅱ)しかし、Azygos anterior cerebral artery は 1 本の前大脳動脈が両側を栄養する場合をいうのに対し、Unpaired anterior cerebral artery は一部が共通管になっているものをいうのであり、両者は区別されるべきである(小宮山, 2004)。
❹灌流領域；両側大脳半球内側面前方 2/3 と脳梁。

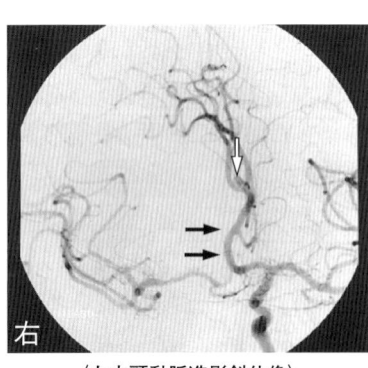

〈左内頸動脈造影斜位像〉　　〈MRA 正面像〉

Azygos anterior cerebral artery（→）と、その遠位端に動脈瘤（⇨）を認める。　　⇨；Azygos anterior cerebral artery

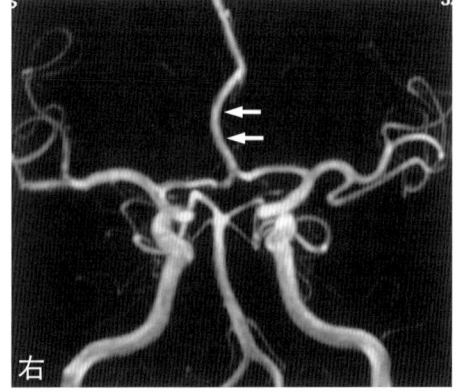

図 2．Azygos anterior cerebral artery の脳血管造影と MRA

❺脳動脈瘤との合併
　（ⅰ）脳動脈瘤との合併は多いが、AVMの流入動脈（feeder）となっている例は少ない。
　（ⅱ）Azygos anterior cerebral artery近傍に動脈瘤を合併する頻度；13～40％
　（ⅲ）動脈瘤の発生部位；Azygos anterior cerebral artery自身で、かつその**遠位端**(distal end)**に圧倒的に多い**（図2-左）。

2）中大脳動脈系の血管奇形
（1）総説
❶種類
　（ⅰ）重複中大脳動脈（duplicated middle cerebral artery）
　（ⅱ）副中大脳動脈（accessory middle cerebral artery）
❷脳動脈瘤の合併頻度；30～40％
❸脳動脈瘤の発生部位
　（ⅰ）内頸動脈瘤が最も多い。
　（ⅱ）動脈瘤は、異常血管と同側に発生することが多い。

（2）重複中大脳動脈 Duplicated middle cerebral artery
❶定義
　（ⅰ）内頸動脈・中大脳動脈分岐部より近位側の内頸動脈、すなわち内頸動脈の遠位端から分岐し、
　（ⅱ）中大脳動脈に沿ってSylvius裂を外方に走る異常動脈をいう（図3）。
❷発生頻度（剖検例）；1～3％
❸側頭葉を栄養する（小宮山, 2004）。

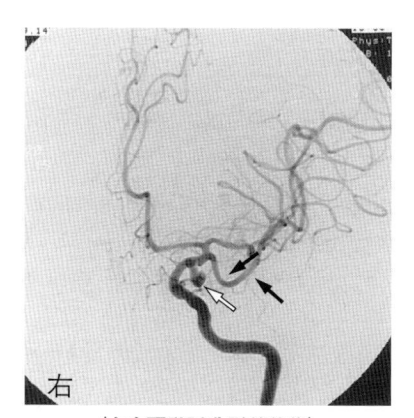

〈左内頸動脈造影前後像〉
重複中大脳動脈（→）と内頸動脈・後交通動脈瘤（⇨）を認める。

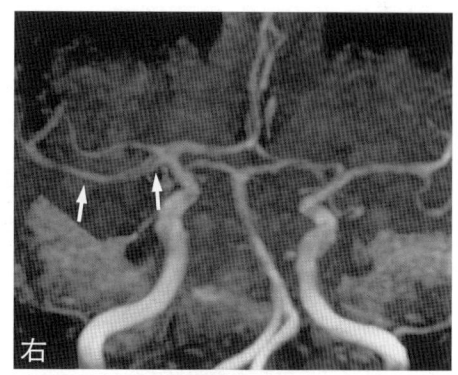

〈MRA 正面像〉
右側の内頸動脈より2本の中大脳動脈が分岐し、重複中大脳動脈の所見を呈している（⇨）。

図 3．重複中大脳動脈の脳血管造影とMRA

（3）副中大脳動脈 Accessory middle cerebral artery
❶定義・概念
　（ⅰ）前大脳動脈から分岐し、

(ⅱ)中大脳動脈に併走してSylvius裂を外方に走る異常動脈をいう(図4)。
→ Accessory middle cerebral artery の 'A' と、Anterior cerebral artery の 'A' とを結びつけて覚えればよい！

❷頻度
(ⅰ)剖検例；0.3〜3％
(ⅱ)脳血管造影；0.3％

❸分類
(ⅰ)前大脳動脈水平部(A1部)の近位部に起始を有するタイプ。
(ⅱ)A1部の遠位部、あるいは前交通動脈近傍に起始を有するタイプ。

❹前頭葉を栄養する(小宮山, 2004)。
❺Heubner反回動脈との鑑別
(ⅰ)Heubner反回動脈は前有孔質を貫通する。
(ⅱ)副中大脳動脈は前有孔質の外側を通り、分枝を脳表に送る。

❻副中大脳動脈瘤
(ⅰ)頻度；極めて稀。
(ⅱ)動脈瘤は、ほとんどが(約80％)副中大脳動脈起始部に発生する(大供ら, 2004)。
(ⅲ)副中大脳動脈起始部より発生している動脈瘤は、全例、内向きである(大供ら, 2004)。

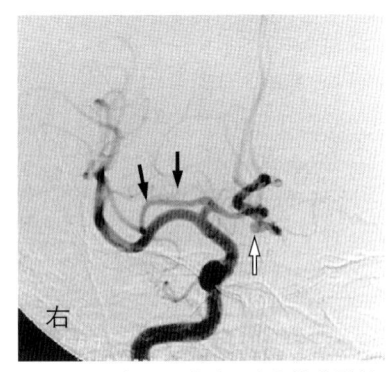

図 4. 副中大脳動脈の脳血管造影前後像

前大脳動脈水平部の近位部に起始を有し、中大脳動脈に併走している副中大脳動脈(→)、および前交通動脈瘤(⇒)を認める。

2．頭蓋内基幹動脈の窓形成

❶定義・概念；一度分離した2本の動脈幹が、遠位部で再び癒合するのを窓形成(fenestration)という(田中, 2006)。
❷用語；窓形成は、癒合不全(unfused)、Non-union(結合不全)やSegmental duplication(分節重複)などとも表現される。
❸頻度
(ⅰ)全体；脳血管造影施行例全体の0.71％(Sandersら, 1993)
(ⅱ)各動脈別(表1)

表 1．各動脈別の窓形成の発生頻度

部位	剖検例	脳血管造影	備考
前大脳動脈の窓形成	0.1〜7％	0.2％	窓形成を呈した症例の7.9％で、最も少ない。
中大脳動脈の窓形成	0.3〜1％	0.02〜0.26％	窓形成を呈した症例の23.9％
椎骨動脈の窓形成	0.3％	0.3〜1％	窓形成を呈した症例の26.3％
脳底動脈の窓形成	1.3〜6％	0.6〜1.7％	①窓形成を呈した症例の42.1％で、最も多い。②MRA施行例の1.3％

❹発生機序；胎生期血管(plexiform middle cerebral arteriesやprimitive segmental cervical arteryなど)の癒合不全、あるいは遺残。

❺窓形成の好発部位
　(ⅰ)脳底動脈に最も多い。
　　ⓐ脳底動脈の下部、すなわち近位側(心臓側)に好発する(約70％の頻度)(図5)。
　　ⓑ形成過程からの分類
　　　㋐脳底動脈の中央部に窓形成を生じるもの。
　　　　☝ほとんどが(約90％)、このタイプ。
　　　㋑脳底動脈の外側縁に窓形成を生じるもの。
　(ⅱ)次いで、椎骨動脈および中大脳動脈。
　　ⓐ椎骨動脈の窓形成は、第1頸椎上か、あるいはそれより上方に生じることが多い。
　　ⓑ中大脳動脈の窓形成は、すべてM1部に生じる。
　(ⅲ)前大脳動脈は稀。
　　➡前大脳動脈では、A1部遠位側の1/2部に生じる。

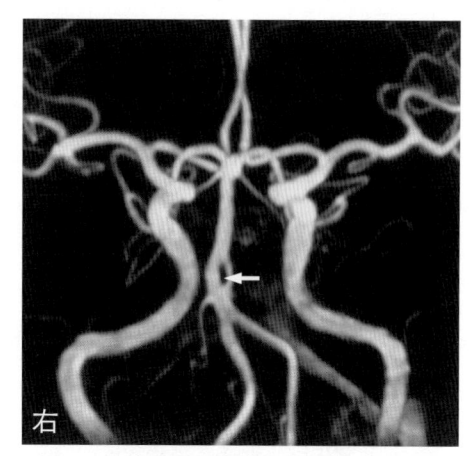

図5. 脳底動脈の窓形成のMRA(正面像)
脳底動脈の近位側(心臓側)に窓形成を認める(⇨)。

❻意義
　(ⅰ)脳動脈瘤を合併することがある。
　　ⓐ頻度
　　　㋐全体；窓形成を呈した症例の約46％
　　　㋑中大脳動脈に窓形成のある症例で、脳動脈瘤を合併する頻度；約66％
　　　㋒因みに、椎骨・脳底動脈系に動脈瘤が存在するときに窓形成を合併する頻度は36％
　　ⓑ脳動脈瘤の発生機序；窓形成の中枢端や遠位端の中膜が欠損していることによる。
　　ⓒ脳動脈瘤の発生部位
　　　㋐窓形成と同側に多い。
　　　㋑窓形成部の中枢側に多い。
　　　　➡遠位端より中枢側(近位端)の方が血行力学的負荷がかかりやすいため、中枢側に発生しやすい。
　(ⅱ)脳梁欠損と合併することがある。

❼脳底動脈窓形成部の動脈瘤の特徴(Camposら, 1987)
　(ⅰ)発症形式；ほとんどが(90％)、くも膜下出血。
　(ⅱ)好発年齢；50歳未満が多い(70％)。
　(ⅲ)性別；女性に多い(但し、椎骨動脈では男性に多い)。
　(ⅳ)動脈瘤の発育方向；前方突出が多い。
　(ⅴ)脳動脈瘤の大きさ；大多数は10 mm以下である。
　(ⅵ)動脈瘤を伴う脳底動脈窓形成部は、ほとんどが椎骨-脳底動脈移行部である。

❽脳動脈瘤の治療
　（ⅰ）直達手術
　　ⓐNeck clipping
　　ⓑ動脈瘤のDomeと窓血管とが強く癒着している場合
　　　➡窓血管より穿通枝の分岐がないことを確認後、動脈瘤を非優位側の窓血管ごとクリップする。
　（ⅱ）血管内手術（瘤内コイル塞栓術）

3．遺残性原始動脈（胎生期遺残動脈）Persistent primitive artery

1）総説
❶定義・概念
　（ⅰ）遺残原始動脈とは、胎生期に一時的に存在する内頸動脈-椎骨・脳底動脈吻合路が、なんらかの原因で消退せずに残存したもの。
　（ⅱ）遺残動脈が存在する場合には、吻合する動脈は低形成となることが多い。
　（ⅲ）吻合動脈は、通常、胎生第34〜40日には消失するが、これが遺残したものが遺残原始動脈。
　　☞これらの吻合動脈は、通常、後交通動脈が発達するとともに消退していく。
❷発生機序
　（ⅰ）Streeterによる発生過程（3頁）では、第4期以降も消退せずに残存したものが遺残原始動脈。
　（ⅱ）Padgetによる発生過程（3頁）では、
　　ⓐ吻合動脈は、通常、14mm胎長の頃には完全に消失するが、なんらかの原因で消退せずに残存したものが遺残原始動脈。
　　ⓑ衰退する順序
　　　㋐Primitive otic artery（原始耳神経動脈）→ Primitive hypoglossal artery（原始舌下神経動脈）→ Primitive trigeminal artery（原始三叉神経動脈）の順に衰退する。
　　　　①Primitive otic arteryは、胎生第4週に消失する（Patelら，2003）。
　　　　②Primitive otic arteryの消失に続いてすぐに、Primitive hypoglossal artery, Primitive trigeminal arteryが消失する。
　　　　　☞Primitive trigeminal arteryは胎生第5週に消失する。
　　　㋑覚え方
　　　　①**オット（OHT）失礼！　頭の回転が衰えていました。**
　　　　②OHT；oticの'O'、hypoglossalの'H'、trigeminalの'T'。
❸意義
　（ⅰ）無症状のことが多い。
　（ⅱ）脳動脈瘤、脳動静脈奇形や内頸動脈海綿静脈洞瘻を合併することがある。
　（ⅲ）遺残動脈自身の破裂により、くも膜下出血を起こすことがある。
　（ⅳ）隣接する脳神経を圧迫し、三叉神経痛や片側顔面痙攣を起こすことがある。

❹種類(図6)
（ⅰ）Persistent primitive trigeminal artery（遺残性原始三叉神経動脈）が最も頻度が高い。
（ⅱ）次いで、Persistent primitive hypoglossal artery（遺残性原始舌下神経動脈）
（ⅲ）Persistent primitive otic（acoustic）artery（遺残性原始耳神経動脈）や Persistent proatlantal artery（遺残性原始前環椎動脈）は極めて稀。
　➡ Proatlantal（intersegmental）artery は、椎骨動脈が十分に発達する胎生第7週〜第8週の間まで Posterior circulation（後方循環）を維持している。

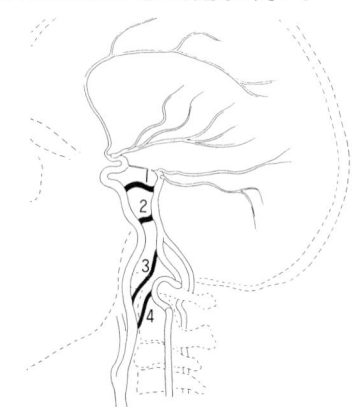

図6．遺残原始動脈の模式図
(Huber, 1982)

1．Primitive trigeminal artery
2．Primitive otic（acoustic）artery
3．Primitive hypoglossal artery
4．Primitive proatlantal artery

❺脳動脈瘤の成因（説）
（ⅰ）先天性要因説
（ⅱ）遺残動脈の存在による血行動態の変化による血行力学負荷（hemodynamic stress）が主因であるとの説。
❻脳動脈瘤の治療
（ⅰ）開頭術による直達手術。
（ⅱ）血管内手術（コイル塞栓術）

2）Persistent primitive trigeminal artery（遺残性原始三叉神経動脈）
❶定義・概念
（ⅰ）内頸動脈海綿静脈洞部（C4、あるいはC4とC5との移行部）より分岐し、上小脳動脈と前下小脳動脈との間の脳底動脈で吻合する原始動脈をいう（図6、7）。
（ⅱ）三叉神経第1枝の内側に沿って、後方に走る。
（ⅲ）同側の椎骨動脈は低形成である。

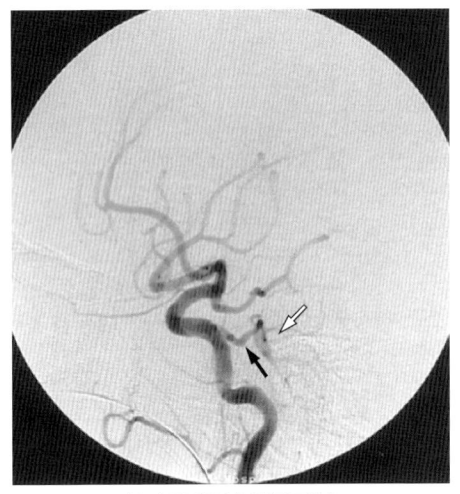

〈左内頸動脈造影側面像〉

①遺残性原始三叉神経動脈が内頸動脈海綿静脈洞部の後曲部（C4部とC5部との移行部）から分岐している（→）。
②遺残性原始三叉神経動脈を介して脳底動脈が造影されている（⇨）。
③本例は、左後下小脳動脈瘤例である。

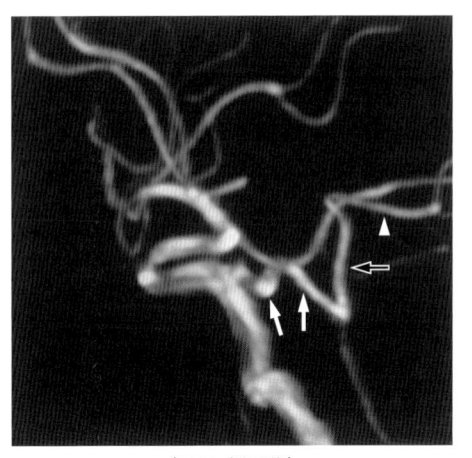

〈MRA側面像〉

①遺残性原始三叉神経動脈が内頸動脈海綿静脈洞部の後曲部（C4部とC5部との移行部）から分岐している（⇨）。
②遺残性原始三叉神経動脈（⇨）を介して脳底動脈（→）、および後大脳動脈（△）が描出されている。

図7. 遺残性原始三叉神経動脈の脳血管造影とMRA

❷頻度
（ⅰ）遺残原始動脈の中で、最も頻度が高く、約85％を占める。
（ⅱ）脳血管造影上の頻度；0.1〜0.6％

❸分類
（ⅰ）走行上からの分類
　　➡内頸動脈より分岐後の走行には、2つのパターンがある。
　ⓐ内側型（medial type）
　　㋐トルコ鞍の鞍背の中央部を貫通し、脳底動脈の遠位側1/3の部位に合流するタイプ（50％）。
　　㋑Meningohypophyseal trunk（髄膜下垂体動脈）が分岐する。
　ⓑ外側型（lateral type）
　　㋐三叉神経の内側でトルコ鞍の外側を通り硬膜を貫通した後、その後正中に方向を変えて、脳底動脈の遠位側1/3の部位に合流するタイプ（50％）。
　　㋑橋（pons）への穿通枝が分岐する。
（ⅱ）描出される動脈による分類（太田ら，2004）
　ⓐType 1
　　㋐原始三叉神経動脈が、両側の後大脳動脈と上小脳動脈を供給するもの。
　　㋑後交通動脈は描出されない。
　　㋒最も多いタイプ。

ⓑType 2
　㋐原始三叉神経動脈が両側の上小脳動脈のみを供給する。
　㋑後大脳動脈の血流は、後交通動脈から供給される。
　㋒脳底動脈の上端は描出されない。
ⓒType 3
　㋐原始三叉神経動脈が、一側の後大脳動脈と両側の上小脳動脈を供給するもの。
　㋑他側の後大脳動脈は、後交通動脈から供給される。
ⓓType 4
　㋐原始三叉神経動脈が痕跡的に認められるもの。
　㋑脳底動脈との吻合はない。
❹性別；性差はない。
❺左右別；左右差はない。
❻灌流域；前下小脳動脈領域に相当する部分を灌流していることが多い。
❼発症形式
　（ⅰ）動眼神経麻痺、外転神経麻痺や三叉神経領域の疼痛(34.6%)。
　（ⅱ）頸動脈海綿静脈洞瘻(7.7%)。
❽脳動脈瘤の合併
　（ⅰ）合併頻度；14〜30%
　（ⅱ）動脈瘤の発生部位
　　ⓐ内頸動脈領域の動脈瘤や前交通動脈瘤が多い。
　　ⓑ脳動脈瘤は Primitive trigeminal artery と同側に多い。
　　ⓒPrimitive trigeminal artery 自体に動脈瘤が発生することは稀。
　　　㋐頻度；4%
　　　㋑Primitive trigeminal artery 自体に発生する動脈瘤の部位(竹本ら, 2005)
　　　　①Primitive trigeminal artery が内頸動脈より分岐する部位に発生することが最も多い(42%)。
　　　　②次いで、Primitive trigeminal artery の Trunk そのもの(分岐部とは関係がない部位)から発生(38%)。
　　　　③Primitive trigeminal artery が脳底動脈に合流する部位(12%)。
　　　㋒多発性の頻度が高い。
❾脳虚血を合併することがある。
　（ⅰ）虚血部位は、脳底動脈領域に圧倒的に多い(約85%)。
　（ⅱ）脳虚血症状の発現機序(金井ら, 2001)
　　ⓐ頸部内頸動脈の狭窄や潰瘍に起因する塞栓が本動脈を通り、脳底動脈領域の虚血を惹起する場合。
　　　☝最も多い発現機序。
　　ⓑ頸部内頸動脈の高度狭窄や閉塞により内頸動脈末梢の灌流圧が低下し、椎骨・脳底動脈側から本動脈を介して内頸動脈側への盗血が過度に生じて、脳底動脈領域の血流が低下する場合。

ⓒ本動脈より中枢側の椎骨動脈や脳底動脈が低形成であり、内頸動脈の血流低下が生じたことにより、本動脈を介した内頸動脈から脳底動脈への血流量が低下して、脳底動脈領域が虚血に陥る場合。

3）Persistent primitive otic artery（遺残性原始耳動脈）
❶定義・概念
　（ⅰ）頸動脈管内の内頸動脈錐体部（petrous portion）の水平部から垂直部に移行する部分から分岐する（図6）。
　（ⅱ）その後、内耳孔内に入り顔面神経および聴神経と一緒に走行し、脳底動脈の近位部（尾側部）と吻合する。
　（ⅲ）同側の椎骨動脈は、しばしば低形成である。
❷頻度；極めて稀。
❸低位（low-lying）のPrimitive trigeminal arteryとの鑑別が困難なことがある。

4）Persistent primitive hypoglossal artery（遺残性原始舌下神経動脈）
❶定義・概念
　（ⅰ）第1～第3頸椎の高さで、頸部の内頸動脈（cervical segment）から分岐する（図6）。
　（ⅱ）分岐後、同側の舌下神経に伴行し、舌下神経管を通って後頭蓋窩へ入る。
　（ⅲ）その後、大孔前縁に沿って頭側に走り、脳底動脈と吻合する。
　（ⅳ）脳底動脈は、異常血管との吻合部より末梢部のみが造影される。
❷頻度
　（ⅰ）Primitive trigeminal arteryに次いで多く認めれる。
　（ⅱ）脳血管造影上の頻度；0.02～0.26％の頻度。
❸後交通動脈は造影されない。
❹脳底動脈は、Primitive hypoglossal arteryが脳底動脈と吻合する部位より末梢部のみが描出される。
❺同側の椎骨動脈は、しばしば低形成である。
❻脳動脈瘤の合併
　（ⅰ）合併頻度；20～27％
　（ⅱ）発症年齢；通常の破裂脳動脈例よりも若い。
　（ⅲ）動脈瘤
　　ⓐ発生部位(Kanematsu ら, 2004)
　　　㋐脳底動脈領域に発生することが、約50％と最も多い。
　　　㋑次いで、Primitive hypoglossal arteryと脳底動脈との移行部（約31％）。
　　　㋒以下、前大脳動脈末梢部（約14％）＞中大脳動脈（約12％）。
　　ⓑPrimitive hypoglossal arteryと同側に発生することが圧倒的に多い。
　　ⓒPrimitive hypoglossal artery自体に動脈瘤が発生する場合には、Primitive hypoglossal arteryが脳底動脈に合流するまでにほぼ直角に曲がる部分があるが、この直角に曲がる部位に発生することが多い。
　　ⓓ多発性は稀。
❼脳動静脈奇形を合併することがある（3～5％の頻度）。

5）Persistent primitive proatlantal artery（遺残性原始前環椎動脈）
　❶定義・概念
　　（ⅰ）頸部の内頸動脈または外頸動脈から分岐し、椎骨動脈と吻合する原始動脈をいう。
　　（ⅱ）左側から分岐することが多い。
　❷頻度；極めて稀。
　❸分類
　　（ⅰ）Type 1
　　　ⓐ走行
　　　　㋐頸部の内頸動脈あるいは外頸動脈より分岐する。
　　　　㋑分岐後、背側上方に走行し、後頭骨下面と環椎との間を通る。
　　　　　➡後頭骨下面と環椎の間は、上方へ凸を描いて走行する。
　　　　㋒後頭骨と環椎の間で同側の椎骨動脈水平部と吻合し、大後頭孔より頭蓋内に入る。
　　　ⓑ名称；Proatlantal artery Ⅰ、あるいは Proatlantal intersegmental artery とも呼ばれる。
　　（ⅱ）Type 2
　　　ⓐ走行
　　　　㋐頸部の外頸動脈より分岐する。
　　　　㋑分岐後、環椎以下の椎間を通る。
　　　　㋒同側の、環椎横突孔に入る直前の椎骨動脈と吻合する。
　　　ⓑ名称；Proatlantal artery Ⅱ、あるいは First cervical intersegmental artery とも呼ばれる。
　　➡舌下神経管に入らず、大孔を通ることで Primitive hypoglossal artery と鑑別できる。
　❹近位の椎骨動脈の低形成や無形成を伴うことが多い。
　❺Type 1 と脳動脈瘤の合併
　　（ⅰ）合併頻度；約 20％
　　（ⅱ）動脈瘤の発生部位
　　　　➡ほとんどが内頸動脈系に発生。

❷原因不明のくも膜下出血 Subarachnoid hemorrhage of unknown etiology

1. 総説

❶頻度；10〜15％

❷分類(Rinkelら，1993)

（ⅰ）Perimesencephalic pattern of subarachnoid hemorrhage（中脳周囲型くも膜下出血）（＝中脳周囲非動脈瘤性くも膜下出血 perimesencephalic non-aneurysmal subarachnoid hemorrhage）

ⓐ単純CTにおいて、出血が中脳周囲のくも膜下腔に主として存在するか、または中脳周囲のくも膜下腔に限局しているもの。

ⓑ頻度；原因不明のくも膜下出血例の約66％を占め、最も多い。

（ⅱ）Non-perimesencephalic pattern of subarachnoid hemorrhage（非中脳周囲型くも膜下出血）

ⓐ単純CTにおいて、出血が脳底槽の前方、あるいは脳底槽にびまん性に存在しているもの。

ⓑ頻度；原因不明のくも膜下出血例の約31％

（ⅲ）Xanthochromic cerebrospinal fluid with no blood on an early CT scan（早期の単純CTで出血の所見がなく、かつ髄液がXantochromia（キサントクロミー）の症例）

ⓐ発症後3日以内に撮影された単純CTで、くも膜下出血の所見は認められないが、腰椎穿刺にて髄液がXantochromia（キサントクロミー）を呈しているもの。

ⓑ頻度；原因不明のくも膜下出血例の約3％

❸性別；男性にやや多い。

❹単純CT所見の経時的変化

➡CTのくも膜下出血像は、比較的早期にみられなくなる。

【CTでSAHの所見がみられる頻度】

（ⅰ）発作後3日以内；45％

（ⅱ）発作後7日以内；40％

❺症状➡意識障害や神経症状を伴わない軽症例が多い（80％）。

❻脳血管造影再検査での脳動脈瘤発見率

（ⅰ）脳動脈瘤全体の1〜2％

（ⅱ）同じ期間内の初回検査で疑わしい所見があったくも膜下出血例の20％前後。

❼再出血の頻度

➡非常に低い。

（ⅰ）頻度；年間1％

（ⅱ）1〜10年の追跡期間；8％

❽予後；良好

2. Perimesencephalic pattern of subarachnoid hemorrhage
（中脳周囲型くも膜下出血）

❶定義・概念
　（ⅰ）単純 CT において、出血が中脳周囲のくも膜下腔に主として存在するか、または限局しているもの。
　（ⅱ）前大脳縦裂や外側の sylvius 裂には、出血は認めない。
　（ⅲ）迂回槽の前部や sylvius 裂の基底部には出血を認めることも、認めないこともある。

❷頻度
　（ⅰ）原因不明のくも膜下出血例の 42～66％
　（ⅱ）非外傷性くも膜下出血例の約 10％ (Rinkel ら, 1993)

❸特徴
　（ⅰ）発症時の意識消失はなく、ほとんどが（約 97％）軽症。
　　　ⓐHunt and Hess grade Ⅰ；約 83％
　　　ⓑHunt and Hess grade Ⅱ；約 14％
　（ⅱ）高血圧の既往は少ない（3～20％）。
　（ⅲ）シャントを必要とする水頭症の発生頻度は、1％と極めて低い。
　（ⅳ）症候性脳血管攣縮をきたすことは、ほとんどない（0～5％の頻度）。
　（ⅴ）再出血をきたすことはない。

❹出血源（説）
　（ⅰ）脳幹前方の静脈の破綻説。
　　　ⓐ最近の有力な説。
　　　ⓑRosenthal 脳底静脈が注目されている (Watanabe ら, 2002)。
　　　　➡Rosenthal 脳底静脈は、中脳周囲非動脈瘤性くも膜下出血例では、しばしばガレン静脈系に注がれないで、海綿静脈洞（鉤静脈 uncal vein を経由して）、上錐体静脈洞（superior petrosal sinus）やテント静脈洞（tentorial sinus）へ注がれている（脳血管造影所見）。
　　　　㋐Rosenthal 脳底静脈は、もともとの軟膜静脈（original pial vein）ではなく、3 本の原始静脈（telencephalic vein、diencephalic vein、および mesencephalic vein）が吻合することにより形成される静脈 (Watanabe ら, 2002)。
　　　　㋑Rosenthal 脳底静脈がガレン静脈系以外の静脈洞へ注ぐのは、Rosenthal 脳底静脈の原始型であり、怒責や咳などの頭蓋内静脈圧の上昇により、Rosenthal 脳底静脈やその支流が破綻しやすい。
　（ⅱ）視床穿通動脈の破綻説。
　（ⅲ）Cryptic brain stem AVM 説（脳幹部の潜在性動静脈奇形説）

❺誘発因子
　➡ Valsalva（バルサルバ）手技が重要。
　（ⅰ）咳、怒責や腰を前方にかがめるなどの Valsalva 手技は胸腔内圧を高めるので、頭蓋内静脈から内頚静脈への還流が障害される。

（ⅱ）頭蓋内静脈圧が上昇する結果、頭蓋内圧が亢進し静脈が破綻する。
❻好発年齢；50〜59歳に多い（平均年齢；54歳）。
❼性別➡男性：女性＝1.6：1で、男性に多い。
❽脳血管造影
　➡脳血管造影の反復検査で、脳動脈瘤が発見されることはない(Topcuoglu ら, 2003)。
❾単純CT
　（ⅰ）**出血最強部位**は、橋前槽から脚間槽。
　（ⅱ）1週間後のCTでは、ほとんどの症例（90％）で出血の所見はみられない。
❿予後；良好
⓫再出血；再出血をきたすことはない。

3．Non-perimesencephalic pattern of subarachnoid hemorrhage （非中脳周囲型くも膜下出血）

❶定義・概念
　（ⅰ）単純CTにおいて、出血が脳底槽の前方、あるいは脳底槽にびまん性に存在しているもの。
　（ⅱ）すなわち、くも膜下出血の中心は前大脳縦裂にある。
❷頻度；原因不明のくも膜下出血例の約48％(Topcuoglu ら, 2003)
❸特徴
　（ⅰ）20〜30％の症例に、発症時に意識障害を認める。
　　　ⓐHunt and Hess grade Ⅲ；約12％
　　　ⓑHunt and Hess grade Ⅳ-Ⅴ；約15％
　（ⅱ）症候性脳血管攣縮をきたすことがある（頻度；12％）。
　（ⅲ）症候性の急性水頭症をきたすことがある（頻度；14％）。
　（ⅳ）入院中、再出血することがあり、致命的なことが多い（再出血例の約70％が致死的）。
❹出血源（説）
　（ⅰ）潜在性の（脳血管造影で発見されない）動脈瘤➡大部分の原因とされている。
　（ⅱ）脳動脈解離
　（ⅲ）硬膜動静脈奇形
❺好発年齢（平均年齢）；58歳
❻性別；性差はない。
❼脳血管造影
　➡脳血管造影の反復検査で、動脈瘤が発見されることがある（約9％の頻度）。
❽予後
　➡中脳周囲型と異なり、不良。
　（ⅰ）後遺障害率；17％
　（ⅱ）死亡率；8％
❾再出血の頻度；約8％

❸正常圧水頭症
Normal pressure hydrocephalus(NPH)

❶定義・概念；記憶障害、歩行障害および尿失禁の三徴候を主体とし、脳室拡大を有するが腰椎穿刺による髄液圧は正常で、かつシャント術によって症状の改善が得られる疾患をいう。

❷頻度；くも膜下出血によることが最も多い(NPH全体の65％)。

❸原因・分類
　(ⅰ)原因不明(特発性)；10～30％
　(ⅱ)症候性(70～90％)
　　　ⓐくも膜下出血(特に破裂脳動脈瘤)が圧倒的に多い。
　　　ⓑ次いで、頭部外傷。
　　　ⓒ脳出血

❹病態生理；くも膜下出血例では、脳底槽の癒着による髄液の循環障害。

❺発生機序(脳室拡大と正常髄液圧という相矛盾する現象の1つの説明)
　(ⅰ)最初なんらかの理由により、ある期間、脳室内圧が亢進し脳室が拡張される。
　(ⅱ)脳室内の圧力をP、脳室の表面積をAとすると、脳に加わる力Fは、パスカルの原理に従い、$F = P \times A$で表される。
　(ⅲ)脳室の拡張によってAは増加するので、たとえPが正常値であっても、Fは増加する。

❻発生時期；くも膜下出血の場合は、3週間以降に症状が発現することが多い。

❼症状(三徴候)
　(ⅰ)**歩行障害；早期に出現**する。
　　　ⓐ歩行の開始が困難。
　　　ⓑ足が床にはりついたような歩行である(磁石歩行 magnetic gait)。
　　　　➡足の挙上が小さい。
　　　ⓒ歩幅は小さい。
　　　ⓓ開脚歩行(broad-based gait)(＝歩隔の拡大)
　　　ⓔ不安定で、転倒しやすい。

【パーキンソン病との鑑別】
　㋐NPH患者では、筋強剛(rigidity)がないこと、
　㋑正常者では歩行に伴って上肢が一緒に振れるが、正常者の上肢の運動がNPH患者でも認めること、
　である。

　(ⅱ)**認知症**；精神活動の鈍化、あるいは自発性の欠如が主体。
　(ⅲ)**尿失禁；末期**に現れる。

> **チョット役に立つお話**
> ①歩行障害、認知症および尿失禁の三徴候を認めるのは 80%
> ②二徴候を備えるものは 14%
> ③一徴候のみのものは 6%

❽検査
　(ⅰ)腰椎穿刺
　　ⓐ初圧は 200 mmH₂O 以下。
　　ⓑ持続髄液圧の測定➡圧波(19頁)、特に B 波の出現頻度が高いほど、シャント術が有効。
　(ⅱ)単純 CT(図 8)
　　ⓐ脳室系全体の拡大*
　　ⓑ側脳室前角周囲の低吸収域
　　　➡水頭症の際に上昇した髄液圧によって、髄液の一部が脳室周囲白質に貯留する間質性浮腫である。
　　ⓒ脳溝(特に上矢状静脈洞近傍)の消失

図 8. NPH の単純 CT
> 側脳室および第 3 脳室の拡大と側脳室前角周囲の低吸収域(→)を認める。

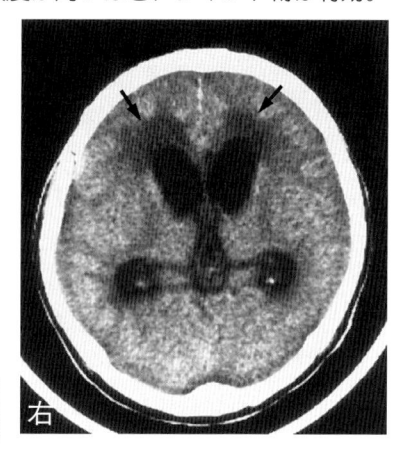

　(ⅲ)RI(radioisotope)脳槽撮影**(図 9)
　　ⓐ**脳室内への逆流現象**(ventricular reflux)
　　　➡放射性同位元素(RI)が脳室内に入り込む所見。
　　ⓑ**停滞現象**〔persistence(delayed clearance)〕
　　　➡RI が 24〜48 時間後も側脳室に停滞する所見。
　(ⅳ)脳血流
　　ⓐ全般的に低下。特に前頭葉における低下が顕著。
　　ⓑ髄液排除後に脳血流の増加がみられる症例では、髄液短絡術が有効なことが多い。

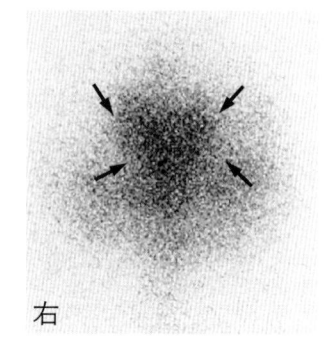

図 9. NPH の RI 脳槽撮影前後像(RI 注入 24 時間後)
> 脳室内に取り込まれた RI は 24 時間後も残存している(→)。

> *【側脳室の計測法】
> ①側脳室拡大の指標として、側脳室前角幅と大脳最大横径との比をとる方法、Bicaudate index や Evans' index がある。
> 　ⓐ**側脳室前角幅と大脳最大横径との比**
> 　　➡側脳室前角幅/大脳最大横径×100(%)は、各年齢を通じて 30% 以下であり、それ以上は異常。

ⓑ **Bicaudate index**(van Gijn ら, 1985)
　①単純 CT で尾状核頭部のレベルでの側脳室前角の幅(図 10 の A)を計測する。
　②同じレベルで大脳の横径(図 10 の B)を計測する。
　③A/B＝bicaudate index
　[正常上限値]
　　● 30 歳以下；0.16
　　● 50 歳；0.18
　　● 60 歳；0.19
　　● 80 歳；0.21

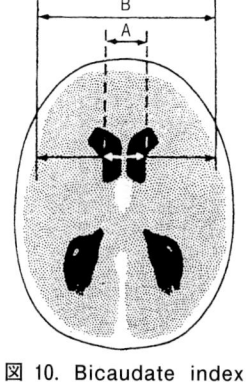

図 10. Bicaudate index の測定法

ⓒ **Evans' index**(encephalographic ventricle ratio)
　①従来、脳室撮影で用いられていた計測法であるが、CT でも利用できる。
　②Evans' index＝前角の最大幅/頭蓋骨内板の最大径
　③正常は 0.25 以下で、0.3 以上は、確実に異常。
②なお、くも膜下腔は、生後 4〜6 ヵ月で最大となり 6 ヵ月頃から次第に減少し、1 歳前後で目立たなくなる。40 歳を過ぎると再び開大する。

【RI 脳槽撮影】
①RI 脳槽撮影は腰椎穿刺を行い、放射性同位元素(radioisotope；RI)を腰椎くも膜下腔より注入する検査である。
②正常所見(図 11)
　①腰椎くも膜下腔より注入された RI の運命
　　➡1〜3 時間で、脳底槽に達する。
　　➡3〜6 時間で、前頭極、Sylvius 裂に集積する。
　　➡12 時間で、大脳円蓋部のくも膜下腔に左右対称性に分布する。
　　➡24 時間で、上矢状静脈洞周辺のくも膜下腔に集まる。
　　➡そして、48 時間後にはすべて吸収され、頭蓋内より消失する。
　②腰椎くも膜下腔より注入された RI は、脳室内へ逆流することはない。

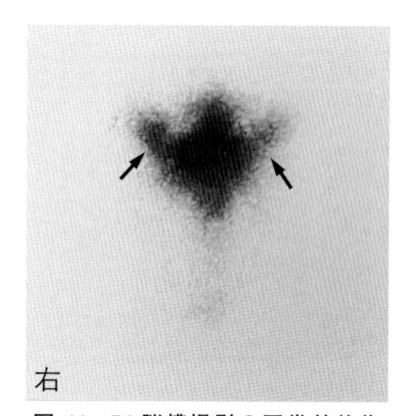

図 11. RI 脳槽撮影の正常前後像
　　　(RI 注入 7.5 時間後)
→は、Sylvius 裂内に集積している RI を示す。

❾診断
　(i)臨床症状(三徴候)
　(ii)単純 CT 所見
　(iii)RI 脳槽撮影所見

❿治療

　（ⅰ）シャント術（脳室腹腔シャント）
　（ⅱ）シャント術を決定する大きな因子は、歩行障害の有無である。

⓫予後

　（ⅰ）良好
　（ⅱ）シャント術で改善する割合が高い。
　（ⅲ）シャント有効率；60〜80％

⓬シャントの合併症

　（ⅰ）頻度；30％
　（ⅱ）シャント機能不全、硬膜下水腫、感染や痙攣など。

快適空間

★好きなように使ってね！

❹各部位の嚢状脳動脈瘤

1．内頸動脈領域の動脈瘤 Internal carotid artery aneurysm

1）内頸動脈・後交通動脈分岐部動脈瘤 Internal carotid-posterior communicating (ICPC) artery aneurysm

❶定義・概念；内頸動脈から後交通動脈が分岐する部に発生する動脈瘤をいう（図12）。

❷頻度
  （ⅰ）内頸動脈領域の動脈瘤の50～60％を占め、**この領域で最も多い。**
  （ⅱ）全脳動脈瘤の17～25％
  （ⅲ）脳動脈瘤の中では、前交通動脈瘤に次いで発生頻度が高い。

❸性別；**女性**に多い（70％）。

❹発症形式
  （ⅰ）ほとんどがくも膜下出血で発症する。
  （ⅱ）時に、**動眼神経麻痺**で発症する。
    ⓐ瞳孔散大・対光反射消失が早期に出現する。
    ⓑ眼瞼下垂は瞳孔症候より遅れる（103頁）。
    ⓒ通常、同側の眼窩周囲の痛みを伴う。

❺特徴
  （ⅰ）方向
    ⓐ後外側に向いていることが多い。
    ⓑしたがって、動眼神経麻痺をきたしやすい（頻度40％）。
  （ⅱ）動脈瘤内圧；高い
    【理由】
    ⓐ親血管である内頸動脈は、頭蓋内主幹動脈のうち最も心臓側に近いため、血流量および圧が最も高い。
    ⓑしたがって、それから発生する動脈瘤内圧も高い。
  （ⅲ）左右別；左右差はない。
  （ⅳ）多発性の頻度；比較的高い（30％）。
  （ⅴ）巨大動脈瘤の発生頻度；低い（4％）。

❻手術に際しての注意点
  （ⅰ）Pterional approachの際における後交通動脈と内頸動脈との位置関係の把握。
    ➡2/3以上の症例で、後交通動脈は内頸動脈の内側を走行している。
  （ⅱ）後交通動脈は、動脈瘤Neckの近位（proximal）側にある。

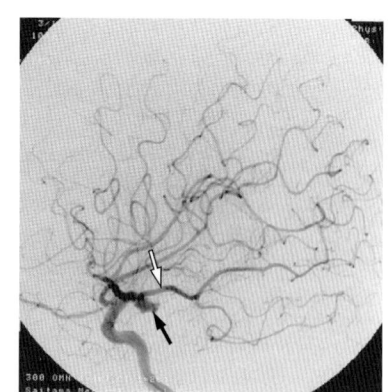

図12．内頸動脈・後交通動脈瘤（ICPC）の左脳血管造影側面像

ICPCは、脳血管造影側面像（あるいは斜位像）において最もよくわかる。→；動脈瘤。⇨；後交通動脈

(ⅲ)後交通動脈の起始部の確認。
　　➡確認しにくい場合には、顕微鏡の角度をいろいろ変える。
(ⅳ)クリッピングに際して、後交通動脈を温存すること。
　ⓐ後交通動脈起始部と動脈瘤との境界には凹みがあり、その識別は可能。
　ⓑ後交通動脈の支配領域
　　　➡灰白隆起、後有孔質、視交叉、視床下部後部や内方後脚。
　ⓒ後交通動脈が細い場合、穿通枝も細いので後交通動脈を犠牲にしても術後症状が出ないこともある。
　ⓓ因みに、後交通動脈は、その太さにより3型に分けられる(吉田ら,2003)。
　　㋐形成不全型(hypoplastic type)；直径1mm以下のもの。
　　㋑正常型(normal type)；直径が1mm以上で、かつ後大脳動脈より細いもの。
　　㋒胎児型(tetal type)；後大脳動脈P1より直径が太いもの。

❼Allcock's test（オールコック）
(ⅰ)脳底動脈または椎骨動脈のクリッピングが不可能な脳動脈瘤に対して親血管閉塞を行う際、術前に後交通動脈の発達程度を評価するテスト。
(ⅱ)具体的には、頸部で同側あるいは両側の頸動脈を用手圧迫しながら、椎骨動脈撮影を行うことにより、後交通動脈を逆行性に造影し、その太さおよび血流を評価する。
　　➡両側が1mm以上の後交通動脈を有する症例では、虚血性合併症の発生頻度が有意に少ない。
(ⅲ)現在では、内頸動脈→脳底動脈、脳底動脈→内頸動脈の両方向の血流評価に用いられる。

❽Infundibular dilatation（漏斗状拡大）
(ⅰ)脳血管造影上の診断基準
　ⓐ内頸動脈・後交通動脈分岐部にある膨隆部の最大径が3mm以下であること。
　ⓑ膨隆先端部より後交通動脈がでていること。
　ⓒ形；円形または円錐形であり、嚢状や不整形を呈さないこと。
　ⓓ動脈瘤様の頸部(neck)をもたないこと。
(ⅱ)頻度；7%
(ⅲ)脳動脈瘤との鑑別が必要。
(ⅳ)脳動脈瘤へ発展することがある(長久ら,2005)。
　ⓐ発展例の特徴
　　㋐若い女性が圧倒的に多い。
　　㋑多発性の動脈瘤例に多い。
　　　➡特に対側に内頸動脈・後交通動脈瘤がある場合。
　　㋒高血圧を合併していない症例に多い。
　ⓑ動脈瘤へ発展するまでの期間；平均6.5年
　ⓒ破裂までの期間；平均6.1年

2）内頸動脈分岐部動脈瘤 Internal carotid artery bifurcation aneurysm

❶定義・概念；内頸動脈が前大脳動脈と中大脳動脈に分かれる部位（分岐部）に発生する動脈瘤をいう（図13）。

❷頻度
（ⅰ）内頸動脈領域の動脈瘤の17％
（ⅱ）全脳動脈瘤の5％

❸発症年齢
（ⅰ）他の部位のものに比べて**若い**。
（ⅱ）約半数が30歳以下である。

❹性別；**男性**に多い（男性：女性＝1.5：1）。

❺発症形式
➡30歳以下の症例のほとんどが（94％）、くも膜下出血で発症する。

❻特徴
（ⅰ）方向；ほとんどは、内頸動脈分岐部より上方～後方に向いている。
（ⅱ）頸部；Broad neck のことが多い。
（ⅲ）左右別；「左側に多い」という報告と、「差はない」という報告とがある。
（ⅳ）多発性の頻度；高い（30～50％）。

❼片麻痺や局所神経症状が高率に認められる。

❽手術に際しての注意点
（ⅰ）Sylvius 裂を深く、広く剝離する。
　ⓐSylvius 裂を後方（末梢）より前方に向かって、3～4 cm にわたって剝離する。
　ⓑ最初はくも膜の表層のみを前方に向って切開し、次いで Sylvius 裂の深部に進む。
（ⅱ）深部静脈は温存する。
（ⅲ）動脈瘤の Clipping にあたり、
　ⓐ穿通枝（Heubner 反回動脈やレンズ核線条体動脈）を温存する。
　ⓑ親動脈を狭窄しないように留意する。

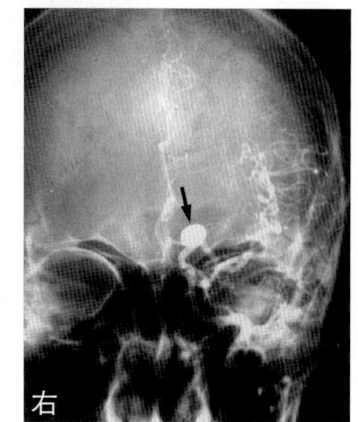

図 13. 内頸動脈分岐部動脈瘤の左内頸動脈造影前後像
→；動脈瘤

3）内頸動脈・眼動脈分岐部動脈瘤 Internal carotid-ophthalmic artery aneurysm

❶定義・概念
（ⅰ）内頸動脈の眼動脈起始部から後交通動脈分岐直前までの間に発生する動脈瘤をいう（図14）。
（ⅱ）内頸動脈と眼動脈との分岐部に生じた動脈瘤だけをいう場合もある。

❷頻度
（ⅰ）内頸動脈領域の動脈瘤の10％
（ⅱ）全脳動脈瘤の3％

❸**分類**およびその**特徴**
➡3～4型に分類される。

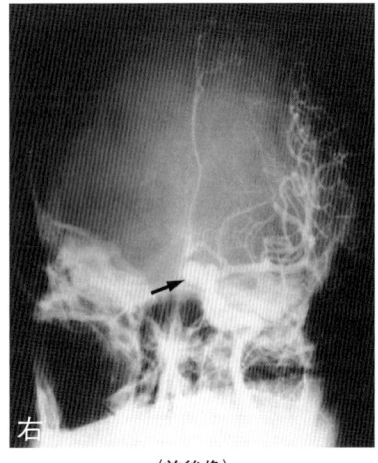

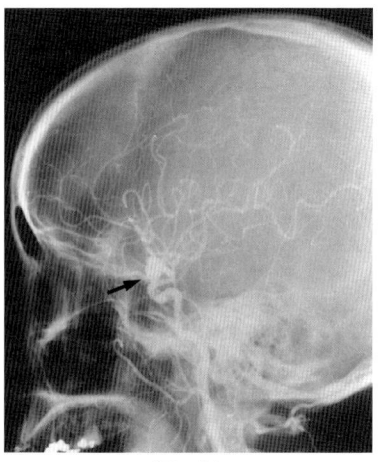

〈前後像〉　　　　　　　　〈側面像〉
図 14. 内頸動脈・眼動脈瘤の左脳血管造影
→ ; 動脈瘤

(ⅰ) **Subchiasmal**(suboptic)**type**(視神経下型)
ⓐ動脈瘤は水平で内側へ向き、視神経の下面にもぐり込んでいる。
ⓑこのタイプが最も多い。
(ⅱ) **Suprachiasmal**(supraoptic)**type**(視神経上型)
ⓐ動脈瘤は内側上方に向き、視神経の上面に存在する。
ⓑこのタイプは、内頸動脈の眼動脈と後交通動脈との間の分枝のない部分に発生する。
ⓒ動脈瘤の Neck は、内頸動脈の上面や上内面に存在することが多い。
(ⅲ) **Parachiasmal**(paraoptic)**type**(傍視神経型)
ⓐ動脈瘤が内頸動脈の前面あるいは上面から発生し、前外方、すなわち前床突起〜前頭蓋窩に向かっている。
ⓑ視神経との関係はない。
(ⅳ) **Global type**(球状型)
ⓐ大型の動脈瘤で囊状であるが、明確な Neck を有しない。
ⓑ動脈瘤がそのまま内頸動脈を包み込んだタイプである。
ⓒ多くはトルコ鞍上に発育する。
ⓓ巨大動脈瘤を含む。
❹性別；**女性**に圧倒的に多い(70〜80％)。
❺好発年齢；他の脳動脈瘤と大差はなく、40 歳代にピークがある。
❻発症形式
(ⅰ)多くは(70〜80％)、くも膜下出血で発症する。
(ⅱ)時に、視力・視野障害の視神経圧迫症状を呈する。
☞大きい動脈瘤に多い。

❼特徴
　（ⅰ）左右別
　　　ⓐ一般に「左側にやや多い（左：右＝1.2：1）」とされているが、「左：右＝1：1.4で右側に多い」との報告もある。
　　　ⓑ両側性が20％の頻度でみられる。
　（ⅱ）多発性
　　　ⓐ発生頻度；高い（30～40％）。
　　　ⓑ後交通動脈瘤との合併が最も多い。次いで、前交通動脈瘤と中大脳動脈瘤との合併。
　（ⅲ）大動脈瘤や巨大動脈瘤；多くみられる（30～45％）。
❽視野の改善と視力の回復とは、通常、平行する。
❾手術
　（ⅰ）破裂例は、急性期手術。
　　　➡但し、破裂巨大動脈瘤に対しては慢性期手術が原則。
　（ⅱ）開頭術に先立ち、頸部で内頸動脈を確保しておく。
　（ⅲ）各Typeの注意点
　　　ⓐSuprachiasmalおよびParachiasmal type
　　　　㋐前頭葉の不用意な圧排は、Premature rupture（術中早期破裂）の原因となる。
　　　　㋑Neckは内頸動脈の外側にあり、Clippingは難しくない。
　　　ⓑSubchiasmal type
　　　　㋐手術難易度が高い。
　　　　㋑末梢側（遠位部）のNeckの確認はできるが、中枢側のNeckの確認は困難。したがって、視神経管の開放が必要となる。
　　　　㋒内頸動脈と視神経との間からクリップをかける場合、
　　　　　①直のクリップ、あるいは窓あきクリップを用いて、内頸動脈に平行にかける。
　　　　　②内頸動脈に直角の方向にはかけない。
　　　　　　【理由】視野狭窄をきたす可能性が高いため。
❿術後合併症
　（ⅰ）視神経障害（視力・視野障害）
　　　【原因】
　　　ⓐ前床突起切除時の視神経への圧迫。
　　　ⓑ視神経管のDrillingに際しての熱の波及。
　　　ⓒ無理なClipping操作。
　　　ⓓ視神経の循環障害。
　（ⅱ）一過性動眼神経麻痺
　　　【対策】Carotico-oculomotor membraneを温存することにより防止可能。
　（ⅲ）髄液瘻
　　　【対策】篩骨洞や蝶形骨洞への筋肉のPackingにより防止可能。

4）内頸動脈窩動脈瘤 Carotid cave aneurysm

❶定義・概念
  （ⅰ）内頸動脈硬膜輪近傍の動脈瘤の１つで、内頸動脈窩（carotid cave）に発生する動脈瘤をいう（**図15**）。
    ⓐ内頸動脈窩動脈瘤は、内頸動脈の硬膜内・外の狭間にあたる動脈瘤である。
    ⓑInfraclinoid aneurysm（床突起下動脈瘤）の１つである。
  （ⅱ）**内頸動脈窩**とは、内頸動脈が海綿静脈洞を経て硬膜内に入る部位（**硬膜輪 dural ring***）の後内側に形成される硬膜の陥凹部（半月状）をいう（小林ら，1988）。
    ⓐ内頸動脈窩下方は、**Carotico-oculomotor membrane** により海綿静脈洞から仕切られており、したがって、この部は Extracavernous space である。
    ⓑ内頸動脈窩には、内頸動脈から分岐する上下垂体動脈が認められる。

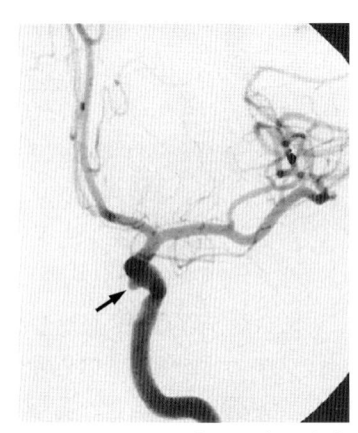

図 15. 内頸動脈窩動脈瘤の左内頸動脈造影前後像
→；動脈瘤

❷特徴
  （ⅰ）動脈瘤は、解剖学的には硬膜内に発育する。
    ➡くも膜下出血で発症する。
  （ⅱ）動脈瘤の近位部の一部が海綿静脈洞内に存在することがある。
    ➡この場合、破裂すると頸動脈海綿静脈洞瘻となる。
  （ⅲ）Neck は眼動脈より近位側にある。
  （ⅳ）脳血管造影上の特徴
    ⓐ正面像では、動脈瘤は内側下方に向いている（**図15**）。
    ⓑ側面像では、動脈瘤は眼動脈分岐部より近位側で内頸動脈サイフォン部の最大彎曲部に位置する。
      ➡側面像では内頸動脈と重なってみえない。
  （ⅴ）動脈瘤の術野での発育方向は、腹側（後方）であることがほとんど。

❸手術
  （ⅰ）最初に、頸部で内頸動脈を確保しておく。
  （ⅱ）前床突起を完全に切除することが必要である。
  （ⅲ）視神経管および Dural ring を開放することが必要である。

---

*【**硬膜輪 dural ring**(佐野，1996)】
①前床突起を囲む硬膜は、前床突起上面を覆う浅層と下面を覆う深層とに分かれる。
  ⓐ浅層
    ⅰ)内方に伸びて内頸動脈を囲み、比較的強固な **Distal dural ring** を形成する。
    ⅱ)さらに内方は、鞍結節と鞍隔膜の硬膜に続く。
    ⅲ)視神経管の入り口では、Falciform ligament（鎌状靱帯）を形づくる。
    ⅳ)後方に伸びた部分は、Anterior petroclinoid ligament（錐体前床突起靱帯）に加わる。

ⓑ深層
　　　①内方に伸びて Carotico-oculomotor membrane を形成する。
　　　②内頸動脈を囲んで **Proximal dural ring** をつくる。
　　　③外側は、動眼神経の上面を走る。
②この硬膜輪は前外側で最も厚く、かなり強固に内頸動脈を囲んでいるが、後内側では薄く(dural ring はゆるく)、内頸動脈との間に半月状の窪みをつくる。
　　①この Distal dural ring の内側部分と内頸動脈との間の、蝶形骨に向かってのわずかな窪みを**内頸動脈窩(carotid cave)**という。
　　②内頸動脈窩から上下垂体動脈が分岐する。
③因みに、Distal dural ring は内頸動脈の硬膜貫通部に相当する。

★応援セミナー

【傍床突起部動脈瘤 Paraclinoid carotid artery aneurysm】

①定義・概念
　ⓐ硬膜輪(distal dural ring)から後交通動脈分岐部までの内頸動脈から生じる動脈瘤をいう。
　　➡内頸動脈において、海綿静脈洞から遠位部で、後交通動脈分岐部までに生じる動脈瘤。
　ⓑ具体的には、内頸動脈・眼動脈起始部動脈瘤、上下垂体動脈起始部動脈瘤、内頸動脈窩動脈瘤(carotid cave aneurysm)、および内頸動脈前壁動脈瘤などの非分岐部に生じる内頸動脈瘤をいう。
②頻度；全脳動脈瘤の約7％と稀。
③名称；**傍硬膜輪動脈瘤(juxta-dural ring aneurysm)**とも呼ばれる。
④好発年齢(平均)；52～60歳
⑤性別➡男性：女性＝1：8～9で、圧倒的に女性に多い。
⑥多発性の頻度；高率で、約60％を占める(田中ら, 2003)。
⑦無症候性例の治療方針
　ⓐ硬膜外に存在するものは、治療の適応はない。
　ⓑ硬膜内のものは、くも膜下出血を起こす危険性があるので、治療の適応となる。
⑧手術
　ⓐ頭蓋底手技を用いて骨削除を十分に行う。
　ⓑ内頸動脈(親動脈)の血流をコントロールしながら、クリッピングを行う。
　　①一時的遮断
　　　❶患側の頸部を切開して、直接内頸動脈を露出・確保して行う方法と、
　　　❷血管内バルーンカテーテル法
　　　とがある。
　　②内頸動脈の一時的遮断により生じる脳虚血に耐えられるか否かを、術前にテスト(バルーン閉塞試験 balloon occlusion test；BOT)(321、322頁)しておく必要がある。
⑨術後合併症(田中ら, 2003)
　ⓐ視神経障害；直達手術の合併症として最も多い(3～8％の頻度)。
　ⓑ動眼神経麻痺
　　①視神経障害に次いで多い。
　　②海綿静脈洞からの出血をコントロールするための過剰なパッキングによる。
　ⓒ髄液漏；約5％の頻度。
　ⓓ脳梗塞；3～4％の頻度。

5）内頸動脈・前脈絡叢分岐部動脈瘤 Internal carotid-anterior choroidal artery aneurysm
  ❶定義・概念；内頸動脈より前脈絡叢動脈が分岐する部分に発生する動脈瘤をいう（図16）。
  ❷頻度
    （ⅰ）内頸動脈領域の動脈瘤の7％
    （ⅱ）全脳動脈瘤の2％
  ❸性別；性差はない。
  ❹特徴
    （ⅰ）方向・部位
      ⓐ後外方に向いていることが最も多い。
      ⓑ前脈絡叢動脈起始部の末梢側から発生する。
      ⓒしばしば、側頭葉の鉤（uncus）の下に埋没している。
      ⓓ通常、テント上に位置する。
    （ⅱ）左右別；左右差はない。
    （ⅲ）多発性の頻度；55％と高い。
    （ⅳ）巨大動脈瘤；稀
  ❺手術により前脈絡叢動脈が閉塞されると、Monakow（モナコフ）症候群（74頁）を呈する。
    （ⅰ）前脈絡叢動脈
      ⓐ解剖
        ①後交通動脈の分岐部の1〜9 mm末梢の内頸動脈後面から起こる。
        ②ほとんどが、内頸動脈から1本の枝として起こる。
        ③手術野では原則として、前脈絡叢動脈は内頸動脈の後方内側を走行する。
      ⓑ支配領域（75頁）
    （ⅱ）症状；前脈絡叢動脈閉塞による症状（Monakow症候群）。
    （ⅲ）**手術におけるMonakow症候群の発生原因**
      ⓐクリップによる本動脈の閉塞。
      ⓑTemoprary clipなどの操作によるThormbo-embolism（血栓性塞栓）。
      ⓒクリップの回転により、本動脈が捻れて狭窄・閉塞する。
      ⓓ術後の周囲組織の浮腫により、クリップが移動し本動脈が圧迫される。
      ⓔ前脈絡叢動脈起始部の大きさは、この部の内頸動脈径や動脈瘤のNeckに比して著しく細い。

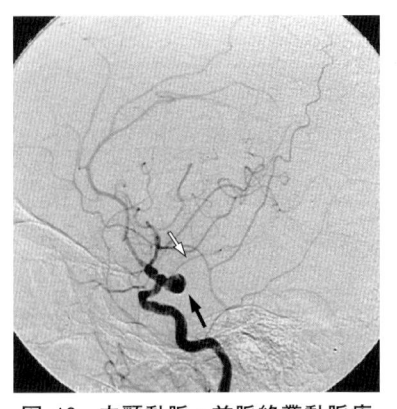

図16. 内頸動脈・前脈絡叢動脈瘤の左脳血管造影側面像
　→；動脈瘤。⇒；前脈絡叢動脈

6）海綿静脈洞内動脈瘤 Intracavernous artery aneurysm
  ❶定義・概念；内頸動脈の海綿静脈洞部から発生する動脈瘤をいう（図17）。
  ❷頻度
    （ⅰ）内頸動脈領域の動脈瘤の4％
    （ⅱ）全脳動脈瘤の1％
  ❸好発年齢；50〜60歳に多い。

❹性別；高血圧を有する**女性**に多い(男性：女性＝1：2～4)。
❺大部分は、動脈硬化が原因と考えられる。
❻発症形式
　（ⅰ）圧迫症状(mass effect sign)が57％。
　　　ⓐそのうち、海綿静脈洞症候群(63頁)が41％で、最も多い。
　　　ⓑ上眼窩裂症候群(superior orbital fissure syndrome)(63頁)
　（ⅱ）無症候性；34％
　（ⅲ）頭痛；36％
　（ⅳ）くも膜下出血を呈することは稀(7％)。

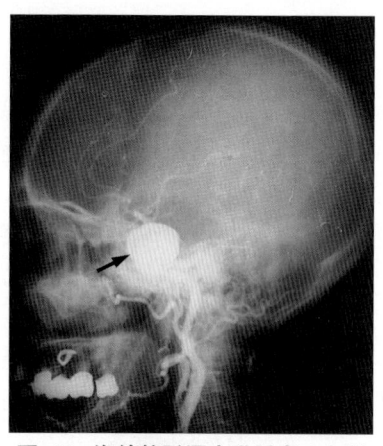

図17. 海綿静脈洞内動脈瘤の右脳血管造影側面像
→；動脈瘤

❼症状
　（ⅰ）脳動脈瘤による周囲組織への圧迫症状が多い(約60％)。
　　　ⓐ圧迫症状は動脈瘤の発生部位、進展方向や大きさと密接に関係する。
　　　ⓑ例えば、
　　　　㋐動脈瘤が前方へ進展すると、上眼窩裂症候群を呈する。
　　　　㋑内方へ進展すると、下垂体機能不全を呈する。
　　　　㋒側方へ進展すると、海綿静脈洞症候群を呈する。
　（ⅱ）稀に(2～3％)、鼻出血で発症することがある。
　　　ⓐ動脈瘤は大きいことが多い。
　　　ⓑ死亡率は高い(30～40％)。
❽特徴
　（ⅰ）形；ほとんど(90％)が、嚢状(saccular)である。
　（ⅱ）大きさ
　　　ⓐLarge aneurysm(直径；1～2.5 cm)が、48％と最も多い。
　　　ⓑ次いで、Small aneurysm(1 cm未満)；34％
　　　ⓒ巨大動脈瘤(＞2.5 cm)；16％
　（ⅲ）発生部位
　　　ⓐ内頸動脈のAnterior knee(膝部)に最も多い(47％)。
　　　ⓑ次いで、Horizontal segment(水平部)；34％
　（ⅳ）左右差；なし
　（ⅴ）多発性
　　　ⓐ頻度；15～40％
　　　ⓑほとんどは(74％)、女性である。
　（ⅵ）両側性；20％
　（ⅶ）破裂すると、内頸動脈・海綿静脈洞瘻をきたす。
❾頭部エックス線単純撮影で、前床突起、上眼窩裂や鞍背の破壊がみられることがある(40～60％)。

❿治療
 (ⅰ)手術適応症例
  ⓐ強い顔面痛、視力障害や進行性の眼筋麻痺を呈する症例。
  ⓑ塞栓源となり、虚血発作を繰り返す症例。
 (ⅱ)手術的治療
  ➡術前にバルーン閉塞試験(BOT)を行う。
  ⓐ血管内手術(コイル塞栓術)
  ⓑ開頭手術
   ➡血行再建術と内頸動脈結紮術の併用。
⓫25％の頻度で、Persistent trigeminal artery(遺残性三叉神経動脈)(273頁の図6、274頁の図7)を合併する。

7）内頸動脈前壁動脈瘤 IC-anterior wall aneurysm

❶定義・概念；内頸動脈C1～C2部の前(上)壁に、血管分岐とは無関係に生じる動脈瘤をいう(図18)。
❷名称；従来、IC dorsal aneurysm(内頸動脈背側部動脈瘤)と呼ばれていたが、解剖学的に混乱を招くため、現在では内頸動脈前壁動脈瘤と呼ばれる。
❸頻度；全内頸動脈瘤の1～7％

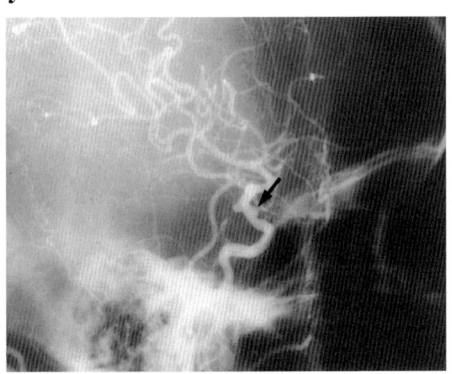

図 18. 内頸動脈前壁動脈瘤の右脳血管造影側面像
→；動脈瘤

❹分類

型	特徴
チマメ型 (Chimame type)	①動脈瘤は小さく、壁は極めて薄い。 ②通常の囊状動脈瘤のような Neck がない。 ③Blister type(水疱状型)とも呼ばれる。 ④女性に多い。 ⑤術中破裂をきたしやすく、予後不良。 ⑥短期間に急速に増大する。
非チマメ型 (Non-Chimame type)	①動脈瘤は比較的大きく、壁の性状、厚さは通常の動脈瘤と同じ。 ②発症年齢は、チマメ型ほど若くない。 ③性差はなく、予後良好。

※以下は、動脈瘤の壁が薄く、術中破裂をきたしやすい、"チマメ"型動脈瘤(いわゆる前壁動脈瘤)についてである。

❺性別；**女性**に多い(男性：女性＝1：1.8)。
❻好発年齢
 (ⅰ)40～50歳に多い。
 (ⅱ)すなわち、比較的若年発症である。

❼特徴
　（ⅰ）方向・部位
　　　ⓐDome は、内上方に突出している例がほとんどである（術野では、術者の進入側にある）。
　　　ⓑ動脈瘤は、内頸動脈の後交通動脈分岐部より末梢にあることが多く、動脈の分岐部と直接関係ない。
　（ⅱ）大きさ・形
　　　ⓐ小さいことが多い。
　　　ⓑ形は囊状（saccular）でなく、半紡錘状（semi-fusiform）のことが多い（図18）。
　（ⅲ）頸部（neck）および動脈瘤壁
　　　ⓐ動脈瘤頸部は幅広く、はっきりした頸部をもたない（図18）。
　　　ⓑ動脈瘤壁は薄く、脆弱で、クリッピングが困難である。
　（ⅳ）術中破裂を生じやすい。
　　　　➡頸部がちぎれ、止血困難なことが多い。
　（ⅴ）前頭葉底と癒着していることが多い。
　（ⅵ）短期間に動脈瘤が増大する例が多い。
　（ⅶ）左右別；右側に多い（80％）。
❽脳血管造影所見；動脈瘤近傍の内頸動脈壁が不整である。
❾直達手術
　（ⅰ）手術時期は、慢性期がよい。
　（ⅱ）術前にバルーン閉塞試験（BOT）を行っておく。
　（ⅲ）あらかじめ頸部で内頸動脈を確保しておく。
　（ⅳ）EC-IC バイパスの準備をしておく。
　（ⅴ）Sylvius 裂を十分広く、深く開く。
　（ⅵ）前頭葉の圧排を最小限にする。
　（ⅶ）クリップは、親血管を狭窄気味、かつ平行にかける。
　（ⅷ）Clipping は、内頸動脈の心臓側から末梢側に向けて行う。
　　　　➡クリップのヘッド部が心臓側にあるようにする。
　（ⅸ）Clipping が危険である場合には、
　　　ⓐ内頸動脈の Trapping および EC-IC バイパスを行う。
　　　ⓑWrapping を行う。
❿組織学的所見；動脈瘤壁内の解離の所見を呈する報告があり、動脈解離（解離性動脈瘤）が示唆されている。

2．前大脳動脈領域の動脈瘤 Anterior cerebral artery aneurysm

1）総説
❶前大脳動脈および前交通動脈より分岐する穿通動脈
　（ⅰ）**視床下部動脈**（hypothalamic artery）（7頁）
　　　ⓐ一般に、前交通動脈から出る穿通枝の**総称**である。

ⓑ穿通枝は、前交通動脈の後方から生じる。
ⓒ障害された場合に出現する症状
　㋐記銘力障害
　㋑自発性の低下
　㋒行動異常
　㋓性格変化
　㋔視床下部障害(意識障害、電解質異常など)
(ⅱ)Heubner's artery(反回動脈 recurrent artery)
　ⓐ大脳半球において、1本のみ存在することが最も多い(88%)。
　ⓑ発生部位(起始部)
　　㋐前大脳動脈A2部からが最も多い(65%)。
　　㋑次いで、A1-A2移行部から(31%)。
　　㋒A1部からは、4%と最も少ない。
　ⓒ支配領域
　　㋐尾状核頭部(caudate head)
　　㋑被殻(putamen)の前1/3
　　㋒淡蒼球(globus pallidus)の外節前部
　　㋓内方前脚
　ⓓ閉塞症状
　　㋐顔面・上肢に強い不全片麻痺。
　　㋑優位半球の場合は、失語(aphasia)。
❷動脈瘤の発生部位
　(ⅰ)前交通動脈に発生することが圧倒的に多い(80〜90%)。
　(ⅱ)次いで、前交通動脈より遠位部(6〜8%)。
　(ⅲ)前交通動脈より近位部のA1部(4〜5%)。

★応援セミナー

【前大脳動脈水平部(A1)の左右差】
　①前交通動脈瘤のない症例
　　㋐A1が左右同じ径であることが最も多い(50%)。
　　㋑次いで、左側のA1が右より太い症例(20%)。
　②前交通動脈瘤のある症例
　　㋐A1に左右差がある症例が多い(左＞右；30%、左＜右；11%)。
　　㋑左右のA1が同じ径のものは20%

2）前大脳動脈近位部(水平部)(A1)動脈瘤
Aneurysm of proximal(A1)segment of anterior cerebral artery
❶定義・概念；前大脳動脈水平部(A1)に発生する動脈瘤をいう(図19)。
❷頻度
　(ⅰ)全脳動脈瘤の1.5〜2%

（ⅱ）前大脳動脈領域の動脈瘤の 3.4%
❸性別；**女性**に多い。
❹好発年齢；約半数が 40～60 歳。
❺発症形式；くも膜下出血で発症。
❻好発部位
　（ⅰ）A1部と穿通枝との分岐部に発生することが最も多い（50～80%）。
　（ⅱ）次いで、A1部より直接発生するもの（20%）。
　（ⅲ）A1部と皮質枝との分岐部に発生するもの（5%）。
　（ⅳ）左右別では、「右に多い」、「左に多い」の両者の報告がある。
❼動脈瘤の形
　（ⅰ）大多数は囊状である。
　（ⅱ）時に（10%）、紡錘状。
　　➡紡錘状動脈瘤は、この領域の特徴。
❽特徴
　（ⅰ）多発性が 24～44% と、高率である。
　（ⅱ）血管の奇形（azygos anterior cerebral artery や fenestration など）を合併することが多い（267頁）。
　　ⓐ合併奇形としては、A1部の Fenestration が最も多い（50～60%）。
　　ⓑ奇形部に動脈瘤を合併することが比較的多い。
　（ⅲ）対側の前大脳動脈 A1部の低（無）形成を伴うことはない［前交通動脈瘤では、時に A1部の低（無）形成を伴う］。
　（ⅳ）小さい動脈瘤が多い。
❾予後；良好

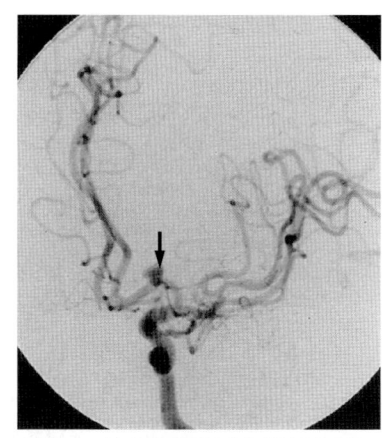

図 19. 前大脳動脈近位部（水平部、A1）動脈瘤の左内頸動脈造影斜位像
→；動脈瘤

3）前交通動脈瘤 Anterior communicating artery aneurysm

❶定義・概念；前大脳動脈と前交通動脈の分岐部から発生する動脈瘤で、通常、太い A1 と前交通動脈の接合部から発生する（図20）。
❷頻度
　（ⅰ）前大脳動脈領域の動脈瘤の 80～90% を占め、この領域で最も多い。
　（ⅱ）全脳動脈瘤の 37% で、全体でも最も多い。
❸性別；**男性**に多い（60%）。
❹好発部位；約半数は、左の A1部と前交通動脈の分岐部から発生する。

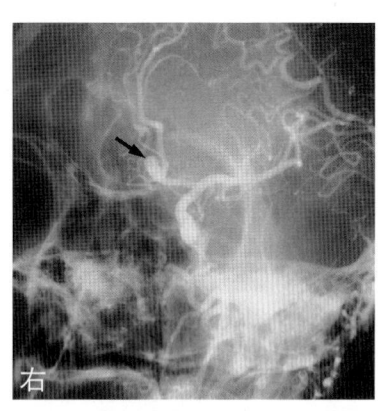

図 20. 前交通動脈瘤の左脳血管造影斜位像

前交通動脈瘤は、脳血管造影斜位像あるいは前後像において最もよくわかる。
→；動脈瘤

❺特徴
　（ⅰ）大きさ
　　　ⓐ大きいものは少ない。すなわち、
　　　ⓑ10 mm 以上のものは少なく、5 mm 以下の小動脈瘤が多い。
　（ⅱ）多発性の頻度は、比較的低い。
❻脳室内出血の合併率が有意に高い。
❼水頭症の合併率が高い。
❽手術
　（ⅰ）手術法
　　　ⓐAnterior interhemispheric approach（前大脳半球間裂到達法）
　　　　㋐一般的な適応基準
　　　　　①高位の前交通動脈瘤。
　　　　　②比較的大きな前交通動脈瘤。
　　　　　③後方向きの前交通動脈瘤。
　　　　㋑本法の利点
　　　　　①両側の A 1 および A 2 が確認しやすい。
　　　　　②前交通動脈から分岐する Hypothalamic artery が確認しやすい。
　　　ⓑPterional approach（蝶形骨縁到達法）
　　　　➡開頭側（右か左か）の選択については、
　　　　㋐非優位側から、
　　　　㋑A 1 部の Dominant の方から、
　　　　㋒A 2 部が後方にある側から、
　　　　などの意見がある。
　（ⅱ）各手術法の長所・短所

	利　点	欠　点
Pterional approach	①手術初期に両側のA 1 部の確保が可能。 ②嗅神経の損傷が少ない。 ③頭蓋底部のくも膜下槽の広汎な開放や血腫除去が可能。 ④多発性脳動脈瘤に対しても対応ができる。	①高位の動脈瘤への接近が困難。 ②半球間裂のくも膜下血腫の除去は不可能。
Anterior interhemi-spheric approach	①親動脈と動脈瘤との位置関係がつけやすい。 ②両側A 1 部およびA 2 部、動脈瘤のすべてが確認できる。 ③半球間裂のくも膜下血腫の除去が容易である。 ④前交通動脈より分岐する穿通枝の確認が容易である。 ⑤高位の動脈瘤や後ろ向きの動脈瘤に対して有利なアプローチである。	①嗅神経を損傷しやすい。 ②前頭洞が開放されやすい。 ③術野が狭い。

4）前大脳動脈末梢部動脈瘤 Distal anterior cerebral artery aneurysm
❶定義・概念；前交通動脈分岐部より末梢の前大脳動脈より発生する動脈瘤をいう（図 21）。
❷頻度
　（ⅰ）前大脳動脈領域の動脈瘤の 6～8％

(ⅱ)全動脈瘤の2〜5%
❸特徴
(ⅰ)方向；大多数は前上方に向いている。
(ⅱ)形；嚢状のことが圧倒的に多い。稀に紡錘状。
(ⅲ)動脈瘤は、前頭葉内に埋没していることが多く、脳内血腫の合併が多い(60％)。
(ⅳ)多発例が多い(30〜50％の頻度)。
　➡多発の脳動脈瘤の部位は中大脳動脈領域が多く、次いで内頸動脈領域である。
(ⅴ)巨大動脈瘤は非常に稀。
(ⅵ)前大脳動脈の奇形(azygos anterior cerebral artery や triplicated anterior cerebral artery；267頁)や Vairation(pericallosal artery の acute angle)を高頻度に伴う。

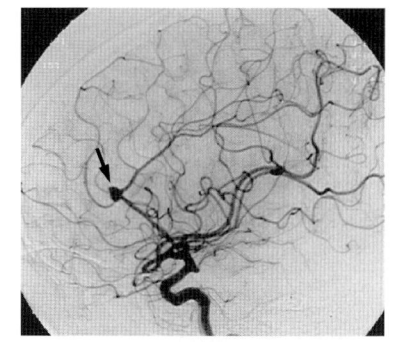

図 21. 前大脳動脈膝部動脈瘤の右内頸動脈造影側面像
→；動脈瘤

❹好発年齢
(ⅰ)脳動脈瘤一般の年齢分布と同じ。
(ⅱ)すなわち、40歳代、50歳代に多い。
❺性別；性差はない。
❻発症形式；ほとんどは、くも膜下出血で発症する。
❼好発部位
(ⅰ)前大脳動脈**膝部**[A3部；本幹より脳梁辺縁動脈(callosomarginal artery)が分岐する部]に最も多く発生する(80％)(図21)。
(ⅱ)次いで多いのは、前頭極動脈(frontopolar artery)の分岐部。
(ⅲ)左右別；左側にやや多い(右側：左側＝1：1.3)。
➡ごく稀に(全脳動脈瘤の0.1％以下)、膝部(A3部)に**動脈瘤が左右対称性**に発生することがある(**両側対称性脳動脈瘤** symmetrical bilateral cerebral aneuryms)。
❽手術
➡原則として、動脈瘤のある側を開頭する。
(ⅰ)Pericallosal portion の動脈瘤に対しては、Interhemispheric approach(大脳半球間裂到達法)で行う。
(ⅱ)Infracallosal portion の動脈瘤に対しては、Subfrontal approach(前頭下到達法)で行う。

3．中大脳動脈領域の動脈瘤 Middle cerebral artery aneurysm

1）中大脳動脈分岐部動脈瘤 Middle cerebral artery bifurcation aneurysm
❶定義・概念；中大脳動脈がM2部を分岐する部に発生する動脈瘤をいう。したがって、Sylvius裂内にある(図22)。
❷頻度
(ⅰ)中大脳動脈領域の動脈瘤の80〜85％を占め、最も多い。
(ⅱ)全脳動脈瘤の12〜15％

❸中大脳動脈の分岐様式
　（ⅰ）Bifurcation（二分岐）が60〜80％と最も多い。
　（ⅱ）次いで、Trifurcation（三分岐）；10〜30％
　（ⅲ）Single trunk（単一幹）；6％
❹性別；**女性**に多い（男性：女性＝1：1.5）。
❺発症形式；ほとんどは、くも膜下出血で発症する。
❻特徴
　（ⅰ）方向
　　　ⓐ前後軸方向では、後方の要素をもつ例がやや多い。
　　　ⓑ上下軸方向では、上方、下方ほぼ同じ頻度である。
　　　ⓒ横軸方向では、外側の要素をもつ例が多い。
　（ⅱ）左右別；左右差はない。
　（ⅲ）両側性の頻度；15％
　（ⅳ）多発性の頻度；高い（20〜35％）。
　（ⅴ）脳内血腫の合併
　　　ⓐ頻度；高い（35〜50％）。
　　　ⓑ血腫が形成されやすい部位；外包および側頭葉。
　　　ⓒ局所症状を呈しやすい。

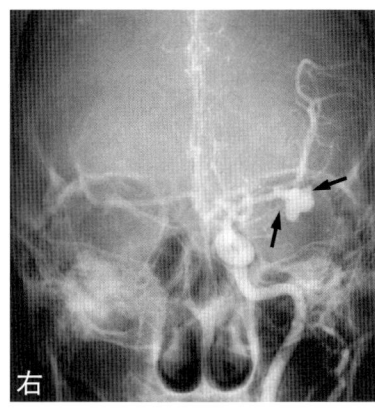

図22. 中大脳動脈分岐部動脈瘤の左脳血管造影前後像

中大脳動脈分岐部動脈瘤は、脳血管造影前後像（または斜位像）において最もよくわかる。
→；動脈瘤

2）中大脳動脈水平部動脈瘤 Aneurysm of proximal（M 1）segment of middle cerebral artery
❶定義・概念；中大脳動脈水平部（本幹）（M 1）より発生する動脈瘤をいう。
❷頻度
　（ⅰ）全脳動脈瘤の約3％
　（ⅱ）中大脳動脈領域の動脈瘤の約10％
❸性別；男性：女性＝1：2〜9で、女性に多い。
❹発生部位
　（ⅰ）中大脳動脈水平部よりレンズ核線条体動脈が分岐する部に発生することが多い。
　（ⅱ）中大脳動脈水平部（本幹）より皮質枝（前頭枝および側頭枝）や、穿通枝であるレンズ核線条体動脈が分岐する部位にも発生する。
　　　➡因みに、中大脳動脈水平部（M 1）より分岐する皮質枝は、"Early branch"と呼ばれる。
❺動脈瘤の大きさが5 mmより大きい症例が、破裂しやすい（約80％）(Hosodaら, 1995)。
❻約半数に脳内血腫を認める。
❼多発性の頻度が高い（約45％）(Hosodaら, 1995)。
❽予後；比較的よい。

4．椎骨・脳底動脈領域の動脈瘤 Vertebro-basilar artery aneurym

1）総説
❶頻度
（ⅰ）全脳動脈瘤の15％
（ⅱ）後頭蓋窩動脈瘤の中で巨大動脈瘤が占める頻度は19％

❷側副血行路の評価法（Allcock's test；286頁）
（ⅰ）頸部クリッピングが不可能な椎骨・脳底動脈系の動脈瘤例では、親動脈の遮断術を行うことがある。
（ⅱ）この際に、頸部で頸動脈を圧迫しながら椎骨動脈撮影を行い、後交通動脈を介しての側副血行路がどの程度発達しているかを評価する方法が Allcock's test である。

❸再破裂率が高い。

❹後頭蓋窩の末梢性動脈瘤は、他の脳動脈瘤と異なり、血管分岐部のみならず、屈曲部にも好発する。
➡この血管の屈曲部は、胎生期において血管の分岐部であった。

2）脳底動脈領域の動脈瘤 Basilar artery aneurysm

（1）脳底動脈先端部動脈瘤 Basilar top aneurysm

❶定義・概念；脳底動脈が後大脳動脈を分岐する部、すなわち脳底動脈の先端部に発生する動脈瘤をいう（図23）。

❷頻度
（ⅰ）椎骨・脳底動脈領域の動脈瘤の50％を占め、この領域で最も多い。
　　📖脳底動脈先端部動脈瘤の発生頻度は椎骨・脳底動脈領域の動脈瘤の約30％で、椎骨動脈・後下小脳動脈分岐部動脈瘤が、最も多いとの報告もある。
（ⅱ）全脳動脈瘤の4〜5％

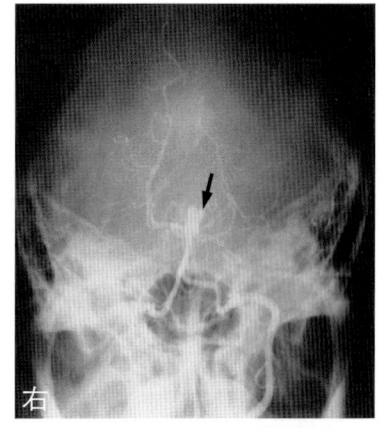

図23．脳底動脈先端部動脈瘤の左椎骨動脈造影前後像
→；動脈瘤

❸発症形式
（ⅰ）ほとんどが（90％）、くも膜下出血で発症するが、
（ⅱ）そのうち、約1/3に Weber 症候群（87頁）や上方注視麻痺などの局所症状を伴う。

❹特徴
（ⅰ）大きさ；比較的大きい動脈瘤が多い。
（ⅱ）多発性の頻度；比較的高い（36％）。
（ⅲ）巨大動脈瘤
　ⓐ頻度；6％
　　➡椎骨・脳底動脈系の中で、発生頻度は最も高い。
　ⓑ明瞭な Neck をもっていない。

ⓒ動脈瘤は、後下方に向いていることが多い。
　　　ⓓ動脈瘤から直接、後大脳動脈や後交通動脈、時に上小脳動脈が出ていることが多い。
❺直達手術
　（ⅰ）**手術の難易度を決める因子**
　　　ⓐ動脈瘤頸部の高さ；最も重要。
　　　　➡高くても低くても難易度が高くなる。
　　　ⓑ動脈瘤の大きさ；10 mm を超えると術後成績が悪い(北澤ら，2001)。
　　　ⓒ動脈瘤の形。
　　　ⓓ患者の年齢。
　（ⅱ）**手術法**
　　　　➡原則として右側よりアプローチする。
　　　ⓐPterional approach（Transsylvian aproach）
　　　ⓑSubtemporal approach（側頭下到達法）
　（ⅲ）各手術法の長所・短所

	利　点	欠　点
Pterional approach	①Sylvius 裂を大きく分けることにより、脳の圧排を軽減できる。 ②対側の後大脳動脈 P1 の確認、剝離がしやすい。 ③動眼神経の損傷が少ない。 ④高位の動脈瘤も可能（但し、脳の圧排は少し強くなる）。 ⑤多発性動脈瘤の処置に有利である。	①術野が狭い。 ②低位の動脈瘤に対しては、困難である。 ③後方の穿通枝の確認が困難である。 ④クリップを入れる方向が制限される。 ⑤巨大動脈瘤では、中枢側の脳底動脈を確保しにくい。
	【注意点】 ①アプローチ側の内頸動脈系に動脈瘤を合併している場合 　➡脳底動脈瘤を処置するまで、クリップをかけないのが原則。 ②動眼神経の保護 　➡くも膜は動眼神経の内側に沿って切開する。	
Subtemporal approach	①術者の左右方向への術野が広い。 ②テントを切ることにより、比較的容易に中枢側の脳底動脈を確保できる。 ③Neck の広い径に平行にクリップをかけることができる。 ④動脈瘤の後方が観察しやすい。 ⑤後方の穿通枝の確認ができる。 ⑥後方（特に急角度）に向いた動脈瘤に、有利なアプローチである。	①脳の圧排が若干強くなる。特に高位の動脈瘤の場合、圧排がより強くなる。 ②動眼神経麻痺をきたしやすい。 ③対側の後大脳動脈 P1 の確認が困難である。 ④動脈瘤が低位の場合、Labbé 静脈を損傷する可能性がある。

❻血管内手術（コイル塞栓術）（図24）
　➡第一選択

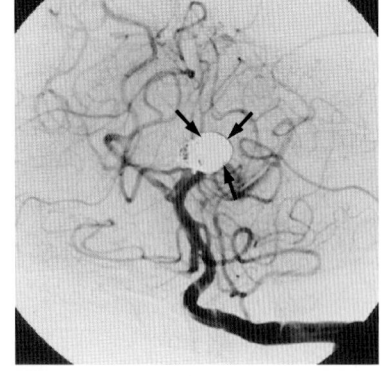

図 24. 脳底動脈先端部動脈瘤のコイル塞栓術後の左椎骨動脈造影前後像
　→；動脈瘤内のコイル

（2）脳底動脈本幹部動脈瘤 Basilar artery trunk aneurysm
❶定義・概念
　（ⅰ）脳底動脈の本幹に発生する動脈瘤をいう。
　（ⅱ）動脈瘤は脳幹前面に存在する。
❷頻度；全脳動脈瘤の約1％と稀。
❸手術
　（ⅰ）動脈瘤が脳幹前面に存在するため、直達手術は非常に困難。
　（ⅱ）手術到達法
　　　ⓐTransclival approach（経斜台到達法）
　　　ⓑTranspetrosal approach（経錐体到達法）
　（ⅲ）手術法
　　　ⓐClipping
　　　ⓑTrappingとバイパス術の併用。

3）後大脳動脈瘤 Posterior cerebral artery aneurysm
❶定義・概念；後大脳動脈に発生する動脈瘤をいう。
❷頻度
　（ⅰ）全脳動脈瘤の0.2～2.3％と、非常に稀。
　（ⅱ）椎骨・脳底動脈領域の動脈瘤の約3％と、非常に稀。
❸特徴
　（ⅰ）他部位の動脈瘤に比し、大きい動脈瘤（giant type）、紡錘状動脈瘤や血栓化動脈瘤が多い。
　　　ⓐ頻度；20～50％が紡錘状動脈瘤、血栓化動脈瘤や巨大脳動脈瘤（giant type）。
　　　ⓑ特に、巨大脳動脈瘤の発生率は約20％と、非常に高い。
　（ⅱ）若年者に多い。
❹好発年齢；若年者に多い。
❺発生部位別頻度（伊藤ら，2004）
　（ⅰ）Crural segment（P2部）
　　　ⓐ後大脳動脈瘤の中の45％を占め、最も多い。
　　　ⓑ動脈瘤は中脳周囲の迂回槽内に存在する。
　　　ⓒ因みに、Crural segment（大脳脚部）とは後交通動脈と合流後、大脳脚を前方から側方へ

まわる部分（後交通動脈分岐部から四丘体槽流入部まで）をいう。
         （ⅱ）次いで、Interpeduncullar segment（P1部）
            ⓐ頻度；26％
            ⓑ因みに、Interpeduncullar segment（脚間部）とは、後大脳動脈が脳底動脈から分岐したのち、後交通動脈と合流するまでの部分をいう。
         （ⅲ）後交通動脈分岐部；16％
         （ⅳ）Ambient segment（P3部）から末梢部
            ⓐ頻度；13％
            ⓑ因みに、Ambient segment（迂回槽部）とは、中脳外側をテント上で海馬回に沿って後走する部分（四丘体槽流入部から鳥距溝まで）をいう。
      ❻手術
         （ⅰ）直達手術
            ⓐ手術法
               ㋐Clipping や Trapping
               ㋑親動脈遮断術
                  ➡後大脳動脈遠位部動脈瘤において、親動脈遮断による視野障害の発生頻度は5〜20％
            ⓑ手術到達法
               ㋐通常、Subtemporal approach（側頭下到達法）や Occipital interhemispheric approach（後頭半球間裂到達法）。
                  ①P1部より発生する動脈瘤では Subtemporal approach、または Pterional approach（蝶形骨縁到達法）
                  ②P1部やP2前半部より発生する動脈瘤では Subtemporal approach
                  ③P2後半部やP3部より発生する動脈瘤では Occipital interhemispheric approach
               ㋑最近では、P3部やP3以降の高位の動脈瘤に対しては、側脳室下角を経由した海馬采と脈絡叢の間で脈絡裂を開放し、迂回槽に達する Transchoroidal fissure approach（経脈絡裂到達法）が用いられる。
                  ➡側脳室下角へ達する方法には、中側頭回や下側頭回を経由する方法（transcortical）と、Transsylvian approach による島回を経由する方法とがある。
         （ⅱ）血管内治療
            ⓐ瘤内コイル塞栓術
            ⓑ親動脈閉塞術

   4）上小脳動脈領域の動脈瘤 Superior cerebellar artery aneurysm
      （1）脳底動脈・上小脳動脈分岐部動脈瘤
         Basilar artery-superior cerebellar artery aneurysm
         ❶定義・概念
         （ⅰ）脳底動脈より上小脳動脈が分岐する部位に発生する動脈瘤をいう（図25）。
         （ⅱ）いわゆる'上小脳動脈瘤'と称されるもの。
         ❷頻度
         （ⅰ）椎骨・脳底動脈領域の動脈瘤の13％

（ⅱ）全脳動脈瘤の1.4〜1.8%
❸性別；男性：女性＝1：1.6〜3で、女性に多い。
❹発症形式
　（ⅰ）ほとんどが、くも膜下出血で発症する。
　（ⅱ）比較的動眼神経麻痺を伴いやすい。
❺動脈瘤の方向；外側へ向いていることが多い。
❻左右別；右：左＝1：2で、**左側に多い。**
❼手術
　（ⅰ）早期手術が勧められている。
　（ⅱ）通常、Pterional approach（蝶形骨縁到達法）で行う。
　（ⅲ）動脈瘤の存在する側よりアプローチする。
　【理由】
　　ⓐ反対側からの接近では、脳底動脈を超えての操作となるため、動脈瘤の頸部（neck）の十分な剥離が困難である。
　　ⓑ反対側からの接近では、クリップの挿入方向が制限され、動脈瘤の頸部を確認しながらクリッピングすることが困難である。

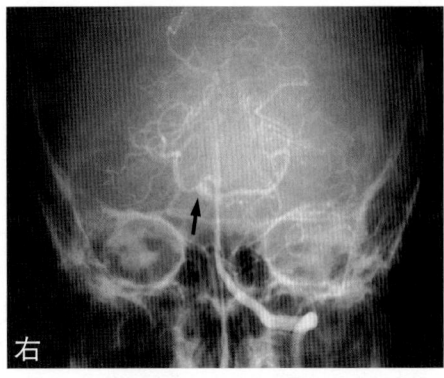

図 25. 脳底動脈・上小脳動脈分岐部動脈瘤の左椎骨動脈造影前後像
→；動脈瘤

（2）上小脳動脈末梢部動脈瘤 Distal superior cerebellar artery aneurysm

❶定義・概念
　（ⅰ）脳底動脈より上小脳動脈が分岐する部位ではなく、それ以降（遠位部）の上小脳動脈に発生する動脈瘤をいう。
　（ⅱ）いわゆる'末梢性上小脳動脈瘤'である。
❷頻度
　（ⅰ）椎骨・脳底動脈領域の動脈瘤の0.66％
　（ⅱ）全脳動脈瘤の0.2％と、極めて稀。
❸特徴
　（ⅰ）若い年齢層に比較的多い。
　（ⅱ）重症度では、WFNS分類（95頁）のGrade ⅠおよびⅡの軽症例が多い（60％）。
　（ⅲ）症候性脳血管攣縮の発生頻度が低く、攣縮も限局したものが多い。
　（ⅳ）紡錘状動脈瘤の頻度が比較的高い（20％）。
❹好発年齢
　（ⅰ）40〜49歳に最も多い。
　（ⅱ）次いで、60〜69歳。
　（ⅲ）20〜29歳が第3位。
❺性別➡性差はないか、やや女性に多い。
❻発症形式；ほとんどが、くも膜下出血で発症。
❼好発部位
　（ⅰ）Cortical segment（皮質部）が約46％と最も多い。
　（ⅱ）次いで、Ambient segment（迂回槽部）（約32％）。

（ⅲ）Anterior pontine segment（前橋部）（約22％）
❽手術
　（ⅰ）直達手術
　　ⓐ手術時期；現時点では、待期手術のことが多い。
　　ⓑ手術到達法
　　　㋐Anterior pontine segment 発生例➡Transsylvian approach（経シルビウス裂到達法）やSubtemporal approach（側頭下到達法）。
　　　㋑Ambient segment 発生例➡Subtemporal approach（側頭下到達法）や Occipital transtentorial approach（後頭部経テント到達法）。
　　　㋒Quadrigeminal segment 発生例➡Occipital transtentorial approach や Infratentorial supracerebellar approach（テント下小脳上到達法）。
　　　㋓Cortical segment 発生例➡Occipital transtentorial approach や Infratentorial supracerebellar approach。
　　ⓒ手術法；Clipping や Trapping。
　（ⅱ）血管内手術（コイル塞栓術）
❾再出血の頻度；約17％
❿予後；良好例が約65％で、予後はよい。

5）前下小脳動脈領域の動脈瘤 Anterior inferior cerebellar artery aneurysm

（1）脳底動脈・前下小脳動脈分岐部動脈瘤
Basilar artery-anterior inferior cerebellar artery aneurysm

❶定義・概念
　（ⅰ）脳底動脈より前下小脳動脈が分岐する部位に発生する動脈瘤をいう。
　（ⅱ）いわゆる'前下小脳動脈瘤'と称されるもの。
❷頻度；全脳動脈瘤の0.9％
❸手術
　（ⅰ）直達手術
　（ⅱ）血管内手術（コイル塞栓術）

（2）前下小脳動脈末梢部動脈瘤 Distal anterior inferior cerebellar artery aneurysm

❶定義・概念
　（ⅰ）脳底動脈より前下小脳動脈が分岐する部位ではなく、それ以降（遠位部）の前下小脳動脈に発生する動脈瘤をいう。
　（ⅱ）いわゆる'末梢性前下小脳動脈瘤'である。
　　　➡前下小脳動脈から内耳動脈が分岐する部位に動脈瘤が発生した場合には、'前下小脳動脈・内耳動脈分岐部動脈瘤'と称される。
❷頻度；全脳動脈瘤の0.03～0.5％と、極めて稀。
❸性別➡男性：女性＝1：4で、圧倒的に女性に多い。
❹発症形式；ほとんどが(70～80％)、くも膜下出血で発症する。
❺動脈瘤の大きさ；5mm未満の小さいものが多い（約65％）。

❻好発部位
　（ⅰ）Meatal loop 上で、内耳動脈分岐部付近が最も多い（約 60％）。
　　　ⓐ内耳動脈近傍の動脈瘤は、動脈瘤頸部（neck）が内耳道外に存在する '**内耳孔部動脈瘤**'
　　　　と、Neck も内耳道内に存在する '**内耳道内動脈瘤**' に分けられる。
　　　ⓑ大部分が内耳孔部動脈瘤。
　（ⅱ）Meatal loop 以外が約 34％
　（ⅲ）左右差はない。
❼症状
　（ⅰ）くも膜下出血の症状。
　（ⅱ）小脳橋角部症候群（←動脈瘤による圧迫症状）を呈する。すなわち、
　　　ⓐ耳鳴、眩暈や難聴。
　　　ⓑ顔面神経麻痺
　　　ⓒ顔面の知覚低下、角膜反射の消失や三叉神経痛。
❽手術
　（ⅰ）直達手術；Clipping や Trapping
　（ⅱ）血管内手術
　　　ⓐ瘤内コイル塞栓術
　　　ⓑ液体塞栓物質やコイルによる親動脈閉塞術。
❾予後
　（ⅰ）内耳道近傍動脈瘤における術前の聴力障害の改善率；35％と低い。
　（ⅱ）内耳道内動脈瘤における術前の聴力障害の改善率；約 13％と極めて低い。
❿合併症
　（ⅰ）第 8 脳神経障害の頻度が高い。
　（ⅱ）その他、第 7 脳神経障害や小脳梗塞。

6）後下小脳動脈領域の動脈瘤 Posterior inferior cerebellar artery aneurysm

（1）椎骨動脈・後下小脳動脈分岐部動脈瘤
Vertebral artery-posterior inferior cerebellar artery aneurysm

❶定義・概念
　（ⅰ）椎骨動脈より後下小脳動脈が分岐する部位に発生する動脈瘤をいう（図 26）。
　（ⅱ）いわゆる '後下小脳動脈瘤' と称されるもの。
❷頻度
　（ⅰ）椎骨・脳底動脈領域の動脈瘤の 25％で、2 番目に多い。
　　　☝椎骨・脳底動脈領域の動脈瘤の 40％を占め、最も多いとの報告もある。
　（ⅱ）全脳動脈瘤の 3％
❸性別➡男性：女性＝1：3で、**女性**に多い。

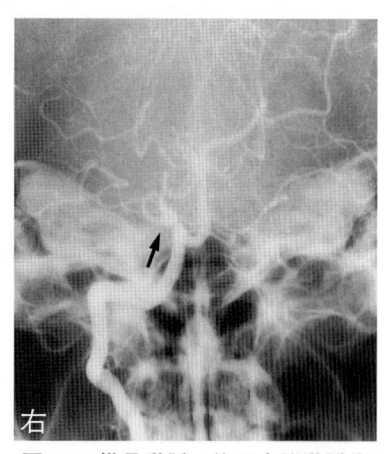

図 26. 椎骨動脈・後下小脳動脈分岐部動脈瘤の右椎骨動脈造影前後像

→；動脈瘤

❹発症形式；ほとんどが(90%)、くも膜下出血で発症する。
❺特徴
　(ⅰ)動脈瘤の大きさ➡小さいものが多い。
　(ⅱ)左右別；右：左＝1：1.2〜1.5で、やや**左側に多い**。
　(ⅲ)症候性脳血管攣縮；他の部位の動脈瘤と同じ頻度。
　(ⅳ)多発性
　　　ⓐ頻度；20%
　　　ⓑ多発性脳動脈瘤の1つとして発見されることは少ない。
❻動脈瘤と後下小脳動脈との位置関係
　(ⅰ)後下小脳動脈は、動脈瘤の後方から分岐することが最も多い(50%)。
　(ⅱ)次いで、動脈瘤の側方から分岐する(30%)。
❼手術
　➡Hunt and Kosnik grade Ⅰ〜Ⅲの症例では、早期手術(発症後72時間以内)が原則。
❽術後合併症；下位脳神経障害

(2) 後下小脳動脈末梢部動脈瘤 Distal posterior inferior cerebellar artery aneurysm
❶定義・概念
　(ⅰ)椎骨動脈より後下小脳動脈が分岐する部位ではなく、それ以降(遠位部)の後下小脳動脈
　　　に発生する動脈瘤をいう。
　(ⅱ)いわゆる'末梢性後下小脳動脈瘤'である。
❷頻度；全脳動脈瘤の0.5〜3%と稀。
❸特徴
　(ⅰ)脳動静脈奇形(AVM)を合併することが多い(約20%)。
　(ⅱ)再出血の頻度が高い(約40%)。
❹好発部位
　(ⅰ)Telovelotonsillar segment(脈絡髄帆扁桃部)(＝cranial loop＝supratonsillar segment)と
　　　皮質部(cortical segment)に最も多い(各約38%)。
　(ⅱ)次いで、後延髄部(posterior medullary segment)(約15%)。
　(ⅲ)以下、前延髄部(anterior medullary segment)と外側延髄部(lateral medullary segment)
　　　(各約3%)。
❺直達手術
　(ⅰ)後頭下開頭術
　(ⅱ)Choroidal point(脈絡点)より近位側の後下小脳動脈より発生している動脈瘤では、延髄
　　　を栄養している穿通枝を温存することが重要。
　　　➡このため、動脈瘤の処置に加えて血行再建術(後頭動脈・後下小脳動脈吻合術など)が
　　　　必要。
❻予後；良好
❼合併疾患；後下小脳動脈末梢部の動脈瘤に動静脈奇形を合併することが多い。

❺脳動脈瘤の形成（発生）・増大因子

❶高血圧
　☞動脈壁への血流負荷。
❷動脈壁の菲薄化
　（ⅰ）動脈硬化
　（ⅱ）動脈瘤のNeckの残存。
　（ⅲ）Junctional dilatation（分岐部拡張）
❸血流方向の変化および血流量の増大
　（ⅰ）Willis動脈輪のVariation。
　（ⅱ）頸動脈結紮後

以上のうち、動脈硬化と高血圧が重要とされている。

快適空間

★好きなように使ってね！

❻脳動脈瘤破裂による急性硬膜下血腫

❶頻度
　（ⅰ）破裂脳動脈症例の 0.5～7.9％
　（ⅱ）剖検例；5～20％
❷発生機序
　（ⅰ）動脈瘤の破裂によりくも膜下出血をきたした際、急激な出血時の圧のためにくも膜が裂け、そこから硬膜下腔へ血液が流出する。
　　　➡原因として最も多い。
　（ⅱ）第1回目の出血により動脈瘤がくも膜と癒着し、次回の破裂時に硬膜下腔へ出血する。
　　　➡くも膜下出血を認めることは少なく、硬膜下血腫の形をとる。
　（ⅲ）動脈瘤が直接硬膜下腔に突出している場合。
　　　ⓐくも膜下出血をきたすことはなく、硬膜下腔のみに出血する。
　　　ⓑほとんどは、中大脳動脈の末梢枝に発生した動脈瘤による（その他、前大脳動脈末梢部の動脈瘤）。
　（ⅳ）くも膜外の内頸動脈に発生した動脈瘤が破裂することにより、直接硬膜下に出血する場合。
　　　➡くも膜下出血をきたすことはなく、硬膜下腔のみに出血する。
　（ⅴ）大量の脳内血腫が脳表ならびにくも膜を破り、硬膜下腔に出血する場合。
❸分類
　（ⅰ）臨床経過による分類（表2）

　　表 2. 臨床経過による分類 (Clarke ら, 1953)

Group Ⅰ	くも膜下腔、脳実質や脳室内出血を伴う硬膜下出血で、大量出血により急激に致命的となるもの。数時間～2、3日で死亡。
Group Ⅱ	ごく少量の硬膜下血腫のみのもので、臨床経過に影響を及ぼさないもの。
Group Ⅲ	急激に致命的とはならないが、脳を圧迫するのに十分な量の硬膜下血腫を認めるもの。

　（ⅱ）くも膜下出血合併の有無による分類
　　　ⓐ純粋型
　　　　㋐くも膜下出血を伴わないもの。
　　　　㋑稀
　　　ⓑ混合型；くも膜下出血を伴うもの。
❹性別；圧倒的に女性に多い（80～90％）(Weir ら, 1984)。
❺動脈瘤の部位
　（ⅰ）全体
　　　ⓐ内頸動脈系が 43～72％と最も多い。
　　　ⓑ次いで、中大脳動脈系（22～36％）。
　　　ⓒ前大脳動脈系；6～22％

ⓓ椎骨・脳底動脈系；3〜4%
　（ⅱ）純粋な硬膜下血腫のみの発症例
　　　　➡内頸動脈系に最も多いが、次は中大脳動脈系より前大脳動脈系に多いのが特徴。すなわち、
　　　ⓐ内頸動脈系が約61%と最も多い。
　　　ⓑ次いで、前大脳動脈系；約30%
　　　ⓒ中大脳動脈系；約11%
　　　ⓓ椎骨・脳底動脈系；0%
　（ⅲ）因みに、細菌性脳動脈瘤破裂による急性硬膜下血腫では、中大脳動脈末梢部が最も多く（約63%）、次いで後大脳動脈末梢部（25%）。
❻動脈瘤の大きさ
　➡最大径10 mm以上の比較的大きな動脈瘤が多い。
❼治療；可及的早急に、血腫除去術と脳動脈瘤への直達手術（外減圧術併用）をすることが必要。
❽予後
　（ⅰ）一般に不良➡約半数は死亡。
　（ⅱ）しかし、純粋に硬膜下血腫のみで発症した例では、回復良好例は60%以上、死亡例は約18%で、予後はよい。
　〔予後良好な理由〕
　　　ⓐくも膜下腔への出血による脳損傷の程度が軽いことや、一過性であること。
　　　ⓑ脳血管攣縮の発生が少ないこと。
　　　ⓒ正常圧水頭症の合併が少ないこと。

❼脳動脈瘤患者の外科的処置後の長期追跡結果

1．Neck Clipping 後の長期追跡結果

❶動脈瘤の残存のない場合（完全にクリッピングされた症例）の再発率（再増大率）
  （ⅰ）全体；1.5%
  （ⅱ）年間；0.26〜0.52%
❷動脈瘤の Neck が残存している場合（不完全クリッピング例）
  （ⅰ）Neck の残存が少ない場合（dog-ear residuum、すなわちページの片すみの折れのような Neck の残存の形）
    ⓐ軽度増大の頻度；25%
    ⓑ不変；75%
    ⓒ出血率
      ㋐全体；12.5%
      ㋑年間；1.9%
  （ⅱ）Neck が幅広く残っている場合（broad-based residuum）の増大する頻度
    ⓐ全体；75%
    ⓑ年間；19%
  （ⅲ）不完全クリッピング例全体
    ⓐ再発率；2.9%
    ⓑ出血率；1.5%/年
❸全症例（完全 Clipping 例＋不完全 Clipping 例）の出血率；0.26%/年
❹再増大は、動脈瘤の頸部から発育することが多い。
❺再増大率(Tsutsumi ら, 2001)
  （ⅰ）平均9年の追跡期間で、2.9%の再増大を認める。
  （ⅱ）完全クリッピング例の再増大率；年間 0.26〜0.52%
❻内頸動脈・後交通動脈分岐部動脈瘤では、再発（再増大）の頻度が高い(岡ら, 2004)。
❼不完全クリップ後の**再発動脈瘤に対する治療**
  （ⅰ）血管内手術（コイル塞栓）
  （ⅱ）直達手術
    ➡前回と同じアプローチで行う。
    ⓐ前回のクリップ周囲の肉芽組織を鋭的に除去した後、前回のクリップをはずす。その後新たにネック・クリッピングを行う。
    ⓑ癒着が強く前回のクリップが除去できないときには、前回のクリップと同じ平面上になるように、新たにクリッピングを行う。

2．Wrapping 後の長期追跡結果

❶増大する頻度；12.5%
❷出血率；3.2%/年

❽多発性脳動脈瘤 Multiple cerebral aneurysm

❶定義；脳動脈瘤を複数（2 個以上）有する場合をいう（101 頁の図 3）。
❷頻度
　（ⅰ）破裂脳動脈瘤に伴う動脈瘤の多発率；20％
　（ⅱ）くも膜下出血の家族歴を有する未破裂脳動脈瘤の多発率；18％
　（ⅲ）脳ドックで偶然発見される未破裂脳動脈瘤の多発率；7％
　（ⅳ）高齢者における多発率；27％で、非高齢者（30％）と差はない。
❸好発年齢；単発例と差はない（50 歳代が最も多い）。
❹性別；男性：女性＝1：5 で、**女性**に多い。
❺好発部位

部位別	①内頸動脈・後交通動脈と中大脳動脈に多い（各 20％）。 ②次いで、椎骨・脳底動脈系；15％ 　➡この中では、後下小脳動脈や脳底動脈先端部に多い。 ③前交通動脈や眼動脈；各 10％	
2 個の動脈瘤のときの組み合わせ	対側か同側かでは	①両側性、すなわち一側と対側が、52％と最も多い。 ②正中と外側；27％ ③同側性；20％
	個々の動脈瘤別では	①両側の内頸動脈瘤 ②両側の中大脳動脈瘤 ③内頸動脈瘤と中大脳動脈瘤 ④内頸動脈瘤と前交通動脈瘤 が多い組み合わせである。 【これをさらに詳しくみると】 ⓐ1 個が内頸動脈瘤であるとき、 　①他が（通常、対側）内頸動脈瘤である場合；50％ 　②他が中大脳動脈瘤；20％ 　③他が前交通動脈瘤；20％ ⓑ1 個が中大脳動脈瘤であるとき 　①他が（通常、対側）中大脳動脈瘤である場合；41％ 　②他が内頸動脈瘤；30％ 　③他が前交通動脈瘤；17％ ⓒ1 個が前交通動脈瘤であるとき 　①他が中大脳動脈瘤である場合；59％ 　②他が前大脳動脈末梢部動脈瘤；27％

❻発症形式；くも膜下出血によるものが、90％と最も多い。
❼動脈瘤の数とその発生頻度
　（ⅰ）**2 個のことが最も多い**（71.0％）。
　（ⅱ）次いで、3 個；20.2％
　（ⅲ）4 個；5.2％
　（ⅳ）5 個；1.6％
❽動脈瘤の**易破裂性**
　（ⅰ）部位
　　ⓐ前交通動脈瘤が最も破裂しやすい（62％）。
　　ⓑ次いで、後下小脳動脈瘤と脳底動脈先端部動脈瘤；各 50％
　　ⓒ内頸動脈・後交通動脈瘤；38％

ⓓ一方、中大脳動脈瘤の破裂率は低い(27％)。
　（ⅱ）大きさ
　　　ⓐ破裂例；大多数が、6 mm またはそれ以上。
　　　ⓑ非破裂例；ほとんどが、5 mm またはそれ以下。
❾**多発性に関与する因子**
　（ⅰ）高血圧患者では、多発脳動脈瘤は正常血圧者より2倍多い。
　（ⅱ）女性は、男性より多発性であることが多く、動脈瘤の数の増加と相関する。
　（ⅲ）年齢は、動脈瘤の多発性に影響を及ぼさない。
❿**出血源の同定**(101 頁)
　➡くも膜下出血で発症した多発性脳動脈瘤における出血源の同定は、以下の所見で判断される。
　（ⅰ）脳動脈瘤の**形が不整**であったり、Daughter を有する場合、その動脈瘤が破裂。
　（ⅱ）Aspect ratio(Ujiie ら, 2001；氏家ら, 2004；鶴野ら, 2007)
　　　ⓐ動脈瘤の長径と Neck 幅の比(aneurysm depth/neck width)(**図 27**)
　　　ⓑAspect ratio(縦横比)
　　　　㋐1.6 以上➡破裂のリスクが高い。
　　　　㋑破裂動脈瘤の Aspect ratio は平均 2.1。
　　　　　☞これに対して未破裂動脈瘤の Aspect ratio は平均 1.3。
　（ⅲ）**CT 所見**、すなわちくも膜下出血の分布(102 頁の**図 6**)や脳室内出血の所見。
　　　ⓐ出血が左右対称的に脳底槽に分布し、
　　　　㋐かつ前大脳縦裂に強い場合➡前交通動脈瘤
　　　　㋑前大脳縦裂に弱い、あるいは第3脳室内出血を認める場合➡脳底動脈先端部動脈瘤
　　　ⓑ出血が左右の一方の脳底槽に優位で、かつ内側に強い場合
　　　　➡内頚・後交通動脈瘤、あるいは前脈絡叢動脈瘤。
　　　ⓒ出血が左右の一方の脳底槽に優位で、かつ Sylvius 裂に強い場合
　　　　➡中大脳動脈瘤
　　　ⓓ出血が前大脳縦裂の上部、すなわち脳梁前部に強い場合
　　　　➡前大脳動脈末梢部(膝部)動脈瘤
　　　ⓔ出血が小脳橋角部槽に強く、また第4脳室内に出血を認める場合
　　　　➡後下小脳動脈瘤
　（ⅳ）局所的な脳血管攣縮があれば、その側の動脈瘤が破裂。
　（ⅴ）脳内血腫があれば、その側の動脈瘤。
　（ⅵ）動脈瘤の大きさでは、80％の確率で大きい方が破裂(101 頁の**図3**)。
　（ⅶ）局所症状があれば、その側の動脈瘤が破裂。

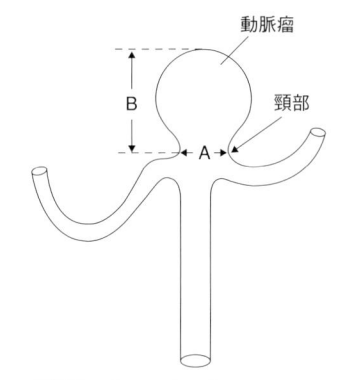

図 27. Aspect ratio
(Ujiie ら, 2001. 一部改変)

①動脈瘤の長径(縦)(B)と動脈瘤頸部の幅(A)を測定する。
②その比率(B/A)が'Aspect ratio(縦横比)'。

（ⅷ）造影剤の漏出のある動脈瘤（102頁の図5）。
❶❶治療
　（ⅰ）一期的手術（one-stage operation）
　　ⓐ同じ術野で接近できる場合には、初回手術ですべての動脈瘤を処置する。
　　ⓑ但し、未破裂瘤の部位（例；脳底動脈瘤）を考慮する。
　（ⅱ）二期的手術（two-stage operation）
　　ⓐ異なるアプローチが必要な場合、あるいは特定の部位の未破裂瘤（例；脳底動脈瘤）に対しては、二期的に手術を行う。
　　ⓑその時期は、初回出血による症状が十分回復してから、すなわち1～3ヵ月後に行う。
❶❷多発性脳動脈瘤の未破裂瘤の破裂率
　（ⅰ）全体の頻度；10～14％
　（ⅱ）年間の破裂率；1.3％
❶❸予後（成績）
　（ⅰ）単発例と変わらないとの報告と、
　（ⅱ）不良であるとの報告とがある。
　　　特に、
　　　ⓐ椎骨・脳底動脈系に動脈瘤があるとき、
　　　ⓑ動脈瘤の数が多いものほど、
　　　成績は不良である。

★応援セミナー

	【Kissing aneurysm（接触動脈瘤）】(主として，原田ら，2004より作成)
定義・概念	①頸（柄）部を別にした2個の脳動脈瘤が相接して生じているものをいう。 　➡すなわち、2個の脳動脈瘤が異なる部位に発生し、お互いに接している多発性脳動脈瘤をいう。 ②時に、単一の多房性の動脈瘤（動脈瘤のドームのBleb）と誤認されることがある。
頻　度	脳動脈瘤全体の0.2～0.9％で、極めて稀。
名　称	元来は、同一内頸動脈に相接して生じている脳動脈瘤に対して、Kissing aneurysmという言葉用いられた。
分　類	①Type 1 　ⓐそれぞれの動脈瘤の頸部（neck）が同一の母血管にあるもの（相互の動脈瘤のNeckが近接しているタイプ）。 　ⓑ本タイプが多い（65％）。 　ⓒ術中早期破裂（premature rupture）をきたしやすい。 ②Type 2 　ⓐ動脈瘤の頸部（neck）がそれぞれの別個の母血管にあるもの（相互の動脈瘤のNeckが離れているタイプ）。 　ⓑ35％の頻度。
発症年齢 （平均年齢）	➡発症年齢は、Type 1の方がType 2より若い。 ①Type 1；44.7歳 ②Type 2；57.4歳

性　　別	①Type 1；女性に多い(男性：女性＝1：2.75)。 ②Type 2；女性に多い(男性：女性＝1：3)。 ※男性例は、ほとんどが未破裂動脈瘤。
発症形式	①全体 　ⓐくも膜下出血での発症が約87％を占め、圧倒的に多い。 　ⓑ未破裂動脈瘤が約13％ ②タイプ別 　ⓐType 1 　　①くも膜下出血での発症が約93％を占め、圧倒的に多い。 　　②未破裂動脈瘤が約7％ 　ⓑType 2 　　①くも膜下出血での発症が75％を占め、最も多い。 　　②未破裂動脈瘤が25％
動脈瘤の 発生部位	①全体 　ⓐ内頸動脈に最も多い(約65％)。 　　※内頸動脈・後交通動脈分岐部動脈瘤と内頸動脈・前脈絡叢動脈 　　　分岐部動脈瘤とが相接しているものがほとんど。 　ⓑ次いで、前大脳動脈末梢部(約17％)。 　ⓒ前交通動脈(約13％) 　ⓓ中大脳動脈は最も少ない(約4％)。 ②タイプ別 　ⓐType 1 　　①内頸動脈に圧倒的に多い(約87％)。 　　②次いで、前交通動脈(約13％)。 　ⓑType 2 　　①両側の前大脳動脈末梢部が半数を占め、最も多い。 　　②次いで、両側の内頸動脈(25％)。 　　③内頸動脈と前交通動脈、中大脳動脈のM1分岐部とM2分岐部 　　　(各約13％)。
動脈瘤の大きさ	Type 2では、直径が15mm以上の大きな動脈瘤(large aneurysm)が、約38％に認められる。
破　裂　側	大きいサイズの動脈瘤、あるいはBlebを有する動脈瘤が破裂側。
治　　療	➡一般に、外科的治療が難しい。 ①直達手術によるクリッピング。 　①2本のクリップ同士が干渉しないようにNeck clippingすることが必要。 　②Dome同士が癒着し、2つの動脈瘤の間の剥離が困難な場合には、1本のクリップを親動脈に平行にして2つの動脈瘤を閉塞する。 　③必要に応じて、Encircling clip(血管包囲クリップ)やFenestrated clip(窓付きクリップ)を使用する。 ②手術難易度は、両動脈瘤間の頸部(neck)の位置関係による。

❾巨大脳動脈瘤 Giant cerebral aneurysm

❶定義
（ⅰ）一般に、最大径 2.5 cm 以上の脳動脈瘤をいう（図 28）。
　　➡ Yaşargil(1984)は、すべての方向で 2.5 cm 以上のものとしている。
（ⅱ）6 cm 以上のものを、超巨大動脈瘤（super giant aneurysm）と呼ぶ。

❷頻度
（ⅰ）全脳動脈瘤の 3～7％
（ⅱ）小児の全脳動脈瘤の 20％を占める。

❸性別
（ⅰ）男性：女性＝1：2～3 で、**女性**に多い。
（ⅱ）部位別
　　ⓐ海綿静脈洞部および中大脳動脈；男性に多い。
　　ⓑ内頸動脈；女性に多い。

❹好発年齢；40～60 歳で、平均 50 歳（通常の脳動脈瘤と同じ）。

❺好発部位
（ⅰ）内頸動脈領域が 40～60％と、最も多い。
　　➡海綿静脈洞部や眼動脈部に多く、次いで内頸動脈分岐部。
（ⅱ）次いで、椎骨・脳底動脈領域；20～30％
　　➡脳底動脈先端部に最も多い。

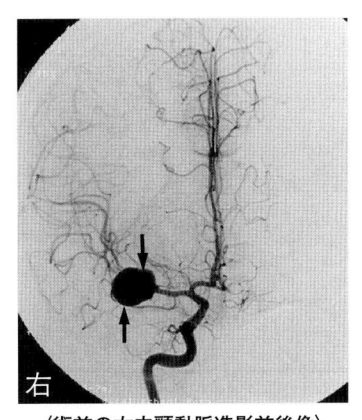

〈術前の右内頸動脈造影前後像〉
右中大脳動脈分岐部に巨大動脈瘤を認める（→）。

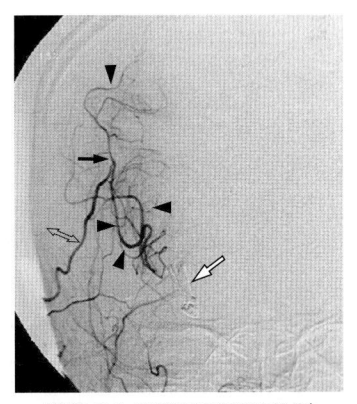

〈術後の右外頸動脈造影前後像〉
STA-MCA バイパス施行後、中大脳動脈とともに動脈瘤をクリップで閉塞した。
→；STA と MCA 皮質枝の吻合部。
▲；STA-MCA 吻合により、中大脳動脈はよく造影されている。
⇨；外頸動脈　⇒；クリップ

図 28．右中大脳動脈の巨大動脈瘤例

(iii) 前大脳動脈領域(10%)、中大脳動脈領域(5〜15%)。
❻ 発症形式(初発症状)
　(i) 頭蓋内占拠性病変の症状(頭痛、視力・視野障害、痙攣など)が多い。
　　　➡ 約2/3の症例。
　(ii) くも膜下出血
　　　➡ 症例の約1/3(14〜35%)であり、頻度は通常の脳動脈瘤より低い。
　(iii) 稀に、脳虚血症状(血栓による)。
❼ 特徴
　(i) 頸部
　　　ⓐ Broad neck で、親動脈との境界が不明瞭。
　　　ⓑ 壁が厚く、硬い。
　　　ⓒ 頸部より分枝が出ていることがある。
　(ii) 周囲の脳血管や脳との癒着が強い。
　(iii) 動脈瘤壁が厚い。
　(iv) しばしば、動脈瘤壁の石灰化を伴う。
　(v) 動脈瘤内圧が高い。
　(vi) しばしば、瘤内血栓を認める(60〜80%)。
　　　➡ 動脈瘤の体部の容積が Neck に比して大きい場合や、Neck が小さい場合に血栓が形成されやすい。
　(vii) 動脈瘤が大きいため、術野の妨げとなる。
　(viii) 破裂すると、出血は小型のものよりも激しい。
❽ 増大機序(説)
　(i) 血圧上昇や血行動態の変化などによる血行力学的負荷の増大。
　(ii) 繰り返す動脈瘤破裂。
　(iii) 動脈瘤壁から内腔への繰り返す出血。
　　　➡ 多くの人に支持されている説。
❾ 動脈瘤の形
　(i) ほとんど(90%)が、嚢状(saccular)である。
　(ii) 時に(全脳動脈瘤の3%)、紡錘状。
❿ 多発性
　(i) 巨大動脈瘤の多発性の頻度；1.5%
　(ii) 多発性動脈瘤の1つが巨大動脈瘤である頻度；10〜30%

⓫各動脈瘤と特徴

内頸動脈海綿静脈洞部	①4 cm 以上の大きいものが多い。 ②通常、海綿静脈洞部を走る脳神経（Ⅲ、Ⅳ、Ⅴ、Ⅵ）障害を生じる。 ③時に、破裂して内頸動脈・海綿静脈洞瘻をきたす。 ④頭蓋内出血をきたすことは、極めて稀。
内頸動脈・眼動脈瘤	視神経や視交叉を圧迫し、視力障害や視野障害(非対称性)をきたす。
前交通動脈瘤	①血栓形成を認めることが多い。 ②破裂しやすい。 ③4 cm 以上の大きいものが多い。 ④視神経、視床下部や前頭葉を圧迫し、視野障害、内分泌障害や精神障害をきたす。
中大脳動脈瘤	しばしば破裂し、脳内血腫を形成する。
椎骨・脳底動脈瘤	①しばしば、途方もない大きさに発育する。 ②種々の程度に、脳幹あるいは小脳の圧迫症状、下位脳神経障害をきたす。 ③破裂しやすい。

⓬小児例の特徴

（ⅰ）頻度

　　ⓐ小児の全脳動脈瘤の 20％を占める。

　　ⓑ巨大脳動脈瘤全体の 5％

　　　➡したがって小児における巨大脳動脈瘤の頻度は、かなり高い。

（ⅱ）性別；男児：女児＝1.6：1 で、男児に多い。

（ⅲ）好発部位；椎骨・脳底動脈領域が 50〜60％を占め、最も多い。

（ⅳ）動脈瘤の形

　　　➡紡錘状が 24％と、成人に比べてやや多い。

（ⅴ）発症形式

　　ⓐ幼児；ほとんどがくも膜下出血。

　　ⓑ年長児；圧迫症状(占拠性病変)が大多数。

（ⅵ）水頭症を伴うことが稀ではない。

⓭脳血管造影

（ⅰ）通常の脳血管造影では、脳動脈瘤と親動脈や分枝との正確な関係を把握することが困難である。

（ⅱ）術中の血流一時遮断やバイパス術が必要な場合に備えて、側副血行路の発達状況を把握しておくことが必要。

⓮エックス線 CT、MRI

（ⅰ）巨大脳動脈瘤では、40〜50％の症例に瘤内血栓を生じている。

　　　➡MRI は、血栓の形成された時期や過程によりさまざまな信号強度を示す(Ｔ１、Ｔ２強調画像とも、不均質な信号強度)。

　　ⓐ比較的新しい血栓(1 週間〜数ヵ月)；Ｔ１、Ｔ２強調画像とも、高信号。

　　　　⬅Methemoglobin による。

　　ⓑ古い血栓(数ヵ月以降)；Ｔ１、Ｔ２強調画像とも、低信号。

　　　　⬅Hemosiderin による。

（ⅱ）動脈瘤の実際の大きさを知るのに、CT、MRI は有用。

　　　➡3 D-CT angiography は動脈瘤頸部の位置や形、動脈瘤と親血管との関係を把握するの

                に有用である。
    （ⅲ）CT は、動脈瘤壁の石灰化の有無を知るのに有用。
    （ⅳ）動脈瘤壁は、MRI でＴ１、Ｔ２強調画像とも、低信号を呈する。
❺自然歴
    （ⅰ）未治療の巨大脳動脈瘤は、発見されてから２年で約 70％、５年で 80％が死亡する。
        ⓐ死因の多くは破裂による。
        ⓑ未治療例の破裂率は 60〜80％
    （ⅱ）血栓化を繰り返し増大する。
    （ⅲ）13〜20％に、血栓化による自然消失（自然血栓化）を認める。
        【自然血栓化の原因】
        ⓐ巨大脳動脈瘤の形態学的要因‥‥動脈瘤の体部の容積が Neck に比して大きい場合や Neck が著しく硬い場合。
        ⓑ動脈瘤内の乱流。
        ⓒ薬剤性（抗線溶療法など）
        ⓓ血液粘性の増加。
❻破裂しやすい症例
    （ⅰ）大きさ
        ➡2.5〜3 cm のもの（一方、3 cm 以上のものは破裂しにくい）。
    （ⅱ）発生部位
        ⓐ内頸動脈の Supraclinoid portion（床突起上部）。
        ⓑ椎骨・脳底動脈系
        ⓒ中大脳動脈
    （ⅲ）形
        ➡囊状のもの（一方、紡錘状のものは破裂しくい）。
    （ⅳ）瘤内血栓のないものや、部分的に血栓化したもの。
❼治療
    （ⅰ）保存的治療
        ⓐ長期予後は不良である。すなわち、
            ㋐発症後５年以内に 80％が死亡するか、
            ㋑重篤な神経症候
        を呈する。
        ⓑ長期予後不良の原因
            ㋐くも膜下出血
            ㋑動脈瘤の増大による脳への圧迫。
            ㋒重要な動脈の閉塞。
    （ⅱ）外科的治療
        ⓐ血管内手術
            ㋐瘤内コイル塞栓術
                ①完全閉塞が困難なことが多い。

　　　　②Coil compaction が起きやすい。
　　　　③コイル塞栓術後も、動脈瘤の増大（aneurysmal growing）をきたすことがある。
　　　　④再開通率；60〜75％と高率。
　　㋑親動脈閉塞術が主流。
　ⓑ開頭・直達手術；手術は、通常、慢性期に行う。
　　㋐瘤摘出および血行再建術；通常、中大脳動脈瘤に対して行われる（317頁の図28）。
　　㋑Clipping について
　　　①Clipping の困難なことがある。
　　　②特殊なクリップの使用や親動脈の一時的遮断の併用が必要なことがある。
　　　③Clipping に際しての問題点は、
　　　　❶Clipping に際して親動脈の閉塞や狭窄をきたしやすい。
　　　　❷クリップが Slip out しやすい。
　　　　❸瘤内血栓の流出により動脈閉塞をきたすことがある。
　　　　❹一時的血流遮断により脳虚血を生じることがある。
　　㋒親動脈閉塞術、あるいは親動脈閉塞術＋バイパス術。
　　㋓Trapping、あるいは Trapping＋バイパス術。
　　　①内頸動脈閉塞術＊・トラッピング
　　　　❶内頸動脈の閉塞は、段階的遮断より急速遮断がよい。
　　　　❷頭蓋内では、眼動脈より近位部で遮断するのが望ましい。
　　　　❸必ず、バルーンによる内頸動脈の閉塞試験（balloon occlusion test；BOT）を行う。
　　　　　・BOT は、内頸動脈の一時的遮断によって生じる脳虚血の耐容性を、術前に診断する試験。
　　　　　・症状発現までの時間；閉塞開始直後に多くみられ、ほとんどが1分以内。
　　　　　・BOT が陰性でも、術後脳虚血症状が出現することがある（頻度；2〜22％）。
　　　　　・BOT の合併症率
　　　　　　・・全体；約4％の頻度。
　　　　　　・・内訳；症候性が1.8％で、無症候性が1.6〜2.5％
　　　　❹内頸動脈遮断中のモニター
　　　　　・局所麻酔下では神経症状発現の有無➡意識レベルの低下や運動麻痺など。
　　　　　・SPECT などによる脳血流量の測定。
　　　　　・Stump pressure（323頁）の測定。
　　　　　・脳波
　　　　　　・・所見；徐波化と振幅の低下。
　　　　　　・・脳血流量と脳波
　　　　　　　➡脳血流量と脳波とはよく相関する。すなわち、
　　　　　　　　・・・脳血流量が16〜18 ml/100 g 脳/min 以下になると、脳波に異常（振幅低下や徐波化）が生じる。
　　　　　　　　・・・脳血流量が12 ml/100 g 脳/min 以下になると、脳波は消失する。
　　　　　　　　・・・したがって、正常脳波を維持する脳血流量の Critical level は、正常脳血

　　　　　流量(50〜60 ml/100 g 脳/min)の約30％である。
　　❻内頸動脈閉塞術＋EC-IC バイパス術後の虚血性合併症
　　　・軽度な後遺症は27％、重度な後遺症は15％で、死亡は18％
　　　・発生時期；24時間以内が最も多く、次いで1〜2日以内、3日以降の順。
　　❻親動脈近位部永久閉塞術後の遅発性虚血症状の原因
　　　・皮質枝領域の血流低下。
　　　　☞Balloon Matas test や Mean stump pressure の測定で、術前に予測可能。
　　　・動脈瘤内より派生する穿通枝の血栓。
　　　・閉塞部遠位端からの塞栓。
　　❼内頸動脈近位部閉塞術後の動脈瘤からの再出血率；20％
　②椎骨動脈の近位部閉塞術(proximal occlusion)(115頁)やトラッピング(trapping)
　　❶対側の椎骨動脈が発達していれば、通常、椎骨動脈の遮断は安全に行える。
　　❷しかし、閉塞する側の椎骨動脈の Balloon occlusion test は行う。
　　　☞モニターとして、臨床症状の変化、ABR、Stump pressure の測定など。
　　❸椎骨動脈の遮断部位は、動脈瘤のすぐ近位(心臓)側で行う。
　　❹椎骨動脈近位部閉塞術後の再出血率
　　　➡8％。したがって、100％の動脈瘤破裂防止効果はない。
　㋐Wrapping、あるいは Coating。
　　➡術後成績は悪い。

*【内頸動脈閉塞の安全性の判定】	
脳血流量からの評価	①脳血流量が30 ml/100 g 脳/min 以上であれば、永久閉塞可能。 　➡脳血流量が30 ml/100 g 脳/min 以上あれば、血行再建をしないで内頸動脈を閉塞しても、皮質枝領域の虚血症状が出現することは少ない。 ②脳血流量が15〜30 ml/100 g 脳/min では、永久閉塞は危険。 ③脳血流量が15 ml/100 g 脳/min 以下では、閉塞に耐えられない。
Stump pressure**	Mean stump pressure(平均断端圧)が、50 mmHg 以上あれば安全とされているが、Stump pressure からは閉塞後の虚血症状を正確に予測できない。
Balloon Matas test	Balloon Matas test で15〜30分間神経症状の出現がなければ、永久閉塞可能とされているが、必ずしも安全とはいえない。
Balloon occlusion test (BOT)	①脳血流量の評価(Linskeyら、1991) 　ⓐ15分間、内頸動脈を Balloon で閉塞し、Xenon enhanced CT より評価(Balloon occlusion test and Xe/CT CBF evaluation) 　ⓑ分類 　　①15分間の BOT により神経脱落症状を呈する症例 　　　❶High-risk group で、内頸動脈の閉塞は不可能。 　　　❷頻度；全患者の約10％ 　　②15分間の BOT により神経脱落症状を呈さない症例(BOT に耐えられる症例) 　　　➡Xenon enhanced CT を施行。 　　　❶脳血流量が30 ml/100 g 脳/min 以下に低下する症例(CBF≦30 ml/100 g/min) 　　　　・Moderate-risk group で、内頸動脈の閉塞には恐らく耐えられない。 　　　　・頻度；全患者の約15％

Balloon occlusion test (BOT)	❷脳血流量が 30 ml/100 g 脳/min を超える症例(CBF>30 ml/100 g/min) ・Low-risk group で、内頸動脈の閉塞は可能。 ・頻度；全患者の約 75％ ②30 分間の BOT 中、Xenon enhanced CT での脳血流量が 25％以上低下する症例、あるいは経頭蓋超音波ドップラー検査(transcranial doppler sonography)で閉塞側の中大脳動脈の血流速度(flow velocity)が 30％以上低下する症例では、神経脱落症状がなくても、内頸動脈の閉塞には耐えられない(Añon ら, 1992)。 ③神経症状発現時期；開始直後が多く、ほとんどが 1 分以内(勝間田ら, 2004)。 ④合併症率 　ⓐ全体；約 4％ 　ⓑ内訳 　　①症候性；1.8％ 　　②無症候性；1.6〜2.5％
Miller らの判定基準 (1977)	①CBF>40 ml/100 g/min ➡内頸動脈の閉塞は安全。 ②CBF=20〜40 ml/100 g/min で、Reduction<25％ 　➡内頸動脈の閉塞は安全。 ③CBF=20〜40 ml/100 g/min で、 　ⓐReduction が 35％まで 　ⓑPressure>60 mmHg 　➡内頸動脈の閉塞は安全。 ④CBF<20 ml/100 g/min ➡内頸動脈の閉塞は安全ではない。
	①CBF；内頸動脈遮断中(一時的)の脳血流量。 ②Reduction；コントロールの脳血流量からの減少率。 ③Pressure；正常血圧時における内頸動脈圧。

【断端圧 Stump pressure】

①Back pressure(逆流圧)とも呼ばれ、閉塞血管の末梢側の圧をいう。
②内頸動脈の Stump pressure は、
　ⓐWillis 動脈輪を介して椎骨・脳底動脈の血流が後大脳動脈、後交通動脈を経由して内頸動脈に流れる圧、
　ⓑ対側内頸動脈系の血流が、対側の前大脳動脈、前交通動脈、および同側の前大脳動脈経由で内頸動脈に流れる圧、
　ⓒ同側の外頸動脈系の血流が眼動脈を逆流して内頸動脈に流れる圧、
　が主体となる。
③Stump pressure は、Willis 動脈輪の開存度(側副血行路)、麻酔、収縮期血圧や頭蓋内圧に影響される。
④内頸動脈の Stump pressure がどの程度かということは、間接的に同側の大脳半球への血流がどの程度であるかの指標となる。
　➡Stump pressure が大きいほど、大量の血液が同側大脳半球に流れている。
⑤Stump pressure は脳循環動態の一現象を測定しているに過ぎない。
⑥本邦に多い中大脳動脈や内頸動脈サイフォン部などにも狭窄病変をもつ、いわゆる Tandem lesion (複数病変)の症例では、Stump pressure のみで脳循環動態を把握するのは危険(山本, 1995)。

❽親動脈閉塞術後の動脈瘤の血栓化
　➡親動脈閉塞術後の巨大脳動脈瘤の変化(血栓化や大きさ)を、MRI上で知ることができる。
（ⅰ）動脈瘤の輝度変化—血栓化—(表3)

表 3．親動脈閉塞術後の巨大動脈瘤のMRIの輝度変化(血栓化)

	MRI	血栓化 (Kondohら，1991)	血栓化 (Strotherら，1989)
術後24～48時間	T1強調画像		低～高信号域(軽度)
	T2強調画像		高信号域(著明)
術後5～10日	T1強調画像		高信号域(中心や末梢部)
	T2強調画像		低信号域
術後4週間(4～6週間)	T1強調画像	高信号域(均質)	高信号域
	T2強調画像	高信号域(均質)	高信号域
術後2ヵ月	T1強調画像	等信号域	
	T2強調画像	高信号域(均質)	
術後16ヵ月	T1強調画像	低信号域	
	T2強調画像	高信号域	

（ⅱ）動脈瘤の大きさの変化(Kondohら，1991)
　　ⓐ術後2ヵ月後；動脈瘤は、少し小さくなる。
　　ⓑ術後16ヵ月後；動脈瘤は、著明に小さくなる。

❾予後
（ⅰ）Morbidity(合併症率)；6～40％
（ⅱ）死亡率；15～21％
（ⅲ）手術成績良好例は、
　　ⓐ手術術式では、バイパス術を併用した親動脈閉塞術が最もよい。
　　ⓑ頸部クリッピングを行った群の動脈瘤部位別では、
　　　㋐内頸動脈瘤の成績が最もよい。
　　　㋑以下、中大脳動脈瘤、前交通動脈瘤、椎骨・脳底動脈瘤の順。

❿新生脳動脈瘤 De novo cerebral aneurysm

❶定義
 （ⅰ）脳動脈瘤の治療が完全になされ、かつ術後の脳血管造影で脳動脈瘤が認められなかった症例において、後日、新たに脳動脈瘤が形成されたものをいう（図29）。
 （ⅱ）以前、なんらかの理由により施行した脳血管造影において脳動脈瘤が存在しなかったものが、その後に動脈瘤が発生したものをいう。

❷頻度
 （ⅰ）頻度；0.9〜1.8％／年間
 （ⅱ）平均9年の追跡期間で8％の発生頻度（Tsutsumiら, 2001）。
 （ⅲ）年間、人口10万人に対して60人で、一般の脳動脈瘤発生率より約6倍高い。

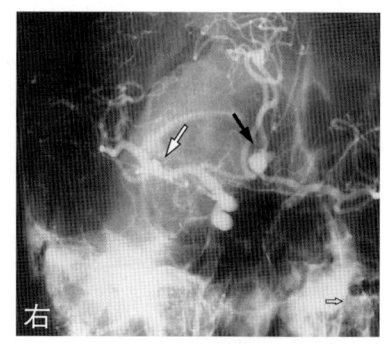

図29. 新生脳動脈瘤例の右脳血管造影斜位像

8年前に破裂性の右中大脳動脈瘤に対してクリッピング術が施行された（⇒）。今回は前交通動脈瘤の破裂である（→）。

❸発生機序
 （ⅰ）血行力学的負荷（hemodynamic stress）
  ⓐ対側内頸動脈の血流増加によることが原因。
  ⓑ内頸動脈および総頸動脈結紮術後に対側に動脈瘤が形成される症例では、この原因が最も考えられる。
   ㋐内頸動脈結紮術後に新生脳動脈瘤が発生する頻度は、結紮術後2〜15年間に4〜10％
   ㋑内頸動脈結紮とは関係しない新生脳動脈瘤は稀で、その頻度は0.2〜1％
 （ⅱ）動脈壁の変化（壁の脆弱化、中膜の欠損）；Mirror site（鏡像部）（左右対称な部位に発生する動脈瘤をいう）発生例では、この原因（中膜欠損）によることが多い。
 （ⅲ）時間的差異をもって発生した多発脳動脈瘤の一表現型との説（塩川ら, 1999）。

❹既往・家族歴；多発性脳動脈瘤や脳動脈瘤の家族歴を有する例に多い。

❺危険因子
 （ⅰ）高血圧
 （ⅱ）喫煙
  ➡出血リスクは現在の喫煙状況のみに関連し、過去の喫煙とは相関しない。

❻年齢；初回の発症年齢が若い人（40歳くらいまで）に多い。

❼性別；**女性**に多い（男性：女性＝1：1.5〜5）。

❽発生までの期間；平均10年以上という長期経過例に多い。

❾発生部位
 ➡通常の脳動脈瘤好発部位と同様にWillis動脈輪前半部に多い。
 （ⅰ）初回のクリップ近傍、あるいは同一部位に発生するもの。
 （ⅱ）他の部位に、まったく新しく脳動脈瘤が発生するもの。

➡Mirror site に多い（組織学的に Mirror site に中膜の欠損が大きい）。
（ⅲ）内頸動脈閉塞後の動脈瘤の発生部位(堀越ら，2001)
　　ⓐ両側の内頸動脈閉塞例；90％が後頭蓋窩に発生（脳底動脈が70％、後大脳動脈Ｐ１-Ｐ２部に20％）。
　　ⓑ一側の内頸動脈閉塞例；44％が前交通動脈、25％が後頭蓋窩に発生。
　　　➡前交通動脈に発生する動脈瘤は、非閉塞側のＡ１-Ａ２部に多い。
❿新生脳動脈瘤の破裂頻度は、通常の脳動脈瘤より３〜４倍高い。
⓫初回検査後から次の検査までの期間；検査（脳血管造影、３Ｄ-ＣＴやＭＲＡ）は、５年後くらいに行うのがよい。
⓬予後；２回目のくも膜下出血を起こすと、予後は悪い。

快適空間

★好きなように使ってね！

⓫高齢者の破裂脳動脈瘤
Ruptured cerebral aneurysm in elderly patients

❶定義
　（ⅰ）高齢者を60歳以上とするもの、65歳以上とするもの、あるいは70歳以上とするものなど、さまざまである。
　（ⅱ）1985年以前は60歳以上を、1986年以降は65歳以上を、1990年以降は70歳以上を高齢者としていることが多い。
　（ⅲ）一般に65歳以上とすることが多いが、70歳を境に転帰が分かれることから、70歳以上を高齢者とする報告もある。

❷頻度
　（ⅰ）米国 Cooperative study(Locksley, 1969)
　　　ⓐ60歳以上；全破裂脳動脈瘤の26.9%
　　　ⓑ65歳以上；全破裂脳動脈瘤の16.7%
　　　ⓒ70歳以上；全破裂脳動脈瘤の7.8%
　（ⅱ）全日本集計(Hata ら, 1983)
　　　ⓐ60～69歳；20.2%
　　　ⓑ70歳以上；3.4%

❸特徴
　（ⅰ）重症例が多い。
　（ⅱ）内頸動脈瘤が多い。
　（ⅲ）女性に多い。

❹性別(Locksley, 1969)
　➡女性に多く、加齢とともにさらに多くなる。すなわち、
　（ⅰ）60歳以上；男性：女性＝1：4で、女性に多い。
　（ⅱ）65歳以上；男性：女性＝1：6で、女性に多い。
　（ⅲ）70歳以上；男性：女性＝1：11で、極めて女性に多い。

❺若年者に比べ重症例が多い。
　➡その理由は、高齢者では、既往に脳血管障害や外傷などの頭蓋内疾患を有する頻度が若年者に比べて有意に高いため。

❻好発部位
　（ⅰ）**内頸動脈に多い。**
　（ⅱ）前交通動脈は相対的に少ない。
　（ⅲ）多発性については、非高齢者と差はない。

❼症候性脳血管攣縮
　（ⅰ）発生頻度
　　　ⓐほかの年齢層と差はないとの報告と、
　　　ⓑ高率であるとの報告、

とがある。
　　（ⅱ）一度発生すると重症で、後遺症を残す頻度が極めて高い。
❽水頭症
　　（ⅰ）発生頻度
　　　　　➡報告者により異なる。すなわち、
　　　　ⓐ高齢者では、その発生頻度が高い。
　　　　ⓑ若年者と比べて差はない。
　　（ⅱ）シャント術を必要とするものは、高齢者に多い。
❾再出血
　　（ⅰ）再出血率
　　　　　➡報告者により異なる。すなわち、
　　　　ⓐ若年者に比べて低い。
　　　　ⓑ高率である。
　　（ⅱ）再出血による死亡率は高い。
❿脳内血腫の合併およびSAHの程度
　　☝年齢による差はない。
⓫直達手術適応
　　（ⅰ）Hunt & Kosnik grade ⅠおよびⅡは、急性期手術の適応である。
　　（ⅱ）Grade Ⅳは、急性期手術の適応外である。
　　（ⅲ）Grade Ⅲに関しては、手術適応の境界である（急性期手術の適応とするもの、適応外あるいは待機手術の適応とするものなど、さまざまである）。
⓬手術
　　（ⅰ）血管内手術（コイル塞栓術）
　　　　　➡第一選択とする報告が多い。
　　（ⅱ）直達手術
⓭転帰
　　（ⅰ）**不良例が多い。**
　　　【原因】
　　　　ⓐ術前より重症例が多い。
　　　　ⓑ症候性脳血管攣縮による症状の回復が悪い。
　　　　ⓒ術後全身合併症、すなわち、肺合併症や心不全が多い。
　　　　　☝術後合併症は、術前に心臓、肺、肝臓や腎臓に疾患を有する者に、通常みられる。
　　（ⅱ）年齢が上がるに従い、手術成績は不良となる。
　　　　　➡一般に、70歳以上の高齢者の予後は不良。
　　（ⅲ）**転帰に関与する因子**
　　　　ⓐ年齢が最も関与する。すなわち70歳以上は転帰不良である。
　　　　ⓑ術前の意識レベルと転帰との間に、有意な相関関係はない。

⑫小児の脳動脈瘤 Cerebral aneurysm in children

❶頻度
 (ⅰ)全日本統計(鈴木ら, 1970)
  ⓐ10歳以下；全破裂脳動脈瘤の0.1%
  ⓑ11～20歳；全破裂脳動脈瘤の1.9%
 (ⅱ)米国 Cooperative study(Locksley, 1969)
  ⓐ9歳以下；全破裂脳動脈瘤の0.3%
  ⓑ10～19歳；全破裂脳動脈瘤の1.3%
 (ⅲ)20歳以下のくも膜下出血例の30～50%
 (ⅳ)小児脳血管障害の3～9%
 (ⅴ)脳動脈瘤：AVM＝1：5～6

❷好発年齢
 ➡二峰性である。すなわち、
 (ⅰ)5歳までの乳幼児期、特に0～1歳の乳児に多い。
  🔑乳児では、生後3ヵ月以内に最も多い(58%)。
 (ⅱ)10歳以降に多く、年齢とともに増加する。

❸性別
 (ⅰ)男児に多い傾向がある。
 (ⅱ)2歳以下では男児に多いが(男児：女児＝3：1)、乳児(生後12ヵ月以内)では性差はない。

❹動脈瘤
 (ⅰ)種類
  ⓐ先天性の囊状動脈瘤が最も多い(80%)。
  ⓑ外傷性動脈瘤(表4)
   ㋐頻度；若年者脳動脈瘤の8.6%
   ㋑成人に比べて多い。
   ㋒5歳以下の乳幼児に特に多い。
  ⓒ細菌性動脈瘤(表4)
   ㋐頻度；若年者脳動脈瘤の7.3%
   ㋑6～10歳に多い。

表 4. 年齢別にみた外傷性および細菌性脳動脈瘤の頻度(太田ら, 1989)

年齢(歳)	外傷性動脈瘤の頻度(%)	細菌性動脈瘤の頻度(%)
0～5	14.6	5.7
6～10	9.0	12.8
11～15	6.9	4.9
16～20	6.8	8.6
合計	8.6	7.3

 (ⅱ)形；通常、囊状。
 (ⅲ)大きさ

ⓐ成人に比べて、大型動脈瘤(large aneurysm)や巨大動脈瘤(giant aneurysm)の頻度が高い。

ⓑ巨大動脈瘤；5歳以下の乳幼児に特に多く、27％を占める(表5)。

(ⅳ)早期再破裂；小児では血圧が低いので、成人と比べてその頻度は低い。

(ⅴ)多発性；頻度は6～10％で、成人に比べて少ない。

表 5. 巨大脳動脈瘤の年齢別頻度 (太田ら, 1989)

年齢(歳)	巨大動脈瘤の頻度(％)
0～5	26.8
6～10	12.8
11～15	15.8
16～20	14.4
合計	17.1

❺好発部位

0～5歳までの乳幼児	6歳以降
①中大脳動脈領域に最も多い(32～45％)。 ②次いで、椎骨・脳底動脈領域；16～36％ ③Willis動脈輪に発生することは少なく、末梢部に多い。	①内頸動脈領域、特に内頸動脈分岐部動脈瘤が多い(31～36％)。 ②年齢の増加とともに 　①Willis動脈輪に発生する頻度が増え、 　②成人の分布と類似してくる。

❻発症形式(初発症状)

(ⅰ)1歳以下と10歳以降では、出血(動脈瘤破裂)で発症することが多い。

ⓐ脳内出血、脳室内出血の頻度が高い。

➡重症例が多い。

ⓑくも膜下出血は軽度である。

(ⅱ)1歳～10歳は、圧排効果(mass effect)として発症することが多い。

❼くも膜下出血の症状

(ⅰ)乳児；号泣、不穏や痙攣など。

(ⅱ)小児；頭痛、項部痛や痙攣など。

⬅くも膜下出血の15～25％に痙攣が出現するが、乳児では特にその頻度が高い。

❽症候性脳血管攣縮

(ⅰ)発生頻度は低い。

【理由】血圧が低いので、脳底槽のくも膜下出血の程度も軽い。

(ⅱ)小児では脳血管攣縮による脳の障害は少ない。

【理由】

ⓐ小児では、脳血管攣縮を生じても側副循環が良好であるので、脳組織が不可逆性変化に陥らず、回復できる。

ⓑ脳組織そのものが虚血性変化に強い。

❾治療

(ⅰ)直達手術

ⓐ成人と同様、早期に直達手術を行う。

ⓑしかし、小児の脳動脈瘤は巨大動脈瘤の頻度が高く、稀な部位に存在することが多いため、直達手術は容易でないことが多い。

ⓒ小児側では成人例と異なり、動脈瘤を処置する際に特別な手技や工夫が必要。

（ⅱ）血管内治療
❿手術時期；成人の動脈瘤と同様、早期手術がよい。
　　☞小児では、泣いたり活動的であることから安静が保ちにくく、再破裂の危険性があるので可及的早期に手術する方がよい。
⓫組織学的所見
　（ⅰ）成人例と差はない。
　（ⅱ）中膜筋層および内弾性板の欠損例が多い。
⓬予後
　（ⅰ）重症度が同じであれば、成人に比べて良好である。
　　【理由】
　　　ⓐ脳組織が虚血に強いこと、
　　　ⓑ若年者では、神経損傷の回復が良好なこと、
　　　ⓒ代償機能が良好であること、
　　　ⓓ症候性脳血管攣縮の発生頻度が低いこと、
　　　ⓔ側副循環が豊富であること、
　　　などが挙げられている。
　（ⅱ）脳内出血を伴うと死亡率が高く、予後不良。
　　　➡脳内出血を伴った症例の死亡率は、伴わない症例の約2倍。
　（ⅲ）中大脳動脈瘤の予後は、他の部位の脳動脈瘤と比較して悪い。
　　　➡(理由)脳内血腫を伴うことが多いため。
⓭合併奇形
　（ⅰ）AVMとの合併率が高い。
　（ⅱ）その他、もやもや病、胎生期遺残動脈、心奇形(心房中隔欠損症、心室中隔欠損症)、脳梁欠損症、多発性嚢胞腎や大動脈縮窄症(coarctation of aorta)など。

⓭家族性脳動脈瘤 Familiar cerebral aneurysm

❶定義；破裂あるいは未破裂脳動脈瘤の家族歴を有する人が、3 親等以内に 2 人以上いる場合をいう。
❷頻度；7〜20％（対象は破裂脳動脈瘤の家族歴のある者）
❸発症年齢
　（ⅰ）平均年齢；40 歳（70％は 50 歳以下）
　（ⅱ）非家族性に比べて、比較的**若年者に発生する**傾向がある。
❹性別
　（ⅰ）女性に多い。
　（ⅱ）非家族性との比較では、
　　　ⓐ「女性に多い（男性：女性＝1：3）」という報告と、
　　　ⓑ「有意な差はない」との報告とがある。
❺血縁関係では、
　（ⅰ）**同胞例**＊が、60％と最も多い。
　　　➡同胞例の内容では、姉妹間の方が兄弟間より多い。
　（ⅱ）次いで、親-子間が多い（34％）。
　　　➡親子間では、母子：父子＝2.5：1 で、母子間に多い。

> ＊【同胞例】
> ①動脈瘤は同側の同一部位、あるいは左右対称な部位（鏡像部位 mirror site）に発生しやすい。
> ②通常、同じ年齢時に発見される。
> ③同年代で破裂しやすい。

❻1 親等に破裂脳動脈瘤の家族歴を有する者のくも膜下出血をきたす危険率は、4 倍である。
❼特徴
　（ⅰ）半数が中大脳動脈瘤。
　（ⅱ）若年で破裂する。
　（ⅲ）動脈瘤は小さいものが多い。
❽好発部位
　（ⅰ）**中大脳動脈に多く、右側に多い。**
　　　➡一卵性双生児では、中大脳動脈と内頸動脈に多い(大野ら, 2004)。
　（ⅱ）以下、前大脳動脈、内頸動脈の順。
　（ⅲ）多発性
　　　ⓐ頻度；20〜50％
　　　ⓑ多発性の頻度が高い。

❾破裂しやすい症例
　（ⅰ）若年者
　（ⅱ）動脈瘤の大きさでは、より小さいもの（破裂脳動脈瘤の1/3は6 mm以下の大きさ）。
　（ⅲ）同胞例；同年代に破裂しやすい。

快適空間

★好きなように使ってね！

⓮未破裂脳動脈瘤 Unruptured cerebral aneurysm

1．総説

❶頻度
  （ⅰ）成人人口の4〜5%
  （ⅱ）本邦では、人口10万人あたり2,200人(大熊，2005)。
❷未破裂脳動脈瘤の発見と各背景因子(Nakagawaら，1994；中川ら，1995；端，1998；Nakagawaら，1999)
  （ⅰ）くも膜下出血の家族歴(2親等以内)を有する者；10〜15.5%
  （ⅱ）脳血管障害の家族歴(2親等以内)を有する者；4.9〜6.7%
  （ⅲ）喫煙歴(20本以上/日)を有する者；6.8〜8.3%
  （ⅳ）飲酒歴(2合以上/日)を有する者；5.9〜7.8%
  （ⅴ）高血圧を有する者；5.5〜7.6%
  （ⅵ）高脂血症を有する者；3.5〜5.2%
  （ⅶ）高尿酸血症を有する者；0〜5.8%
  （ⅷ）糖尿病を有する者；0〜1.3%

> （ⅰ）〜（ⅷ）の中で**有意な相関を示すもの**は、（ⅰ）の"**くも膜下出血の家族歴**"のみである。

❸性別；発見率は、女性に多い(男性の約2倍)。
❹年齢；加齢とともに発見率が高くなる(30歳代を除き、各年代を通して女性の方が保有率が高い)。
❺疾患別における発見率
  （ⅰ）多発性囊胞腎症；5〜10%(通常の4.4倍)
  （ⅱ）脳動静脈奇形；2.7〜16.7%
  （ⅲ）脳梗塞；2〜9%
  （ⅳ）下垂体腺腫；7.4%
  （ⅴ）特発生頸部頸動脈解離；5.5%
  （ⅵ）脳腫瘍；1〜4%
  （ⅶ）頭痛患者；5〜15%
❻未破裂脳動脈瘤例の約35%に手術が施行されている(手術例のうち直達手術は約88%、血管内手術は約11%、両者が約0.3%)(UCAS, 2004)。
❼75歳以上で発見された未破裂脳動脈瘤は、それ以下の年齢層に比較して破裂しにくい。
  ➡しかし、いったん破裂すると致命率は非常に高い(松本ら，2002)。

2．脳虚血に合併する未破裂脳動脈瘤の術中の注意点(朝田ら，1988)

❶脳の圧排は最小限にし、間欠的に圧排する。
❷術中の一時的血流遮断を可能な限り避ける。
❸脳静脈を温存する。
❹術中および術後の脳灌流圧の維持に留意する。

3．手術成績に関与する因子(直達手術における危険因子)

❶脳虚血疾患の既往例
　（ⅰ）10〜30％と、ほかの因子に比べて最も高率である。
　（ⅱ）脳圧排に弱く、脳血流低下や穿通枝障害などが、原因として挙げられる。
❷術前の脳血流量(波出石ら，1991)
　（ⅰ）術前の脳血流量が 40 ml/100 g/min 未満の症例では、術後、有意に神経症状は悪化する。
　（ⅱ）術前の脳血流量が 35 ml/100 g/min 以下の症例では、術後、極めて高率（89％）に神経症状が悪化する。
❸年齢、部位、大きさ
　（ⅰ）部位別危険度は、前交通動脈瘤、中大脳動脈瘤、内頸動脈瘤の順である（脳底動脈瘤は除く）。
　（ⅱ）動脈瘤の大きさにおける Morbidity（合併症率）
　　　ⓐ5 mm 以下では 2.3％
　　　ⓑ6〜15 mm では 6.8％
　　　ⓒ15 mm 以上では 14％
　（ⅲ）年齢；65 歳以上の高齢者では、有意に術後神経症状が悪化する(牛越ら，1995)。

⓫真菌性脳動脈瘤 Mycotic(fungal)cerebral aneurysm

❶定義；動脈壁への真菌感染により生じる動脈瘤をいう。

❷発症年齢

　（ⅰ）4～75歳（平均；36歳）であるが、

　（ⅱ）10歳代に最も多く、次いで60歳以上の高齢者に多い。

❸性別

　➡男性：女性＝2.6：1で、男性に多い。

❹誘因；抗菌薬、抗がん剤、免疫抑制薬や副腎皮質ステロイド薬などの投与例に多い。

❺起炎菌(清水ら，1991)

　（ⅰ）Aspergillus（アスペルギルス）によることが、最も多い（42％）。

　（ⅱ）次いでCandida（カンジダ）(23％)

　（ⅲ）Phycomycetes（フィコミセテズ）(20％)

　（ⅳ）その他、Mucor（ムコール）やPenicillium（ペニシリウム）

❻起炎菌と感染経路

起炎菌	感染経路
Aspergillus	①通常、副鼻腔炎からの頭蓋内進展か、脳外科手術後である。 ②真菌による副鼻腔炎の起炎菌は、通常、AspergillusかMucorであるが、Mucorによる動脈瘤の発生は極めて少ない。
Candida	①心内膜炎によることが最も多い。 ②真菌性心内膜炎の70％は、Candidaが起炎菌である。
PhycomycetesやMucor	①糖尿病や糖尿病性ケトアシドーシス患者にしばしばみられる。 ②通常、鼻粘膜に始まり、そして直接あるいは血行性感染により副鼻腔、眼窩、篩骨篩板、髄膜や脳へ進展していく。

❼感染経路

　➡原因としては、血管外起源（exrtravascular origin）が多い。

　（ⅰ）全身性真菌症の血行性感染。

　（ⅱ）脳外科手術後

　　【術後発生例の特徴】

　　　ⓐ手術野あるいは手術経路に一致して発生する。

　　　ⓑ動脈瘤破裂までの期間は、4～6週間とほかの原因による場合と比べて短い。

　　　ⓒほとんどに、髄膜炎がみられる。

　（ⅲ）副鼻腔炎から頭蓋内への直接侵入。

　（ⅳ）心疾患に続発。

❽発生時期と破裂時期

　（ⅰ）最短2週間から最長2年間で、脳動脈瘤が発生。

　（ⅱ）破裂時期；平均6ヵ月

❾発生機序

　（ⅰ）全身性真菌症の血行性感染では、真菌栓子が動脈内膜から浸潤。

　（ⅱ）副鼻腔炎などからの髄膜炎による場合、外膜から侵入。

（ⅲ）脳外科手術後の場合、血管壁の直接損傷が大きく関与。
❿好発部位
　（ⅰ）一般に、末梢部より**主幹動脈**(major trunk)**に好発**する。
　（ⅱ）**真菌の侵入経路（原因）と動脈瘤の発生部位**。
　　　ⓐ髄膜炎が原因(meningitis type)➡全例が主幹動脈に発生する。
　　　ⓑ敗血症が原因(sepsis type)➡末梢部に圧倒的に多い(78％)。
⓫動脈瘤の大きさ。
　（ⅰ）一般に、比較的大きい(6〜18 mm)ことが多いが、
　（ⅱ）**原因により、大きさに違いがある**。
　　　ⓐ髄膜炎が原因の場合(meningitis type)➡大きいことが多い(63％)。
　　　ⓑ敗血症による場合(sepsis type)➡全例、小さい。
⓬多発性の頻度；17％で、先天性脳動脈瘤と変わらない。
⓭発症形式；ほとんどが、出血（破裂）で発症する。
⓮自然歴
　➡経過中、**動脈瘤の大きさが増減することは、まずない**。
⓯治療
　（ⅰ）保存的治療；抗真菌薬(Amphotericin B, Myconazole や Flucytosine)の投与。
　（ⅱ）外科的治療
　　　ⓐClipping；動脈瘤頸部は脆弱でちぎれやすいので、困難。
　　　ⓑWrapping や Coating
　　　ⓒ動脈瘤壁や血管壁が極めて脆いため、止血や Clipping が困難であるため、急性期の直達
　　　　手術は避けた方がよいとの報告がある。
⓰予後
　（ⅰ）極めて**不良**で、全例が死亡している。
　（ⅱ）その理由として、
　　　ⓐ破裂前の診断が困難なこと、
　　　ⓑ初回破裂時の状態が悪いこと、
　　　ⓒ有効な抗真菌薬がないこと、
　　　などが挙げられている。

⓰腫瘍性脳動脈瘤 Neoplasmatic cerebral aneurysm

❶定義：腫瘍栓子が原因で生じる脳動脈瘤をいう。
❷頻度；稀
❸原因および特徴
　（ⅰ）心房内粘液腫＊が70％と最も多い。
　（ⅱ）次いで、絨毛癌（choriocarcinoma）；20％
　　　　➡圧倒的に、女性に多い。
　（ⅲ）肺癌：4％

> ＊【粘液腫 Myxoma】
> ①原発性心臓腫瘍の半数を占める良性腫瘍。
> ②75％は左心房に発生する。
> ③好発年齢は、30～60歳。
> ④性別では、やや女性に多い。
> ⑤神経症状の発現
> 　①脳梗塞（腫瘍細胞の塞栓）で発症することが多い。
> 　②時に、動脈瘤の破裂や脳実質内への転移。

❹発生機序
　（ⅰ）まず、腫瘍細胞により脳動脈が閉塞。
　（ⅱ）次いで、腫瘍細胞が閉塞部位の血管壁へ浸潤し、そのため血管壁が脆弱化する。
　（ⅲ）その後、血流が再開。
　（ⅳ）その結果、脆弱化した血管壁が膨隆し、動脈瘤が形成される。
❺発症形式
　（ⅰ）**粘液腫**では、**脳梗塞で発症**することが多い（因みに出血発症；25％）。
　（ⅱ）癌（絨毛癌や肺癌）によるものでは、**頭蓋内出血**（脳内出血やくも膜下出血）で発症することが圧倒的に多い。
❻好発年齢；16～66歳で、平均年齢は33歳。
❼性別；女性に多い。
❽好発部位
　（ⅰ）中大脳動脈に最も多い。
　（ⅱ）末梢部に多い。
❾**動脈瘤の特徴**
　（ⅰ）形；不規則で、紡錘状が多い。
　（ⅱ）大きさ；小さいものが多い（大多数が5mmまで）。
　（ⅲ）多発性が多い（65％）。
　　　➡原疾患別では、

　　　　ⓐ粘液腫によるもの(myxomatous aneurysm)は、大多数(88％)、多発性である。
　　　　ⓑ絨毛癌や肺癌などの癌によるもの(carcinomatous aneurysm)は、通常、単発性である(多発性の頻度；14％)。
　　(ⅳ)しばしば、多発性に動脈の狭窄・閉塞像を伴う。
　　(ⅴ)真性動脈瘤である。
❿脳血管造影所見
　➡動脈瘤内の造影剤が、静脈相においても残存し、いわゆる Meniscus formation(三日月形成)を呈する(→動脈瘤内の血流停滞を示唆している)。
⓫自然歴
　(ⅰ)血栓化して消失するもの。
　(ⅱ)増大するもの。
　(ⅲ)新生動脈瘤；粘液腫では、心臓の粘液腫摘出後かなり経過してからでも、脳動脈瘤が発生することがある。
⓬治療
　(ⅰ)早急に、心房内粘液腫の摘出を行う。
　(ⅱ)粘液腫による動脈瘤では、破裂する頻度は低いので、まず保存的治療を行い、経過を観察する。
　(ⅲ)経過中、動脈瘤の増大を認めるものに対して直達手術を施行する。
　　　➡クリッピングだけでなく、動脈瘤の摘出が必要。
　　　　☝したがって、部位によってはバイパスや Graft による血行再建術が必要。
⓭組織学的所見；親動脈、動脈瘤内や壁内に腫瘍細胞を認める。
⓮予後
　(ⅰ)心房内粘液腫による症例
　　　ⓐ神経症状を呈する場合は、予後不良(死亡率；50％)。
　　　ⓑ予後を左右する因子；主に脳梗塞。
　　　ⓒ女性の Mortality(死亡率)および Morbidity(罹患率)は、男性より高い。
　(ⅱ)絨毛癌や肺癌による症例；予後不良

⓱脳動脈瘤を合併する遺伝性全身性疾患

➡常染色体優性遺伝性疾患である全身性の結合組織性病変(systemic connective tissue disorders)に脳動脈瘤を合併することがある。

Ehlers-Danlos syndrome Type Ⅳ	一般的事項	①Type Ⅳの発生頻度；5〜50万人に1人。 ②原因；Collagen type Ⅲの欠損。
	脳動脈瘤の合併	①合併頻度；2% ②動脈瘤の形；嚢状、あるいは紡錘状。 ③発生部位；海綿静脈洞に多い。したがって破裂すると、くも膜下出血よりも頸動脈・海綿静脈洞瘻が生じる。 　(因みに、頸動脈・海綿静脈洞瘻の合併頻度は、3%) ④外科的治療；動脈瘤の壁は薄く、外科的治療は困難。
Marfan症候群	一般的事項	発生頻度；1〜2万人に1人。
	脳動脈瘤の合併	①合併頻度(van den Bergら，1996) 　①脳動脈瘤の発生頻度は、Marfan症候群のない人と同じである。 　②Marfan症候群に、特に脳動脈瘤の合併が多いということはない。 ②動脈瘤の形；嚢状、紡錘状、あるいは解離性。 ③発生部位；頭蓋内の内頸動脈近位部に発生しやすい。 ④治療；頭蓋外の内頸動脈および椎骨動脈が拡張・蛇行しているため、血管内手術は極めて困難。
Neurofibromatosis (神経線維腫症) Type 1	一般的事項	①発生頻度；3000〜5000人に1人。 ②第17染色体の異常。 ③脳血管病変の合併は少ないが、その血管病変のほとんどが閉塞性脳血管障害。
	脳動脈瘤の合併	①合併頻度；稀 ②動脈瘤の形；嚢状、あるいは紡錘状。時に解離性。 ③好発年齢；43歳(平均) ④性別；男性：女性＝1：1.5で、女性に多い。 ⑤発生部位；通常の脳動脈瘤に比べて、椎骨・脳底動脈系に多い(約21%)。 ⑥多発性の頻度が高い(40%)。 ⑦半数に閉塞性脳血管障害、脳動静脈奇形や動静脈瘻の血管病変の合併がみられる。 ⑧治療；血管が非常に脆く、外科的治療は困難。
多発性嚢胞腎症 (Autosomal dominant polycystic kidney disease)	一般的事項	①発生頻度；400〜1000人に1人。 ②腎臓のみならず、肝臓、脾臓、膵臓、精嚢や卵巣にも嚢胞がみられる。 ③遺伝 　①常染色体優性遺伝 　②第16番染色体の突然変異。 ④死因；悪性新生物、腎不全、くも膜下出血や感染症。

多発性嚢胞腎症 (Autosomal dominant polycystic kidney disease)	脳動脈瘤の合併	①合併頻度 　①4〜12％ 　②MRAでの発見率は10％ 　③剖検で、本患者の約1/4に発見される。 　④動脈瘤の家族歴が加わると、頻度はさらに高くなる(26％)。 　⑤家族性動脈瘤を孤発例より4倍多く合併する。 ②動脈瘤の形成機序 　①血管壁の構造異常。 　②腎性高血圧による二次的な血行力学的負荷。 ③動脈瘤の大きさ；直径6mm以下が多く、小さいサイズで破裂する傾向がある。 ④動脈瘤の形；通常、嚢状。 ⑤発生部位 　①中大脳動脈や脳底動脈に多い(中大脳動脈が50％で最も多い)。 　②多発性が多い(30％)。 ⑥一般の動脈瘤より若い年齢のときに破裂するが(発症年令は平均39歳)、死亡率は同じである。 ⑦動脈瘤の増大速度が速い。 ⑧新生動脈瘤(de novo aneurysm)の発生する危険率が高い。 ⑨治療；血管が脆く、手術中の危険率は高い。

快適空間

★好きなように使ってね！

⓭脳動脈解離 Cerebral artery dissection

1．総説

❶定義・概説
(ⅰ)循環している血液が動脈壁内に流入し、**動脈壁間を押し広げる(解離)** ことにより生じる病変をいう。
(ⅱ)動脈解離は、内弾性板の突然の断裂から始まる。

❷用語
(ⅰ)内膜と中膜との間の解離を単に '**解離(dissection)**' といい、
(ⅱ)中膜または中膜と外膜との間で解離し、動脈が局所的に瘤状に膨隆しているものを '**解離性動脈瘤(dissecting aneurysm)**' と区別することがある(山浦ら, 1996)。

❸頻度
(ⅰ)50歳以下の脳動脈解離
　　ⓐ脳卒中例の2.9〜3.8%(←50歳以上の症例では0.4%)
　　ⓑ脳梗塞例の6.8%
(ⅱ)頸動脈解離；人口10万人に対して、年間2.6人。
(ⅲ)解離性動脈瘤によるくも膜下出血の頻度；人口10万人に対して、年間0.4人(水谷, 2005)。
(ⅳ)椎骨動脈の解離性動脈瘤
　　ⓐ年間0.5〜2.5人
　　ⓑくも膜下出血例の3〜5%

❹原因
(ⅰ)外傷；頸部や頭部への明らかな外傷(鈍的な非穿通性外傷)。
(ⅱ)原因不明(特発性、非外傷性)；最も多い。

❺基礎疾患
(ⅰ)内膜や内弾性板の断裂の原因・誘因
　　ⓐ高血圧、ⓑ先天的欠損、ⓒ動脈硬化、ⓓスポーツ活動(ゴルフやテニスなど)やカイロプラクティックなどに伴う頸部の回転や過伸展など(いわゆる軽微な外傷)。
(ⅱ)中膜の脆弱化を起こす原因・誘因
　　ⓐ片頭痛；基礎疾患の中では最も多い。
　　ⓑ先天的欠損
　　ⓒ血管炎や梅毒。
　　ⓓ高血圧や動脈硬化。
　　ⓔ軽微な外傷。
　　ⓕ中膜のムコイド変性。
　　ⓖ嚢胞性中膜壊死(cystic medial necrosis)；中膜の弾性線維や平滑筋細胞の断裂・消失を伴った酸性ムコ多糖体の増加による嚢胞形成。
　　ⓗ線維筋形成不全(fibromuscular dysplasia)

ⓘホモシスチン尿症（homocystinuria）
ⓙもやもや病
ⓚMarfan症候群

❻分類

原因により	①外傷性；3％と少ない。 ②非外傷性 　ⓐ外傷性以外のもので、特発性（原因不明）とほぼ同じ。 　ⓑ非外傷性が圧倒的に多い（97％）。
解離面より	①**内膜と中膜との間で解離**（内膜下解離 subintimal dissection） 　ⓐなんらかの原因により内弾性板の欠損があり、血管内腔より血液が動脈壁内に流入して生じる。 　ⓑ壁内血腫が内膜を血管内腔側に圧排して血管内腔の狭窄・閉塞を引き起こし、虚血症状を呈することが多く、くも膜下出血は生じにくい。 　ⓒ内頚動脈系解離性動脈瘤の約93％は、このタイプ。 ②**中膜、または中膜と外膜との間で解離**（外膜下解離 subadventitial dissection） 　ⓐ破綻部位を介して、中膜または中膜と外膜との間に血液が流入する。 　　①その結果、血管壁全層が断裂し、外膜のみからなる仮性動脈瘤が形成される。 　　②動脈瘤が破裂すると、くも膜下出血をきたす。 　ⓑ壁内血腫（intramural hematoma）が血管腔と交通していないこともある。この場合の血腫は、 　　①中膜壊死により反応性に新生した血管が破れるか、 　　②あるいは、Vasa vasorum（血管壁栄養血管）の破裂により生じる。 　ⓒ椎骨動脈系の80％は、このタイプである。
解離血管により	①頚動脈系 　ⓐ頭蓋外頚動脈系 　ⓑ頭蓋内頚動脈系 　ⓒ頭蓋外と頭蓋内の合併 ②椎骨脳底動脈系 　ⓐ頭蓋外椎骨動脈 　ⓑ頭蓋内椎骨脳底動脈系 　ⓒ頭蓋外と頭蓋内の合併 ③頚動脈系と椎骨脳底動脈系の合併
臨床症候により (高木, 2002)	①無症候型 ②脳虚血（梗塞）型（45％） ③くも膜下出血型（48％） ④脳出血とくも膜下出血の合併型（2％） ⑤その他（頭痛・頸部痛、めまいなどの脳卒中以外の症候）

❼病態・発生機序

（ⅰ）血管内腔と連続性を有する場合の発生機序

　　ⓐ最初に、なんらかの機序で**内膜および内弾性板の断裂**が生じる。

　　ⓑ頭蓋内動脈の中膜にはVasa vasorum（血管壁栄養血管）がないので、なんらかの原因により中膜の脆弱化が生じると、この部を起点に血液が流入して壁を解離させる。

（ⅱ）血管内腔と連続性を有しない場合の発生機序

　　➡Vasa vasorum、あるいは中膜変性に伴う新生血管の破綻により動脈壁内に出血が生じ、壁が解離する。

　　ⓐ椎骨動脈は、頭蓋内動脈の中でVasa vasorumを有する特異的部位である(遠藤ら, 1993)。

　　ⓑ頭蓋外の動脈では、Vasa vasorumが破裂して壁を解離させる。

❽好発年齢
　（ⅰ）全体(高木, 2006)
　　　ⓐ50歳以下に多い（平均年齢；48.4歳）。
　　　ⓑ40歳代に最も多く（40％）、以下50歳代、30歳代の順。
　（ⅱ）頭蓋外解離では、頭蓋内解離よりも発症平均年齢は若い(高木, 2002)。
　　　すなわち、
　　　ⓐ頭蓋外解離の発症平均年齢；40.3±13.7歳
　　　ⓑ頭蓋内解離の発症平均年齢；49.5±10.3歳
　（ⅲ）発症別(高木, 2006)
　　　　➡脳虚血発症型の年齢が有意に低い。すなわち、
　　　ⓐ脳虚血発症型；44.2±8.9歳
　　　ⓑくも膜下出血発症型；51.1±14.2歳
　（ⅳ）椎骨・脳底動脈系では、頭蓋外解離は頭蓋内解離に比し、発症年齢が低い(高木, 2006)。
❾性別
　（ⅰ）本邦では、男性に多い（男性：女性＝2：1）。
　（ⅱ）欧米の報告では、頭蓋外解離は女性に多く、頭蓋内解離は男性に多い。
❿解離面
　（ⅰ）部位別
　　　ⓐ動脈系別
　　　　㋐内頸動脈系では、内膜（内弾性板）と中膜との間の解離が多い。
　　　　㋑椎骨動脈系では、中膜と外膜との間（外膜下）の解離が多い。
　　　ⓑ頭蓋内・外動脈別
　　　　㋐頭蓋外動脈；中膜外層での解離が多い。
　　　　㋑頭蓋内動脈；ほとんどが、内弾性板直下での解離。
　（ⅱ）発症別
　　　ⓐ非くも膜下出血例➡内膜と中膜との間の解離が多い。
　　　ⓑくも膜下出血例
　　　　㋐中膜内、あるいは中膜と外膜との間で解離する。
　　　　　➡血管内腔から外膜へ向かって解離する。
　　　　㋑出血例は、偽腔との交通のみのもの（entry only type）が多い。
　　　　　①因みに、One entry typeとは、解離腔は血管腔からのEntry（入り口）のみを有し、出口のない盲端構造に終わっているものをいう(水谷, 2001)。
　　　　　　🖉したがって、血流の逃げ場所がなく、急性期の再破裂が多い。
　　　　　②これに対し、Entry-Reentry typeとは、血管腔からの入り口（entry）のみならず、解離腔から血管腔への出口（re-entry）も有しているものをいう(水谷, 2001)（**図30**）。

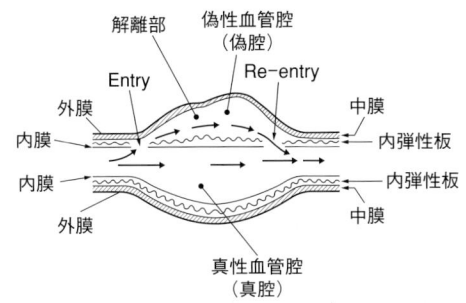

図 30. 脳動脈解離の模式図（矢状断面図）
→は、血流の方向

⓫好発部位
　（ⅰ）全体(高木, 2002)
　　　ⓐ本邦では、頭蓋内解離が圧倒的に多い(89%)。
　　　　➡頭蓋内解離の中では、椎骨・脳底動脈系が圧倒的に多い。
　　　ⓑ頭蓋外解離は少ない(11%)。
　（ⅱ）動脈系別(高木, 2006)
　　　ⓐ本邦では、椎骨・脳底動脈系が最も多い(83%)。
　　　　㋐頭蓋内動脈に最も多い。
　　　　㋑すなわち、頭蓋内(72%)＞頭蓋外＝頭蓋外と頭蓋内の両者の合併(各14%)。
　　　ⓑ頸動脈系は少ない(17%)。
　　　　㋐頭蓋内、頭蓋外がほぼ同程度。
　　　　㋑すなわち、頭蓋内(47%)＞頭蓋外(41%)＞頭蓋外と頭蓋内の両者の合併(12%)。
⓬発症形式(高木, 2002)
　（ⅰ）くも膜下出血が48%で多い。
　（ⅱ）次いで、脳虚血(45%)。
　（ⅲ）その他(5%)
　（ⅳ）稀に(2%)、くも膜下出血と脳虚血の合併例。
⓭症状
　（ⅰ）くも膜下出血の症状。
　（ⅱ）出血以外の症状
　　　ⓐ頭痛
　　　　㋐椎骨・脳底動脈系の解離では後頭部から後頸部にかけての、引き裂かれるような激しい頭痛(**解離痛**)をきたす。
　　　　㋑脳虚血例の約80%に頭痛がみられる。
　　　　　①頭痛先行例；45%
　　　　　②頭痛と脳虚血(梗塞)の同時発症例；53%
　　　　㋒頭痛は、解離により動脈の外膜に分布している三叉神経が伸展・刺激されるために生じる。
　　　ⓑ脳虚血による局所症状

⑦例えば、椎骨・脳底動脈系の解離ではWallenberg症候群(85頁)。
　　⑥脳卒中の危険因子のない若年者のWallenberg症候群では、まず脳動脈解離を疑う。
　④虚血症状は、通常、解離による血管内腔の閉塞によるHypoperfusion(低灌流)が原因。
⓮本邦例と欧米例との比較
　(ⅰ)欧米では、頭蓋外の内頸動脈系解離が多い。
　(ⅱ)本邦では、圧倒的に頭蓋内の椎骨・脳底動脈系解離が多い。
⓯脳血管造影
　(ⅰ)所見が、**経時的に変化するのが特徴**。
　　ⓐ通常、急性期にみられる所見は、亜急性期あるいは慢性期には改善、または消失していることが多い。
　　ⓑ狭窄の改善、閉塞血管の再開通や動脈瘤の消失など。
　(ⅱ)所見(図31)

直接所見	間接所見
➡血管壁の解離を血管造影で直接捉えた所見で、True diagnostic sign(真の診断徴候)と呼ばれる。 ①Double lumen sign(二重血管腔徴候) 　①True lumen(真性血管腔；本来の血管腔)の造影とこれより薄く造影されるFalse lumen(偽性血管腔；解離した部分)とを認めるものをいう。 　②この所見は、False lumenがTrue lumenの遠位部と近位部とで交通している場合にみられる。 　③この所見を認める頻度；10% ②造影剤の滞留像(373頁の図25-左および中央) 　①False lumen内への造影剤の流入によるもので、造影剤が後期動脈相から静脈相まで貯留(あるいは3秒以上残存)する所見をいう。 　②Retention of contrast medium in the venous phaseやIntraluminal pooling signとも呼ばれる。 ③Intimal flap(**内膜弁**)(373頁の図33-右) 　①True lumenとFalse lumenの境界をなす内膜による線状の陰影欠損像をIntimal flapという。 　②造影剤で満たされた血管内での陰影欠損像や動脈瘤解離部における線状陰影欠損像もIntimal flapと呼ぶことがある。	①Pearl signとRosette sign 　①解離による動脈の完全閉塞において、閉塞先端部が局所的に動脈瘤様に拡張している所見をPearl signという。 　②またこの際、内弾性板の収縮、断裂や膨化により閉塞先端部が不整形になることがある。これをRosette sign(ロゼット徴候)と呼ぶ。 ②String sign(狭窄像)とTapered narrowing(先細り狭窄像) 　①壁内血腫により内膜が血管内腔に向かって圧排され、その結果、内腔がある一定の長さをもって鋸歯状に狭窄するのをString signといい、先細り状に狭窄するのをTapered narrowingという。 　②String signの陽性率は18%で、Tapered narrowingの陽性率は10% ③Pearl and String sign(真珠様膨隆と狭窄像) 　①動脈瘤様の拡張(pearl sign)と同時に、その近位部または遠位部の動脈に狭窄(string)を伴う所見をPearl and string signという。 　②つまり、①と②が組み合わさったものである。 　③陽性率；62% (※①〜③の所見を認めることが多い。) ④局所的狭窄像(focal, or segmental narrowing)および動脈壁の不整像(irregularity of the arterial wall) 　➡壁内血腫により内腔が狭窄したり、動脈壁の不整な所見をいう。 ⑤完全閉塞像(total, or complete occlusion of the artery with or without terminal rossete fromation)。 　➡動脈の完全閉塞像で、遠位部の動脈にロゼット形成を伴う場合と伴わない場合とがある。 ⑥動脈瘤様拡張(aneurysmal dilatation)

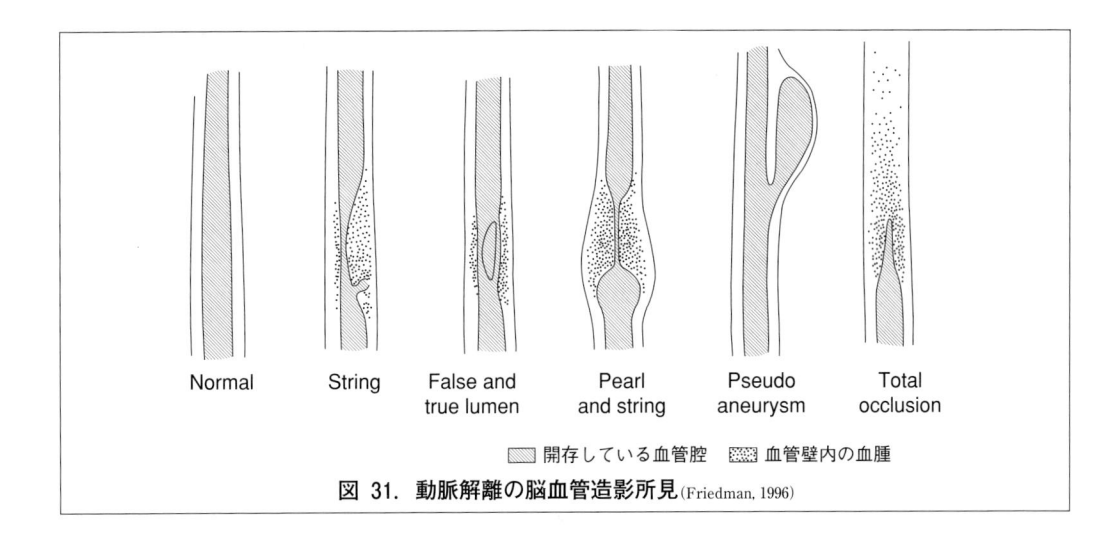

図 31. 動脈解離の脳血管造影所見(Friedman, 1996)

❶⓰単純 CT；壁内血腫が高吸収域として描出される。
❶⓱MRI
　（ⅰ）単純 MRI 所見
　　ⓐ壁内血腫(intramural hematoma)
　　　㋐MRI では、この壁内血腫の所見が最も高頻度(約 40％)にみられる。
　　　　➡急性期は、特に FLAIR(fluid-attenuated inversion recovery)法が有用(→高信号として描出される)。
　　　㋑時期によりその所見は異なるが、亜急性期(7 日〜14 日)では T 1、T 2 強調画像で高信号に描出される。
　　　　➡T 1 強調画像の高信号は、発症後 6〜7 週で不明瞭となる。
　　　㋒壁内内血腫による血管内腔の狭小化像。
　　　㋓**T 1 強調画像(水平断)**において、Flow void の真腔(true lumen)を取り囲むように**リング状、三日月型、あるいはドーナツ型の高信号**(血腫を表す)を認める。
　　　　➡**Crescent sign**(三日月型徴候)、あるいは **Doughnut sign** という。
　　ⓑIntimal flap(内膜弁)
　　　㋐水平断では、**T 2 強調画像**が特に有用。
　　　㋑陽性率；20％
　　ⓒDouble lumen sign(二重血管徴候)
　　　㋐水平断では、**T 2 強調画像**が特に有用。
　　　㋑陽性率；20％
　（ⅱ）造影 MRI 所見(Nagahiro ら, 1997)
　　ⓐ動脈瘤様拡張部(pearl sign)が造影される。
　　ⓑ解離部全体がリング状に増強されることが多いが、時に局所的に一部が増強される。
　　ⓒ増強される部位は、偽性血管腔(偽腔)(false lumen)とその周囲の動脈壁。
　（ⅲ）所見が、経時的に変化するのが特徴。
　（ⅳ）MRI は、脳動脈解離と紡錘状動脈瘤との鑑別に有用。

➡すなわち、紡錘状動脈瘤では、拡大した動脈瘤内腔が Flow void（無信号）として描出される（T２強調画像が有用）。

❽診断
（ⅰ）脳血管造影所見
ⓐDouble lumen sign、造影剤の滞留像や Intimal flap が認められれば診断は確定される。
➡しかし、これらの解離を直接捉えた所見、すなわち直接所見を認めることは少ない。
ⓑ一般に、String sign、先細り狭窄像や閉塞像などの間接所見が多く、直接所見を呈することは少ない。
ⓒ紡錘状動脈瘤のときも、本症を疑う。
（ⅱ）MRI 所見
ⓐ壁内血腫の証明。
ⓑIntimal flap の証明。

❾治療方針
（ⅰ）虚血発症例
ⓐ保存的治療が原則。
➡しかし、経過中に、時に出血をきたすことがあるため、外科的治療を勧める報告もある。
ⓑ外科的治療の適応
㋐経過中に解離部が拡大する可能性のある症例。
㋑脳血管造影で Double lumen sign、造影剤の滞留像や Pearl and string sign のある症例。
（ⅱ）出血発症例
➡外科的治療が第一選択。
（ⅲ）頭痛発症例
ⓐ保存的治療が原則。
ⓑ経時的観察で、解離部が増大する症例に対しては外科的治療。

⑳治療

	虚血発症例	出血発症例
保存的治療	①安静 ②血圧の管理➡重要 ③抗凝固療法や抗血小板療法。 　①本剤の投与の是非については、一定した見解はない。 　②脳内出血、くも膜下出血、梗塞部への出血(出血性梗塞)、解離部からの血栓の遊離や解離の進行などを惹起する危険性がある。 ④脳圧下降薬	①安静 ②血圧の管理➡重要 ③脳圧下降薬
外科的治療	①直達手術 　①解離部の結紮と頭蓋外・頭蓋内バイパス術。 　②塞栓摘出術(embolectomy) 　③Proximal occlusion(近位部親動脈閉塞術)やTrapping、あるいはProximal clipping、Trappingと頭蓋外・頭蓋内バイパス術の併用。 　④Wrapping ②血管内手術 　①動脈内に挿入したカテーテルより血栓溶解薬を注入する(血栓溶解療法)。 　②血栓溶解療法は解離の進行やくも膜下出血を誘発させる危険性があるので注意が必要。	①直達手術 　ⓐ手術適応と手術時期 　　➡手術適応や時期については、いまだ議論がある。 　　①適応症例；Hunt and Kosnik grade Ⅰ～Ⅲ 　　②時期；急性期～亜急性期 　ⓑ手術方法 　　①クリップによる近位部親動脈閉塞術(proximal clip occlusion) 　　➡Proximal occlusion後、逆行性の血流により動脈瘤の急激な膨隆をみることがある。 　　②Trapping、あるいはTrapping＋頭蓋外・頭蓋内バイパス術の併用。 　　➡Trappingが行えれば最もよい方法である。 　　③Wrapping 　　④血行再建術 　　　❶解離性動脈瘤の切除とGraftによる内頸動脈の再建術。 　　　❷頸動脈内膜切除術(carotid endarterectomy) 　　　❸狭窄性病変に対して、EC-ICバイパス。 　　　❹解離部の血栓遊離による脳梗塞の予防目的で、内頸動脈結紮術、あるいは内頸動脈結紮術＋EC-ICバイパス術の併用。 ②血管内手術 　ⓐコイルによる解離部の閉塞、あるいは近位部親動脈の閉塞。 　ⓑステント留置(stent placement)

㉑手術所見

　(ⅰ)解離部は、暗赤(紫)色(dark, or purple red)から青黒色にみえる。

　　　➡この部は壁内血腫。

　(ⅱ)動脈は紡錘状に腫大している。

㉒転帰

　(ⅰ)全体；約80％の症例で転帰良好。

　(ⅱ)くも膜下出血型は転帰不良。

　　ⓐ良好群；62％

　　　　ⓑ死亡率；20〜30％
　　　　ⓒ転帰不良の原因は再出血(再出血例の死亡率は80％)。
　　(ⅲ)脳梗塞発症例の転帰は良好。
　　　　➡死亡率；3〜8％
　　(ⅳ)高齢者、椎骨動脈解離の脳底動脈波及例や脳底動脈解離例は、転帰不良。
❷再発
　　(ⅰ)再発は急性期に多く、急性期を過ぎた慢性期には少ない。
　　　　ⓐ発症1ヵ月以内の再発の頻度(高木, 2006)
　　　　　㋐全体；脳動脈解離全体の約10％
　　　　　㋑発症別
　　　　　　①くも膜下出血発症型の再発(再出血)率；くも膜下出血型の20％
　　　　　　②脳虚血発症型の再発率；脳虚血型の約6％
　　　　ⓑ発症から1ヵ月を経過すると、再発率は年間1％と低い。
　　(ⅱ)慢性期の再発例
　　　　ⓐ頻度；5〜6％
　　　　ⓑ慢性期再発例は、以前に解離を起こした動脈とは別の動脈に再発することが多い。
　　　　ⓒ慢性期の再発率は、基礎疾患のある症例や家族歴のある症例に高い。
　　(ⅲ)頭蓋内・外動脈別
　　　　ⓐ頭蓋外(頸部)動脈解離性動脈瘤の再発率
　　　　　㋐初回発作1ヵ月以内；2％/月
　　　　　㋑それ以降；1％/年
　　　　ⓑ頭蓋内動脈解離の再発
　　　　　㋐虚血の再発作
　　　　　　①頻度；4％
　　　　　　②椎骨動脈に圧倒的に多い。
　　　　　㋑再出血
　　　　　　①頻度；15〜30％
　　　　　　②椎骨動脈に圧倒的に多い。

2．頭蓋外(頸部)動脈解離 Extracranial(cervical)arterial dissection

1) 概説
❶発生部位
　　(ⅰ)頸部の内頸動脈と椎骨動脈に発生するが、
　　　　ⓐ内頸動脈解離の方が、椎骨動脈のそれより多い。
　　　　ⓑ頭蓋外(頸部)の内頸動脈解離は、頭蓋内のそれより多い。
　　(ⅱ)多発(multiple vessel dissection)が28％にみられる。
　　(ⅲ)両側性の内頸動脈解離は稀であるが、その際には、通常 Fibromuscular dysplasia(線維筋形成不全)を伴っている。

❷原因・分類
　（ⅰ）外傷性
　（ⅱ）特発性（非外傷性）……原因不明
❸発症形式；虚血（梗塞）発症が圧倒的に多い（96％）。
❹特徴(高木, 2002)
　（ⅰ）頭蓋外解離の好発年齢は、頭蓋内解離に比し若い。
　（ⅱ）頭蓋外解離は外傷性が多く、非外傷性でも誘因のある例が多い。
❺好発部位
　（ⅰ）頚動脈系
　　　ⓐ特発性；頚動脈分岐部より2～3 cm 上方の内頚動脈。
　　　ⓑ外傷性；過屈曲外傷では第1、2頚椎レベルの内頚動脈で、過伸展外傷では第2、3頚椎レベルの内頚動脈。
　（ⅱ）椎骨動脈系；第1、2頚椎部を走行する椎骨動脈。
❻解離面
　（ⅰ）内膜と中膜との間の解離（内膜下解離 subintimal dissection）；狭窄・閉塞による血流障害。
　（ⅱ）中膜と外膜との間の解離（外膜下解離 subadventitial dissection）；偽性血管腔は外側に突出し、動脈瘤を形成する。
❼脳血管造影；狭窄・閉塞（long irregular stenosis or occlusion）像を呈することが多い。
❽MRI
　（ⅰ）**壁内血腫**（intramural hematoma）
　　　ⓐ時期によりその所見は異なるが、亜急性期（7～14日）ではT1、T2強調画像で高信号に描出される。
　　　ⓑ壁内内血腫により、血管内腔が狭小化する。
　（ⅱ）Intimal flap（内膜弁）
❾治療
　（ⅰ）保存的治療
　　　　➡まず保存的治療を行う。
　　　ⓐ抗凝固療法や抗血小板療法
　　　　㋐通常、頭蓋外動脈の解離による脳虚血や塞栓に対して、抗凝固療法や抗血小板療法が一般的である。
　　　　　①まず、ヘパリンを7日間施行し、その後ワルファリンをを3ヵ月間投与する。ワルファリンが禁忌の場合にはアスピリンを投与することもある。
　　　　　②一方、抗凝固療法や抗血小板療法は、
　　　　　　◆解離部からの血栓の遊離、
　　　　　　❷解離の進行、
　　　　　　などの危険性もある。
　　　　㋑出血発症例や脳血管造影で動脈瘤様拡張像を呈する症例に対しては、抗凝固療法は禁忌。
　　　ⓑ脳圧下降薬の投与

(ⅱ)外科的治療
　ⓐ適応症例
　　㋐保存的治療にもかかわらず、虚血症状が進行する症例や側副血行路が不十分な症例。
　　㋑出血発症例
　ⓑ方法
　　㋐直達手術
　　　①Proximal clipping
　　　②Trapping
　　　③Trapping あるいは Proximal clipping＋頭蓋外・頭蓋内バイパス。
　　　④頸動脈内膜切除術（carotid endarterectomy；CEA）
　　　⑤病変部の切除と端々吻合、あるいは Graft
　　㋑血管内手術（intravascular surgery）
　　　①Coil（Guglielmi detachable coil；GDC）による解離部の閉塞、あるいは近位部親動脈の閉塞。
　　　②Stent 留置（stent placement）
　　　　❶親動脈を温存できる。
　　　　❷解離範囲を明らかにできない症例では、本法の適応外である。
　　　　❸合併症
　　　　　・ステントの末梢への移動（distal migration）
　　　　　・塞栓
　　　　　・血管破裂
　　　　　・ステントの偽性血管腔内への留置、およびそれによる真性血管腔の閉塞。
　　　　　・内皮過形成による狭窄。
❿内頸動脈・椎骨動脈解離の再発率
　（ⅰ）全体；8％
　（ⅱ）初回発作1ヵ月以内；2％／月
　（ⅲ）それ以降；1％／年
⓫自然治癒率；特発性は、外傷性に比べて高い。

2）内頸動脈解離 Cervical internal carotid artery dissection
❶頻度
　（ⅰ）特発性頸部内頸動脈解離の年間の発生頻度は、人口10万人に対して2.6人。
　（ⅱ）欧米では多く、全解離性病変の7割以上を占める。
　（ⅲ）脳卒中患者の0.4％にみられる。
　（ⅳ）わが国では稀。
❷発症年齢；35～50歳に多い（2/3以上）。
❸性別；男性：女性＝1.4～1.7：1で、男性に多い。

❹好発部位

特発性 (非外傷性)	①**総頸動脈近傍に多い。** 　㋐頸動脈分岐部より2～3 cm上方の内頸動脈より始まり、頭蓋外内頸動脈全体に及ぶことが最も多い（粥状硬化性変化は分岐部付近に生じる）。 　㋑稀に頸動脈管内まで及ぶこともあるが、通常、頭蓋内に連続することはない。 　㋒**頸動脈洞**(carotid sinus)**は回避**(spare)される。 ②左右別 　㋐「左側に多い」という報告と、「右側に多い」という報告とがある。 　㋑両側性；10％
外傷性	①頸部過屈曲外傷では、第1、2頸椎レベルの内頸動脈に好発する。 ②頸部過伸展外傷では、第2、3頸椎レベルの内頸動脈に好発する。

❺原因・誘因および分類

（ⅰ）非外傷性（特発性、あるいは原因不明）

　　ⓐ誘因；線維筋形成不全(fibromuscular dysplasia)、微細な外傷（くしゃみ、せき、頭部の回転）、片頭痛、喫煙、高血圧、経口避妊薬やMarfan症候群など。

　　ⓑ高血圧の認められる頻度；36％

（ⅱ）外傷性

　　ⓐ交通事故による**鈍的外傷**が最も多い。

　　ⓑ虚血症状は、通常外傷後数日以内に生じる。

　　　➡外傷後2週以降に虚血症状が出現することは稀。

　　ⓒ発生機序

　　　㋐外傷により、内頸動脈が椎体に圧迫され、内膜あるいは中膜の損傷をきたす。

　　　㋑頸部の過伸展（頭部や顔面打撲）により、頸動脈管内で強固に固定されている内頸動脈が牽引され、第1～2頸椎横突起に押しつけられ、内膜断裂や中膜内の出血をきたす。

　　　㋒頸部への鈍的外傷。

❻解離面と解離の形態

（ⅰ）4型に分類する（図32）(Friedmanら，1980)

（ⅱ）4型の中では、狭窄様変化（図32-A、B）を示す例が多い。

❼発生機序

（ⅰ）血管内膜の断裂部から解離した中膜腔に血液が流入し、False lumen（偽性血管腔）を形成しTrue lumen（真性血管腔）を閉塞・狭窄したり、あるいは解離部に血栓が生じTrue lumenを狭窄・閉塞したりする。さらには解離部の血栓が塞栓源となり虚血症状を引き起こす。

　　ⓐ中膜解離の原因

　　　㋐囊胞性中膜壊死(cystic medial necrosis)

　　　　➡その原因として、Vasa vasorumの動脈硬化による閉塞、先天的因子や外傷など。

　　　㋑Vasa vasorumからの出血。

　　ⓑ内膜断裂の原因；潜在的動脈硬化によるIntimal erosion、軽微な外傷(minor trauma)、頸部の過伸展(hyperextension)や外側への回旋運動(lateral rotation)など。

（ⅱ）血腫（解離面）は、通常、中膜内である。

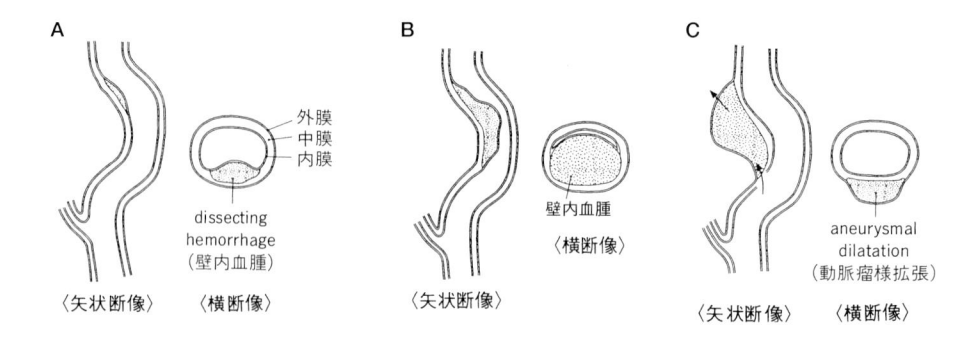

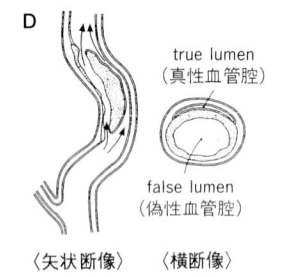

図 32. 頸部内頸動脈解離の模式図 (Friedman ら，1980．一部改変)

A；中膜内・内膜下に血腫が形成され、血管腔を軽度狭窄している。
B；壁内血腫が増大し、血管内腔をほとんど閉塞している。
C；解離が外膜下の方へ進展し、動脈瘤様拡張をきたす。
D；血腫が内膜を破り血管内腔へ穿破すると、偽性血管腔（解離した部分）と真性血管腔（本来の血管腔）とができる。

❽発症原因・形式

（ⅰ）病歴上、軽微な外傷や肉体的ストレス(physical stress)のあることが多い。

（ⅱ）虚血症状で発症することが多い。

❾症状

症状とその頻度	①頭痛が 86％と最も多い。 ②次いで、脳虚血による局所症状；58％ 　➡片麻痺が最も多く、次いで感覚障害、失語症の順。 ③Oculosympathetic paresis(不全型の Horner 症候群)；52％ ④血管雑音(bruit)；48％ ⑤頸部痛；25％ ⑥一過性黒内障(amaurousis fugax)(228 頁)；12％
各症状の特徴	①頭痛・頸部痛(前頸部痛、側頭部、眼窩や頬部の痛み、下顎や耳への放散痛) 　①痛みは、突然発症で激しい。 　②痛みは、ほとんど(90％)の症例で解離と同側である。 　③頸部痛の数時間～数日後に、虚血症状が出現することが多い。 ②脳虚血症状 　①虚血症状は、頭痛発現後 11 日目頃まで。 　②虚血症状は、解離による血管腔の狭窄・閉塞による低灌流・あるいは解離部からの血栓の遊離(thrombotic embolism)により生じるが、後者(embolism)の方がより重要とされている。 ③不全型の Horner 症候群 　①患側の顔面の発汗障害のない(眉毛の上の皮膚の小部分のみ無汗症) Horner 症候群で、本症の特徴とされている。 　②その機序は・内頸動脈周囲の交感神経(pericarotid sympathetic plexus)は解離によって障害されるが、汗腺を支配する交感神経が走行する外頸動脈が解離から免れるためで、40％に認められる。 　③発現時期は、頭痛が生じてから 1 時間～3 日後である。 　④味覚障害や舌の運動障害；周囲にある鼓索神経(chorda tympani)や舌下神経への圧迫による障害。

❿脳血管造影
　➡**最も多くみられる所見は、狭窄・閉塞像**である。
　（ⅰ）狭窄・閉塞像とその頻度
　　　ⓐString sign（long tapered irregular stenosis）
　　　　㋐不規則な、先細りの狭窄像で、60％の頻度にみられる。
　　　　㋑頸動脈分岐部より2〜3cm上方の内頸動脈より始まり、しばしば頭蓋底部にまで及ぶ。
　　　ⓑTapering occlusion（先細り閉塞）；12％
　　　ⓒComplete obstruction（完全閉塞）；10％
　（ⅱ）異常血管陰影像とその頻度
　　　ⓐIntimal flap（内膜弁；線状の陰影欠損像）；30％
　　　ⓑ動脈瘤様拡張（aneurysmal dilatation）；25〜30％（外傷性；60％）
　（ⅲ）Abrupt luminal reconstitution（突発性血管腔再構築像）
　　　ⓐ解離により細くなった血管腔が末梢（しばしば頸動脈管）で、突然、もとの太さに戻る所見である。
　　　ⓑ頻度；42％
　（ⅳ）Double lumen；稀
⓫造影CT所見（頸部内頸動脈）
　（ⅰ）解離腔が遅れて増強される。
　（ⅱ）血栓が存在する場合には、血管内に造影（陰影）欠損として描出される。
　（ⅲ）Intimal flapがあれば、膜状に増強されない部分として描出される。
⓬MRI
　（ⅰ）**T1強調画像の水平断像**が有用。
　（ⅱ）所見；偏心性の血管腔の狭窄像とその**周囲の三日月型の高信号**（血腫像）で、**Crescent sign**（三日月型徴候）と呼ばれる。
⓭診断
　（ⅰ）激しい頭痛・頸部痛、Horner症候群（不完全型）を呈する卒中患者では、本症を疑う。
　（ⅱ）脳血管造影所見
⓮治療
　（ⅰ）治療の原則
　　　➡急性循環不全を改善し、二次的塞栓を予防することである。
　（ⅱ）**治療方針**
　　　ⓐ虚血発症例では、まず保存的治療を行う。
　　　　➡脳血管造影で動脈瘤様拡張を認める場合には、抗凝固療法は施行しない。
　　　ⓑ保存的治療を6週間〜3ヵ月行う。
　　　ⓒ外科的治療の適応
　　　　㋐保存的治療で虚血が防止できないとき（2％）。
　　　　㋑腫瘤としての圧迫所見があるとき。
　　　　㋒脳血管造影で解離が進行しているとき。
　（ⅲ）治療方法

ⓐ保存的治療
㋐抗凝固療法；良好な結果が得られることが多い。
➡一方、抗凝固療法による解離部からの血栓の遊離、動脈壁への出血が持続している場合には完全閉塞へ進行する可能性や、出血性梗塞などの危険性もある。
㋑抗血小板療法
㋒脳圧下降薬の投与。
㋓副腎皮質ステロイド薬の投与。
㋔高圧酸素療法
ⓑ外科的治療
㋐直達手術
①解離性動脈瘤の切除と Graft による内頸動脈の再建術。
②頸動脈内膜切除術(carotid endarterectomy；CEA)。
③狭窄性病変に対して、EC-IC バイパス。
【EC-IC バイパス術の適応(木村ら, 1993)】
❶低灌流による虚血例。
❷側副血行路の乏しい症例。
❸血流増加により、脳機能の可逆性が残っている症例。
④解離部の血栓遊離による脳梗塞の予防目的で、内頸動脈結紮術、あるいは内頸動脈結紮術＋EC-IC バイパス。
㋑血管内手術(intravascular surgery)
①Coil(Guglielmi detachable coil；GDC)による解離部の閉塞、あるいは近位部親動脈の閉塞。
②Stent 留置(stent placement)
⓯脳血管造影上の自然寛解の頻度と時期
(ⅰ)頻度；80～90％に自然寛解を認める。
ⓐ動脈瘤の自然治癒率；50％(外傷性では、20％)
ⓑ狭窄の自然治癒率；87％(外傷性では、55％)
(ⅱ)時期；6週間前後で寛解を示すことが多い。
(ⅲ)寛解の機序
ⓐ解離した中膜内の血液の吸収。
ⓑ解離部の True lumen(真性血管腔)にできた血栓の線溶。
(ⅳ)動脈瘤様拡張や外傷性のものは、寛解しにくい。一方、狭窄像を呈するものでは、自然寛解することが多い。
⓰予後
(ⅰ)良好で、85％の症例に完全回復あるいは著明な改善が得られる。
(ⅱ)著明な脳梗塞による死亡率は、5％

3）総頸動脈解離 Common carotid artery dissection
❶頻度
(ⅰ)通常、胸部大動脈の解離が進行して生じることが多い。

（ⅱ）総頸動脈に限局して発生することは極めて稀で、現在まで数例の報告しかない。
❷発症年齢；54～77歳で、平均64.8歳。
❸性別；現在までの報告では、女性に多い。
❹解離面；内膜と中膜との間、あるいは中膜と外膜との間。
❺誘因；頸部の暴力的な運動や高血圧。
❻症状
　　（ⅰ）脳虚血症状；意識障害や片麻痺など。
　　（ⅱ）胸痛
　　（ⅲ）無症状（asymptomatic）のこともある。
❼脳血管造影；Stenosis（狭窄像）、あるいはOcclusion（閉塞像）。
❽治療
　　（ⅰ）保存的治療
　　　　ⓐ抗凝固療法や血栓溶解薬の投与。
　　　　ⓑしかし、解離を進行させることがあるので使用は慎重にすべき、あるいは禁忌との報告もある。
　　（ⅱ）外科的治療
　　　　ⓐ適応および方針
　　　　　㋐保存的治療によっても症状が進行性の場合。
　　　　　㋑病変部が総頸動脈なので、EC-ICバイパスは適応外。
　　　　ⓑ方法
　　　　　㋐頸動脈内膜切除術（carotid endarterectomy；CEA）
　　　　　㋑解離部の切除とGraftによる総頸動脈の再建術。
　　　　　㋒血管内手術；ステント留置
❾予後；良好

4）椎骨動脈解離 Extracranial vertebral artery dissection
❶頭蓋外椎骨動脈と頭蓋内椎骨動脈との解剖学的相違（5頁）
　　（ⅰ）椎骨動脈壁の構造は、その起始部から硬膜を貫通する付近までは同じである。
　　（ⅱ）椎骨動脈が硬膜を貫通する辺りから、その構造は変わる。
　　　　ⓐ外膜および中膜は薄い。
　　　　ⓑ内弾性板や内膜は、頭蓋外（頸部）と硬膜内とで、有意な差はない。
❷頻度
　　（ⅰ）頭蓋内のものに比べて、はるかに少ない。
　　（ⅱ）全解離性病変の15％
　　（ⅲ）特発性内頸動脈解離性病変の約1/3
❸原因・誘因
　　（ⅰ）外傷
　　　　➡外傷により、動脈が損傷を受けやすい部位は、以下のとおり。
　　　　ⓐ第6頸椎横突孔；この部の椎骨動脈は、頸の過伸展運動で損傷されやすい。

ⓑ環椎・軸椎関節　｜
　　　ⓒ環椎・後頭骨関節｜これらの部の椎骨動脈は、頸の過回旋運動で損傷されやすい。
　（ⅱ）誘因
　　　ⓐ高血圧(36%)
　　　ⓑ経口避妊薬(28%)
　　　ⓒ片頭痛(20%)
　　　ⓓ線維筋形成不全(fibromuscular dysplasia)(15%)
　　　ⓔ分娩後(3%)や妊娠中(2%)
❹分類
　（ⅰ）特発性(原因不明)
　（ⅱ）外傷性；交通事故やカイロプラクチック治療(chiropractic manipulation)では、C 1-2 レベルで椎骨動脈が損傷されることが多い。
❺好発年齢；26〜64歳(平均；40歳)で、30歳代と40歳代がほとんど。
❻性差；男性：女性＝1：1.8〜2.6で、女性に多い。
❼病態
　（ⅰ）壁内血腫が内膜を血管内腔の方へ圧排し、内腔の狭窄・閉塞を起こすか、あるいは塞栓源となり虚血を起こす。
　（ⅱ）解離面；内膜と中膜との間。
❽発症原因・形式
　（ⅰ）病歴上、軽微な外傷や肉体的ストレス(physical stress)のあることが多い。
　（ⅱ）ほとんどは(80%)、脳虚血で発症する。
　　　【理由】
　　　　➡頭蓋外動脈には外弾性板が存在するので、外弾性板を破って出血することは少なく、内腔を閉塞する形をとるため。
❾症状
　（ⅰ）初発症状
　　　ⓐ頸部痛あるいは後頭部痛のことが最も多い(70%)。
　　　ⓑ痛みは激しく、片側性のことが多い(60%)。
　　　ⓒ疼痛は、血管解離による血管周囲神経の機械的刺激による。
　　　ⓓ稀に、頸神経根症状。
　　　　➡障害される神経根はC 5、C 6が多い。
　（ⅱ）虚血症状
　　　ⓐ頻度；30%
　　　ⓑ発現時期
　　　　㋐通常、後頭部痛(頭痛)発現後数時間か2〜3日以内、あるいは数分〜4週間後に虚血症状が出現する(➡遅発性)。
　　　　㋑外傷性では、2週間〜6ヵ月後に神経症状が出現する。
　　　ⓒ症状；眩暈、霧視、失調性歩行、Horner症候群、顔面の異常感覚や感覚低下や眼振など。
　　　ⓓ後頭蓋窩で虚血に最も弱い領域；延髄外側と小脳であるが、延髄外側のことが最も多い

（30％）（Wallenberg症候群；85頁）。
- ❿脳血管造影
    - （ⅰ）Irregular stenosis, or occlusion（不整な狭窄・閉塞像）が多い。
    - （ⅱ）そのほか、動脈瘤様拡張、Intimal flap（内膜の不整突出で、そのために鋭的な狭窄像を呈する）など。
- ⓫好発部位
    - （ⅰ）頸椎レベルでは環・軸椎部（C1～C2）と第6頸椎横突孔部に多いが、その中では**環・軸椎部**に最も多い。
        - ➡環・軸椎部に多い理由は、機械的負荷（捻転や伸展）がこの部に最も強く加わるためであり、また、第6頸椎横突孔部に多い理由は、この部は過伸展の影響を受けやすいためである。
    - （ⅱ）椎骨動脈レベルでは、椎骨動脈が第6頸椎横突孔から第2頸椎の間を走行する部分（特に、上方4cm）と、第2頸椎から大孔の硬膜を貫くまでの部分に多い。
        - ➡第1、2頸椎部を走行する椎骨動脈が障害されやすい。
    - （ⅲ）多発性
        - ⓐ両側の椎骨動脈が侵される頻度；30～60％
        - ⓑ内頸動脈解離を伴う頻度；10～20％
- ⓬診断
    - （ⅰ）青壮年者の後頸部痛、およびそれに引き続いて起こる虚血症状の場合には、まず本症を疑う。
    - （ⅱ）脳血管造影所見
- ⓭合併例；16～24％に頸部内頸動脈の解離性動脈瘤を伴うが、そのうち10％前後は両側性である。
- ⓮治療
    - （ⅰ）治療原則
        - ⓐ虚血が主な病態なので脳虚血の予防が目的であり、まず保存的治療を行う。
        - ⓑ外科的治療の適応
            - ㋐保存的治療によっても虚血発作を繰り返す場合。
            - ㋑自然寛解がみられず進行する場合。
    - （ⅱ）治療方法
        - ⓐ保存的治療
            - ㋐抗凝固療法
                - ①虚血症状に対して有効。
                - ②解離が硬膜内の椎骨動脈にまで進展している症例に対しては、抗凝固療法は禁忌である。その理由は、くも膜下出血を起こす危険性があるから（Hart, 1988）。
            - ㋑抗血小板療法
        - ⓑ外科的治療
            - ㋐直達手術
                - ①近位部親動脈の閉塞（proximal occlusion）

　　　　㋑解離性動脈瘤の切除とGraftによる血行再建術。
　　　㋑血管内手術
　　　　㋐Coilによる解離部の閉塞、あるいは近位部親動脈の閉塞。
　　　　㋑ステント留置(stent placement)
- ❻脳血管造影上の寛解・改善
  - (ⅰ)頻度
    - ⓐ正常化；60％の症例にみられる。
    - ⓑ著明改善例；30％
  - (ⅱ)時期
    - ⓐ正常化するまでの期間は、3週間～56ヵ月で、平均8.6ヵ月。
    - ⓑ著明に改善するまでの期間は、7日～7ヵ月で、平均2.7ヵ月。
- ❻予後；良好で、90％の症例に改善を認める。
- ❼再発率；3％

3．頭蓋内動脈解離 Intracranial artery dissection

1）概説
- ❶頻度
  - (ⅰ)全体；本邦では頭蓋内解離が圧倒的に多い(89％)。
  - (ⅱ)動脈別頻度(高木, 2006)
    - ⓐ椎骨動脈単独が約80％を占め、最も多い。
    - ⓑ次いで、椎骨動脈＋脳底動脈(約11％)。
    - ⓒ脳底動脈単独(約5％)
    - ⓓ後下小脳動脈と後大脳動脈(各約2％)
- ❷既往歴
  - (ⅰ)**高血圧の既往**を有する頻度が最も高い。
    - ⓐ40～50％に認める(出血群と非出血群とで差はない)。
    - ⓑ内頸動脈系解離では、ほとんど、高血圧の既往を認めない。
    - ⓒ椎骨脳底動脈系では、
      - ㋐60～70％に、高血圧の既往を認める。
      - ㋑くも膜下出血発症例の75％に、高血圧の既往がある。
  - (ⅱ)以下、高脂血症(非出血群に有意に高率)＞糖尿病＞狭心症・心筋梗塞の順。
- ❸好発年齢(山浦ら, 1998)
  - (ⅰ)部位別
    - ⓐ椎骨・脳底動脈系
      - ㋐40歳代と50歳代に多い。
      - ㋑20歳未満の例はない。
      - ㋒平均年齢；51.7±11.4歳

　　　　ⓑ内頸動脈系
　　　　　㋐40歳代と50歳代に多い。
　　　　　㋑平均年齢；44.1±19.8歳
　　（ⅱ）発症別
　　　　ⓐ出血群
　　　　　㋐40歳代と50歳代に多い。
　　　　　㋑30歳未満の例はない。
　　　　　㋒平均年齢；53.0±11.0歳
　　　　ⓑ非出血群
　　　　　㋐40歳代と50歳代に多い。
　　　　　㋑平均年齢；48.9±13.6歳
❹性別(山浦ら，1998)
　　➡椎骨・脳底動脈系および非出血群では、特に男性に多い。
　（ⅰ）部位別
　　　ⓐ椎骨・脳底動脈系；男性：女性＝2.1：1で、男性に多い。
　　　ⓑ内頸動脈系；性差はない。
　（ⅱ）発症別
　　　ⓐ出血群；男性：女性＝1.3：1で、男性に多い。
　　　ⓑ非出血群；男性：女性＝2.6：1で、男性に多い。
❺好発部位
　（ⅰ）全体
　　　ⓐ椎骨・脳底動脈系が93％と、圧倒的に多い（多発例を除く）(山浦ら，1998)。
　　　ⓑ内頸動脈系；7％（多発例を除く）(山浦ら，1998)
　　　　㋐外国例のみの集計では内頸動脈病変が40％を占める。
　　　　㋑椎骨動脈病変が特に多いのは本邦における特徴。
　（ⅱ）部位別
　　　ⓐ椎骨動脈が82％と圧倒的に多い。
　　　ⓑ脳底動脈；7％
　　　ⓒ内頸動脈；3％
　　　ⓓ以下、前大脳動脈＞後下小脳動脈＞後大脳動脈＞中大脳動脈の順。
　（ⅲ）発症別(山浦ら，1998)
　　　ⓐ出血群
　　　　㋐椎骨動脈に最も多い（85％）。
　　　　㋑次いで、脳底動脈（5％）＞内頸動脈（2％）の順。
　　　ⓑ非出血群
　　　　㋐椎骨動脈に最も多い（77％）。
　　　　㋑次いで、脳底動脈（9％）＞内頸動脈（6％）の順。
❻左右別
　（ⅰ）全体；ほぼ左右差はない。

(ⅱ)発症別(山浦ら，1998)
　　ⓐ**出血群；右側に多い**(右：左＝1.6：1)。
　　ⓑ**非出血群；左側に多い**(右：左＝1：1.6)。
❼多発性
　(ⅰ)頻度；約10％
　(ⅱ)部位では、椎骨動脈にみられることが最も多い(80％)。
　(ⅲ)出血例と非出血例とでは、差はない。
❽解離面
　(ⅰ)部位別
　　ⓐ内頸動脈系では、内膜(内弾性板)と中膜との間の解離(内膜下解離)が多い。
　　ⓑ椎骨動脈系では、中膜と外膜との間の解離(外膜下解離)が多い。
　(ⅱ)発症別
　　ⓐ非くも膜下出血例➡内膜と中膜との間の解離が多い(73％)。
　　ⓑくも膜下出血例
　　　㋐中膜と外膜との間で解離することが多い(64％)。
　　　㋑出血例は、偽腔(偽性血管腔)との交通のみのもの(entry only type)が多い。
❾発症形式
　(ⅰ)全体
　　ⓐくも膜下出血が58％を占め、最も多い。
　　ⓑ脳虚血発症例；33％
　　　㋐稀に(3％)、虚血発症後、その経過中にくも膜下出血をきたすことがある。
　　　㋑虚血症状で発症した後、その経過中にくも膜下出血をきたした椎骨動脈解離例は、
　　　　①全例、男性。
　　　　②虚血発症後14日以内に、くも膜下出血をきたしている。
　　　　③虚血発症時の脳血管造影所見は、Pearl and string signが多い。
　　ⓒ頭痛(7％)
　　ⓓ偶然発見例(2％)
　(ⅱ)部位別
　　ⓐ内頸動脈系では、非くも膜下出血群が多い(約78％)。
　　ⓑ椎骨・脳底動脈系では、くも膜下出血発症例が多い(約64％)。
❿症状
　(ⅰ)くも膜下出血の症状。
　(ⅱ)出血以外の症状。
　　ⓐ頭痛
　　　㋐後頭部から後頸部にかけての、引き裂かれるような激しい頭痛(**解離痛**)。
　　　㋑脳虚血例の約80％に頭痛がみられる。
　　　㋒稀に頭頸部痛(解離痛)後に、くも膜下出血をきたすことがある(池田ら，2007)。
　　　　①年齢の若い男性に多い。
　　　　②解離痛出現から4日以内にくも膜下出血をきたすことが最も多い(約73％)。

　　　　ⓑ脳虚血による局所症状
❶脳血管造影
　　（ⅰ）全体(山浦ら, 1998)
　　　　ⓐDilatation（動脈瘤様拡張）が39％を占め、最も多い。
　　　　ⓑ次いで、Pearl and string sign（29％）。
　　　　ⓒNarrowing（狭窄像）または Occlusion（閉塞像）；27％
　　（ⅱ）発症形式別
　　　　ⓐ出血型
　　　　　㋐Dilatation が最も多い（42％）。
　　　　　㋑次いで、Pearl and string sign（34％）。
　　　　　㋒Narrowing または Occlusion（19％）
　　　　ⓑ非出血型
　　　　　㋐Narrowing または Occlusion が38％を占め、最も多い。
　　　　　㋑次いで、Dilatation（35％）。
　　　　　㋒Pearl and string sign（23％）
　　（ⅲ）部位別
　　　　ⓐ内頸動脈系
　　　　　㋐Narrowing または Occlusion が36％を占め、最も多い。
　　　　　㋑次いで、Dilatation（32％）。
　　　　　㋒Pearl and string sign（24％）
　　　　ⓑ椎骨・脳底動脈系
　　　　　㋐Dilatation が41％を占め、最も多い。
　　　　　㋑次いで、Pearl and string sign（30％）。
　　　　　㋒Narrowing または Occlusion（27％）
❷治療
　　（ⅰ）保存的治療
　　（ⅱ）外科的治療
　　　　ⓐ血管内手術
　　　　ⓑ直達手術
❸転帰・予後
　　（ⅰ）非出血群は出血群に比べて、転帰は有意に良好。
　　　　ⓐ非出血群
　　　　　㋐回復良好例；79％
　　　　　㋑死亡例；3％
　　　　ⓑ出血群
　　　　　㋐回復良好例；53％
　　　　　㋑死亡例；27％
　　（ⅱ）内頸動脈系と椎骨・脳底動脈系とでは、転帰に有意差はない。
　　（ⅲ）再出血例の転帰は悪い。

（ⅳ）虚血発症からくも膜下出血へ移行する症例は、予後不良(死亡率；75％)。
　（ⅴ）治療法別
　　　ⓐ出血群の転帰
　　　　㋐保存的治療群より外科的治療群の方が、転帰はよい。
　　　　㋑外科的治療における開頭術と血管内治療群との間では、差はない。
　　　ⓑ虚血群の転帰
　　　　㋐虚血発症例の保存的治療群において、抗凝固薬や抗血小板薬の投与の有無による転帰の差はない。
　　　　㋑保存的治療群と外科的治療群との間に、有意差はない。
　　　　㋒外科的治療における開頭術群と血管内治療群との間に、有意差はない。
❹転帰不良の原因
　（ⅰ）出血群
　　　ⓐ再出血、脳の一次損傷(重症例)が最も多い(各34％)。
　　　ⓑ次いで、脳血管攣縮と全身合併症(各10％)。
　（ⅱ）非出血群
　　　ⓐ脳梗塞が最も多い(70％)。
　　　ⓑ次いで、くも膜下出血(23％)。
❺術後合併症(山浦ら，1998)
　（ⅰ）出血群
　　　ⓐ頻度；27％
　　　ⓑ合併症の内訳
　　　　㋐脳梗塞が最も多い(47％)。
　　　　㋑次いで、脳神経麻痺(35％)。
　　　　㋒術中早期破裂(premature rupture)が9％
　（ⅱ）非出血群
　　　ⓐ頻度；19％
　　　ⓑ合併症の内訳；脳梗塞が60％を占め、最も多い。
❻くも膜下出血例の術後再発率(高木，2002)
　（ⅰ）Proximal occlusion 例の再発率；29％
　（ⅱ）Trapping 例の再発率；25％
❼再発

再出血(出血発症例)	虚血の再発作(虚血発症例)
①頻度；15～30％ ②部位 ➡椎骨動脈が、90％と圧倒的に多い。 ③脳血管造影所見 　①Pearl and string sign を呈する例に高率に認められる。 　②但し、String 部は、出血の危険性は低いとされている。 ④椎骨動脈系の再出血 　①発症後1週間以内が80～90％と多い。 　②その中でも24時間以内が最も多い(半数)。	①頻度；4％ ②椎骨動脈に圧倒的に多い(80％)。 ③高血圧の既往が、60％に認められる。 ④因みに、虚血発症例で、保存的治療中にくも膜下出血を起こす頻度は3～6％

⓲自然閉塞；椎骨脳底動脈系の動脈解離が、経過中に自然閉塞する頻度は13％（脳血管造影上）

2）内頚動脈系の解離

(1) 概説

❶頻度；稀で、全体の約17％

❷原因；外傷によることが多く、特に若年者ほどその割合が多くなる。

❸発症年齢

（ⅰ）20～30歳に好発する。

（ⅱ）頸部の内頚動脈解離より若い年齢に発症する。

（ⅲ）1/3の症例は、15歳以下の小児にみられる。

❹性別；性差はない(山浦ら，1998)。

❺好発部位

（ⅰ）中大脳動脈；欧米の報告では最も多い。

（ⅱ）内頚動脈のC1-C2部やC4部。

❻**発症形式**；ほとんど(80％)は、**脳虚血**(梗塞)で発症する。

❼症状

（ⅰ）頭痛；解離部と同側で、神経脱落症状に先行する。

（ⅱ）意識障害；50％にみられる。

（ⅲ）神経脱落症状

❽進展形式

（ⅰ）内頚動脈解離は、中大脳動脈の近位端の方へ波及することがある(中枢)。

（ⅱ）しかし、前大脳動脈の方へ波及することは稀。

❾高血圧の既往；めったに認められない(←後頭蓋窩の動脈解離との相違)。

❿脳血管造影所見

（ⅰ）Narrowing(狭窄像)やOcclusion(閉塞像)；最も多くみられる(36％)。

（ⅱ）動脈瘤様拡張(aneurysmal dilatation)；次いで多くみられる(32％)。

（ⅲ）Pearl and string sign；24％

⓫予後

➡不良

（ⅰ）脳梗塞発症例の死亡率；60％

（ⅱ）くも膜下出血発症例の死亡率；50％

(2) 内頚動脈解離 Intracranial internal carotid artery dissection

❶頻度

（ⅰ）くも膜下出血全体の0.3％、原因不明のくも膜下出血例の3.1％と稀(Ohkumaら，2002)。

（ⅱ）頭蓋内の内頚動脈解離は、頭蓋外(頸部)のそれより少ない。

❷進展形式

（ⅰ）中大脳動脈の方へ進展する。

（ⅱ）前大脳動脈の方へ進展することは稀。

❸原因

（ⅰ）外傷

（ⅱ）原因不明（特発性）
❹誘因；線維性筋形成不全（fibromuscular dysplasia）、血管炎、中膜壊死や先天性欠損など。
❺発症年齢
　　（ⅰ）平均年齢は、20歳代半ば。
　　（ⅱ）半数以上は、10歳代、あるいはそれより若年者。
❻性別；やや男性に多い。
❼**好発部位；C1-C2部やC4部。**
❽解離面
　　（ⅰ）内弾性板直下、すなわち内膜と中膜との間で解離することが多い。
　　（ⅱ）虚血で発症することが多い。
❾症状
　　（ⅰ）頭痛
　　　　ⓐ最も多くみられる症状。
　　　　ⓑ患側（片側性）の眼窩周囲や、前頭側頭部に限局する激しい痛み。
　　　　ⓒ頭痛とほぼ同時に、局所神経症状（虚血症状）が出現する。
　　（ⅱ）片麻痺
　　（ⅲ）意識障害
　　（ⅳ）痙攣
❿発症形式
　　（ⅰ）**虚血発症例が多い。**
　　（ⅱ）くも膜下出血発症例；20～40％
⓫脳血管造影所見
　　➡頭蓋外の解離性病変と異なり、特徴的所見は乏しい。
　　（ⅰ）壁の不整な狭窄像。
　　（ⅱ）不規則な造影剤の貯留像。
⓬治療
　　（ⅰ）保存的治療
　　　　ⓐ虚血発症例に対しては、一般に、局所の血栓形成の進展と塞栓の予防のために抗凝固療法や抗血小板療法を行う。
　　　　ⓑ但し、頭蓋内の椎骨動脈解離に対しては、急性期の抗凝固療法や抗血小板療法は禁忌である。
　　（ⅱ）外科的治療
　　　　ⓐWrapping
　　　　ⓑEncircling clipping
　　　　ⓒProximal clipping
　　　　ⓓTrapping
　　　　ⓔTrapping あるいは Proximal clipping＋STA・MCA吻合術。
　　　　ⓕステント留置

⓭予後
　➡不良
　（ⅰ）死亡率；70％以上
　（ⅱ）生存者の過半数に、神経脱落症状を認める。

(3) 中大脳動脈解離 Middle cerebral artery dissection
❶頻度
　（ⅰ）本邦における全国調査では、最も少ない(山浦ら, 1998)。
　（ⅱ）しかし欧米の報告では、頭蓋内動脈解離の中で最も多い。
❷発症年齢
　（ⅰ）6～68歳で、平均年齢は44歳。
　（ⅱ）小児例(15歳以下)が15％に認められる。
❸性別；性差はない(多田ら, 2004)。
❹原因および分類
　（ⅰ）外傷性
　（ⅱ）非外傷性……原因不明(特発性)
❺誘因；高血圧や喘息。
❻好発部位
　（ⅰ）部位別
　　ⓐM1部；44％にみられ、最も多い。
　　ⓑ次いで、M1・M2部、M2部、およびM3部にほぼ同頻度にみられる。
　（ⅱ）左右別；右：左＝1.5：1で、右側に多い。
❼解離面
　（ⅰ）中膜内、中膜と外膜との間、あるいは全層での解離。
　　　➡くも膜下出血発症例に多い。
　（ⅱ）内膜と中膜との間。
　　　➡虚血発症例に多い。
❽症状
　（ⅰ）虚血発症例；局所症状(片麻痺、感覚障害)や意識障害など。
　（ⅱ）くも膜下出血発症例；頭痛、嘔吐や意識障害など。
❾発症形式(多田ら, 2004)
　（ⅰ）くも膜下出血発症例が多い(約61％)。
　（ⅱ）脳虚血(梗塞)発症例(約32％)。
　　　➡1/4は小児例で、Infantile hemiplegia(小児片麻痺)では解離性病変を念頭におくことが必要。
　（ⅲ）脳梗塞とくも膜下出血の同時発症例；約4％
❿脳血管造影
　（ⅰ）経時的に脳血管造影を行うことが必要。
　　　ⓐ短期間に動脈瘤が増大することがある。
　　　ⓑ狭窄像が発症後2～4ヵ月目の脳血管造影で、紡錘状拡張や動脈瘤を示すことがある。

（ⅱ）所見
　　　　ⓐ狭窄・閉塞像が最も多い(50％)。
　　　　ⓑ次いで、動脈瘤様拡張像(21％)。
　　　　ⓒその他、Double lumen(約14％)やPearl and string sign(約14％)。
❶MRI
　➡亜急性期や慢性期では、
　（ⅰ）Flow void(流体無信号)領域の狭小化。
　（ⅱ）Flow void周囲に半月状、あるいは三日月状の高信号を認める。
❷治療
　（ⅰ）保存的治療
　　　　➡抗凝固療法や抗血小板療法(虚血発症例に対して)。
　（ⅱ）外科的治療
　　　ⓐくも膜下出血発症例に対する外科的治療
　　　　㋐Clipping
　　　　㋑Wrapping
　　　　㋒Trappingのみ
　　　　㋓Trappingや動脈瘤切除＋STA-MCA吻合術➡Trapping＋STA-MCA吻合術が一般的な外科的治療。
　　　　㋔動脈瘤切除＋瘤を切除した末梢側の動脈とSTAとの端・側吻合。
　　　ⓑ虚血(梗塞)発症例に対する外科的治療
　　　　➡STA-MCA吻合術
❸予後
　➡梗塞の範囲やくも膜下出血の重症度によるが、
　（ⅰ）保存的治療群の予後は不良(全例死亡)。
　（ⅱ）外科的治療群の予後は良好(外科的治療群の約83％は、予後良好)。

（4）前大脳動脈解離 Anterior cerebral artery dissection

❶頻度；頭蓋内動脈解離全体の3％と、稀。
❷発症年齢
　（ⅰ）5〜72歳で、平均年齢は37歳。
　（ⅱ）外傷例を除くと、29〜69歳(平均年齢；51歳)。
❸性別；男性に多い(男性：女性＝4：1)。
❹原因および分類
　（ⅰ）外傷性(20％)
　（ⅱ）非外傷性(特発性、あるいは原因不明)
❺誘因
　（ⅰ）高血圧の既往
　　　ⓐ頻度；30％
　　　ⓑ40歳以上では、44％に高血圧の既往を認める。
　（ⅱ）そのほか、Guillan-Barré症候群、結節性動脈周囲炎やもやもや病など。

❻好発部位
　（ⅰ）全体
　　　　➡脳梁前半部を囲む領域に多い。すなわち、
　　　ⓐＡ２部（脳梁下部 subcallosal segment）に最も多い（47％）。
　　　ⓑ次いで、Ａ１部（水平部）；38％
　　　ⓒＡ２＆Ａ３部；9％
　　　ⓓＡ３部（膝部 knee segment）；3％
　（ⅱ）性別(上野ら, 2001)
　　　ⓐ男性
　　　　㋐Ａ２部以降が82％と圧倒的に多い。
　　　　㋑Ａ１；18％
　　　ⓑ女性；Ａ１部に圧倒的に多い（80％）。
　（ⅲ）発症形式別(鈴木ら, 2005)
　　　ⓐ虚血発症例
　　　　➡Ａ２部に多い。
　　　ⓑ出血発症例
　　　　➡Ａ１部に多い。
　（ⅳ）左右別；差はないか、やや左側に多い（右：左＝1：1.3）。
❼解離面
　（ⅰ）内膜と中膜との間；虚血発症例や偶然発見例に多い。
　（ⅱ）中膜内、あるいは中膜と外膜との間；くも膜下出血発症例に多い。
❽症状
　（ⅰ）頭痛と下肢の運動麻痺が最も多い。
　（ⅱ）そのほか、片麻痺や意識障害。
❾発症形式
　（ⅰ）全体
　　　ⓐ虚血（梗塞）発症がやや多い（50〜60％）。
　　　　➡稀に（約5％）、虚血症状で発症し、その経過中にくも膜下出血をきたすことがある。
　　　ⓑくも膜下出血発症例；30〜44％
　　　ⓒ脳内血腫発症例；3％
　　　ⓓ出血発症と虚血発症の合併例；約11％
　（ⅱ）性別(上野ら, 2001)
　　　ⓐ男性；68％が脳梗塞で発症。
　　　ⓑ女性；90％がくも膜下出血で発症。
　（ⅲ）発生部位別(上野ら, 2001)
　　　ⓐＡ１部；全例、くも膜下出血で発症。
　　　ⓑＡ２部以降；80％が脳梗塞で発症。
❿脳血管造影所見
　（ⅰ）Double lumen、紡錘状拡張や狭窄像を呈することが多い。

（ⅱ）True diagnostic sign（直接所見）である Double lumen は、ほかの部位の動脈解離より高頻度にみられる。
⓫治療
　（ⅰ）虚血発症例の治療
　　　ⓐ血圧の管理が治療の基本。
　　　ⓑ抗凝固療法や抗血小板療法は推奨されない。
　　　　➡出血性梗塞の危険性、脳出血の合併や解離を進行させることがあるので。
　　　ⓒ脳圧下降薬
　　　ⓓ脳血管造影などで動脈瘤様拡張の増大所見など出血の危険性が高いと判断された場合には、外科的治療を考慮。
　（ⅱ）出血発症例の外科的治療
　　　ⓐClipping
　　　ⓑWrapping
　　　ⓒTrapping
　　　ⓓTrapping＋血行再建術（例；左・右Ａ２の側・側吻合）➡Clipping 例は限られた症例にしか行えないので、Trapping、あるいは Trapping＋血行再建術が、出血例に対しては最もよい方法。
⓬予後
　（ⅰ）虚血発症例の予後は、比較的良好。
　（ⅱ）出血発症例、および虚血発症で経過中にくも膜下出血をきたす症例の予後は不良。

3）椎骨・脳底動脈系の解離

（1）概説
❶出血発症の椎骨動脈解離は、急性期、特に 24 時間以内に高率に再出血をきたす。
❷発症年齢
　（ⅰ）全体；40 歳代と 50 歳代に多い（平均；52 歳）。
　（ⅱ）部位別
　　　ⓐ椎骨動脈では、30 歳代、40 歳代に多い（平均；44 歳）。
　　　ⓑ脳底動脈では、15～69 歳（平均；39 歳）。
　　　ⓒ後下小脳動脈では、22～68 歳（平均；44 歳）。
　（ⅲ）発症別
　　　ⓐ出血群、非出血群共に 40 歳代と 50 歳代に多い。
　　　ⓑ出血群では、30 歳未満の例はない。
❸性別
　（ⅰ）全体；一般には、男性に多い。
　（ⅱ）血管別
　　　ⓐ椎骨動脈解離；男性：女性＝2.5：1 で、男性に多い。
　　　ⓑ脳底動脈解離；男性：女性＝1.6：1 で、男性に多い。
　　　ⓒ後下小脳動脈解離；性差はない。
　（ⅲ）発症別

ⓐ出血群、非出血群共に男性に多いが、
　　ⓑ非出血群で、より顕著である。
❹好発部位
　（ⅰ）椎骨動脈が硬膜を貫いてから両側の椎骨動脈が合流するまでの部分。
　（ⅱ）脳底動脈
❺発症形式
　（ⅰ）くも膜下出血が58％と最も多い。
　（ⅱ）脳虚血（梗塞）；33％
　（ⅲ）頭痛・後頸部痛
　　ⓐ頻度；7％
　　ⓑ解離痛
　　ⓒ患側に多い。
❻解離面
　（ⅰ）虚血発症例；内膜と中膜との間の解離が最も多い（約70％）。
　（ⅱ）くも膜下出血発症例；中膜と外膜との間の解離が最も多い（約60％）。
❼症状
　➡発生部位および発症形式により異なるが、一般に
　（ⅰ）頭痛（後頸部痛）が最も多い。
　（ⅱ）意識障害
　（ⅲ）錐体路症状
　（ⅳ）眩暈や嘔吐
❽脳血管造影
　（ⅰ）初回所見
　　ⓐ動脈瘤様拡張（aneurysmal dilatation）；最も多くみられる（41％）。
　　ⓑPearl & String sign；次いで多くみられる（30％）。
　　ⓒ狭窄・閉塞像；27％
　（ⅱ）経時的変化（小野ら，2005）
　　ⓐ不変例；40％と最も多い。
　　ⓑ改善例；38％
　　ⓒ拡大例；12％
　　ⓓ閉塞例；8％
　（ⅲ）変化をきたす期間（小野ら，2005）
　　　➡発症後3ヵ月以内
❾3 D-CTA（three-dimensional computed tomography angiography）
　スクリーニングやFollow-upに、脳血管造影の補助検査として有用。
❿MRI
　（ⅰ）T1強調画像水平断像が有用である。
　（ⅱ）亜急性期、あるいは慢性期の所見
　　ⓐFlow void領域の狭小化。

ⓑFlow void の周辺に、半月状・三日月状の高信号を認める。
⓫治療
　（ⅰ）治療方針
　　　ⓐ解離の進行を止めること。
　　　ⓑ虚血の進行を防ぐこと。
　　　ⓒ再出血を予防すること。
　（ⅱ）治療法
　　　ⓐ保存的治療
　　　　㋐血圧のコントロール➡治療の第一選択は、血圧のコントロール。
　　　　㋑抗凝固療法や抗血小板療法
　　　　　①頭蓋外動脈の解離性病変の虚血例に対しては有効であるが、この部の解離性病変に対する有効性は明らかでない。
　　　　　②また、くも膜下出血を誘発させたり、解離を進行させたりする可能性がある。
　　　　　③現時点では、その有用性は認められていない(小野ら, 2005)。
　　　ⓑ外科的治療
　　　　㋐くも膜下出血発症例、解離が進行する虚血発症例や動脈瘤様拡張が持続する症例では、直達手術や血管内手術などの外科的治療が必要。
　　　　㋑Proximal clip occlusion や Trapping などを行うにあたっては、対側の椎骨動脈からの血流が十分であることを確認することが必要。
　　　　㋒方法
　　　　　①Proximal clip occlusion
　　　　　②Trapping
　　　　　③Proximal clip occlusion や Trapping＋頭蓋外・頭蓋内バイパス。
　　　　　④血管内手術(intravascular surgery)
　　　　　　◆Coil(Guglielmi detachable coil；GDC)による解離部の閉塞、あるいは近位部親動脈の閉塞。
　　　　　　◆Stent 留置(stent placement)
⓬本邦例における転帰・予後
　（ⅰ）保存的治療群と外科的治療群（開頭手術と血管内手術）との間に差はない。
　　　ⓐ保存的治療の予後良好群は79％、外科的治療の予後良好群は78％であり、両群間に差はない。
　　　ⓑ開頭手術群と血管内手術群との間に有意差はない。
　（ⅱ）術前に再出血をきたした症例では、転帰不良。
　（ⅲ）術前の Hunt and Kosnik の Grade のよい症例では、転帰良好。

（2）椎骨動脈解離 Vertebral artery dissection（図33）
❶頻度
　（ⅰ）本邦における全国調査では、非外傷性全頭蓋内動脈解離の82％を占め、最も**多い**(山浦ら, 1998)。
　（ⅱ）後頭蓋窩の動脈解離の62％

〈前後像〉　　　　　　　　　　　　　　　　　　　　〈側面像〉

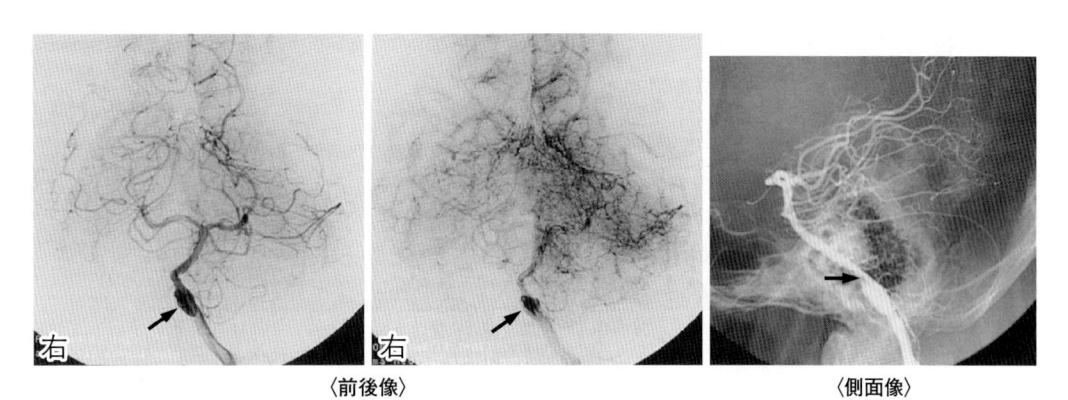

動脈相後期(図の左)から毛細血管相(図の中央)にかけて造影剤の貯留を認める(→)。　｜　線状の陰影欠損像の intimal flap を認める(→)。

図 33. 椎骨動脈解離の左椎骨動脈造影

　(ⅲ)椎骨動脈に発生する動脈瘤の 20〜30％
❷発症年齢；30 歳代、40 歳代に好発し、65％を占める(平均；44 歳)。
❸性別；男性：女性＝2.5：1 で、男性に多い。
❹好発部位
　(ⅰ)左右別
　　ⓐ全体；右側に多い(右：左＝2〜3：1)。
　　ⓑ発症別
　　　㋐**くも膜下出血発症例では、右側に多い。**
　　　㋑**非くも膜下出血例では、左側に多い。**
　　ⓒ両側性が 9％に認められる。
　(ⅱ)病変と後下小脳動脈との関係
　　ⓐ後下小脳動脈分岐部より末梢(遠位)側に存在するものが、55％と最も多い。
　　ⓑ後下小脳動脈を含んでいるもの；34％
　　ⓒ後下小脳動脈分岐部より中枢(心臓)側；11％と最も少ない。
　(ⅲ)椎骨動脈の太さとの関係
　　ⓐ椎骨動脈の細い側に病変を認めることが最も多い(50％)。
　　ⓑ椎骨動脈の太い側に病変を認める症例；20％
　　ⓒ左右同等の太さの側に病変を認める症例；10％と最も少ない。
❺発症形式
　(ⅰ)**くも膜下出血発症例**が 70％と**最も多い。**
　　ⓐくも膜下出血を起こすものは**椎骨動脈限局例**に圧倒的に多く、脳底動脈への進展例には少ない。
　　ⓑ24 時間以内に、高率に再出血をきたす。
　(ⅱ)脳梗塞発症例は、Wallenberg 症候群(85 頁)またはその亜型であることが多い。
　　　➡若年発症の Wallenberg 症候群では、その原因としてまず第一に椎骨動脈解離を考える。

❻進展形式

　➡解離は末梢へ進展する傾向がある。

（ⅰ）脳底動脈への進展例は 30〜45％、

（ⅱ）椎骨動脈限局例は 55〜70％、

であるが、両者には以下のような相違がある（**表 6**）。

表 6．椎骨動脈限局例と脳底動脈進展例との比較 (Sasaki ら，1991 より作成)

	椎骨動脈限局例	脳底動脈進展例
発症年齢	37〜63 歳（平均；50.4 歳）	30〜47 歳（平均；38.2 歳）椎骨動脈限局例より若い。
性別	男性に多い。（男性：女性＝4.5：1）	男性に多い。（男性：女性＝2.3：1）
左右別	右側に多い。（右：左＝3：1）	左側に多い。（右：左＝3：5）
解離部位	主に、中膜内、あるいは中膜と外膜との間。	主に、内膜下。
発症形式	くも膜下出血で発症。	脳幹虚血で発症。
高血圧の合併	大部分の症例にみられる。	半数の症例にみられる。

❼解離面

（ⅰ）くも膜下出血発症例

　　➡くも膜下出血で発症することが多いので、外膜と中膜との間の解離が多い。

　ⓐ外膜と中膜との間、あるいは中膜内で解離し、くも膜下出血が生じる。

　ⓑ最初に内膜と中膜との間に解離が起こり、次いで血管壁の全層が破壊され、くも膜下出血が生じる。

（ⅱ）脳梗塞発症例；内膜（内弾性板）と中膜との間の解離が多い。

❽症状

全　体		①頭痛が 80％と最も多い。 【頭痛の発生機序】 　①血管壁の解離による。 　②くも膜下出血による。 ②意識障害；52％ ③眩暈や嘔吐；36％ ④下位脳神経症状；34％
発症形式別	虚血発症例	①頸部痛・頭痛が最も多い（65％）。 ②下位脳神経症状（50％）や眩暈（40％）が多いのも特徴。 ③脳底動脈進展例では、下位脳神経症状に意識障害や錐体路症状が加わるのが特徴。
	くも膜下出血発症例	①頸部痛・頭痛が最も多い（90％）ことには変わりはないが、 ②次いで、意識障害が多く（64％）認められるのが特徴。

❾高血圧の既往

（ⅰ）64％の症例にみられる。

（ⅱ）椎骨動脈限局例の方が、脳底動脈進展例より高血圧症例は多い。

❿脳血管造影

（ⅰ）Pearl & String sign が最も多い。

　　➡くも膜下出血発症例の String sign（狭窄像）は、非くも膜下出血例によくみられる典

　　　　例と比べて狭窄部は短く、かつ Tapering が軽度である。
（ⅱ）紡錘状の動脈瘤様拡張（fusiform aneurysmal dilatation）。
（ⅲ）Intraluminal pooling sign
（ⅳ）String sign, or Occlusion
　　　➡脳梗塞例では、完全閉塞例が多い。
❶治療
（ⅰ）保存的治療
　　　☞虚血発症例では比較的良好な経過をとることが多いので、まず保存的治療。
　　ⓐ血圧のコントロール
　　ⓑ抗凝固療法や抗血小板療法
　　　㋐この部の解離性病変に対して、その有効性は明らかでない。
　　　㋑くも膜下出血を誘発させたり、解離を進行させたりする可能性がある。
（ⅱ）外科的治療
　　　➡破裂例に関しては、直達手術あるいは血管内手術による近位部閉塞が、現段階では標準的治療。
　　ⓐ直達手術
　　　㋐Proximal clip occlusion；再出血することがある（377 頁）。
　　　㋑Trapping；可能であれば、よい治療法。
　　　㋒Wrapping
　　　㋓Proximal clip occlusion や Trapping＋頭蓋外・頭蓋内バイパス。
　　ⓑ血管内手術（intravascular surgery）
　　　㋐Balloon occlusion
　　　㋑Coil 塞栓術
　　　㋒ステント留置、あるいは Stent と Coil の併用。
　　　　①近年、その報告が散見されるが、急性期の再破裂を防ぐ効果があるかどうかは不明。
　　　　②虚血発症例に対しては、解離した内膜を中膜に押しつけ、真の血管腔を確保でき、かつ解離の進行を防ぐことができる（波多野ら，2001）。
　　　　③患側の椎骨動脈を温存する必要がある場合には、有効な治療法。
　　　　④ステント留置の合併症
　　　　　◆急性期の血栓症。
　　　　　◆遅発性のステント内狭窄。
　　　　　　☞内皮細胞の過形成が主因。

【椎骨動脈の遮断部位】

　椎骨動脈の遮断部位(proximal occlusion)については、一般に、後下小脳動脈を温存するように、つまり後下小脳動脈起始部より遠位(末梢)側で遮断する手技がとられるが、遠位(末梢)側で遮断するのか、近位(心臓)側で遮断するのか、については意見の一致をみていない(115頁)。

　以下は、江面ら(1993)の血管内手術における閉塞部位の選択方法である。

①基本姿勢；後下小脳動脈を温存し、かつ動脈瘤を完全に血栓化させること。

②具体的には

　㋑動脈瘤遠位部に後下小脳動脈がある場合

　　➡動脈瘤直前(近位部)の椎骨動脈を閉塞。

　　　（患側の後下小脳動脈は、対側の椎骨動脈より患側の椎骨動脈終末部を逆行して、血流が維持される）

　㋺動脈瘤が後下小脳動脈より遠位にある場合

　　➡両者の間で椎骨動脈を閉塞する。

　㋩後下小脳動脈が不明のもの(造影されないもの)

　　➡動脈瘤直前(近位部)の椎骨動脈を閉塞。

快適空間

★好きなように使ってね！

	破裂性椎骨動脈解離の治療	★応援セミナー
手術時期	①急性期手術 　ⓐ最近では急性期手術がすすめられている。 　ⓑコイルを用いて解離部を中心に患側の椎骨動脈を完全に閉塞させる血管内手術が主流となっている(杉生ら, 2004)。 　ⓒ急性期手術の利点 　　①再出血を防止できる。 　　　➡再出血は、発症後1日以内に高率に起こる。 　　②急性期に解離部を処置しておくと、脳血管攣縮に対しても積極的に治療を行うことができる。 ②亜急性期～慢性期手術 　ⓐ急性期における Trapping や Proximal occlusion などの一側の椎骨動脈を閉塞する手術は、脳血流量を低下させ、症状を悪化させる可能性があるので、亜急性期以降がよいとの意見もある。 　ⓑ治療法を十分に検討できる。	
術前の検討項目	①親動脈(患側の椎骨動脈)の Occlusion test* 　ⓐOcclusion test に耐え得る場合➡閉塞可能。 　ⓑOcclusion test に耐えられない症例➡ Wrapping や保存的治療(血圧管理が中心)。 ②健側(対側)の椎骨動脈の太さ 　ⓐ健側の椎骨動脈の太さが患側椎骨動脈と同じか、それ以上である場合 　　➡患側の椎骨動脈の閉塞可能。 　ⓑ健側の椎骨動脈が低形成である場合 　　➡Wrapping や保存的治療(血圧管理が中心)。 ③椎骨動脈の閉塞部位 　➡解離の位置と後下小脳動脈の血行動態を踏まえて、椎骨動脈の遮断する部位を決める。 *超急性期におけるバルーンによる Occlusion test(閉塞試験)については、患側椎骨動脈の近位正常部でしか行えないため真の意味での閉塞試験にならないこと(後下小脳動脈や穿通枝の評価が不可能)、軽症例では閉塞試験によるストレスによる再出血が懸念されることなどにより施行しない施設もある(杉生ら, 2004)。	
手術方法	①Trapping、すなわち解離の近位部および遠位部を遮断する。 　ⓐOcclusion test に耐えられる症例に対して行う。 　ⓑ再出血の予防に対して最も効果的な方法である。 ②解離の遠位端がどこかはっきりしない場合や、遠位端の閉塞が技術的に困難な場合には Trapping は不可能である。 　その際には、 　ⓐ直達手術により近位部親動脈の閉塞(proximal occlusion)を行う。 　　➡Proximal occlusion で解離の進行が防止できるかという問題がある。 　ⓑCoil(血管内手術)により解離部を閉塞、あるいは近位部親動脈の閉塞を行う。 ③血管内手術 　ⓐCoil による解離部の閉塞、あるいは解離部を中心に患側椎骨動脈の完全閉塞(internal trapping)。 　　➡Clip による Trapping と異なり、本法による Trapping ではコイルから血栓が遅発性に進展する危険性がある(杉生ら, 2004)。 　ⓑステント留置(stent placement)	
Proximal occlusion 後の再出血例	①再出血の可能性がある症例 　ⓐ術中、Proximal occlusion により解離部が膨隆する例。 　ⓑ後下小脳動脈が発達している例。 　ⓒ後下小脳動脈が解離部に含まれている例。 　ⓓOcclusion test で対側の椎骨動脈撮影で解離部が造影される例。 　ⓔ両側の椎骨動脈が同じ太さである例。 ②再出血の原因 　ⓐ閉塞後の血行動態の変化 　　➡対側の椎骨動脈から逆行性に血液が動脈瘤内に流入し、動脈瘤内圧を上昇させる。 　ⓑ解離の進行増悪。	
GDC の問題点	①内膜の新生は、動物実験では GDC 塞栓後2週間。 ②中膜様の構造物ができるのは3ヵ月。 ③コイル塞栓後の再出血率；1% ④コイル塞栓後の再開通率；8～30%	

⓬転帰・予後
　（ⅰ）転帰良好群；60〜70％
　　　　➡但し、再出血例の死亡率は非再出血例よりも有意に高く、予後不良。
　（ⅱ）長期予後は、保存的治療群および外科的治療群共に良好である。
⓭親動脈閉塞後の合併症
　（ⅰ）舌咽神経、迷走神経および副神経神経麻痺が最も多くみられる。
　　　　➡Trapping 例に高率にみられる。
　（ⅱ）舌下神経や外転神経麻痺もみられることがある。
　（ⅲ）虚血症状の出現（運動障害や感覚障害など）。
　　　ⓐHemodynamic ischemia（血行力学的虚血）
　　　　　☞閉塞部位より末梢が低灌流となることによる。
　　　ⓑ盲端となった椎骨動脈や動脈瘤の血栓化に伴う Thromboembolic ischemia（血栓・塞栓性虚血）
　　　ⓒ一側椎骨動脈後の虚血症状の出現率；25〜60％
　（ⅳ）閉塞後の再出血。
⓮再出血
　（ⅰ）頻度；20〜30％
　（ⅱ）時期
　　　ⓐ発症後 1 週間以内が 80〜90％と最も多いが、
　　　ⓑその中でも、24 時間以内が約半数を占め多い。
　（ⅲ）死亡率；47％（再出血のない症例の死亡率；8％）
⓯自然寛解；自然閉塞する頻度は（脳血管造影上）、13％

(3) 脳底動脈解離 Basilar artery dissection
❶頻度
　（ⅰ）全国調査報告では、非外傷性頭蓋内解離性病変の 7％(山浦ら, 1998)
　（ⅱ）後頭蓋窩動脈解離の 33％
❷椎骨動脈よりの進展例が多い。
　➡脳底動脈限局例もある。
❸発症年齢；15〜69 歳（平均；39 歳）
❹性差；男性：女性＝1.6：1 と、男性に多い。
❺発症様式
　（ⅰ）虚血発症例が 70％と、その頻度が高い。
　（ⅱ）しかし、1980 年以降の症例では、くも膜下出血発症例が 60％と多くなっている。
❻好発部位
　（ⅰ）脳底動脈の中央部、あるいは遠位部に好発する。
　（ⅱ）後大脳動脈や上小脳動脈へ波及しやすい。
❼症状
　（ⅰ）突然発症の頭痛や嘔吐。
　（ⅱ）意識障害

（ⅲ）脳幹の虚血症状、あるいは圧迫症状➡局所神経症状
　　　（ⅳ）髄膜刺激症状←くも膜下出血発症例
❽脳血管造影
　　　（ⅰ）狭窄像や脳底動脈の紡錘状拡張の所見を呈する。
　　　（ⅱ）Double lumen の所見は、椎骨動脈解離より多くみられる（25％）。
❾治療
　　　（ⅰ）保存的治療
　　　　　ⓐ抗血小板療法
　　　　　ⓑ脳圧下降薬
　　　（ⅱ）外科的治療
　　　　　　➡くも膜下出血発症例に対して Wrapping を行うが、その結果はあまりよくない。
❿予後
　　➡不良である。
　　　（ⅰ）生存率；30％
　　　（ⅱ）死亡率
　　　　　ⓐ非手術例で 80％、手術例で 40％。
　　　　　ⓑ発症 1ヵ月以内の全体の死亡率は 50％（椎骨動脈の最近の死亡率は、8％）

（4）後下小脳動脈解離 Posterior inferior cerebellar artery dissection

❶頻度
　　　（ⅰ）頭蓋内動脈解離の 3％
　　　（ⅱ）椎骨動脈解離の 5％
　　　（ⅲ）後頭蓋窩の動脈解離の 2％
❷発症年齢；22〜68 歳（平均；44 歳）
❸性差；男性：女性＝1.5：1 で、男性に多い。
❹発症形式（香川ら，2005）
　　　（ⅰ）くも膜下出血、または小脳出血発症例が最も多い（48％）。
　　　（ⅱ）次いで、虚血発症（33％）。
　　　（ⅲ）くも膜下出血と虚血の両者合併例（19％）。
❺好発（発生）部位
　　➡大部分は、Choroidal point（脈絡点）より近位部に発生。すなわち、
　　　（ⅰ）Anterior medullary segment（前延髄部）に最も多く認められる（約 63％）。
　　　（ⅱ）そのほか、Lateral medullary segment（外側延髄部）、Tonsillohemispheric segment（扁桃半球部）、およびこれより末梢部分に、同率に（約 11％）みられる（香川ら，2005）。
❻左右別
　　　（ⅰ）**左側**が、70％と**最も多い**。
　　　（ⅱ）右側；24％
　　　（ⅲ）両側；5％
❼高血圧の既往；約半数にみられる。
❽症状；全例に後頭部痛、あるいは頸部痛を認め、しばしば眩暈（vertigo）を伴う。

❾脳血管造影
　（ⅰ）狭窄像
　（ⅱ）Pearl and String sign
　（ⅲ）Double lumen
　（ⅳ）紡錘状拡張（fusiform）や不規則な拡張像（irregular dilatation）。
❿治療
　（ⅰ）保存的治療
　（ⅱ）外科的治療
　　　ⓐ直達手術
　　　　➡PICA の脳幹部への穿通枝は、Choroidal point（脈絡点）（＝cranial loop）より近位部に存在し、遠位（末梢部）には存在しないので(Lister ら, 1982)、以下の方針がとられる。
　　　　㋐解離性病変が Choroidal point より近位部にある場合
　　　　　　①Encasement clip の使用。
　　　　　　②Wrapping
　　　　　　③Proximal clipping＋後頭動脈・PICA 吻合術
　　　　㋑解離性病変が Choroidal point より遠位部にある場合
　　　　　　➡Trapping
　　　ⓑ血管内手術（コイル塞栓術）
　　　　㋐コイル塞栓術（血管内手術）は、超急性期にも再破裂を予防することが可能である。しかしコイル塞栓術でも、穿通枝や後下小脳動脈末梢の血流が犠牲となる可能性が高い。
　　　　㋑直達手術では穿通枝を直視下に確認しながら操作ができるので、血管内手術より直達手術の方がよいとの報告がある。一方、くも膜下出血発症例の急性期直達手術には技術的困難さを伴う。
　　　➡以上、治療法については一定の見解は得られていない。
⓫病理所見；内膜の肥厚、内弾性板の低形成と断裂、中膜筋層の低形成、中膜や外膜の断裂。
⓬予後；良好

（5）後大脳動脈解離 Posterior cerebral artery dissection
❶頻度；稀
❷発症年齢；13〜60 歳（平均；32 歳）
❸性別；男性：女性＝1：3.1 で、女性に多い。
❹発症形式
　（ⅰ）脳虚血発症例がやや多い（55〜62％）。
　　　　➡Narrowing の所見を呈するものは、全例、脳虚血症状。
　（ⅱ）次いで、くも膜下出血発症例（約 38％）。
　　　　➡Fusiform dilatation の所見を呈するものは、ほとんどが（約 71％）、くも膜下出血。
❺解離面；内膜と中膜との間のことが多い。
❻好発部位
　（ⅰ）P 1 部［interpeduncular segment（脚間部）；脳底動脈から分岐した後大脳動脈が、後交通動脈と合流するまでの部分］が最も多い（約 36％）。

（ⅱ）次いで、Ｐ２部〔crural segment（大脳脚部）；後交通動脈と合流後、大脳脚を前方から側方へ回る部分〕（約27％）。
　（ⅲ）以下、Ｐ１・２部＝Ｐ２・３部（各約９％）。
❼左右別；右：左＝1.4：1で、右側に多い。
❽脳血管造影
　（ⅰ）狭窄像（narrowing や string）が約40％を占め、最も多い。
　（ⅱ）次いで、Pearl and String sign と動脈瘤様拡張像（各約24％）。
　（ⅲ）以下、Double lume（約10％）。
❾治療
　（ⅰ）保存的治療
　　　ⓐ抗凝固薬や抗血小板薬の投与。
　　　　☝但し、抗凝固薬や抗血小板薬の投与が解離を進行させるとの報告もある。
　　　ⓑ血圧のコントロール。
　（ⅱ）外科的治療
　　　ⓐ適応症例
　　　　㋐進行性の神経脱落症状を有する症例。
　　　　㋑くも膜下出血例
　　　ⓑ手術法
　　　　㋐直達手術
　　　　　①Wrapping
　　　　　②Proximal clipping
　　　　　③Trapping、あるいは Trapping とバイパス術の併用。
　　　　㋑血管内手術（コイル塞栓術）
❿予後
　（ⅰ）一般に、良好（70〜95％）。
　（ⅱ）死亡率；6〜7％
⓫再発率；3〜6％

⓭脳動静脈奇形 Cerebral arteriovenous malformation（AVM）

1．特徴的所見

❶AVM からの出血は、静脈圧の上昇による静脈の破綻で生じ、出血圧は低い。

❷AVM 部の血管抵抗は著しく低く、多量の動脈血が流入する。

　☝このため、AVM に関与している動静脈の拡張、蛇行や変性をきたす。

❸出血により発見された AVM は小さいのに対して、痙攣で見つかった AVM は大きいことが多い。

❹出血で発症しやすい因子(Graf ら，1983)

　（ⅰ）女性

　　　ⓐ女性の平均出血率は 3〜4％/年であるが、男性は 2％/年。

　　　ⓑ最初の 1 年は、男性の方が出血しやすい。

　（ⅱ）側頭葉の AVM。

　（ⅲ）3 cm 以下の小さい AVM。

　（ⅳ）右側にある AVM。

❺脳血管攣縮の発生頻度は低い。

❻出血率および再出血率

　（ⅰ）出血発症例の再出血について

再出血率		再出血までの期間	特徴
累積危険率	平均		
① 1 年； 6％ ② 5 年；13％ ③10 年；16％ ④20 年；47％	①出血後 1 年間 　➡ 6％ ②それ以後 　（20 年まで） 　➡ 2％/年	①初回出血から再出血までの期間が長い（女性；平均 12 年、男性；平均 8 年）。 ②出血回数を増すにつれ再出血までの期間は短くなる。	①40 歳以降の出血発症例では、発症後 1 年までに 30％が再出血するが、その後はほとんど再出血を認めない。 ②AVM の大きさや発生部位、性、初回出血時の年齢および痙攣は、再出血のリスクとはならない。 ③再出血は神経症状の重症度と相関する（Grade Ⅱの患者では早く再出血する）。 ④深在性の AVM は、表在性のものより再出血の危険性が高い（AVM の部位と再出血との間には、相関関係はないとの報告もある）。

　（ⅱ）未破裂 AVM の出血率(Graf ら，1983)

　　　ⓐ出血を生じる累積危険率

　　　　㋐ 1 年で、 2％

　　　　㋑ 5 年で、14％

　　　　㋒10 年で、31％

　　　　㋓20 年で、39％

　　　ⓑ平均して、毎年 2〜3％

2．出血しやすい脳動静脈奇形

❶AVM の大きさ
　（ⅰ）小さい AVM は出血しやすい。
　　　➡初回出血の最も重大な危険因子は大きさであるが、再出血の危険因子ではない。
　　　ⓐ小さな AVM(≦2.5 cm)が出血する頻度；90％
　　　ⓑ中等度の AVM(＞2.5 cm で≦5.0 cm)が出血する頻度；52％
　　　ⓒ大きな AVM(＞5.0 cm)が出血する頻度；50％
　（ⅱ）出血しやすい理由
　　　ⓐ小さい AVM は、Feeder 圧が高い。
　　　ⓑ発育スピードが速い。
❷流出静脈のパターン
　➡深部流出静脈(deep draining vein)を有するものでは出血しやすい。すなわち、
　（ⅰ）深部静脈に流出する AVM では、51％に出血する。
　（ⅱ）一方、表在静脈に流出する AVM の出血率は、33％
❸発生部位
　（ⅰ）深在性および後頭蓋窩 AVM は出血しやすい(80％)。
　（ⅱ）大脳；65％
　（ⅲ）これらの部位の AVM は比較的小さいものが多いので、部位特異性というよりも大きさと関係している。
❹流入動脈や Nidus 内に動脈瘤(intranidus aneurysm)があるものは出血しやすい。
❺多変量解析では(Kader ら，1994)、
　（ⅰ）**小さな AVM と深部流出静脈の組み合わせ**では、96％と最も出血しやすい。
　（ⅱ）次いで、中～大の AVM と深部流出静脈の組み合わせ；80％
　（ⅲ）小さな AVM と表在流出静脈の組み合わせ；69％
　（ⅳ）中～大の AVM と表在流出静脈の組み合わせでは、29％と出血しにくい。
❻性別；女性患者は出血しやすい(但し、再出血の危険因子とはならない)。
❼発症形式；出血発症例では出血しやすい。

出血しやすい AVM―まとめ―
①出血の既往
②女性
③小児
④小さい AVM
⑤流出静脈では、 　①1 本のもの 　②深部流出静脈のみの場合 　③流出静脈系の閉塞、あるいは 50％以上の狭窄を有する例
⑥深在性 AVM
⑦ナイダス内の動脈瘤
⑧びまん性の AVM
出血の既往、流出静脈が 1 本およびびまん性の AVM の 3 要素すべてが関与した場合、年間の出血率は 9％に達する(high-risk AVM)。

3．AVM の自然増大および消失・縮小例

1）概説
❶脳動静脈奇形は、時に自然増大や縮小（消失）することがあるが、縮小より増大する可能性の方がはるかに高い。

❷頻度
- （ⅰ）不変；AVM 全体の 30〜40％
- （ⅱ）増大；50〜60％
- （ⅲ）縮小；4％
- （ⅳ）消失；2〜3％

❸特徴(Waltimo, 1973)
- （ⅰ）大きさ
  - ⓐ小さい AVM は、急速に大きくなる。
  - ⓑ最大に大きくなった AVM は、小さくなる傾向がある。
  - ⓒ体積が 30 cm^3、あるいは中等度の大きさの AVM は変化しない。
- （ⅱ）発生部位
  - ⓐ前頭葉の AVM は不変の傾向がある。
  - ⓑ側頭葉や頭頂葉の AVM は増大する傾向がある。
    - 📖 Sylvius 裂に近く、増大するためのスペースがあるため。

2）増大例
❶部位
- （ⅰ）側頭葉と頭頂葉の AVM に増大例が多い（約半数）。
  - 📖これに対して、前頭葉の AVM は、増大することが少ない。
  - 【理由】
    - ⓐ前頭葉のものは、ほとんどが脳内に存在するため、増大すべき空間がない。
    - ⓑこれに対して、側頭葉や頭頂葉のものは、Sylvius 裂があるため、それが増大する空間となりうる。
- （ⅱ）**基底核部の AVM は増大しにくい。**

❷比較的小さい AVM は増大する傾向がある。

❸年齢
- ➡増大例は、**若年者**（30 歳以下）、特に**小児に多い。**

❹流入動脈や流出静脈も拡張する傾向を認める。

❺増大機序
- （ⅰ）AVM を構成する先天的な異常血管（hyalinized vessel）が、動脈圧に抗し切れずに拡張し、増大するとの説。
- （ⅱ）AVM の中で Silent な出血を繰り返し、増大するとの説。すなわち、出血によって生じた血塊や周囲脳の壊死巣が吸収されることにより、周囲の支持が減弱し増大するとの説。
- （ⅲ）個体の成長に伴う AVM の自律的な発育により、増大するとの説。
- （ⅳ）AVM 内に存在する動静脈短絡が、AVM の病的血管を刺激することにより増大するとの

　　　　説。
　　（ⅴ）AVM の病的血管が脈拍に同期して拡張することにより、増大していくとの説。

3）縮小・消失例
　❶部位
　　（ⅰ）頭頂葉の AVM に多くみられる。
　　（ⅱ）頭頂葉の AVM の消失例の主たる流入動脈は前大脳動脈であり、中大脳動脈から豊富な血流を受けていない。
　❷大きさでは、
　　（ⅰ）一般に、**小さいもの**(2 cm 未満)に消失例は多いが、
　　（ⅱ）中型の AVM(2～4 cm)にもみられる。
　❸年齢
　　➡縮小・消失例は、40 歳以上の**高齢者**に多い。
　❹流入動脈
　　➡**流入動脈が１本のもの**に多くみられる。
　❺流出静脈
　　（ⅰ）**流出静脈が１本のもの**。
　　（ⅱ）上矢状静脈洞へ注ぐ例。
　❻消失までに何回か出血を繰り返している。
　❼機序
　　（ⅰ）AVM の血栓化が大きな要因。
　　（ⅱ）すなわち、**Thrombosed AVM**(**血栓性 AVM**)(表 7)。
　　　　ⓐAVM のすべての構成血管が血栓器質化したもので、脳血管造影で描出されることはない。
　　　　ⓑOccult AVM(潜在性 AVM)とも称され、Cryptic cerebrovascular malformation(潜在性脳血管奇形)、あるいは Angiographically occult cerebrovascular malformation(脳血管造影潜在性脳血管奇形)(175 頁)の原因の１つである。
　❽消失までの期間；7ヵ月～21 年とさまざま。
　❾脳血管造影上消失した症例において、極く稀に、再開通や再増大することがある。

表7. Thrombosed AVM（血栓性動静脈奇形）

好発年齢	診断時の平均年齢は30歳代。
症　状	①てんかん発作が最も多い（75％）。 ②頭痛（16％） ③片麻痺（4％）
好発部位	①側頭葉に最も多い（40％）。 ②次いで、前頭葉（34％）。 ③頭頂葉（18％）
頭部エックス線単純撮影	時に、石灰像がみられることがある。
脳血管造影	正常所見か、圧迫所見のみである。
エックス線CT	①単純CT；等吸収域か、淡い高吸収域。 ②造影CT；軽度増強効果を示す。
MRI	①T1、T2強調画像とも混合信号を呈し、Mass内には無信号域を認める。 ②Massの周囲には高信号域（出血による）を伴う。
血栓化の原因	①血行動態の変化による血流の減少・停滞や、血管内乱流により血栓化をきたす。 ②AVMの異常血管は正常血管より血栓化しやすい。
血栓化の誘因	①脳内血腫（それに伴う脳浮腫） 　⇨最も大きな誘因。 　⇨血腫によりAVM自体が圧迫され、AVM内の血流低下をきたし血栓化を生じる。 ②脳血管攣縮 ③動脈硬化 ④AVMからの無症状の出血。 ⑤血小板凝集能の亢進。
鑑別疾患	脳腫瘍 　🔍MRI所見により、脳腫瘍との鑑別が可能。

4．脳動脈瘤の合併

❶合併頻度；脳動静脈奇形の6〜17％

❷動脈瘤の発生原因（説）

（ⅰ）動脈瘤とAVMが、先天性の血管発生異常に起因するとの説。

（ⅱ）AVMによる血流増加（血行力学的負荷）が、動脈瘤の成因に関与するとの説。

（ⅲ）偶然の合併説。

❸**発生部位による分類と特徴**(Redekopら，1998)

（ⅰ）動脈瘤がAVMの流入動脈に存在するもの（**flow-related aneurysm**）

　ⓐ最も多いタイプ（動脈瘤合併例の64.0％；脳動静脈奇形全体の11.2％）。

　ⓑ細分類

　　㋐動脈瘤が、AVMに流入する**主幹動脈の中枢側**（Willis動脈輪、中大脳動脈分岐部や椎骨・脳底動脈系）に発生するもの（**proximal feeder aneurysm**）。

　　　①**最も多いタイプ**。

　　　②AVMを治療しても、Proximal aneurysmが消失する確率は極めて低い。

　　　　◆AVMの完全摘出例➡Proximal aneurysmの消失例は、わずか4％

　　　　◆AVMの部分的摘出例➡Proximal aneurysmが消失することはない。

　　㋑動脈瘤が、AVMへの流入動脈上でWillis動脈輪や中大脳動脈分岐部より**末梢**に発生するもの（**distal feeder aneurysm**）。

①このタイプは、**出血源の同定が困難**。
　　　　②AVM に効果的な治療を行えば、動脈瘤は退縮する可能性がある。
　　　　　　❶AVM の完全摘出例➡Distal aneurysm は 80％の症例で消失。
　　　　　　❷AVM が 50％以上縮小した場合➡Distal aneurysm は 67％の症例で消失。
　　　ⓒ出血をきたす頻度
　　　　㋐未破裂の Flow-related aneurysm を伴う未破裂の AVM の追跡期間中（平均約 14 年）における出血率は、年間 5.3％で、すべて AVM からの出血。
　　　　㋑Proximal aneurysm からの出血率と Distal aneurysm からの出血率とでは、差はない。
　（ⅱ）動脈瘤が Nidus 内に存在するもの（intranidal aneurysm）
　　　ⓐ2 番目に多い（動脈瘤合併例の 31.5％；脳動静脈奇形全体の 5.5％）。
　　　ⓑ**破裂しやすい**。
　　　　㋐Intranidal aneurysm を有する AVM 未治療例の年間出血率は、9.8％
　　　　㋑Intranidal aneurysm を有する症例のうち、72％が動脈瘤からの出血。
　　　ⓒ出血発症例にみられる Intranidal aneurysm は、出血後の血腫内に発生した仮性動脈瘤と考えられる（宮地ら，2005）。
　　　ⓓ一方、非出血性 AVM における Intranidal aneurysm は真性動脈瘤の可能性が高い。
　（ⅲ）動脈瘤が AVM と解剖学的、および血行力学的に**無関係な部位**に発生するもの（unrelated aneurysm, or incidental aneurysm）
　　　ⓐ最も少ない（動脈瘤合併例の 4.5％；脳動静脈奇形全体の 0.8％）。
　　　ⓑ**破裂の危険率は低い**。
❹脳動脈瘤を伴う AVM の出血の頻度（山中ら，2003）
　（ⅰ）脳動脈瘤を伴わない AVM より、出血の頻度は高い。
　（ⅱ）診断時から 5 年間は、7％/年。
❺発症年齢
　（ⅰ）痙攣初発例；AVM の初発年齢に近い（平均年齢；30 歳）。
　（ⅱ）出血初発例；脳動脈瘤の初発年齢に近い（平均年齢；45 歳）。
❻性別；**女性**に多い（男性：女性＝1：2）。
❼動脈瘤の発生部位
　（ⅰ）血管別
　　　ⓐ内頸動脈系が 40％と最も多い。
　　　　➡この中では、内頸動脈・後交通動脈瘤が最も多い。
　　　ⓑ次いで、椎骨・脳底動脈系；30％
　　　ⓒ中大脳動脈；20％
　　　ⓓ前大脳動脈；15％
　（ⅱ）**AVM と同側に圧倒的に多い（75％）**。

❽発症形式（初発症状）
　（ⅰ）出血（くも膜下出血、脳内出血）
　　　ⓐ頻度；70～80％と最も多い。
　　　　　📖AVM単独例より出血のリスクは高い。
　　　ⓑ初発時年齢は、脳動脈瘤の初発年齢に近い。
　　　ⓒ**出血源**（責任病巣）
　　　　　㋐**動脈瘤からのことが多い（50％）**。
　　　　　　①特に、後頭蓋窩に両者が存在する場合、出血源はほとんど動脈瘤である。
　　　　　　②但し、末梢側での動脈瘤とAVMの併存例では、出血源はAVMのことが多い（75％）。
　　　　　㋑AVMからの出血；30％の頻度。
　　　　　㋒同定不能例；20％
　（ⅱ）次いで、痙攣発作。
　　　ⓐ頻度；20～30％
　　　ⓑ初発時年齢は、AVMの初発年齢に近い。
❾多発性の頻度；30～50％と高い。
❿同一部位に動脈瘤とAVMが近接しているのは、小児例に多い。
⓫**後頭蓋窩に両者が存在する場合**
　（ⅰ）発症形式は、ほとんどはくも膜下出血である。
　（ⅱ）出血源は、ほとんど動脈瘤である。
　（ⅲ）動脈瘤の発生部位は後下小脳動脈領域に最も多く、かつAVMと同側である。
⓬単純CT
　（ⅰ）SAHのみ；まず、動脈瘤を疑う。
　（ⅱ）SAHに脳内血腫や脳室内出血を伴う場合；まず、AVMを疑う。
⓭治療
　（ⅰ）まず、出血源の同定を行うことが重要。
　　　　　➡CTが有用。
　（ⅱ）**原則**
　　　ⓐ動脈瘤とAVMの両者が接近している場合、同一アプローチで処置できる場合、およびAVMが1回で処置できる大きさの場合には、手術は一期的に行う。
　　　ⓑ治療は、原則的に出血源を優先するが、通常、自然経過を考慮して動脈瘤の治療を重視した方針がとられる。
　　　ⓒProximal feeder aneurysmを有する症例では、AVMの治療に先立って動脈瘤の処置を行うのが原則。

(ⅲ)手術優先順位

脳動脈瘤が出血源のとき	早期手術で、脳動脈瘤を最初に処置する。 ➡開頭・クリッピングや血管内手術(コイル塞栓術)。
脳動静脈奇形が出血源のとき	動脈瘤を先に手術をするのか、AVM を先にするのかは意見が一致していない。 ①出血源である動静脈奇形の処置を、まず最初に行うとの意見。 ②動脈瘤を先に処置するとの意見。 【理由】 　①先に AVM を処置した場合血行動態が変わり、動脈瘤から出血する危険性が高くなるため。 　　➡開頭・根治術でも塞栓術でも、また手術的照射(γ-ナイフ)でも、これらの治療により動脈瘤の破裂をきたすことがある。 　②頭蓋内圧の低下により動脈瘤が破裂しやすくなるため。 　③AVM からの再出血は、動脈瘤のそれより有意に低いため。 ③いずれにしても、脳浮腫を改善させるとともに血圧をコントロールし(再出血の予防)、状態が安定した時期(亜急性期以後)に手術を行うのがよい。
動脈瘤と AVM が近接、あるいは同一動脈上にある場合	①心臓側(近位側)の病変より処置するとの意見。 　➡大多数は、動脈瘤が AVM より心臓側にある。 ②動脈瘤を先に処置するとの意見。 ③AVM の摘出を先に行うとの意見。 【理由】 　➡AVM の流入動脈、流出静脈や Nidus が、動脈瘤のクリッピングを妨げるため。 ※AVM の流入動脈の途中に動脈瘤があり、かつ Nidus に近い位置にある場合には、AVM の治療とともに動脈瘤が退縮する可能性があるため、通常、動脈瘤の処置は要しない(→ distal feeder aneurysm のときは、通常、処置はしない)。
出血源が同定できない場合	動脈瘤を先に処置する(クリッピングやコイル塞栓術)。

(ⅳ)手術時期

　ⓐMass effect のある大きな血腫

　　➡緊急で血腫除去術を行う。

　ⓑ脳動脈瘤が出血源である場合

　　➡脳動脈瘤単独例に準ずる。

　ⓒ出血源が明らかでない場合や両者が近接する症例

　　➡AVM の難易度に応じて、早期手術か晩期手術か決める。

(ⅴ)AVM と無関係な部位に生じた動脈瘤に対する処置

　　➡議論がある。

　ⓐ積極的に処置する立場の人。

　ⓑ経過観察の立場をとる人。

　　【理由】㋐AVM 摘出後に動脈瘤が消失する場合がある。

　　　　　　㋑破裂の危険性が低い。

　※いずれにしても、個々の症例で対処するしかない。

❶❹自然歴

(ⅰ)動脈瘤の自然消失・縮小が時にみられる。

(ⅱ)動脈瘤合併例の頭蓋内出血率(Redekop ら, 1998)

　　ⓐ1 年目で 7%(因みに、動脈瘤を合併していない AVM 単独例の出血率；1 年目で 3%)

　　　　ⓑ5年目でも年間7％（因みに、動脈瘤を合併していないAVM単独例の出血率は、年間1.7％に減少）
　❺手術成績（予後）
　　（ⅰ）良好例；70％
　　（ⅱ）死亡率；10〜20％

5．深在性脳動静脈奇形 Deep-seated cerebral AVM

1）概説
　❶定義；基底核、視床、内包、側頭葉内側（海馬、扁桃体）、脳室、脳幹、小脳深部および小脳橋角部などに位置するAVMをいう。
　❷名称
　　➡深部のAVMは、「深在性」のほかに次のような言葉がほぼ同義語として用いられる。
　　（ⅰ）Paraventricular（傍脳室）AVM
　　　　ⓐ通常、テント上の脳室内および脳室付近に存在するAVMを指す。
　　　　ⓑ具体的には脳室内、視床、尾状核や脳梁などのAVMをいう（periventricular＋intraventricular AVM）。
　　（ⅱ）Periventricular（脳室周囲）AVM
　　　　ⓐ通常、テント上の脳室付近（脳室内以外）のAVMをいう。
　　　　ⓑすなわち、視床、尾状核や脳梁などのAVMをいう。
　　（ⅲ）Midline（正中部）、あるいはCentral（中心部）AVM
　　　　ⓐ正中線深部に存在するAVM。
　　　　ⓑ脳梁、脳室内、基底核、視床、側頭葉内側部、小脳虫部や脳幹部などのAVMをいう。
　❸頻度
　　（ⅰ）全AVMの20％
　　（ⅱ）部位別頻度
　　　　ⓐ基底核・視床のAVM：全AVMの4〜13％
　　　　ⓑ脳梁；全AVMの2〜3％
　　　　ⓒ小脳；全AVMの5％
　　　　ⓓ脳幹；全AVMの2％
　　（ⅲ）小児に比較的多い。
　❹発症形式
　　（ⅰ）脳内出血で発症することが、84％と最も多い。
　　（ⅱ）進行性の神経脱落症状；9％
　　（ⅲ）痙攣（難治性）；3％
　❺深在性のAVMは、表在性のものより再出血しやすい。
　❻治療
　　（ⅰ）治療原則
　　　　➡血管内治療（塞栓術）、手術的照射療法（radiosurgery）および直達手術（microsurgery）

を組み合わせた多面的治療法(multimodality therapy)がよい。

(ⅱ)**治療方針**

外科的に接近できる (accessible) AVM	①AVM が小さくて、かつ塞栓術が危険である場合には、直達手術の単独療法。 ②流入動脈の塞栓術が可能であれば、直達手術前に塞栓術による AVM の Devascularize を図り、直達手術を行う。 ③直達手術後の脳血管造影で Nidus が残存している場合には、γ-knife。
外科的に接近できない (inaccessible) AVM	①AVM が γ-knife の適応となる大きさであれば、γ-knife の単独療法。 ②AVM が大きければ、段階的塞栓術により AVM を縮小させた後、γ-knife を行う。 ③外科的に接近できない AVM で、かつ塞栓術も危険な場合には γ-knife の単独療法。

(ⅲ)治療法

ⓐ直達手術；直達手術の適応となる症例は多くない。

ⓑ定位手術的照射(stereotactic radiosurgery)

単独療法、あるいは塞栓術による AVM の縮小後や直達手術後の残存 AVM に対して定位手術的照射を行う。

ⓒ血管内手術(塞栓術)

【目的】

㋐直達手術をやりやすくするために、術前に AVM の Devascularize を行う。

㋑γ-knife の適応となる大きさに、AVM のサイズを減少させる。

➡AVM が大きければ、塞栓術を何回かに分けて行い(段階的塞栓術 staged embolization)、γ-knife の適応となる大きさに減少させる。

2）基底核・視床の動静脈奇形 Basal ganglia AVM and thalamic AVM

❶定義；大脳基底核や視床に Nidus が存在する動静脈奇形をいう。

❷頻度；全 AVM の 4〜13%

❸基底核 AVM の分類(Matsushima ら, 1988)

Type Ⅰ（外側型）	Nidus が主として被殻(putamen)や島(insula)にあるもの。
Type Ⅱ（内側型）	Nidus が主として尾状核頭部にあるもの。
Type Ⅲ（混合型）	Nidus は比較的大きく、Nidus が基底核のほかに視床や内包、あるいはその両者にまで及ぶもの。
Type Ⅳ（前下方型）	Nidus が主として前有孔質(anterior perforated substance)、特に内包前脚と被殻の前下方にあるもの。

※混合型と外側型が多い。

❹好発年齢；25〜30 歳

❺性別；やや男性に多い(男性：女性＝1.3：1)。

❻発症形式；ほとんどが、出血で発症する。

❼症状

(ⅰ)半身の運動・感覚障害。

(ⅱ)構音障害(dysarthria)

(ⅲ)半盲(hemianopsia)

(ⅳ)水頭症；脳室内出血による。

❽関与する**流入動脈**(feeding artery)と**流出静脈**(draining vein)

(ⅰ)基底核 AVM(Matsushima ら, 1988)

Type Ⅰ (外側型)	流入動脈	外側レンズ核線条体動脈(lateral lenticulostriate artery)
	流出静脈	通常、Superficial Sylvian vein や Labbé 静脈などの表在の皮質静脈へ流出する。
Type Ⅱ (内側型)	流入動脈	主に、レンズ核線条体動脈の内側群(medial group of lenticulostriate artery)。
	流出静脈	主として、尾状核静脈(caudate vein)を経て内大脳静脈(internal cerebral vein)へ流出する。
Type Ⅲ (混合型)	流入動脈	レンズ核線条体動脈、中大脳動脈の皮質枝や島枝(insular branch)、脈絡叢動脈など数多くの動脈が流入動脈として関与する。
	流出静脈	表在の皮質静脈や深部の大脳静脈(内大脳静脈など)へ流出する。
Type Ⅳ (前下方型)	流入動脈	Heubner 動脈やレンズ核線条体動脈。
	流出静脈	深部中大脳静脈(deep middle cerebral vein)を通って Rosenthal 脳底静脈へ流出する。

(ⅱ)視床 AVM

流入動脈	流出静脈
2本以上のことがほとんどである。 ①視床穿通動脈(thalamoperforating artery) 　➡主たる流入動脈。 ②前・後脈絡叢動脈 ③後脈絡叢動脈 ④レンズ核線条体動脈 　➡関与することは少ない。	流出静脈は、いつも正中(midline)に向かう。 ①Rosenthal 脳底静脈 ②内大脳静脈

❾治療

(ⅰ)治療方針

小さい AVM に対する方針	出血例	①直達手術 ②γ-knife
	非出血例	γ-knife がよい適応。
大きい AVM に対する方針		①塞栓術により病変を小さくした後、 　①直達手術 　②γ-knife ②直達手術により病変を小さくし、残存 AVM に対して γ-knife。 ③保存的治療

(ⅱ)治療法
　ⓐ直達手術

適応症例	①若年者 ②小さい AVM ③出血発症例(AVM 周辺に血腫がある例) ④進行性の神経脱落症状のある例。 ⑤Nidus が脳室近傍に接している場合。特に Nidus の一部が脳室内にある例。 ⑥視床の AVM では、次の点も考慮する。 　ⓐ流入動脈について 　　①Posterior thalamoperforating artery(後視床穿通動脈)、脈絡叢動脈やレンズ核線状体動脈のときは、より適応がある。 　　②Anterior thalamoperforating artery(前視床穿通動脈)の場合は、よい適応ではない。 　ⓑ病変部位では、 　　①背側、外側や後方にある場合には、接近しやすい。 　　②腹側の場合は、危険性が高い。 　　　➡位置が深く、また視床下部障害の可能性があるので。 ⑦基底核 AVM では、Type Ⅰ(lateral type)と Type Ⅱ(medial type)の小〜中型の大きさのものが適応症例である。
接近法 (手術アプローチ)	①視床 AVM 　ⓐTranscortical transventricular approach(経皮質脳室経由到達法) 　ⓑInterhemispheric transcallosal transventricular approach(半球間裂経皮質脳室経由到達法)；脳室と関連する場合によい方法。 　ⓒOccipital transtentorial approach(後頭テント経由到達法) ②基底核 AVM 　ⓐTranscortical transventricular approach(経皮質脳室経由到達法) 　ⓑTrans-sylvian approach；被殻中心に血腫がある場合によい方法。
手術時期	初回出血からの回復後、すなわち脳の状態が安定した時期(慢性期)がよい。
術後合併症 (視床 AVM)	①記銘力障害 　ⓐ最も多いが、術後、時間とともによくなる。 　ⓑほとんどが、左側の AVM 症例。 ②同名半盲 ③半身の感覚・運動障害
手術成績	①Mobidity；8〜33% ②死亡率；0〜17% ③残存 AVM よりの出血頻度；10%

　ⓑ血管内手術
　　㋐塞栓術が困難で、適さないことが多い。
　【理由】
　　　①流入動脈が、本幹より急角度で分岐する穿通枝からなっていること。
　　　②流入動脈の径が親動脈のそれより小さいこと。
　　㋑Mobidity；10〜40%
　ⓒγ-knife
　　㋐完全閉塞率
　　　①1 年後、30〜50%
　　　②2 年後、90%
　　㋑照射後の出血率；3.3%/年
　　㋒Morbidity；1〜7%
❿保存的治療の死亡率；40〜50%

⓫再出血率；11〜13%/年
⓬この部位のAVMの特徴(ほかの部位との比較)
　(ⅰ)出血による神経脱落症状が強く起こる。
　(ⅱ)出血により、重症(poor risk)となりやすい。
　(ⅲ)再出血率が高い(11〜13%/年)。
　(ⅳ)流出静脈は通常1本なので、静脈圧が高く破れやすい。
　(ⅴ)治療が困難。
　　ⓐ手術アプローチが制約される。
　　ⓑ深部のため、手術操作が困難である。
　　ⓒNidusの存在する解剖学的位置関係から、術後神経脱落症状を出す可能性が高い。
　　ⓓ流入動脈がNidusのみならず正常構造物へも血液を供給しているため、塞栓術が困難であったり、あるいは危険性がある。
　　ⓔ前・後脈絡叢動脈が流入動脈の場合、豊富な吻合があるため、これらの動脈を遮断してもAVMへの血流量がそれほど低下しない。

3) 脳梁の動静脈奇形 Callosal AVM

❶頻度；全AVMの2〜3%
❷発症形式；ほとんどが、出血(脳室内出血が多い)。
❸症状
　(ⅰ)通常、出血による症状で、局所症状は伴わない。
　(ⅱ)AVMが中央部にあるときには、対側の片麻痺。
　(ⅲ)AVMが膨大部にあるときには、同名半盲やParinaud症候群を認める。
❹流入動脈と流出静脈

	脳梁の前部や中央部にあるとき	脳梁膨大部(splenium)にあるとき
流入動脈	①主として、脳梁周囲動脈(pericallosal artery)。②時に、脳梁辺縁動脈(callosomarginal artery)や後大脳動脈の枝。	①脳梁周囲動脈②後大脳動脈
流出静脈	①透明中隔静脈(septal vein)②下矢状静脈洞③上矢状静脈洞	①内大脳静脈(internal cerebral vein)②Galen大静脈③直静脈洞

流出静脈は、通常、流入動脈やNidusより深部にある。

❺AVMの先端が脳室系に達しているのが特徴。
❻手術
　(ⅰ)手術法；Interhemispheric approach(半球間裂到達法)➡手術の早い時期に流入動脈の処理が可能。
　(ⅱ)AVMを脳室まで追跡することが重要。

4) 小脳橋角部の動静脈奇形 Cerebello-pontine angle AVM

❶頻度；後頭蓋窩AVMの14%
❷発生部位；脳幹の浅いSubpial(軟膜下)や小脳脚にNidusがある。
❸性別；性差はないか、やや男性に多い(男性：女性＝1.3：1)。

❹発症形式
　　（ⅰ）ほとんどが、出血（くも膜下出血や小脳出血）で発症する。
　　　　➡くも膜下出血（脳室穿破）が多い。
　　（ⅱ）ごく稀に、三叉神経痛や半側顔面痙攣。
❺流入動脈
　　（ⅰ）前下小脳動脈が多い。
　　（ⅱ）そのほか、上小脳動脈や後下小脳動脈。
❻流出静脈
　　（ⅰ）錐体静脈が多い。
　　（ⅱ）そのほか、下虫部静脈（inferior vermian vein）や前中心小脳静脈（precentral cerebellar vein）。
❼直達手術
　　（ⅰ）一般的事項
　　　　ⓐNidus は、橋（pons）や小脳脚の Extrapial（軟膜外）、あるいは浅い Subpial（軟膜下）に存在する。
　　　　ⓑ手術に際して、脳神経が摘出の妨げとなる。また異常血管が、脳神経にからみついていることがある。
　　（ⅱ）手術アプローチ
　　　　ⓐLateral cerebellar approach
　　　　ⓑSubtemporal transtentorial approach
　　（ⅲ）術後合併症；聴力障害が発生しやすい。
❽予後
　　➡術前の状態と相関する。

5）小脳の動静脈奇形 Cerebellar AVM
❶頻度
　　（ⅰ）全 AVM の 5％
　　（ⅱ）後頭蓋窩 AVM の 60〜80％を占め、最も多い。
❷分類
　　（ⅰ）Superior vermian AVM
　　（ⅱ）Inferior vermian AVM
　　（ⅲ）Deep nuclei AVM
❸発症形式（初発症状）
　　➡ほとんどが（90％）、出血で発症する（小脳出血が最も多い）。
❹大きさ
　　（ⅰ）中型（2〜4 cm）の AVM が最も多く、
　　（ⅱ）次いで、小型（2 cm 未満）、大型（＞4 cm）の AVM である。
❺重症例（poor risk）が多い。
❻流入動脈
　　（ⅰ）Superior vermian AVM

➡︎通常、上小脳動脈(迂回槽と四丘体槽を通った後)より供給されている。
（ⅱ）Inferior vermian AVM
➡︎後下小脳動脈(特に Cranial loop を越えてから)より供給されている。
❼流出静脈は、下虫部静脈(inferior vermian vein)や下小脳半球静脈(inferior hemispheric vein)が多い。
❽直達手術法
（ⅰ）Subtemporal transtentorial approach
（ⅱ）Occipital transtentorial approach
（ⅲ）Suboccipital approach
（ⅳ）Infratentorial supracerebellar approach

6）脳幹部の動静脈奇形 Brainstem AVM
❶頻度
（ⅰ）全 AVM の 2％
（ⅱ）後頭蓋窩 AVM の 16％で、小脳に次いで多い。
（ⅲ）脳幹部の血管奇形の 25％を占める。
❷発症形式；出血で発症することが多い。
❸中脳の AVM
（ⅰ）Nidus が四丘体槽に一部露出していることが比較的多い。
（ⅱ）主たる流入動脈は、上小脳動脈である。その他、後大脳動脈。
❹直達手術
（ⅰ）手術適応
　ⓐNidus が、Epipial(軟膜上)か Subpial(軟膜下)に存在する症例で、
　ⓑかつ、出血発症例。
（ⅱ）手術法
　ⓐMidline suboccipital craniotomy
　ⓑInfratentorial supracerebellar approach
　ⓒFar lateral approach

7）脳室内の動静脈奇形 Intraventricular AVM
❶頻度；全 AVM の 0.6〜0.8％と、非常に稀。
❷発生母地；脈絡叢と考えられている。
❸名称；脈絡叢動静脈奇形(choroid plexus AVM)とも呼ばれる(424頁)。
➡︎**脈絡叢動静脈奇形(choroid plexus AVM)**とは、脈絡叢に発生する動静脈奇形で、いわゆる Choroidal AVM のうち、脈絡叢動脈の末梢側(脳室)に Nidus を有するものをいう。
❹好発年齢(平均)；36歳
❺性別；女性に多い(男性：女性 1：1.4)。
❻好発部位
（ⅰ）**側脳室**がほとんどである(80％)。
　ⓐほとんどが、三角部に発生する。
　ⓑ左右別では、左側に多く発生する(左：右＝1.6：1)

（ⅱ）第3脳室は稀で、第4脳室はさらに稀。
❼発症形式；全例が脳室内出血で発症。
❽症状
　➡出血による症状で、
　（ⅰ）頭痛
　（ⅱ）嘔吐
　（ⅲ）意識障害
❾脳血管造影
　（ⅰ）濃染像は40％にみられる。
　（ⅱ）**流入動脈**は前脈絡叢動脈や後脈絡叢動脈、あるいはその両者。
　（ⅲ）**流出静脈**はGalen大静脈系。
❿造影CT；出血像が消失した頃に施行すると、小さな高吸収域として描出される。
⓫治療；外科的摘出

6．巨大脳動静脈奇形 Giant cerebral AVM

❶定義；一般に、Nidusの最大径が6 cm以上のAVMをいう。
❷頻度；全AVMの15％
❸発生年齢は、比較的高い（36〜40歳）。
❹発症形式
　（ⅰ）頭痛、痙攣発作や進行性の神経症状が多い。
　（ⅱ）出血での発症は少ない。
❺いったん発見されたAVMのその後の出血のリスクは、大きさによって変わらない。
❻部位的特徴はない。
❼脳血管造影
　（ⅰ）多数の流入動脈がみられる。
　（ⅱ）流出静脈は太くて拡張している。
　（ⅲ）Nidusの境界が不明瞭である。
　（ⅳ）外頸動脈系が関与していることが多い。
　（ⅴ）正常血管（動脈、静脈）の造影が不良である。
❽術中、Normal perfusion pressure breakthrough（**正常灌流圧突破現象**）*が生じることがある。

*【正常灌流圧突破現象 Normal perfusion pressure breakthrough（NPPB）】
　①定義；NPPBとは、AVM摘出中に予想を超えた異常な出血や周囲の脳の腫脹が生じるのをいう。
　②発生頻度；1.4〜20％
　③発生機序
　　➡自己調節機能を失っている周囲の脳組織に、AVM摘出後に多量の血流が再

　　　　　　分布されるために生じる。
　　④NPPBを生じた症例の半数以上に脳出血をきたす。
　　⑤**起こりやすい症例**
　　　　ⓐ臨床所見では、神経症状が進行性の症例。
　　　　ⓑ脳血管造影所見では、
　　　　　①大きいAVM。
　　　　　②正常血管の造影が悪い症例。
　　　　　③太くて長い流入動脈や流出静脈を有するAVM。
　　　　　④術後の脳血管造影で、流入動脈の停滞がある症例。
　　　　ⓒ脳循環動態からは、
　　　　　①自動調節能が完全に失われている症例。
　　　　　②術前の脳血流量が低値を示す例。
　　　　　③Diamox負荷に対して過剰に反応する症例（脳血流量が増大する例）。
　　⑥術中のモニタリング
　　　　ⓐ皮質血流量の測定。
　　　　ⓑAVM摘出後の皮質血流量の増加率が摘出前より大きいと（2倍以上）、術後NPPBの発生する危険性が高い。
　　⑦MortalityおよびMorbidity；50%

❾治療
　（ⅰ）血管内手術（塞栓術）
　　　ⓐ術前に、何回かに分けて塞栓術を行う（段階的塞栓術 staged embolization）。
　　　ⓑ摘出術の支援的手段として有用である。
　（ⅱ）直達手術
　　　ⓐ術前に塞栓術を行う。
　　　ⓑ手術を何回かに分けて行う段階的手術がよい。
　　　ⓒ手術時期は慢性期。
　　　　➡脳内血腫がある場合には、急性期に血腫のみ除去する。
　　　ⓓ術後は、低血圧にて管理する。
　　　　➡降圧剤やバルビツレートを使用する。
❿予後；一般に不良。

7．小児の脳動静脈奇形

❶頻度
　（ⅰ）全AVMの20%
　　　　➡6歳以下；全AVMの1〜7%
　（ⅱ）小児脳血管障害の15%を占める。
　（ⅲ）出血で発症するのは、1年間で、小児10万人に対し1人。

（ⅳ）AVM：動脈瘤＝5〜6：1
❷初発年齢；7歳以後に、出血で発症することが多い。
❸性別
　➡一般に、性差はないが、
　（ⅰ）学童期(7〜15歳)では、女児に多い傾向があり、
　（ⅱ）思春期(16〜19歳)では、男子に多い傾向がある。
❹好発部位
　（ⅰ）大脳半球に最も多い(76％)。
　　　➡頭頂葉に最も多く発生し、以下、前頭葉、側頭葉、後頭葉の順。
　（ⅱ）視床、小脳；各10％
　（ⅲ）脳幹；3％
　（ⅳ）多発性；0.5％と稀。
❺発症形式(初発症状)
　（ⅰ）出血(脳内出血や脳室内出血)で発症することが、75〜80％と最も多い。
　　　💡成人より頻度がやや高い(50〜65％の頻度)。
　（ⅱ）次いで、痙攣発作(15〜20％)。
❻症状
　（ⅰ）頭囲拡大
　（ⅱ）頭蓋内雑音
　（ⅲ）心不全
❼特徴
　（ⅰ）**1歳以下**のAVMは、大量の血流のシャントによる症状が主体を成す。
　（ⅱ）**新生児期**のAVMは、動脈瘤様の瘤状物を介して流出静脈へ流れるものが多い。
　（ⅲ）**大きさ**
　　　ⓐ日本の全国統計では、5cm以下の小〜中型のものが多い(藤田ら、1988)。
　　　ⓑしかし、Gerosaらの報告では(1981)、中型か、大きいものが多い。
　（ⅳ）前頭葉のAVMは、ほかの部位のものに比べて出血の頻度は少ない。
　（ⅴ）**脳内血腫の合併率**は、成人と比べて**高い**。
　（ⅵ）**出血の危険性**は、成人と比べて有意に**高い**。
❽流入動脈；**中大脳動脈**が多い。
❾出血しやすい因子
　（ⅰ）小さい動静脈奇形
　（ⅱ）深部流出静脈の症例。
❿治療；成人と同じ。
　（ⅰ）手術
　　　➡通常、待機手術。すなわち、
　　　ⓐ脳浮腫が消退する頃に手術をする。
　　　ⓑ臨床症状が改善したときに、直ちに行う。
　　　　➡約1週間

（ⅱ）塞栓術

（ⅲ）γ-knife；深在性の AVM には、よい適応。

❶❶治療成績(栗野ら, 2003)

　（ⅰ）外科的治療成績

　　　ⓐ完全摘出術；70～90％

　　　ⓑ合併症発生率；約 10％以下

　　　ⓒ死亡率；約 8％以下

　（ⅱ）Radiosurgery の成績

　　　ⓐ完全閉塞率(3 年後)；90％以上

　　　ⓑ完全閉塞までの出血率；約 2.5％/年で、自然出血率と変らない。

❶❷予後

　（ⅰ）一般的事項

　　　ⓐ**手術群**は、非手術群より**予後良好**。

　　　ⓑ非手術群の予後は不良(成人と比べて死亡率が高い)。

　　　ⓒ**乳幼児期発症例**では、出血の有無にかかわらず、**予後は不良**。

　　　ⓓ部位別では、頭頂葉や視床部のものに予後不良例が多い。

　（ⅱ）合併症率(morbidity)および死亡率(mortality)は、Spetzler らの Grading が進むにつれて高くなる。

　（ⅲ）死亡率；出血ごとに死亡率は高くなる。

　　　ⓐ初回出血後の死亡率；7～13％

　　　ⓑ再出血後の死亡率；25％

❶❸出血(再出血)の頻度

　（ⅰ）非出血発症例の出血率；2％/年間

　　　➡10 年間で 32％、25 年間で 85％と、成人に比べて(11％、35％)はるかに高い。

　（ⅱ）出血発症例の再出血率

　　　➡出血後最初の 1 年間；6～7％

小児の脳動静脈奇形のまとめ—成人との比較—	
発症形式	出血で発症する頻度が、成人と比べてやや高い。
脳内血腫の合併	脳内血腫の合併率が、成人と比べてやや高い(小児；60％、成人；40％)。
(再)出血	①非出血発症例の出血の危険率は、成人のそれに比べて有意に高い。 ②出血発症例の再出血率は、小児と成人とでは有意差はない。
初回出血直後の状態	①初回出血直後に重篤な意識障害をきたす頻度は、成人に比べてやや高い(小児；20～30％、成人；10～20％)。 ②初回出血直後の Morbidity(合併症率)は、成人と比べて高い(小児；80～90％、成人；50％)。
死亡率	①初回出血による死亡率；小児でやや高い(小児；7～13％、成人；3～10％)。 ②保存的治療での死亡率；小児で高い。 ③手術に伴う死亡率；小児で低い。

	新生児脳動静脈奇形
発生頻度	小児AVMの0.6%と、非常に稀。
性別	性差はない。
発症時期	①出生直後から1ヵ月以内に多いが、 ②特に7日以内が、60%と最も多い(宇野ら, 1990)
初発症状(発症形式)	①心不全が88%で、最も多い。 ②次いで、痙攣(23%)。
好発部位	脳実質による抵抗の少ない脳溝沿いに発生することが多い。 すなわち、 ①Sylvian fissure 沿い。 ②Rolandic fissure 沿い。
症状	①ほとんどは、心不全を主とした循環器系症状。 ②時に、頭蓋内出血による症状。 ③脳の局所症状をきたすことは稀。
流入動脈	①中大脳動脈が最も多い。 ②以下、前大脳動脈、後大脳動脈の順。
流出静脈	①上矢状静脈洞へ流出するものがほとんど。 ②そのほか、内大脳静脈、横静脈洞など。
動脈瘤様拡張(静脈瘤 varix, or venous aneurysm)	①頻度;約半数に伴う。 ②静脈瘤を介して流出静脈へ流れ込むことが多い。 ③静脈瘤を伴うAVMは出血しやすい。
治療	①重篤な心不全のため手術ができない場合がある。 ②全摘出術が最も良い治療法である。
予後	①全摘出しない限り不良。 ②心不全で死亡することが多い。

★応援セミナー

8. 自然歴でのAVMからの生涯破裂率

➡年間出血率を2%、3%および4%としたとき、生涯にわたり出血する危険率は表8の如くである。

表 8. 脳動静脈奇形の年齢による生涯破裂率(Kondziolka, 1995)

Age at Initial Presentation(yr) [発症時年齢(歳)]	Estimated Years to Live (推定生存期間)	Risk of Hemorrhage(%) (出血の危険率)		
		2%/year	3%/year	4%/year
0	76	79	90	96
15	62	71	85	92
25	52	65	80	88
35	43	58	73	83
45	34	50	65	75
55	25	40	53	64
65	18	31	42	52
75	11	20	29	36
85	6	11	17	22

9．家族性脳動静脈奇形 Familial cerebral AVM

❶定義；3親等以内にAVMを有する人が2人以上いるものをいう。
❷頻度
　（ⅰ）非常に稀。
　（ⅱ）**日本からの報告**が1/3を占める。
❸好発年齢
　➡非家族性より若年者に好発する（表9）。すなわち、
　（ⅰ）10〜19歳に最も多く（約1/3）、次いで、20歳代と30歳代。
　（ⅱ）平均年齢は、29歳（半数は、20歳以前に発症する）。
❹性別
　（ⅰ）男性にやや多いか、性差はない。
　（ⅱ）非家族性と比べて男性の発生頻度が低く、相対的には女性が多い（**表9**）。
❺血縁関係
　（ⅰ）**親子発生**と**同胞発生**が多い（各40％）。
　（ⅱ）次いで、いとこ（20％）。
　（ⅲ）特定の血縁関係はないが、**概ね同性**に発生しやすい。
❻一家系内の発症人数は2人に限定されることがほとんどで、浸透率は極めて低い。
❼遺伝形式；優性遺伝と劣性遺伝とがほぼ同じ頻度。
❽発生部位
　（ⅰ）テント上に最も多く（70〜90％）、非家族性と変わらない。
　　　　☞左右ほぼ同じ頻度。
　（ⅱ）同一家系で**局在が一致することはない**。
❾多発性の頻度は5〜10％で、非家族性（1〜2％）と比べて発生頻度は高い（**表9**）。
❿発症形式（初発症状）
　➡非家族性と変わらない。すなわち、
　（ⅰ）出血が最も多い（70％）。
　（ⅱ）痙攣；30％
⓫関連疾患；Rendu-Osler-Weber病（77頁）

表 9．家族性AVMと非家族性（通常の）AVMとの比較

	家族性AVM
発症年齢	若い（平均年齢；25歳）
性別	非家族性に比べて相対的に女性に多い。
発生部位	テント上に多い
発症形式	出血発症が最も多い
多発性	非家族性より多発性の頻度は高い。

10．無症候性脳動静脈奇形 Asymptomatic cerebral AVM

❶定義；画像（CT、MRIや脳血管造影）により脳動静脈奇形を認めるが、それに対応する既往歴や神経症候がないものをいう。
❷頻度；5〜8％
❸好発年齢；症候性（出血や痙攣発症例）に比べて、**平均年齢は高い**。

❹性別；男性に多い。
❺特徴
　（ⅰ）Nidus は小型から中型のものが多く、大型のものはみられない。
　（ⅱ）発生部位は、前頭・頭頂葉がほとんどである。
❻治療
　➡個々の症例（年齢、AVM の大きさや部位など）で治療方針を決定するほかない。
　（ⅰ）表在性のものでは、直達手術。
　（ⅱ）深在性のものでは、γ-knife。

快適空間

★好きなように使ってね！

⑳硬膜動静脈瘻 Dural AVF

1．特発性頸動脈海綿静脈洞瘻の自然治癒

❶自然治癒の頻度；30〜60％
❷自然治癒の時期
　（ⅰ）**半数が1年以内**に自然治癒する。
　（ⅱ）症状消失後6ヵ月以上再発のない例は、再発の可能性が少ない。
❸自然治癒の機序
　（ⅰ）脳内血腫や浮腫による圧迫。
　（ⅱ）静脈洞内の血栓化。
　（ⅲ）頸部頸動脈穿刺による頸動脈造影後の消失例では、
　　　ⓐ栓子による塞栓。
　　　ⓑ造影剤による血管収縮作用。
　　　ⓒ造影剤の直接影響による赤血球の凝集。
　　　ⓓ頸部頸動脈の圧迫による瘻内の血流低下。
❹**自然治癒しやすい症例**
　（ⅰ）流入動脈が少ないもの。
　（ⅱ）動静脈短絡が小さいもの。
　（ⅲ）血流の遅いもの（循環遅延がみられるもの）。
　（ⅳ）流出静脈が1本のもの。
❺**自然治癒し難い症例**
　（ⅰ）血流の速いもの。
　（ⅱ）脳表静脈へ逆流している症例。

2．深在性硬膜動静脈瘻 Deep-seated dural AVF

1）概説
❶定義；テント、前・中頭蓋底、そして斜台、下錐体静脈洞や大孔などの後頭蓋窩に発生する dural AVF をいう。
❷頻度；全 dural AVF の7％
❸発症形式
　➡**出血発症が最も多い**（60％）。
　　☞脳表静脈の動脈瘤様拡張部（静脈瘤）の破裂によることが多い。
❹症状
　（ⅰ）出血による症状。
　（ⅱ）進行性の神経脱落症状。
　　　☞静脈圧の上昇による。

❺流入動脈は、主として両側の中硬膜動脈、Davidoff-Schechter artery（後大脳動脈の枝）、テント動脈（内頸動脈Ｃ４より分岐する髄膜下垂体動脈の枝）である。

❻流出静脈
　（ⅰ）ほとんどが Leptomeningeal vein*である。すなわち、
　　　➡瘻と静脈洞との交通はなく、瘻が直接、軟膜静脈（leptomeningeal vein）〔脳表静脈（cortical vein、pial vein、subarachnoid vein）〕と交通しているタイプである。
　（ⅱ）半数は Galen 大静脈が関与している。したがって、しばしば水頭症を呈する。

> *【Leptomeningeal vein 例の特徴】
> 　①頻度は、全 dural AVM の 27％
> 　②性別は、男性に多い（男性：女性＝2～4：1）。
> 　③ほとんどが出血で発症する。

❼Aggressive dural AVF（表10）
　➡前・中頭蓋窩底やテント部の dural AVF は、横・S 状静脈洞部や海綿静脈洞部のものに比べ、以下のような特徴を有する。
　（ⅰ）静脈性虚血、静脈性出血や静脈性の Mass effect により、出血や進行性の局所神経症状など、いわゆる臨床的に Aggressive neurological behavior（重篤な神経脱落症状）をとるものを Aggressive dural AVF（重篤な硬膜動静脈瘻）というが、前・中頭蓋窩底やテント部の dural AVM にはこのタイプが多い。
　（ⅱ）Aggressive dural AVF の血管構築上の特徴
　　　ⓐ脳表静脈への逆流像（retrograde leptomeningeal venous drainage）
　　　　➡Leptomeningeal drainage を有する症例は、有さないものに比して Aggressive neurological behavior をとる頻度が 20 倍高い。
　　　ⓑ流出静脈の動脈瘤様拡張（aneurysmal venous dilatation）（静脈瘤）
　　　ⓒGalenic drainage
　（ⅲ）病態
　　　➡逆行性に脳表静脈に還流することによる静脈性高血圧が病態の根幹。
　（ⅳ）出血性、非出血性神経脱落症状の出現率；年間 15％
　（ⅴ）年間死亡率；10.4％

表 10. Aggressive Dural AVF のまとめ

Aggressive neurological course（頭蓋内出血、静脈性梗塞、痙攣重積、頭蓋内圧亢進や進行性の局所神経症状）をとる症例は、 ①部位；前頭蓋窩 dural AVF やテント部 dural AVF など。 ②流出路のパターン 　①Leptomeningeal (cortical) venous drainage 　　☞最大の因子。 　②Aneurysmal venous dilatation 　③Galenic drainage
一方 ①横・S 状静脈洞 dural AVF は、Aggressive neurological course をとることは少ない。 ②短絡血液量の多いこと（high flow）や対側からの流入動脈は、Aggressive neurological course には関与しない。

❽治療
　（ⅰ）治療原則
　　　ⓐ経動脈法による塞栓術を、まず行う。
　　　ⓑ塞栓術後、直達手術による摘出や手術的照射療法（radiosurgery）を行う。
　（ⅱ）治療法
　　　ⓐ血管内手術
　　　　㋐経皮的経動脈塞栓術
　　　　　①流入動脈が細く、かつ多数であるので、本法により根治することは難しい。
　　　　　②直達手術や手術的照射療法の補助的治療として用いる。
　　　　㋑経皮的経静脈塞栓術
　　　　　➡直接静脈洞を介さないで、脳静脈へ流出している dural AVM に対しては、本法は不可能である。
　　　ⓑ直達手術
　　　　㋐開頭による還流静脈路の遮断
　　　　　①開頭後、罹患静脈洞を直接穿刺する。
　　　　　②静脈洞よりカテーテルを還流静脈に挿入し、静脈内をコイルで充填・閉塞する。
　　　　㋑流出静脈の遮断
　　　　　➡**Pure leptomeningeal drainage type** では、
　　　　　①**流出静脈**（retrograde leptomeningeal venous drainage）**を**、シャントの可及的近傍（くも膜下腔）で、**クリップで遮断**（あるいは、焼灼）する。
　　　　　②静脈の動脈瘤様拡張を伴う例に対しては、流出静脈の遮断は出血の危険性がある。
　　　　　　➡この場合には、動脈瘤様拡張部の凝固あるいは塞栓術を行う。
　　　　㋒静脈洞摘出術
　　　ⓒ手術的照射療法（radiosurgery）
❾予後
　（ⅰ）Leptomeningeal venous drainage や流出静脈の動脈瘤様拡張を呈する症例は、予後不良。
　（ⅱ）死亡率；30％

2）テント硬膜動静脈瘻 Tentorial dural AVF
❶定義；小脳テントに生じる異常な動静脈短絡網をいう。
❷用語；上錐体静脈洞硬膜動静脈瘻（superior petrosal sinus dural AVF）は、厳密には横・S 状静脈洞部硬膜動静脈瘻やテント部硬膜動静脈瘻の範疇に入るものが多い。
❸頻度；全頭蓋内硬膜動静脈瘻の 5〜14％
❹性別；**男性**に多い（男性：女性＝2：1）。
❺発生部位
　（ⅰ）前部；テント遊離縁
　（ⅱ）後部；静脈洞交会の近くのテント。
❻発症形式
　（ⅰ）ほとんどが（70〜90％）、出血（**くも膜下出血が多い**）で発症する（表 11）。
　　　☞Pial venous drainage による。

（ⅱ）稀に、脊髄症状（←脊髄の静脈圧上昇による）。
❼流入動脈
（ⅰ）**両側性のことが多い。**
（ⅱ）流入動脈（表11）
　ⓐ常に外頸動脈系の硬膜枝が関与している。すなわち、中硬膜動脈の反回枝（recurrent branch of middle meningeal artery）、上行咽頭動脈の後髄膜枝や後頭動脈の硬膜枝など。
　ⓑ半数は、椎骨動脈の後硬膜枝（posterior meningeal branch of vertebral artery）とテント動脈（meningohypophyseal trunk の枝）である。
　ⓒその他の主な流入動脈は、Meningohypophyseal trunk（髄膜下垂体動脈）からの枝。
❽流出静脈
（ⅰ）**静脈洞を介さず、直接、脳表静脈（leptomeningeal vein）と短絡**する。すなわち、
　ⓐ錐体静脈（petrosal vein）、橋・中脳静脈（pontomesencephalic vein）、外側中脳静脈（lateral mesencephalic vein）や小脳虫部静脈（cerebellar vermian vein）などへ還流するが、**錐体静脈のことが最も多い（表11）**。
　ⓑその後、Galen 大静脈や Rosenthal 静脈、あるいは上錐体静脈洞、直静脈洞や横静脈洞などへ流出する。
（ⅱ）流出静脈の動脈瘤様拡張（静脈瘤）を 60％に認める。
❾特徴
（ⅰ）Aggressive type（405頁）が圧倒的に多い。
（ⅱ）流入動脈は静脈洞を介さず、直接、脳表静脈（leptomeningeal vein）と短絡する。
（ⅲ）一般に dural AVF は Low flow（低流量）であるが、テント部のものはしばしば High flow（高流量）である。
（ⅳ）くも膜下出血や脳内血腫を生じやすい。
（ⅴ）水頭症を 30％に伴う。
　【原因】
　ⓐ拡張した静脈による中脳水道の圧迫。
　ⓑくも膜下出血
　ⓒ静脈うっ滞による髄液吸収障害。
（ⅵ）静脈の動脈瘤様拡張を伴いやすい。
❿治療
（ⅰ）**Pure leptomeningeal drainage type に対する直達手術**
　ⓐ**流出静脈**を dural AVF の近く（くも膜下腔）で、クリップで**遮断**すればよい。
　　㋐脳動静脈奇形の手術で禁忌とされている流出静脈の閉塞術が、dural AVF では有効で、かつ安全な治療法となっている。
　　㋑その理由は、dural AVF では瘻（短絡部）が脳実質内にはなく、硬膜間にあるので。
　ⓑ静脈の動脈瘤様拡張（静脈瘤）を伴う例に対しては、流出静脈の遮断は出血の危険性がある。この場合には、動脈瘤様拡張部の凝固あるいは塞栓術を行う。
　ⓒ横静脈洞 dural AVF の治療で行われる静脈洞の摘出は、必要ない。

（ⅱ）血管内治療
　　　　ⓐ経動脈法による塞栓術。
　　　　ⓑ流入動脈は細く、かつ多数であるので困難なことが多い。
　　（ⅲ）手術的照射療法（radiosurgery）；閉塞率は2年で70%
　⓫予後；不良

表 11．テント部 dural AVF の特徴—まとめ—

①出血発症、すなわち Aggressive neurological course をとることが多い。
②静脈洞を介さず、直接、脳表静脈（leptomeningeal vein）と短絡する。
③High flow のことが多い。
④水頭症を 30％に伴う。
⑤流入動脈は、中硬膜動脈、後頭動脈や髄膜下垂体動脈が多い。
⑥流出静脈は、錐体静脈が最も多い。

3）下錐体静脈洞硬膜動静脈瘻 Inferior petrosal sinus dural AVF
　❶定義；硬膜動脈（流入動脈）と下錐体静脈洞との間に瘻が生じるものをいう。
　❷頻度；全硬膜動静脈瘻の2〜6%
　❸性別；性差はない。
　❹発症形式
　　（ⅰ）海綿静脈洞部 dural AVF と似る。
　　　　➡下錐体静脈洞より海綿静脈洞へ逆流することが多いので。
　　（ⅱ）すなわち、眼球突出、外眼筋麻痺や血管雑音など。
　❺症状
　　（ⅰ）内頸静脈の狭窄や閉塞があり、下錐体静脈洞より海綿静脈洞へ逆流しているものでは、海綿静脈洞 dural AVF と同じ症状（眼球突出、視力障害など）。
　　（ⅱ）下錐体静脈洞より内頸静脈の方へ順行性に流出することは少ないが、この場合は血管雑音が聴取される。
　❻瘻の部位；頸静脈球の近くの下錐体静脈洞の下縁。
　❼流入動脈
　　（ⅰ）外頸動脈系；上行咽頭動脈、中硬膜動脈、浅側頸動脈、後耳介動脈や後頭動脈など。
　　（ⅱ）内頸動脈系；髄膜下垂体動脈
　　（ⅲ）椎骨動脈の硬膜枝。
　❽流出静脈
　　（ⅰ）下錐体静脈洞で、その後、内頸静脈へ流れる。
　　（ⅱ）内頸静脈の狭窄や閉塞がある場合には、下錐体静脈洞より海綿静脈洞へ逆流することが多い。
　❾治療
　　（ⅰ）血管内手術（経動脈法や経静脈法、あるいはその両者の組み合わせ）。
　　（ⅱ）手術的照射療法（radiosurgery）

4）深部静脈系硬膜動静脈瘻 Deep cerebral venous dural AVF
　❶定義；硬膜動脈と深部静脈系、すなわち Galen 大静脈や直静脈洞（straight sinus）などとの間で瘻を形成するものをいう。

❷頻度；8％
❸性別；**男性に圧倒的に多い。**
❹発症形式
　（ⅰ）出血（くも膜下出血や脳室内出血）発症が最も多い（50〜60％）。
　（ⅱ）頭痛（50％）
　（ⅲ）Stroke（脳卒中）；25％
　（ⅳ）水頭症；半数はGalen大静脈を侵すので。
❺症状
　（ⅰ）頭痛が多い。
　（ⅱ）めまいや失調など。
❻流入動脈
　（ⅰ）両側性が多い。
　（ⅱ）中硬膜動脈、Davidoff-Schechter動脈（後大脳動脈の枝）、テント動脈（内頸動脈の枝）や後髄膜枝（椎骨動脈の枝）が主な流入動脈である。
❼流出静脈；Galen大静脈や直静脈洞。
❽特徴；大部分、深部静脈系の閉塞があり、脳表の静脈（superior or inferior vermian vein）へ逆流する。
❾治療
　（ⅰ）血管内手術
　　ⓐ流入動脈が多数で細いこと、また重要な組織を灌流していることなどより、経皮的動脈経由の塞栓術は困難である。
　　ⓑ静脈洞が機能していない場合には、開頭して静脈洞を液体塞栓物質で閉塞する（intra-operative embolization）。
　（ⅱ）直達手術；術野が深部であることより、静脈洞の摘出術や遊離術は難しい。

5）大孔硬膜動静脈瘻 Foramen magnum dural AVF

❶定義；大孔部に生じる異常な動静脈短絡網をいう。
❷頻度；4〜5％と、稀。
❸分類
　（ⅰ）**大孔周辺静脈群タイプ**；静脈洞を介さず、硬膜動脈と大孔周辺部の静脈群との間に瘻を形成しているもの。
　（ⅱ）**辺縁静脈洞 dural AVF**
　　ⓐ硬膜動脈と辺縁静脈洞（marginal sinus）（大孔を取り巻いている不定の静脈洞）（**図34**）との間に瘻を形成するもの。
　　ⓑ下錐体静脈洞硬膜動静脈瘻（408頁）と厳密に鑑別することは困難。
❹既往歴；辺縁静脈洞のものでは、20％に外傷の既往がある。

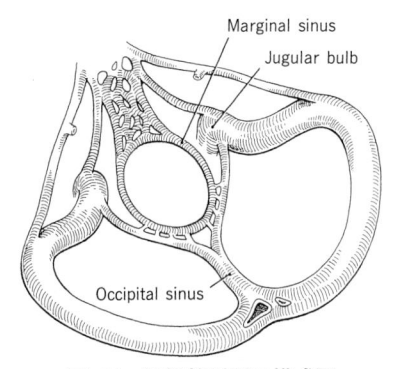

図 34. 辺縁静脈洞の模式図
(McDougallら，1997)

❺好発年齢；50～55歳
❻性別
　（ⅰ）**大孔周辺静脈群タイプでは、ほとんどが男性。**
　（ⅱ）辺縁静脈洞のものでは、性差はない。
❼発症形式
　（ⅰ）**大孔周辺部静脈群タイプ**では、頭蓋内出血（くも膜下出血や小脳出血）で発症することが多い（67％）。
　（ⅱ）**辺縁静脈洞**では、拍動性血管雑音（耳鳴り）が多い（出血は稀）。
❽症状
　（ⅰ）**大孔周辺部静脈群タイプ**
　　ⓐ頭痛が最も多い。
　　ⓑ稀に、進行性の脊髄症（myelopathy）（←脊髄の静脈圧の上昇による）
　（ⅱ）**辺縁静脈洞**
　　ⓐ拍動性血管雑音（耳鳴り）による睡眠障害、難聴や集中力の低下など。
　　ⓑ下錐体静脈洞への逆流例では、複視、眼球突出や結膜充血（頸動脈海綿静脈洞瘻の眼症状）。
❾瘻の部位
　（ⅰ）大孔周辺静脈群タイプでは、正確な瘻の部位はわからない。
　（ⅱ）辺縁静脈洞のものでは、大孔部でS状静脈洞や頸静脈球の内側にある。
　　　➡左側に多い。
❿流入動脈
　（ⅰ）一側の動脈により、供給されていることが多い。
　（ⅱ）流入動脈は上行咽頭動脈が最も多く、その他、椎骨動脈の後髄膜枝、後頭動脈、後耳介動脈、中硬膜動脈、浅側頭動脈や髄膜下垂体動脈（posterior clival dural branchを介して）など。
⓫流出静脈
　（ⅰ）大孔周辺部静脈群タイプ
　　ⓐ中脳静脈を介してGalen大静脈や直静脈洞へ流れる。
　　ⓑ外側橋・中脳静脈（lateral ponto-mesencephalic vein）を介して、前・後脊髄静脈へ流れる。
　　ⓒ直接、脳表静脈（cortical vein, leptomeningeal or subarachnoid vein）と短絡するCortical venous drainage type（脳表静脈逆流型）が特徴である（頭蓋内出血が高率）。
　（ⅱ）辺縁静脈洞のものでは、**流出静脈のパターンにより3型に分けられる。**

Grade 1	同側の頸静脈球の方へ流出するもの（順行性）。
Grade 2	頸静脈球の方への流出がないか、あるいは制限されているもの。
Grade 3	①皮質静脈へ逆流するもの。 ②このタイプは最も少ない。 ③頭蓋内出血をきたしやすいタイプ。

⓬治療
　（ⅰ）血管内手術（経動脈法と経静脈法）
　（ⅱ）直達手術

3．その他の部位の硬膜動静脈瘻

1）上矢状静脈洞硬膜動静脈瘻 Superior sagittal sinus dural AVF

❶定義；上矢状静脈洞部の dural AVF をいう。

❷頻度；5％と稀。

❸既往歴；外傷の既往が 40％にみられる。

❹性別；**圧倒的に男性に多い**(男性：女性＝3：1)。

❺好発部位；大多数は、**中1/3**(冠状縫合から人字縫合までの間の上矢状静脈洞)から後1/3に発生する。

❻発症形式
　（ⅰ）頭痛、運動麻痺や痙攣で発症することが多い。
　（ⅱ）出血(脳内血腫)発症は 20％
　　　➡脳内血腫は、上矢状静脈洞閉塞による出血性梗塞や脳表静脈の破綻による。

❼症状
　（ⅰ）頭痛
　（ⅱ）痙攣
　（ⅲ）運動麻痺
　（ⅳ）血管雑音(頭頂部)
　（ⅴ）認知症
　（ⅵ）水頭症の症状
　　　➡上矢状静脈洞の圧が亢進することによる髄液障害が水頭症の原因。

❽脳血管造影
　（ⅰ）流入動脈は、ほとんどが**両側性**で、左右対称性である。
　（ⅱ）流入動脈は、主に、中硬膜動脈、後頭動脈や浅側頭動脈の頭蓋骨穿通枝(transosseous perforating branch)である。
　（ⅲ）流出静脈
　　　ⓐ流出静脈は、上矢状静脈洞である。
　　　ⓑ**上矢状静脈洞の閉塞が高頻度**にみられる(60％)。
　　　ⓒ時に、上矢状静脈洞より脳表静脈への逆流現象もみられる。

❾治療
　（ⅰ）経動脈法による塞栓術(大腿動脈や浅側頭動脈経由)。
　（ⅱ）外科的手術(直達手術)
　　　ⓐ静脈洞に入る流入動脈を遮断し、円蓋部の硬膜を静脈洞部近くまでできるだけ切除し、静脈洞を遊離させる(静脈洞遊離術 sinus isolation)。
　　　ⓑ上矢状静脈洞が閉塞し Isolated sinus(孤立性静脈洞)となっている症例では、Direct sinus packing(直接的静脈洞塞栓術)。

❿予後；良好

2）大脳鎌硬膜動静脈瘻 Falx dural AVF

❶定義；大脳鎌に生じる異常な動静脈短絡網をいう。

❷発生頻度；非常に稀。
❸好発年齢；34〜62歳で、平均年齢は49歳。
❹性別；性差はない。
❺発症形式；頭蓋内出血で発症することが多い(頻度；67％、くも膜下出血が多い)。
❻流入動脈
 （ⅰ）左側、あるいは両側から供給されていることが多い。
 （ⅱ）ほとんどが、複数の流入動脈より供給されている。
 （ⅲ）流入動脈は前大脳鎌動脈が多く、その他中硬膜動脈、浅側頭動脈や後頭動脈など。
❼流出静脈
 （ⅰ）直接、**脳表静脈(cortical vein, or leptomeningeal)**や**硬膜静脈(dural vein)**と短絡することが多い(**特徴！**)。
 （ⅱ）大多数は、硬膜静脈や脳表静脈を介して上矢状静脈洞へ流れる(稀に下矢状静脈洞)。
 （ⅲ）**Venous sac**(静脈瘤)、すなわち流入動脈と流出静脈との間に動脈瘤様に拡張している例が**高頻度**にみられる(67％)。
   ➡脳表静脈を流出静脈としている症例の多くがVenous sacを形成している。
❽治療；流入動脈を含めた硬膜(大脳鎌)切除術。

3）頭蓋頸椎移行部硬膜動静脈瘻 Craniovertebral junction dural AVF
❶定義・概念
 （ⅰ）頭蓋頸椎移行部(大孔部、第1頸椎や第2頸椎)に発生する異常な動静脈短絡をいう。
 （ⅱ）上位頸椎(第1頸椎や第2頸椎)の脊髄硬膜動静脈瘻(spinal dural arteriovenous fistula)とされている(川口ら, 2002)。
  ⓐ脊髄の硬膜動静脈瘻には、「脊髄表面の静脈に逆流するタイプ」と「硬膜外への静脈へ直接流出するタイプ」とがある。
   ㋐脊髄表面の静脈に逆流するタイプ(dural AVF with perimedullary drainage)は、胸椎部に最も多い。
   ㋑硬膜外への静脈へ直接流出するタイプ(dural AVF without perimedullary drainage)は、上位頸椎に多く、したがって、**頭蓋頸椎移行部硬膜動静脈瘻(craniovertebral junction dural AVF)**とも呼ばれる。
  ⓑ因みに、脊髄の硬膜動静脈瘻とは、瘻部(短絡部)が神経根近位部(椎間孔)を覆っている硬膜上、あるいは硬膜内(硬膜間)に存在するものをいう。
 （ⅲ）術前、Perimedullary drainageタイプか否かの診断が困難なことがある。
❷頻度；極めて稀。
❸好発年齢；中年〜高齢者(平均年齢；58歳)
❹性別；男性：女性＝2：1で男性に多い。
❺発症形式
  ➡くも膜下出血と脊髄症(myelopathy)とは、ほぼ同じ頻度で発症(西村ら, 2007)。
 （ⅰ）脊髄症で発症する例。
 （ⅱ）くも膜下出血(主に後頭蓋窩)で発症する例。
  ⓐ血管造影で静脈瘤(venous aneurysm, or varix)を認める症例に多い(くも膜下出血発症例

の約半数）。
        ⓑ上行性に頭蓋内静脈系へ流入する症例に多い（くも膜下出血発症例の60〜65％）。
❻症状
    （ⅰ）脊髄症状
        ⓐ進行性の四肢麻痺や対麻痺。
        ⓑ下肢の感覚鈍麻。
        ⓒ疼痛
        ⓓ膀胱・直腸障害
        ⓔ症状発現機序；静脈圧の上昇(venous hypertension)によるCongestive myelopahty（うっ血性脊髄症）。
            ⓕ静脈圧の上昇による脊髄静脈の還流障害。
    （ⅱ）くも膜下出血の症状。
❼血管造影
    （ⅰ）流入動脈
        ⓐ第1〜3頸髄の根動脈(radicular artery)。
        ⓑ椎骨動脈の硬膜枝。
        ⓒ上行咽頭動脈(ascending pharyngeal artery)
        ⓓ後頭動脈
    （ⅱ）流出静脈
        ⓐ通常、前内椎骨静脈叢のような硬膜外静脈や板間静脈へ直接流出する。
        ⓑ上行性（頭蓋内）に向かう例では、脊髄の流出静脈を介して錐体静脈や海綿静脈洞へ流出する。
            ➡脊髄症発症例では、頭蓋内方向へ流出することは少ない。
        ⓒ脊髄症発症例では、前根髄静脈(anterior medullary vein)や後根髄静脈(posterior medullary vein)が関与している。
    （ⅲ）静脈瘤(venous aneurysm, or varix)を認めることがある（全体の約20％で、くも膜下出血発症例の約半数）。
❽治療
    （ⅰ）直達手術が原則；直達手術による流出静脈の遮断。
    （ⅱ）血管内手術
❾手術時期；くも膜下出血発症例では、発症4〜6週間後の待機手術がよい。
❿予後
    （ⅰ）予後は、術前の神経脱落症状による。
    （ⅱ）手術成績は良好。

4．小児の横・S状静脈洞硬膜動静脈瘻
Tranverse-Sigmoid Sinus Dural AVF in children

❶頻度；極めて稀。

❷発生原因；先天性と考えられている。
❸**好発年齢**
　（ⅰ）生後2週間以内の新生児と、
　（ⅱ）生後3週間〜11ヵ月の乳児に多い。
❹**性別**；**男児に多い**(男児：女児＝3：1)。
❺発症形式
　（ⅰ）通常、心不全や頭囲拡大（水頭症）で発症する。
　（ⅱ）出血や頭蓋内圧亢進症状で発症することは、ほとんどない。
　（ⅲ）通常、新生児〜乳児までに発症する。
❻症状

新生児期（生後2週間以内）	シャント量が多く、常に、重篤で、急性心不全で発症する。
乳児期（生後3週間〜11ヵ月）	①比較的軽度で、遅発発症の心不全症状。 ②痙攣 ③片麻痺 ④水頭症（頭囲拡大）
幼児期（生後1年以降）	①水頭症（頭囲拡大） ②痙攣 ③片麻痺 ④心不全の症状はない。

❼流入動脈
　（ⅰ）後頭動脈、椎骨動脈の髄膜枝やテント動脈（内頸動脈の枝）など。
　　　☞成人と変わらない。
　（ⅱ）しばしば**巨大**で、**両側性**。
　（ⅲ）**High-flow（高流量）**であることが多く、**自然治癒の可能性は少ない**。
　（ⅳ）**脳表の静脈に逆流することはほとんどない**。
❽流出静脈；静脈洞が嚢状に拡大していることが多い。
❾治療方針
　➡新生児期発症例に対しては、保存的治療か血管内手術（塞栓術）。
❿治療
　（ⅰ）主幹流入動脈の頭蓋外での遮断。
　　　ⓐ新生児発症例に適応。
　　　ⓑ心臓の状態が安定してから、根治手術を考慮。
　（ⅱ）血管内手術（塞栓術）
　　　ⓐカテーテルの挿入が可能であれば、新生児発症例には適応。
　　　　☞心臓の状態が安定してから、根治術を考慮。
　　　ⓑ直達手術の支援的治療として有用。
　（ⅲ）開頭・直達手術
　　　ⓐ直達手術前に経動脈的塞栓術を行う。
　　　ⓑ開頭し、罹患静脈洞に入る流入動脈を静脈洞近くで遮断する。
　　　ⓒ開頭し、罹患静脈洞を周囲硬膜から離断し、静脈洞を含んで全摘出する。

⓫予後
　（ⅰ）全体の死亡率；40％
　　　📝死因は、心不全によることが多い。
　（ⅱ）新生児期発症例；極めて不良(死亡率；70％)。
　（ⅲ）乳幼児期発症例；良好

5．塞栓術後の脳神経麻痺

❶塞栓術後の合併症として、脳神経麻痺の報告が散見される。
　（ⅰ）特に、横・S状静脈洞部のdural AVFに対する上行咽頭動脈の塞栓術後の迷走神経グループの麻痺の発生には、注意を要する。
　　　➡両側の上行咽頭動脈を閉塞させると、軟口蓋麻痺が生じる可能性があるので、両側の塞栓術は避ける。
　（ⅱ）外頸動脈、特に中硬膜動脈や後耳介動脈を起始部から閉塞すると、顔面神経麻痺を生じる可能性がある。
　（ⅲ）また、外頸動脈系と内頸動脈との吻合もあるので、失明の危険性もある。
❷脳神経を支配する動脈を確認しよう！(12頁)。

㉑頭蓋内海綿状血管腫 Intracranial cavernous angioma

1．各部位の海綿状血管腫

1）脳幹部海綿状血管腫 Brainstem cavernous angioma（図35）

❶発症年齢；平均37歳
❷頻度；脳内海綿状血管腫全体の15〜20％
❸特徴
　（ⅰ）出血率および再出血率が高い。
　（ⅱ）重篤な神経症状を呈する。
　（ⅲ）経過中に病変の大きさが変化する。
　　　ⓐ増大例；35〜43％
　　　ⓑ縮小例；35〜55％
　　　ⓒ不変例；10〜22％
　（ⅳ）予後不良
❹好発年齢；20〜30歳代
❺性別；「女性に多い」との報告と、「性差はない」との報告がある。
❻家族発生；14％
❼好発部位
　（ⅰ）**橋（pons）に最も多く発生する**（60％）。
　　　ⓐ**特に、背側**（第4脳室底の表層近傍）**に多い**（約半数）。
　　　ⓑ次いで、左右いずれかの小脳脚近傍（30％）。
　　　ⓒ橋の深部（20％）。
　（ⅱ）以下、中脳（14％）、延髄（5％）の順。
　　　➡中脳では60％以上がTectum（中脳蓋）(宮澤ら, 2003)。
　（ⅲ）多発の頻度；10〜20％
❽発症形式
　（ⅰ）ほとんどが（90％）、**出血で発症する**。
　　　🔖通常、血管腫内の出血（intralesional hemorrhage）であり、脳室内や脳実質内へ出血すること（extralesional hemorrhage）は少ない。
　　　➡"海綿状血管腫の特徴！"
　（ⅱ）時に、進行性の神経脱落症状。
　（ⅲ）稀に（3％）、無症状例（incidental case）。

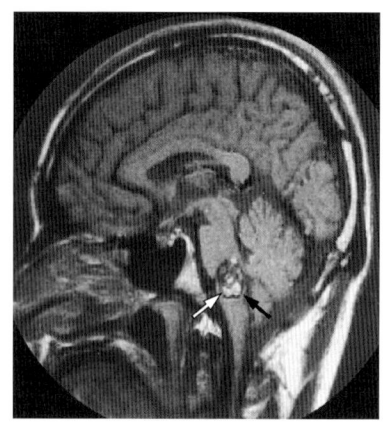

図35．脳幹部海綿状血管腫のMRI T1強調画像（矢状断）

橋から延髄にかけて海綿状血管腫に特徴的なMRI所見がみられる（矢印）。

❾症状および神経学的所見

症状	神経学的所見
①頭痛が最も多い。	①脳神経症状が約70％と最も多い。
②次いで、めまい。	②感覚障害(約40％)
③嘔気・嘔吐	③運動障害(約40％)
④三叉神経痛	④失調や歩行障害。
⑤吃逆	⑤意識障害

❿静脈奇形などの他の血管奇形を伴っていることが比較的多い(8〜16％)。

⓫治療

　(ⅰ)保存的治療

　　➡無症状例や1回の出血から完全に回復した症例に対しては、保存的治療。

　(ⅱ)直達手術

　　ⓐ手術適応

　　　㋐出血発症で、神経学的脱落症状のある例、あるいは Mass effect(圧排効果)を呈している例。

　　　㋑MRI で、血管腫が手術アプローチ側にほぼ露出している例(表在性のもの)。

　　　㋒出血を繰り返す例。

　　　㋓若年者

　　ⓑ手術時期(宮澤ら, 2003)

　　　㋐亜急性期(4〜6週)がよい。

　　　　【理由】

　　　　　①血腫の器質化、線維化および周辺脳の Gliosis が不完全で、周辺脳からの剥離が容易であること。

　　　　　②患者の状態が安定していること。

　　　㋑急性期や慢性期の手術は避けるべき。

　　　　【理由】

　　　　　①急性期は、浮腫状となった神経組織は脆弱で、周辺脳との間隙が不明瞭であるため。

　　　　　②慢性期は、病変周囲に強固な Gliosis ができあがり、病巣部との癒着が強固であるため。

　　ⓒ手術および接近法

　　　㋐手術接近法

　　　　①Subtemporal transtentorial approach

　　　　②Occipital interhemispheric transtentorial approach

　　　　③Infratentorial supracerebellar approach

　　　　④Median(midline)suboccipital approach(宮澤ら, 2003)

　　　　　◆第4脳室底を露出する本法は、最もよく用いられる。

　　　　　◆第4脳室底を露出する方法

　　　　　　・Transvermian approach；小脳虫部を切開するので、術後、Tandem gait(つぎ足歩行)の障害をきたすことが多い。

　　　　　　・非侵襲的に第四脳室底を露出できる Intertonsillar approach や Telovelar ap-

proach を用いるのがよい。
⑤Lateral suboccipital approach
⑥Transcondylar approach
㋑摘出に際しては、変色・膨隆している部分を切開する。
㋒血管腫と周囲組織との境界は明瞭で、全摘出は可能。
①脳幹部海綿状血管腫では、Gliotic tissue の摘出は禁忌(宮澤ら, 2003)。
②部分摘出に終わると再出血しやすくなる。特に部分摘出後6ヵ月間。
(ⅲ)定位的血腫吸引術(stereotactic aspiration)の有用性については否定的な見解が多い。
(ⅳ)γ-knife
➡無効とされている。
⓬術後成績
(ⅰ)合併症；脳神経症状(33%)、小脳症状(30%)、運動障害(29%)や意識障害(5%)など。
(ⅱ)死亡率；0～8%
⓭予後
➡予後は不良。
(ⅰ)保存的治療
ⓐ完全回復群；43%
ⓑ中等度障害群；7%
ⓒ重度障害群；7%
(ⅱ)直達手術
ⓐ完全回復群；40%
ⓑ中等度障害群；15%
ⓒ重度障害群；1%
⓮出血率
➡脳幹部の海綿状血管腫の出血率および再出血率は、テント上のそれよりも高い傾向にある。
(ⅰ)全体の出血率；5%/年
(ⅱ)出血発症例の再出血率；20～30%/年
(ⅲ)Prospective study(前向き研究)では、
ⓐ全体の出血率；2.4%/年
ⓑ再出血率(出血発症例)；5%/年

2) 小脳の海綿状血管腫 Cerebellar cavernous angioma(図36)

❶頻度；脳内海綿状血管腫全体の5%
❷好発年齢；中年(約半数)
❸性別；性差はない。
❹発症形式(初発症状)
(ⅰ)大部分は、頭痛。
(ⅱ)しばしば、嘔吐やDizziness(めまい感)を伴う。

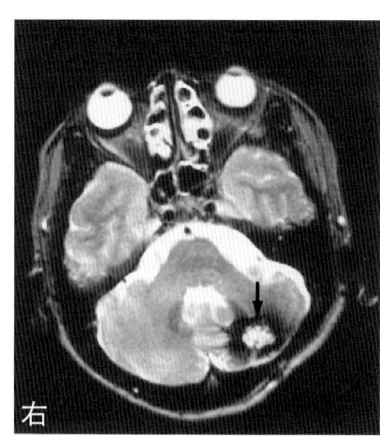

図 36. 小脳海綿状血管腫の MRI T2強調画像(水平断)

左小脳半球に海綿状血管腫に特徴的な MRI 所見がみられる(→)。

3）硬膜から発生する海綿状血管腫 Dural cavernous angioma
（1）概説
❶定義；硬膜の脈管系（vasculature）から発生し、脳実質から明瞭に区別されているものをいう。
❷頻度；5％以下と、稀。
❸分類

①中頭蓋窩の硬膜から発生するもの。	①大部分は、このタイプである。 ②**中頭蓋窩海綿状血管腫**（extracerebral cavernous angioma in middle fossa）という。
②中頭蓋窩以外の硬膜から発生するもの。	大脳円蓋部や前・後頭蓋窩の硬膜、大脳鎌、小脳テントなど。

❹発症形式
　（ⅰ）圧迫症状（頭痛、脳神経障害など）で発症することが多い。
　（ⅱ）出血で発症することはほとんどない（中頭蓋窩例に少数みられるのみ）。
　　　　←"脳内海綿状血管腫との相違"。
❺エックス線CT
　（ⅰ）単純CT；境界鮮明な円形の等、あるいは高吸収域（等と高吸収域の比率はほぼ同じ）。
　（ⅱ）造影CT；**著明、かつ均質に増強**される。
❻MRI
　（ⅰ）T1強調画像で等信号、T2強調画像で著明な高信号。
　（ⅱ）造影MRIで、著明、かつ均質に増強される。
　（ⅲ）出血の所見を認めることは、ほとんどない。したがって**T2強調画像で、ヘモジデリンによるLow-signal rim（低信号辺縁）はみられない**。
　　　　☞"脳内海綿状血管腫との相違"
❼鑑別診断
　➡髄膜腫や三叉神経鞘腫などとの鑑別が必要。
　（ⅰ）**髄膜腫との鑑別には、MRIが有用**である。
　　　ⓐ一般に髄膜腫のMRIは、T1、T2強調画像とも、等あるいは低信号である。
　　　ⓑ髄膜腫では、造影MRIで **Meningeal sign**（髄膜徴候）［線状に硬膜が増強される所見で、**Flare sign**（裾広がり徴候）や **Dural tail sign**（硬膜裾野徴候）とも呼ばれる］がみられる。
　　　ⓒ髄膜腫の脳血管造影所見は、均質な腫瘍陰影像と外頸動脈から供給される栄養血管像である。
　（ⅱ）三叉神経鞘腫との鑑別は、脳血管造影所見。
❽組織学的所見
　➡脳内と硬膜より発生するものとの間に、組織学的相違はない。

（2）中頭蓋窩海綿状血管腫 Extracerebral cavernous angioma in middle fossa
❶定義；中頭蓋窩の硬膜より発生するものをいう。
❷**発生起源・用語**；海綿静脈洞が発生起源とされており、したがって海綿静脈洞海綿状血管腫（cavernous sinus angioma）と同じものとされている。
❸頻度
　（ⅰ）全頭蓋内海綿状血管腫の3～4％

➡️**頭蓋内・脳実質外の海綿状血管腫の中では、最も多い。**
　（ⅱ）全海綿静脈洞部腫瘍の2％
❹**本邦に多い。**
　➡️報告例の70％は本邦からのものである。
❺**特徴**
　（ⅰ）脳実質外腫瘍で、**中頭蓋窩底の硬膜内を外側へ伸展**する。
　（ⅱ）腫瘍表面は平滑で軟らかく、脳とは癒着していない。
　（ⅲ）被膜を有するが、この**被膜は中頭蓋窩底の硬膜と同一**で、連続している。
　（ⅳ）**被膜を切開すると**、コントロール困難な、かつ**大量の出血**が生じる。
　（ⅴ）通常、**内頸動脈海綿静脈洞を巻き込んでいる**。
　（ⅵ）栄養血管
　　　ⓐ小さい場合は（海綿静脈洞内にあるとき）、海綿静脈洞部内頸動脈から供給される。
　　　　➡️髄膜下垂体動脈（meningohypophyseal trunk）と下海綿静脈洞動脈（inferior cavernous sinus artery）（＝下外側幹 inferolateral trunk）が多い。
　　　ⓑ大きくなり中頭蓋窩底の方へ伸展すると、海綿静脈洞部の内頸動脈のほかに中硬膜動脈や副硬膜動脈（accessory meningeal artery）が加わる。
❻**好発年齢**；40〜49歳（**中年**）に多い。
❼**性別**；**女性に圧倒的に多い**（90％）。
❽発症形式（初発症状）
　➡️通常、急性あるいは亜急性に、眼症状で発症する。すなわち
　（ⅰ）動眼神経麻痺が最も多い（65％）。
　（ⅱ）視力低下；44％
　（ⅲ）眼球突出；31％
❾症状
　（ⅰ）眼球運動障害
　（ⅱ）視力・視野障害
　（ⅲ）眼球突出
　（ⅳ）三叉神経障害
　（ⅴ）内分泌障害
　（ⅵ）頭痛
❿左右差はない。
⓫頭部エックス線単純撮影
　（ⅰ）鞍背、後床突起や中頭蓋窩底の骨破壊像をみることがある。
　（ⅱ）石灰化を呈することは、まずない。
⓬脳血管造影
　（ⅰ）**濃染像**を呈することが多い（60〜80％）。
　（ⅱ）時に、無血管野。
　（ⅲ）内頸動脈海綿静脈洞の狭窄像は認められない。

❸治療

(ⅰ)治療方針

①術前、海綿状血管腫と確診できた場合	標準的放射線治療
②術前に髄膜腫か海綿状血管腫か鑑別が困難な場合	①放射線を30 Gy照射し、腫瘍の縮小状態をみる。 　ⓐ縮小している場合、標準的放射線治療を続行。 　ⓑ不変の場合、手術を行う。 　【摘出標本の迅速組織診断結果が重要】 　　①海綿状血管腫であれば、手術を止め、術後、標準的放射線治療を続行する。 　　②髄膜腫であれば、全摘出を目指す。 ②手術(生検術)を行う。 　【術中の迅速組織診断結果が重要】 　ⓐ海綿状血管腫であれば、手術を止める。そして術後、標準的放射線治療を行う。 　ⓑ髄膜腫であれば、全摘出を目指す。

(ⅱ)治療法

ⓐ標準的放射線治療(conventional radiotherapy)

　㋐**通常の放射線照射で効果のあることが多い(80%)。**

　　　㋪照射線量は30〜50 Gy。

　㋑術前、あるいは術後に照射する。

ⓑ血管内手術(塞栓術)

　➡栄養動脈が細いので、技術的に難しい。

ⓒ外科的治療

　㋐脳内のものと異なり、易出血性で手術による全摘出は困難。

　㋑術前に照射後、摘出術を行う。

❹予後

(ⅰ)外科的治療単独の場合

　ⓐMorbidity；50%

　ⓑ死亡率；30〜40%

(ⅱ)標準的放射線治療単独、あるいは標準的放射線治療
　　＋外科的治療；良好

★応援セミナー

Sinus Cavernoma(静脈洞海綿状血管腫)
①中頭蓋窩の海綿状血管腫は海綿静脈洞から発生していると考え、このような名前が提唱されている(Meyerら, 1990)。
②海綿静脈洞以外では、錐体静脈洞(petrosal sinus)、静脈洞交会(torcula)からも、ときに発生する。
③発生起源は、静脈洞内(intrasinus)である。

(3) その他の硬膜より発生する海綿状血管腫

❶定義；中頭蓋窩以外の硬膜、すなわち大脳円蓋部や前・後頭蓋窩の硬膜、大脳鎌や小脳テントなどより発生するものをいう。

❷発育方向；脳実質外に発育する。

❸発生母地；硬膜

❹好発年齢
　（ⅰ）あらゆる年齢層に発生する。
　（ⅱ）平均年齢；35歳
❺性別；性差はない。
❻発生部位；大脳円蓋部や小脳テントに多い。
❼症状
　（ⅰ）頭痛；75％
　（ⅱ）痙攣；22％
　（ⅲ）その他、複視、聴力障害、めまい感や失調など。
❽脳血管造影；無血管野か、濃染像。
❾治療
　（ⅰ）外科的治療；容易に摘出できる。
　（ⅱ）したがって、標準的放射線治療の適応はない。

4）脳神経より発生する海綿状血管腫

❶定義；視神経、動眼神経、三叉神経、顔面神経や聴神経などの脳神経から発生するものをいう。
❷頻度
　（ⅰ）極めて稀。
　（ⅱ）視神経、顔面神経や聴神経からの発生例が多い。
❸好発年齢
　（ⅰ）20歳代と30歳代に多い（平均年齢；34歳）。
　（ⅱ）部位別
　　　ⓐ顔面神経；平均年齢は39歳。
　　　ⓑ視神経；平均年齢は30歳で、顔面神経のものより約10歳若い。
❹性別
　（ⅰ）性差はない。
　（ⅱ）部位別
　　　ⓐ顔面神経；男性に多い（男性：女性＝2：1）。
　　　ⓑ視路；女性に多い（男性：女性＝1：1.8）。
❺症状
　➡発生部位の各脳神経の症状である。例えば、
　（ⅰ）視神経より発症するもの
　　　ⓐ発症は、いわゆる"Chiasmal apoplexy（視交叉卒中）"、すなわち突然発症か、亜急性や進行性増悪である。
　　　ⓑ症状は、眼球後部痛、頭痛や視力・視野障害。
　（ⅱ）顔面神経や聴神経より発生するものでは、聴力障害や顔面神経麻痺。
　　　ⓐ内耳道内限局例（表12）と、
　　　ⓑ小脳橋角部への進展例、とがある。
❻視路に発生する部位と左右別
　（ⅰ）Chiasm（視交叉）に圧倒的に多い（約80％）。

（ⅱ）Optic nerve（視神経）発生例では、右側に多い（80％）。
❼MRI
　　（ⅰ）T1、T2強調画像とも、混合信号あるいは高信号を示す。
　　（ⅱ）T2強調画像で、周囲に帯状の低信号を認める。
❽治療；外科的に摘出する。

表 12．内耳道内に発生する海綿状血管腫 (Sasakiら, 1999. 一部改変)

①頻度；極めて稀。
②発生部位；内耳道内の顔面神経や聴神経、あるいは硬膜より発生する。
③性別；顔面神経に発生するものは、男性に多い。
④症状；耳鳴り、難聴や顔面神経麻痺など。
⑤頭部エックス線単純撮影；内耳道の拡大
⑥エックス線CT；石灰化を認めることがある。
⑦MRI
　①T1強調画像で、等または高信号。
　②T2強調画像で、著明な（髄液と同等）高信号。
　③造影剤の投与により均質に増強される。
⑧特徴的所見
　①CTでの石灰化。
　②T2強調画像（MRI）で、著明な高信号。

5）脳室内より発生する海綿状血管腫 Intraventricular cavernous angioma

　脳室内に発生するものは周囲に脳組織がないので急速に増大するのが特徴。

❶頻度；脳内海綿状血管腫全体の2〜5％
❷発生母地；**脳室壁や脈絡叢より発生**する。
❸好発年齢
　　（ⅰ）側脳室；30歳（平均年齢）と、通常の脳内海綿状血管腫よりやや若い。
　　（ⅱ）第3脳室；37歳（平均年齢）
　　（ⅲ）第4脳室；38歳（平均年齢）
❹性別

側脳室発生例	第3脳室発生例	第4脳室発生例
女性に多い。 （男性：女性＝1：2）	女性に多い。 （男性：女性＝1：2）	性差はない。

❺好発部位
　　（ⅰ）**側脳室に最も多く**、以下、第3脳室、第4脳室の順。
　　（ⅱ）側脳室
　　　　ⓐ**右側に多い**（右：左＝2：1）。
　　　　ⓑ**三角部**より発生する**ことが多い**。
　　（ⅲ）第3脳室
　　　　ⓐSuprachiasmatic region（視交叉上部）やMonro孔部に発生することが多い。
　　　　ⓑその他、第3脳室の外側壁などに発生する。
　　（ⅳ）第4脳室；第4脳室底や腹外側壁より発生する。

❻症状・所見

側脳室発生例	第3脳室発生例	第4脳室発生例
頭痛、嘔吐	頭痛	頭痛、嘔吐
痙攣	記銘力障害	めまい、複視や眼振
脳室内出血	視野障害	躯幹失調や構音障害
石灰化	内分泌障害(尿崩症や性機能の低下)	脳室内出血
水頭症	水頭症	水頭症

❼MRI
　(ⅰ)T1強調画像；等あるいは高信号。
　(ⅱ)T2強調画像；混合信号で、周囲に低信号域を伴う。
❽治療；外科的に摘出する。
❾予後；良好

★応援セミナー

脈絡叢血管腫 Choroid plexus angioma
①定義・概念；脈絡叢に発生する血管腫(血管奇形)をいう。
②頻度；極めて稀。
③血管腫(血管奇形)の種類 　ⓐ動脈瘤、動静脈奇形(AVM)、海綿状血管腫や静脈性血管腫など。 　ⓑAVMが最も多く(60%)、次いで海綿状血管腫(10%)。
④脈絡叢に発生する動静脈奇形、すなわち脈絡叢動静脈奇形(choroid plexus AVM)とは、 　ⓐいわゆるChoroidal AVMのうち、脈絡叢動脈の末梢側(脳室)にNidusを有するものをいう。 　ⓑ頻度は、全AVMの0.6〜0.8%に過ぎない。 　ⓒ脳室内AVMの範疇に入る。 　ⓓ発症形式・症状 　　①脳室内出血で発症する。 　　②乳児では、水頭症(←脳室内出血による)で発症することもある。 　ⓔ流入動脈；前脈絡叢動脈や後脈絡叢動脈、あるいはその両方。 　ⓕ流出静脈；Galen大静脈系
⑤小さいものが多い。
⑥好発年齢；平均年齢は、33歳。 　ⓐ20歳以下；37% 　ⓑ40歳以上；46%
⑦性別 　ⓐAVMは、女性にやや多い(男性：女性＝1：1.5)。 　ⓑ海綿状血管腫では、ほとんどが女性である。
⑧発症形式(初発症状)・症状 　ⓐほとんど、脳室内出血で発症する。 　　➡頭痛、嘔吐や意識障害など。 　ⓑ乳児では、水頭症(頭囲拡大；脳室内出血による)で発症することもある。
⑨好発部位 　ⓐほとんどが(83%)、側脳室に発生する。 　　①側脳室において、左右差はない。 　　②三角部(trigone)に最も多く発生する。 　　③時に、両側性にみられる。 　ⓑ以下、第3脳室(12%)、第4脳室(5%)の順。
⑩脳血管造影 　ⓐ濃染像、動脈瘤や動静脈奇形の所見を呈する場合と、 　ⓑ異常所見を呈さない場合(35%)、とがある。
⑪エックス線CT 　ⓐ単純CT；等吸収域 　ⓑ造影CT；均質に増強される。
⑫MRI 　ⓐ単純MRI 　　①T1強調画像；等信号 　　②T2強調画像；高信号 　ⓑ造影MRI；均質に増強される。
⑬治療；外科的に摘出する(transventricular, or transcallosal approach)。

2．新生海綿状血管腫 De novo formation of cavernous angioma

❶定義；なんらかの理由で施行したエックス線 CT や MRI で海綿状血管腫が認められなかった人、あるいは部位に、後日、新たに海綿状血管腫が発見されたものをいう。

❷発生率

（ⅰ）海綿状血管腫の家族歴のある者；0.4 個/1 人/年

（ⅱ）放射線照射後の発生頻度；6.6％（対象は予防的に全脳照射を受けた白血病患者で、追跡期間は 2〜12 年）

❸発生原因

（ⅰ）遺伝

（ⅱ）頭部への放射線照射＊（図 37）

（ⅲ）ウイルス感染

（ⅳ）医原性（iatrogenic）；脳深部病変に対する生検術後、穿刺した脳表に発生。

（ⅴ）原因不明（図 38）

＊【放射線誘発性（放射線照射後）海綿状血管腫 Radiation-induced cavernous angioma】

①ほとんどは、15 歳以下の小児である。

②小児例では出血の危険性が高い。

③照射線量は、平均 43 Gy

④発生までの期間は平均 7 年で、特に 10 年以内が多い。

⑤照射野内に発生。

⑥原因；不明であるが、放射線による血管閉塞や血管増生因子の活性化などが挙げられている。

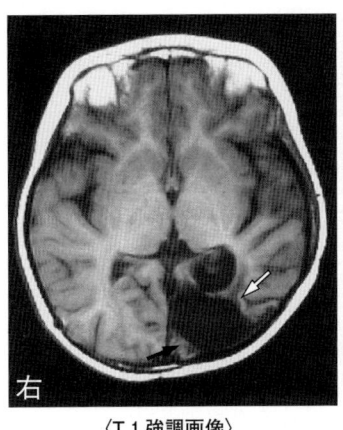

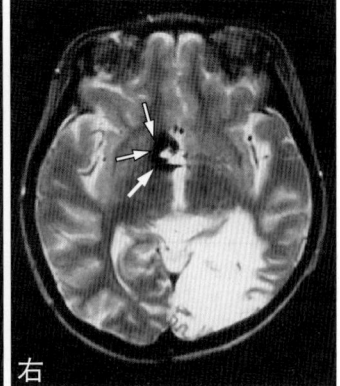

〈T1強調画像〉　　　〈T1強調画像〉　　　〈T2強調画像〉
（A）　　　　　　　　　（B）

図 37．放射線照射後に発生した海綿状血管腫例

A；脳腫瘍を摘出した跡がみられるのみである（矢印）。
B；全脳照射 4 年後の MRI T1、T2 強調画像で、海綿状血管腫に特徴的な所見がみられる（矢印）。

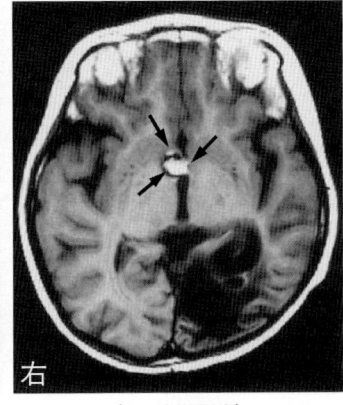

〈造影 CT〉　　　　　　〈T1強調画像〉　　　　　　〈T2強調画像〉
　(A)　　　　　　　　　　　　　　　(B)

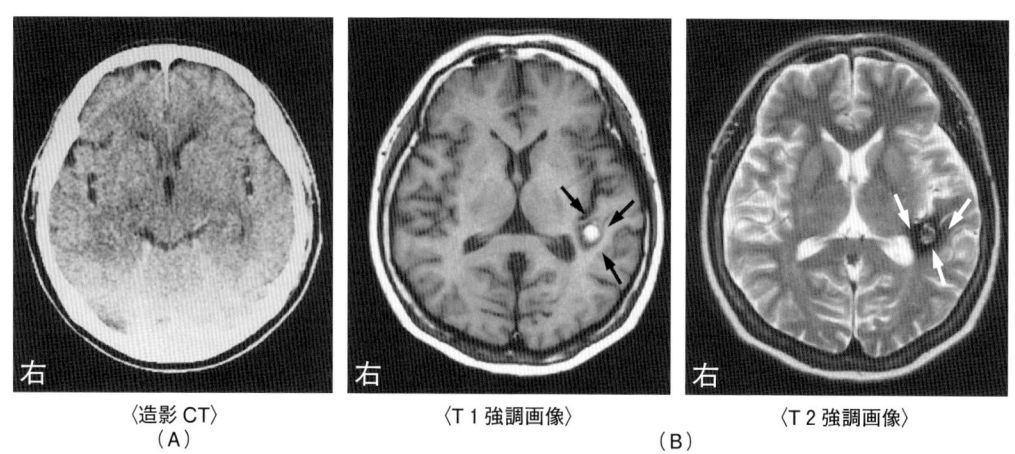

図 38. 新生海綿状血管腫例

A；小脳橋角部腫瘍摘出後の造影エックス線 CT では、海綿状血管腫の所見は認められない(写真は、順天堂大学脳神経外科宮島雅一先生のご厚意による)。
B；小脳橋角部腫瘍摘出約 8 年後の MRI T1、T2 強調画像で、海綿状血管腫に特徴的な所見がみられる(→)。
(※CT と MRI とでやゝスライスレベルが異なり、厳密さに欠けるが。)

❹鑑別
　(ⅰ)放射線誘発性のものでは、原疾患である脳腫瘍の再発との鑑別が必要。
　(ⅱ)鑑別点は、海綿状血管腫では周囲に脳浮腫の所見を伴わない。

快適空間

★好きなように使ってね！

3．小児の海綿状血管腫
Cavernous angioma in children

❶頻度；全脳内海綿状血管腫の 20〜25％
❷性別；性差はない。
❸好発年齢
　（ⅰ）**0〜2 歳に最も好発する**(27％)。
　（ⅱ）次いで、12〜14 歳と 14 歳〜16 歳（各 18％）。
❹発症形式
　（ⅰ）痙攣で発症することが最も多い（45％）。
　　　📖神経脱落症状で発症することが最も多いとの報告もある。
　（ⅱ）出血
　　　ⓐ頻度；27％
　　　ⓑ新生児では、しばしば出血する。
　（ⅲ）頭蓋内圧亢進症状；16％
　（ⅳ）局所神経脱落症状；11％
❺症状
　（ⅰ）痙攣
　（ⅱ）頭痛
　（ⅲ）出血による症状。
　（ⅳ）頭囲拡大
❻好発部位
　（ⅰ）大脳半球に最も多い。
　　　ⓐ頭頂葉＞前頭葉＞側頭葉
　　　ⓑ小児では、成人よりも発生頻度はやや高い（成人＝60％、小児＝70％）。
　（ⅱ）側脳室にも比較的多く発生する（13％）。
　（ⅲ）多発性は少ない（2％）。
❼脳血管造影
　（ⅰ）無血管野のことが多い（60％）。
　（ⅱ）正常像；27％
　（ⅲ）濃染像；13％
❽エックス線 CT
　（ⅰ）単純 CT；軽度〜中等度高吸収域
　（ⅱ）造影 CT；軽度増強効果を認める。
❾MRI；混合信号
❿予後
　（ⅰ）良好
　（ⅱ）手術死亡率；5％

4．家族性海綿状血管腫 Familial cavernous angioma

❶定義；同一家族内(3親等)に本症が2人以上いる場合をいう。
❷頻度；脳海綿状血管腫の14～30％
❸血縁関係
　（ⅰ）**親子例が最も多い。**
　（ⅱ）次いで、同胞例。
❹一家系内に2人が最も多く、次いで3人。
❺性別；性差はない。
❻遺伝
　（ⅰ）遺伝形式は**常染色体優性遺伝**と考えられている。
　（ⅱ）遺伝子異常は、多くは第7染色体にある。
❼特徴
　（ⅰ）**多発性の頻度が高い**(45～80％)。
　（ⅱ）通常(非家族性)の海綿状血管腫に比べて、テント下や脊髄に比較的多い。
　（ⅲ）通常の海綿状血管腫に比べて、**出血しやすい。**
　（ⅳ）ほかの中枢神経系病変(静脈性血管腫やAVMなど)の合併率が高い。
　（ⅴ）皮膚や網膜に海綿状血管腫を有する頻度が高い。
　（ⅵ）人種：**スペイン系の人種**(Hispanic；Mexican-American)に多い。
　（ⅶ）経時的観察で、MRI上、大きさや輝度変化を認める。
❽経過中、MRIで新たに発見されることがある。
　➡新生海綿状血管腫の頻度；0.4個/1人/年
❾出血率
　（ⅰ）1症例あたり、年間6.5％と高い。
　（ⅱ）血管腫1個につき、年間1.1％

㉒脳静脈性血管腫 Cerebral venous angioma

1．静脈性血管腫の生涯破裂率

❶脳静脈性血管腫の将来予想される症候性の出血率は、年間0.34％である。
❷年間出血率を0.34％として計算された生涯出血率は、表13の如くである。

表13．静脈性血管腫の年齢による生涯破裂率(McLaughlinら，1998)

Age at Presentation (yr) ［発症時年齢（歳）］	Years to Live （推定生存期間）	Risk of Hemorrhage (%) （出血の危険率）
0	76	23
15	62	19
25	52	16
35	43	14
45	34	11
55	25	8
65	18	6
75	11	4
85	6	2

2．静脈性血管腫と海綿状血管腫の合併

❶頻度
　（ⅰ）脳海綿状血管腫の10～25％
　（ⅱ）脳静脈性血管腫の20％
❷性別；**女性に多い**（男性：女性＝1：2）。
❸家族歴を有する者はいない（合併例：海綿状血管腫単独例＝0％：17％）。
❹好発部位
　（ⅰ）脳幹部に最も多い。
　（ⅱ）以下、大脳皮質≦小脳半球＞基底核。

> すなわち、テント下に多い（合併例：海綿状血管腫単独例＝67％：27％）。

❺両者が同じ部位あるいは近傍に発生する場合と、まったく異なる部位に発生する場合とがある。
❻発症形式
　（ⅰ）出血で発症することが多い（合併例：海綿状血管腫単独例＝62％：38％）。
　　➡出血源は、海綿状血管腫のことが多い。
　（ⅱ）痙攣発作で発症することは少ない（合併例：海綿状血管腫単独例＝8％：26％）。
❼手術
　（ⅰ）脳内血腫とともに海綿状血管腫を摘出する。
　（ⅱ）静脈性血管腫に対しては、手を加えずそのまま放置。
❽再出血の頻度が高い（合併例：海綿状血管腫単独例＝23％：9.5％）。

㉓高血圧性脳出血 Hypertensive intracerebral hematoma

1. 再発性脳出血

❶定義
(ⅰ)エックス線 CT や MRI で、初回出血と異なる部位に出血が確認できたもの(図 39)(同時であれば同時出血；表 14)。
(ⅱ)または、初回出血後 24 時間以降にエックス線 CT や MRI で、初回出血と同じ部位に出血を確認できたものをいう(初回出血後 24 時間以内に同部位の血腫が増大したものは持続性出血とされている)。

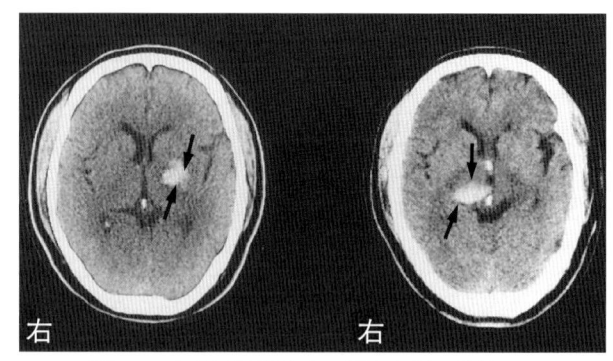

図 39. 高血圧性脳出血の再出血例の単純 CT
初回出血(左)は左被殻出血(→)。6ヵ月後に右視床に再出血(右)をきたした(→)。

表 14. 同時発症の多発性高血圧性脳出血

定義	発症から 24 時間以内のエックス線 CT や MRI で 2ヵ所以上の血腫が確認されたものをいう。
頻度	1%
分類	①一次性；まったく同時に発生する場合。 ②二次性 　①一次性出血により誘発されて生じる場合。 　②原因；一次性出血後の脳循環動態の変化、頭蓋内圧亢進や血圧の上昇など。
発症年齢	孤発性(通常)の高血圧性脳出血と差はないが、比較的若年者に多い傾向がある。
発生部位	①テント上・下に多い。 ②すなわち、小脳と基底核との組み合わせが最も多い(塩見ら, 2004)。
治療方針	①通常(孤発性)の高血圧性脳出血の治療方針に準じる。 ②小脳出血とテント上血腫の合併例では、小脳出血の血腫の最大径が 3 cm 以上で、かつテント上の血腫が Mass effect (圧排効果)を伴っていなければ、小脳出血の血腫除去術を優先する(塩見ら, 2004)。
予後	①重症度によって決まる。 　➡重症度は局在(発生部位)により決まる。 ②軽症例では、通常(孤発性)の高血圧性脳出血よりも不良。

❷頻度
(ⅰ)全高血圧性脳出血の 2～10%
(ⅱ)年間、1～3%
(ⅲ)10 万人に換算すると、年間 180 人。
❸出血の回数；ほとんどは 2 回。
❹再出血の部位

（ⅰ）出血側は、**反対側に多い。**
　　➡比較的大きな初回出血は、対側に出血することが多い。
（ⅱ）再出血の部位では、視床に多い。
（ⅲ）初回出血部位別
　　ⓐ初回出血が被殻で、再出血時に反対側の被殻という様式が最も多い。
　　ⓑ次いで、被殻→視床である。
❺**同一部位の再出血例の特徴**
（ⅰ）稀
（ⅱ）初回血腫は小さいことが多い。
（ⅲ）初回出血部位は被殻に多い。
（ⅳ）予後は良好。
❻再出血の時期
（ⅰ）5年未満が60％と最も多い。
（ⅱ）5年以降；40％
❼再発因子；高血圧
❽予後；反対側への再出血例は、予後不良。

2．無症候性脳出血 Asymptomatic cerebral hemorrhage

❶定義；画像検査（主としてMRI）で偶然発見された脳出血で、かつそれに対応する既往歴や局所神経症状のないものをいう。
❷頻度（MRIでの発見率）
（ⅰ）脳内病変を疑われた症例の0.6％
（ⅱ）脳血管障害例の1.5％
（ⅲ）脳出血例の9.5％
❸発生機序；高血圧による穿通枝領域の細動脈硬化を基盤として発生。
❹性別；**圧倒的に男性に多い**（男性：女性5：1）。
❺好発部位
（ⅰ）**大多数は、被殻外側に位置し、前障との境界すなわち外包に沿って認める。**
（ⅱ）その他、尾状核頭部や視床。
❻MRI所見
（ⅰ）T2強調画像で、スリット状の高信号の周囲に**リング状の低信号**（ヘモジデリンの沈着による）を認める。
（ⅱ）T2 star強調画像
　　ⓐ点状あるいは円形の低信号。
　　ⓑ低信号は、慢性期の微小出血を反映している。
　　ⓒ数年～数十年が経過しても、低信号として明瞭に描出される。
❼**臨床的意義**；将来脳卒中を起こす可能性が高い。すなわち、脳卒中の1つの危険因子。
❽**ラクナ梗塞を高率に合併**している。

㉔もやもや病 Moyamoya disease

1．脳動脈瘤の合併

❶動脈瘤の発生頻度
  （ⅰ）もやもや病全症例の5〜10％
  （ⅱ）成人もやもや病の6％
  （ⅲ）小児では稀で、1％

❷性別
  （ⅰ）性差はない。
  （ⅱ）もやもや病自体は女性に多いが、動脈瘤を合併したもやもや病では**相対的に男性に多い**ことになる。

❸好発年齢
  （ⅰ）**30歳代に最も多い。**
  （ⅱ）次いで、40歳代。

❹発生部位による分類

①**主幹動脈瘤** (major artery aneurysm)	Willis動脈輪主幹動脈に発生するもの。
②**末梢動脈瘤** (distal artery aneurysm)	もやもや血管や側副血行路に発生するもので、さらに2つに分類される。 ①**基底核部動脈瘤**；いわゆるもやもや血管（末梢部）そのものに発生するもの。 ②**側副血行路動脈瘤**；側副血行路となる前・後脈絡叢動脈や後脳梁周囲動脈などの末梢に発生するもの。

❺好発部位
  （ⅰ）残存するWillis動脈輪（主幹動脈）に発生することが60％と、**最も多い**。
    ⓐ**椎骨脳底動脈系に最も多く発生する（62.5％）。**
      ㋐理由
        ①もやもや病における血行動態は椎骨脳底動脈系優位となり、
        ②血流負荷が、特に、脳底動脈先端部に加わるため。
      ㋑脳底動脈先端部や上小脳動脈分岐部に多い。
        📝ほとんどは、女性である。
    ⓑ次いで、内頸動脈系；37.5％
      ㋐ほとんどは、内頸動脈に発生する。
        📝内頸動脈C1、C2、C3およびC4部に、ほぼ同じ頻度で発生する。
      ㋑前交通動脈や中大脳動脈には動脈瘤は存在しないか、あるいは極めて少ない。
  （ⅱ）40％が末梢動脈に発生する。
    ⓐ側副血行路に発生するのは（側副血行路動脈瘤）、54％である。
      ➡親動脈同定可能例では、前脈絡叢動脈や後脈絡叢動脈の末梢部に最も多く発生する。
    ⓑもやもや血管に発生する（基底核部動脈瘤）頻度は、46％である。

❻発症形式

（ⅰ）主幹動脈瘤；くも膜下出血で発症することが多い。

（ⅱ）末梢動脈瘤；脳内出血や脳室内出血で発症する。

❼動脈瘤の大きさ、種類、形および数

（ⅰ）末梢動脈瘤

　ⓐ**小さい**（3 mm 以下）ことが多い。

　ⓑ**基底核部動脈瘤は、ほとんどが仮性動脈瘤**である。

　ⓒ側副血行路動脈瘤は、真性、仮性動脈瘤のいずれもある。

（ⅱ）**主幹動脈瘤**

　ⓐ形は囊状（saccular）。

　ⓑ大きさの平均は 6 mm で、末梢部のものより有意に大きい。

　ⓒ真性動脈瘤である。

❽多発性

（ⅰ）頻度；17%

（ⅱ）脳底動脈先端部動脈瘤を含んでいることが多い。

❾動脈瘤の自然消失

（ⅰ）**末梢動脈瘤は自然消失**する。

　ⓐ**特に基底核部動脈瘤**は、ほとんどが（70〜80%）自然消失する。

　ⓑ側副血行路動脈瘤の自然消失の頻度は、30〜40%であるが、

　　➡後脈絡叢動脈に発生する動脈瘤は、全例、自然消失あるいは縮小している。

　ⓒ消失までの期間は、40 日〜14ヵ月の間（70%は 4ヵ月以内）。

（ⅱ）稀に、Willis 動脈輪の動脈瘤が消失することがある。

　　➡内頸動脈終末部の狭窄の進行により動脈瘤内の流入血液量が減少し、動脈瘤が血栓化するため。

❿脳動脈瘤に対する手術方針と手術法

Ⓐ主幹動脈瘤例	①一般的に、直達手術や血管内手術の適応である。 ②直達手術に際して側副血行路の障害が危惧される場合には、予め血行再建術（STA-MCA 吻合）を行う。
【開頭・直達手術にあたっての注意】 ①脳動脈瘤への到達路に関しては、もやもや血管網を念頭において決める。 ②Transdural anastomosis（経硬膜吻合）が豊富な症例では、開頭時にこれらを犠牲にするために脳への血流障害をきたす危険性がある。 ③もやもや血管網が動脈瘤周囲に発達している症例では、Clipping に際して困難をきたすことがある。 ④もやもや病患者は、正常者に比して脳循環予備能が低下しているので麻酔に伴う血圧変動に十分注意する。	
Ⓑ末梢動脈瘤例	一般に動脈瘤は、脳深部にあるため直達手術の適応となる症例は少ない。
ⓐ基底核部動脈瘤	仮性動脈瘤がほとんどで、自然消失することが多いので、保存的治療（経時的脳血管造影検査が必要）。
ⓑ側副血行路動脈瘤	手術適応は難しいが、経時的脳血管造影で動脈瘤が消失しない場合には、直達手術（clipping や trapping）が必要となる。
【末梢部動脈瘤を合併するもやもや病に対する血行再建術の可否について】 ①「動脈瘤が消失し有効である」という報告と、 ②「動脈瘤の再出血の危険があるので適応がない」 との報告がある。	

⓫予後；一般に良好である。
⓬再出血
　➡末梢動脈瘤では、再出血することは少ない。しかし、経時的脳血管造影検査で不変あるいは増大する場合には、再出血の危険がある。

2．もやもや病患者の脳血管反応性

1）炭酸ガス反応性
➡**炭酸ガス反応性の解離が特徴**。すなわち、
❶もやもや病では、脳血管は Vasoparalysis（血管運動麻痺）の状態ではないが、既に最大限に拡張した状態にあるので、通常、Hypercapnia（高炭酸ガス血症）には反応しない。
❷一方、Hypocapnnia（低炭酸ガス血症）に対しては反応性（脳血管の収縮能）が保たれているために、有意な脳血流量の低下を認める。
　（ⅰ）臨床的には、ハーモニカを吹いたり、泣いたときなどの過呼吸（過換気）時に一過性脳虚血発作をきたす例が存在することや、
　（ⅱ）脳波における過呼吸負荷による徐波化（build-up）などは、
　そのよい例である。

2）Acetazolamide（Diamox®）負荷による脳血管拡張能の評価
❶脳血管の拡張能が障害、すなわち脳血流量が変化しないタイプと、
❷Acetazolamide 投与により脳血流量が減少するタイプ（逆盗血 reverse steal）とがある。
　この現象は、
　（ⅰ）既に脳血管が最大限に拡張しているためこれ以上拡張できず、逆に周囲の領域の脳血管が拡張することにより血流が奪われるために生じる。
　（ⅱ）通常、小児例に認められる。

3．もやもや病患者の全身麻酔中における脳虚血発生因子

❶過換気による Hypocapnia（低炭酸ガス血症）
　➡$PaCO_2$（血中炭酸ガス分圧）を 35 mmHg 以下にしない。
❷Hypercarbia（高炭酸ガス血症）
　➡$PaCO_2$ が 50 mmHg 以上になると、Intracerebral reverse steal（脳内逆盗血）現象をきたす危険性がある。
❸低血圧
　➡平均動脈圧（mean arterial pressure；MAP）を 75 mmHg 以下にしない。
❹脱水

4．手術後に発生する慢性硬膜下血腫

➡もやもや病の手術後に、稀に**手術側に慢性硬膜下血腫が発生**することがある。
❶手術術式では、EMS(encephalo-myo-synangiosis)やMultiple burr-hole operation(多穿頭術)に多くみられる。
❷発生原因
　（ⅰ)手術時のくも膜損傷やくも膜に切開を加える手技で、髄液を硬膜下腔に通過させている。
　（ⅱ)その結果、硬膜下に血液と髄液との混合液が貯留している。
❸脳萎縮例に認める。
❹術後のアスピリン投与例に発生している。

5．家族性もやもや病

❶定義
　（ⅰ)同一家系内(3親等以内)に本症が2人以上いるものをいう。
　（ⅱ)大部分は、1家系中2人の発生である。
❷頻度
　（ⅰ)全体
　　　ⓐ6～10％
　　　ⓑ親や同胞がもやもや病である場合、一般に比べて発症率が30～40倍になる(難波ら, 2004)。
　（ⅱ)内訳
　　　ⓐ**同胞発生例**が70％と最も多い。
　　　　㋐このうち双生児例は22％
　　　　㋑一卵性双生児では、一方がもやもや病であれば、もう片方も90％の確率でもやもや病(難波ら, 2004)。
　　　ⓑ親子発生例；24％
　　　ⓒその他；6％
❸同一家系内発生では、満1歳までに発病する。
❹発症時年齢；小児(5～10歳にピーク)と成人(35～40歳にピーク)の二峰性であるが、小児期に多い。
❺性別(難波ら, 2004)
　（ⅰ)全体；男性：女性＝1：1.3で、やや女性に多い。
　（ⅱ)同胞発生例
　　　ⓐ全体；男性：女性＝1：1.3で、やや女性に多い。
　　　ⓑ一卵性双生児➡全例女性
　（ⅲ)親子発生例；男性：女性＝1：1.7で、全体よりさらに女性に多い傾向である。
❻一卵性双生児
　（ⅰ)一致率；75％
　（ⅱ)初発病型はTIA型である(75％の一致率)。
　（ⅲ)双方の発症年齢に相関は認められない。

❼男性が発端者である場合の同胞罹患率は、女性が発端者の場合に比べ有意に高い。
❽父親が患者の場合(難波ら, 2004)
　　（ⅰ）母親が患者の場合に比べて、子の発症年齢が若い。
　　（ⅱ）子における罹患率が高い。
❾親子例も同胞例も、家系内での一致よりもむしろ、発症年齢との相関が認められる(難波ら, 2004)。
❿発症形式
　　（ⅰ）虚血発症が圧倒的に多い（約90％）。
　　（ⅱ）年代別
　　　　ⓐ小児発症例➡虚血が多い。
　　　　ⓑ成人発症例➡出血が多い。
⓫遺伝率
　　（ⅰ）全体；78％
　　（ⅱ）小児例の遺伝率；90％
　　（ⅲ）成人例の遺伝率；63％
⓬遺伝形式
　　（ⅰ）多因子遺伝（遺伝的素因と環境因子により左右される）が考えられているが、浸透率の低い常染色体優性遺伝の可能性もある。
　　（ⅱ）第3染色体（3p24.2-p26）、第6染色体、第17染色体（17q25）上での連鎖が報告されている(厚労省班研究, 2001)。
　　　　➡主たる遺伝子座は第3染色体（3p）に存在するとされている。

6．無症候性もやもや病 Asymptomatic Moyamoya disease

❶定義・概念
　　➡厚生労働省のもやもや病の診断基準（212頁）を満たし、かつエックス線CTやMRIで梗塞巣が認められても無症状のものをいう(山田ら, 2005)。
❷頻度；もやもや病全体の1～3％
❸年齢
　　（ⅰ）偶然発見例（まったくの無症状例）➡成人に多い。
　　（ⅱ）頭痛例での発見例➡小児と成人（ほぼ同じ頻度）。
❹性別；男性：女性＝1：2で、女性に多い。
❺脳血管造影(難波ら, 2003)
　　（ⅰ）30歳までの症例；鈴木の病期分類（205頁）で第1～3期の例が多い。
　　（ⅱ）50歳以降の症例；第4～6期の例が多い。
❻治療
　　（ⅰ）保存的治療
　　（ⅱ）脳循環予備能低下例➡血行再建術を考慮(山田ら, 2005)。
❼転帰
　　（ⅰ）良好群；80～90％
　　（ⅱ）死亡率；7～8％

㉕脳梗塞 Cerebral infarction

1．無症候性脳梗塞 Asymptomatic cerebral infarction

❶定義
（ⅰ）エックス線CTやMRIの画像検査により脳梗塞を認めるが、それに対応する既往歴や局所神経症候がなく、また脳血管性発作も欠くものをいう。
　　➡画像診断概念である。すなわち症候がなく、もの（梗塞）がある。
（ⅱ）頭部MRI T1強調画像で低信号、かつT2強調画像で高信号の径が3mmを超える限局性病変。
（ⅲ）無症候性脳梗塞は脳卒中、中でもラクナ梗塞と脳出血の危険因子（小林, 2003）。
　　ⓐ脳卒中の年間発生率は、無症候性脳梗塞がない者の10倍。
　　ⓑ発症した脳卒中の約20％は脳出血。

❷頻度
（ⅰ）剖検例の13〜33％
（ⅱ）脳ドッグでの発見率；15％前後
　　ⓐ中年；10％前後
　　ⓑ70歳以上の高齢者；30〜50％
（ⅲ）脳梗塞全体の20％
（ⅳ）ラクナ梗塞の75〜80％

❸分類
（ⅰ）無症候性ラクナ梗塞
　　ⓐ**無症候性脳梗塞の中で最も多い（80％）。**
　　ⓑ危険因子；加齢や高血圧。
（ⅱ）アテローム血栓による無症候性脳梗塞
　　ⓐ皮質枝系梗塞
　　　㋐病変が小さい（小梗塞）場合。
　　　㋑連合野の小梗塞の場合。
　　　㋒危険因子；高血圧や糖尿病。
　　ⓑ終末領域梗塞（terminal zone infarction）；多くは症候性であるが、時に無症候性。
　　ⓒ線条体・内包梗塞 Striatocapsular infarction；多くは症候性であるが、時に無症候性。
（ⅲ）心原性塞栓による無症候性脳梗塞；稀

❹好発年齢
（ⅰ）50歳以上に多い。
（ⅱ）**加齢に伴い増加する。**

❺危険因子
（ⅰ）年齢（加齢）……………………┐　強力な
（ⅱ）高血圧………………┘　危険因子
　　➡3〜4倍高くなる。

(ⅲ)**無症候性頸動脈病変**（狭窄や潰瘍）
  ⓐ狭窄度が50〜75％では17％、75％を越えるものでは30％に、同側の脳に無症候性脳梗塞がみられる。
  ⓑ潰瘍を有する症例が同側脳に無症候性脳梗塞を合併する頻度は、80％と高率である（潰瘍形成を伴わないもの；30％）。
  ⓒ50％以上の狭窄を有する症例が虚血発作を起こす頻度は、年間18％である。

❻好発部位
 （ⅰ）穿通枝領域が多い。
 （ⅱ）部位別
   ⓐ前頭葉皮質下（白質）
   ⓑ半卵円中心
   ⓒ基底核や視床。

❼病変
 （ⅰ）大きさ；ほとんどが（70〜90％）、1cm以下と小さく、ラクナ梗塞である。
 （ⅱ）多くは、穿通枝の細動脈硬化に基づく。

❽臨床的意義；脳卒中の1つの危険因子。

❾**無症候性脳梗塞が成立するための条件**(秋口，1994)
 （ⅰ）梗塞巣が小さいこと。
 （ⅱ）非優位側
 （ⅲ）皮質下白質、基底核や小脳などの比較的症候を起こしにくい場所に出現すること。
 （ⅳ）睡眠中の発症。
 （ⅴ）高齢者➡発症に対する感受性が低いので。
 （ⅵ）脳塞栓症では、塞栓が極めて早期に融解する場合。
 （ⅶ）境界領域梗塞のように、低灌流下で側副血行が発達している場合。

❿治療
 （ⅰ）一般的治療方針
   ⓐ高血圧に対する治療➡過剰な降圧は避ける。
   ⓑ抗血小板薬の投与の是非については、まだ結論が出ていないが、投与は積極的に勧められないとの見解が一般的(西山ら，2005)。
 （ⅱ）治療法
   ⓐ保存的治療
    ㋐穿通枝領域のラクナ梗塞；血圧のコントロール。
    ㋑アテローム血栓性梗塞；抗血小板薬の投与を考慮する。
    ㋒無症候性の頸部の頸動脈病変に対する治療
      ①高血圧に対しては、緩徐な降圧。
      ②Acetylsalicylic acid（アスピリン）の投与。
   ⓑ無症候性頸動脈狭窄例に対する外科的治療*
    ㋐頸動脈内膜切除術（carotid endarterectomy；CEA）
      ①適応症例；60％以上の狭窄例（90％以上との報告もある）。

②術中モニタリング
　　　　◆内頸動脈の血流量。
　　　　◆内頸動脈の断端圧(stump pressure)。
　　　　◆体性感覚誘発電位(somatosensoy evoked potential；SEP)
　　③Morbidity；1.3%
　　④脳卒中の発生に対するCEAの予防効果；低下率は年1%に過ぎない。
　㋑ステント留置(stent placement)

*【無症候性頸動脈狭窄例に対する外科的治療について】
　➡無症候性頸動脈狭窄例に対する頸動脈内膜切除術(carotid endarterectomy；CEA)については、以下のように、「脳卒中の発生に抑制効果がある」との報告と、「内科的治療と差がない」との報告とがある。
①CASA-NOVA study(1991)
　➡無症候の内頸動脈50〜90%狭窄例のCASA-NOVA(carotid artery stenosis with asymptomatic narrowing)studyでは(3年間のfollow-up)、
　①手術群と非手術群(acetylsalicylic acidおよびdipyridamoleの投与)とで、差はみられない。
　②したがって、無症候の90%以下の内頸動脈狭窄例には**手術は勧められない**、との結論である。
②ACAS study(1995)
　➡60%以上の無症候性の内頸動脈狭窄を有する患者に対して、CEAが脳梗塞の発生を抑制するか否かを検討したACAS(asymptomatic carotid atherosclerosis)studyでは(平均2.7年のfollow-up)、
　①内科的治療群(アスピリン)；11.0%
　②外科的治療群(CEA)；5.1%
　であり、周術期合併症(morbityとmortality)が3%未満の施設で行われた**CEAは、同側の脳卒中の発生(5年間の累積リスク)を減少させる**ことができる、との結論である。
③Canadian Stroke Consortium(Perryら，1997)
　➡ACASの報告に対して、
　①CEAによる脳卒中の発生率の低下が年1%であること、
　②外科医が厳密に選定されており、そのため手術合併症の発生率が、おそらく多くの施設では達成できないほどの低さであること(ACASの結果を一般化するには限界があること)、
　③後遺症を残す脳卒中のリスクが減少していないこと、
　などより、**CEAを推奨できない**と報告している。

〔症候性頸動脈狭窄例に対する外科的治療―North American Symptomatic Carotid Endarterectomy Trial(NASCET)(1991)―〕
➡**症候性**の頸部内頸動脈の70〜99％の高度狭窄例のNASCET studyでは、
　①2年間で患側と同側にStroke(卒中)をおこす頻度は、内科的治療群(アスピリン等)で26％、外科的治療群(CEA)で9％である。
　②したがって、外科的治療は、患側と同側にStrokeを発生させる頻度を17％減らすことができる。

チョット役に立つお話

①血行動態的に意味のある頸部頸動脈狭窄を有する患者では、年間2〜5％に脳卒中が発生する。
②閉塞例では、患者の20％に後遺症を残す脳卒中(disabling stroke)を生じ、その後は年間1.5〜5％に発生する。
③内頸動脈起始部閉塞性病変の場合、一般的には、狭窄が70〜90％以上にならないと血流低下をきたさない。

【虚血性心疾患と無症候性頸動脈狭窄の合併例の手術について】
①同時手術
　➡最も危険率が低い(4〜6％)。
②冠動脈バイパス術を先に行う場合
　①心筋梗塞やそれによる死亡率は低下する(2〜4％)。
　②しかし、脳梗塞の率は増加する(10％)。
③CEAを先に行う場合
　①脳梗塞の発生率は低下する(5％)。
　②心筋梗塞による死亡率が増加する(9〜11％)。

2．脳梗塞の特殊病型

1) 分水嶺脳梗塞 Watershed infarction

❶定義；脳の主幹動脈の各灌流領域の境界部(arterial borderzone)に生ずる梗塞をいう。
❷頻度
　(ⅰ)剖検では脳梗塞全体の10％
　(ⅱ)血栓性内頸動脈狭窄・閉塞患者の30〜40％
❸原因
　(ⅰ)血栓性内頸動脈の高度狭窄や閉塞。
　(ⅱ)血栓性中大脳動脈水平(主幹)部の高度狭窄や閉塞。

❹発生機序
　(ⅰ)血行力学的機序(全身の血圧低下など)が主因。
　(ⅱ)一部、微小塞栓(microembolism)。
❺分類

境界領域(borderzone infarction)、あるいは表層型梗塞(superficial or cortical borderzone infarction)	①定義 ➡梗塞主幹動脈の皮質枝間(前大脳動脈と中大脳動脈、中大脳動脈と後大脳動脈)の境界に起こる梗塞をいう。 ②頻度；80% ③発生部位 以下の4つの動脈の境界領域にみられる。すなわち、 ①前大脳動脈と中大脳動脈との境界領域(前方型；図40-左) ②中大脳動脈と後大脳動脈との境界領域(後方型；図40-右の上段と下段の左) ③前大脳動脈、中大脳動脈、後大脳動脈の3動脈の接点領域(three territory)(後方型；図40-右の下段右) 　➡梗塞部位は角回(angular gyrus)レベルにある。 ④上小脳動脈と後下小脳動脈および前下小脳動脈の境界領域
終末領域梗塞(terminal zone infarction)、あるいは深部型梗塞(deep or subcortical borderzone infarction)	①定義 ➡皮質枝(前、中、後大脳動脈)と深部穿通枝(前脈絡叢動脈、Heubner動脈、レンズ核線条体動脈)の境界領域に起こる梗塞をいう。 ②頻度；20% ③代表的なものは、中大脳動脈の皮質枝と穿通枝(レンズ核線条体動脈)との境界領域である側脳室体部の周囲白質に生ずるものである。 ④発生部位；尾状核、被殻、放線冠や半卵円中心。

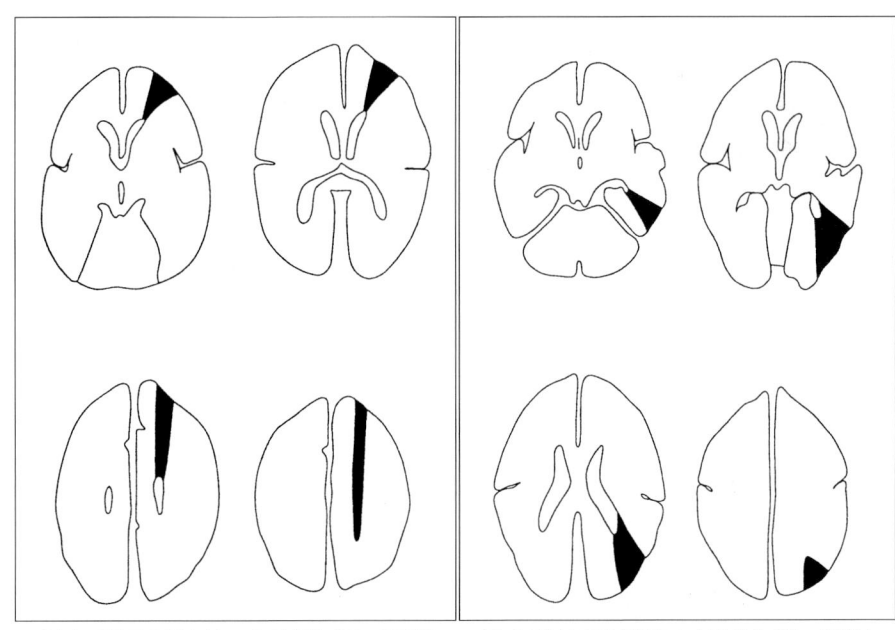

〈前方型境界領域梗塞の出現部位(黒い部分)〉
前大脳動脈との境界に出現する。

〈後方型境界領域梗塞の出現部位(黒い部分)〉
中大脳動脈と後大脳動脈の境界部位に出現する(上段と下段の左)。下段の右は前大脳動脈、後大脳動脈および中大脳動脈の接点領域の境界梗塞である。

図40．境界領域梗塞(Bogousslavskyら，1986)

❻症状
　　（ⅰ）梗塞発生部位により異なる。
　　（ⅱ）片麻痺、下肢の運動麻痺、失語、同名半盲や無気力など。
❼治療
　　（ⅰ）保存的治療
　　　　　ⓐ血圧の管理（降圧薬の適正使用）。
　　　　　ⓑ抗凝固療法・抗血小板療法
　　（ⅱ）外科的治療
　　　　　ⓐ頸動脈内膜切除術（carotid endarterectomy；CEA）
　　　　　ⓑ浅側頭動脈・中大脳動脈吻合術（STA-MCA anastomosis）
❽予後
　　（ⅰ）ほかの脳梗塞に比べて死亡率は高い。
　　（ⅱ）死亡原因は、基盤にある心筋梗塞や心不全などの心疾患による。

2）脳幹梗塞 Brainstem infarction

❶頻度；脳梗塞全体の6〜15％
❷発生機序および病型
　　（ⅰ）血栓症
　　　　　ⓐ脳幹梗塞の70％
　　　　　ⓑ脳底動脈の血栓性閉塞は、下半分（近位）の方が上半分（遠位）よりも多い（3倍以上）。
　　　　　　➡特に、前下小脳動脈起始部付近に多い。
　　（ⅱ）塞栓症；脳幹梗塞の30％
　　　　　ⓐ脳底動脈閉塞では、心臓由来の塞栓が多い。
　　　　　　⬅閉塞部位は遠位部に多い。
　　　　　ⓑ延髄の塞栓症では、動脈原性（artery to artery）が主。
　　（ⅲ）血行力学的要因（血圧の低下）
❸好発年齢；特に、60歳以上に高頻度にみられる。
❹性別
　　（ⅰ）「性差はない」
　　（ⅱ）「男性に多い」
　　の両者の報告がある。

❺好発部位とその特徴

中脳	①最も少ない。 ②症候群；Weber 症候群(87 頁)、Benedict 症候群(52 頁)や Parinaud 症候群。
橋	①脳幹梗塞の中で、最も多い。 ②傍正中領域の腹側(橋底の中央部)に好発し、背側は少ない。 ③小梗塞(ラクナ梗塞)が多い。 ④分布 　ⓐParamedian branch(傍正中枝)による梗塞；橋底部に生じる。 　　➡Millard-Gubler 症候群(71 頁)。 　ⓑShort circumferential branch(短周回枝)による梗塞 　　①橋前外側に生じる。 　　②眼球浮き運動(occular bobbing)(196 頁)を引き起こす。 　ⓒLong circumferential branch(長周回枝)による梗塞 　　①橋被蓋の梗塞を生じる。 　　②眼球運動異常、小脳症状や感覚障害を引き起こす。 　　③この枝は、脳底動脈本幹のみからではなく、前下小脳動脈と上小脳動脈からも血液供給を受けているので、この支配領域は虚血に陥りにくい。 ⑤症候群；交代性片麻痺、Foville 症候群(56 頁)、MLF 症候群(73 頁)、One and a half 症候群(75 頁)や閉じ込め症候群(70 頁)
延髄	①橋梗塞に次いで多い。 ②外側の梗塞が多く(延髄の長周回枝の閉塞)、内側は非常に少ない。 ③症候群；Wallenberg 症候群(延髄外側症候群)(85 頁)や延髄内側症候群(55 頁)

❻症状

　➡部位により異なる。

　（ⅰ）意識障害

　（ⅱ）呼吸異常

　（ⅲ）四肢麻痺

　（ⅳ）眼球運動障害

　（ⅴ）嚥下障害

❼単純 CT

　（ⅰ）陽性所見が認められる頻度は 44％

　（ⅱ）部位別での陽性率は、延髄が最も低い。

❽予後

　（ⅰ）一般に不良。

　（ⅱ）発症時意識障害のある例では、予後不良。

　（ⅲ）部位別では、中脳梗塞の予後が最も悪く、以下橋梗塞、延髄梗塞の順。

❾予後に関与する因子

　（ⅰ）発症時の意識障害

　（ⅱ）完全四肢麻痺

　（ⅲ）中枢性過高熱

3）小脳梗塞 Cerebellar infarction

❶頻度；脳梗塞全体の 2〜9％

❷原因

　（ⅰ）塞栓、アテローム血栓や動脈解離(頸部外傷などによる)。

　（ⅱ）テント上に比べて**塞栓症**が多い。

❸分類
　(ⅰ)**塞栓症**(図41)
　　ⓐ頻度；20〜50%(テント上に比べて多い)
　　ⓑ主として、心原性塞栓。

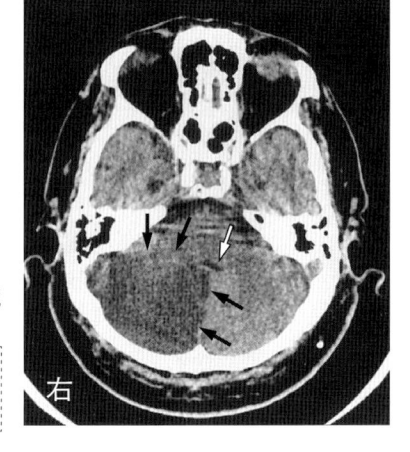

図 41. 心房細動による小脳塞栓症の単純CT
右小脳半球に広範、境界明瞭な低吸収域(梗塞巣)を認め(→)、第4脳室も圧排されている(⇒)。

　(ⅱ)**血栓症**
　　ⓐ小脳後下面単独例は、血栓症が主である。
　　ⓑ小脳上面の梗塞では、血栓性機序は稀。
❹性別
　(ⅰ)塞栓症では、やや女性に多い。
　(ⅱ)血栓症および動脈解離では、男性に多い。
❺好発部位
　(ⅰ)後下小脳動脈領域(小脳後下面)に最も多い(70〜90%)*。
　　　➡特に致死的な大梗塞は、後下面に多い。
　(ⅱ)次いで、上小脳動脈領域。
　(ⅲ)一側性が多い(70〜90%)。

　　*SCA領域が最も多く(52%)、次いで PICA 領域(49%)との報告もある。

❻責任血管
　(ⅰ)椎骨動脈に最も多い(50%)。
　(ⅱ)次いで、後下小脳動脈(30%)。
❼発症形式(初発症状)
　(ⅰ)活動時突発型が多い。
　(ⅱ)発症時から小脳出血と同様の症状を呈するものと、延髄外側病変の症状を示した後、意識障害を呈する(小脳浮腫により)ものとがある。
❽臨床症状・所見
　(ⅰ)小脳の動脈は脳幹をも灌流しているため、**脳幹症状を伴っている**ことが多い[Dejerine 症候群(55頁)、Millard-Gubler 症候群(71頁)など]。
　　　➡脳幹・小脳梗塞の形をとる。
　(ⅱ)一般的な症状
　　ⓐ座位・立位不能(躯幹失調)が特徴で、明らかな四肢麻痺はない。
　　ⓑめまい；患側を下にした側臥位をとっていることが多い。

　　　　ⓒふらつき（バランスが悪い）

　　　　ⓓ頭痛

　　　　ⓔ嘔吐

　　　　ⓕ四肢の失調

　　　　ⓖ意識障害

　　（ⅲ）各動脈の閉塞による症状と特徴

上小脳動脈閉塞	①椎骨動脈の異常（狭窄や閉塞など）を伴っていることが多い。また、時に脳底動脈の異常を伴う。 ②症状 　➡上小脳動脈症候群（Mills症候群）（72頁） 　　ⓘ四肢の失調が多い傾向がある。 　　ⓘその他、意識障害、Horner症候群（同側）や反対側の痛・温覚消失など。
前下小脳動脈閉塞	①稀 ②原因；アテローム血栓が多い。 ③障害部位；橋外側、中小脳脚、小脳前尾側や片葉。 ④症状 　ⓘめまい、同側の難聴、耳鳴、同側の顔面のしびれや全感覚脱失、同側の完全顔面神経麻痺、同側のHorner症候群、同側の小脳失調や反対側の運動麻痺、躯幹・四肢の温痛覚の不完全障害など。 　ⓘ梗塞発症前数ヵ月間、めまい（vertigo）単独のこともある。 ⑤椎骨動脈の異常を伴っていることが多い。また、時に脳底動脈の異常を伴う。
後下小脳動脈閉塞	①病型としては、血栓症が多い。 ②血栓症による後下面の梗塞の責任血管は、椎骨動脈閉塞を伴っていることが多い。 ③症状 　➡Wallenberg症候群（85頁）。 　　ⓘ頭痛、回転性めまいが多い傾向にある。 　　ⓘその他、歩行障害、眼振（水平性）、四肢の失調や歩行障害など。

　　（ⅳ）高血圧の既往が40％前後に認められる。

　　（ⅴ）水頭症が10〜30％にみられる。

❾臨床経過

　　（ⅰ）意識状態が発症後数時間以内に悪化するもの

　　　　➡虚血（梗塞）が脳幹にまで進展している。

　　（ⅱ）意識状態が発症24〜36時間後に悪化するもの

　　　　➡通常、小脳の腫大により脳幹が圧迫されている。

　　（ⅲ）意識状態が、経過中障害されないもの。

❿出血性脳梗塞（448頁）

　　（ⅰ）頻度；小脳梗塞の25〜50％にみられ、テント上に比べて頻度が高い。

　　（ⅱ）血栓症でも高率にみられる。

　　（ⅲ）発現時期と発現機序

　　　ⓐ7日以内の急性期と、

　　　ⓑ亜急性期（7〜14日）

　　　の2つのピーク。

　　（ⅳ）発現機序

　　　　ⓐ急性期における機序➡再開通により生じる。
　　　　ⓑ亜急性期における機序
　　　　　㋐側副血行路や新生血管からの血液の漏出。
　　　　　㋑小脳は側副血行路がよく発達していることも、出血性梗塞の頻度が高いことに関連している。
⓫単純CT
　　（ⅰ）梗塞部に一致して低吸収領域を認める。
　　（ⅱ）時に第4脳室が圧迫され、側脳室や第3脳室が拡大する(水頭症)。
⓬MRI；T1強調画像で低信号、T2強調画像で高信号を呈する。
⓭脳血管造影；閉塞血管の同定に必要。
⓮鑑別診断；小脳出血とは、臨床症状のみから鑑別することは困難である。
⓯治療
　　（ⅰ）保存的治療
　　　　ⓐ抗凝固療法や抗血小板療法。
　　　　　➡出血性梗塞が高頻度であるので、使用にあたっては注意が必要。
　　　　ⓑ脳圧下降薬；Glyceol®やMannitol®。
　　（ⅱ）外科的治療
　　　　ⓐ圧迫所見の強いときは、後頭蓋窩の内・外減圧術。
　　　　ⓑ脳室拡大(水頭症)のある例では、脳室ドレナージや脳室腹腔シャント(ventriculo-peritoneal shunt)を行う。
⓰予後
　　（ⅰ）一般に、良好。
　　（ⅱ）生命に危険のある症例は10～20％
　　（ⅲ）症状・閉塞血管別
　　　　ⓐ意識障害のない症例の予後は、良好。
　　　　ⓑ来院時の意識レベルが悪い例や脳幹症状を伴うものは、予後不良。
　　　　ⓒ上小脳動脈領域梗塞は、後下小脳動脈や前下小脳動脈領域梗塞より不良。

4）線条体・内包梗塞 Striatocapsular infarction

❶定義・特徴
　　（ⅰ）レンズ核線条体動脈領域に限局性に生じ、ラクナ梗塞より大きい脳梗塞をいう。
　　（ⅱ）エックス線CT上の梗塞巣の部位と形(コンマ状)から命名されたものである。
　　　【具体的には】
　　　　ⓐCT上、梗塞巣の最大径が2cm(あるいは3cm)以上。
　　　　ⓑ病巣は、内包および線条体(尾状核頭部または被殻)の両方に存在する。
　　　　ⓒ大脳皮質を含めてほかの部位には病巣を認めない。……………… 特徴

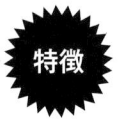

　　（ⅲ）皮質領域には梗塞巣はないので穿通枝系梗塞の一型といえるが、ラクナ梗塞とは異なる臨床病型である。
❷頻度；脳梗塞例の6％

❸原因・発生機序
　➡多くは**塞栓**(心原性または頸動脈由来)により発生する。すなわち、
（ⅰ）心原性塞栓による中大脳動脈近位部(起始部)の閉塞が多い(40～50％)。
　　ⓐ多くは、**48時間以内に再開通**する。
　　ⓑ大脳皮質は側副血行路が豊富であるため、この時間内(再開通するまでの時間)は耐えられるが、吻合枝のない終動脈であるレンズ核線条体動脈は数時間の虚血に耐えられず、その支配領域が梗塞に陥る。
（ⅱ）動脈原性塞栓(artery to artery embolism)、すなわち頸動脈原性塞栓による中大脳動脈の閉塞；20～30％
（ⅲ）中大脳動脈の異常による外側レンズ核線条体動脈の起始部での閉塞；7％
（ⅳ）原因不明；25％
❹大脳皮質症状の発現機序
　➡2つの説がある。
（ⅰ）SPECTにより大脳皮質の血流が低下していることより、皮質の低灌流が原因。
（ⅱ）内包・基底核の病変により、皮質との線維連絡が遮断されることにより皮質の代謝の低下が生じ、その結果血流が低下して皮質症状が出現するとの説。
❺危険因子
　（ⅰ）高血圧
　（ⅱ）糖尿病
❻発症様式
　（ⅰ）突発完成型が多い(60～70％)。
　（ⅱ）TIA；20～30％
❼ 臨床症状
　（ⅰ）運動麻痺
　　ⓐほぼ全例にみられる。
　　ⓑ麻痺は上肢に強い例が多く、特徴である。
　（ⅱ）失語、失行や失認などの大脳皮質症状；高率にみられる(急性期で70～80％)。
　（ⅲ）感覚障害；60％
　（ⅳ）時に、共同偏視。

特徴3兄弟
①上肢に強い麻痺。
②大脳皮質症状が高率にみられる。
③皮質領域は側副血行路により梗塞は免れるが、臨床的には多彩な皮質症状を伴う。

❽単純CT
　（ⅰ）尾状核頭部と内包前脚、時に被殻に**コンマ型**(両凸レンズ型)の**低吸収域**を認める。
　　➡**淡蒼球および内包の膝部・後脚は侵されない。**
　（ⅱ）病巣が大きい場合には、放線冠や尾状核体部にまで波及することがある。
❾病巣部位の血管支配
　（ⅰ）**レンズ核線条体動脈の外側群の支配領域は、全例、病巣に含まれる。**
　（ⅱ）その他、内側線条体動脈、前脈絡叢動脈などの領域も病巣に含まれることがある。
❿出血性梗塞；30％の頻度でみられる。
⓫予後
　（ⅰ）基礎疾患により異なる。

（ⅱ）予後良好な因子
　　ⓐ若年者
　　ⓑ麻痺が上肢、顔面に限られる症例。
　　ⓒ大脳皮質症状のない例。
　　ⓓ脳血管造影で異常所見のない症例。

5）出血性脳梗塞 Hemorrhagic cerebral infarction

❶定義
　（ⅰ）血流低下により虚血性壊死に陥った脳組織（梗塞巣内）に、二次的に出血が生じるもの。
　（ⅱ）すなわち、肉眼で明瞭に識別できる点状、あるいは融合した出血巣が認められるものをいう。

❷頻度
　（ⅰ）急性期脳梗塞例の11％ (小林, 2002)
　（ⅱ）血管閉塞機序別
　　ⓐ脳塞栓症；出血性梗塞の約70％を占め、最も多い。
　　　㋐心原性脳塞栓が73％と大部分を占める。
　　　㋑一方、動脈原性（artery to artery）は10％
　　ⓑ脳血栓症；出血性梗塞の約25％

❸**原因・発生機序**
　（ⅰ）大部分は、塞栓性梗塞（急性期）に生じる。
　（ⅱ）閉塞血管がなんらかの機序で**再開通・再灌流**されて生じる。
　　➡血管の閉塞が持続していても、その末梢への側副血行路（軟膜動脈）を介した逆行性血流により生じることもある（→出血の程度は比較的軽度）。
　（ⅲ）**再開通**が生じやすいのは、血栓症よりも**塞栓症**である。
　　ⓐ心原性脳塞栓症の40％は、自然に再開通する。
　　ⓑ塞栓症における再開通の機序は、自己の内因性線溶系の作用による塞栓子の移動、または溶解による。
　（ⅳ）出血の機序
　　➡虚血による血管内皮の損傷と、再開通による灌流圧の上昇。
　　ⓐ塞栓症では、血管内皮が障害された末梢血管からの血液成分の漏出（漏出性出血）、あるいは血管の破綻（破綻性出血）による。
　　ⓑ血栓症では、側副血行路からの出血による。

❹発生時期
　（ⅰ）発症後7日以内（3日頃にピーク）に多い。
　（ⅱ）2峰性との報告もある。すなわち、
　　ⓐ急性期（発症2〜4日頃）➡塊状出血が多い。
　　ⓑ亜急性期（10日〜3週間頃）➡点状・小斑状の出血が多い。

❺病態生理
　（ⅰ）脳浮腫を増強させる。
　（ⅱ）脳虚血巣を拡大させる。

（ⅲ）脳ヘルニアを起こす。
❻症状
　　（ⅰ）意識障害
　　（ⅱ）皮質症状
❼脳血管造影
　　（ⅰ）閉塞した動脈の再開通像。
　　（ⅱ）Residual stenosis（残存狭窄像）
　　　　ⓐ初発の閉塞部位に一致した部位の血管壁に、狭窄像が残存しているのをいう。
　　　　ⓑ栓子の移動を示す所見で、数日後にこの所見は完全に消失する。
　　（ⅲ）梗塞巣への側副血行路。
❽単純CT（図42）
　　（ⅰ）典型的所見
　　　　ⓐ**血管支配に一致する**境界明瞭な低吸収域（梗塞巣）内に、不規則な高吸収域（出血）を認める。
　　　　ⓑ高吸収域（血腫）は淡く、不均質で、辺縁が不明瞭。
　　　　　☝時に（10〜25％）、高血圧性脳出血と同様に境界明瞭で、内部のDensityが高く、均一な高吸収域（塊状出血）を呈することもある。
　　　　ⓒ血腫の主座は灰白質。
　　　　ⓓ出血は、梗塞の範囲を超えて広がることはない。
　　　　ⓔしばしば、皮質に沿ったリボン状の高吸収域となる（図31）。
　　（ⅱ）脳出血との鑑別
　　　　ⓐ発症早期であれば、高吸収域は均質で、周囲の低吸収域はみられないか、ごく軽度である（出血性梗塞では、周囲の低吸収域は大きい）。
　　　　ⓑ血腫は組織を破壊・穿破し、動脈支配に一致していない。

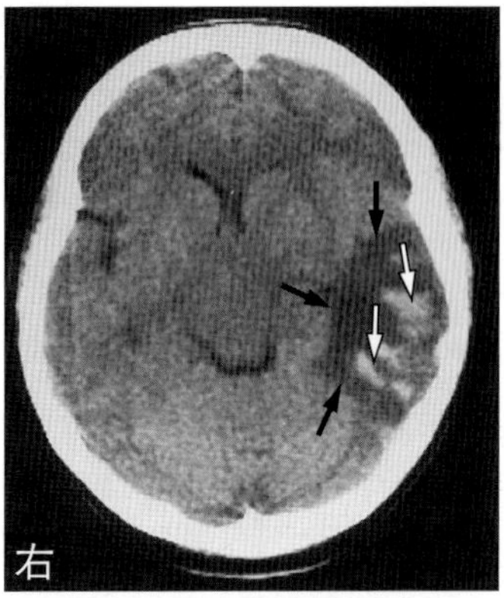

図42．出血性梗塞の単純CT
左側頭葉の境界明瞭な低吸収域（→）内に、不規則な高吸収域（⇨）を認める。

❾　出血性梗塞　をみたら、まず塞栓症を疑う。

心原性脳塞栓症の特徴（峰松，1998による）
①発症48時間以内の早期の出血性梗塞。
②広汎な皮質部の出血性梗塞。
③深部基底核領域の出血性梗塞。

❿抗凝固療法との関係
　　（ⅰ）心原性塞栓症では、塞栓の再発予防のために抗凝固療法が行われる。
　　（ⅱ）したがって、**出血性梗塞と抗凝固療法との因果関係**が問題となる。
　　　　　➡抗凝固療法実施中の出血性梗塞の発生については、
　　　　ⓐ適正量の抗凝固薬が使用されている限り、投与群と非投与群との間で出血性梗塞の発生率に有意な差は認められない。
　　　　　➡但し、抗凝固薬服用例では、出血性梗塞を起こすと脳内血腫をつくりやすい。

ⓑ過剰投与で凝固機能が低下し過ぎている場合には、出血性梗塞は増加する。
⓫出血性梗塞の危険因子
　（ⅰ）大梗塞
　　　📖大梗塞巣であれば、血栓症でも出血性となりやすい。
　（ⅱ）塞栓性梗塞（脳塞栓）。　　　　　　　　　　　　　！最も重要な危険因子！
　　　📖特に皮質枝領域の大梗塞巣。
　（ⅲ）発症5時間以内の早期から単純CTで低吸収域を呈する例。
　　　📖CTで梗塞巣が検出できるのは、通常、24時間経過してからである。
　（ⅳ）発症早期の造影CTで、増強効果を認める例。
　（ⅴ）小脳梗塞
　　　📖テント上のものより発生頻度が高い。
　（ⅵ）高齢者（70歳以上）；高齢者では、一般に梗塞巣が大きいため。
⓬治療
　➡脳浮腫に対する治療が主体、すなわち、Glyceol®やMannitol®の投与。
⓭予後
　（ⅰ）梗塞巣が大きく、それに伴うMass effect（圧排効果）が強い場合には、予後は悪い。
　（ⅱ）出血性梗塞を起こしたかどうかは、予後にあまり関与しない。

3．小児の脳梗塞

❶頻度
　（ⅰ）人口10万人に対し、年間、0.63人。
　（ⅱ）小児脳血管障害の20〜30%
　（ⅲ）出血：虚血＝3：1
❷原因
　（ⅰ）感染症（続発する血管炎）
　　　ⓐ頸部リンパ腺炎や扁桃腺炎など頸動脈近傍からの感染の波及による頸動脈炎。
　　　ⓑその他の機序による脳血管炎。
　（ⅱ）心疾患
　　　ⓐ先天性心疾患
　　　ⓑ左心房内粘液腫
　　　ⓒ細菌性心内膜炎
　（ⅲ）外傷；12%
　　　ⓐ軽微な外傷でも起こる。
　　　ⓑ動脈解離やShearing strain（剪断力）による穿通動脈の損傷など。
　（ⅳ）原因不明
❸好発年齢（初発年齢）；**新生児期や乳幼児期（1〜6歳）に多い。**
❹性別；性差はないか、やや男児に多い。

❺閉塞血管

（ⅰ）**中大脳動脈や内頚動脈系**（頸部および頭蓋内）に多い。

（ⅱ）脳底動脈（**表 15**）は稀。

表 15．小児の脳底動脈閉塞症(山本ら, 1987)

好発年齢	学童前期、中期に多い。
性別	圧倒的に男児に多い。
血管閉塞の原因	①外傷 ②敗血症などの全身感染症。 ③心疾患による塞栓。 ④血管炎 ⑤頚椎の異常。
症状	①意識障害 ②錐体路症状 ③脳神経麻痺 ④小脳症状
閉塞部位	①脳底動脈の中央部(mid-portion)に最も多い。 ②次いで、近位部(proximal portion)と遠位部(distal portion)。 ③椎骨動脈の閉塞を 36％に合併する。
治療	保存的治療
予後	①生命予後は悪くない(死亡率；12％)。 ②精神知能発達も、テント上の小児脳梗塞例よりもよい。

❻初発症状（発症形式）および症状

（ⅰ）突然の片麻痺で発症するものが多い。

（ⅱ）そのほか、意識障害、頭痛、嘔吐や痙攣など。

❼脳血管造影

（ⅰ）閉塞像

（ⅱ）狭窄像（びまん性、あるいは数珠状）

　　ⓐ再検査で消失、あるいは改善する例がある。

　　ⓑ病因にかかわらず、**狭窄像はダイナミックに変化**する。

（ⅲ）**成人に比べて再開通率が高い**。

❽エックス線 CT

（ⅰ）単純 CT

　　ⓐ低吸収域；レンズ核や皮質領域。

　　ⓑ**出血性梗塞をきたすことは少ない。**

（ⅱ）造影 CT；発症 1〜3 週間後に増強効果を認める。

❾治療

（ⅰ）保存的治療

（ⅱ）外科的治療（血行再建術）

　　ⓐ症例の選択

　　　㋐成人に比べて再開通例が多いこと、

　　　㋑側副血行路の発達も早期にみられること、

　　などより**血行再建術の適応は難しい**。

> まとめた君に感謝！

> ①狭窄像はダイナミックに変化する。
> ②出血性梗塞は少ない。
> ③再開通率が高い。
> ④側副血行路の発達が早期にみられる。

ⓑ治療法
　　　㋐血栓切除術(thrombectomy)
　　　㋑浅側頭動脈・中大脳動脈吻合術(STA-MCA anastomosis)
❿予後
　(ⅰ)生命予後は悪くないが、知能発達は不良。
　(ⅱ)**再発は少ない。**

快適空間

★好きなように使ってね！

㉖椎骨・脳底動脈循環不全症 Vetebrobasilar insufficiency

❶定義・概念
 （ⅰ）椎骨・脳底動脈系の循環不全により脳幹、小脳や大脳半球後部の機能障害をきたし、その結果種々の症状を呈するものをいう。
 （ⅱ）これらの症状は、脳幹梗塞の前兆として出現し、椎骨・脳底動脈系の一過性脳虚血発作（transient ischemic attack；TIA）の背景をなす病態である。
 （ⅲ）常に、曖昧さがつきまとう疾患名である(長谷川, 2004)。
❷名称(長谷川, 2004)
 （ⅰ）MRI、MRアンギオグラフィーや頸部血管エコーなどの診断法が進歩した今日、椎骨脳底動脈循環不全症という診断名の存在意義もなくなりつつある。
 （ⅱ）各検査で得られた客観的な異常所見に対応する診断名をつけるべきである。
❸原因
 （ⅰ）頭蓋外の原因
   ⓐ椎骨動脈の動脈硬化性変化。
   ⓑ鎖骨下動脈盗血症候群(78頁)
   ⓒ頸椎症による椎骨動脈の圧迫。
   ⓓボウ・ハンター卒中(455頁)
   ⓔPowers症候群(76頁)
 （ⅱ）頭蓋内の原因
   ➡椎骨動脈や脳底動脈の動脈硬化性変化が最も多い。
❹症状
 （ⅰ）本症に特異的な症状はない。
   ⓐ意識障害(一過性)
   ⓑめまい(vertigo)、あるいはめまい感。
     ➡時に、めまいやめまい感が虚血の唯一の症状のことがあるが、本症状のみでは一過性脳虚血発作(TIA)とは診断しない。
   ⓒ視野障害(両眼のかすみ、半盲)や視力障害。
   ⓓDrop attack(転倒発作)；突然、両下肢の脱力が生じる。
   ⓔ不全片麻痺(ほとんどの場合、顔面麻痺は認めない)
   ⓕ複視
   ⓖ構音障害
   ⓗ感覚障害
     ➡顔面(口唇にみられるのが特徴)、一側上肢あるいは半身の異常感覚(びりびり感、しびれ感や冷感)。
   ⓘ耳鳴りや難聴。
 （ⅱ）上記の症状が24時間以内に消失すれば、一過性脳虚血発作(TIA)と診断する。

❺診断基準
（ⅰ）明確な診断基準はない。
（ⅱ）虚血症状を呈する各病態（ボウ・ハンター卒中やPowers症候群などで、❸の原因を参照）により、本症の診断が確定できる場合がある。

❻治療
（ⅰ）原因の治療。
（ⅱ）椎骨動脈起始部の狭窄・閉塞例に対する外科的治療(丹羽ら, 2003)
　　ⓐ直達手術
　　　㋐椎骨動脈・頸動脈移行術
　　　　①椎骨動脈起始部に50％以上の狭窄があり、かつ症状のある症例に対して施行。
　　　　②手術法
　　　　　◆前頸部に横切開を行い、患側の椎骨動脈を狭窄部より遠位で結紮。
　　　　　◆遠位側の椎骨動脈を切断し、頸動脈と端側吻合を行う。
　　　㋑椎骨動脈起始部の矯正術
　　　　①椎骨動脈起始部の線維性組織による狭窄例に対して施行。
　　　　②手術法
　　　　　◆狭窄を引き起こしている線維性組織を摘出する。
　　　　　◆その後、屈曲した椎骨動脈の周囲に人工血管を巻き、椎骨動脈の蛇行を矯正する。
　　　㋒頸椎症の骨棘切除による椎骨動脈減圧術
　　　　①頸椎症の骨棘により、横突孔で椎骨動脈が圧迫されている症例に対して施行。
　　　　②手術法
　　　　　◆側方に突出した骨棘をドリルで削除する。
　　　　　◆その後、上下の横突孔も開放する。
　　　㋓椎骨動脈近位部・鎖骨下動脈バイパス術
　　ⓑ血管内治療➡鎖骨下動脈ステント留置術

㉗ボウ・ハンター卒中 Bow hunter's stroke

❶定義・概念
　（ⅰ）頭部の回転（弓を射る姿勢）により環軸椎関節部（C1-C2部）で、回転側と反対の椎骨動脈が機械的に狭窄・閉塞される。
　（ⅱ）その結果、椎骨・脳底動脈循環系に虚血症状（→椎骨・脳底動脈循環不全症）を呈するものをいう。
　（ⅲ）広義には、頭部の回転により椎骨・脳底動脈循環系に虚血症状を呈する症候群をいう。

❷名称の由来
　➡弓で鹿狩りをする人に脳幹梗塞（非定型的 Wallenberg 症候群）がみられたことより、名づけられた。

❸原因
　（ⅰ）頭部の急激な回転運動や強い外力により椎骨動脈損傷が生じ、血管攣縮や塞栓などが生じて発症する。
　（ⅱ）環椎・軸椎亜脱臼
　　　➡回転時に歯突起や環椎の外側塊が椎骨動脈を圧迫し、発症する。
　（ⅲ）頭部の回転による生理的圧迫。
　　　➡頭部回転時、回転側の環軸椎関節部は固定されているが、反対側では環椎が軸椎に対して相対的に前下方に偏位するために、椎骨動脈が伸展・圧迫され発症する。

❹発症機序
　（ⅰ）頚椎症の場合とは逆に、頭の回転とは反対側の椎骨動脈に狭窄が生じて発症する。
　　　ⓐ椎骨動脈の狭窄により低灌流が生じ、その結果、一過性脳虚血をきたす。
　　　ⓑ一般に、対側の椎骨動脈が低形成か、閉塞している場合に発症する。
　（ⅱ）椎骨動脈の狭窄による血流停滞や内膜損傷により血栓が形成され、脳梗塞が生じる。

❺好発年齢；50〜75歳で、平均年齢は60歳(Matsuyama ら, 1997)。

❻性別；男性：女性＝1.4：1で、男性に多い(Matsuyama ら, 1997)。

❼好発部位
　（ⅰ）環・軸椎部（C1-C2レベル）で、この部を走行する椎骨動脈。
　（ⅱ）左右別；左側の椎骨動脈が患側であることが多い（左：右＝2.4：1）。

❽椎骨動脈造影
　（ⅰ）頭部を回転させて撮影すると、回転と反対側の椎骨動脈の狭窄・閉塞を認める。
　（ⅱ）回転側の椎骨動脈の低形成、狭窄や閉塞を認める。

❾治療
　（ⅰ）保存的治療
　　　ⓐ頸部カラー装着
　　　ⓑ抗血小板薬の投与。
　（ⅱ）外科的治療
　　　ⓐ手術適応症例(Matsuyama ら, 1997)

㋐生理的可動範囲内(70度以下)の頭部回転によって、常に耐え難く生命を脅かす眩暈、嚥下困難や意識消失などの症状が誘発される症例。
　　㋑頭部回転時の脳血管造影、3D-CT、SPECTなどの神経放射線学的所見が本疾患と矛盾しない症例。
　　㋒患者教育による頭部回転制限やカラー装着などの保存的治療が奏効しない症例。
　　㋓耐え難い症状により、日常生活が困難な症例。
　　㋔脳幹部梗塞を引き起こす可能性のある症例。
　ⓑ手術法
　　㋐環椎横突起の部分的切除による横突孔の開放術(unroofing)。
　　　➡これにより椎骨動脈を除圧。
　　㋑環・軸椎後方固定術
❿術後成績(Matsuyamaら，1997)
　（ⅰ）横突孔の開放術例
　　ⓐ完全緩解例；66.7％
　　ⓑ術後2〜3月目に、約1/3の症例に再発。
　（ⅱ）環・軸椎後方固定術
　　ⓐ完全緩解例；全例に認められる。
　　ⓑ再発例はない。
　　ⓒ術後、頭部の回転が制限されるのが欠点(回転制限の範囲は、術前の50〜70％)。

㉘コレステロール塞栓症 Cholesterol embolization

❶定義・概念
　（ⅰ）本症は、遊離した微細なコレステロール結晶が、末梢の小動脈や毛細血管を塞栓することにより生じる臓器塞栓症である。
　（ⅱ）すなわち、大血管の粥状（アテローム）硬化のプラーク（粥腫）が機械的および化学的損傷などにより崩壊し、微細なコレステロール結晶が遊離・飛散（**cholesterol shower**）して全身の小血管を塞栓し、多彩な臓器障害をきたすのをいう。
　（ⅲ）カテーテル検査や血管内治療後に生じる重大な合併症である。
　　　➡大腿動脈経由で施行した心血管カテーテル操作後2〜8週目に、徐々に進行する腎不全で発見されることが多い。

❷頻度
　（ⅰ）全体➡稀
　（ⅱ）疾患別
　　　ⓐアテローム硬化性病変を有する症例
　　　　㋐軽度〜中等度のアテローム硬化性病変を有する症例➡1.3％の発生頻度。
　　　　㋑重度のアテローム硬化性病変を有する症例➡12.3％の発生頻度。
　　　ⓑ急性腎不全患者の5〜10％
　（ⅲ）心臓カテーテル検査例の0.2％
　（ⅳ）剖検例；0.8〜4.4％

❸名称
　（ⅰ）アテローム塞栓症（atheroembolism）とも呼ばれる。
　（ⅱ）コレステロール結晶塞栓症（cholesterol crystal embolization）とも呼ばれる。

❹危険因子（risk factor）および基礎疾患
　（ⅰ）アテローム硬化性の心血管疾患を有する症例。
　（ⅱ）抗血小板療法や抗凝固療法中の症例。
　（ⅲ）血管造影や血管形成術（angioplasty）の症例。
　（ⅳ）血管外科の手術例（vascular surgery）。
　（ⅴ）大動脈瘤を有する症例。
　（ⅵ）高血圧
　（ⅶ）高コレステロール血症（hypercholesterolemia）
　（ⅷ）糖尿病
　（ⅸ）腎不全
　（ⅹ）喫煙歴
　（ⅺ）男性
　（ⅻ）60歳以上

❺分類
　（ⅰ）原因による分類

　　　　ⓐ大腿動脈経由のカテーテル操作や大動脈瘤手術などの大血管操作によるもの。
　　　　　㋐血管内カテーテル操作後が最も多い(約75％)。
　　　　　㋑原因となっているプラークの部位。
　　　　　　　➡上行大動脈、胸部や腹部大動脈、頸動脈など。
　　　　　㋒カテーテル操作に伴う大血管の粥状動脈硬化のプラークの破損が原因。
　　　　ⓑ抗凝固療法に伴うもの。
　　　　ⓒ特発性(原因不明)
　　(ⅱ)時間的経過による病理学的分類(大西, 2001)
　　　　ⓐ初期(結晶塞栓期)
　　　　　㋐コレステロール結晶が血管内を塞栓している時期。
　　　　　㋑肉芽様変化はみられない。
　　　　ⓑ中間期(肉芽形成期)
　　　　　㋐血管内の結晶と結晶との間の空隙が、肉芽様組織で置換される時期。
　　　　　㋑血管内皮の腫大・血管壁の肥厚がみられる。
　　　　ⓒ晩期(完全閉塞期)
　　　　　　　➡血管内は結晶の存在した僅かな空隙を残して、血管壁と共に硝子様変性・器質化する。
❻性別；男性に圧倒的に多い(男性：女性＝3：1)。
❼好発年齢；高齢者に多い(平均年齢；66歳)。
❽発症時期
　(ⅰ)カテーテル検査や治療後に発生する例では、検査・治療後数日以降が多い。
　(ⅱ)抗凝固療法例では、投与数ヵ月後のこともある。
❾好発部位
　(ⅰ)腎臓、消化管、脾臓、膵臓、および下肢(皮膚や筋肉)に最も多い。
　　　ⓐ(理由)腹部大動脈がアテローム硬化症の好発部位であるので。
　　　ⓑ上記の臓器のうち、腎臓が全症例の50～80％を占め、最も多い。
　　　　☞(理由)解剖学的に腎臓は大動脈に近接しており、粥状硬化巣の崩壊の直接的影響を受けやすいことによる。
　(ⅱ)その他、心筋、網膜や中枢神経系など。
❿初発症状
　(ⅰ)皮膚病変
　(ⅱ)腎不全
⓫症状
　(ⅰ)独特の皮膚症状(35～50％)
　　　　　➡皮膚症状は、コレステロール結晶の飛散が発生した末梢部に生じる。
　　　ⓐ網状皮斑(livedo reticularis)。
　　　　㋐最もよくみられる皮膚病変で、下肢に多い(発症直後は下腿から足底、足趾端や趾腹部)。
　　　　㋑通常、網状皮斑のある下肢に痛みを伴う。
　　　ⓑその他、足趾や下腿のチアノーゼ、紫斑(purpura)、結節や点状出血。

ⓒ重篤な場合には、潰瘍や壊死などを伴い、罹患部下肢の切断。
（ⅱ）進行性の腎不全（約半数）。
（ⅲ）急激に進行する肝障害。
（ⅳ）筋肉などの軟部組織崩壊。
（ⅴ）末梢動脈の拍動は良好（intact peripheral pulse）。
　　ⓐ下肢に網状皮斑や紫斑を呈しているのに、足背動脈の拍動は保たれている。
　　ⓑすなわち、末梢性の虚血があるにもかかわらず、その領域を支配している動脈の拍動は保たれている……………………………………………………………………… 特徴
　　　　☞近位側（中枢側）の動脈閉塞（動脈閉塞性疾患）との鑑別点！

❶❷診断
（ⅰ）臨床診断基準(Mayoら，1996．一部加筆)
　　ⓐカテーテル手技後の亜急性で進行性の腎不全例。
　　ⓑHollenhorst プラーク
　　　　ホーレンホースト
　　　㋐Hollenhorst プラークとは、網膜動脈（分岐部に多い）にみられるコレステロール塞栓をいう。
　　　㋑頸部頸動脈（通常、内頸動脈）からのコレステロール塞栓子が網膜動脈を閉塞した際にみられる（→網膜梗塞をきたす）。
　　　㋒検眼鏡検査により、明るく、屈折性で、黄色のコレステロール結晶（プラーク）の塞栓像が確認できる。
　　　㋓一過性黒内障（amaurosis fugax）（228頁）の既往がある。
　　ⓒ下肢網状皮斑（livedo reticularis）（20〜60％の発生頻度）
　　ⓓ末梢組織の壊疽、あるいは壊死性潰瘍（5〜30％の発生頻度）。
　　ⓔ末梢動脈の触知は良好（intact peripheral pulse）。
　　ⓕ血液検査
　　　㋐末梢血の好酸球増多、白血球増多や貧血。
　　　㋑赤血球沈降速度の亢進。
　　　㋒トランスアミナーゼの上昇。
　　　㋓血中尿素窒素（blood urea nitrogen；BUN）やクレアチニンの上昇。
　　　㋔Creatin phophokinase（CPK）（creatine kinase；CK）の上昇。
　　　㋕血清補体値の低下。
　　　㋖蛋白尿や血尿など。
（ⅱ）確定診断
　　　➡皮膚、筋肉や腎などの組織生検によるコレステロール結晶の証明。

❶❸治療
（ⅰ）抗血栓療法や抗凝固療法中の場合には、直ちに中止。
（ⅱ）血管拡張剤の投与。
（ⅲ）副腎皮質ステロイド薬の投与。
（ⅳ）腎不全が必発なため、血液透析、持続的血液濾過透析（Continuous Hemodiafiltration；CHDF）などが必要となることが多い。

☞血液透析の際には、ヘパリンを使用すると却って本症は増悪するので、他剤を使用することが必要(大西, 2001)。
　(ⅴ)難治例では、足趾の切断。
❶❹組織学的所見(大西, 2001)
　(ⅰ)真皮内から脂肪層にある細小動脈の塞栓像。
　(ⅱ)細小動脈内に、紡錘形あるいは針状のCleft(裂隙)として観察されるコレステロール結晶がみられる。
　(ⅲ)血管内皮の腫大・肥厚。
　(ⅳ)コレステロール結晶を中心に組織球や異物巨細胞を伴う肉芽反応。
❶❺予後
　(ⅰ)一般に、予後不良。
　(ⅱ)予後は、合併症である腎不全の程度に影響される。
　(ⅲ)死亡
　　ⓐ頻度:60〜80％
　　ⓑ死因
　　　㋐多臓器不全が最も多い。
　　　㋑その他、腎不全、心筋梗塞や敗血症など。

快適空間

★好きなように使ってね！

㉙その他の原因による脳血管障害

1．白血病に合併する頭蓋内出血

❶頻度；白血病患者の10〜50％
❷頭蓋内出血の種類
　（ⅰ）脳内出血が頭蓋内出血の中の50〜80を占め、最も多い。
　（ⅱ）以下、くも膜下出血（25〜60％）、硬膜下血腫（10〜15％）の順。
　　ⓐくも膜下出血や硬膜下血腫は、血小板減少症（thrombocytopenia）を伴っている場合に生じやすい。
　　ⓑくも膜下出血例や硬膜下血腫例は、ほとんどが合併血腫例である。
　　　すなわち、
　　　㋐くも膜下出血例は、脳内出血や硬膜下血腫に合併しており、くも膜下出血単独例は少ない（単独例；約15％）。
　　　㋑硬膜下血腫例は、脳内血腫やくも膜下出血に合併しており、硬膜下血腫単独例は少ない（単独例；約3％）。
❸発症機序(羽生ら，1986；藪本ら，1989)
　（ⅰ）血管内腔に充満した白血病細胞により内皮細胞が膨化し、その結果血管の透過性が亢進し出血をきたす。
　（ⅱ）血管内腔に充満した白血病細胞により血管壁が機械的に損傷され、破綻性の出血をきたす。
　（ⅲ）白血病細胞の増加は血液粘稠度を高め、組織血流を減少させる。その結果、組織や血管壁のHypoxia（低酸素症）が生じ、血管壁が脆弱となり出血をきたす。
　（ⅳ）播種性血管内凝固症候群（DIC）（58頁）の合併による。
　　　　すなわち、白血病細胞からの組織トロンボプラスチン様物質の産生、あるいは経過中の感染による。
　（ⅴ）血小板減少による。
❹特徴
　（ⅰ）急性リンパ性白血病より**急性骨髄性白血病**によることが多い。
　　　　急性リンパ性白血病の頭蓋内出血の発生率は6〜35％で、急性骨髄性白血病では20〜50％。
　（ⅱ）慢性型より急性型に多い（急性型では約60％、慢性型では約35％）。
　（ⅲ）末梢白血病細胞が急激に増加し、血小板が減少している時期に起こりやすい。
　（ⅳ）大脳半球皮質下白質に出血が多発するのが特徴。
　（ⅴ）出血の大きさは、小〜中等度で、大血腫のことは少ない。
　　　➡大出血の小児例では、大部分が白血病が化学療法に反応しなくなったAdvanced stage（進行期）である。
　（ⅵ）しばしば、硬膜下血腫やくも膜下出血を合併する。

❺白血病の種類と白血病の期間
　（ⅰ）急性骨髄性白血病が多い。
　（ⅱ）白血病末期に多い。
　（ⅲ）白血球数が10万/μl以上、特に30万/μl以上のものが出血しやすい。
　　　ⓐ白血球数が10万/μl以上が、頭蓋内出血の危険因子（risk factor）。
　　　ⓑ白血球数が30万/μl以上の時の致死的頭蓋内出血をきたす頻度は、60％(Pochedly, 1975)
　　　　📖白血球数が30万/μl以上になると、脳内出血で死亡する頻度はそれ以下に比べて約5倍増大する。
❻好発年齢(廣瀬, 1989)
　📖若年者に好発する。すなわち、
　（ⅰ）全体
　　　ⓐ30歳代に最も多い（約32％）。
　　　ⓑ次いで、20歳未満と60歳代（各約21％）。
　（ⅱ）年代別の出血頻度
　　　ⓐ20歳未満が約60％と、その出血頻度は高い。
　　　ⓑ次いで、30歳代（約55％）。
❼性別；性差はない。
❽脳出血の好発部位
　（ⅰ）大脳半球に最も多い（45％）。
　　　　➡大脳半球白質（皮質下）に多いのが特徴。
　　　ⓐ前頭葉に最も多い。
　　　ⓑ以下、側頭葉＞頭頂葉の順(羽生ら, 1986)。
　（ⅱ）大脳半球に次いで、脳幹に多い（22％）。
　（ⅲ）以下、基底核（16％）＞小脳（9％）の順。
　（ⅳ）多発例が多い（20～70％）。
❾致死的出血は約20％

2．全身性エリテマトーデス（Systemic lupus erythematosus；SLE）に合併する脳血管障害

❶頻度；全SLE患者の10～20％に脳血管障害を合併する。
❷合併する脳血管障害とその特徴
　（ⅰ）脳梗塞
　　　ⓐ頻度；合併する脳血管障害の中では最も多く、50～65％を占める。
　　　ⓑ原因
　　　　㋐血管炎による血管の狭窄・閉塞。
　　　　㋑Lupus anticoagulant（ループス アンチコアグラント）による血栓形成。
　　　　　①Lupus anticoagulantは凝固阻害因子であり、何故、出血性病変を起こさずに血栓症を惹起するかについては、一定の見解はない。

　　　　　➡Lupus anticoagulant が血管内皮細胞や血小板の細胞膜に作用することにより、血栓症が発生するとの見解もある。
　　　　ⓒLupus anticoagulant 陽性者の約30％に血栓症を伴うが、そのうちの約70％は静脈血栓である。
　　　　　➡動脈系では、その多くが脳動脈に生じる。
　　　　ⓒ合併する心内膜炎により形成される血栓による塞栓。
　　ⓒ20〜40歳の若年者に好発する。
　　ⓓ病変の主座
　　　　ⓐ主として、小血管が閉塞される。
　　　　ⓑ大血管が侵されることは稀であるが、その場合には中大脳動脈に最も多く（63％）、次いで内頸動脈（38％）。
　　ⓔ多発性が多い。
　　ⓕ発症時期；SLE 発症後5年以内に多い。
（ⅱ）脳動脈破裂によるくも膜下出血
　　ⓐ多くは脳内血腫を伴っている。
　　ⓑ全 SLE 患者の0.6〜2％と稀。
　　ⓒ動脈瘤は多発例が多い。
　　ⓓ脳動脈瘤の発生部位は、一般の動脈瘤の好発部位のほかに末梢部や穿通動脈にもみられる。
　　　　ⓐ必ずしも血管分岐部に一致しない。
　　ⓔ好発年齢；20〜30歳に好発する。
　　ⓕ性別；全例、女性。
（ⅲ）脳出血の頻度；中枢神経系 SLE の10％の頻度。

3．ワルファリン服用中に生じる頭蓋内出血

❶頻度
　（ⅰ）ワルファリン服用者の約7％に出血性合併症がみられ、そのうちの0.5〜1.5％が頭蓋内出血の頻度。
　（ⅱ）ワルファリン服用者の頭蓋内出血の頻度は、年間、0〜2％
　（ⅲ）ワルファリン服用者の脳出血をきたす危険率は、非服用者に比べて7〜11倍高い。
❷出血の危険因子
　（ⅰ）65歳以上の高齢者
　　　➡加齢とともに、ワルファリンの大部分を代謝する肝代謝が減少するため。
　（ⅱ）高血圧
　（ⅲ）腎不全
　（ⅳ）消化管出血の既往のある症例。
　（ⅴ）肝機能障害
　（ⅵ）重篤な心疾患を有する症例。

（vii）血清アルブミン濃度低下例
　　➡ワルファリンは、大部分が血清アルブミンと結合するため、アルブミンが低下するとワルファリンが増加するので。
（viii）脳梗塞の既往。
（ix）糖尿病
（x）抗血小板薬の併用。
（xi）抗てんかん薬（Phenytoin や Sodium Valproate）、解熱・鎮痛・抗炎症薬［Acetaminophen や非ステロイド性抗炎症薬（non-steroidal anti-inflammatory drugs（NSAIDs）］、抗不整脈薬や抗菌薬（アミノグリコシド系、セフェム系やペニシリン系など）は、ワルファリンの作用を増強。
　　因みに、納豆やクロレラ食品は、ワルファリンの作用を減弱させる。

❸特徴
（ⅰ）比較的ゆっくり発症してくる。
（ⅱ）出血が24時間以上持続する例が、約半数にみられる。
（ⅲ）血腫の増大に関しては、緩徐増大群と急速増大群とがある。

❹好発年齢
（ⅰ）50歳以下では少ない。
（ⅱ）65歳以上になると急に頻度が高くなる。
　　加齢は出血性合併症の危険因子。

❺性別；性差はない。

❻頭蓋内出血の部位（河田ら，2003）
（ⅰ）脳内出血が約70％を占め、最も多い。
（ⅱ）以下、硬膜下出血、くも膜下出血の順。

❼発症時期
（ⅰ）開始後早期に多い。
（ⅱ）ワルファリン治療開始1ヵ月間の出血の危険率は、最初の1年後の危険率の10倍高い（Landefeldら，1993）。

❽治療
（ⅰ）服用しているワルファリンの中止。
　　➡ワルファリンの半減期は平均36時間。
（ⅱ）Vitamin K₁、あるいは Vitamin K₂製剤の投与。
（ⅲ）新鮮凍結血漿（fresh frozen plasma；FFP）の投与。
（ⅳ）直達手術による血腫除去術。
　　➡手術が安全に行えるプロトロンビン時間国際標準化比（prothrombin international normalized ratio；PT-INR）は1.5以下（Kearon，1998）。

❾予後
（ⅰ）不良で、頭蓋内出血による死亡率は50～65％（大きな血腫をつくるため）。
（ⅱ）致死的出血の頻度は、年間0.1～1.1％で、その中では頭蓋内出血が大部分を占める。

❿ワルファリン再開の時期
　➡10日以内に再開するのが望ましい(河田ら, 2003)。
⓫予防；ワルファリンを投与する場合、PT-INRを2.0～3.0にコントロールする(Landefeldら, 1993)。

4．血液透析患者に合併する脳出血

❶脳出血の頻度；非透析患者の8～10倍と極めて高い。
❷好発年齢；50～60歳代
❸特徴(川畑, 1994)
　（ⅰ）被殻出血と混合型出血が大部分を占める。
　（ⅱ）高血圧を有する頻度が高い。
　（ⅲ）透析中の発症が少なからずみられる。
　（ⅳ）発症後30日以内の急性期死亡率が高い(約80％)。
❹出血部位
　（ⅰ）被殻が最も多い(約38％)。
　（ⅱ）次いで、視床(約30％)。
　（ⅲ）脳幹や皮質下が各約10％
　（ⅳ）小脳は少ない(2～8％)。
❺血腫量とその性状
　（ⅰ）血腫量は多く(大血腫)、劇症型が多い。
　（ⅱ）血腫の内部は、まだら状で不規則で、濃淡が目立つ形態を示す。
　（ⅲ）血腫の辺縁は不整。
❻治療
　（ⅰ）保存的治療
　（ⅱ）外科的治療；直達手術、定位的血腫吸引術や内視鏡下血腫吸引除去術。
❼予後(池田ら, 2004)
　（ⅰ）回復良好群；約38％
　（ⅱ）死亡群；約44％

㉚妊娠と脳血管障害 Pregnancy and Cerebrovascular disease

1. 総説

❶頻度
 (ⅰ)脳血管障害全体
  ⓐ妊娠10万例に対し3.8〜26例。
  ⓑ非妊娠時に比べて危険性が高く(非妊娠時の3〜13倍)、妊娠末期や産褥期に起こりやすい。
 (ⅱ)出血性病変
  ⓐ脳動脈瘤破裂によるくも膜下出血の頻度は、妊娠1万例に対し1例の割合。
   ➡同年代の非妊娠女性と比べて5倍の発生頻度。
  ⓑ脳動脈瘤やAVM破裂による頭蓋内出血の頻度；全妊娠の0.01〜0.05%
  ⓒくも膜下出血の頻度；くも膜下出血全体の0.35〜1.4%
 (ⅲ)虚血性病変
  ⓐ妊娠10万例に対して5例。
  ⓑ妊娠・産褥期の脳血管障害の26%

❷原因
 (ⅰ)全体(Jaigobinら, 2000)
  ⓐ脳梗塞が最も多い(61.8%)。
   ㋐動脈性梗塞が多い(全体の38.2%；梗塞例の61.9%)。
   ㋑静脈性梗塞(全体の23.5%；梗塞例の38.1%)。
  ⓑ頭蓋内出血；38.2%の頻度。
   ㋐くも膜下出血が多い(全体の20.6%；出血例の53.8%)。
   ㋑脳内出血(全体の17.6%；出血例の46.2%)
 (ⅱ)病変別
  ⓐ**出血性病変**；ほとんどが脳動脈瘤か、脳動静脈奇形である。
   ㋐脳動脈瘤が最も多い(50〜70%)。
   ㋑次いで、脳動静脈奇形(35〜45%)。
    ➡妊娠中の脳動脈瘤：AVM＝1.2〜2：1であり、通常の場合(脳動脈瘤：AVM＝6〜7：1)より**妊娠中のAVMの発生頻度は高い**。
   ㋒そのほか、もやもや病、硬膜動静脈瘻、海綿状血管腫や高血圧性脳出血など。
  ⓑ**虚血性病変**
   ㋐動脈性梗塞；最も多い。
   ㋑静脈性梗塞
   ㋒もやもや病

❸発生機序
 (ⅰ)循環血液量の増加(妊娠8〜9ヵ月に、循環血漿量は最大となる)。

（ⅱ）心拍出量の増加（妊娠 32 週頃に最大となる）。
　　（ⅲ）妊娠によるホルモン作用。
　　　　ⓐ妊娠末期には Estrogen が増加する。
　　　　ⓑその結果、エストロゲンの血管拡張作用や Relaxin による血管壁への影響（脆弱化）。
　　（ⅳ）血液凝固能の亢進。
❹分娩と脳動脈瘤および脳動静脈奇形の破裂
　➡分娩が脳動脈瘤や AVM の破裂に影響を及ぼすか否かについては、相反する意見がある。すなわち、
　　（ⅰ）影響はない。
　　（ⅱ）単位時間あたりの破裂例数を計算すると、妊娠中よりも分娩時の方が多いので影響がある。
❺症状
　　（ⅰ）頭痛・項部痛
　　（ⅱ）意識障害
　　（ⅲ）痙攣
　　（ⅳ）項部硬直
　　（ⅴ）局所神経症状
❻画像検査
　　（ⅰ）単純 CT；くも膜下出血や脳内血腫の診断に有用。
　　（ⅱ）脳血管造影；出血の原因検索に必要。
　　（ⅲ）胎児が被曝しないように母体にプロテクターを使用する。
　　　　ⓐ胎児被曝時の人工妊娠中絶の適応(Hammer-Jacobsen, 1959)
　　　　　㋐妊娠初期 4 ヵ月間の胎児被曝線量の合計
　　　　　　①1 r（レントゲン≒rem）以下のとき
　　　　　　　➡心配なく妊娠を継続してよい。
　　　　　　②1～10 r を被曝したとき（特に妊娠 2～6 週に）
　　　　　　　➡追加照射が必要なときのみ、人工妊娠中絶をする。
　　　　　　③10 r を超えたとき
　　　　　　　➡人工妊娠中絶をすべきである。
　　　　　㋑妊娠 4 ヵ月以降分娩までの間に 20 r 以上被曝したとき
　　　　　　　➡人工妊娠中絶をすることが望ましい。
　　　　ⓑ脳動脈瘤の塞栓術における胎児への放射線被曝について(武智ら, 2004)
　　　　　㋐被曝の大部分は患者の頭部であり、腹部で受ける放射線は散乱線である。
　　　　　㋑患者の腹部に受ける頭部からの散乱線は胸部で吸収され、腹部まで到達する線量は少ない。
　　　　　㋒術者の被曝を検討した報告では、一番被曝量の多いと考えられる術者の左手で最大 0.355 レントゲンである。
　　　　　㋓以上より、妊婦の腹部に対する基本的な放射線防御を怠らなければ、胎児の放射線合併症は避け得る。

(ⅳ)ヨード性造影剤は、非イオン性で低浸透圧のものを使用する。

❼出血性病変に対する**治療方針**

(ⅰ)出血例に対する治療原則は、妊娠時期に関係なく**脳外科的判断が優先**される。

(ⅱ)確立された治療方針はないが、一般的に、**次のような方針**がとられる。

脳外科的に手術適応がある場合	①**胎児が母体外で生存する可能性のある時期の場合**(通常妊娠31週以降、限界は妊娠27週)、**2つの方法**がある。 　ⓐまず帝王切開により胎児を娩出させ、その後引き続いて脳外科手術を行う。 　　➡麻酔は帝王切開時には硬膜外麻酔を用い、胎児を娩出させた時点で全身麻酔に切り換える。 　ⓑ妊娠を継続したまま、脳外科手術を行う。 　　➡帝王切開中に再出血をきたすことがあるので、同日に手術を行うとはいえ、脳外科手術に先立って帝王切開を行うことに問題があると考える人は、この方法を採用している。 ②**胎児が母体外で生存する可能性はないか、少ない場合** 　ⓐ脳外科手術を行う。 　ⓑ脳外科手術後も妊娠はそのまま継続する。 　　➡その経過中、胎児の状態により人工流産や帝王切開が必要になることもある。
母体の状態が重篤なため脳外科的に手術適応がない場合	①胎児が母体外で生存する可能性のある場合は、帝王切開により胎児を娩出させる。 ②胎児が母体外で生存する可能性がない場合は、人工流産させる。
※脳外科手術中に分娩が開始すれば一時手術を中止し、帝王切開により胎児を娩出させる。その後、脳外科手術を再開する。	

❽治療

(ⅰ)**手術適応や手術方法は非妊娠時と変わらない。**

(ⅱ)**手術時および手術中の一般的注意事項**

　　ⓐ手術は胎児モニターにより胎児の状態をチェックしながら行う。

　　　➡胎児の心拍数は120〜160/分が正常で、120/分以下になれば胎児に危険が迫っている。

　　ⓑ母体の血液ガスを正常に保ち、適度な血圧を維持する。

　　ⓒMannitolなどの脳圧下降薬の常用量の使用は、一般に問題とならないが、

　　　㋐母体のHypovolemia(血液量減少)や低血圧を引き起こす可能性があり、

　　　㋑その結果、子宮のHypoperfusion(低灌流)、胎児の脱水や高ナトリウム血症を惹起することがある。

　　ⓓ母体の極端な低血圧は避ける。

　　　➡胎児への酸素供給は、子宮・胎盤血流に自己調節機能がないため、母体の平均血圧と動脈血酸素含有量によって決定されるので、母体の血圧低下は胎児に低酸素(hypoxia)を引き起こす。

(ⅲ)**髄液シャントが必要な場合**

　　ⓐ妊娠初期および中期；脳室腹腔シャント(ventriculo-peritoneal shunt)を行う(初期ではTrocarの使用は避ける)。

　　ⓑ妊娠末期

　　　㋐脳室心房シャント(ventriculo-atrial shunt)を行う。

　　　㋑この時期のVPシャントは、子宮損傷や分娩を誘発するため避ける方がよい。

　　　㋒胎児が母体外で生存する可能性がある場合には、全身麻酔下に帝王切開を行い、引き

続いて脳室腹腔シャントを行ってもよい。
(ⅳ) **抗てんかん薬**
  ⓐ痙攣を発症した症例には投与する。
  ⓑ予防的投与については、症例ごとに判断する。
  ⓒ投与する際の注意事項
    ㋐始めて投与する場合には、通常の維持量の半分から始め、1週ごとに必要に応じて増量する。原則として**単剤投与**を行う。
    ㋑薬物動態が非妊娠時と異なるので、**血中濃度は1〜2ヵ月に1度は測定する**(出産後は1週間に1度)。
      ①**一般に、抗てんかん薬の血中濃度は、妊娠中低下**する。
        ➡妊娠中の抗てんかん薬の変更は血中濃度変化によるのではなく、**発作の悪化の有無**で判断すべきである。
      ②出産後、血中濃度は上昇する。
    ㋒抗てんかん薬は、痙攣を抑制できる**最低の有効血中濃度で維持**する。
    ㋓**催奇形性のリスク**は、**妊娠初期が最大**である(妊娠6、7、8週頃が薬剤の影響を最も受けやすく、種々の奇形が発生する時期である)。
    ㋔胎児への影響；妊娠末期あるいは分娩直前に投与された薬剤は、胎児に移行する。児自身の代謝酵素系が未熟であることや腎機能も十分に発達していないため、薬物の血中濃度は上昇し、容易に副作用発現レベルに達するので注意を要する。
❾**手術成績**
  (ⅰ)脳動脈瘤では、妊娠中に動脈瘤の手術をした群の方が非手術群より、母児とも有意に良好である。したがって、脳動脈瘤では妊娠中に治療する利点がある。
  (ⅱ)これに対してAVMでは、妊娠中の手術群と非手術群との間で母児の死亡率に有意な差はなく、したがって妊娠中にAVMの摘出術を行う方がよいという明瞭な成績はない。
❿**分娩方法**
  (ⅰ)脳外科的に根治手術を終えた症例に対しては、自然(経腟)分娩でよい。
  (ⅱ)根治手術を行えなかった症例の分娩方法については議論があるが、帝王切開の方がより安全である。
  (ⅲ)出産方法は、出血に影響を及ぼさないとの報告もある。
⓫**母体の予後**
  (ⅰ)一般に、虚血性病変より出血性病変の方が予後不良。
  (ⅱ)すなわち、くも膜下出血発症時の母体死亡率は40〜83％と極めて高い。
    ➡すべての妊婦の死亡原因の5〜12％を占めている。

2．頭蓋内出血をきたす疾患

1）脳動脈瘤 Cerebral aneurysm
❶好発年齢；25〜37歳
❷出産回数；経産婦に多い。

❸出血（破裂）の時期（473 頁の**表 16**）
　（ⅰ）**大多数は妊娠 30〜40 週**。
　　　➡出血の頻度は妊娠週数が進むにつれて増加する。
　（ⅱ）分娩時や産褥初期は、稀（それぞれ 2％、13％の頻度）。
　（ⅲ）再出血
　　　ⓐ残りの妊娠中の再出血の頻度；30〜50％
　　　ⓑ時期；初回出血後 2 週間以内と産褥期（分娩後）
　　　ⓒしばしば、致死的である（死亡率；50〜70％）。
❹**妊娠中期から後期にかけて破裂しやすい理由**
　　➡妊娠中における循環動態の変化が挙げられる。すなわち、
　（ⅰ）心拍出量および循環血液量は、妊娠中期から末期にかけて 40〜50％増加する。
　（ⅱ）心拍数は妊娠 32 週をピークとして 10〜15％増加する。
　（ⅲ）妊娠中期から末期では、妊婦が仰臥位になることにより 1 回拍出量が 10〜30％増加する。
❺**分娩時に破裂することが少ない理由**
　（ⅰ）Valsalva 負荷により動脈圧と平行して頭蓋内圧も上昇し、動脈瘤内・外圧の平衡関係が成立すること。
　（ⅱ）妊娠末期の血液凝固能の亢進、特にフィブリノーゲン値の上昇。
❻動脈瘤の発生部位
　（ⅰ）**内頸動脈領域に最も多い**（38％）。
　（ⅱ）以下、前大脳動脈領域（28％）、中大脳動脈領域（14％）の順。
　（ⅲ）多発性動脈瘤は 7％の頻度であり、稀。
❼鑑別疾患
　（ⅰ）鑑別すべき疾患；脳動静脈奇形（473 頁の**表 16**）、静脈洞血栓症や子癇。
　（ⅱ）鑑別点
　　　ⓐ局所神経症状の有無。
　　　ⓑ発症前の妊娠中毒症の症状・所見の有無。
　　　ⓒエックス線 CT や脳血管造影の画像検査所見。
❽治療方針および治療
　（ⅰ）破裂脳動脈瘤
　　　ⓐ原則は、妊娠時期の如何にかかわらず**脳動脈瘤に対する治療を優先**させる。しかし、SAH の重症度、脳動脈瘤の難易度、胎児や母体の状態を考慮して、帝王切開と Neck clipping のどちらを優先的に行うかを判断すべきである（長谷川ら，2003）。
　　　ⓑ手術適応は非妊娠時と同じ。
　　　ⓒ治療法
　　　　㋐クリッピング術
　　　　㋑血管内手術（コイル塞栓術）
　　　　　①術後の抗凝固療法を非妊娠時より強化する必要があるが（妊娠末期は血液凝固能が亢進している）、その至適量は確立されていない。
　　　　　②妊娠を継続したままで塞栓術を行った場合、抗凝固療法により緊急の帝王切開時や

周産期に出血が助長される可能性がある(武智ら，2004)。
（ⅱ）症候性未破裂動脈瘤（例；動眼神経麻痺発症例）
➡妊娠初期に発見された場合には、妊娠中期以降まで待機。
❾分娩方法
（ⅰ）クリッピング施行例では、経腟分娩。
（ⅱ）未治療例や非根治例では、帝王切開術。
❿予後
（ⅰ）全体
　ⓐ良好例；約50％
　ⓑ不良例；約10％
　ⓒ致命率
　　㋐母体；治療群が11％で、非治療群が63％
　　㋑胎児；治療群が5％で、非治療群が27％
（ⅱ）胎児の予後
　ⓐ生存例；約80％
　ⓑ母親が生存すれば、平均と変わらない。

2）脳動静脈奇形 Cerebral arteriovenous malformation（AVM）

❶頻度
（ⅰ）総分娩数の0.2％
（ⅱ）妊娠中にAVMと診断される頻度；0.1％
（ⅲ）脳動静脈奇形全体の7％

❷妊娠とAVMの破裂
➡2つの異なる意見がある。すなわち、
（ⅰ）AVMは妊娠により破裂しやすい。
（ⅱ）AVMの破裂に妊娠は影響しない。
【理由】
　ⓐ妊娠中のAVMの出血の頻度は全体で3.5％であり、非出血発症の非妊娠患者の年間出血率と変わらないこと。
　ⓑ妊娠中のAVMの年間破裂率は0.035～0.065人であり、同年代の非妊娠患者の年間破裂率（0.015～0.031人）と統計学的に有意差がないこと。

❸好発年齢；15～20歳
❹出産回数；初産婦に多い。
❺出血の時期（473頁の表16）
（ⅰ）大多数は、**妊娠15～20週と30～35週に生じる（二峰性）**。
（ⅱ）分娩時や産褥早期にも起こりうる。
　☞すなわち、出血は妊娠、分娩、産褥期を通していかなる時期にも起こりうる。
（ⅲ）再出血
　ⓐ残りの妊娠中における再出血の頻度；27％

❸発生時期；妊娠末期や分娩時。
❹治療；非妊娠時と同じ。

> *【子癇】
> ①定義・概念
>   ⅰ)妊娠中毒症によって起こる痙攣発作や意識障害をいう。
>   ➡但し、てんかん、脳出血や脳腫瘍などの明らかな原因によって起こる痙攣発作は子癇としない。
>   ⅱ)子癇の症状は、一般に可逆性。
> ②頻度；全妊娠の0.05〜0.3%
> ③病態
>   ⅰ)脳血管攣縮説
>   ➡脳血管攣縮による脳虚血により、細胞毒性浮腫(cytotoxic edema)が生じる。
>   ⅱ)突破現象説(break through theory)
>   ➡血圧の上昇が自動調節能を超えて脳血液・関門を破綻させ、血管原性浮腫(vasogenic edema)が生じる
>   ⅲ)脳血管攣縮とBreak throughとの相互関連説。
> ④子癇の脳血管造影所見；脳血管攣縮
> ⑤単純CT所見
>   ⅰ)両側大脳白質の広汎な低吸収域。
>   ⅱ)後頭葉がより高度に侵される。
>   ⅲ)低吸収域は可逆性。
> ⑥MRI所見；通常、T1強調画像で等信号、T2強調画像で高信号。
> ⑦子癇に続発する脳血管障害
>   ⅰ)頭蓋内出血
>   ⅱ)脳梗塞

5) 高血圧性脳出血 Hypertensive intracerebral hemorrhage

❶原因・分類
　（ⅰ）いわゆる高血圧性脳出血。
　（ⅱ）妊娠高血圧症候群に伴う高血圧。
　　　🔖脳出血の発生頻度は妊娠高血圧症候群例全体の20〜25%
　（ⅲ）その他；陣痛や分娩時の血圧上昇、出血傾向や原因不明など。
❷発症時期；妊娠後期、分娩時、あるいは産褥期。
❸治療；非妊娠時と同じ。

6) 脳海綿状血管腫 Cerebral cavernous angioma

❶出血しやすい(86%)。
❷出血の時期；妊娠の**最初の3ヵ月**が多い。
❸**特徴**

　　　　（ⅰ）妊娠初期には症候性となりやすく、血管腫も増大する。
　　　　（ⅱ）妊娠中、増大および出血のリスクは高くなる。
　　❹治療
　　　　（ⅰ）圧迫所見のある脳内血腫例に対しては、緊急に血腫除去術（時に外減圧術を併用）を行う。
　　　　（ⅱ）海綿状血管腫に対しては保存的治療。
　　❺分娩方法
　　　　（ⅰ）帝王切開
　　　　（ⅱ）経腟分娩は禁忌。

7）脳静脈性血管腫 Cerebral venous angioma
　　❶分類
　　　　（ⅰ）妊娠前に**既に**「静脈性血管腫」と診断されているもの。
　　　　　　➡妊娠中の症状は、痙攣か無症状。
　　　　（ⅱ）妊娠を契機に脳出血や痙攣を起こして、**その時点で初めて**「静脈性血管腫」と診断されるもの。
　　❷出血の時期；妊娠中期か産褥期。
　　❸治療方針および治療
　　　　➡非妊娠時と同じ。すなわち、
　　　　（ⅰ）出血例
　　　　　　ⓐ圧迫所見のある脳内血腫例に対しては、緊急に血腫除去術。
　　　　　　ⓑ静脈性血管腫に対しては保存的治療。
　　　　（ⅱ）非出血例；保存的治療
　　❹分娩方法；経腟分娩

3．虚血発作をきたす疾患

1）脳硬膜静脈洞血栓症 Cerebral dural sinus thrombosis
　　❶頻度
　　　　（ⅰ）年間1例
　　　　（ⅱ）妊娠および産褥期に発生する頻度は、2,500の妊娠に対して1例。
　　❷発症時期
　　　　（ⅰ）妊娠後期または産褥期に多い。
　　　　（ⅱ）産褥期では、
　　　　　　ⓐ出産直後～4週間が多い。
　　　　　　ⓑ特に、出産後24時間以内と出産後10～20日にピークがある。
　　❸初発症状
　　　　➡痙攣発作が最も多い。

❻出産回数；初産婦が圧倒的に多い(出血発症、虚血発症とも)。
❼治療方針

出血例	出血の原因がもやもや血管の破綻の場合(動脈瘤の破裂でない場合)	①圧迫所見のない血腫の場合 ➡保存的治療 ②圧迫所見があり手術的に到達可能な部位 ➡血腫除去術 ③妊娠安定期にEC-IC(STA-MCA)吻合術を行う。 　①吻合術の時期は、血行路が十分機能するのに必要な期間を逆算して決める。 　②妊娠中および分娩時における虚血発作や再出血の予防のためである(出血の予防効果については確立されていないが)。 ④脳室内出血に対して、脳室ドレナージ。
	出血の原因が動脈瘤の場合	①仮性動脈瘤の場合は、自然消失することが多いので保存的治療。 ②真性動脈瘤の場合 ➡脳動脈瘤への到達路にもやもや血管網があったり、動脈瘤が椎骨脳底動脈系に多いことなどより、手術時期(急性期か慢性期か)や手術方法(直達手術か血管内手術か)については、手術の難易度や術者の技量により決定するほかない。
虚血発作例		①保存的治療 ②妊娠安定期にEC-IC(STA-MCA)吻合術を行う。

❽分娩方法
　➡分娩方法については確立されたものはなく、以下のような異なる意見がある。
　(i)全身麻酔による**帝王切開術がよい**。
　　【理由】経腟分娩時の過呼吸や高血圧を防ぐことができ、出血や虚血発作を予防できる。
　(ii)**経腟分娩がよい**。
　　【理由】
　　　ⓐ帝王切開は、開腹や胎児を取り出したときに、急激な循環動態の変化をきたすので危険である。
　　　ⓑ硬膜外麻酔下での鉗子による経腟分娩は、心血管系へのストレスを軽減することができる。
　(iii)以下の注意点を守れば、帝王切開でも経腟分娩でも**どちらでもよい**。
　　【注意点】
　　　ⓐ分娩中の**血圧のコントロール(低血圧や高血圧を避ける)**。
　　　ⓑ分娩中のHypocapnia(低炭酸ガス血症)を避ける。
　　　ⓒ硬膜外麻酔を用いる。
❾妊娠中、分娩時および分娩後の注意点
　(i)全経過を通じて、**血圧のコントロールが重要である**➡**低血圧および高血圧に注意**。
　(ii)妊娠中、中毒症にならないようにする。
　(iii)妊娠中の過激な運動(水泳や体操)は禁忌。
　(iv)**分娩中、過呼吸にならないように配慮する**。
　　　➡痛みは過呼吸を誘発するので、速やかなる対処が必要。
　(v)分娩に対する不安や分娩中のいきみは血圧の上昇をきたすので、適切な対処が必要である。

(ⅵ)分娩後の子宮収縮薬の使用は血圧を上昇させることがあるので、十分注意して使用する。
❿予後
　(ⅰ)虚血発症例
　　　ⓐほとんどが、母児とも良好。
　　　ⓑ但し、奇形児を認めることがある(抗てんかん薬の影響か？)。
　(ⅱ)出血発症例
　　　ⓐ母親の良好群；44％
　　　　▶予後不良因子は、出血(脳出血や脳室内出血)である。
　　　ⓑ児の予後良好群；80％

もやもや病患者と妊娠				
妊娠による頭蓋内病変	発生頻度		妊娠、分娩時および産褥期に頭蓋内病変を惹起する確立は低い。すなわち、 ①虚血発作の発生率；13％ ②出血の発生率；3％
^	既往のもやもや病との関係	発症形式との関係	虚血発症例に多い。
^	^	外科的治療の有無	外科的治療を受けている人の方が発生頻度は低い。
避妊方法			①コンドーム、または避妊器具(子宮内)を用いる。 ②経口避妊薬の服用は避ける。 　➡もやもや病患者の症状を悪化させるので。
予　　後			①母児とも良好例が多い。 ②但し、若干例、奇形児が産まれている(抗てんかん薬の影響か？)。
備　　考			①虚血例は無論のこと出血例に対しても、将来のことを考慮し、発症した時点で外科的治療(STA-MCA by-pass や EDAS など)を行う。 ②もやもや病患者が妊娠した場合 　①脳出血や虚血発作のリスクを増加させるかどうかについては確証はない。 　②しかし、妊娠による循環血液量の増加や凝固機能の亢進、また、妊娠経過中に増加するエストロゲンが血管壁の結合織に影響を与え、血管自体を脆弱化させること、さらには妊娠中毒症も合併することがあるので、既往の「もやもや病」の症状が悪化したり、また新たに脳出血や虚血発作が生じる可能性は十分予想できる。 ③妊娠を繰り返すことが脳血管障害のリスクを増加させるかどうかは不明である(Kamiyamaら, 1998)。

㉛てんかん患者と妊娠

1．総説

❶妊娠中の痙攣発作回数
　（ⅰ）増加；20％
　　　➡1年以上発作のない人は、妊娠中に発作回数が増加するということはまずない。
　（ⅱ）不変；70％
　（ⅲ）減少；10％
❷抗てんかん薬はすべて、胎児の奇形発生率を増加させる。
　（ⅰ）通常より2～3倍高い。
　（ⅱ）しかし、妊娠が判明した段階で抗てんかん薬を変更したり中止することは、意味がない。
　　　➡妊娠10週までに既に奇形は生じている。
　（ⅲ）抗てんかん薬を続行することによる発作のコントロールが大切である。
❸てんかんを有する母親では、妊娠中および分娩中の合併症の発生率が高い。
❹妊娠中に母親が痙攣を起こした場合の影響
　（ⅰ）流産、早産や頭蓋内出血の危険性が増加する。
　（ⅱ）胎児の発育障害をきたす可能性がある。
❺子どもの奇形発生率
　（ⅰ）全体；4～10％で、非てんかん者の2～3倍。
　（ⅱ）母親の抗てんかん薬服用の有無による奇形の発生率(Nakaneら，1980)
　　　ⓐ服薬者
　　　　㋐服用により痙攣発作がない場合；11.5％
　　　　㋑服用しているが、痙攣発作がある場合；12.7％
　　　ⓑ非服薬者
　　　　㋐痙攣発作がない場合；1.8％
　　　　㋑痙攣発作がある場合；3.4％
　（ⅲ）多剤服用者の奇形発生率(Maloneら，1997)
　　　ⓐ2種類服用者；5.5％
　　　ⓑ3種類服用者；11％
　　　ⓒ4種類服用者；23％
　（ⅳ）単剤服用者の奇形発生率(兼子，1996)
　　　ⓐ Sodium Valproate；11.6％
　　　ⓑ Phenytoin；8.3％
　　　ⓒ Carbamazepine；5.2％
　　　ⓓ Phenobarbital；3.9％
　（ⅴ）薬の組み合わせ
　　　ⓐ Carbamazepine（カルバマゼピン）、Sodium Valproate（バルプロン酸ナトリウム）、および Phenobarbital（フェノバルビタール）

の組み合わせが最も発生率が高い(中でも、Sodium Valproate と Carbamazepine との併用の奇形発生率は高い)。

ⓑ 抗てんかん薬は、単剤投与が原則。

(ⅵ)Sodium Valproate と Phenytoin(フェニトイン) は投与量依存性で、投与用量の多い人および血中濃度の高い人では奇形発生率が高くなる。

　ⓐ Sodium Valproate では、投与量あるいは血中濃度と奇形の発現は有意に相関する。
　　➡特に、800～1,000 mg/日を超えると危険率は高くなる。

　ⓑ したがって、Sodium Valproate の高血中濃度を避けるため、従来の Sodium Valproate は 3～4 回に分割して投与するか、あるいは徐放剤へ変更する。

(ⅶ)治療を受けている母親の妊娠中におけるてんかん発作の有無による奇形発生率
　ⓐてんかん発作を生じた場合；12～13％
　ⓑてんかん発作がない場合；10％

(ⅷ)父親のてんかんは、奇形発生に影響を与えることはまずない。

❻てんかんを有する母親において、その子どもにてんかんが発生する頻度は、痙攣発作のない母親のそれと比べて 4 倍高い。

　☞痙攣発作のない母親の子どもが、てんかん発作をきたす頻度は 0.5～1％。

❼奇形の種類
(ⅰ)Cleft lip(口唇裂)および口蓋破裂が最も多い。
(ⅱ)以下、心臓の異常、骨格の異常、中枢神経系の異常、尿道下裂の順。

❽抗てんかん薬の合併症(奇形)の具体例
(ⅰ)Carbamazepine や Sodium Valproate 服用者
　　　➡神経管欠損(二分脊椎で、ほとんどが腰仙部)。
　ⓐ頻度
　　㋐Carbamazepine；0.5～1％
　　㋑Sodium Valproate；1～2％
　ⓑ神経管が閉鎖する妊娠 21～28 日以前に、抗てんかん薬が影響した場合に発生。
　　㋐神経管閉鎖障害(嚢胞性)の有無は、妊娠 18 週における超音波でほとんど診断可能である(必要であれば、羊水の Alpha-fetoprotein の測定)。
　　㋑葉酸値の測定。

(ⅱ)Phenytoin 服用者
　ⓐ先天性心中隔欠損や口唇・顔面裂など(2～5％)。
　　㋐口唇裂は妊娠 35 日以前に、
　　㋑顔面裂は妊娠 70 日以前に、
　　抗てんかん薬が影響した場合に発生。
　ⓑHydantoin(ヒダントイン) 症候群
　　㋐発生頻度；10～30％
　　㋑種類；発育障害、知能障害、特異な頭蓋・顔面の異常や四肢の欠損など。

(ⅲ)Phenobarbital
　ⓐ先天性心疾患、口唇・顔面裂や知能障害など。

ⓑ先天性心疾患は妊娠42日以前に、抗てんかん薬が影響した場合に発生。
　（ⅳ）Phenobarbital、Phenytoin や Carbamazepine 服用者
　　　ⓐビタミン K 依存性の凝固因子（Ⅱ、Ⅶ、Ⅸ、Ⅹ）欠乏による新生児頭蓋内出血。
　　　ⓑ出生後24時間以内に多い。
❾母乳を与えることの是非
　（ⅰ）Phenytoin、Sodium Valproate および Carbamazepine 服用者
　　　ⓐ母乳を与えてよい。
　　　ⓑ但し、本邦では Sodium Valproate は授乳回避で、Carbamazepine は治療上の有益性が勝る場合のみ投与可。
　（ⅱ）Phenobarbital 服用者
　　　ⓐ母乳を与えない方がよい。
　　　ⓑ児の禁断（離脱）症状にも注意が必要。
❿てんかんを有する妊婦が分娩中に痙攣発作をきたす頻度は、1～2%

2. 抗てんかん薬服用患者に対する妊娠についての助言

❶妊娠を望む場合
　（ⅰ）2年間痙攣がなければ、少なくとも抗てんかん薬を3ヵ月間かけてゆっくり中止し、その後に妊娠を計画する。
　　　ⓐ中止後、妊娠により発作が再発する頻度は28%
　　　ⓑ大部分は妊娠24週以前に起こる。
　（ⅱ）抗てんかん薬を中止できない場合には、より副作用の少ない薬および単剤に変更することを試みる。
　　　➡ Sodium Valproate を投与しなければならないときは、3～4回に分割して投与する（用量依存性なので、血中濃度のピークを最小にするため）。
　（ⅲ）現在痙攣が生じている場合には、コントロールされるまで妊娠を待つ。
　（ⅳ）葉酸値の測定および補充。
❷抗てんかん薬を服用している母親から正常な子どもが産まれる確率は、90%である。
❸先天奇形や精神発達遅延を生じる危険率は、てんかん自体および薬剤のために、通常より2～3倍高い。
❹経口避妊薬の服用について
　（ⅰ）Phenytoin、Phenobarbital や Carbamazepine 服用者では、経口避妊薬の効果が減弱される。
　（ⅱ）Sodium Valproate や Benzodiazepine は、経口避妊薬に影響を及ぼさない。

チョットお耳を拝借

①てんかん発症率；20歳までの一般人口では、1%前後。
②母親がてんかんの場合
　㋑子どもの8～9%がてんかんになる可能性がある。
　㋺息子より娘に多く発症する。
③父親がてんかんの場合
　➡子どもの2～3%にてんかんが発症する（兼子ら，1996）。

第4章

便 利 編

この章は、ベットサイドや試験勉強の際に
すぐ役立つようにとの趣旨から設けました。
第2、3章で取りあげた項目については、
"なまけもの編"としてまとめました。
またポイント集という意味で
"耳よりな情報編"も設けました。
是非ご活用ください。

Ⅰ. 重症度分類 ▼

❶意識障害

1. Glasgow Coma Scale による意識障害評価法(表1)

表1. グラスゴー方式 Glasgow Coma Scale (GCS) (Teasdale ら, 1974)

開眼		発語		運動機能	
自発的に	4	見当識良好	5	命令に従う。	6
言葉により	3	会話混乱	4	痛み刺激部位に手足をもってくる。	5
痛み刺激により	2	不適当な言葉	3	手足を逃避させる。 異常屈曲	4 3
開眼せず	1	理解不能な声	2	四肢の異常伸展	2
		発語せず。	1	まったく動かさない。	1

A、B、C 各項の評価の総和をもって意識障害の重症度とする。
すなわち、
　　A＋B＋C＝3〜15
　　Normal（正常）＝15、Deep coma（深昏睡）＝3

2. Japan Coma Scale による意識障害評価法(表2)

表2. Japan Coma Scale (JCS) (太田, 1997)

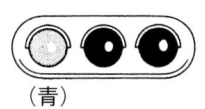

（青）
Ⅰ. 刺激しないでも覚醒している状態（1桁で表現）
　　（delirium, confusion, senselessness）
　　1. 大体意識清明だが、今ひとつはっきりしない。
　　2. 見当識障害がある。
　　3. 自分の名前、生年月日がいえない。

（黄）
Ⅱ. 刺激すると覚醒する状態―刺激をやめると眠り込む―
　　（2桁で表現）
　　（stupor, lethargy, hypersomnia, somnolence, drowsiness）
　10. 普通の呼びかけで容易に開眼する。
　　　〔合目的な運動（例えば、右手を握れ、離せ）をするし言葉も出るが、間違いが多い。〕*
　20. 大きな声、または身体を揺さぶることにより、開眼する。
　　　〔簡単な命令に応ずる．たとえば離握手〕*
　30. 痛み刺激を加えつつ呼びかけを繰り返すと、辛うじて開眼する。

（赤）
Ⅲ. 刺激をしても覚醒しない状態（3桁で表現）
　　（deep coma, coma, semicoma）
　100. 痛み刺激に対し、払いのけるような動作をする。
　200. 痛み刺激で少し手足を動かしたり、顔をしかめる。
　300. 痛み刺激に反応しない。
　　註　R：Restlessness；Ⅰ：Incontinence
　　　　A：Akinetic mutism, Apallic state
　　例：100-Ⅰ；20-R

*なんらかの理由で開眼できない場合

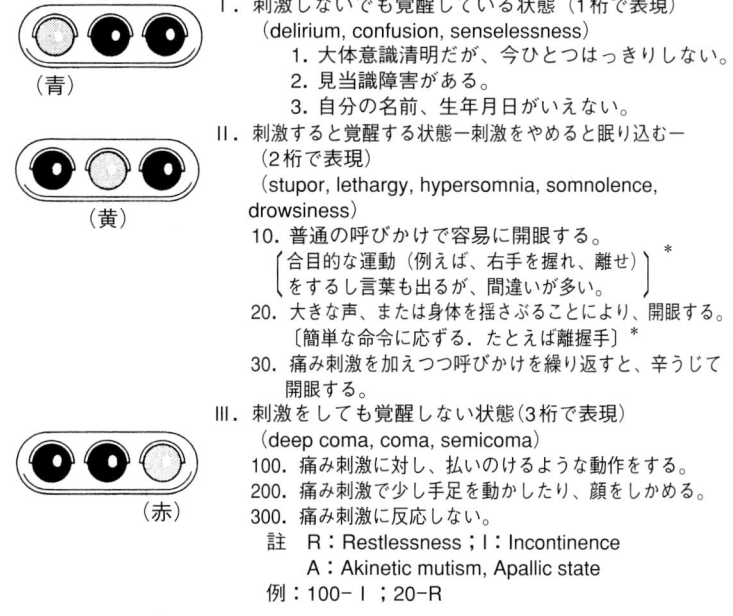

3．脳波パターンからの意識障害の分類

❶昏睡時にみられる通常の脳波は、高振幅δ波の広範な出現である（**δ波昏睡**）
　（ⅰ）意識障害の程度と脳波所見における徐波の量とは、平行関係にある。
　（ⅱ）昏睡の程度が強くなるにつれて、脳波にはδ波が多くなり、α波はまったく認められなくなる。
　（ⅲ）原因疾患；脳血管障害、頭部外傷、脳腫瘍、代謝性障害やAnoxia（無酸素症）など。
　（ⅳ）予後；原疾患による。
❷昏睡時に、稀に、高振幅δ波以外の波が出現することがある。
　（ⅰ）α波がみられる場合
　　　ⓐ8〜12 Hzのα波が基本で、**α波昏睡**（α-coma）と呼ばれる。
　　　ⓑ原因疾患
　　　　㋐脳幹障害；橋（pons）を中心とする梗塞や出血がほとんどである。
　　　　㋑Diffuse hypoxic encephalopathy（びまん性低酸素脳症）；種々の原因による心肺停止により、生じる。
　　　ⓒ昏睡初期にみられることが多い。
　　　ⓓ予後；不良で、ほとんどが死亡する。
　（ⅱ）β波がみられる場合
　　　ⓐ脳波は低電位速波で、**β波昏睡**（β-coma）と呼ばれる。
　　　ⓑ原因疾患；脳幹部梗塞（虚血）が多い。
　　　ⓒ予後；不良で、ほとんどが死亡する。
　（ⅲ）紡錘波がみられる場合
　　　ⓐ脳波は紡錘波（12〜14 Hzの規則的な波がBurst様に出現）を中心とした種々の睡眠脳波パターンで、**紡錘波昏睡**（spindle coma）と呼ばれる。
　　　ⓑ原因疾患；頭部外傷の比較的重篤度の軽い症例に、出現しやすい。
　　　ⓒ予後；典型的な睡眠時の紡錘波パターンを示したものでは、予後良好である。
❸重篤度から順に、α-coma≧δ-coma＞β-coma≧spindle coma

❷ くも膜下出血の CT 分類(Fisher ら，1980)

Group I	くも膜下腔に血液が認められないもの。
Group II	びまん性にくも膜下出血が認められるが凝血塊はなく、また半球間裂、島槽や迂回槽に1mm以上の厚さの血液がみられないもの。
Group III	凝血塊がくも膜下腔に局在しているか、あるいは半球間裂、島槽や迂回槽に1mm以上の厚さの血液がみられるもの。
Group IV	テント上のくも膜下腔に意義のある出血はみられないが、脳内出血や脳室内出血が認められるもの。

❸ くも膜下出血の重症度分類

1）Hunt and Kosnik の重症度分類(Hunt ら，1974)

Grade（重症度）		Criteria（基準徴候）
Grade 0		未破裂例
Grade	I	意識清明で、無症状か、ごく軽度の頭痛、項部硬直のあるもの。
	Ia	意識清明で、急性の脳症状や髄膜症状はないが、固定した神経脱落症状のあるもの。
Grade II		意識清明で、中等度か強い頭痛、項部硬直はあるが、脳神経麻痺以外の神経脱落症状のないもの。
Grade III		意識は傾眠状態で、錯乱、あるいは軽度の局所神経症状のあるもの。
Grade IV		意識は昏迷状態で、中等度から重篤な片麻痺がある。早期の除脳硬直や自律神経障害のあることがある。
Grade V		深昏睡状態で除脳硬直を示し、瀕死の様相を示すもの。

(付) 下記を認めるときには、重症度(grade)を1段階悪い方に下げる。
（i）重篤な全身疾患(例；高血圧、糖尿病、高度な動脈硬化、慢性肺疾患)。
（ii）脳血管造影で著明な脳血管攣縮。

2）世界脳神経外科学会(World Federation Neurological Surgeons；WFNS)分類(Drake，1988)

Grade	GCS score	運動麻痺
Grade I	15	なし
Grade II	14〜13	なし
Grade III	14〜13	あり
Grade IV	12〜7	存在するか、またはなし
Grade V	6〜3	存在するか、またはなし

3）Takagi らの重症度分類(1999)

Grading scale	GCS score
Grade Ⅰ	15
Grade Ⅱ	11～14
Grade Ⅲ	8～10
Grade Ⅳ	4～7
Grade Ⅴ	3

4）Hunt and Hess の重症度分類(Hunt ら，1968)

Category* （分類）	Criteria （基準徴候）
Grade Ⅰ	Asymptomatic, or minimal headache and slight nuchal rigidity. （無症状か、ごく軽度の頭痛と項部硬直がある）
Grade Ⅱ	Moderate to severe headache, nuchal rigidity, no neurological deficit other than cranial nerve palsy. （中等度から重度の頭痛、項部硬直はあるが、脳神経麻痺以外の神経症状はない）
Grade Ⅲ	Drowsiness, confusion, or mild focal deficit. （意識は傾眠、錯乱、あるいは軽度の局所神経脱落症状がある）
Grade Ⅳ	Stupor, moderate to severe hemiparesis, possibly early decerebrate rigidity and vegetative disturbances. （意識は昏迷状態で、中等度から重篤な片麻痺がある。初期の除脳硬直や自律神経障害を伴うことがある）
Grade Ⅴ	Deep coma, decerebrate rigidity, moribund appearance. （意識は深昏睡状態で、除脳硬直を示し、瀕死の様相を示す）

*Serious systemic disease such as hypertension, diabetes, severe arteriosclerosis, chronic pulmonary disease, and severe vasospasm seen on arteriography, result in placement of the patient in the next less favorable category.
（高血圧、糖尿病、高度な動脈硬化、慢性肺疾患のような重篤な全身疾患や脳血管造影で著明な脳血管攣縮を認めるときには、1段階悪い方に下げる）

5）Botterell らの重症度分類(Botterell ら，1956)

Grade （重症度）	Description （基準徴候）
Grade Ⅰ	Conscious with or without signs of blood in the subarachnoid space. （髄膜刺激症状の有無にかかわらず意識は清明）
Grade Ⅱ	Drowsy without significant neurological deficit. （意識は傾眠状態であるが、明瞭な神経脱落症状はない）
Grade Ⅲ	Drowsy with significant neurological deficit and probably intracerebral clot. （意識は傾眠状態で、おそらく脳内血腫による明瞭な神経脱落症状を伴っている）
Grade Ⅳ	Major neurological deficit and deteriorating because of large intracerebral clots or older patients with less severe neurological deficit but pre-existing degenerative cerebrovascular disease. （著明な神経脱落症状があり、大きな脳内血腫のために増悪傾向を示すか、あるいは神経脱落症状の程度は軽いが先在性の脳血管障害を有する高齢者）
Grade Ⅴ	Moribund or near moribund patient with failing vital centers and extensor rigidity. （瀕死、あるいは生命中枢の不全状態や除脳硬直を示す瀕死に近い状態）

❹脳動静脈奇形

1．Spetzler らの分類(Spetzler ら，1986)

Graded feature (AVM の所見)		Points Assigned** (割り当てる点数)
Size of nidus (ナイダスの大きさ)	small (＜3 cm)	1
	medium (3―6 cm)	2
	large (＞6 cm)	3
Eloquence of adjacent brain (ナイダスの部位)	non-eloquent area (非症候発現域)	0
	eloquent area*(症候発現域)	1
Pattern of venous drainage (流出静脈のパターン)	superficial only (表在静脈)	0
	deep (深部静脈)	1

*Eloquent area とは、機能的に重要な部位をいう。具体的には、知覚・運動野、言語中枢、視覚領野、視床下部や視床、内包、脳幹、および小脳脚や深部の小脳核を指す。
**3項の合計により、1点は Grade Ⅰ、2点は Grade Ⅱ、…、5点は Grade Ⅴとなる。
そのほかに、Grade Ⅵがある。これは、手術適応のまったくない(inoperable) AVM で、具体的には極めて大きなびまん性の AVM、あるいは Nidus がびまん性に脳幹や視床下部などの重要組織に存在する AVM である。

2．Radiosurgery のための重症度分類(Pollock ら，2002)

➡ AVM score＝$(0.1)(\text{AVM volume in cm}^3) + (0.02)(\text{patient age in years}) + (0.3)(\text{AVM location}^*)$

*【AVM location について】
❶AVM が前頭葉や側頭葉に存在する場合には、'0' を与える。
❷AVM が頭頂葉、後頭葉、脳室内、脳梁、あるいは小脳に存在する場合には、'1' を与える。
❸AVM が基底核、視床、あるいは脳幹に存在する場合には、'2' を与える。

❺頸動脈海綿静脈洞瘻の脳血管造影所見による分類(表3)

表 3. Barrow らの分類(1985)

Type A	内頸動脈と海綿静脈洞との間に、直接、高流量の Shunt が介在するもの。 Direct high flow shunts between the internal carotid artery and the cavernous sinus.
Type B	内頸動脈の硬膜枝と海綿静脈洞との間に Dural shunt が介在するもの。 Dural shunts between meningeal branches of the internal carotid artery and the cavernous sinus.
Type C	外頸動脈の硬膜枝と海綿静脈洞との間に Dural shunt が介在するもの。 Dural shunts between meningeal branches of the external carotid artery and the cavernous sinus.
Type D	内頸動脈と外頸動脈両方の硬膜枝と海綿静脈洞との間に Dural shunt が介在するもの。 Dural shunts between meningeal branches of both the internal and external carotid arteries and the cavernous sinus.

❻硬膜動静脈瘻

1. Djindjian らの分類(1978)

Type I	静脈洞または硬膜静脈に流入するもので、最も多いタイプ。 Typical pure meningeal arteriovenous fistula, draining directly into a meningeal vein or a dural sinus ; these are the most frequent.
Type II	直接静脈洞に流入するが、静脈洞に入ってくる脳表静脈へ逆流するもので、Type 1 の亜型。そのうちに神経学的合併症を引き起こす。 Pure meningeal arteriovenous fistula, draining directly into a sinus, but with reflux into its cortical tributaries ; this is a variant of the preceding type, but these fistulae merit a separate group because in the long term they cause neurological complications (central signs, raised intracranial pressure).
Type III	直接脳表静脈に流入するもので、常に神経学的合併症を起こしてくる。 Pure meningeal arteriovenous fistula, draining directly into a cortical vein.
Type IV	硬膜あるいは硬膜下に大きな静脈貯留部をもつもので、頭蓋内占拠性病変としての症状を出す。 Pure meningeal arteriovenous fistula, with a large dural or subdural venous lake, which acts as a mass.

2．Bordenらの流出静脈路の所見からの分類と特徴(1995)

Type Ⅰ	①流入動脈が直接静脈洞へ入り、その後順行性に還流するタイプ（正常な静脈還流）。 ②通常、無症候性（asymptomatic）であるが、時に拍動性の耳鳴りや脳神経障害をきたす。 ③頭蓋内出血や静脈梗塞をきたすことはなく、良好な経過をとる。 ④高率に、自然に血栓化する。 ⑤治療 　ⓐ無症状例➡治療の必要はない。 　ⓑ症状のある症例 　　①経動脈的塞栓術が第一選択。 　　　❶Type Ⅰa［下記の亜型（subtype）を参照］が最もよい適応症例。 　　　❷約60％の症例に完全閉塞が得られる。 　　②静脈洞遊離術（sinus isolation, or skeletonization） 　　　❶流入動脈が多数である Type Ⅰb［下記の亜型（subtype）を参照］、流入動脈が重要な構造物を供給している場合、あるいは経動脈的塞栓術不成功例が適応症例。 　　　❷静脈洞遊離術は、予め経動脈的塞栓術により短絡量を可能な限り減少させた後に施行した方がよい。 　　　❸因みに静脈洞遊離術とは、開頭後罹患静脈洞に流入している全動脈を遮断し、静脈洞を遊離させる方法。
Type Ⅱ	①流入動脈は静脈洞へ入り、その後、くも膜下静脈（subarachnoid veins）*へ逆流していくタイプ。 ②静脈圧上昇（venous hypertension）や出血により、神経脱落症状をきたす。 ③罹患静脈洞は狭窄、あるいは一部閉塞している。 ④治療➡血管内手術と開頭術の併用。
Type Ⅲ	①流入動脈は静脈洞に入らず、直接、くも膜下静脈（subarachnoid veins）*と交通しているタイプ。 ②静脈洞は開通している場合と、閉塞している場合とがある。 ③瘻孔部の両側で静脈洞が閉塞している場合には、Isolated sinus（孤立性静脈洞）となる。 ④頭蓋内出血や進行性の神経脱落症状により発症する。 ⑤出血例では、早期に高率に再出血する。 ⑥治療 　ⓐくも膜下静脈（脳表静脈）に直接還流しているので、静脈経由による血管内手術は不可能。 　ⓑ開頭術による流出静脈の遮断（クリッピングや焼灼）。

〔亜型 subtype〕
➡Type Ⅰ～Ⅲは、流入動脈が1つか複数かにより、さらに Simple fistula と Multiple fistulas とに分けられる。
a．Simple fistula［a single meningeal artery（feeder）］
　・流入動脈である硬膜動脈は1本。
　・1本の流入動脈と静脈洞との間で単一の瘻孔を形成するもの。
　・本型に属するものは、Type Ⅰa、Type Ⅱa、Type Ⅲaと表記する。
b．Multiple fistulas［multiple arteries（feeders）］
　・流入動脈は複数。
　・本型に属するものは、Type Ⅰb、Type Ⅱb、Type Ⅲbと表記する。

*Subarachnoid vein は Pial vein、Cortical vein や Leptomeningeal vein とも記載されている。

3．Cognard らの流出静脈路による分類[(1995)](図は一部改変．→は血流の方向)

タイプ	脳血管造影所見	神経症状・所見
Type Ⅰ (図1)	①主要静脈洞に短絡する。 ②罹患静脈洞の狭窄・閉塞はない。 ③静脈洞を介する順行性の静脈還流(正常な静脈還流)。 図1	重篤な症状を呈さない。
Type Ⅱ　Ⅱa (図2)	①主要静脈洞に短絡する。 ②Type Ⅱは罹患静脈洞の狭窄・閉塞を認めることがある。 ①静脈洞を逆行性に還流するもの。 ②しかし、脳表静脈には逆流しない。 図2	ⓐ重篤な症状を呈さないことが多い(約63％)。 ⓑ重篤な症状を呈する頻度は、約37％と少ない。 　➡重篤な症状の中では、頭蓋内圧亢進症状が最も多い(重篤な症状群の80％、全体の約30％)。
Ⅱb (図3)	脳表静脈へ逆流し、その後は、静脈洞を順行性に還流するもの。 図3	ⓐ重篤な症状を呈さないことが多い(70％)。 ⓑ重篤な症状を呈する頻度は、30％と少ない。 　➡重篤な症状の中では、頭蓋内出血が最も多い(重篤な症状群の約67％、全体の20％)。

Type Ⅱ (図4)	Ⅱa+b	Type ⅡaとⅡbが併存するもの。 図4 流入動脈 短絡部	重篤な症状を呈することが多い（約67％）。 その中では、 ⓐ局所神経脱落症状が最も多い（重篤な症状群の50％、全体の約33％）。 ⓑ次いで、頭蓋内圧亢進症状と痙攣（各々重篤な症状群の約17％、全体の約11％）。
Type Ⅲ (図5)		①直接、脳表静脈に短絡するもの。 ②流出静脈の拡張（venous ectasia of draining vein）を伴わない。 図5 短絡部 流入動脈	重篤な症状を呈することが多い（約76％）。 その中では、 ⓐ頭蓋内出血が最も多い（重篤な症状群の約53％、全体の40％）。 ⓑ次いで、局所神経脱落症状（重篤な症状群の約42％、全体の32％）。
Type Ⅳ (図6)		①直接、脳表静脈に短絡し、かつ、静脈の拡張を伴うもの。 ②静脈の拡張とは、直径が5mmより大きい場合や流出静脈の直径より3倍以上大きい場合をいう。 図6 短絡部 流入動脈	ほとんどの症例で、重篤な症状を呈する（約97％）。 その中では、 ⓐ頭蓋内出血が最も多い（重篤な症状群の約68％、全体の約66％）。 ⓑ次いで、頭蓋内圧亢進症状（重篤な症状群の約14％、全体の約14％）。

Type V (図7)	Dural AVF が Spinal perimedullary vein(脊髄周囲静脈)に還流するもの。 図7 短絡部／流入動脈	全例、重篤な症状を呈する。その中では、 ⓐ脊髄症(myelopathy)が最も多い(50%)。 ⓑ次いで、頭蓋内出血(約42%)。

4．Pitonらの流出静脈路による分類(1984)

Type 1	①患側と同側の横・S状静脈洞は閉塞していない。 ②患側と同側の横・S状静脈洞を経て、頸静脈に流出するタイプ(すなわち、順行性)。 ③主たる流入動脈は、患側の外頸動脈系で、特に後頭動脈(occipital artery)と中硬膜動脈(後枝)。 ④血流速度は速い(約42%)。 ⑤瘻孔部(短絡部)は、横静脈洞に限局していることが多い(約70%)。
Type 2	①しばしば、患側の横静脈洞の狭窄や閉塞が瘻孔部より下流に、あるいは頸静脈に異常(狭窄や閉塞)が認められる。 ②瘻孔部から反対側の横静脈洞へ逆流するタイプ。 ③脳表静脈には逆流しない。 ④主たる流入動脈は、患側と同側の外頸動脈系で、特に後頭動脈と中硬膜動脈(後枝)。 ⑤血流速度は速い症例がほとんどで、また、その速度はType 1よりさらに速い。 ⑥瘻孔部は半数が横静脈洞全体で、次いで横静脈洞遠位部(約27%)。
Type 3	①患側の横静脈洞の閉塞(血栓)が瘻孔部より上流および下流の両者に、あるいは瘻孔部より下流に認められることが多い。 ②患側の横静脈洞から脳表静脈に逆流するタイプ。 ③臨床的に、最も危険性の高いタイプ。 ④主たる流入動脈は、患側と同側の外頸動脈系で、特に後頭動脈と中硬膜動脈(後枝)。 ⑤血流速度は非常に速い。 ⑥瘻孔部は横静脈洞に限局していることが多く、横静脈洞の中1/3に最も多い。 ➡横静脈洞全体に瘻孔部が存在する例が、約26%にみられる。

5. Lalwani らの静脈還流制限による分類(1993)

Grade	Venous drainage
1	静脈還流制限はない。すなわち正常な順行性の静脈還流を示し、脳表静脈への逆流もない。 No venous ristriction ; normal antegrade venous drainage without retrograde or cortical venous drainage.
2	①中等度の静脈洞狭窄がある。 ②順行性と逆行性の静脈還流であるが、軽度から中等度の静脈洞の閉塞があるので順行性の流出は制限されている。 ③脳表静脈へ逆流することも、逆流しないこともある。 Antegrade & retrograde venous drainage with or without cortical venous drainage.
3	①中枢側(頸静脈球側)の静脈洞に閉塞がある。 ②順行性の静脈還流はまったくなく、脳表静脈への逆流および横静脈洞から静脈洞交会へ逆行性に流出するもの。 Retrograde & cortical venous drainage without antegrade venous drainage.
4	①瘻孔部をはさんで中枢側(頸静脈球側)と遠位側(静脈洞交会側)の静脈洞に閉塞がある(←孤立性静脈洞 isolated sinus)。 ②脳表静脈のみに逆行性に環流するもの。 Cortical venous drainage.

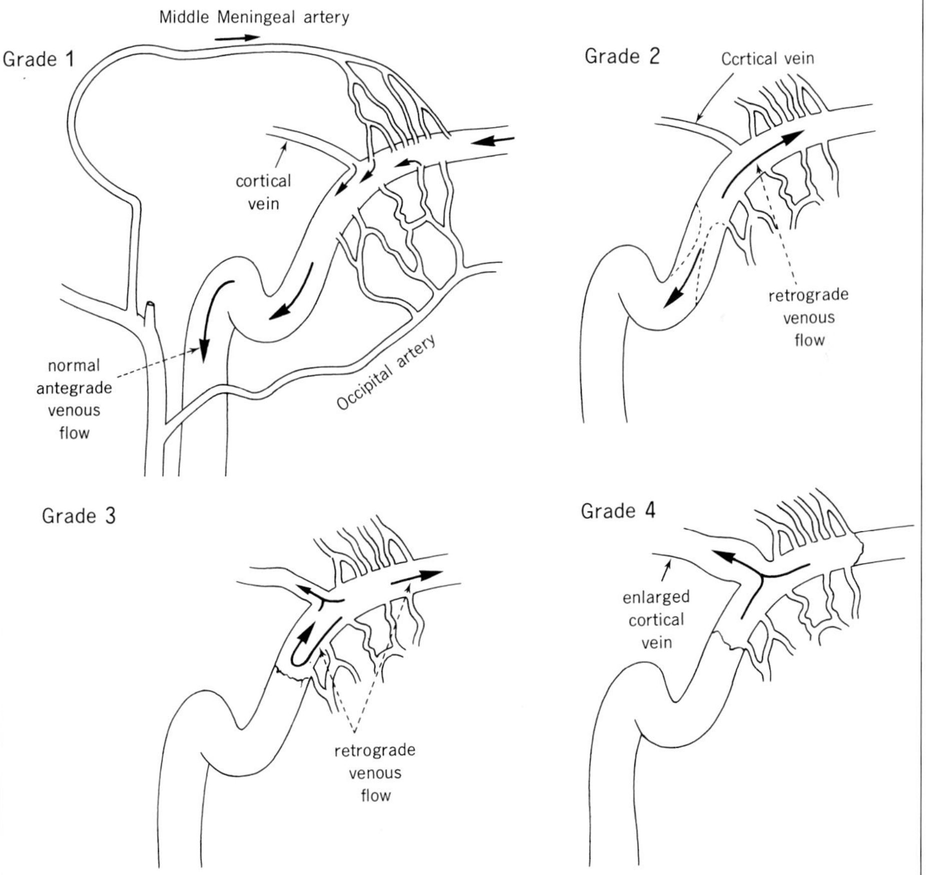

図8. 横・S状静脈洞部硬膜動静脈奇形における静脈還流パターンによる重症度分類(Lalwani ら, 1993. 一部加筆)

※ Grade 1 は Djindjian らの type Ⅰ、Grade 2〜4 は Djindjian らの type Ⅱ に一致するが、Djindjian らの type Ⅲ と Ⅳ に対応するものはない。
※※ 本分類と臨床症状の重症度とはよく一致する。すなわち、Grade 4 は出血しやすい。一方、Grade 1 と 2 はリスクは低い(benign)。

❼ 脳内海綿状血管腫の病理学的およびMRI所見による分類(Zabramskiら, 1994)

Lesion Type	MRI signal characteristic (MRI輝度変化の特徴)	Pathological characteristics (病理学的特徴)
Type Ⅰ	①T1：hyperintense core. 　(T1では中心部が高信号域) ②T2：hyper- or hypointense core with surrounding hypointense rim. 　(T2では中心部が高または低信号域で、周囲は帯状の低信号域)	周囲にヘモジデリンを貪食したマクロファージや脳のグリオージスがあり、それらにより囲まれた亜急性期の出血。 Subacute hemorrhage, surrounded by a rim hemosiderin-stained macrophages & gliotic brain.
Type Ⅱ	①T1：reticulated mixed signal core. 　(T1では中心部が網状の混合信号域) ②T2：reticulated mixed signal core with surrounding hypointense rim. 　(T2では中心部が網状の混合信号域、周囲は帯状の低信号域)	いろんな時期の出血や血栓が小葉を形成している。周囲の脳には、グリオージスやヘモジデリンが沈着している。病変が大きい場合には、石灰化がみられることがある。 Loculated areas of hemorrhage & thrombosis of varying age, surrounded by gliotic, hemosiderin-stained brain; in large lesions, areas of calcification may be seen.
Type Ⅲ	①T1：iso- or hypointense. 　(T1では等または低信号域) ②T2：hypointense with a hypointense rim that magnifies the size of the lesion. 　(T2では低信号域で、かつ周辺部の低信号域も伴っているので、病変の大きさは実際より拡大されている) ③GE*：hypointense with greater magnification than T2. 　(GEではT2よりさらに強い低信号域)	慢性期の融解した血腫で、病変内および周囲にヘモジデリンの沈着を認める。 Chronic resolved hemorrhage, with hemosiderin staining within & around the lesion.
Type Ⅳ	①T1：poorly seen or not visualized at all. 　(T1ではほとんど、あるいはまったく見えない) ②T2：poorly seen or not visualized at all. 　(T2ではほとんど、あるいはまったく見えない) ③GE*：punctate hypointense lesions. 　(GEでは点状の低信号域)	海綿状血管腫とCapillary telangiectasia(毛細血管拡張症)とは病理学的に同じ範疇に入る。 Two lesions in the category have been pathologically documented to be telangiectasias.

*GE；gradient-echo sequences

❽ガレン大静脈瘤

1．発症年齢による分類

新生児型	重篤な心不全をきたし、新生児期に発症するもの。
乳児型	①通常、生後3〜12ヵ月の間に発症するもの。 ②最も頻度が高い。 ③心不全のある例と、ない例とがある。
幼児・成人型	①3歳以上で発症するもの。 ②細分類 　①A-V shunt のある群。 　②瘤が石灰化し、A-V shunt の存在しない群。

2．脳血管造影所見による分類(Yaşargil, 1988)

Type 1	➡純粋な脳槽タイプ。 ①単一あるいは複数の動脈、すなわち前・後脳梁周囲動脈や後大脳動脈(P4部とその枝)とガレン静脈との間で瘻を形成する。 ②巣部(nidus)は、ガレン静脈そのものである。 ③このタイプは、ガレン静脈瘤と同義語である。 ④この病変は、全体が髄外、すなわち、軟膜外で脳槽にある。 　Pure cisternal fistula between single (simplex) or multiple (complex) arteries, (anterior and posterior) pericallosal arteries, posterior cerebral artery (P 4 and its branch) and vein of Galen. The nidus of the lesion is the ampulla of the vein of Galen. This type of lesion is synonymous with "aneurysm of the vein of Galen or vein of Galen aneurysm". The lesion is entirely extrinsic, in the epipial and cisternal regions.
Type 2	➡視床穿通枝(脳底動脈と後大脳動脈P1部)とガレン静脈との間で瘻形成を認めるタイプ。 ①視床穿通枝は、正常では脚間槽を通って中脳・間脳の実質内に入る。 ②視床穿通枝は拡張・蛇行しているが、なお正常の脳実質内に枝を出す。そして髄条、手綱三角や後交連のレベルで脳実質を離れ、引き続いてガレン静脈槽に入り、ガレン静脈へと流出する。 ③それ故、このタイプの流入動脈は、髄外→髄内→髄外へと走行する。 ④前大脳動脈の脳梁周囲動脈(A5)および後大脳動脈(P4)の枝は、関与していない。 　Fistulous connections between the thalamoperforators (basilar and P 1 segment) and the vein of Galen. The perforators normally run through the interpeduncular cistern into the mesodiencephalic parenchyma. In cases with fistulous connections, they are dilated and tortuous, but still give branches to the normal brain parenchyma, leaving the parenchyma at the level of the stria medullaris, habenular trigone, and posterior commissure and subsequently entering the galenic cistern and draining into the vein of Galen. Therefore, the feeders of this type of fisula are "extrinsic-intrinsic-extrinsic". The branch of the A 5 and P 4 segments are not involved.
Type 3	➡Type 1 と Type 2 との混合型。 ①最も多いタイプ。 ②脳底動脈と後大脳動脈P1部から分岐している穿通枝(視床穿通枝)のみならず、脳梁周囲動脈(A5)や後大脳動脈(P4部)もガレン静脈と瘻を形成している。 　Mixed form of type 1 and type 2 (most frequent type). Pericallosal (A 5), PCA (P 4) as well as basilar and P 1 branches (thalamoperforators) are in fistulous communication with the vein of Galen.

ⒶType 1、Type 2 および Type 3 の3つのタイプでは、巣部(nidus)はガレン静脈と瘻で結ばれている。
Ⓑガレン静脈より近位(中枢)側には、他の巣部(nidus)は認められない。
　In these 3 types of AVM the nidus is the "fistulous connection" of the vein of Galen. There is no other nidus proximal to the vein of Galen.

Type 4	➡中脳や視床(一側、あるいは両側)の実質内に1つ、あるいは1つ以上の巣部(nidus)を有する叢状の動静脈奇形。 ①流出静脈は内大脳静脈、正中房部静脈(median atrial vein；MAV)、あるいは脳底静脈のどれか、あるいはこれらの静脈の組み合わせ。 ②続いて、これらの流出静脈は拡張したガレン静脈に入る。 ③このタイプには2つの亜型がある。 　①中脳あるいは視床の実質内に叢状の巣部(nidus)がある純型。 　②実質内の巣部(nidus)と脳槽内に瘻を形成するType 1との混合型。 　Plexiform AVM with one or more intrinsic niduses within the mesencephalon or thalamus (uni-or bilateral) with draining veins either to the internal cerebral vein(ICV), or median atrial vein (MAV), or basilar vein (BaV) or to a combination of the above veins, which subsequently enter into the dilated vein of Galen. 　There are 2 subgroups in this type of malformation : 　a) pure plexiform nidus in parenchyma of mesencephalon or thalamus, 　b) nidus within the parenchyma combined with fistulous cisternal nidus (type 1).

(註)
①Type 1～Type 3が真性ガレン大静脈瘤(true vein of Galen aneurysm)である。
②Type 4は二次性ガレン大静脈瘤(secondary vein of Galen aneurysm)である。

3．血管構築による分類(Bersteinら，1992より作成．一部改変)

タイプ	脳血管造影所見	備考
Choroidal type 脈絡組織型 (図9)	①多数の'瘻'がある。 ②脈絡組織に多数の'瘻'が存在する。 ③'瘻'は脳外で、くも膜下腔(中間帆槽内)にある。 ④'瘻'は、Median vein of prosencephalon、すなわち、ガレン大静脈瘤の前面にある。 　📝介在する動脈のネットワークを介して、ガレン大静脈瘤とつながっているタイプ。 ⑤流入動脈は、通常、両側性で、脈絡叢動脈、脳梁辺縁動脈、脳弓下枝(subfornical branch)、あるいは視床穿通動脈の上衣下枝(subependymal branches of thalamoperforator)である。 ⑥複雑な動脈網がみられる。 ⑦硬膜静脈洞(dural sinus)へ流出する。	ⓐ新生児期にみられることが多い。 ⓑ心不全を呈している。
	図9 →は動脈の流入路。⇢は流出路。	

Mural type 壁在型 (図10)	①'瘻'は、脳外で、くも膜下腔にある。 ②'瘻'は、Median vein of prosencephalon、すなわち、ガレン大静脈瘤の壁上(通常、外側縁)にある。 瘻部が、ガレン大静脈瘤自体にあるタイプ。 ③流入動脈は、四丘体動脈(collicular artery)と後脈絡叢動脈、あるいはそのどちらかで、一側性のことも両側性のこともある。 ④硬膜静脈洞(dural sinus)へ流出する。	ⓐ乳児期にみられることが多い。 ⓑ臨床的には、発育不良や大頭症(macrocephaly)を呈している。
	図10 →は動脈の流入路。⇒は流出路。	

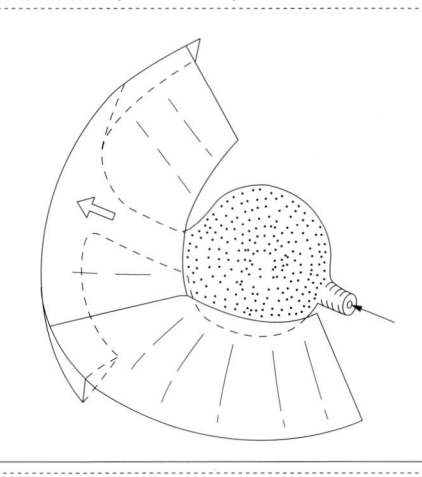

(註)
Ⓐ脈絡組織型(新井ら, 2002;中根ら, 2007)
　①間接型ともいうべきタイプ。
　②YaşargilのType 2とType 3に相当する。
Ⓑ壁在型(新井ら, 2002;中根ら, 2007)
　①直接型ともいうべきタイプ。
　②YaşargilのType 1に相当する。

❾高血圧性脳出血

1．高血圧性脳出血の神経学的重症度分類 (金谷ら, 1978)

Grade (重症度)		Criteria (基準)	Ⅲ-3 formula*² (Ⅲ-3方式)
Grade 1		Alertness or confusion（意識清明または錯乱）	0 or 1
Grade 2		Somnolence（傾眠）	Ⅱ-1
Grade 3		Stupor（昏迷）	Ⅱ-2、3
Grade 4	4a	Semicoma without herniation signs*¹（脳ヘルニア徴候を伴わない半昏睡）	Ⅲ-1
	4b	Semicoma with herniation signs（脳ヘルニア徴候を伴う半昏睡）	Ⅲ-2
Grade 5		Deep coma（深昏睡）	Ⅲ-3

*¹Herniation signs（脳ヘルニア徴候）
 ⅰ) Uni- or bi-lateral mydriasis (over 5 mm) and no reaction to light
  （一側または両側の5mm以上の瞳孔散大と対光反射消失）
 ⅱ) Uni- or bi-lateral decorticate or decerebrate rigidity
  （一側または両側の除皮質あるいは除脳硬直）
*²Ⅲ-3方式による意識障害評価法は、本質的には Japan Coma Scale と差はない。
付) 意識レベルは、発作後24時間以内を基準とし、最も悪化した時点のものをとる。

2．高血圧性被殻出血のCT分類 (金谷ら, 1978. 一部加筆)

Type			
Ⅰ		Ex. C.	Localized in the outside of internal capsule（血腫は内包の外側に限局）
Ⅱ		Ca.	Extended to the anterior limb of internal capsule（血腫は内包前脚へ進展）
Ⅲ	a	Cp. without V	Extended to the posterior limb of internal capsule without V*（血腫は内包後脚へ進展しているが、脳室への穿破はない）
	b	Cp. with V	Extended to the posterior limb of internal capsule with V（血腫は内包後脚へ進展し、かつ脳室へも穿破している）
Ⅳ	a	Ca.+p. without V	Extended to the anterior and posterior limbs of internal capsule without V（血腫は内包前・後脚へ進展しているが、脳室穿破はない）
	b	Ca.+p. with V	Extended to the anterior and posterior limbs of internal capsule with V（血腫は内包前・後脚へ進展し、かつ脳室へも穿破している）
Ⅴ		Th.	Extended to the thalamus or subthalamus（血腫は視床または視床下部へ進展）

*V：Massive ventricular hemorrhage（鋳型状脳室出血）
Base line：Orbitomeatal line within 1 week after attack（CT所見は、発作後1週間以内に行われたもので判定し、O-M lineを基準線とする）。

3．高血圧性視床出血のCT分類(金谷ら，1984)

Type	Criteria
Ⅰa	Localized in the thalamus without V* （血腫は視床に限局し、脳室穿破はない）
Ⅰb	Localized in the thalamus with V （血腫は視床に限局し、かつ脳室にも穿破している）
Ⅱa	Extend to the internal capsule without V （血腫は内包へ進展しているが、脳室への穿破はない）
Ⅱb	Extend to the internal capsule with V （血腫は内包へ進展し、かつ脳室へも穿破している）
Ⅲa	Extend to the hypothalamus or midbrain without V （血腫は視床下部または中脳へ進展しているが、脳室への穿破はない）
Ⅲb	Extend to the hypothalamus or midbrain with V （血腫は視床下部または中脳へ進展し、かつ脳室へも穿破している）

*V：Massive ventricular hemorrhage（鋳型状脳室内出血）

❿末梢性顔面神経麻痺の重症度分類
Facial nerve grading system(表4)

表 4．末梢性顔面神経麻痺の重症度分類(Houseら，1985)

Grade (重症度)	Description (障害程度)	Characteristics (所見)
Ⅰ	Normal (正常)	顔面運動機能はすべての部位で正常。 Normal facial function in all areas.
Ⅱ	Mild dysfunction (軽度障害)	外見：よく観察すると軽度な麻痺がある；ごく軽度な異常共同運動を示すことがある。 　　Gross：Slight weakness noticeable on close inspection；may have very slight synkinesis. 安静時：対称性で、筋緊張も正常。 　　At rest：Normal symmetry and tone. 運動時 　前額部：運動機能は中等度～良好。 　眼：少し努力は要するが、完全に閉眼可能。 　口：軽度非対称性 　　Motion 　　　Forehead：Moderate to good function. 　　　Eye：Complete closure with minimum effort. 　　　Mouth：Slight asymmetry.
Ⅲ	Moderate dysfunction (中等度障害)	外見：麻痺は明らかであるが、醜形は呈していない。異常共同運動、拘縮および半側顔面痙攣のすべて、または異常共同運動か拘縮か半側顔面痙攣のどれかは認められるが重篤ではない。 　　Gross：Obvious but not disfiguring difference between two sides；noticeable but not severe synkinesis, contracture, and/or hemifacial spasm. 安静時：対称性で、筋緊張も正常。 　　At rest：Normal symmetry and tone. 運動時 　前額部：軽度～中等度の動きは可能。 　眼：努力すれば完全に閉眼可能。 　口：軽度の麻痺。最大限の努力を要するが。 　　Motion 　　　Forehead：Slight to moderate movement. 　　　Eye：Complete closure with effort. 　　　Mouth：Slightly weak with maximum effort.

表 4. 続き

Ⅳ	Moderately severe dysfunction (中等度高度障害)	外見：明らかな麻痺と非対称性の醜形、または明らかな麻痺か非対称性の醜形。 　Gross：Obvious weakness and/or disfiguring asymmetry. 安静時：対称性で、筋緊張も正常。 　At rest：Normal symmetry and tone. 運動時 　前額部：動きはまったく認められない。 　眼：眼瞼は不完全に閉じられる。 　口：非対称性。最大の努力を要するが。 　Motion 　　Forehead：None. 　　Eye：Incomplete closure. 　　Mouth：Asymmetric with maximum effort.
Ⅴ	Severe dysfunction (高度障害)	外見：ほとんど認められる動きはない。 　Gross：Only barely perceptible motion. 安静時：左右非対称 　At rest：Asymmetry 運動時 　前額部：動きはまったく認められない。 　眼：眼瞼は不完全に閉じられる。 　口：動きがわずかにみられる。 　Motion 　　Forehead：None. 　　Eye：Incomplete closure. 　　Mouth：Slight movement.
Ⅵ	Total paralysis (完全麻痺)	動きはまったくみられない。 No movement.

【Score(点数)】
1 cm を 4 目盛りに分けた Scale を作り（したがって、1 目盛り＝0.25 cm）、そのスケールを眉と口角にそれぞれ当て、眉の挙上と口角の横への引っ張り具合を測定する。例えば、眉を 1 cm（4 目盛り）挙上できれば 4 点、口角を横へ 1 cm（4 目盛り）動かす（引っ張る）ことができれば 4 点、その合計点（この例の場合は 8 点）が Score となる（満点は 8 点）。

Grading と回復程度とはよく相関する。すなわち、Grade Ⅰ；100％、Grade Ⅱ；80％、Grade Ⅲ；60％、Grade Ⅳ；40％、Grade Ⅴ；20％、Grade Ⅵ；0％、の回復率である。

Ⅱ．検査、診断、評価法および治療編▼

1．小児

1）小児期の分類(鈴木ら，1981)

小児は15歳以下で、次のように区分される。

❶新生児期(newborn period)；生後1ヵ月まで
❷乳児期(infant period)；満1歳まで
❸幼児期(younger children period)；満6歳まで(小学校入学まで)
❹学童期(school period)(middle children period)；満12歳まで(小学校通学中)
❺思春期(puberty period)(older children period)；満15歳まで

2）小児に必要な水分量(飯野，1997)

年齢	必要水分量(ml/kg/日)
新生児	150
5ヵ月	120
12ヵ月	100
5歳	80
10歳	50
15歳	30
成人	30

3）小児の薬剤投与量(大国，1981)

❶小児の薬剤投与量＝成人量×$\left(\dfrac{4×年齢+20}{100}\right)$ ……Augsbergerの式

すなわち、

新生児	1/2年	1年	3年	7 1/2年	12年	成人
1/7	1/5	1/4	1/3	1/2	2/3	1

❷経口投与量を1とした場合
　(ⅰ)筋肉注射 1/3
　(ⅱ)静脈注射 1/2

2．手、足および目の利き側(lateral dominance)の検査(市場，1982)

❶利き手の検査項目
　(ⅰ)ボールを力一杯投げる。
　(ⅱ)ボールをバットで打つ。
　(ⅲ)鉛筆、箸を持つ。
　(ⅳ)独楽(コマ)をまわす。
　(ⅴ)消しゴムで消す。
❷利き足の検査項目
　➡ボールを強く蹴る。

❸利き目の検査項目
　→直径3cmの円筒をのぞく。

3．徒手筋力テストの評価法 Grading and recording of muscle strength(長谷川, 1993)

5（正常；normal）	年齢、性別および体格からみて、健常側の同名筋と比較して正常と考えられるもの（強い抵抗を与えても、完全に運動できる）。
4（優；good）	正常より弱いが、抵抗に打ち勝って運動できる。
3（良；fair）	重力に抗して関節の全可動域の運動は可能であるが、抵抗を加えるとできないもの。
2（不良；poor）	重力を除去した位置で行えば、全領域の運動が可能なもの。
1（痕跡；trace）	関節の動きはないが、筋肉の収縮は認めるもの。
0（ゼロ；zero）	関節の運動はもちろん、筋肉の収縮もまったくみられないもの。

①5段階で評価する。
②すなわち、正常の筋力を5/5とし、低下により4/5、3/5、…、0/5と評価、記録する。

4．脳血流量、脳酸素消費量（$CMRO_2$）、ブドウ糖消費量（CMRGlu）および脳酸素摂取率（OEF）の正常値（表5）

表5．脳血流量、脳酸素消費量、ブドウ糖消費量および脳酸素摂取量の正常値

脳血流量 （m*l*/100g脳/分）	脳酸素消費量 （m*l*/100g脳/分）	ブドウ糖消費量 （mg/100g脳/分）	脳酸素摂取率
①全　　脳；50〜60 ②大脳皮質；70〜80 ③白　　質；20〜30	①全　　脳；3〜4 ②灰白質；4〜6 ③白　質；1.5〜2.0	①灰白質；6〜10 ②白　質；3〜5	①47% ②灰白質も白質も差がない。

5．CT上の低吸収域と脳血流量との関係

　CT上低吸収域化するときの局所脳血流量は、11〜16 m*l*/100g脳/分以下である（局所脳酸素消費量は1.3〜1.6 m*l*/100g脳/分以下）。

6．脳灌流圧（Cerebral perfusion pressure；CPP）

❶脳灌流圧（CPP）＝平均血圧－頭蓋内圧
　（平均血圧＝拡張期血圧＋脈圧/3）
❷灌流圧が50〜150 mmHg（平均血圧；60〜160 mmHg）の範囲の間で変動する場合には、脳血管抵抗がそれに応じて変化し、脳血流量は一定に保たれる。これを自動調節能（autoregulation）という。

7. Hachinskiの脳虚血スコア(表6)

表6. アルツハイマー型認知症と脳血管性認知症との鑑別(Hachinskiら, 1975)

Feature(特徴)	Score(点数)
Abrupt onset(急性発症)	2
Stepwise deterioration(段階的悪化)	1
Fluctuating course(動揺性の経過)	2
Nocturnal confusion(夜間譫妄)	1
Relative preservation of personality(人格は比較的保たれている)	1
Depression(抑うつ)	1
Somatic complaints(身体的訴え)	1
Emotional incontinence(感情失禁)	1
History of hypertension(高血圧の既往)	1
History of strokes(脳卒中の既往)	2
Evidence of associated atherosclerosis(動脈硬化合併の証拠)	1
Focal neurological symptoms(局所神経症状)	2
Focal neurological sings(局所神経学的徴候)	2

【判定】
①7点以上;脳血管性認知症(脳虚血や脳出血のような脳血管性病変が原因となって生じる認知症)
②4点以下;アルツハイマー型認知症

8. 改訂長谷川式簡易知能評価法(表7)(加藤ら, 1991)
Revised version of Hasegawa's dementia scale(HDS-R)

表7. 改訂長谷川式簡易知能評価スケール

(検査日:　年　月　日)　　　　　　　　　　　　　　　(検査者:　　　)

氏名:	生年月日:　年　月　日	年齢:　　歳
性別:　男／女	教育年数(年数で記入):　　年	検査場所
DIAG:	(備考)	

1	お歳はいくつですか？(2年までの誤差は正解)		0　1
2	今日は何年の何月何日ですか？　何曜日ですか？(年月日、曜日が正解でそれぞれ1点ずつ)	年 月 日 曜日	0　1 0　1 0　1 0　1
3	私たちがいまいるところはどこですか？(自発的にでれば2点、5秒おいて家ですか？　病院ですか？　施設ですか？　のなかから正しい選択をすれば1点)		0　1　2
4	これから言う3つの言葉を言ってみてください。あとでまた聞きますのでよく覚えておいてください。 (以下の系列のいずれか1つで、採用した系列に○印をつけておく) 1：a) 桜　b) 猫　c) 電車　　2：a) 梅　b) 犬　c) 自動車		0　1 0　1 0　1
5	100から7を順番に引いてください。(100-7は？、それからまた7を引くと？　と質問する。最初の答が不正解の場合、打ち切る)	(93) (86)	0　1 0　1
6	私がこれから言う数字を逆から言ってください。(6-8-2、3-5-2-9を逆に言ってもらう、3桁逆唱に失敗したら打ち切る)	2-8-6 9-2-5-3	0　1 0　1
7	先ほど覚えてもらった言葉をもう1度言ってみてください。 (自発的に回答があれば各2点、もし回答がない場合以下のヒントを与え正解であれば1点)　a) 植物　b) 動物　c) 乗り物		a：0　1　2 b：0　1　2 c：0　1　2

表 7. 続き

8	これから5つの品物を見せます。それを隠しますのでなにがあったか言ってください。 (時計、鍵、タバコ、ペン、硬貨など必ず相互に無関係なもの)	0 1 2 3 4 5
9	知っている野菜の名前をできるだけ多く言ってください。 (答えた野菜の名前を右欄に記入する。途中で詰まり、約10秒間待っても答えない場合にはそこで打ち切る)0～5=0点、6=1点、7=2点、8=3点、9=4点、10=5点)	0 1 2 3 4 5

満点；30点 合計得点：
カットオフポイント；20/21（20以下は認知症の疑いあり）

9. 経頭蓋超音波ドップラー検査 Transcranial doppler (TCD) sonography

❶TCDは、無侵襲的に、かつリアルタイムにWillis動脈輪の血流速度を測定することができる。

❷各主幹動脈の正常血流速度（表8）

表 8. TCDによる各主幹動脈の正常血流速度
(冨田, 1996)

	平均±SD (cm/sec)
中大脳動脈	62±12
前大脳動脈	51±12
後大脳動脈	44±11
脳底動脈	39±9

❸脳血管攣縮のTCD所見

➡ベットサイドで、脳血管攣縮の発生を診断できる。

（ⅰ）脳血流速度（平均血流速度）➡一般に亢進している*。

　ⓐ平均血流速度が120 cm/sec以上に増加した場合

　　➡血管造影上、脳血管攣縮が存在する。

　ⓑ平均血流速度が150～200 cm/sec以上に増加した場合

　　➡症候性脳血管攣縮の可能性が高い。

　ⓒ経時的測定により、急激な血流速度の上昇は、症候性脳血管攣縮の前徴である。

> *平均血流速度が亢進していないのに症候性脳血管攣縮が生じる場合がある。この場合には、脳血管攣縮の発生部位が末梢（特にＭ２以降）に偏っている。

（ⅱ）拍動係数（pulsatility index；PI）

　ⓐPIが上昇するという報告と、低下するという報告があり、一定していない。

　ⓑPIは血流速の変異性の程度、波形の評価を客観的に表す指標。

（ⅲ）ドプラ波形所見

　➡逆流所見（reverse flow）を認める。

　　➡頭蓋内圧亢進時、末梢血管抵抗が著しく増大した場合や狭窄部位の前後などでみられる所見。

10. 国際共同研究による未破裂脳動脈瘤のデータ

1）N Engl J Med より (Vol. 339, 1998)

Ⓐ出血率	①全体；5%/年 ②動脈瘤の大きさ（直径） 　ⓐ10 mm 未満 　　①SAH（−）群*；0.05%/年（25 mm 以上の巨大動脈瘤では最初の1年は6%） 　　②SAH（＋）群**；0.5%/年 　ⓑ10 mm 以上 　　➡ SAH（＋）群、SAH（−）群とも、1%/年
Ⓑ動脈瘤の大きさ、年齢、部位と破裂との関係	①SAH（−）群 　ⓐ10 mm 未満の大きさのもの；破裂しにくい（より大きい動脈瘤が破裂しやすい） 　ⓑ部位では、ICPC および後頭蓋窩、特に Basilar top aneurysm は破裂しやすい。 ②SAH（＋）群 　ⓐ年齢；高齢者ほど破裂しやすい 　ⓑ部位；Basilar top aneurysm は破裂しやすい
以上より破裂に関与する因子は、Ⓐ、Ⓑより、SAH の既往の有無、大きさおよび部位である。	
Ⓒ手術成績に関与する因子	SAH（−）群 　➡年齢が唯一の因子。

*SAH（−）群；くも膜下出血の既往のない症例。
**SAH（＋）群；くも膜下出血の既往のある症例、すなわち多発性脳動脈瘤の未破裂側。

2）Stroke より (Vol. 29, 1998, abstr)

出血率	①SAH の既往のない症例 　➡年間の出血率；0.25% ②SAH の既往のある症例 　➡年間の出血率；0.43%
死亡率	全体で、SAH の患者の 60% は 30 日以内に出血で死亡。

3）Lancet より (Vol. 362, 2003)

瘤の大きさ（直径）	5年累積破裂率	
	くも膜下出血の既往のない群	くも膜下出血の既往のある群
7 mm 未満	①内頸動脈（海綿静脈洞部は除く）、前交通動脈、前大脳動脈、中大脳動脈；0% ②海綿静脈洞部の内頸動脈；0% ③後方循環と後交通動脈；2.5%	①内頸動脈（海綿静脈洞部は除く）、前交通動脈、前大脳動脈、中大脳動脈；1.5% ②海綿静脈洞部の内頸動脈；0% ③後方循環と後交通動脈；3.4%
7〜12 mm	①内頸動脈（海綿静脈洞部は除く）、前交通動脈、前大脳動脈、中大脳動脈；2.6% ②海綿静脈洞部の内頸動脈；0% ③後方循環と後交通動脈；14.5%	
13〜24 mm	①内頸動脈（海綿静脈洞部は除く）、前交通動脈、前大脳動脈、中大脳動脈；14.5% ②海綿静脈洞部の内頸動脈；3.0% ③後方循環と後交通動脈；18.4%	
25 mm 以上	①内頸動脈（海綿静脈洞部は除く）、前交通動脈、前大脳動脈、中大脳動脈；40% ②海綿静脈洞部の内頸動脈；6.4% ③後方循環と後交通動脈；50%	

①保存的治療群（開頭・直達手術も血管内手術も受けていない症例）の自然歴
　ⓐ破裂率；くも膜下出血の既往の有無による破裂率には、変わりはない。
　ⓑ動脈瘤の大きさと破裂との関係
　　①くも膜下出血の既往のない群では、7～9 mm の大きさの動脈瘤が破裂しやすい。
　　②一方、くも膜下出血の既往のある群では、7 mm 未満の大きさの動脈瘤が破裂しやすい。
②治療成績（1年後）

	くも膜下出血の既往のない群	くも膜下出血の既往のある群
開頭・直達手術	➡合併症率と死亡率（全体）は 12.6%で、その内訳は、 ①Rankin score* が 3～5（中等度～高度障害例）；1.4% ②高次機能障害例；5.5% ③死亡率；2.7%	➡合併症率と死亡率（全体）は 10.1%で、その内訳は、 ①Rankin score が 3～5（中等度～高度障害例）；0.9% ②高次機能障害例；7.1% ③死亡率；0.6%
血管内手術	➡合併症率と死亡率（全体）は 9.8%で、その内訳は、 ①Rankin score が 3～5（中等度～高度障害例）；1.0% ②高次機能障害例；3.2% ③死亡率；3.4%	➡合併症率と死亡率（全体）は 7.1%で、その内訳は、 ①Rankin score が 3～5（中等度～高度障害例）；7.1% ②高次機能障害例；0.0% ③死亡率；0%

③術後成績に及ぼす因子
　ⓐ患者の年齢は開頭・直達手術の成績に最も影響を及ぼす因子。
　ⓑ動脈瘤の大きさおよび発生部位は、開頭・直達手術と血管内手術の両者に影響を及ぼす因子。

*（著者註）Rankin score は 515 頁参照。

11. 内頸動脈閉塞の安全性の判定基準

❶一般的に
　（ⅰ）脳血流量が 30 ml/100 g/min 以上であれば、永久閉塞可能。
　（ⅱ）脳血流量が 15～30 ml/100 g/min では、永久閉塞は危険。
　（ⅲ）脳血流量が 15 ml/100 g/min 以下では、閉塞に耐えられない。

↓

脳血流量 15 ml/100 g 脳/min（正常の30%）が Critical level

❷Miller らの判定基準（表9）

表 9. Miller らの内頸動脈閉塞の安全性判定基準 (Miller ら, 1977)

1	CBF＞40 ml/100 g/min	内頸動脈の閉塞は安全。
2	CBF＝20～40 ml/100 g/min で、Reduction＜25%	内頸動脈の閉塞は安全。
3	CBF＝20～40 ml/100 g/min で、Reduction が 35% まで Pressure＞60 mmHg	内頸動脈の閉塞は安全。
4	CBF＜20 ml/100 g/min	安全でない（unsafe）。

CBF；内頸動脈遮断中（一時的）の脳血流量。
Reduction；コントロールの脳血流量からの減少率。
Pressure；正常血圧時における内頸動脈圧。

❸内頸動脈遮断中のモニター
　（ⅰ）局所麻酔下での臨床症状の変化；意識レベルの低下や運動麻痺など。
　（ⅱ）脳波
　　　ⓐ徐波化と振幅の低下。
　　　ⓑ脳血流量と脳波とはよく相関する。すなわち、
　　　　㋐正常脳波を維持するには、正常脳血流量の30％以上必要。
　　　　㋑脳血流量が16〜18 ml/100 g脳/min以下になると、脳波に異常（徐波化や振幅低下）が生じる。
　　　　㋒脳血流量が12 ml/100 g脳/min以下になると、脳波は消失する。

12. CTでの血腫量の計算方法(伊藤，1996)

CTでの推定血腫量(ml)＝血腫の最も広がったスライスにおける血腫の長径(cm)×短径(cm)×1/縮尺率^2×スライス数×1/2

13. もやもや病(Moyamoya disease)の診断の手引き(表10、11)

表10. ウィリス動脈輪閉塞症の診断の手引き(厚労省研究班, 2001)

(1)診断上、脳血管撮影は必須であり、少なくとも次の所見がある。
　1) 頭蓋内内頸動脈終末部、前及び中大脳動脈近位部に狭窄または閉塞がみられる。
　2) その付近に異常血管網が動脈相においてみられる。
　3) これらの所見が両側性にある。
(2)ただし、磁気共鳴画像(MRI)と磁気共鳴血管撮影(MRA)により脳血管撮影における診断基準に照らして、下記の全ての項目を満たしうる場合は通常の脳血管撮影は省いてもよい。「MRI・MRAによる画像診断のための指針」(表11)を参照のこと。
　1) MRAで頭蓋内内頸動脈終末部、前および中大脳動脈近位部に狭窄または閉塞がみられる。
　2) MRAで大脳基底核部に異常血管網がみられる。
　　注) MRI上、大脳基底核部に少なくとも一側で2つ以上の明らかなFlow voidを認める場合、異常血管網と判定してよい。
　3) 1) と 2) の所見が両側性にある。
(3)ウィリス動脈輪閉塞症は原因不明の疾患であり、下記の特別な基礎疾患に伴う類似の脳血管病変は除外する。
　1) 動脈硬化　　　2) 自己免疫疾患　　　3) 髄膜炎　　　4) 脳腫瘍
　5) ダウン症候群　6) レックリングハウゼン病　7) 頭部外傷　8) 頭部放射線照射
　9) その他
(4)診断の参考となる病理学的所見
　1) 内頸動脈終末部を中心とする動脈の内膜肥厚と、それによる内腔狭窄ないし閉塞が通常両側性に認められる。時に肥厚内膜内に脂質沈着を伴うこともある。
　2) 前・中大脳動脈、後大脳動脈などウィリス動脈輪を構成する諸動脈に、しばしば内膜の線維性肥厚、内弾性板の屈曲、中膜の菲薄化を伴う種々の程度の狭窄ないし閉塞が認められる。
　3) ウィリス動脈輪を中心として多数の小血管(穿通枝および吻合枝)がみられる。
　4) しばしば軟膜内に小血管の網状集合がみられる。
＜診断の判定＞
　(1)〜(4)に述べられている事項を参考として、下記の如く分類する。なお脳血管撮影を行わず剖検を行ったものについては、(4)を参考として別途に検討する。
[確実例]
　(1)あるいは(2)のすべての条件および(3)を満たすもの。但し、小児では一側に(1)あるいは(2)の1)、2) を満たし、他側の内頸動脈終末部付近にも狭窄の所見が明らかにあるものを含む。
[疑い例]
　(1)あるいは(2)および(3)のうち、(1)あるいは(2)の3) の条件のみを満たさないもの。

表 11. MRI・MRA (magnetic resonance imaging angiography) による画像診断のための指針(厚労省研究班, 2001)

(1)磁気共鳴画像(MRI)と磁気共鳴血管撮影(MRA)により、通常の脳血管撮影における診断基準に照らして、下記のすべての項目を満たしうる場合は通常の脳血管撮影は省いてもよい。
　1) 頭蓋内内頸動脈終末部、前および中大脳動脈近位部に狭窄または閉塞がみられる。
　2) 大脳基底核部に異常血管網がみられる。
　3) 1)と2)の所見が両側性にある。
(2)撮像法および判定
　1) 磁場強度は 1.0 tesla 以上の機種を用いることが望ましい。
　2) MRA 撮像法は特に規定しない。
　3) 磁場強度・撮影法・造影剤の使用の有無などの情報をウイリス動脈輪閉塞症臨床調査個人票に記入すること。
　4) MRI 上、両側大脳基底核部に少なくとも一側で 2 つ以上の明らかな Flow void を認める場合、異常血管網と判定してよい。
　5) 撮像条件により病変の過大・過小評価が起こり疑陽性病変がえられる可能性があるので、確診例のみを提出すること。
(3)成人例では他の疾患に伴う血管病変と紛らわしいことが多いので、MRI・MRA のみでの診断は小児例を対象とすることが望ましい。
(4)MRI・MRA のみで診断した場合は、キーフィルムを審査のため提出すること。

14. Acetazolamide(Diamox®)負荷による脳血管反応性の評価

❶Diamox®は、赤血球に取り込まれて脳内に運ばれ強い脳血管拡張作用を有し、脳血流量を増加させる(正常脳では脳血流量は 50〜80%増加する)。

❷SPECT(44頁)を用いることにより、脳血管反応性(脳循環予備能)を評価することができる。

❸Diamox®の投与量は、15〜20 mg/体重 Kg、成人では総量 1 g を静脈内投与する。投与後 10〜20 分で最大効果が現れ、1 時間程度効果が持続する。

❹脳血管拡張の機序
　(ⅰ)Diamox®が脳組織の炭酸脱水素酵素(carbonic anhydrase)を直接阻害する。
　(ⅱ)その結果、脳組織の pH が急速に低下し、脳血管が拡張する。

❺判定
　➡局所脳血管拡張能の障害(脳循環予備能の低下)が著しい領域ほど、Diamox®に対する反応性は低下している。
　【理由】局所脳灌流圧の低下によって脳血管は代償性に拡張しているため。

❻局所脳血管拡張能が障害されている部位では、脳循環予備能が極めて不十分で血行力学的調節能(hemodynamic compromise)の存在が示唆され、頭蓋外・頭蓋内吻合術(STA-MCA バイパス術)の適応がある。

15. ラクナ梗塞と血管周囲腔(état criblé)との鑑別

		ラクナ梗塞	血管周囲腔の拡大[**]
大きさ		直径は3mm以上。5〜10mmが多い。	ラクナより小さい。直径は2mm以下。
辺縁		不整	整
形		楕円形、スリット状。	正円形
部位		①基底核の上1/3や視床に多い。②非対称性	①基底核の下1/3、円蓋部や側脳室後角周囲に多い。②対称性
単純CT		低吸収域(50%が描出可能)	描出不能
MRI所見	T1強調画像	低信号	低信号
	T2強調画像	高信号(髄液と等信号)	高信号(髄液と等信号)
	プロトン密度	高信号(髄液より高信号)	低信号(髄液と等信号)
	FLAIR法[*]	病巣の中心部は低信号で、それを囲むように周囲が高信号。	髄液(低信号)と同じ信号強度。

[*]Fluid attenuated inversion recovery
[**]加齢に伴って増加する。

16. Leukoaraiosis(白質希薄化)と脳梗塞

❶Leucoaraiosisとは、CTやMRI上の広範な白質障害をいう。

❷梗塞とは区別されているが、虚血によって生じると考えられている。

　➡虚血により白質の構成成分であるOligodendroglia(乏突起膠細胞)や軸索が選択的に障害されている。

❸好発年齢；高齢者に多く、加齢に伴って多くなる。

❹認知症患者、高血圧や脳卒中の既往歴のある人、CT上の脳梗塞がある場合によくみられる。

❺好発部位；大脳深部白質で、病巣は大脳皮質に達しない。

❻単純CT所見(表12)

　(ⅰ)びまん性の低吸収域。

　(ⅱ)病巣の辺縁は不鮮明。

　(ⅲ)形；斑点状あるいはびまん性。

　(ⅳ)部位；脳室周囲や深部白質。

　(ⅴ)脳室や脳溝の局所的変化はみられない。

　(ⅵ)脳室拡大はあってもびまん性。

❼MRI所見

　(ⅰ)T1強調画像；描出は不明瞭。

　(ⅱ)T2強調画像；高信号域

　(ⅲ)FLAIR法；高信号域

❽鑑別；脳梗塞(表12)

表 12. 脳梗塞と Leuco-araiosis の単純 CT における鑑別点(Lee ら, 1987 ; Steingart ら, 1987)

	脳梗塞	Leuco-araiosis
病巣部位	①皮質や皮質下領域で、特定の脳血管領域に出現する。 ②病巣は、通常、皮質へ波及する。 ③内包、基底核や視床が侵されることもある。	①深部白質や脳室周囲。 ②病巣は、大脳皮質へ達しない。
形	①皮質や皮質下領域では楔形。 ②深部の場合は円形。	斑点状、あるいはびまん性。
辺縁	病巣の辺縁は、明瞭。	病巣の辺縁は、不明瞭。
脳室・脳溝	病巣側の脳室や脳溝は拡大している。	脳室や脳溝の局所的変化はみられない。

17. 頸部頸動脈狭窄度の測定法

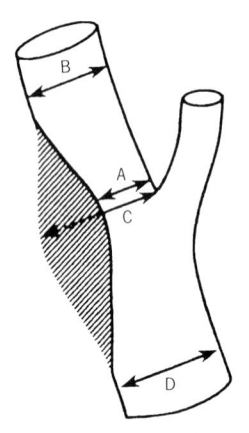

ECST method : $\frac{C-A}{C} \times 100\%$ stenosis

NASCET method : $\frac{B-A}{B} \times 100\%$ stenosis

CC method : $\frac{D-A}{D} \times 100\%$ stenosis

①主として3つの方法があるが、CC 法は再現性が最もよく、標準的な測定法として推奨されている。
②狭窄度は、その程度により以下のように分類される。
 ①軽度狭窄(mild stenosis);狭窄率が 0～29%
 ②中等度狭窄(moderate stenosis);狭窄率が 30～69%
 ③高度狭窄(severe stenosis);狭窄率が 70～99%

図 11. 脳血管造影における頸部頸動脈狭窄度の測定法(Rothwell ら, 1994)

18. Barbiturate 療法

❶目的;頭蓋内圧亢進対策や脳代謝機能保護を目的として行われる。
❷対象症例
　➡重症頭部外傷や脳血管障害など。
❸除外症例
　(ⅰ)高齢者(70 歳以上)
　(ⅱ)重篤な心疾患、循環障害や呼吸障害のある患者。
❹Barbiturate の脳保護作用の機序
　(ⅰ)脳代謝の抑制。
　　➡臨床使用量で脳酸素消費量($CMRO_2$)が 50% 低下する。
　(ⅱ)頭蓋内圧下降作用
　　ⓐ脳浮腫の改善。
　　ⓑ脳血流量あるいは血液量の減少。
　(ⅲ)脳血流分布の改善
　　➡健常部位の脳血管を収縮させ、虚血部位へ血流を分布させる。

（ⅳ）Free radical scavenger（フリーラジカル消去薬）としての作用
　　　　ⓐ脳虚血部位では遊離基（free radical）が増加し、特に酸素の遊離基が脂質を過酸化して細胞膜を破壊する。
　　　　ⓑBarbiturate は、この遊離基を処理する作用（scavenger）をもつ。
❺本治療法を開始する時期
　　（ⅰ）Barbiturate の脳保護作用は、Time and dose dependent（時間と用量依存性）であるから、できるだけ早く開始した方がよい。
　　（ⅱ）しかし、どの程度の頭蓋内圧亢進時に開始するか、また患者の状態（重症度）がどの程度のときに開始するか、などについての明確な基準はない。少なくとも聴覚脳幹反応（auditory brainstem response；ABR）が保たれていることが最低条件である。
❻治療期間、あるいは中止時期
　　（ⅰ）明確な基準はないが、だいたい 3～4 日間。
　　（ⅱ）頭蓋内圧の推移により決定する。
❼方法
　　（ⅰ）本療法を施行するにあたり、気管内挿管後人工呼吸器を装着する。
　　（ⅱ）Amobarbital sodium（Sodium isomytal®）、Pentobarbital sodium（Nembutal®）や Thiamylal sodium（Isozol®）などが用いられる。
　　（ⅲ）イソミタールの場合、5 mg/kg を静脈内にゆっくり投与する。その後 1～3 mg/kg/hr を輸注ポンプを使用して投与する。
　　（ⅳ）維持量は、脳波上の Suppression & Burst（抑制と群発放電）＊を目安に適宜増減する。
　　（ⅴ）血圧を維持するため、Dobutamine あるいは Dopamin を投与する。
❽実施にあたって必要なモニター
　　（ⅰ）血圧
　　　　ⓐ 90 mmHg 以上に維持。
　　　　ⓑ脳灌流圧を 50 mmHg 以上に保ったうえで頭蓋内圧を下降させることが大切なので、血圧低下の予防（治療）は重要である。
　　（ⅱ）心電図
　　（ⅲ）中心静脈圧（central venous pressure；CVP）➡ Hypovolemia（血液量減少症）とならないように。
　　（ⅳ）脳波；Suppression & Burst がみられる投与量を維持量とする（図 12）。
　　（ⅴ）聴覚脳幹反応（ABR）（図 12）
　　（ⅵ）頭蓋内圧
　　　　　➡頭蓋内圧 20 mmHg 以下を治療目標とする。
　　（ⅶ）炭酸ガス、酸素モニター、あるいは必要に応じて血液ガス分析を行う。
❾本療法の欠点
　　（ⅰ）神経症状を隠蔽。
　　（ⅱ）患者の病態の推移の評価が不能。
❿合併症
　　（ⅰ）心筋抑制……血圧低下

(ⅱ)易感染性；肺炎
(ⅲ)肝・腎機能障害
(ⅳ)低カリウム(K)血症 ➡ Pentobarbital 使用の場合。
(ⅴ)高ナトリウム(Na)血症
(ⅵ)止血・凝固能の低下

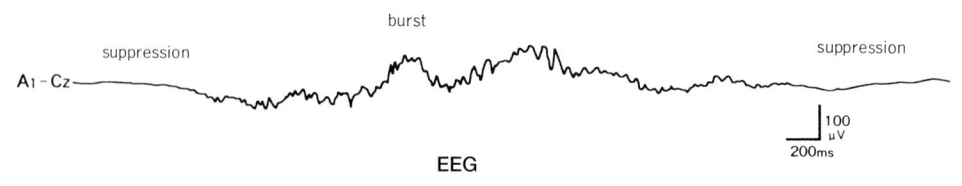

EEG
Suppression-Burstを呈している。

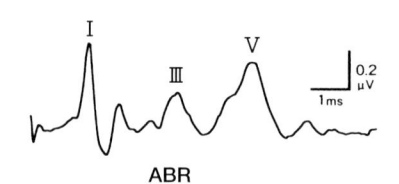

ABR
Ⅰ波、Ⅲ波、Ⅴ波の出現は良好で、潜時も正常である。

図 12. Barbiturate 療法中の脳波と ABR

脳波で Suppression & Burst がみられ、かつ ABR が正常波形を呈する量を維持量とする。

*【Suppression & Burst】
①Suppression とは脳波が著しく抑制された状態（低電位脳波）であり、Burst とは theta(θ)波、delta(δ)波や鋭波などの脳波からなる群発波で、数秒間隔で交互に出現する。
②Suppression & Burst の時期は瞳孔が縮瞳するので、縮瞳が１つの目安である（瞳孔の散大は Barbiturate の投与量が多いか、症状の悪化を示唆する）。
③同量の投与量にもかかわらず Suppression の時間が延長する場合は、脳障害が進行している可能性が高い。

なお
①Anoxic coma 患者（成人）に Suppression & Burst 波がみられた場合は、その予後は極めて不良で、ほとんどが死の転帰をとる。
②急性薬物中毒で Suppression & Burst 波がみられた場合（図13）は予後良好で、まず回復する。

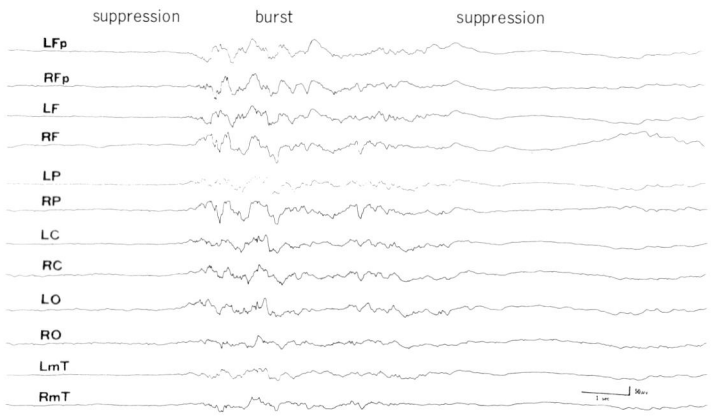

図 13. バルビツレート中毒例の脳波

意識障害で搬入され、脳波検査を施行したところ Suppression & Burst が認められたのでバルビツレート中毒と判明した症例。

19. 成績評価法

1）Glasgow outcome scale (Jennettら, 1975)

回復良好 Good recovery	正常生活が可能。軽度な神経学的および精神的脱落症状はあってもよい。 Normal life even though there may be minor neurological and psychological deficits.
中等度障害 Moderate disability	神経脱落症状や記憶障害などはあるが、日常生活は自力で可能。 Disabled but independent (disabilities; dysphasia, hemiparesis, intellectual and memory deficits, personality change etc).
重度障害 Severe disability	意識は清明であるが、日常生活は他人の助けが必要。 Conscious but dependent for daily support.
植物状態 Persistent vegetative state	死亡するまで数週間あるいは数ヵ月間、無反応で発語もない。 Patient who remains unresponsive and speechless for weeks or months until death.
死亡 Death	死亡

2）日常生活動作（ADL）による成績評価判定法 (高血圧性脳出血の外科的治療に関するGrading作製委員会, 1986)

ADL Ⅰ	ほとんど正常に回復しているもの。 （社会復帰）
ADL Ⅱ	日常生活はほとんど自力で可能。 （一部社会復帰可能）
ADL Ⅲ	日常生活は可能だが、他人の助けを必要とする。 （社会復帰は困難）
ADL Ⅳ	寝たきり
ADL Ⅴ	植物状態
死亡	

3）脳卒中患者における障害程度の評価法 Assesment of handicap in stroke patients —Modified Rankin Scale (van Swietenら, 1988)—

Grade 重症度	Description 基準徴候
0	まったく症状はない。 No symptoms at all.
1	①症状はあるが、有意な障害はない。 ②通常の職務や活動は、すべて可能。 No significant disability despite symptoms: able to carry out all usual duties and activities.
2	①軽度障害 ②以前の活動をすべてすることはできないが、介助なしで自分自身の世話をすることが可能。 Slight disability: unable to carry out all previous activities but able to look after own affairs without assistance.
3	①中等度障害 ②いくらか助けが必要であるが、介助なしで歩行可能。 Moderate disability: requiring some help, but able to walk without assistance.
4	①中等度高度障害 ②介助なしで歩行不能で、また介助なしで必要な自分自身の体の世話をすることができない。 Moderately severe disability: unable to walk without assistance, and unable to attend to own bodily needs without assistance.
5	①高度障害 ②寝たきり、失禁状態で、絶えず介護や注意が必要。 Severe disability: bedridden, incontinent, and requiring constant nursing care and attention.

（著者註）OriginalなRankin scaleにはGrade 0がないだけで、残りのGrade 1～Grade 5は、上記のModified Rankin scaleと同じ。

20. てんかん患者と自動車の運転

❶2002年(平成14年)6月1日より施行された新道路交通法および同施行令により、てんかん患者の運転免許取得は、絶対的欠格事由から相対的欠格事由に改められた(伊藤ら, 2003；八木, 2004)。

❷運転に支障をきたす発作が起こっている人は、免許を取らない、または返上するという自己責任が求められている(伊藤ら, 2003)。

❸主治医の診断書を踏まえた免許の拒否などの判断基準(**表13**)

❹一方、大型免許および第2種運転免許は、投薬なしで過去5年間発作がなく、今後も再発の恐れがない場合に限って、運転免許の取得・維持ができる(伊藤, 2008)。

表 13. 主治医の診断書を踏まえた免許の拒否などの判断基準(伊藤ら, 2003)

	診断書または臨時適正検査の内容	判　断	診断書または臨時適正検査
1	過去に5年以上発作がなく、今後、発作の起こる恐れがない。	許可	以後、必要なし。
2	発作が過去2年以内に起こったことがなく、今後、X年であれば発作が起こる恐れがない。	許可	X年後
3	1年の経過観察後、発作が意識障害および運動障害を伴わない単純部分発作に限られ、今後、症状の悪化の恐れはない。	許可	以後、必要なし。
4	2年間の経過観察後、発作が睡眠中に限って起こり、今後、症状の悪化の恐れはない。	許可	以後、必要なし。
5	「1年の経過観察後、発作が意識障害および運動障害を伴わない単純部分発作に限られ、今後、症状の悪化の恐れはない」とはいえないが、6ヵ月(○ヵ月)以内に、「1年の経過観察後、発作が意識障害および運動障害を伴わない単純部分発作に限られ、今後、症状の悪化の恐れはない」と診断できることが見込まれる。	保留または停止 (○ヵ月間)	診断書提出または臨時適正検査受診命令
6	「2年間の経過観察後、発作が睡眠中に限って起こり、今後、症状の悪化の恐れはない」とはいえないが、6ヵ月(○ヵ月)以内に、「2年間の経過観察後、発作が睡眠中に限って起こり、今後、症状の悪化の恐れはない」と診断できることが見込まれる。	保留または停止 (○ヵ月間)	診断書提出または臨時適正検査受診命令
7	「過去に5年以上発作がなく、今後、発作の起こる恐れがない」とはいえないが、6ヵ月(○ヵ月)以内に、「過去に5年以上発作がなく、今後、発作の起こる恐れがない」と診断できることが見込まれる。	保留または停止 (○ヵ月間)	診断書提出または臨時適正検査受診命令
8	「発作が過去2年以内に起こったことがなく、今後、X年であれば発作が起こる恐れがない」とはいえないが、6ヵ月(○ヵ月)以内に、「発作が過去2年以内に起こったことがなく、今後、X年であれば発作が起こる恐れがない」と診断できることが見込まれる。	保留または停止 (○ヵ月間)	診断書提出または臨時適正検査受診命令
9	上記以外 ・過去2年以内に発作を起こした。 ・今後、発作を起こす恐れがある。	拒否または取り消し	

21．抗てんかん薬

1）抗てんかん薬の薬物動態値（表14）

表 14．抗てんかん薬の薬物動態値（渡辺，1987 より抜粋；水島，2007 より一部加筆）

	投与量 （mg/kg/日）	生物学的半減期 （時間）	定常状態に 達するまで の期間（日）
Phenobarbital（PB）	成人 1～2 小児 3～6	成　人 46～136 小　児 37～ 73 新生児 61～173	14～21 10～18
Primidone（PRM）	10～25	成　人 6～ 18 小　児 5～ 11	4～7 2～3
Phenytoin（PHT）	成人 3～8 小児 5～10	成　人 10～ 34 小　児 5～ 14 新生児 10～ 60 未熟児 10～140	5～7 4～10
Carbamazepine（CBZ）	5～25	成　人 14～ 27 小　児 8～ 19 新生児 8～ 28	4～6
Ethosuximide（ESM）	15～30	成　人 20～ 60 小　児 20～ 30	10～14 7～10
Zonisamide（ZNS）	初　回 2～4 漸増し 4～8	50～ 60	14～17
Sodium valproate（VPA）	10～50	成　人 6～ 15 小　児 8～ 15	2～4
Diazepam（DZP）	0.2～0.4	18～ 40	3～6
Nitrazepam（NZP）	0.1～0.4	8～ 10	2～5
Clonazepam（CZP）	0.02～0.1	成　人 19～ 46 小　児 13～ 33	4～6

上記数値は出所がさまざま、一部データは不十分、個人差も大であり、絶対的でないことに注意。

半減期の約5倍経つと定常状態に達する。

2）抗てんかん薬の相互作用

抗てんかん薬は単剤投与が原則であるが、時には多剤投与が必要なことがある。その場合の相互作用は、**表15** の如くである。

表 15．抗てんかん薬の相互作用（水島，2007）

投与中の薬剤	追加薬剤とそれによる効果
PB	PHT↑、VPA↑、ESM↑
PHT	ZNS↑、DZP↑、ESM↑、VPA↓
CBZ	PB↓、PHT↓、PRM↓
PRM	CBZ↑、PHT↑
ZNS	CBZ↓、VPA↓
VPA	CBZ↓、PB↓、PHT↓、PRM↓
血中濃度：↑増加、↓減少、	

略語は表14を参照。

22. 麻酔薬や降圧薬などの薬剤の脳血流量、頭蓋内圧や脳灌流圧などに及ぼす影響(表16)(麻酔科レジデントマニュアル, 1996)

❶吸入麻酔薬により脳血流量(CBF)は増加、脳酸素消費量($CMRO_2$)は減少する Uncoupling(脱共役)が起きる。
❷笑気は程度は弱いが、脳血流量も脳酸素消費量も増加させる。
　➡したがって、頭蓋内圧の著しく高い症例には避けた方がよい。
❸静脈麻酔薬はケタミンを除けば、脳血流量、脳酸素消費量および頭蓋内圧をすべて減少させる。
　➡ Thiopental が最も著しく、脳保護的である。
❹Nitroglycerin、Nicardipine、Hydralazine は頭蓋内圧を上昇させる。
❺頭蓋内圧亢進症例の血圧コントロールには、Nifedipine、Trimetaphan や Diltiazem を使用する。

表 16. 麻酔薬や降圧薬などの薬剤の脳血流量、頭蓋内圧や脳灌流圧などに及ぼす影響
(麻酔科レジデントマニュアル, 1996 より抜粋)

	MBP 平均動脈圧	CBF 脳血流量	ICP 頭蓋内圧	CPP 脳灌流圧	$CMRO_2$ 脳酸素消費量
揮発性吸入麻酔薬	↓	↑	↑	−〜↓	↓
笑気 N_2O	−〜↓	↑	↑	−	↑
thiopental(ラボナール)	↓	↓↓	↓↓	−〜↑	↓↓
benzodiazepine(ホリゾン、ドルミカム)	↓	↓	↓	−〜↑	↓
fentanyl	↓	↓	↓	−〜↑	↓
ketamine	↑	↑	↑↑	↓↓	
SCC(サクシン)	−		↑		
pancronium(ミオブロック)	−〜↓	↑	↑		↑
vecuronium(マスキュラックス)	−	−	−		
lidocaine(キシロカイン)	−	↓	↓		↓
trimetaphan(アルフォナード)	↓	−			
nifedipine(アダラート)	↓	−			
nitroglycerin(ミリスロール)	↓		↑		
nicardipine(ペルジピン)	↓	↑	↑		
diltiazem(ヘルベッサー)	↓	−			
hydralazine(アプレゾリン)	↓		↑		
furosemide(ラシックス)	−〜↓		↓		
mannitol	↓〜−〜↑		↓		
prostaglandine E_1(プロスタンディン 500)	↓		−〜↑		

23. 脳動脈瘤手術中における脳室穿刺の位置(Paine's point)(Paineら,1988)

❶通常の前頭側頭開頭により脳動脈瘤を手術する際の脳室穿刺に有用な方法である。
❷穿刺部位(図14)
　(ⅰ)前頭側頭開頭後、型通りに硬膜を翻転する。

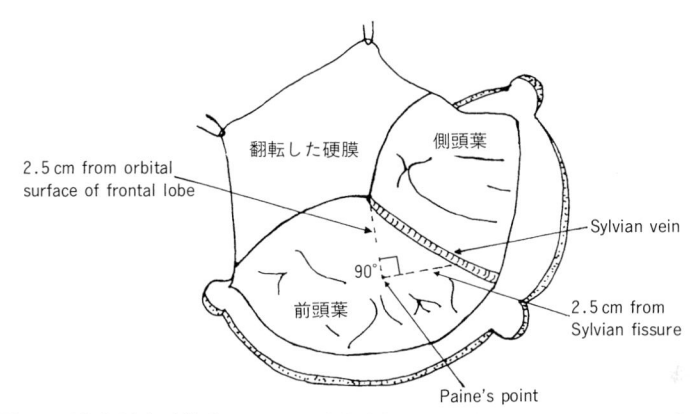

図 14. 脳動脈瘤手術中における脳室穿刺の位置(Paine's point)の模式図

　(ⅱ)前頭蓋窩底(前頭葉眼窩面の外側底部)から2.5cm上方、およびSylvius裂から2.5cm上前方で、両者が直角に交わる点(Paine点)で穿刺する。すなわち、Paine点は、2.5cmの直角二等辺三角形の頂点にある。
　(ⅲ)Paine点より脳表に垂直に穿刺すると、約5cmで前角(側脳室)に当たる。

III. なまけもの編

1. Perimesencephalic pattern of subarachnoid hemorrhage（中脳周囲型くも膜下出血）（中脳周囲非動脈瘤性くも膜下出血 perimesencephalic non-aneurysmal subarachnoid hemorrhage）

❶単純 CT において、出血が中脳周囲のくも膜下腔に主として存在するか、または中脳周囲のくも膜下腔に限局しているものをいう。
❷原因不明のくも膜下出血の中で、最も多い。
❸特徴
　（ⅰ）発症時の意識消失はなく、ほとんどが（約97％）軽症。
　（ⅱ）高血圧の既往は少ない。
　（ⅲ）シャントを必要とする水頭症の発生頻度は、極めて低い。
　（ⅳ）症候性脳血管攣縮をきたすことは、ほとんどない。
　（ⅴ）再出血をきたすことはない。
❹出血源（説）；脳幹前方の静脈の破綻。
❺男性に多い。
❻予後は良好。
❼再出血をきたすことはない。

2. Non-perimesencephalic pattern of subarachnoid hemorrhage（非中脳周囲型くも膜下出血）

❶単純 CT において、出血が脳底槽の前方、あるいは脳底槽にびまん性に存在しているものをいう。すなわち、くも膜下出血の中心は前大脳縦裂にある。
❷原因不明のくも膜下出血の中で、2番目に多い。
❸特徴
　（ⅰ）20〜30％の症例に、発症時に意識障害を認める。
　（ⅱ）症候性脳血管攣縮をきたすことがある。
　（ⅲ）症候性の急性水頭症をきたすことがある。
　（ⅳ）入院中、再出血することがあり、致命的なことが多い。
❹出血源；大部分が、潜在性の（脳血管造影で発見されない）動脈瘤。
❺性差はない。
❻予後；中脳周囲型と異なり、不良。

3. 内頸動脈・後交通動脈瘤による動眼神経麻痺

❶動眼神経麻痺の出現は動脈瘤の進展方向に依存している。
　➡後下方外側向きの動脈瘤に多くみられる。
❷動眼神経麻痺の出現時期は、くも膜下出血発症当日が最も多い。

❸動眼神経麻痺は、まず瞳孔散大・対光反射消失が現れ、次いで眼瞼下垂が生じる。
❹回復に最も重要な因子は、麻痺の発生時期から手術までの期間。
❺回復の順序
　（ⅰ）まず、眼瞼下垂が改善し、次いで、内直筋、副交感神経麻痺が改善する。
　（ⅱ）上直筋、下直筋、および下斜筋麻痺の回復は遅れる。
❻動脈瘤の処置は、単なるクリッピング術のみでよい。
　☞ Dome の剥離や動脈瘤穿刺により動脈瘤を縮小させることは重要ではない。

4．コイルによる脳動脈瘤塞栓術の適応症例

❶小さな脳動脈瘤。
❷動脈瘤の Aspect ratio（縦横比）（動脈瘤の長径/Neck 幅）が 2 以上の症例。
❸くも膜下出血重症例
❹脳底動脈瘤、眼動脈瘤や中枢（心臓）側の内頸動脈瘤。
❺全身の合併症があり、直達手術や全身麻酔のリスクの高い症例。

5．傍床突起部動脈瘤（paraclinoid carotid artery aneurysm）

❶定義・概念
　（ⅰ）硬膜輪（distal dural ring）から後交通動脈分岐部までの内頸動脈に生じる動脈瘤をいう。
　（ⅱ）具体的には、内頸動脈・眼動脈起始部動脈瘤、上下垂体動脈起始部動脈瘤、内頸動脈窩動脈瘤（carotid cave aneurysm）、および内頸動脈前壁動脈瘤などの非分岐部に生じた内頸動脈瘤をいう。
❷傍硬膜輪動脈瘤（juxta-dural ring aneurysm）とも呼ばれる。
❸女性に圧倒的に多い。
❹多発性の頻度は高率（約 60％）。
❺無症候性例の治療方針
　（ⅰ）硬膜外に存在するものは、治療の適応はない。
　（ⅱ）硬膜内のものは、くも膜下出血を起こす危険性があるので、治療の適応となる。
❻術後合併症(田中ら，2003)
　（ⅰ）視神経障害；最も多い。
　（ⅱ）動眼神経麻痺；視神経障害に次いで多い。
　（ⅲ）髄液漏
　（ⅳ）脳梗塞

6．紡錘状脳動脈瘤

❶紡錘状動脈瘤とは、形態学的に明らかな動脈瘤頸部をもたず、動脈解離が証明できず、そして外見上、血管壁全体が紡錘状に、かつ短い距離で拡張しているものをいう。

❷Dolichoectasia（延長拡張症）の動脈に生じた紡錘状動脈瘤を 'Dolichoectasic aneurysm（延長拡張動脈瘤）' という。
　➡因みに、Dolichoectasia とは、動脈が拡張し、曲がりくねるなどの動脈硬化性変化が強いものをいう。
❸Serpentine aneurysm（蛇行動脈瘤）とは、血栓化した巨大動脈瘤の中を細い曲がりくねった蛇のような血管構造が貫いているものをいう。
　➡中大脳動脈に好発する。
❹紡錘状動脈瘤は、椎骨・脳底動脈系に好発する。
　➡椎骨動脈では左側に多い。
❺紡錘状動脈瘤は、脳虚血症状や圧迫症状で発症することが多い。

7．外傷性脳動脈瘤

❶閉鎖性頭部外傷では、自動車事故によることが最も多い。
❷来院時の意識障害は、重度であることが多い。
❸硬膜下血腫や脳挫傷を伴っていることが多い。
❹半数に頭蓋骨骨折を伴い、その大部分は脳動脈瘤の近傍。
❺脳動脈瘤の形成時期は、外傷後1～2週間。
❻脳動脈瘤の発生部位
　（ⅰ）閉鎖性頭部外傷では、内頸動脈に好発する。
　（ⅱ）末梢型では、中大脳動脈領域に最も多い。

8．細菌性脳動脈瘤

❶感染性心内膜炎によることが最も多い。
❷好発年齢；平均年齢は30歳で、通常の囊状動脈瘤より若年者に好発する。
❸好発部位；中大脳動脈で、末梢部に多い。
❹左右別では、右側に多い。
❺多発性のことが多い。
❻経過中、脳動脈瘤の増大や消失、また新に発生したりする。
❼約半数は、抗菌薬の投与により脳動脈瘤が消失する。
❽手術時期；可能ならば、炎症が沈静化する抗菌薬投与4～6週間後。

9．未破裂脳動脈瘤

❶動脈瘤の部位；中大脳動脈瘤と内頸動脈瘤が各約1/3を占め、多い。
❷動脈瘤の大きさ；4mm以下の小さいものが多い（約半数）。
❸動脈瘤の増大；増大を認めるのは、女性に多い。

❹家族歴では、同胞に脳動脈瘤を認めることが最も多い。
　　📖未破裂脳動脈瘤の発見因子の中で有意な相関を示すものは、くも膜下出血の家族歴。
❺破裂(出血)率
　　➡年間0.5〜1％
❻破裂の危険因子
　　（ⅰ）動脈瘤の大きさが最も関係し、一般に10 mm以上の大きさのものが破裂しやすい。
　　（ⅱ）動脈瘤の形が不整のものは、破裂しやすい。
　　（ⅲ）女性は、男性より破裂する危険性が高い。
　　（ⅳ）多発性のものは、破裂しやすい。
　　（ⅴ）症候性の未破裂脳動脈瘤は、破裂しやすい。

10. 脳動脈瘤破裂による急性硬膜下血腫

❶内頸動脈系の動脈瘤に最も多い。
❷女性に圧倒的に多い。
❸最大径が10 mm以上の動脈瘤に多い。
❹予後は、一般に不良。
　　📖但し、純粋に硬膜下血腫のみの症例では、回復例が60％以上で、予後はよい。

11. 多発性脳動脈瘤

❶内頸動脈・後交通動脈と中大脳動脈に多い。
❷両側性、すなわち一側と対側であることが最も多く(約半数)、同側性は最も少ない。
❸動脈瘤の数は2個のことが最も多い(約70％)。
❹女性に多い。
❺個々の動脈瘤の組み合わせ
　　（ⅰ）1個が内頸動脈瘤であるとき
　　　　➡他が(通常、対側)内頸動脈瘤であることが最も多い(約半数)。
　　（ⅱ）1個が中大脳動脈瘤であるとき
　　　　➡他が(通常、対側)中大脳動脈瘤であることが最も多い(約40％)。
　　（ⅲ）1個が前交通動脈瘤であるとき
　　　　➡他が中大脳動脈瘤であることが最も多い(約60％)。

12. 巨大脳動脈瘤

❶内頸動脈領域に最も多い。
❷頭蓋内占拠性病変の症状で発症することが多い(約2/3)。
❸全体的には女性に多いが、海綿静脈洞部および中大脳動脈の巨大脳動脈瘤は男性に多い。

13. 高齢者の破裂脳動脈瘤

❶重症例が多い。
❷内頸動脈瘤が多い。
❸女性に多く、加齢とともにさらに多くなる。
❹好発部位；内頸動脈に多く、相対的に前交通動脈は少ない。
❺多発性の頻度は、非高齢者と変わらない。
❻症候性脳血管攣縮
　（ⅰ）発生頻度については、「他の年齢層と変わらない」との報告と、「高率である」との報告がある。
　（ⅱ）一度発生すると、後遺症を残す頻度が極めて高い。
❼水頭症
　（ⅰ）発生頻度については、「若年者と変わらない」との報告と、「高率である」との報告がある。
　（ⅱ）シャント術を必要とする症例は、高齢者に多い。
❽予後不良

14. 正常圧水頭症 (Normal pressure hydrocephalus；NPH)

❶記憶障害、歩行障害および尿失禁の三徴候を主体とし、脳室拡大を有するが腰椎穿刺による髄液圧は正常（200 mmH$_2$O 以下）で、かつシャント術によって症状の改善が得られる疾患をいう。
❷三徴候
　（ⅰ）歩行障害；磁石歩行、あるいは開脚歩行（＝歩隔の拡大）。
　（ⅱ）認知症
　（ⅲ）尿失禁；末期に現れる。
❸RI 脳槽撮影
　（ⅰ）脳室内への逆流現象（ventricular reflux）。
　（ⅱ）停滞現象（persistence）
❹脳血流検査では、前頭葉における低下が顕著。

15. 真菌性脳動脈瘤

❶Aspergillus によることが最も多い。
❷一般に、頭蓋内主幹動脈に発生することが多い。
❸ほとんどが、出血で発症する。
❹経過中、動脈瘤の大きさが増減することは、まずない。
❺予後不良。

16. 腫瘍性脳動脈瘤

❶原因としては、心房内の粘液腫が最も多い。
❷女性に多い。
❸中大脳動脈で、末梢部に多い。
❹動脈瘤の形は、紡錘状が多い。
❺多発性が多い。

17. 脳動脈解離

❶本邦では、頭蓋内の動脈解離が圧倒的に多い。
❷本邦では、椎骨脳底動脈系が圧倒的に多い。
❸男性に多い。
❹頭蓋外動脈解離
　(ⅰ)外傷性が多い。
　(ⅱ)脳虚血発症が圧倒的に多い。
　(ⅲ)内頸動脈解離は、頸動脈分岐部より2～3 cm 上方から始まることが多い。
　(ⅳ)椎骨動脈解離の好発部位は、第1、2頸椎部を走行する部分。
❺頭蓋内動脈解離
　(ⅰ)内頸動脈系
　　　ⓐ脳虚血発症が多い。
　　　ⓑ好発部位；中大脳動脈や内頸動脈(C1-C2部やC4部)。
　(ⅱ)椎骨・脳底動脈系
　　　ⓐくも膜下出血発症例が多い。
　　　ⓑ好発部位；頭蓋内の椎骨動脈(硬膜を貫通する部分から左右合流部までの間)、および脳底動脈。
❻解離面
　(ⅰ)内膜と中膜との間の解離(subintimal type)➡脳虚血発症例に多い。
　(ⅱ)中膜内、中膜と外膜との間の解離(subadventitial type)、あるいは全層解離
　　　➡くも膜下出血発症例に多い。
❼治療
　(ⅰ)保存的治療；血圧のコントロールが最も重要。
　(ⅱ)外科的治療
　　　ⓐ直達手術
　　　　㋐Clipping ←可能であれば。
　　　　㋑Trapping、あるいは Trapping と血行再建術の併用がよい方法。
　　　ⓑ血管内手術

18. 脳動静脈奇形

❶脳動静脈奇形の再出血率は、脳動脈瘤に比して低い。
❷脳動静脈奇形の症候性脳血管攣縮の発生頻度は低い。
❸正常灌流圧突破現象（normal perfusion pressure breakthrough；NPPB）
　（ⅰ）NPPB とは、AVM 摘出中に予想を超えた異常な出血や周囲の脳腫脹が生じるのをいう。
　（ⅱ）起こりやすい症例
　　　ⓐ進行性の神経症状を呈する症例。
　　　ⓑ大きな AVM。
　　　ⓒ術前の脳血管造影で、正常血管の描出が悪い症例、太くて長い流入動脈や流出静脈を認める症例、また術後の脳血管造影では、流入動脈の停滞を認める症例。
　　　ⓓ術前の脳血流量が低値を示す症例。
　　　ⓔDiamox®負荷に対して過剰に反応する症例。
❹γ-knife 照射後の再出血率は、照射後 2 年以上経てば自然経過とほぼ同じ。

19. 硬膜動静脈瘻

❶好発部位
　（ⅰ）横・S 状静脈洞部に最も多い。
　（ⅱ）次いで、海綿静脈洞部。
❷性別
　（ⅰ）横・S 状静脈洞部；性差はない。
　（ⅱ）海綿静脈洞部；圧倒的に女性に多い。
　（ⅲ）篩骨部（前頭蓋窩）；圧倒的に男性に多い。
❸症状・徴候
　（ⅰ）横・S 状静脈洞部
　　　ⓐ拍動性耳鳴
　　　ⓑ乳様突起部付近での血管雑音の聴取。
　（ⅱ）海綿静脈洞部
　　　ⓐ眼球突出
　　　ⓑ眼球結膜の充血や浮腫。
　　　ⓒ眼窩周辺での血管雑音の聴取。
　　　ⓓ外眼筋麻痺➡外転神経麻痺が最も多く、次いで動眼神経麻痺。
❹出血しやすい因子
　（ⅰ）脳表静脈へ逆流する症例。
　（ⅱ）深部の静脈系へ流出する症例。
❺自然治癒しやすい症例
　（ⅰ）動静脈短絡が小さいもの。
　（ⅱ）血流の遅い症例。

（ⅲ）流入動脈の数が少ないもの。
（ⅳ）流出静脈の数が1本のもの。
（ⅴ)海綿静脈洞部の症例。
❻自然治癒し難い症例
（ⅰ）血流の速いもの。
（ⅱ）脳表静脈へ逆流している症例。
❼治療の選択
（ⅰ）横・S状静脈洞部および海綿静脈洞部；血管内手術が第一選択。
（ⅱ）篩骨部；直達手術

20. 深在性硬膜動静脈瘻

❶テント、前中頭蓋窩、下錐体静脈洞や大孔部などの硬膜動静脈瘻をいう。
❷出血発症が最も多い。
❸流出静脈は、ほとんどが脳表静脈。
❹Aggressive dural AVM であることが多い。
　➡ Aggressive dural AVM とは、重篤な神経脱落症状を呈する硬膜動静脈瘻をいう。

21. 下錐体静脈洞硬膜動静脈瘻

❶海綿静脈洞部硬膜動静脈瘻と似る。
❷瘻の部位；頸静脈球近くの下錐体静脈洞の下縁。

22. 深部静脈系硬膜動静脈瘻

❶硬膜動脈と Galen 大静脈や直静脈洞との間に瘻を形成するものをいう。
❷男性に圧倒的に多い。
❸流入動脈は両側性が多い。
❹ほとんどの症例で深部静脈系の閉塞があり、脳表静脈へ逆流している。

23. 辺縁静脈洞部硬膜動静脈瘻

❶硬膜動脈と大孔を取り巻いている辺縁静脈洞との間に瘻を形成しているものをいう。
❷性差はない。
❸症状
（ⅰ）耳鳴りが多い。
（ⅱ）下錐体静脈洞への逆流例では、眼球突出、結膜充血など海綿静脈洞部硬膜動静脈瘻と似た症状を呈する。
❹瘻の部位は、左側に多い。

24. 上矢状静脈洞硬膜動静脈瘻

❶圧倒的に男性に多い。
❷上矢状静脈洞の中1/3～後1/3に発生することが多い。
❸流入動脈は、ほとんどが両側性。

25. 大脳鎌硬膜動静脈瘻

❶くも膜下出血で発症することが多い。
❷流入動脈は、左側あるいは両側のことが多い。
❸大多数は、脳表静脈を介して上矢状静脈洞へ流出する。
❹動脈瘤様拡張(静脈瘤)が高頻度にみられる。

26. 頭蓋頸椎移行部硬膜動静脈瘻

❶男性に多い。
❷脊髄症とくも膜下出血とは、同じ頻度で発症。
❸静脈瘤(venous aneurysm, or varix)を認めることがある。
❹流出静脈；脊髄周囲静脈、錐体静脈や海綿静脈洞。

27. 脳内海綿状血管腫

❶テント上に発生することが最も多い。
　(ⅰ)前頭葉に最も多い。
　(ⅱ)以下、側頭葉、頭頂葉の順。
❷血管腫外に出血することは稀。
❸出血例は女性に多い。
❹深在性のものは、表在性のものに比べて出血しやすい。
❺血管腫の大きさと易出血性との間には相関関係はない。
❻大きな囊胞を形成することは稀。
❼MRI T1強調画像；Low-signal rim(低信号辺縁)がみられる。
❽妊娠中に増大し、出産後縮小する。
❾γ-knife は無効。
❿再出血までの期間；平均1年

28. 脳幹部海綿状血管腫

❶好発部位
　(ⅰ)橋に最も多く、背側部に好発する。

（ⅱ）中脳では、中脳蓋(tectum)に多い。
❷ほとんどが出血で発症。
❸出血および再出血率が高い。
❹経過中に大きさが変化するのが特徴。

29. 中頭蓋窩海綿状血管腫

❶頭蓋内・脳実質外の海綿状血管腫の中で最も多い。
❷本邦に多い。
❸発生起源；海綿静脈洞
❹女性に圧倒的に多い。
❺出血で発症することは、ほとんどない。
❻MRI T1強調画像；脳内海綿状血管腫でみられる Low-signal rim はみられない。

30. 脳室内海綿状血管腫

❶側脳室内に発生することが最も多く、右の三角部に好発する。
❷性別
　（ⅰ）側脳室および第3脳室例；女性に多い。
　（ⅱ）第4脳室；性差はない。

31. 脳静脈性血管腫

❶男性に多い。
❷好発部位
　（ⅰ）前頭葉に最も多い。
　（ⅱ）次いで、小脳。
　（ⅲ）以下、頭頂葉、基底核の順。
❸脳血管造影
　（ⅰ）Caput medusa 様、あるいは Umbrella 型と表現される特徴的な所見を呈する。
　（ⅱ）上記の所見は、通常、静脈相でみられる。

32. ガレン大静脈瘤

❶好発年齢；新生児期および乳児期に最も多い。
❷男児に多い。
❸症状
　（ⅰ）心不全症状
　（ⅱ）水頭症

              ⓐ2番目に多い症状。
                ㋐全体；約半数にみられる。
                ㋑年代別
                  ①新生児期発生例では稀(0〜15％の発生頻度)。
                  ②乳児期・幼児期発生例；70％
                  ③思春期・成人発生例；30％
              ⓑ本症に合併する水頭症は、ガレン大静脈瘤が中脳水道を圧迫することにより発生するのではなく、著明な静脈圧亢進による髄液吸収障害が原因である。
          (ⅲ)頭部雑音の聴取。
          (ⅳ)痙攣
      ❹流入動脈
          ➡前大脳動脈、後脳梁周囲動脈、後外側脈絡叢動脈、後内側脈絡叢動脈、視床穿通動脈や上小脳動脈。
      ❺流出静脈➡通常、直静脈洞。
      ❻治療➡血管内手術が第一選択。

33. 高血圧性脳出血

❶好発部位
  (ⅰ)被殻出血が最も多い。
  (ⅱ)次いで、視床出血。
  (ⅲ)以下、皮質下出血、小脳出血、橋出血の順。
❷症状および破綻血管
  (ⅰ)被殻出血
      ⓐ病巣と反対側の半身の運動麻痺。
      ⓑ病巣と反対側の半身の感覚障害。
      ⓒ病巣側への水平性の共同偏視。
      ⓓレンズ核線条体動脈の破綻。
  (ⅱ)視床出血
      ⓐ眼球の偏位
        ㋐眼球の下方、あるいは鼻尖への共同偏視。
        ㋑共同偏視の場合には、病巣側と反対に向かうのが特徴(wrong side deviation)。
      ⓑ縮瞳、および対光反射消失。
      ⓒ病巣と反対側の半身の感覚障害。
      ⓓ病巣と反対側の半身の運動麻痺。
        ㋐下肢が上肢より強い運動麻痺。
        ㋑手指の麻痺は軽度。
      ⓔ視床膝状体動脈や視床穿通動脈の破綻。
  (ⅲ)小脳出血

ⓐ激しい頭痛
　　　ⓑめまい
　　　ⓒ頻回の嘔吐。
　　　ⓓ運動麻痺はないのに、歩行や起立が不能。
　　　ⓔ強制頭位；患側を下にしていることが多い。
　　　ⓕ縮瞳、および対光反射正常。
　　　ⓖ上小脳動脈、または後下小脳動脈の末梢枝の破綻。
　（ⅳ）橋出血
　　　ⓐ発作時より重篤な意識障害。
　　　ⓑ呼吸障害
　　　ⓒ四肢麻痺
　　　ⓓ除脳硬直
　　　ⓔ針先のような高度な縮瞳(pinpoint pupil)。
　　　ⓕ対光反射は保たれている。
　　　ⓖ眼球は正中位に固定。
　　　ⓗOccular bobbing(眼球浮き運動)
　　　ⓘ過高熱
　　　ⓙ傍正中枝の破綻。

34．高血圧性脳出血再発例

❶反対側に出血を認めることが多い。
❷再出血部位は、視床が多い。
❸初回出血は小さいことが多い。

35．同時発症多発性高血圧性脳出血

❶発症から24時間以内のCTやMRIで、2ヵ所以上の血腫が確認されるものをいう。
❷小脳と基底核との組み合わせが最も多い。

36．脳アミロイドアンギオパチーによる脳出血

❶脳表に接した脳葉型出血が多い。
❷両側性に大脳半球に多発することが多い。
❸比較的短期間に再出血する。
❹高齢者の皮質下出血の原因として最も多い。
❺治療➡保存的治療が原則。

37. もやもや病

❶女性にやや多い。
❷小児では脳虚血症状で発症することが多い。
❸成人では頭蓋内出血で発症することが多い。
❹好発年齢
　（ⅰ）小児；5歳にピーク
　（ⅱ）成人；30〜40歳にピーク
❺脳波➡小児では再徐波化(re-build up)が特徴。
❻小児例の初期は、貧困灌流(misery perfusion)の状態である。
❼小児例の初期では、局所脳血流量は前頭葉や頭頂葉で低下している。
❽脳血管の炭酸ガス反応性に解離を認める。
❾Diamox®負荷試験では、脳血管の拡張予備能が障害されていることが多い。
❿脳動脈瘤を合併することがある。
⓫予後
　（ⅰ）梗塞型では要介助群が多く、予後は比較的悪い。
　（ⅱ）出血型では死を免れれば比較的よい。
　（ⅲ）てんかん型およびTIA型は、予後良好。
　（ⅳ）2歳以下の小児は、予後不良。

38. もやもや病と脳動脈瘤の合併

❶脳動脈瘤は、椎骨脳底動脈系に発生することが最も多い。
❷もやもや血管に発生する基底核部動脈瘤は、ほとんどが仮性動脈瘤である。
❸基底核部動脈瘤は、ほとんどが自然消失する。

39. 脳梗塞

❶進行様式による分類
　（ⅰ）**一過性脳虚血発作**(transient ischemic attack；**TIA**)
　　ⓐ神経脱落症状が24時間以内に消失するものをいう。
　　ⓑ症状が完成するまでの時間は、2分以内が多い。
　　ⓒ発作が頻発し、持続時間が長くなり、間欠期が短くなる病型をCrescendo TIAという。
　　ⓓ発生機序；ほとんどは、微小塞栓による。
　　ⓔTIAが脳梗塞へ移行する頻度；20〜30％
　（ⅱ）進行卒中
　　ⓐ局所神経症状(片麻痺など)が、数時間から1、2日の間に進行するものをいう。
　　ⓑ完成卒中(広義)への移行期である。
　（ⅲ）完成卒中(広義)

➡症状が固定したと思われる病態で、以下の2つに分けられる。
ⓐ**回復性虚血性神経脱落症候**(reversible ischemic neurological deficit；**RIND**)
㋐局所神経症状が24時間以上持続するが、3週間以内に完全に消失するもの。
㋑RINDは発作が消失した時点(retrospective)で診断されるものであり、発症時には診断できない。
㋒RINDを生じる脳血管領域は、内頸動脈系が多い。
㋓脳梗塞への移行の頻度；12%
ⓑ完成卒中(狭義)
㋐神経症状が3週間以上、あるいは永久的に持続するものをいう。
㋑いわゆる'**脳梗塞**'である。
❷臨床分類
(ⅰ)アテローム血栓性脳梗塞
ⓐ定義
➡大動脈や頭蓋外、あるいは頭蓋内主幹動脈の粥状(atheroma)硬化によって生じる脳梗塞をいう。
ⓑ危険因子；高血圧、糖尿病、加齢、高脂血症、および喫煙。
ⓒ梗塞巣は、皮質枝領域梗塞または境界領域梗塞の形をとることが多い。
ⓓ安静時に発症することが多い。
ⓔTIAの前駆は、ラクナ梗塞よりアテローム血栓性に多くみられる。
(ⅱ)心原性脳梗塞
ⓐ定義
➡心疾患に起因して生じる脳梗塞(塞栓症)をいう。
ⓑ危険因子
㋐非弁膜性心房細動の頻度が最も高い。
㋑洞(機能)不全症候群(sick sinus syndrome；SSS)
㋒急性心筋梗塞
㋓弁膜疾患(リウマチ性)
㋔感染性心内膜炎
㋕右→左シャント性疾患
①右→左シャント性疾患において、血栓(塞栓子)が右心系から左心系へ流入し生じる脳塞栓を、奇異性脳塞栓(paradoxical cerebral embolism)という。
②成人では卵円孔開存によることが最も多い。
③塞栓源は心臓内や動脈ではなく、下肢や骨盤腔内の深部静脈血栓である。
ⓒ内頸動脈系では、塞栓子は中大脳動脈の後方枝や終末枝を閉塞しやすく、椎骨・脳底動脈系では、上小脳動脈、脳底動脈後半部、後大脳動脈などの遠位部の動脈を閉塞しやすい。
ⓓ梗塞巣は皮質を含み、境界明瞭で、大きいことが多い。
ⓔTIAの前駆の頻度は低い。
ⓕ日中活動時や起床直後に発症することが多い。
ⓖ発症時に意識障害(高度)や皮質症状を認めることが多い。

　　　　　ⓗ閉塞血管の再開通を起こしやすい。
　　　　　ⓘ発症時の重篤な神経症状が、数時間以内に劇的に改善することがあるが、この病態を
　　　　　　Spectacular shrinking deficit(SSD)(劇的症状改善)と呼ぶ。
　　　　　　　ⓐ発症超早期に自然再開通が生じることによる。
　　(ⅲ)ラクナ脳梗塞
　　　　ⓐ定義
　　　　　➡大脳深部や脳幹などを灌流する穿通枝動脈のうち、単一の支配領域に限局する小梗塞
　　　　　　をいう。
　　　　ⓑ危険因子；高血圧、加齢、喫煙、および糖尿病。
　　　　ⓒTIA の前駆の頻度は、皮質系梗塞に比べて低い。
　　　　ⓓ多発することが多い。
　　　　ⓔ夜間睡眠中に発症することが多い。
　　　　ⓕ**好発部位**
　　　　　㋐被殻が最も多い。
　　　　　㋑以下、橋、視床、尾状核、内包後脚、放線冠の順。
❸動脈灌流領域による分類
　　(ⅰ)穿通枝系梗塞
　　　　ⓐ定義
　　　　　㋐穿通枝動脈の閉塞や血流減少により、その支配領域に梗塞をきたすものをいう。
　　　　　㋑穿通枝系梗塞はラクナ梗塞よりも広い概念。
　　　　ⓑ穿通枝系梗塞の多くはラクナ梗塞である。
　　　　ⓒ血液粘度の高い症例に多い。
　　(ⅱ)皮質枝系梗塞
　　　　ⓐ定義
　　　　　➡脳の表面を灌流する皮質枝の領域に梗塞をきたすものをいう。
　　　　ⓑ発生部位；大脳皮質、半卵円中心、深部白質や小脳。
　　(ⅲ)分水嶺梗塞
　　　　ⓐ定義
　　　　　㋐梗塞主幹動脈の皮質枝間の境界に起こる梗塞(境界領域あるいは表層型梗塞)、
　　　　　㋑および、皮質枝と穿通枝領域の境界に起こる梗塞(終末領域梗塞あるいは深部型梗塞)
　　　　　　をいう。
　　　　ⓑ発生機序；血行力学的機序が主。

40. 小脳梗塞

❶テント上に比べて塞栓症が多い。
❷責任血管；椎骨動脈が最も多い。
❸テント上に比して、出血性脳梗塞の頻度が高い。

41. 出血性脳梗塞

❶脳塞栓症で高頻度にみられる。
❷閉塞血管がなんらかの機序により再開通することにより、生じる。
❸危険因子
　（ⅰ）皮質領域の大梗塞。
　（ⅱ）小脳梗塞
　（ⅲ）発症5時間以内の早期から、単純CTで低吸収域を認める症例。
　（ⅳ）発症早期の造影CTで、増強効果を認める症例。
　（ⅴ）高齢者
❹出血性梗塞自体は、予後にあまり関与しない。

42. ボウ・ハンター卒中

❶頭部の回転（弓を射る姿勢）により環・軸椎関節部（C1-C2部）で、回転側と反対の椎骨動脈が機械的に狭窄・閉塞され、その結果、椎骨・脳底動脈循環不全症を呈するものをいう。
❷原因
　（ⅰ）頭部の急激な回転運動や強い外力により椎骨動脈損傷が生じ、血管攣縮や塞栓などにより発症する。
　（ⅱ）環椎・軸椎亜脱臼により発症。
❸発症機序
　➡頸椎症の場合とは逆に、頭の回転とは反対側の椎骨動脈に狭窄が生じて発症する。
❹好発部位
　（ⅰ）環・軸椎部を走行する椎骨動脈。
　（ⅱ）左側に多い。
❺椎骨動脈造影
　➡頭部を回転させて撮影すると、回転と反対側の椎骨動脈の狭窄・閉塞を認める。

43. 椎骨・脳底動脈循環不全症

❶椎骨脳底動脈系の循環不全により脳幹、小脳や大脳半球後部の機能障害による種々の症状を呈するものをいう。
❷脳幹梗塞の前兆として出現し、椎骨脳底動脈系の一過性脳虚血発作の背景をなす病態。

44. コレステロール塞栓症

❶大血管の粥状硬化のプラークが機械的および化学的損傷などにより崩壊し、微細なコレステロール結晶が遊離・飛散（cholesterol shower）して全身の小血管を塞栓し、多彩な臓器障害をきたす臓器塞栓症をいう。

❷カテーテル検査や血管内治療後に生じる重大な合併症。
❸男性に圧倒的に多い。
❹高齢者に多い。
❺発症時期
　➡カテーテル検査や治療後に発生する例では、検査・治療後数日以降が多い。
❻好発部位
　➡腎臓、消化管、脾臓、膵臓、および下肢（皮膚や筋肉）に最も多い。
❼症状
　（ⅰ）下腿の網状皮斑（livedo reticularis）、紫斑や点状出血など。
　（ⅱ）進行性の腎不全。
　（ⅲ）末梢動脈の拍動は良好。
❽臨床診断
　（ⅰ）カテーテル手技後の、亜急性で進行性の腎不全を呈する症例。
　（ⅱ）網膜動脈にみられる Hollenhorst プラーク。
　（ⅲ）下肢網状皮斑（livedo reticularis）
　（ⅳ）末梢動脈の拍動は良好。
❾治療
　（ⅰ）抗血栓療法や抗凝固療法中の場合には、直ちに中止。
　（ⅱ）血管拡張薬の投与。
　（ⅲ）副腎皮質ステロイド薬の投与。
　（ⅳ）腎不全が必発のため、血液透析、持続的血液濾過透析が必要。
❿予後
　（ⅰ）一般に、予後不良。
　（ⅱ）予後は、合併症である腎不全の程度に影響される。

45．線維筋形成不全

❶定義；腎動脈や頭頸動脈などの中小動脈の、主として中膜に変性を伴う非動脈硬化性、非炎症性の狭窄病変をいう。
❷好発部位
　（ⅰ）腎動脈に最も多い。
　（ⅱ）次いで、頭蓋外の内頸動脈および椎骨動脈。
❸発症形式；合併する脳動脈瘤破裂によるくも膜下出血で発症することが多い。
❹大部分は両側性。

46．内頸動脈形成不全症

❶発症形式：くも膜下出血が最も多い。
❷女性に多い。

❸左右別では、左側に多い。
❹単純CT（骨条件）；患側の内頸動脈管が小さい、あるいは認められない。
❺動脈瘤を合併することがある。
　（ⅰ）前交通動脈瘤が最も多く、次いで中大脳動脈瘤。
　（ⅱ）通常の脳動脈瘤より破裂率は2～4倍高い。

47．脳硬膜静脈洞血栓症

❶好発部位；上矢状静脈洞が最も多い。
❷症状
　（ⅰ）上矢状静脈洞血栓症
　　　ⓐ頭蓋内圧亢進症状
　　　ⓑ対麻痺、あるいは片麻痺。
　　　ⓒ痙攣
　（ⅱ）海綿静脈洞血栓症➡海綿静脈洞症候群を呈する。
　（ⅲ）横・S状静脈洞血栓症
　　　ⓐ頭蓋内圧亢進症状が主。
　　　ⓑ局所症状は稀。
❸脳血管造影
　（ⅰ）静脈洞の造影不良。
　（ⅱ）上矢状静脈洞血栓症では、コルク栓抜き状の異常静脈がみられる。
❹エックス線CT
　（ⅰ）単純CT
　　　ⓐ索状徴候（cord sign）；脳静脈血栓で脳表にみられる索状の高吸収域。
　　　ⓑ低吸収域、あるいは出血性梗塞の所見。
　（ⅱ）造影CT
　　　ⓐ静脈洞の造影不良。
　　　ⓑ上矢状静脈洞血栓症では、空洞デルタ徴候（empty delta sign）。
❺予後不良因子
　（ⅰ）血栓の急速な進展。
　（ⅱ）昏睡状態
　（ⅲ）深部静脈系の障害。

48．皮質脳静脈血栓症

❶脳の皮質静脈に限局して発生する血栓症をいう。
　（ⅰ）硬膜静脈洞血栓症を伴わない皮質脳静脈血栓症は、孤発性皮質脳静脈血栓症と呼ばれる。
　（ⅱ）皮質脳静脈血栓症は、脳内出血を伴いやすい。
❷全身疾患は硬膜静脈洞血栓症を、局所性疾患は皮質脳静脈血栓症を引き起こすことが多い。

❸脳の皮質静脈に血栓が生じると、静脈性梗塞や脳内出血をきたす。
❹症状
　（ⅰ）痙攣が多い。
　（ⅱ）意識障害や頭蓋内圧亢進症状をきたすことは、少ない。
❺脳血管造影
　（ⅰ）罹患皮質静脈の閉塞像や循環遅延像。
　（ⅱ）造影剤の停滞像。
　（ⅲ）側副血行路静脈のコルク栓抜き状所見。
❻エックス線 CT
　（ⅰ）単純 CT
　　　ⓐ血栓を生じた皮質静脈が、帯状の高吸収を呈する（→ cord sign）。
　　　ⓑ出血例では、辺縁不整の軽度高吸収域。
　（ⅱ）造影 CT；点状、あるいは虫食い状の増強効果。
❼単純 MRI
　（ⅰ）梗塞部
　　　ⓐT1 強調画像；低信号
　　　ⓑT2 強調画像；高信号
　（ⅱ）Flow-related enhancement（血流が遅くなり、高信号を呈する現象）を認める。
　（ⅲ）皮質静脈の血栓
　　　ⓐT2 star 強調画像で低信号を呈する。
　　　ⓑ拡散強調画像で高信号を呈する。
❽予後；一般に良好。

49. 深部脳静脈血栓症

❶直静脈洞、内大脳静脈、Rosenthal 脳底静脈や Galen 静脈の血栓症をいう。
❷脳血管造影；罹患深部脳静脈の造影不良像や閉塞像。
❸単純 CT；視床、基底核、視床下部や深部白質などに低吸収域。
❹単純 MRI
　（ⅰ）初期
　　　ⓐ罹患静脈の Flow void の消失。
　　　ⓑT2 強調画像；血栓は低信号として描出される。
　（ⅱ）数日後；T1、T2 強調画像とも、高信号（血栓内に Methemoglobin が形成されるため）。
❺治療
　（ⅰ）抗凝固薬を 2～8ヵ月間投与。
　（ⅱ）血栓溶解薬の全身、あるいは局所投与。
　（ⅲ）頭蓋内圧亢進に対して、Glyceol、Mannitol や副腎皮質ステロイド薬の投与。
　（ⅳ）痙攣に対して、抗てんかん薬の投与。

❻予後
　（ⅰ）不良
　（ⅱ）不良の原因
　　　ⓐ診断の遅れ。
　　　ⓑ側副静脈路の発達不良。
　　　ⓒ重要な神経組織の損傷。

50．小児の脳血管障害

1）脳動脈瘤
❶好発年齢
　➡二峰性である。すなわち
　（ⅰ）5歳までの乳幼児期に多い。
　（ⅱ）10歳以降に多く、年齢とともに増加する。
❷性別；男児に多い傾向がある。
❸好発部位；中大脳動脈と内頸動脈領域に多い。
❹発症形式（初発症状）
　➡出血（動脈瘤破裂）で発症することが多い。
　（ⅰ）脳内出血、脳室内出血の頻度が高い。
　（ⅱ）くも膜下出血は軽度である。
❺成人に比べて、大きい動脈瘤が多い。
❻早期再破裂の頻度は、成人に比べて低い。
❼多発性は、成人に比べて少ない。
❽症候性脳血管攣縮の発生頻度は低い。
❾予後；重症度が同じであれば、成人に比べて良好である。

2）脳動静脈奇形
❶性別；性差はない。
❷出血で発症する頻度は、成人と比べてやや高い。
❸脳内血腫の合併率は、成人と比べて高い。
❹非出血発症例の小児の出血の危険率は、成人のそれに比べて有意に高い。
❺出血発症例の再出血率は、小児と成人とでは有意差はない。
❻手術例の予後はよい。

───── チョットお耳を拝借 ─────
【新生児のAVM】
　①心不全で発症することが多い。
　②流入動脈は中大脳動脈が多い。
　③動脈瘤様拡張（venous aneurysm）を介して、上矢状静脈洞へ流入する。
　④全摘出をしない限り予後は不良で、多くは心不全で死亡する。

3）横・S状静脈洞部の硬膜動静脈瘻
　❶好発年齢；生後2週間以内の新生児と、生後3週間〜11ヵ月の乳児に多い。
　❷性別；男児に多い(男児：女児＝3：1)。
　❸発症形式
　　（ⅰ）通常、心不全や頭囲拡大(水頭症)で発症する。
　　（ⅱ）出血や頭蓋内圧亢進症状で発症することは、ほとんどない。
　❹流入動脈は成人と変わらないが、
　　（ⅰ）しばしば巨大で、両側性。
　　（ⅱ）High-flow であることが多く、自然治癒の可能性は少ない。
　　（ⅲ）脳表の静脈に逆流することは、ほとんどない。
　❺予後
　　（ⅰ）新生児期発症例；極めて不良(死亡率；70％)。
　　（ⅱ）乳幼児期発症例；良好

4）脳内海綿状血管腫
　❶性別；性差はない。
　❷好発年齢；0〜2歳に最も好発する。
　❸大脳半球に最も多く発生するが、側脳室にも比較的多く発生する。
　❹多発性は少ない。

5）脳梗塞
　❶原因；感染症、軽微な外傷、原因不明。
　❷好発年齢(初発年齢)；新生児期や乳幼児期(1〜6歳)に多い。
　❸性別；性差はないか、やや男児に多い。
　❹初発症状；突然の片麻痺で発症するものが多い。
　❺閉塞血管；中大脳動脈や内頸動脈系(頸部および頭蓋内)に多い。
　❻成人に比べて再開通率が高い。
　❼出血性梗塞は少ない。
　❽側副血行路の発達が早期にみられる。
　❾再発は少ない。
　❿成人に比べて再開通例が多いこと、側副血行路の発達も早期にみられることなどより、血行再建術の適応が難しい。
　⓫生命予後は悪くないが、知能予後は不良。

51．家族性脳血管障害

1）脳動脈瘤
　❶発症年齢；非家族性に比べて、比較的**若年者に発生**する傾向がある。

❷血縁関係では、
　（ⅰ）**同胞例**が、60％と最も多い。
　　　➡同胞例の内容では、姉妹間の方が兄弟間より多い。
　（ⅱ）次いで、親-子間が多い(34％)。
　　　➡親子間では、母子：父子＝2.5：1で、母子間に多い。
❸同胞例では、
　（ⅰ）動脈瘤は同側の同一部位、あるいは左右対称な部位(mirror site)に発生しやすい。
　（ⅱ）通常、同じ年齢時に発見される。
　（ⅲ）同年代で破裂しやすい。
❹好発部位；中大脳動脈に最も多く、右側に多い。
❺多発性の頻度が高い。
❻若年で破裂する。
❼動脈瘤は小さい。

2）脳動静脈奇形
❶**日本からの報告が多い**(1/3を占める)。
❷好発年齢；非家族性より**若年者**に好発する(半数は、20歳以前に発症する)。
❸性別；非家族性と比べて、**相対的に女性**に多い。
❹血縁関係
　（ⅰ）**親子発生**と**同胞発生**が多い。
　（ⅱ）特定の血縁関係はないが、概ね同性に発生しやすい。
❺多発性；非家族性と比べて**多い**。

3）脳内海綿状血管腫
❶血縁関係
　（ⅰ）**親子例**が最も多い。
　（ⅱ）次いで、同胞例である。
❷遺伝
　（ⅰ）遺伝形式は常染色体優性遺伝と考えられている。
　（ⅱ）遺伝子異常は、多くは第7染色体にある。
❸特徴
　（ⅰ）**多発性**の頻度が高い。
　（ⅱ）非家族性の海綿状血管腫に比べて、テント下や脊髄に比較的多い。
　（ⅲ）非家族性の海綿状血管腫に比べて、**出血しやすい**。
　（ⅳ）他の中枢神経系病変(静脈性血管腫やAVMなど)の合併率が高い。
　（ⅴ）皮膚や網膜に海綿状血管腫を有する頻度が高い。
　（ⅵ）**スペイン系の人種**に多い。
　（ⅶ）経時的観察で、MRI上、大きさや輝度が変化する。

4）もやもや病
❶**同胞発生例**が70％と最も多く（このうち、双生児例は22％）、次いで親子発生例。
❷同一家系内発生では、満1歳までに発病する。
❸一卵性双生児
　（ⅰ）一致率；75％
　（ⅱ）初発病型はTIA型である（75％の一致率）。
　（ⅲ）双方の発症年齢に相関は認められない。
　（ⅳ）全例、女性。
❹**男性が発端者**である場合の**同胞罹患率**は、女性が発端者の場合に比べ有意に**高い**。
❺遺伝率
　（ⅰ）全体；78％
　（ⅱ）小児例の遺伝率；90％
　（ⅲ）成人例の遺伝率；63％

52．無症候性脳血管障害

1）無症候性（未破裂）脳動脈瘤
❶偶然発見例（incidental aneurysm）
　➡動脈瘤と関係のない各種脳疾患の検査中に偶然発見されるもの。
❷多発性脳動脈瘤として発見されるもの。

2）無症候性脳動静脈奇形
❶好発年齢；症候性に比べて、平均年齢は高い。
❷性別；男性に多い。
❸特徴
　（ⅰ）Nidusは小型から中型のものが多く、大型のものはみられない。
　（ⅱ）発生部位は、前頭・頭頂葉がほとんどである。

3）無症候性脳出血
❶発生機序；高血圧による穿通枝領域の細動脈硬化を基盤として発生。
❷性別；圧倒的に男性に多い（男性：女性＝5：1）。
❸部位
　（ⅰ）大多数は、被殻外側に位置し、前障との境界、すなわち外包に沿って認める。
　（ⅱ）その他、尾状核頭部や視床。
❹MRI所見
　（ⅰ）T2強調画像で、スリット状の高信号の周囲に**リング状の低信号域**（ヘモジデリンの沈着による）を認める。
　（ⅱ）T2 star強調画像；点状あるいは円形の低信号。
❺臨床的意義；将来脳卒中を起こす可能性が高い。すなわち、脳卒中の1つの危険因子。

❻ラクナ梗塞を高率に合併している。

4）無症候性もやもや病
❶年齢
（ⅰ）偶然発見例（まったくの無症状例）➡成人に多い。
（ⅱ）頭痛例での発見例➡小児と成人（ほぼ同じ頻度）。
❷性別；男性：女性＝1：2で、女性に多い。

5）無症候性脳梗塞
❶分類
（ⅰ）無症候性ラクナ梗塞
　ⓐ無症候性脳梗塞の中で最も多い（80％）。
　ⓑ危険因子；加齢や高血圧。
（ⅱ）アテローム血栓による無症候性脳梗塞
　ⓐ皮質枝系梗塞
　　㋐病変が小さい（小梗塞）場合。
　　㋑連合野の小梗塞の場合。
　　㋒危険因子；高血圧や糖尿病。
　ⓑ終末領域梗塞（terminal zone infarction）；多くは症候性で、時に無症候性。
　ⓒ線条体・内包梗塞（striatocapsular infarction）；多くは症候性で、時に無症候性。
（ⅲ）心原性塞栓による無症候性脳梗塞；無症候性は稀。
❷好発年齢
（ⅰ）50歳以上に多い。
（ⅱ）加齢に伴い増加する。
❸危険因子
（ⅰ）年齢（加齢）
（ⅱ）高血圧
（ⅲ）無症候性頸動脈病変（狭窄や潰瘍）
　ⓐ狭窄度が50〜75％では17％、75％を超えるものでは30％に、同側の脳に無症候性脳梗塞がみられる。
　ⓑ潰瘍を有する症例が、同側脳に無症候性脳梗塞を合併する頻度は80％と高率である（潰瘍形成を伴わないもの；30％）。
　ⓒ50％以上の狭窄を有する症例が虚血発作を起こす頻度は、年間18％である。
❹好発部位
（ⅰ）前頭葉皮質下
（ⅱ）半卵円中心
（ⅲ）基底核や視床
❺病変の大きさ；ほとんどが（70〜90％）、1cm以下と小さく、ラクナ梗塞である。
❻臨床的意義；脳卒中の1つの危険因子。

❼無症候性脳梗塞が成立するための条件
　（ⅰ）梗塞巣が小さいこと。
　（ⅱ）非優位側
　（ⅲ）皮質下白質、基底核や小脳などの比較的症候を起こしにくい場所に出現すること。
　（ⅳ）睡眠中の発症。
　（ⅴ）高齢者
　（ⅵ）脳塞栓症では、塞栓が極めて早期に融解する場合。
　（ⅶ）境界領域梗塞のように低灌流下で側副血行が発達している場合。
❽治療；血圧のコントロールや抗血小板薬の投与。

53. 白血病に合併する頭蓋内出血

❶頭蓋内出血の種類
　（ⅰ）脳内出血が頭蓋内出血の中の 50〜80 を占め、最も多い。
　（ⅱ）以下、くも膜下出血＞硬膜下血腫の順。
❷急性骨髄性白血病によることが多い。
❸慢性型より急性型の白血病に多い。
❹末梢白血病細胞が急激に増加し、血小板が減少している時期に起こりやすい。
❺大脳半球白質（皮質下）に出血が多発するのが特徴。
❻出血の大きさは、小〜中等度で、大血腫のことは少ない。
❼脳出血の好発部位
　（ⅰ）大脳半球に最も多い。
　　　ⓐ前頭葉に最も多い。
　　　ⓑ以下、側頭葉、頭頂葉の順。
　（ⅱ）大脳半球に次いで、脳幹に多い。

54. 全身性エリテマトーデスに合併する脳血管障害

❶脳梗塞が、合併する脳血管障害の中では最も多く、50〜65％を占める。
　（ⅰ）20〜40 歳の若年者に好発する。
　（ⅱ）主として、小血管が閉塞される。
　（ⅲ）大血管が侵されることは稀であるが、その場合には中大脳動脈に最も多く、次いで内頸動脈。
　（ⅳ）多発性脳梗塞が多い。
❷脳動脈破裂によるくも膜下出血
　（ⅰ）多くは脳内血腫を伴っている。
　（ⅱ）動脈瘤は多発例が多い。
　（ⅲ）全例、女性。

55. ワルファリン服用中に生じる頭蓋内出血

❶加齢は出血の危険因子の1つ。
❷頭蓋内出血の中では、脳内出血が大半を占める。
❸出血が24時間以上持続する例が、約半数にみられる。
❹発症時期
　（ⅰ）ワルファリン開始後早期に多い。
　（ⅱ）開始後1ヵ月の危険性は、1年間の危険性の10倍。
❺手術が安全に行える PT-INR は1.5以下。

56. 血液透析患者に合併する脳出血

❶脳出血部位は、被殻が最も多く、次いで、視床。
❷血腫量は多く、劇症型が多い。
❸血腫は不均一なことが多い。

57. 妊娠と脳血管障害

1）総説

❶脳梗塞が最も多く、中でも動脈性梗塞が多い。
❷出血性病変の中では、脳動脈瘤が多い。
❸出産回数
　（ⅰ）脳動脈瘤；経産婦に多い。
　（ⅱ）脳動静脈奇形；初産婦に多い。
　（ⅲ）もやもや病；初産婦が圧倒的に多い（虚血発症、出血発症とも）。
❹発症時期
　（ⅰ）脳動脈瘤；妊娠後期（妊娠8～10ヵ月）
　（ⅱ）脳動静脈奇形；妊娠中期（妊娠4ヵ月末～5ヵ月初め）と妊娠後期（妊娠8～9ヵ月）。
　（ⅲ）高血圧性脳出血；妊娠後期、分娩時、あるいは産褥期。
　（ⅳ）脳海綿状血管腫；妊娠初期
　（ⅴ）脳静脈性血管腫；妊娠中期、あるいは産褥期。
　（ⅵ）脳硬膜静脈洞血栓症；妊娠後期または産褥期。
　（ⅶ）脳動脈閉塞；妊娠中期か後期、あるいは産褥期。
　（ⅷ）もやもや病
　　　ⓐ虚血発症；妊娠中期か後期、あるいは分娩時。
　　　ⓑ出血発症；妊娠中期か後期。
❺妊婦の脳動脈瘤に対する塞栓術の胎児への放射線被曝について
　➡妊婦の腹部に対する基本的な放射線防御を怠らなければ、胎児への放射線合併症は避け得る。

❻手術適応や手術方法は、非妊娠時と変わらない。
❼分娩方法
　➡一定した見解はないが、脳外科的に根治手術を終えた症例に対しては経腟分娩。
❽母体の予後；一般に、出血性病変では予後不良。

2）出血性病変に対する治療方針
　➡確立されたものはないが、表17のような方針がとられる。

表 17. 妊娠中における出血性病変の治療方針

脳外科的に手術適応がある場合	①胎児が母体外で生存する可能性のある時期の場合（通常妊娠31週以降、限界は妊娠27週） 2つの方法がある。 　ⓐまず帝王切開により胎児を娩出させ、その後引き続いて脳外科手術を行う。 　　➡麻酔は帝王切開時には硬膜外麻酔を用い、胎児を娩出させた時点で全身麻酔に切り換える。 　ⓑ妊娠を継続したまま、脳外科手術を行う。 　　➡帝王切開中に再出血をきたすことがあるので、同日に手術を行うとはいえ脳外科手術に先立って帝王切開を行うことに問題があると考える人は、この方法を採用している。 ②胎児が母体外で生存する可能性はないか、少ない場合 　ⓐ脳外科手術を行う。 　ⓑ脳外科手術後も妊娠はそのまま継続する。 　　➡その経過中、胎児の状態により人工流産や帝王切開が必要になることもある。
母体の状態が重篤なため脳外科的に手術適応がない場合	①胎児が母体外で生存する可能性のある場合は、帝王切開により胎児を娩出させる。 ②胎児が母体外で生存する可能性がない場合は、人工流産させる。

※脳外科手術中に分娩が開始すれば一時手術を中止し、帝王切開により胎児を娩出さる。その後、脳外科手術を再開する。

3）脳動脈瘤と脳動静脈奇形の比較（表18）

表 18. 妊娠中における脳動脈瘤と脳動静脈奇形との比較 (Tuttlemanら，1981．一部改変)

	脳動脈瘤	脳動静脈奇形
発症年齢（母親）	25～37歳	15～20歳
出産回数	経産婦	初産婦
出血の時期	①大多数は妊娠30～40週。 ②分娩時や産褥初期は、稀。	①大多数は、妊娠15～20週と30～35週に生じる（二峰性）。 ②分娩時や産褥早期にも起こりうる。
再出血	①早期に再出血する。 ②しばしば、致死的である。	①通常のAVM患者よりも早期に再出血しやすい。 ②同じ妊娠中においては、後に再出血しやすい。 ③次の妊娠時に再出血しやすい。 ④致死的ではない。
児の予後	①母親が生存すれば、平均と変わらない。 ②母親が治療された場合には正常であるが、未治療の母親においては危険。	①母親が治療されても平均より悪い。 ②未治療で妊娠を継続すると危険である。

(註)年齢、出産回数や出血時期については、脳動脈瘤とAVMとで差はないという報告もある。

4）もやもや病

❶発症形式と特徴

（ⅰ）**頭蓋内出血**での発症が多い(70％)。

　ⓐ出血の原因

　　㋐**もやもや血管の破綻**；最も大きな原因。

　　㋑真性、あるいは仮性脳動脈瘤の破裂；非常に稀。

　ⓑ出血部位；脳内血腫や脳室内出血。

　ⓒ**妊娠前に「もやもや病」と判明していない症例に、圧倒的に多い。**

（ⅱ）虚血発症(30％)；既往に「もやもや病」のある人に、圧倒的多い。

❷発症時期

（ⅰ）虚血発症の時期；妊娠中期か後期、あるいは分娩時。

（ⅱ）出血の時期；妊娠中期か後期で、大体、脳動脈瘤と同じ時期。

❸治療方針（表19）

表 19. 妊娠中におけるもやもや病の治療方針

出血例	出血の原因がもやもや血管の破綻の場合（動脈瘤の破裂でない場合）	①圧迫所見のない血腫の場合 　➡保存的治療 ②圧迫所見があり手術的に到達可能な部位 　➡血腫除去術 ③妊娠安定期にEC-IC(STA-MCA)吻合術を行う。 　①吻合術の時期は、血行路が十分機能するのに必要な期間を逆算して決める。 　②妊娠中および分娩時における虚血発作や再出血の予防のためである（出血の予防効果については確立されていないが）。 ④脳室内出血に対して、脳室ドレナージ。
	出血の原因が動脈瘤の場合	①仮性動脈瘤の場合は、自然消失することが多いので保存的治療。 ②真性動脈瘤の場合 　➡脳動脈瘤への到達路にもやもや血管網があったり、動脈瘤が椎骨脳底動脈系に多いことなどより、手術時期（急性期か慢性期か）や手術方法（直達手術か血管内手術か）については、手術の難易度や術者の技量により決定するほかない。
虚血発作例		①保存的治療 ②妊娠安定期にEC-IC(STA-MCA)吻合術を行う。

Ⅳ．耳よりな情報編

耳よりな話1　【Heubner artery の支配領域】

❶尾状核頭部
❷被殻の前 1/3。
❸淡蒼球の外節前部。
❹内包前脚

耳よりな話2　【Penumbra】

❶Penumbra とは、虚血によって神経機能の活動は停止しているが、細胞膜の機能は保たれており、血流の改善によって機能の回復する可能性を残している領域をいう。
❷MRI 灌流強調画像（perfusion weighted image）と拡散強調画像（diffusion weighted image）との解離部位、すなわち、**Diffusion-Perfusion mismatch** 部が Penumbra に相当する。
❸放置しておくと、1～2 日で梗塞に陥る。

耳よりな話3　【アミタールテストについて】

❶Amytal®テストとは、Amobarbital を頸動脈より一側大脳半球に注入して、失語症が出現するかどうかにより言語優位半球を知ろうとする試験。
　➡最近では、Amobarbital の代わりに、全身麻酔薬である Propofol（プロポフォール）を使用している報告もある（Propofol 10 mg を生理食塩水 10 m*l* に溶かして、約 5 秒かけて手動で注入する）(Takayama ら, 2004)。
❷Amobarbital は中間作用型のバルビツール酸誘導体。
　（ⅰ）Amobarbital は、少量で神経細胞を抑制し、大量では神経伝達も抑制する。
　（ⅱ）したがって、大量投与できない臨床では、大脳皮質の評価に有効(木下ら, 1996)。
❸カテーテルを内頸動脈や総頸動脈に挿入して、Amobarbital を注入する。
　（ⅰ）マイクロカテーテルを中大脳動脈や後大脳動脈に挿入して、超選択的に Amobarbital を注入し、海馬や脳深部の機能評価を行うこともある。
　（ⅱ）超選択的に Amobarbital を投与する場合の至適注入量は、30～50 mg(木下ら, 1996)。
❹10% Amobarbital の使用総量は 100～200 mg で、生理食塩水に溶かして使用。
　（ⅰ）例えば、Amobarbital 1 m*l*(20 mg)を 1 秒、あるいは 2 秒かけて、手動で 5 m*l* 注入する。
　（ⅱ）5% Amobarbital を使用することもあるが、20%の濃度では使用しないこと。
　（ⅲ）Amobarbital の内頸動脈からの注入量は 150～200 mg で有効であるが、200 mg を超えると麻酔作用（意識障害）が出現するので、超えないようにする。
❺Amytal®テストでは、失語より注入側と反対側の片麻痺が最初に出現する。
　（ⅰ）Amytal®テストでは、注入側と反対側の片麻痺が効果発現の最も重要な指標。
　（ⅱ）注入側と反対側の片麻痺が消失しているときには、Amobarbital の薬理作用が消失している。
❻片麻痺は Amobarbital の注入直後より現れ、注入量によって若干異なるが 1～4 分持続し、その後 2～6 分の間に回復する。

❼失語症は、Amobarbital 注入 30 秒後より現れ、1～4 分持続する。
（著者註；現在、Amytal®は販売されておらず、またその他の Amobarbital 製剤も内服薬のみであり、さらには Propofol の動脈内投与は保険適応外）

耳よりな話 4 【Allcock 試験】

❶脳底動脈または椎骨動脈のクリッピングが不可能な脳動脈瘤に対して親血管閉塞を行う際、術前に後交通動脈の発達程度を評価するテスト。
❷具体的には、頸部で同側あるいは両側の頸動脈を用手圧迫しながら、椎骨動脈撮影を行う。
　➡そして逆行性に造影される後交通動脈の太さや血流を評価する。

耳よりな話 5 【抗利尿ホルモン分泌異常症候群 SIADH】

❶不適切な抗利尿ホルモン（ADH）の分泌による相対的な低 Na 血症（希釈性の低 Na 血症）をいう。
❷**Na 喪失による低 Na 血症ではない！**
❸中枢性塩分喪失症候群との鑑別のポイント
　（ⅰ）低 Na 血症が Na 絶対量の不足による場合➡中枢性塩分喪失症候群
　（ⅱ）低 Na 血症が水分過多による希釈性の場合➡ SIADH
❹治療➡水制限が最も有用。

耳よりな話 6 【くも膜下出血と中枢性塩分喪失症候群】

❶中枢性塩分喪失症候群は、くも膜下出血後 7～9 日に発症することが多い。
❷循環血漿量は減少。
❸脱水に傾いた場合には、脳血管攣縮に伴って脳梗塞が発生しやすい。
❹SIADH との鑑別が重要。
　➡ SIADH では循環血漿量は増加。
❺治療；NaCl の経口投与（←**経静脈投与はダメ！**）と水分の補給。

耳よりな話 7 【非ケトン性高浸透圧性糖尿病性昏睡を惹起する薬剤】

❶副腎皮質ステロイド薬
❷Diphenylhydantoin
❸Mannitol®
❹Glyceol®
❺Thiazide 系利尿薬
❻Furosemide

耳よりな話 8 【Terson 症候群と破裂脳動脈瘤との関係について】

❶一般に、ウィリス輪前半部の脳動脈瘤にみられることが多い。
❷破裂脳動脈瘤の局在との関連性はない。
❸くも膜下出血発症時の意識消失の時間の長いほど、発生頻度が高い。

❹重篤なくも膜下出血例に多い。
❺眼底出血を合併した破裂脳動脈瘤の生命予後は、一般に不良。

耳よりな話 9 【脳血流量と脳波との関係】

❶脳血流量が 16〜18 ml/100 g 脳/min 以下になると、脳波に異常（振幅低下や徐波化）が生じる。
❷脳血流量が 12 ml/100 g 脳/min 以下になると、脳波は消失する。
❸従って、正常脳波を維持する脳血流量の Critical level（許容限界値）は、正常脳血流量（50〜60 ml/100 g 脳/min）の約 30%

耳よりな話 10 【内頸動脈閉塞の安全性の判定】

❶一般に、脳血流量が 30 ml/100 g 脳/min 以上であれば、内頸動脈の閉塞は可能。
❷一般に、脳血流量が 20 ml/100 g 脳/min 以下では、内頸動脈の閉塞は安全ではない。
❸15 分間の Balloon occlusion test（BOT）により神経脱落症状を呈する場合には、内頸動脈の閉塞は不可能。
❹BOT 陰性例でも、脳虚血症状を呈することがある。
❺神経症状発現時期は、BOT 開始直後が多く、ほとんどが 1 分以内。

耳よりな話 11 【Hyperperfusion syndrome の危険因子】

❶頸部内頸動脈の高度狭窄例。
❷反対側の頸動脈閉塞例。
❸側副血行路の不十分な症例。
❹同側の慢性の低灌流状態の症例。
❺高血圧を有する症例。
❻周術期の抗凝固薬や抗血小板薬使用例。
❼脳梗塞例

耳よりな話 12 【ぜいたく灌流症候群 Luxury perfusion syndrome】

❶脳の酸素代謝の低下に比して脳血流が多い状態（血流＞代謝）。
　➡脳酸素消費量（CMRO₂）が低下し、脳血流量（CBF）が相対的に増加した結果、脳酸素摂取率（OEF）が低下した状態（表 20）。
❷ぜいたく灌流症候群のピークは、発症後 2〜3 週間前後。
❸ぜいたく灌流における脳血流の増加は、脳梗塞に陥り脳酸素代謝が低下した領域には、意味のない過剰な血流供給である。
❹単純 CT における Fogging effect、造影 CT における増強効果の時期と一致。
❺脳血管造影では、Early venous filling や Capillary blush を示す時期にほぼ一致。

耳よりな話 13 【貧困灌流症候群 Misery perfusion syndrome】

❶脳血流の低下はあっても脳代謝は保たれている状態（血流＜代謝）。
　☞酸素摂取率（oxygen extraction fraction；OEF）は増加（表 20）。

❷Penumbra とほぼ類似の状態。
❸脳血行再建術(頭蓋外・頭蓋内吻合術)により救済可能な可逆的な領域。
❹脳梗塞の超急性期(24 時間以内)にみられる。

表 20. 脳梗塞各期における脳血流量、脳酸素消費量および脳酸素摂取率

	脳血流量(CBF)	脳酸素消費量($CMRO_2$)	脳酸素摂取率(OEF)
正常	→	→	→
貧困灌流 (超急性期)	↓↓	↓	↑
ぜいたく灌流 (急性期・亜急性期)	↑→	↓↓	↓
慢性期	↓↓	↓↓	→

→；正常(不変)　↑；増加　↓；減少

耳よりな話 14 【くも膜下出血後にみられる不整脈や心電図の変化】

❶頻度；急性期くも膜下出血の 10%
❷重症度が高く、血腫量が多い症例にみられることが多い。
❸不整脈の種類；洞性徐脈、洞性頻脈や心室性期外収縮など。
❹心電図の変化；QT 間隔延長、T 波の異常、U 波や ST 上昇など。

耳よりな話 15 【くも膜下出血と'たこつぼ(型)心筋症'】

❶くも膜下出血後に、'たこつぼ(型)心筋症'を呈することがある。
❷たこつぼ(型)心筋症
　(ⅰ)概念
　　　ⓐ冠動脈に器質的狭窄病変がないにもかかわらず、急性心筋梗塞に類似した胸部症状と心電図上重篤な心筋虚血所見を呈するものをいう。
　　　ⓑ左室造影の収縮末期像が"たこつぼ"に似ていることから、'たこつぼ(型)心筋症'と呼ばれる。
　　　　　☞心基部の過剰収縮に対して心尖部はほとんど収縮せず、左心室全体があたかも"たこつぼ"の形態を呈する。
　　　ⓒ収縮異常は、2 週間以内に劇的に改善する。
　(ⅱ)発生機序(説)
　　　ⓐ複数の冠動脈末梢の攣縮説。
　　　ⓑカテコラミンによる心筋障害説。
　(ⅲ)発症年齢と性別；高齢の女性に多い。
　(ⅳ)心電図変化
　　　ⓐST 上昇および陰性 T 波。
　　　ⓑ心電図変化は、数週間後には正常化する。
　(ⅴ)予後；良好
❸'たこつぼ心筋症'はくも膜下出血やストレスなど、いろいろな病気に合併して生じる。
❹'たこつぼ心筋症'の心電図変化は、くも膜下出血のそれと同様である。

耳よりな話 16　【Normal perfusion pressure breakthrough が生じやすい症例】

❶臨床所見では、神経症状が進行性の症例。
❷脳血管造影所見では、
　（ⅰ）大きい AVM。
　（ⅱ）正常血管の造影が悪い症例。
　（ⅲ）太くて長い流入動脈や流出静脈を有する AVM。
　（ⅳ）術後の脳血管造影で、流入動脈の停滞がある症例。
❸脳循環動態からは、
　（ⅰ）自動調節能が完全に失われている症例。
　（ⅱ）術前の脳血流量が低値を示す例。
　（ⅲ）Diamox®負荷に対して過剰に反応する症例（脳血流量が増大する例）。

耳よりな話 17　【中脳周囲型の原因不明のくも膜下出血】

❶発症時の意識消失はなく、ほとんどが軽症。
❷高血圧の既往は少ない。
❸シャントを必要とする水頭症や症候性脳血管攣縮は、ほとんどきたさない。
❹再出血をきたすことはない。
❺予後は良好。

耳よりな話 18　【脳動脈瘤の性差】

男性に多い脳動脈瘤	女性に多い脳動脈瘤
①内頸動脈分岐部動脈瘤 ②前交通動脈瘤	①内頸動脈・後交通動脈分岐部動脈瘤 ②内頸動脈・眼通動脈分岐部動脈瘤 ③内頸動脈海綿静脈洞内動脈瘤 ④傍床突起部動脈瘤 ⑤内頸動脈前壁動脈瘤 ⑥前大脳動脈水平部動脈瘤 ⑦中大脳動脈分岐部動脈瘤 ⑧脳底動脈・上小脳動脈分岐部動脈瘤 ⑨前下小脳動脈末梢部動脈瘤 ⑩椎骨動脈・後下小脳動脈分岐部動脈瘤
ⓐ真菌性脳動脈瘤 ⓑ外傷性脳動脈瘤 ⓒ小児の脳動脈瘤	ⓐ腫瘍性脳動脈瘤 ⓑ未破裂脳動脈瘤 ⓒ多発性脳動脈瘤 ⓓ Kissing Aneurysm ⓔ巨大脳動脈瘤 　➡但し、海綿静脈洞部および中大脳動脈の巨大脳動脈瘤は男性に多い。 ⓕ新生脳動脈瘤 ⓖ家族性脳動脈瘤 ⓗ高齢者の脳動脈瘤

耳よりな話 19 【前大脳動脈末梢部動脈瘤の破裂による症状】

❶下肢の運動麻痺
❷下肢の感覚障害
❸尿失禁
❹記憶障害
❺精神障害

耳よりな話 20 【内頸動脈・後交通動脈瘤による動眼神経麻痺】

❶後下方外側向きの動脈瘤に多い。
❷動眼神経麻痺の出現時期；くも膜下出血発症当日が最も多い。
❸瞳孔散大・対光反射消失から始まる。
❹回復に最も重要な因子は、麻痺の発生時期から手術までの期間。
❺回復の順序
　（ⅰ）まず、眼瞼下垂が改善し、次いで、内直筋、副交感神経麻痺が改善する。
　（ⅱ）上直筋、下直筋、および下斜筋麻痺の回復は遅れる。
❻動脈瘤の処置は、単なるクリッピング術のみでよい。

耳よりな話 21 【漏斗状拡大 Infundibular dilatation】

❶脳血管造影上の診断基準
　（ⅰ）内頸動脈・後交通動脈分岐部にある膨隆部の最大径が3 mm以下であること。
　（ⅱ）膨隆先端部より後交通動脈がでていること。
　（ⅲ）形は円形または円錐形であり、嚢状や不整形を呈さないこと。
　（ⅳ）動脈瘤様の頸部（neck）をもたないこと。
❷脳動脈瘤へ進展することがある。
　（ⅰ）進展する症例の特徴
　　　ⓐ若い女性。
　　　ⓑ多発性の動脈瘤例に多い。
　　　　☝特に、対側に内頸動脈・後交通動脈瘤がある場合。
　　　ⓒ高血圧を合併していない症例。
　（ⅱ）動脈瘤に進展するまでの期間；平均6.5年
　（ⅲ）破裂までの期間；平均6.1年

耳よりな話 22 【硬膜輪（dural ring）と内頸動脈窩（carotid cave）】

❶前床突起を囲む硬膜は、前床突起上面を覆う浅層と下面を覆う深層とに分かれる。
❷前床突起上面を覆う浅層は、内方に伸びて内頸動脈を囲み、比較的強固なDistal dural ringを形成する。
❸前床突起下面を覆う深層は、内方に伸びて内頸動脈を囲み、Proximal dural ringを形成する。
❹硬膜輪（dural ring）は前外側で最も厚く、かなり強固に内頸動脈を囲んでいるが、後内側では

薄く、内頸動脈との間に半月状の窪みをつくる。この窪みを内頸動脈窩(carotid cave)という。

耳よりな話 23 【新生脳動脈瘤】

❶女性に多い。
❷多発性脳動脈例に多い。
❸平均10年以上という長期経過観察例に多い。
❹Mirror site(対称な部位)に多い。
❺破裂頻度は、通常の脳動脈瘤より3〜4倍高い。

耳よりな話 24 【Kissing aneurysm】

❶2個の脳動脈瘤が異なる部位に発生し、お互いに接している多発性脳動脈瘤をいう。
❷相互の脳動脈瘤のNeckが近接しているタイプが多い。
❸**女性に多い。**
☞**男性例では、ほとんどが未破裂例。**
❹内頸動脈に最も多い。

耳よりな話 25 【巨大脳動脈瘤の瘤内コイル塞栓術について】

❶完全閉塞の困難なことが多い。
❷動脈瘤の増大をきたすことがある。
❸Coil compactionが起きやすい。

耳よりな話 26 【小児脳動脈瘤の特徴】

❶男児に多い傾向。
❷脳動脈瘤の種類
　➡囊状動脈瘤が多いが、成人に比して外傷性動脈瘤および細菌性動脈瘤が多い。
❸成人比して、大動脈瘤や巨大動脈瘤の頻度が高い。
❹好発部位

0〜5歳までの乳幼児	6歳以降
①中大脳動脈領域に最も多い。 ②次いで、椎骨・脳底動脈領域。 ③Willis動脈輪に発生することは少なく、末梢部に多い。	①内頸動脈領域、特に内頸動脈分岐部動脈瘤が多い。 ②年齢の増加とともにWillis動脈輪に発生する頻度が増え、成人の分布と類似してくる。

❺多発性は、成人に比して少ない。
❻症候性脳血管攣縮の発生頻度は低い。

耳よりな話 27 【多発性嚢胞腎症に合併する脳動脈瘤の特徴】

❶小さいサイズで破裂する傾向がある。
❷中大脳動脈瘤や脳底動脈瘤が多い。

❸動脈瘤の増大速度が速い。
❹多発性が多い。
❺新生動脈瘤の発生する危険率が高い。
❻血管が脆く、手術中の危険率が高い。

耳よりな話 28 【脳動脈瘤解離】

❶椎骨動脈に多い。
❷好発年齢
　（ⅰ）40歳代と50歳代に多い。
　（ⅱ）椎骨脳底動脈系では、20歳未満の例はない。
　（ⅲ）出血群では、30歳未満の例はない。
❸左右別
　（ⅰ）頭蓋内動脈解離の出血群では、右側に多い。
　（ⅱ）頭蓋内動脈解離の非出血群では、左側に多い。
❹頭蓋内動脈解離の発症形式
　（ⅰ）くも膜下出血での発症が最も多い（約60％）。
　（ⅱ）次いで、虚血発症（約30％）。
　（ⅲ）頭痛；7％
❺出血発症例の再出血；発症後24時間以内に最も多い。

耳よりな話 29 【深在性脳動静脈奇形】

❶小児に比較的多い。
❷表在性のものより、再出血しやすい。

耳よりな話 30 【脳室内脳動静脈奇形】

❶ほとんどが、側脳室内に発生する。
❷側脳室三角部で、左側に多い。
❸女性に多い。
❹流入動脈は前脈絡叢動脈や後脈絡叢動脈。
❺流出静脈は、Galen大静脈系。

耳よりな話 31 【出血しやすい脳動静脈奇形】

❶出血発症例
❷小さいAVM
❸深在性AVM
❹深部流出静脈を有するAVM
❺Intranidal aneurysmを有するAVM
❻びまん性のAVM
❼女性例

❽小児例

耳よりな話 32 【脳動静脈奇形に合併する脳動脈瘤】

❶脳動脈瘤は、AVM の流入動脈に存在することが最も多い。
❷脳動脈瘤は、AVM に流入する主幹動脈の中枢側に多い。
❸脳動脈瘤は内頚動脈系に発生することが多い。
❹脳動脈瘤を伴う AVM は、動脈瘤を伴わない AVM より出血の頻度が高い。

耳よりな話 33 【脳動静脈奇形の小児例と成人例との比較】

	小児例	成人例
出血発症	成人と比べてやや頻度が高い。	小児例より頻度がやや低い。
脳内血腫の合併率	成人と比べてやや高い(60%)。	小児例より頻度が低い(40%)。
初回出血直後の状態	初回出血直後に重篤な意識障害をきたす頻度は、成人に比べてやや高い。	小児例より頻度がやや低い。
出血の危険率	①非出血発症例の出血の危険率は、成人のそれに比べて有意に高い。②出血発症例の再出血率は、小児と成人とでは有意差はない。	①非出血発症例の出血の危険率は、小児に比べて有意に低い。②出血発症例の再出血率は、小児と成人とでは有意差はない。

耳よりな話 34 【新生児の脳動静脈奇形】

❶出生後7日以内に発症することが最も多い。
❷初発症状は、心不全が最も多い。
❸局所症状を呈することは稀。
❹流入動脈は中大脳動脈が最も多い。
❺上矢状静脈洞へ流出することが最も多い。
❻動脈瘤様拡張(静脈瘤)を約半数に伴う。

耳よりな話 35 【家族性脳動静脈奇形】

❶本邦からの報告が1/3を占める。
❷非家族性よりも若年者に好発する。
❸親子発生例と同胞発生例が多い。
❹同一家系で局在が一致することはない。

耳よりな話 36 【Intracranial pial arteriovenous fistula】

❶脳動静脈瘻で、Nidus をもたない。
❷流入動脈は1本あるいは複数で、流出静脈は1本。
❸大きな静脈性の動脈瘤様拡張(venous aneurysm, or varix)を伴う。
❹出血の危険率は高い。
❺自然閉塞(自然治癒)することは、まずない。
❻治療；流出静脈の遮断(クリッピング、あるいは焼灼)。

耳よりな話 37 【静脈洞を介さずに脳表静脈に流出する硬膜動静脈瘻】

❶種類
　（ⅰ）前頭蓋窩硬膜動静脈瘻
　（ⅱ）大脳鎌部硬膜動静脈瘻
　（ⅲ）テント部硬膜動静脈瘻
　（ⅳ）頭蓋頸椎移行部硬膜動静脈瘻
❷Aggressive dural AVF で、Aggressive neurological course をとる。
　➡頭蓋内出血、静脈性梗塞、痙攣重積や進行性の局所神経症状を呈する。
❸治療
　➡直達手術により流出静脈を、シャント部の可及的近傍で遮断する（クリップあるいは焼灼）。

耳よりな話 38 【Aggressive dural AVF】

❶血管構築上の特徴
　（ⅰ）脳表静脈への逆流像。
　（ⅱ）流出静脈の静脈瘤。
　（ⅲ）Galn 大静脈への流出。
❷病態；静脈性高血圧が病態の根幹。
❸前頭蓋窩 dural AVF やテント部 dural AVF など。

耳よりな話 39 【脊髄症状で発症する頭蓋内硬膜動静脈瘻】

❶頻度；稀
❷種類（瘻孔の局在）
　（ⅰ）大孔部硬膜動静脈瘻が最も多い。
　（ⅱ）次いで、テント部硬膜動静脈瘻。
　（ⅲ）その他、横・S状静脈洞硬膜動静脈瘻。
❸発現機序
　（ⅰ）動脈血が、脊髄静脈に逆流する還流経路となっている。
　（ⅱ）その結果、脊髄の静脈圧が上昇し、症状が発現する。
❹性別；男性に圧倒的に多い（約 74％）。
❺治療；経静脈的コイル塞栓術（血管内手術）、あるいは血管内手術と直達手術の併用。

耳よりな話 40 【テント部硬膜動静脈瘻】

❶流入動脈は静脈洞を介さず、直接、脳表静脈へ流入する。
❷High flow である。
❸くも膜下出血や脳内出血をきたしやすい。
❹静脈の動脈瘤様拡張（静脈瘤）を伴う。
❺水頭症を伴うことがある（30％）。
❻治療；直達手術による流出静脈の遮断。

耳よりな話 41　【放射線誘発性海綿状血管腫】

❶15 歳以下の小児例がほとんど。
❷小児例では、出血の危険性が高い。
❸発生までの期間；10 年以内が多い。

耳よりな話 42　【もやもや病について】

❶Misery perufusion の頻度が高い。
❷もやもや血管のサイズが大きい症例に、出血しやすいということはない。
❸小児期に血行再建術を受けた患者が、成人後に出血で発症するということはまずない。
❹再出血例の 60％が、5 年以内に再出血を生じている。
❺出血発症例に対して、もやもや血管の消退を期待して血行再建術が施行されるが、その効果は明らかでない。
❻血行再建術後、四肢のしびれ、脱力発作や言語障害などを呈することがあるが、一過性であり、術後 2 週間以内に消失する。

耳よりな話 43　【家族性もやもや病について】

❶親や同胞がもやもや病である場合、発症率は 30〜40 倍高くなる。
❷同胞発生例が最も多い。
❸性別では、女性に多いが、一卵性双生児では全例女性。
❹父親が患者である場合
　（ⅰ）母親が患者の場合に比べて、子の発症年齢が高い。
　（ⅱ）子における罹患率が高い。
❺虚血発症が圧倒的に多い。

耳よりな話 44　【脳梗塞における Early CT sign】

❶レンズ核境界（レンズ核辺縁）の不鮮明化〜消失。
　➡ Early CT sign の中で最も早期にみられる所見。
❷皮髄境界の不明瞭化。
❸脳溝の不鮮明化〜消失(effacement of the cortical sulci)。
❹島皮質の不鮮明化〜消失(insular ribbon の消失)。

耳よりな話 45　【脳梗塞の発症要因】

❶抗リン脂質抗体症候群
❷播種性血管内凝固症候群
❸Antithrombin Ⅲ欠乏症
❹Protein C 欠乏症
❺Protein S 欠乏症

耳よりな話 46 【内頸動脈狭窄・閉塞例における Limb shaking】

❶Limb shaking とは、上肢や下肢に短時間にみられる粗雑で、不規則に揺れる不随意運動をいう。
❷発生機序；皮質・基底核間の血流のアンバランスによる（基底核領域の過活動状態）。
❸血行再建術により改善。

耳よりな話 47 【Branch atheromatous disease】

❶穿通動脈の入口部が、アテローム硬化により閉塞することにより生じる。
❷穿通動脈起始部の閉塞であるため、梗塞巣は穿通動脈の支配領域に一致して細長い形状を呈する。
❸梗塞巣の大きさは、15 mm を超える"Giant lacuna"を呈することが多い。
❹緩徐進行性、あるいは段階状に悪化する場合が多い。
❺高血圧の既往は少なく、糖尿病や高脂血症の危険因子の合併が多い。
❻本症を呈する責任血管
　（ⅰ）レンズ核線条体動脈（中大脳動脈の分枝）
　（ⅱ）視床膝状体動脈（後大脳動脈の分枝）
　（ⅲ）前脈絡叢動脈（内頸動脈の分枝）
　（ⅳ）Heubner 動脈（前大脳動脈の分枝）
　（ⅴ）視床穿通動脈（脳底動脈の分枝）
　（ⅵ）傍正中動脈および短回旋動脈（脳底動脈の分枝）
❼臨床症状は、意識障害や皮質症状を伴わないラクナ症候群。
❽治療；抗血小板薬の投与。

耳よりな話 48 【奇異性脳塞栓】

❶静脈系血栓が右→左シャントを通って左心系に流入し、動脈塞栓をきたす脳塞栓症をいう。
❷若年者（50 歳以下）の脳梗塞や原因不明の脳梗塞（cyptogenic stroke）の原因として重要。
❸塞栓源は心臓内（左心系）にあるのではなく、下肢や骨盤腔内の深部静脈血栓。
❹基礎疾患；成人では卵円孔開存によることが最も多い。
❺発生機序；Valsalva 負荷により、右房圧が高まったときに発症する。
❻主幹動脈に高度狭窄病変がない。
❼治療
　（ⅰ）塞栓源となる静脈血栓がある場合➡抗凝固療法（ワルファリン）
　（ⅱ）塞栓源となる静脈血栓のない場合➡抗血小板療法（アスピリンなど）
　（ⅲ）手術的治療（開胸術や血管内手術）により、右→左シャントを閉塞

耳よりな話 49 【肺動静脈瘻による奇異性脳塞栓の特徴】

❶Rendu-Osler-Weber 病の合併のない肺動静脈瘻による奇異性脳塞栓症の特徴は、以下のとおり(木村ら, 2002)。

(ⅰ)中年の女性に好発。
(ⅱ)梗塞（塞栓）部位；ほとんどが、椎骨脳底動脈系である。
(ⅲ)脳梗塞の既往がある。
(ⅳ)発症時期；朝の起床時、あるいはその直後。
(ⅴ)肺動静脈瘻は単発であり、ほとんどが右の下肺野。
(ⅵ)肺梗塞（塞栓）の所見を認める。
(ⅶ)明らかな呼吸障害はない。
(ⅷ)肺動静脈瘻の経皮的カテーテル塞栓術後に、再発はみられない。
❷上記の特徴は、肺動静脈瘻が大きくなく、また、深部静脈血栓の存在する症例である。
❸肺動静脈瘻の大きい症例では、上記の所見とは以下の点で異なる（木村ら，2002）。
(ⅰ)45歳以下の若年者に好発する。
(ⅱ)梗塞（塞栓）部位；内頸動脈系
(ⅲ)肺動静脈瘻は多発のことがある。
(ⅳ)深部静脈に血栓がみられないことがある。
(ⅴ)肺動静脈瘻内の血栓が塞栓源の可能性がある。

耳よりな話50 【CADASILとは】

❶CADASILとは、Cerebral Autosomal Dominant Arteriopathy with Subcortical Infarct and Leukoencephalopathy（皮質下梗塞と白質脳症を伴う常染色体優性遺伝性脳動脈症）の略。
❷孤発性のBinswanger病や母系遺伝のMELAS（561頁）と異なる新しい常染色体優性遺伝子性疾患。
❸原因遺伝子の局在；19番染色体上
❹家族性に発症する脳梗塞。
❺血圧は正常、あるいは低血圧➡高血圧などの危険因子を伴わない。
❻脳卒中の危険因子を有さない。
❼初発症状
(ⅰ)前兆を伴う片頭痛が多い。
(ⅱ)その他、うつなどの情動異常。
❽発症年齢；40〜50歳代
❾ラクナ梗塞を繰り返し、次第に進行して仮性球麻痺や認知症（皮質下性認知症）を呈する。
❿家族に類似症状をみる。
⓫MRI
(ⅰ)基底核、視床や橋などに多発性のラクナ梗塞巣。
(ⅱ)Leucoaraiosisを認める。

耳よりな話51 【Spectacular shrinking deficitについて】

❶発症時広範な半球障害に伴う神経脱落症候を示しながら、数時間で急速に神経症状が劇的に回復する病態をいう。
❷心原性塞栓症に特徴的。

❸発生機序➡塞栓により閉塞した内頸動脈や中大脳動脈の再開通による。

耳よりな話 52 【Striatocapsular infarction】

❶レンズ核線条体動脈領域に限局した'コンマ状'の梗塞巣をいう。
　（ⅰ）尾状核頭部と内包前脚、時に被殻に梗塞巣を認める。
　（ⅱ）淡蒼球および内包の膝部・後脚は侵されない。
❷中大脳動脈近位部の閉塞による。
❸皮質領域は良好な側副血行路のために梗塞を免れ、終動脈で虚血に弱いレンズ核線条体動脈領域が梗塞に陥るために形成される。
❹原因疾患➡心原性や頸動脈原性の塞栓症によることが多い。

耳よりな話 53 【小児の脳梗塞の特徴】

❶新生児期や乳幼児期に好発する。
❷狭窄像はダイナミックに変化する。
❸出血性梗塞は少ない。
❹再開通率が高い。
❺側副血行路の発達が早期にみられる。
❻再発の頻度は低い。

耳よりな話 54 【MELASとは】

❶MELASとは、Mitochondrial myopathy, Encephalopathy, Lactic Acidosis, and Stroke-like episodes の略。
❷脳卒中様症状、乳酸アシドーシス、および筋病理学的所見（筋形質が粗造に赤く濃染する筋線維 ragged-red fiber）を特徴とするミトコンドリア脳筋症。
❸母親から子供へ遺伝する母性遺伝。
❹発症年齢；ほとんどが（70〜80％）、5〜15歳。
❺画像所見
　（ⅰ）梗塞巣
　　　ⓐ梗塞部位は血管支配領域とは一致しない。
　　　ⓑ後頭葉が好発部位。
　（ⅱ）基底核の石灰化。
　（ⅲ）大脳皮質の萎縮。
❻根本的治療法はない。

耳よりな話 55 【CEAの手術適応症例】

❶繰り返す虚血性脳血管障害（TIAやRIND）。
❷70〜99％の高度な頸部内頸動脈狭窄例。
❸潰瘍を伴う50〜69％の頸部内頸動脈狭窄例。

耳よりな話 56 【頸部頸動脈狭窄度の測定法で NASCET 法はどれか】

❶C；A/C
❷B；A/B
❸D；A/D

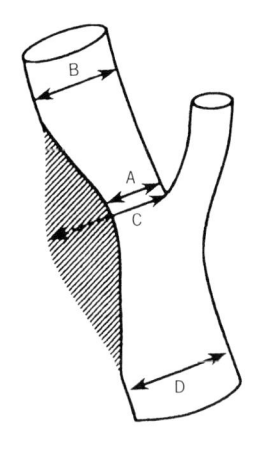

〔解答；❷のB〕

耳よりな話 57 【頸動脈内膜剥離術後の過灌流症候群について】

❶症状
　（ⅰ）頭痛、顔面痛や眼痛➡最も多くみられる症状。
　（ⅱ）痙攣➡頭痛出現後に生じることが多い。
❷脳内出血をきたすことがある。
　（ⅰ）術後 3～5 日目が多い。
　（ⅱ）血腫の主座は白質。
❸過灌流の診断；経頭蓋超音波（TCD）、SPECT や MRI が有用。

耳よりな話 58 【コレステロール塞栓の危険因子と基礎疾患】

❶アテローム硬化性の心血管疾患を有する症例。
❷抗血小板療法や抗凝固療法中の症例。
❸血管造影や血管形成術（angioplasty）の症例。
❹血管外科の手術例。
❺大動脈瘤を有する症例。
❻腎不全、高血圧、高コレステロール血症や糖尿病。
❼喫煙歴
❽男性
❾60 歳以上

耳よりな話 59 【抗てんかん薬と併用禁忌の抗菌薬は】

❶バルプロ酸ナトリウム投与者にカルバペネム系抗菌薬（チエナム®、メロペン®やカルベニン®など）の併用は禁忌。
❷その理由は、バルプロ酸ナトリウムの血中濃度が低下し、てんかん発作が再発する可能性があるため。

耳よりな話 60 【てんかん患者と妊娠】

❶抗てんかん薬による胎児の奇形発生率は、通常より2～3倍高い。
❷バルプロン酸ナトリウムおよびPhenytoinは投与量の多い人ほど、また血中濃度の高い人ほど奇形発生率が高くなる。
　📖やむを得ずバルプロン酸ナトリウムを投与する場合には、3～4回に分割して投与するか、あるいは徐放剤を使用する。
❸バルプロン酸ナトリウムとCarbamazepineとの併用の奇形発生率は高い。
❹1年以上発作のない人は、妊娠中に発作回数が増加することはない。
❺単剤投与が原則で、多剤併用を避ける。
❻抗てんかん薬の服用によって葉酸が減少し、奇形の発現率が増加する。
　➡したがって、葉酸を測定し、不足している場合には葉酸を投与。
❼一般に、抗てんかん薬の血中濃度は、妊娠中低下し、出産後上昇する。
❽妊娠中、特に妊娠後期には痙攣準備性が亢進しており、非妊娠時よりもやや多めの抗てんかん薬の投与が必要。
❾妊娠中の抗てんかん薬の変更は、血中濃度によるのではなく、発作の悪化の有無で判断すべきである。

●主要参考文献

【主要参考文献】

脳血管の発生過程
(1) 半田 肇：脳血管の発生［半田 肇（著）；脳神経外科学Ⅱ］．738頁，永井書店，大阪，1986．
(2) Paget DH：The development of the cranial arteries in the human embryo. Contrib Embryol 32：205-261, 1948.
(3) Streeter GL：The developmental alterations in the vascular system of the brain of the human embryo. Contrib Embryol 8：7-38, 1918.

脳血管，海綿静脈洞，錐体路，内包の解剖および硬膜の動脈支配
(1) 新井 一，遠藤利孝，角田 朗，ほか：MRIによる外転神経の微細解剖の観察．Dorello's canal内への髄液腔の伸展に着目して［岡 一成（編）：顕微鏡下手術のための脳神経外科解剖ⅩⅣ―脳室系の立体解剖―］．15-20頁，サイメッド・パブリケーションズ，東京，2002．
(2) 馬場元毅，大畑建治，内田耕一：海綿静脈洞の概念．(2)海綿静脈洞壁・骨膜―硬膜腔内組織の構造．Clinical Neuroscience 21：124-125, 2003．
(3) 馬場元毅，大畑建治，内田耕一：外転神経とDorello管．(2)外転神経の髄膜構造．Clinical Neuroscience 22：874-875, 2004．
(4) 馬場元毅，大畑建治，内田耕一：外転神経とDorello管．(3)Dorello管の概念．Clinical Neuroscience 22：994-995, 2004．
(5) Clower BR, Sullivan DM, Smith RR：Intracranial vessels lack vasa vasorum. J Neurosurg 61：44-48, 1984.
(6) Destrieux C, Velut S, Kakou MK, et al：A new concept in Dorello's canal microanatomy：the petroclival venous confluence. J Neurosurg 87：67-72, 1997.
(7) Djindjian R, Merland J-J：Chapter 2. Cervico-cephalic vascular territories［Djindjian R, Merland J-J（eds）：Super-selective arteriography of the external carotid artery］. pp 125-149, Springer, Berlin, 1978.
(8) 遠藤俊郎，扇一恒章，野村耕章，ほか：クモ膜下出血で発症した椎骨脳底動脈解離性動脈瘤の病理所見とその特異性―5剖検例よりの検討―．脳卒中の外科 21：377-383, 1993．
(9) 白馬 明，西村周郎：内頸動脈海綿静脈洞瘻・外傷性海綿静脈洞部内頸動脈瘤［阿部 弘，菊池晴彦，田中隆一，ほか（編）：脳神経外科疾患の手術と適応Ⅱ］．293-317頁，朝倉書店，東京，1990．
(10) 平山惠造：内包症候群［平山惠造（著）：神経症候学］．959-965頁，文光堂，東京，1979．
(11) 本郷一博，小林茂昭：海綿静脈洞部腫瘍の手術．Clinical Neuroscience 13：114-115, 1995．
(12) 井上 亨，福井仁士，Day AL：前大脳動脈および前交通動脈の微小外科解剖［山本勇夫（編）：顕微鏡下手術のための脳神経外科解剖Ⅲ―脳槽，脳裂と脳溝―］．31-38頁，サイメッド・パブリケーションズ，東京，1991．
(13) 上山博康：Anterior interhemispheric approachのための微小外科解剖―Arachnoid membrane, trabeculaeを中心に―［山本勇夫（編）：顕微鏡下手術のための脳神経外科解剖Ⅲ―脳槽，脳裂と脳溝―］．39-49頁，サイメッド・パブリケーションズ，東京，1991．
(14) Manelfe C, Clanet M, Gigaud M, et al：Internal capsule：Normal anatomy and ischemic changes demonstrated by computed tomography. AJNR 2：149-155, 1981.
(15) 松野治雄，松島俊夫，Rhoton AL Jr：脳幹部腹側面の微小外科解剖［山本勇夫（編）：顕微鏡下手術のための脳神経外科解剖Ⅲ―脳槽，脳裂と脳溝―］．105-115頁，サイメッド・パブリケーションズ，東京，1991．
(16) Matsuno H, Rhoton AL Jr, Peace D：Microsurgical anatomy of the posterior fossa cisterns. Neurosurgery 23：58-80, 1988.
(17) 宮嶋雅一，屋田 修，菱井誠人，ほか：Liliequist's membraneの微小解剖［新井 一（編）：顕微鏡下手術のための脳神経外科解剖ⅩⅤ―機能温存のための脳神経外科解剖―］．161-168頁，サイメッド・パブリケーションズ，東京，2003．
(18) 岡 一成，橋本隆男，Rhoton AL Jr：Pterional approachとcisterns［山本勇夫（編）：顕微鏡下手術のための脳神経外科解剖Ⅲ―脳槽，脳裂と脳溝―］．3-8頁，サイメッド・パブリケーションズ，東京，1991．
(19) 岡村大成，石井錞二，吉井 致：海綿静脈洞壁と内腔構造の検討［河瀬 斌（編）：顕微鏡下手術のための脳神経外科解剖Ⅹ―頭蓋底手術のための髄膜構造と発生―］．79-85頁，サイメッド・パブリケーションズ，東京，1998．
(20) Ratinov G：Extradural intracranial portion of carotid aratery. Arch Neurol 10：66-73, 1964.
(21) 芹澤 徹，佐伯直勝，山浦 晶，ほか：前交通動脈穿通枝の微小外科解剖―subcallosal arteryの重要性について―［斎藤 勇，端 和夫（監修）：Willis動脈輪の血管病変．第12回The Mt. Fuji Workshop on CVD講演集］．6-11頁，にゅーろん社，東京，1994．
(22) Sterbini GLP, Agatiello LM, Stocchi A, et al：CT of ischemic infarctions in the territory of the anterior choroidal artery：A review of 28 cases. AJNR 8：229-232, 1987.
(23) Takahashi S, Goto K, Fukasawa H, et al：Computed tomography of cerebral infarction along the distribution of the basal perforating arteries. Radiology 155：119-130, 1985.
(24) 竹内浩明，平野朝雄：血液脳関門と脳血管の超微形態．Brain Medical 9：31-36, 1997．
(25) Taptas JN：The so-called cevernous sinus：A review of the controversy and its implications for neurosurgeons. Neurosurgery 11：712-717, 1982.
(26) 田崎義昭，斎藤佳雄：内包［田崎義昭，斎藤佳雄（著）：ベットサイドの神経の診かた］．316-317頁，南山堂，東京，1994．
(27) Umansky F, Elidan J, Valarezo A：Dorello's canal：a microanatomical sudy. J Neurosurg 75：294-298, 1991.
(28) Wilkinson IMS：The vertebral artery. Extracranial and intracranial structure. Arch Neruol 27：392-396, 1972.

脳神経の動脈支配
(1) 藤井清孝，井上 亨，松島俊夫，ほか：三叉神経の微小外科解剖と手術到達法［山浦 晶（編）：顕微鏡下手術のための脳神経外科解剖Ⅳ―脳神経・椎骨脳底動脈とその分枝―］．21-28頁，サイメッド・パブリケーションズ，東京，1992．
(2) 藤井清孝，坂田修治，鈴木 諭，ほか：前脈絡叢動脈の分岐とその役割―微小外科解剖を中心に―［宜保浩彦（編）：顕微鏡下手術のための脳神経外科解剖Ⅴ―穿通枝と頭蓋底の外科解剖―］．11-17頁，サイメッド・パブリケーションズ，東京，1993．
(3) 後藤文男，天野隆弘：視覚路(2)［後藤文男，天野隆弘（著）：臨床のための神経機能解剖学］．26頁，中外医学社，東京，1998．
(4) 猪俣 孟監訳，大西克尚，向野利彦，ほか訳：眼の臨床解剖学．180頁，329-342頁，医学書院，東京，1993．
(5) 井上 亨，福井仁士，松島俊夫，ほか：海綿静脈洞の微小外科解剖［山浦 晶（編）：顕微鏡下手術のための脳神経外科解剖Ⅳ―脳神経・椎骨

1

　　　　脳底動脈とその分枝―］．29-44頁，サイメッド・パブリケーションズ，東京，1992.
(6) Knosp E, Muller G, Perneczky A：The blood supply of the cranial nerves in the lateral wall of the cavernous sinus [Dolenc VV (ed)：The cavernous sinus]. pp 67-80, Springer-Verlag, Wien, 1987.
(7) Lang J：Olfactory fibers (Clinical anatomy of the head). pp 80-81, Springer-Verlag, Berlin, 1983.
(8) Lang J：Sheaths and vascular supply of the optic nerve (Clinical anatomy of the head). pp 92-93, Springer-Verlag, Berlin, 1983.
(9) Lang J：The cavernous part of the internal carotid artery and its branches [Lang J (ed)：Clinical anatomy of the head]. pp 200-201, Springer-Verlag, Berlin, 1983.
(10) Lang J：Blood supply to the facial nerve [Lang J (ed)：Clinical anatomy of the head]. pp 390-391, Springer-Verlag, Berlin, 1983.
(11) Lasjaunias O, Berenstein A：The transosseous peripheral nervous system arterial supply (Surgical Neuroangiography 1). pp 221-237, Springer-Verlag, Berlin, 1987.
(12) Lasjaunias O and Berenstein A：Dangerous vessels (Surgical Neuroangiography 1). pp 239-244, Springer-Verlag, Berlin, 1987.
(13) 松野治雄，詠田眞治，井上　亨，ほか：頸静脈孔とその近傍部の微小外科解剖 [宜保浩彦（編）：顕微鏡下手術のための脳神経外科解剖Ⅴ―穿通枝と頭蓋底の外科解剖―]．159-166頁，サイメッド・パブリケーションズ，東京，1993.
(14) 松島俊夫，井上　亨，野村智二郎，ほか：内耳孔近傍の血管の微小外科解剖 [宜保浩彦（編）：顕微鏡下手術のための脳神経外科解剖Ⅴ―穿通枝と頭蓋底の外科解剖―]．149-158頁，サイメッド・パブリケーションズ，東京，1993.
(15) Miyazaki Y, Yamamoto I, Shinozuka S, et al：Microsurgical anatomy of the cavernous sinus. Neurol Med Chir (Tokyo) 34：150-163, 1994.
(16) 岡　一成，髙木忠博，橋本隆寿，ほか："嗅神経"系の微小外科解剖 [山浦　晶（編）：顕微鏡下手術のための脳神経外科解剖Ⅳ―脳神経・椎骨脳底動脈とその分枝―]．3-8頁，サイメッド・パブリケーションズ，東京，1992.

脳血管障害に必要な病態生理

(1) Cohen AR, Wilson J：Magnetic resonance imaging of Kernohan's notch. Neurosurgery 27：205-207, 1990.
(2) Erşahin Y, Mutluer S, Çağli S, et al：Cerebellar mutism：Report of seven cases and review of the literature. Neurosurgery 38：60-66, 1996.
(3) 後藤隆洋：脳の血管，脈絡叢，髄液 [橋本一成，山本寅男（編集）：人体組織学 8 神経]．163-178頁，朝倉書店，東京，1984.
(4) 廣瀬源二郎：脳死判定における平坦脳波診断と臨床診断―神経内科の立場から―．脳波と筋電図 27：326-331, 1999.
(5) Hockaday JM, Potts F, Epstein E, et al：Electroencephalographic changes in acute cerebral anoxia from cardiac or respiratory arrest. Electroenceph clin Neurophysiol 18：575-586, 1965.
(6) 本郷一博：脳浮腫治療剤の比較 [佐藤　修（監修），大井静夫（編著）：神経疾患データブック]．102頁，中外医学社，東京，1996.
(7) 伊藤梅男：血液脳関門．Clinical Neuroscience 11：1207-1211, 1993.
(8) Itoyama Y, Fujioka S, Ushio Y：Kernohan's notch in chronic subdural hematoma：findings on magnetic resonance imaging. J Neurosurg 82：645-646, 1995.
(9) Iwama T, Kuroda T, Sugimoto S, et al：MRI demonstration of Kernohan's notch：case report. Neuroradiology 34：225-226, 1992.
(10) 亀山元信：脳血流量（CBF）と脳灌流圧（cerebral perfusion pressure, CPP），$PaCO_2$ および PaO_2 の関係 [佐藤　修（監修），大井静夫（編著）：神経疾患データブック]．66頁，中外医学社，東京，1996.
(11) 川上幸男，山上　栄共訳：投射線維（機能的神経解剖学）．523-525頁，医歯薬出版，東京，1979.
(12) Kernohan JW, Woltman HW：Incisura of the crus due to contralateral brain tumor. Arch Neurol Psychiat 21：274-287, 1929.
(13) Kransney JA, Koehler RC：Heart rate and rhythm and intracranial pressure. Am J Physiol 230：1695-1700, 1976.
(14) 厚生省科学研究費特別事業「脳死判定手順に関する研究班」編著：法的脳死判定マニュアル．日本医事新報社，東京，1999.
(15) 黒岩敏彦：Cushing 現象．Clinical Neuroscience 20：720, 2002.
(16) 前原忠行，勝俣康史：神経放射線学的検査．Clinical Neuroscience 11：1226-1232, 1993.
(17) 牧　豊：補助診断法 [小林　登，多田啓也，藪内百治責任（編）：新小児医学大系第32巻 A 小児脳神経外科学Ⅰ]．19-72頁，中山書店，東京，1982.
(18) 増子昭彦，佐藤　修：脳ヘルニア．Clinical Neuroscience 11：1221-1225, 1993.
(19) 松永高志，古川哲雄：髄液の組成と異常．Clinical Neuroscience 11：864-866, 1993.
(20) 中川　洋，奥村輝文：Queckenstedt 徴候．日本臨床 40：754-755, 1982.
(21) 野手洋治：Neuroimaging quiz. Duret 出血．Clinical Neuroscience 23：225-226, 2005.
(22) 中井康光：終板器官 [橋本一成，山本寅男（編）：人体組織学 8 神経]．277-287頁，朝倉書店，東京，1984.
(23) 大井静夫：小児の頭蓋内圧 [佐藤　修（監修），大井静夫（編）：神経疾患データブック]．471頁，中外医学社，東京，1996.
(24) 太田富雄：頭蓋内圧亢進と脳ヘルニア [太田富雄（編）：脳神経外科学]．129-170頁，金芳堂，東京，1997.
(25) 太田富雄，松谷雅生：特殊な意識障害 [太田富雄，松谷雅生（編）：脳神経外科学]．186-192頁，金芳堂，東京，2000.
(26) 大友英一：Akinetic mutism. Clinical Neuroscience 7：1248, 1989.
(27) Plum F, Posner JB：The diagnosis of stupor and coma, FA Davis, Philadelphia, 1986.
(28) Pollack IF, Polinko P, Albright AL, et al：Mutism and pseudobulbar symptoms after resection of posterior fossa tumors in children：Incidence and pathophysiology. Neurosurgery 37：885-893, 1995.
(29) Ropper AH：Unusual spontaneous movements in brain-dead patients. Neurology (Cleveland) 34：1089-1092, 1984.
(30) 坂井恭治，西口充久，谷本尚穂，ほか：MRI で Kernohans's notch を認めた破裂末梢性前大脳動脈瘤の1例．脳外誌 10：537-540, 2001.
(31) 佐々木達也：血圧，PaO_2，$PaCO_2$ が脳血流量に及ぼす影響 [佐藤　修（監修），大井静夫（編）：神経疾患データブック]．65頁，中外医学社，東京，1996.
(32) 佐藤達夫，佐々木宏共訳：大脳脚（臨床解剖学ノート．中枢神経編）．290頁，中央洋書出版部，東京，1987.
(33) Schafer JA, Caronna JJ：Duration of apnea needed to confirm brain death. Neurology 28：661-666, 1978.
(34) 島崎修次（代表）：臓器提供施設マニュアル．「脳死体からの多臓器の摘出に関する研究」平成11年度報告書．ヤマト企画，東京，1999.
(35) 坪川孝志：頭蓋内環境と調節機構 [坪川孝志（著）：現代の脳神経外科学]．49-64頁，金原出版，東京，1994.

● 主要参考文献

(36) Van Calenbergh F, Van De Laar A, Plets C, et al：Transient cerebellar mutism after posterior fossa surgery in children. Neurosurgery 37：894-898, 1995.
(37) 山田晋也, 佐藤 修：脳血液髄液関門. Clinical Neuroscience 11：860-863, 1993.
(38) 山田 徹：脳死判定における脳波の役割. 脳波と筋電図 27：318-325, 1999.
(39) 山鳥 崇：上衣細胞［橋本一成, 山本寅男（編）：人体組織学 8 神経］. 141-149 頁, 朝倉書店, 東京, 1984.
(40) 山中正美, 右田圭介, 魚住 徹：CT にて Kernohan's notch を確認できた急性硬膜下血腫の1例. 広島医学 48：35-38, 1995.
(41) 山崎文之, 児玉安紀, 堀田卓宏, ほか：Kernohan's notch が MRI にて確認された慢性硬膜下血腫の1例. 脳神経 49：563-566, 1997.
(42) 横山徹夫, 植村研一, 龍 浩志, ほか：脳死診断に不可欠の無呼吸テストについて. 脳神経 39：959-963, 1987.
(43) 吉田貴三, 米川泰弘：頭蓋内圧亢進の画像診断. Clinical Neuroscience 6：1100-1103, 1988.
(44) 吉田哲雄：無動無言症と失外套症候群. Clinical Neuroscience 11：72-74, 1993.

脳血管障害に必要な神経学的所見

(1) 古川哲雄：上肢の Barré 試験？ 神経内科 30：126, 1989.
(2) 長谷川恒雄：脳梗塞患者のリハビリテーション―機能評価とリハビリテーションの進め方―. 日本臨床 51（上巻）：505-515, 1993.
(3) 平井俊作：脳幹梗塞. 日本臨床（別冊）領域別症候群シリーズ 26（神経症候群Ⅰ）：138-141, 1999.
(4) 平山恵造：Kernig（ケルニッヒ）徴候. 脳神経 26：552, 1974.
(5) 今村重宏洋, 大野訓正, 山永裕明, ほか：視床出血後に特異な自発性低下を示す1例. 神経内科 20：33-38, 1984.
(6) 葛原茂樹, 名倉博文：視床性失語と痴呆. Clinical Neuroscience 3：648-649, 1985.
(7) 額田 均：糖尿病と脳神経. その1-糖尿病性ニューロパチー-. Brain Medical 11：185-192, 1999.
(8) Papez JW：A proposed mechanism of emotion. Arch Neurol Psychiat 38：725-734, 1937.
(9) 渋江有恒, 酒井徹雄：下肢 Barré 徴候と Mingazzini 試験. Clinical Neuroscience 16：312-313, 1998.
(10) 鈴木則宏：視床性失語症. Clinical Neuroscience 4：419-423, 1986.
(11) 田崎義昭, 斎藤佳雄：動眼（Ⅲ）, 滑車（Ⅳ）, 外転（Ⅵ）神経［田崎義昭, 斎藤佳雄（著）ベッドサイドの神経の診かた］. 197-217 頁, 南山堂, 東京, 1994.
(12) 寺尾安生, 桜井靖久, 作田 学, ほか：持続性の健忘症と傾眠状態を呈し, FDG-PET で広範囲の代謝低下域を認めた両側前内側視床梗塞の1例. 臨床神経 33：951-956, 1993.

脳血管障害に必要な脳循環・代謝

(1) 後藤文男, 海老沢進一郎：脳循環―とくに化学的調節機序と autoregulation をめぐる問題―. 臨床生理 1：317-325, 1971.
(2) 橋川一雄：脳血流 SPECT の検査法［西村恒彦（編）：最新 脳 SPECT/PET の臨床］. 38-55 頁, メジカルビュー社, 東京, 1999.
(3) 星野晴彦, 高木康行, 海老原進一郎：脳循環の化学的調節のメカニズム. Clinical Neuroscience 6：25-27, 1988.
(4) 郭 隆璨：エミッション CT（ECT）［郭 隆璨（著）：視て学ぶ脳神経外科学］. 300-308 頁, 診断と治療社, 東京, 1990.
(5) 亀山元信：PET（positron emission tomography）による脳循環代謝諸量［佐藤 修（監修）, 大井静夫（編）：神経疾患データブック］. 86 頁, 中外医学社, 東京, 1996.
(6) 中川原譲二：脳虚血および SPECT. 脳外誌 16：753-761, 2007.
(7) 成富博章：Autoregulation. Clinical Neuroscience 2：1082-1085, 1984.
(8) 岡田 靖, 杉森 宏, 藤島正敏：血圧, 脳循環の変動と虚血性脳血管障害. 日本臨床 51（上巻）：399-404, 1993.
(9) 奥 直彦：脳循環代謝の生理［西村恒彦（編）：最新 脳 SPECT/PET の臨床］. 26-35 頁, メジカルビュー社, 東京, 1999.
(10) 大鳥達雄, 片山泰朗：ペナンブラとは？［山口武典, 岡田 靖（編）：よくわかる脳卒中のすべて］. 299-300 頁, 永井書店, 大阪, 2007.
(11) 佐藤慎哉, 嘉山孝正：脳神経外科に必要な脳循環代謝の知識. Brain Nursing 4：378-385, 2004.
(12) 杉森 宏, 井林雪郎：主幹動脈病変と脳循環予備能［山口武典, 岡田 靖（編）：よくわかる脳卒中のすべて］. 296-297 頁, 永井書店, 大阪, 2007.
(13) 高山秀一, 赤路和則, 美原 盤：MRI ではじめてわかること. 内科 89：613-616, 2002.
(14) 田村 晃：Ischemic penumbra［小林祥泰（監修）：脳卒中ナビゲーター］. 148-149 頁, メディカルビュー社, 東京, 2003.
(15) 田中耕太郎：脳循環, 脳代謝［戸谷重雄（編）：脳神経外科学］. 90-103 頁, 南山堂, 東京, 1996.
(16) 坪川孝志：頭蓋内環境と調節機構［坪川孝志（著）：現代の脳神経外科学］. 49-64 頁, 金原出版, 東京, 1994.
(17) 山内 浩：血栓性脳主幹動脈閉塞症における血行力学的脳虚血の病態. 脳外誌 16：762-769, 2007.

症候群

(1) 天野隆弘：電解質異常と意識障害. Clinical Neuroscience 20：441-443, 2002.
(2) 安藤 隆, 浅野好孝, 原 明, ほか：Wyburn-Mason syndrome―自験 3 例と文献的考察―. 脳卒中の外科 18：468-476, 1990.
(3) 新井雅信, 冷牟田英三：One and a half syndrome. 日本臨床 45：241, 1987.
(4) 有井一正, 片山泰朗：上小脳動脈症候群（Mills 症候群）. 日本臨床（別冊）領域別症候群シリーズ 26（神経症候群 1）：69-70, 1999.
(5) 馬場元毅：Wyburn-Mason 症候群（Bonnet-Dechaume-Blanc 症候群）. 小児内科 19（臨時増刊号）：374-376, 1987.
(6) Catsman-Berrevoets CE, Van Dongen HR, Mulder PGH, et al：Tumour type and size are high risk factors for the syndrome of "cerebellar" mutism and subsequent dysarthria. J Neurol Neurosurg Psychiatry 67：755-757, 1999.
(7) Currier RD, Giles CL, DeJong RN：Some comments on Wallenberg's lateral medullary syndrome. Neurology (Minneap) 11：778-791, 1961.
(8) 遠藤俊郎, 富田隆浩, 松村内久, ほか：High risk 症例に対する頸動脈内膜切除術. 脳外誌 10：3-9, 2001.
(9) 藤沢篤史, 今泉昌利, 額田忠篤：手掌・口症候群（cheiro-oral syndrome）の臨床的考察. 臨床神経 19：17-21, 1979.
(10) 藤田仁志, 中野 敬, 久門良明, 井上英幸, 榊 三郎：Wyburn-Mason syndrome の一例. 臨床神経 29：1039-1044, 1989.
(11) 藤原広和：浸透圧性髄鞘融解症. 臨床医 29（増刊号）：778-779, 2003.
(12) 古川哲雄：Bálint 症候群. 神経内科 37：493-498, 1992.
(13) 現代医学編集委員会編：症候群, 39-41 頁, 42-44 頁, 63 頁, 83-85 頁, 86-89 頁, 93-95 頁, 110-112 頁, 159-161 頁, 現代医療社, 東京 1979.

3

(14) Garfinkle AM, Danys IR, Nicolle DA, et al：Terson's syndrome：a reversible cause of blindness following subarachnoid hemorrhage. J Neurosurg 76：766-771, 1992.
(15) 後藤文男，天野隆弘：脳幹の動脈（臨床のための神経機能解剖学）．114-115頁，中外医学社，東京，1998．
(16) 後藤　昇，西沢正隆，加部吉男，ほか：Bruns 症候群の病巣局在について．臨床神経 19：595-601，1979．
(17) 原　一，若杉吉弘：Horner 症候群．日本臨床（別冊）領域別症候群シリーズ 26（神経症候群Ⅰ）：90-91，1999．
(18) 原田憲一：Korsakoff 症候群．日本臨床 45：1183，1987．
(19) Harrigan MR：Cerebral salt wasting syndrome：A review. Neurosurgery 38：152-160, 1996.
(20) 長谷川恒雄：Gerstmann 症候群．日本臨床 45：199，1987．
(21) 早川俊明：脳橋，延髄障害の臨床的研究．名古屋医学 76：381-403，1958．
(22) 平山恵造：Benedikt（ベネディクト）症候群．脳神経 26：78，1974．
(23) 平山恵造：Foville（フォヴィル）症候．脳神経 26：378，1974．
(24) 平山恵造：Millard-Gubler（ミヤール・ギュブレル）症候群．脳神経 26：725，1974．
(25) 平山恵造：Wallenberg（ウァレンベルク）症候群．脳神経 27：63，1975．
(26) 平山恵造：Weber（ウエーバー）症候群．脳神経 27：85，1975．
(27) 平山恵造：Dejerine-Roussy（デジュリン・ルシィ）症候群．脳神経 27：525，1975．
(28) 平山恵造：Gerstmann（ゲルストマン）症候群．脳神経 27：590，1975．
(29) 平山恵造：Horner（ホルネル）症候群．脳神経 27：785，1975．
(30) 井上昌彦，若山吉弘：後下小脳動脈症候群（PICA 症候群）．日本臨床（別冊）領域別症候群シリーズ 26（神経症候群Ⅰ）：97-98，1999．
(31) 石黒修三，木村　明，宗本　滋，ほか：尿中ナトリウム排泄過多による低ナトリウム血症．SIADH との鑑別点と治療法の違い．脳外 16：707-711，1988．
(32) 磯野　理：手口感覚症候群．日本臨床（別冊）領域別症候群シリーズ 26（神経症候群Ⅰ）：353-356，1999．
(33) Jefferson G：The saccular aneurysms of the internal carotid artery in the cavernous sinus. Br J Surg 26：267-302, 1938.
(34) 亀山正邦：手掌・口症候群．日本臨床 40（臨時増刊号）：804-805，1982．
(35) 川原信隆：神経原性肺水腫．Clinical Neuroscience 21：1278-1279, 2003.
(36) 神田　直：前脈絡叢動脈灌流域梗塞（Monakow 症候群）．日本臨床（別冊）領域別症候群シリーズ 26（神経症候群Ⅰ）：20-23，1999．
(37) 加藤　譲：救急を要する内分泌・代謝疾患．日本醫事新報 4125：1-5，2003．
(38) 河井信行，畠山哲宗，黒田泰弘，ほか：脳神経救急医学における PET 検査の役割．脳外誌 16：783-791，2007．
(39) 川西昭人，平原一穂，下篭哲郎，ほか：第 4 脳室上衣腫の 4 例―特に，小脳下部虫部の切開例にみられた mutism の発現に関する考察―．小児の脳神経 19：379-384，1994．
(40) 木野雅夫，阿武　泉，高山　誠，ほか：Wyburn-Mason 症候群．臨放 24：251-257，1979．
(41) 北川達也：延髄外側症候群（Wallenberg 症候群）[現代医療編集委員会（編）：症候群]．83-85頁，現代医療社，東京，1979．
(42) 小南修史：Neuroimaging Quiz（Wyburn-Mason 症候群）．Clinical Neuroscience 20：715-716, 2002.
(43) 河野　剛：Schwartz-Bartter 症候群[現代医療編集委員会（編）：症候群]．350-352頁，現代医療社，東京，1979．
(44) 益沢秀明，早川　勲，斎藤寿一，吉田　尚：ADH 分泌異常症候群―脳腫瘍術後発生した自験例を中心として．脳神経 21：1383-1392，1969．
(45) Matsubara S, Manzia JL, ter Brugge K, et al：Angiographic and clinical characteristics of patients with cerebral arteriovenous malformations associated with hereditary hemorrhagic telangiectasia. AJNR Am J Neuroradiol 21：1016-1020, 2000.
(46) 目黒俊成，寺田欣矢，廣常信之，ほか：肺水腫を合併した破裂 true PcomA aneurysm に対して急性期塞栓術を行った 1 例．No Shinkei Geka 33：1001-1004，2005．
(47) 長田　乾：Luxury perfusion syndrome，misery perfusion syndrome．日本臨床（別冊）領域別症候群シリーズ 26（神経症候群Ⅰ）：285-291，1999．
(48) 中村重信，亀山正邦：視床症候群（Dejerine-Roussy 症候群）．日本臨床 45：284，1987．
(49) 新川修司，野倉宏晃，宇野俊郎，ほか：破裂脳動脈瘤に伴った中枢性肺水腫 9 例の検討．Neurol Med Chir (Tokyo) 28：157-163, 1988.
(50) 西村敏彦，清水　隆，今永浩寿，ほか：脳神経外科における高浸透圧性非ケトン性糖尿病昏睡の 2 治験例．脳外 5：1165-1170，1977．
(51) 野垣秀和，玉木紀彦，白国隆行，ほか：脳動脈瘤破裂に伴う硝子体出血（Terson 症候群）の 4 例．脳神経 33：223-227，1981．
(52) 越智淳三訳：解剖学アトラス，512頁，文光堂，東京，1991．
(53) 小田真理：DIC の治療[佐藤　修（監修），大井静雄（著）：神経疾患データブック]．105頁，中外医学社，東京，1996．
(54) 小田真理：神経原性肺水腫（neurogenic pulmonary edema）の治療[佐藤　修（監修），大井静雄（著）：神経疾患データブック]．112頁，中外医学社，東京，1996．
(55) 小田真理：SIADH と cerebral salt wasting syndrome[佐藤　修（監修），大井静雄（著）：神経疾患データブック]．114-115頁，中外医学社，東京，1996．
(56) 小笠原邦昭，木内博之，長嶺義秀，ほか：くも膜下出血後の低 Na 血症：Cerebral salt wasting syndrome と SIADH．脳外 26：501-505，1998．
(57) 大磯ユタカ：SIADH．臨床医 27（増刊号）：1765-1768，2001．
(58) 奥田　聡，伊藤栄一：Benedikt 症候群．日本臨床 45：168，1987．
(59) 太田富雄監訳：低 Na 血症（グリーンバーグ脳神経外科ハンドブック）．580-585頁，金芳堂，京都，2000．
(60) 太田富雄監訳：SAH に続発する低ナトリウム血症（グリーンバーグ脳神経外科ハンドブック）．997-998頁，金芳堂，京都，2000．
(61) Román G, Fisher M, Perl DP, et al：Neurological manifestations of hereditary hemorrhagic telangiectasia (Rendu-Osler-Weber disease)：Report of 2 cases and review of the literature. Ann Neurol 4：130-144, 1978.
(62) 斉藤隆三：Rendu-Osler-Weber 症候群．日本臨床 45：1247，1987．
(63) 坂本静樹，片山泰朗：Horner 症候群．日本臨床（別冊）領域別症候群シリーズ 26（神経症候群Ⅰ）：50-52，1999．
(64) 坂田洋一：播種性血管内凝固 disseminated intravascular coagulation (DIC)[高久史麿，尾形悦郎（監修）：新臨床内科学]．1080-1083頁，医

学書院，東京，1999.
(65) Sato M, Tanaka S, Kohama A："Top of the basilar"syndrome：Clinico-radiological evaluation, Neuroradiololgy 29：345-359, 1987.
(66) 佐藤孝樹，植木麻里，坂本理之，ほか：テルソン症候群における硝子体出血の発生機序に関する検討．眼紀 56：813-816, 2005.
(67) 佐藤　透，山本祐司，浅利正二，ほか：脳動脈瘤破裂に起因した硝子体出血．Terson 症候群．脳外 10：1319-1324, 1982.
(68) 里見淳一郎，永廣信治：遺伝性出血性毛細血管拡張症と動物モデル．脳外誌 13：830-836, 2004.
(69) 澤田　徹：'Locked-in' 症候群．日本臨床（別冊）領域別症候群シリーズ 26（神経症候群Ⅰ）：361-367, 1999.
(70) 柴崎　浩：MLF 症候群．日本臨床 45：232, 1987.
(71) 滋賀健介，牧野雅弘，上田祥博，ほか：皮質性手掌・口症候群を呈した中心前回・中心溝底部梗塞の１例．臨床神経 36：1104-1106, 1996.
(72) 下田雅美，山田晋也，篠田正樹，ほか：非ケトン性高浸透圧性糖尿病性昏睡の治療方針．Low-dose Dopamine 療法の応用．Neurol Med Chir (Tokyo) 29：890-894, 1989.
(73) Shinno K, Ueda S, Uno M, et al：Hyperperfusion syndrome following carotid endarterectomy：Evaluation using diffusion-weighted magnetic resonance imaging-Case report-. Neurol Med Chir (Tokyo) 38：557-561, 1998.
(74) Shovlin CL, Guttmacher AE, Buscarini E, et al：Diagnostic criteria for hereditary hemorrhagic telangiectasia (Rendu-Osler-Weber syndrome). Am J Med Genet 91：66-67, 2000.
(75) 菅原貴志，高里良男，正岡博幸，ほか：Terson 症候群をきたしたくも膜下出血 20 例の臨床的検討．脳卒中の外科 34：294-298, 2006.
(76) 高橋　昭：上眼窩裂症候群（superior orbital fissure syndrome）．日本臨床 45：287-288, 1987.
(77) 高橋伸佳，河村　満，平山恵造：手と口に限局した運動麻痺を呈した内包・放線冠梗塞．臨床神経：37：7-12, 1997.
(78) 高橋丈二，若山吉弘：Dejerine 症候群．日本臨床（別冊）領域別症候群シリーズ 26（神経症候群Ⅰ）：86-87, 1999.
(79) 竹中勝信，依藤純子，山田茂樹，ほか：家族性脳動静脈奇形の遺伝子解析．脳外誌 13：837-845, 2004.
(80) 田村　晃：Ischemic penumbra [小林祥泰（監修）：脳卒中ナビゲーター]．148-149 頁，メディカルビュー社，東京，2003.
(81) 田中蔵人，栗田浩樹，塩川芳明：Terson 症候群．Clinical Neuroscience 21：1274-1275, 2003.
(82) 田代邦雄：orbital apex syndrome. 日本臨床 45：243, 1987.
(83) 田崎義久，古橋紀久：Locked-in 症候群の定義とその背景について．神経進歩 20：847-859, 1976.
(84) 田崎義昭，斎藤佳雄：ベットサイドの神経の診かた．128, 137, 208-210, 220, 230, 344-345, 360 頁，南山堂，東京，2000.
(85) 田澤　豊，渡邊抄子：Terson 症候群．日本臨床（別冊）領域別症候群シリーズ 26（神経症候群Ⅰ）：299-302, 1999.
(86) 寺尾　章：椎骨脳底動脈循環不全症．日本臨床（別冊）領域別症候群シリーズ 26（神経症候群Ⅰ）：277-279, 1999.
(87) 赫　彰郎：海綿静脈洞症候群．日本臨床 45：277, 1987.
(88) 赫　彰郎，坂本静樹：手掌－口症候群．Clinical Neuroscience 8：563, 1990.
(89) 鳥居方策：Bálint 症候群．日本臨床 45：165, 1987.
(90) 卯田　健，井上　亨，藤本　茂，ほか：頸動脈血栓内膜剥離術後に過灌流症候群を呈した１例．脳外誌 12：695-700, 2003.
(91) 上野淳司，金　弘：Neurogenic pulmonary edema. 神経内科 32：130-137, 1990.
(92) 臼田和弘，片山泰朗：Millard-Gubler 症候群（下交代性片麻痺）．日本臨床（別冊）領域別症候群シリーズ 26（神経症候群Ⅰ）：58-60, 1999.
(93) 臼田和弘，片山泰朗：Foville 症候群 [Ⅰ型，Ⅱ型，Ⅲ型]．日本臨床（別冊）領域別症候群シリーズ 26（神経症候群Ⅰ）：61-63, 1999.
(94) 若山吉弘：Wallenberg 症候群．日本臨床（別冊）領域別症候群シリーズ（神経症候群Ⅰ）26：88-89, 1999.
(95) 若山吉弘，高橋　昭，浅野晴義，ほか：糖尿病患者における Wallenberg 症候群の 3 例―本邦 Wallenberg 症候群 213 文献例の検討―．最新医学 28：336-343, 1973.
(96) 脇田政之，木村和美：Subclavian steal syndrome, subclavian steal phenomenon. 日本臨床（別冊）領域別症候群シリーズ 26（神経症候群Ⅰ）：377-379, 1999.
(97) 渡辺　徹，関口賢太郎，井上　明，ほか：急性期くも膜下出血例における神経原性肺水腫の検討．脳外 20：417-422, 1992.
(98) 山田兼雄，桝井志保，伊藤浩信，ほか：DIC の診断と最近の治療．小児科臨床 43：957-963, 1990.
(99) 山室　学，片山泰朗：核間性眼筋麻痺（内側縦束症候群），日本臨床（別冊）領域別症候群シリーズ 26（神経症候群Ⅰ）：43-45, 1999.
(100) 山之内博：非ケトン性高浸透圧性脳症．神経内科 11：103-107, 1979.
(101) 安田利顕：Rendu-Osler-Weber 症候群．日本臨床 35：900-901, 1977.
(102) Yasuda Y, Watanabe T, Tanaka H, et al：Unusual sensory disturbance in the thoracic region after stroke：relationship to chiro-oral and cheiro-oral-pedal syndrome. J Neurol Sci 153：68-75, 1997.

くも膜下出血
(1) Fisher CM, Kistler JP, Davis JM：Relation of cerebral vasospasm to subarachnoid hemorrhage visualized by computerized tomographic scanning. Neurosurgery 6：1-9, 1980.
(2) 今永浩寿，山本昌昭，神保　実，ほか：破裂脳動脈瘤の CT. 脳外 8：623-631, 1980.
(3) 唐澤秀治，内藤博道，杉山　健，ほか：非動脈瘤性中脳周辺クモ膜下出血―CT, MRI, 脳血管造影による出血源の検索―．脳外誌 3：488-493, 1994.
(4) 北原孝雄，大和田隆，常磐嘉一，ほか：脳幹周囲槽に限局した出血を呈する出血源不明のくも膜下出血の臨床的検討．脳外 21：903-908, 1993.
(5) 栗田　勇，小林啓志：CT による破裂脳動脈瘤の診断と病態分析．脳外 7：961-968, 1979.
(6) Massoud TE, Anslow P, Molyneux AJ：Subarachnoid hemorrhage following spontaneous intracranial carotid artery dissection. Neuroradiology 34：33-35, 1992.
(7) 日本脳卒中の外科学会監修：EBM に基づくクモ膜下出血診療ガイドライン．じほう，東京，2004.
(8) Noguchi K, Ogawa T, Inugami A, et al：Acute subarachnoid hemorrhage：MR imaging with fluid-attenuated inversion recovery pulse sequences. Radiology 196：773-777, 1995.
(9) Noguchi K, Ogawa T, Seto H, et al：Subacute and chronic subarachnoid hemorrhage：Diagnosis with fluid-attenuated inversion-recovery

(10) Rinkel GJE, van Gijn J, Wijdicks EFM：Subarachnoid hemorrhage without detectable aneurysm. Stroke 24：1403-1409, 1993.
(11) Schwartz T, Mayer SA：Quadrigeminal variant of perimesencephalic nonaneurysmal subarachnoid hemorrhage. Neurosurgery 46：584-588, 2000.
(12) Schwartz T, Solomon RA：Perimesencephalic nonaneurysmal subarachnoid hemorrhage：Review of the literature. Neurosurgery 39：433-440, 1996.
(13) 滝　和郎, 鈴木秀謙：出血源不明のSAH[太田富雄, 松谷雅生（編）：脳神経外科学Ⅰ]．443-444頁, 金芳堂, 京都, 2004.
(14) Tatter SB, Crowell RM, Ogilvy CS：Aneurysmal and microaneurysmal"Angiogram-negative"subarachnoid hemorrhage. Neurosurgery 37：48-55, 1995.
(15) 田澤　豊, 渡邊抄子：Terson症候群. 日本臨床（別冊）領域別症候群シリーズ26（神経症候群Ⅰ）：299-302, 1999.
(16) 寺崎修司, 米川泰弘：本邦のくも膜下出血の疫学と臨床統計. 日本臨床 51（上巻）：285-292, 1993.
(17) 上出延治：SAHの治療方針[端　和夫（監修）：脳神経外科臨床マニュアル]．460-470頁, シュプリンガー・フェアラーク東京, 東京, 1998.
(18) van Gijn J, van Dongen KJ：The time course of aneurysmal hemorrhage on computed tomograms. Neuroradiology 23：153-156, 1982.
(19) 山浦　晶：くも膜下出血, 篠原出版, 東京, 1989.

脳動脈瘤

(1) 阿部博史, 土屋尚人, 本山　浩：コイル塞栓術を第一選択とした急性期破裂脳動脈瘤の治療成績とその限界. 脳外誌 15：807-813, 2006.
(2) 安部友康, 大西　学, 勝間田篤, ほか：中大脳動脈early branch分岐部動脈瘤の検討. No Shinkei Geka 34：383-388, 2006.
(3) 安部友康, 山本祐司, 角南典生, ほか：常染色体優性多発性嚢胞腎を合併し, 動眼神経麻痺にて発症した未破裂内頚動脈後交通動脈瘤の1例. 脳外誌 12：627-631, 2003.
(4) Barr JD, Mathis JM, Horton JA：Transient severe brain stem depression during intraarterial papaverine infusion for cerebral vasospasm. AJNR 15：719-723, 1994.
(5) Botterell EH, Lougheed WM, et al：Hypothermia, and interruption of carotid, or carotid and vertebral circulation, in the surgical management of intracranial aneurysms. J Neurosurg 13：1-42, 1956.
(6) Crawford T：Some observations on the pathogenesis and natural history of intracranial aneurysms. J Neurol Neurosurg Psychiat 22：259-266, 1959.
(7) 伊達　勲, 大本堯史：直接クリッピング術を施行した硬膜輪近傍の大型・巨大内頚動脈瘤の検討. 脳卒中の外科 31：295-302, 2003.
(8) Debrun GM, Aletich VA, Kehrli P, et al：Selection of cerebral aneurysms for treatment using Guglielmi detachable coils：The preliminary university of Illinois at Chicago experience. Neurosurgery 43：1281-1297, 1998.
(9) Drake CG：Report of World Fedaration of Neurological Surgeons committee on a universal subarachnoid hemorrhage grading scale. J Neurosurg 68：985-986, 1988.
(10) 榎田雅夫, 桜井芳明, 佐藤智彦, ほか：内頚後交通動脈分岐部動脈瘤における動眼神経麻痺とその頭蓋内直達手術後の消長. 脳神経 30：789-793, 1978.
(11) Ferguson GG, Drake CG：Carotid-ophthalmic aneurysms：Visual abnormalities in 32 patients and the results of treatment. Surg Neurol 16：1-8, 1981.
(12) 藤田敦史, 桑村圭一, 太田耕平, ほか：くも膜下出血後の脳血管攣縮に対する塩酸パパベリン動注療法前後の脳循環動態―Dynamic DSAによる検討―. 脳外誌 7：477-483, 1998.
(13) 藤田勝三, 劉　振軍, 朝田雅博, ほか：前交通動脈瘤におけるA1 portionのvariationと術後合併症[斎藤　勇, 端　和夫（監修）：Willis動脈輪の血管病変. 第12回 The Mt. Fuji Workshop on CVD 講演集]．117-120頁, にゅーろん社, 東京, 1994.
(14) 藤津和彦：脳底動脈分岐部動脈瘤[高倉公朋（監修）：脳動脈瘤の治療]．165-174頁, 現代医療社, 東京, 1992.
(15) Giombini S, Ferraresi S, Pluchino F：Reversal of oculomotor disorders after intracranial aneurysm surgery. Acta Neurochir (Wien) 112：19-24, 1991.
(16) 波出石弘, 鈴木明文, 鈴木一夫：破裂脳動脈瘤の転帰. 脳外誌 13：157-162, 2004.
(17) Hamer J：Prognosis of oculomotor palsy in patients with aneurysms of the posterior communicating artery. Acta Neurochir 66：173-185, 1982.
(18) Hayashi T, Hadeishi H, Kawamura S, et al：Postoperative anticonvulsant prophylaxis for patients treated for cerebral aneurysms. Neurol Med Chir (Tokyo) 39：828-834, 1999.
(19) 半田　肇, 橋本信夫：IC-ophthalmic aneurysmの解剖と手術手技. 脳外 9：1231-1235, 1981.
(20) Hernesniemi J, Tapaninaho A, Vapalahti M, et al：Saccular aneurysms of the distal anterior cerebral artery and its branches. Neurosurgery 31：994-999, 1992.
(21) Hosoda K, Fujita S, Kawaguchi T, et al：Saccular aneurysms of the proximal (M1) segment of the middle cerebral artery. Neurosurgery 36：441-446, 1995.
(22) Hunt WE, Hess RM：Surgical risk as related to time of intervention in the repair of intracranial aneurysms. J Neurosurg 28：14-20, 1968.
(23) Hunt WE, Kosnik EJ：Timing and perioperative care in intracranial aneurysm surgery. Clinical Neurosurgery 21：79-89, 1974.
(24) 兵頭明夫, 根本　繁編：GDCを用いた脳動脈瘤血管内手術, 医学書院, 東京, 1999.
(25) 池田直廉, 田村陽史, 青木　淳, ほか：破裂前下小脳動脈―内耳道分岐部動脈瘤の1例. 脳外誌 12：31-36, 2003.
(26) Inagawa T：Ultra-early rebleeding within six hours after aneurysmal rupture. Surg Neurol 42：130-134, 1994.
(27) 井上明宏, 河野兼久, 武田哲二, ほか：Transchoroidal-fissure approachを用いて急性期クリッピング術を行った破裂後大脳動脈瘤（P2）の1例. No Shinkei Geka 34：421-426, 2006.
(28) 井上慶俊, 森永一生, 松本行弘, ほか：Ruptured internal auditory meatus aneurysmの1急性期手術例. 脳卒中の外科 15：280-284, 1987.
(29) 石口恒男：Interventional radiologyの現況と将来展望. 日本医放会誌 55：496-502, 1995.

●主要参考文献

(30) 伊藤英造, 桜井 孝, 古屋 優, ほか：自然血栓化後, 短期間に再開通をきたした部分血栓化大型後大脳動脈瘤の1例. 脳外誌 13：711-717, 2004.
(31) Jane JA, Kassell NF, Torner JC, et al：The natural history of aneurysms and arteriovenous malformations. J Neurosurg 62：321-323, 1985.
(32) 上家和子, 魚住 徹：クモ膜下出血における心電図異常. 神経内科 38：339-343, 1993.
(33) 柿沢敏之, 賓井英明, 堀越 徹, ほか：脳底動脈・上小脳動脈分岐部動脈瘤の手術成績. 脳卒中の外科 29：27-33, 2001.
(34) 柏木史郎, 山下勝弘, 加藤祥一, ほか：内頸動脈分岐部動脈瘤の外科的治療. 脳卒中の外科 25：428-433, 1997.
(35) Kassell NF, Helm G, Simmons N, et al：Treatment of cerebral vasospasm with intra-arterial papaverine. J Neurosurg 77：848-852, 1992.
(36) Kassell NF, Torner JC：Aneurysmal rebleeding：A Preliminary report from the cooperative aneurysm study. Neurosurgery 13：479-481, 1983.
(37) Kassell NF, Torner JC, Haley EC Jr, et al：The international cooperative study on the timing of aneurysm surgery. Part 1：Overall management results. J Neurosurg 73：18-36, 1990.
(38) 河本俊介, 永田和哉, 染川 堅, ほか：傍床状突起部外側壁動脈瘤. 脳卒中の外科 30：113-119, 2002.
(39) 河本俊介, 佐藤貴英, 金 彪, ほか：椎骨動脈後下小脳動脈分岐部動脈瘤の手術成績. 脳卒中の外科 32：362-369, 2004.
(40) 河本俊介, 堤 一生, 永田和哉, ほか：内頸動脈硬膜輪近傍動脈瘤の手術成績. 脳卒中の外科 31：170-177, 2003.
(41) 北澤和夫, 田中雄一郎, 村岡紳介, ほか：脳底動脈上小脳動脈分岐部動脈瘤 58 手術例の検討. 脳卒中の外科 29：47-52, 2001.
(42) 桑原 敏, 石川 進, 安東誠一, ほか：末梢性前大脳動脈瘤. 自験例 18 症例と文献報告 191 例の検討. Neurol Med Chir (Tokyo) 24：580-590, 1984.
(43) 京島和彦, 小林茂昭：前交通動脈瘤［高倉公朋（監修）：脳動脈瘤の治療］. 129-138 頁, 現代医療社, 東京, 1992.
(44) 京島和彦, 小林茂昭, 宜保浩彦, ほか：内頸動脈硬膜輪近傍動脈瘤の手術手技と外科解剖について. 脳卒中の外科 19：165-172, 1991.
(45) 小林茂昭, 宜保浩彦：内頸動脈窩動脈瘤の外科解剖［小林茂昭（編）：顕微鏡下手術のための脳神経外科解剖］. 64-69 頁, サイメッド・パブリケーションズ, 東京, 1988.
(46) 小林茂昭, 京島和彦：内頸動脈—後交通動脈分岐部動脈瘤（内頸動脈背側部動脈瘤を含む）［佐野圭司, 半田 肇（監修）, 斉藤 勇, 端 和夫（編）：脳動脈瘤の治療. 第 5 回 The Mt. Fuji Workshop on CVD 講演集］. 127-133 頁, 小玉株式会社出版部, 東京, 1987.
(47) 小林敏樹, 渡邉義之, 大石博通：クモ膜下出血急性期治療における治療選択—ネッククリッピング術とコイル塞栓術の使い分け—. 脳外誌 15：800-806, 2006.
(48) 河野輝昭, 米川泰弘：前大脳動脈末梢部動脈瘤［高倉公朋（監修）：脳動脈瘤の治療］. 151-156 頁, 現代医療社, 東京, 1992.
(49) Linskey ME, Sekhar LN, Hirsch W Jr, et al：Aneurysms of the intracavernous carotid artery：Clinical presentation, radiographic features, and pathogenesis. Neurosurgery 26：71-79, 1990.
(50) Locksley HB：Natural history of subarachnoid hemorrhage, intracranial aneurysms and arteriovenous malformations. Based on 6,368 cases in the cooperative study (Sahs AL, Perret GE, Locksley HB, and Nishioka H：Intracranial aneurysms and subarachnoid hemorrhage. A cooperative study), pp 37-57, Lippincott, Philadelphia and Toronto, 1969.
(51) Marks M, Steinberg GK, Lane B：Intraarterial papaverine for the treatment of vasospasm. AJNR 14：822-826, 1993.
(52) 松重俊憲, 井川房夫, 大林直彦, ほか：後下小脳動脈 anterior medullary segment に発生した破裂脳動脈瘤の 2 手術例. No Shinkei Geka 32：867-874, 2004.
(53) Matsuyama T, Okuchi K, Seki T, et al：Perimesencephalic nonaneurysmal subarachnoid hemorrhage caused by physical exertion. Neurol Med Chir (Tokyo) 46：277-282, 2006.
(54) McAuliffe W, Townsend M, Eskridge JM, et al：Intracranial pressure changes induced during papaverine infusion for treatment of vasospasm. J Neurosurg 83：430-434, 1995.
(55) Molyneux A, Kerr R, Stratton I, et al：International subarachnoid aneurysm trial (ISAT) of neurosurgical clipping versus endovascular coiling in 2143 patients with ruptured intracranial aneurysms：a randomised trial. Lancet 360：1267-1274, 2002.
(56) 村山雄一, 荏原正幸, 立嶋 智, ほか：脳動脈瘤に対する血管内手術—その現状と今後の展望. 脳外誌 12：173-178, 2003.
(57) 長久 功, 大川都史香, 増尾 修, ほか：Infundibular dilatation から 5 年の経過で発生した破裂脳動脈瘤の 1 例. 脳神経外科速報 15：964-969, 2005.
(58) 長嶺義秀, 小笠原邦昭, 木内博之, ほか：内頸動脈前壁動脈瘤—チマメ型と非チマメ型—. 脳卒中の外科 25：423-427, 1997.
(59) 中川伸明, 天神博志, 須川典康：脳底—前下小脳動脈分岐部動脈瘤に GDC 塞栓術を行った 1 例. 脳卒中の外科 30：399-402, 2002.
(60) 中田義隆：後大脳動脈と穿通枝, 後脈絡動脈［牧 豊, 久留 裕（編）：神経放射線学 I］. 401-416 頁, 朝倉書店, 東京, 1981.
(61) 中崎清之, 芳賀 整, 石堂克哉, ほか：コイルコンパクション後にクリッピング術を行った真の破裂後交通動脈瘤の 1 例. 脳外誌 13：527-532, 2004.
(62) 日本脳卒中の外科学会監修：EBM に基づくクモ膜下出血診療ガイドライン. じほう, 東京, 2004.
(63) Niikawa S, Kitajima H, Ohe N, et al：Significance of acute cerebral swelling in patients with sylvian hematoma due to ruptured middle cerebral artery aneurysm, and its management. Neurol Med Chir (Tokyo) 38：844-850, 1998.
(64) 小畑仁司, 田中英夫, 多田裕一, ほか：術中著明な血圧低下をきたした後大脳動脈瘤の 1 例. 脳卒中の外科 31：203-208, 2003.
(65) 大熊晟夫, 川口雅裕, 杉本信吾, ほか：破裂脳動脈瘤術後てんかんの臨床的検討. 脳外 18：729-734, 1990.
(66) 大熊洋揮, 菊池 潤, 棟方 聡：Clip 症例および Coil 症例における脳血管攣縮対策. 脳外誌 15：814-821, 2006.
(67) 大野喜久郎, 小松清秀, 青柳 傑, ほか：内頸動脈分岐部動脈瘤—直達手術 17 例の検討—. 脳卒中の外科 24：5-10, 1996.
(68) Rosenørn J, Eskesen V, Schmidt K, et al：The risk of rebleeding from ruptured intracranial aneurysms. J Neurosurg 67：329-332, 1987.
(69) 佐伯直勝, 平井伸治, 山浦 晶, ほか：海綿静脈洞部動脈瘤による脳神経麻痺の特徴—自験例 7 例の検討より—［斎藤 勇, 端 和夫（監修）：内頸動脈瘤のすべて. 第 11 回 The Mt. Fuji Workshop on CVD 講演集］. 19-24 頁, にゅーろん社, 東京, 1993.
(70) 齋藤竜太, 冨永悌二, 江面正幸, ほか：前下小脳動脈遠位部動脈瘤. 脳外 29：709-714, 2001.
(71) 佐野圭司：内頸動脈のいわゆる dorsal aneurysm, carotid cave aneurysm 等の名称と分類に関する考察. 脳卒中の外科 24：333-339, 1996.
(72) 佐々木雄彦, 瓢子敏夫, 中川原譲二, ほか：破裂脳動脈瘤に対するクリッピングとコイル塞栓術の選択とその治療成績. 脳外誌 15：189-

194, 2006.
(73) 佐藤　章，大里克信，中村　弘，ほか：内頸動脈背側動脈瘤とは何か？—臨床および病理所見と，治療上の問題点［斎藤　勇，端　和夫（監修）：内頸動脈瘤のすべて．第11回 The Mt. Fuji Workshop on CVD 講演集］．101-107頁，にゅーろん社，東京，1993.
(74) 澤田元史，橋本信夫，西　正吾：脳血管攣縮に対する塩酸パパベリン動注療法における合併症．脳外誌 7：752-758, 1998.
(75) 澤村　淳，由良茂貴，林　恵充，ほか：脳灌流圧モニターが有用であった脳底動脈本幹部脳動脈瘤の1手術例．脳卒中の外科 29：59-63, 2001.
(76) 新堂　敦，香川昌弘，川西正彦，ほか：後大脳動脈 P 2-P 3部に発生した血栓化巨大脳動脈瘤の3症例．脳卒中の外科 32：297-301, 2004.
(77) 新堂　敦，川西正彦，河北賢哉，ほか：70歳以上の急性期破裂脳動脈瘤に対する瘤内塞栓術およびクリッピング術の治療成績．脳外誌 15：834-840, 2006.
(78) 塩川芳昭：傍前床突起内頸動脈瘤［太田富雄，松谷雅生（編）：脳神経外科学］．469頁，金芳堂，京都，2004.
(79) 塩川芳昭，斎藤　勇：内頸動脈—眼動脈部動脈瘤［斎藤　勇，端　和夫（監修）：内頸動脈瘤のすべて．第11回 The Mt. Fuji Workshop on CVD 講演集］．59-64頁，にゅーろん社，東京，1993.
(80) 塩屋　斉，菊地顕次，須田良孝，ほか：出血を繰り返し術前診断が困難であった後下小脳動脈末梢部に発生した多発性脳動脈瘤の1例．No Shinkei Geka 32：1157-1164, 2004.
(81) Simpson RK Jr, Parker WD：Distal posterior cerebral artery aneurysm. J Neurosurg 669-672, 1986.
(82) 鈴木明文，安井信之：内頸動脈分岐部動脈瘤の手術［斎藤　勇，端　和夫（監修）：内頸動脈瘤のすべて．第11回 The Mt. Fuji Workshop on CVD 講演集］．135-138頁，にゅーろん社，東京，1993.
(83) 鈴木倫保，小沼武英，桜井芳明，ほか：前大脳動脈水平部（A 1）動脈瘤 26例の検討．脳外 16：701-705, 1988.
(84) Takagi K, Tamura A, Nakagomi T, et al：How should a subarachnoid hemorrhage grading scale be determined? A combinatorial approach based solely on the Glasgow Coma Scale. J Neurosurg 90：680-687, 1999.
(85) 高橋　功，北原孝雄，遠藤昌孝，ほか：上小脳動脈末梢部動脈瘤の臨床像．脳卒中の外科 28：434-439, 2000.
(86) 滝　和郎：脳動脈瘤治療の現状と問題点．脳外誌 15：822-826, 2006.
(87) 田中雄一郎，本郷一博，多田　剛，ほか：Paraclinoid 内頸動脈瘤を安全に露出する方法．脳卒中の外科 31：117-120, 2003.
(88) 徳田佳生，鮒川哲二，加藤幸雄，ほか：破裂前交通動脈瘤の臨床的特徴［斎藤　勇，端　和夫（監修）：Willis 動脈輪の血管病変．第12回 The Mt. Fuji Workshop on CVD 講演集］．97-101頁，にゅーろん社，東京，1994.
(89) 徳光直樹，佐古和廣，白井和歌子，ほか：前下小脳動脈内耳道部動脈瘤の2治験例と文献的考察．脳卒中の外科 32：61-65, 2004.
(90) Topcuoglu MA, Ogilvy CS, Carter BS, et al：Subarachnoid hemorrhage without evident cause on initial angiography studies：diagnostic yield of subsequent angiography and other neuroimaging tests. J Neurosurg 98：1235-1240, 2003.
(91) 鶴野卓史，川上太一郎，村田高穂：多発脳動脈瘤における破裂瘤部位診断—Aspect ratio の重要性について—．脳卒中の外科 35：297-299, 2007.
(92) Ujiie H, Tachibana H, Hiramatsu O, et al：Effects of size and shape (Aspect ratio) on the hemodynamics of saccular aneurysms：Possible index for surgical treatment of intracranial aneurysms. Neurosurgery 45：119-130, 1999.
(93) Ujiie H, Tamano Y, Sasaki K, et al：Is aspect ratio a reliable index for predicting the rupture of a saccular aneurysm? Neurosurgery 48：495-503, 2001.
(94) van derSchaaf IC, Velthuis BK, Gouw A, et al：Venous drainage in perimesencephalic hemorrhage. Stroke 35：1614-1618, 2004.
(95) Wakabayashi T, Tamaki N, Yamashita H, et al：Angiographic classification of aneurysms of the horizontal segment of the anterior cerebral artery. Surg Neurol 24：31-34, 1985.
(96) Watanabe A, Hirano K, Kamada M, et al：Perimesencephalic nonaeurysmal subarachnoid hemorrhage and variations in the vein. Neuroradiology 44：319-325, 2002.
(97) Weir B, MacDonald RC：Intracranial aneurysms and subarachnoid hemorrhage：An overview［Wilkins RH and Rengachary SS（eds）：Neurosurgery Vol. Ⅱ］．pp 2191-2213, McGraw-Hill, New York, 1996.
(98) 山本勇夫，永井　肇，新谷　彬．B．脳動脈瘤［景山直樹（編）：脳神経外科学］．411-455頁，金原出版，東京，1988.
(99) 山浦　晶：脳底動脈分岐部動脈瘤の手術［佐野圭司，半田　肇（監修），斉藤　勇，端　和夫（編）：脳動脈瘤の治療．第5回 The Mt. Fuji Workshop on CVD 講演集］．159-163頁，小玉株式会社出版部，東京，1987.
(100) Yaşargil MG：Distribution［Yaşargil MG（ed）：Microneurosurgery Vol. Ⅰ］．pp 299-303, Georg Thieme, Stuttgart, 1984.
(101) Yaşargil MG：Microneurosurgery Vol. Ⅱ, George Thieme, Stuttgart, 1984.
(102) 米川泰弘，長沢史朗：破裂中大脳動脈瘤60例の検討［佐野圭司，半田　肇（監修），斉藤　勇，端　和夫（編）：脳動脈瘤の治療．第5回 The Mt. Fuji Workshop on CVD 講演集］．145-148頁，小玉株式会社出版部，東京，1987.
(103) 吉田　純，宮地　茂，服部健一：Allcock tesf. Clinical Neuroscience 21：1293-1294, 2003.

脳血管の異常
(1) 足立好司：Neuroimaging Quiz（遺残原始三叉動脈）．Clinical Neuroscience 22：723-724, 2004.
(2) Ahn JH, Choe WJ, Park H II, et al：Persistent hypoglossal artery. J Korean Neurosurg Soc 38：312-315, 2005.
(3) 青木美憲，根本匡章，横田京介，ほか：前交通動脈窓形成に合併した破裂脳動脈瘤の1例．脳外誌 15：626-630, 2006.
(4) Campos J, Fox A, Viñuela F, et al：Saccular aneurysms in basilar artery fenestration. AJNR 8：233-236, 1987.
(5) 藤田幸彦，新井弘之，竹内茂和，ほか：多発脳動脈瘤を合併した persistent primitive hypoglossal artery の1剖検例．脳外 16：421-426, 1988.
(6) Fujimura M, Sugawara T, Higuchi H, et al：A ruptured aneurysm at the distal end of the basilar artery fenestration associated with multiple fenestrations of the vertebrobasilar system：Case report. Surg Neurol 47：469-472, 1997.
(7) 不破　功，松角康彦，和田秀隆：副中大脳動脈，重複中大脳動脈に合併した脳動脈瘤の2例．Neurol Med Chir（Tokyo）24：207-211, 1984.
(8) 宜保浩彦，外間政信，大沢道彦，ほか：中大脳動脈およびその分枝の外科解剖［吉本智信（編）：顕微鏡下手術のための脳神経外科解剖Ⅷ—基

●主要参考文献

本外科解剖と応用外科解剖―］．20-30頁，サイメッド・パブリケーションズ，東京，1996．
(9) Graves VB, Strother CM, Weir B, et al：Vertebrobasilar junction aneurysms associated with fenestration：Treatment with Guglielmi detachable coils. AJNR 17：35-40, 1996.
(10) 宝金清博：内頸動脈—脳底動脈吻合遺残(carotid-basilar anastomosis)の頻度・症状［佐藤　修(監修)，大井静夫(編)：神経疾患データブック］．304頁，中外医学社，東京，1996．
(11) Huber P：Carotid-basilar anastomoses［Huber P(ed)：Cerebral angiography］．pp 57-61, George Thieme, Stuttgart, 1982.
(12) 今泉俊雄，斎藤孝次，小林　孝，ほか：遠位部脳底動脈開窓部動脈瘤の1例．脳外 24：639-642，1996．
(13) 金井秀樹，山田和雄，小松裕明，ほか：頸部内頸動脈狭窄における側副血行路として描出された persistent primitive trigeminal artery の1例．脳外誌 10：475-480，2001．
(14) Kanematsu M, Satoh K, Nakajima N, et al：Ruptured aneurysm arising from a basilar artery fenestration and associated with a persistent primitive hypoglossal artery. J Neurosurg 101：532-535, 2004.
(15) 加藤祥一，黒川　徹，尹　英植，ほか：動脈瘤内塞栓術を施行した末梢性多発前下小脳動脈瘤の1例．脳外誌 13：539-544，2004．
(16) 北見公一，上山博康，安井信之：脳動脈瘤と前大脳動脈の形態的要素およびいわゆる血管奇形との関連性について．脳外 13：1161-1167，1985．
(17) 児玉南海雄，渡辺善一郎，佐々木達也，ほか：Persistent trigeminal artery aneurysm の1直達手術例．脳外 12：325-329，1984．
(18) 小宮山雅樹：脳血管内治療に必要な解剖学的知識―機能的脳血管解剖．脳外誌 13：116-125，2003．
(19) 牧　豊：遺残原始動脈―三叉，耳，舌下動脈．Clinical Neuroscience 2：1098-1102，1984．
(20) 箕倉清宏，白馬　明，黒瀬喜久雄，ほか：Petroclival meningioma に非定型的走行を示した Persistent trigeminal artery の合併した1例．Neurol Med Chir(Tokyo) 29：767-771，1989．
(21) 望月龍二，坂井春男，小山　勉，ほか：Azygos anterior cerebral artery と脳動脈瘤の合併．神経内科 17：406-409，1982．
(22) 村上謙介，冨永悌三，清水宏明，ほか：A1，M1部窓形成に合併した脳動脈瘤の検討．脳外誌 11：415-420，2002．
(23) 内藤正志，北岡　保，冨原健司，ほか：Persistent primitive proatlantal intersegmental artery の1例．脳神経 31：265-269，1979．
(24) 西村英祥，上村喜彦：Persistent primitive hypoglossal artery に合併した多発性脳動脈瘤の1症例．脳外誌 10：481-486，2001．
(25) 太田浩嗣，巖本哲矢，横田　晃：遺残性原始三叉動脈に対側頸部内頸動脈閉塞を伴った多発性脳動脈の手術例．No Shinkei Geka 32：1045-1048，2004．
(26) 大供　孝，三科秀人，園川忠雄，ほか：副中大脳動脈瘤．脳神経外科速報 14：185-190，2004．
(27) Patel AB, Gandhi CD, Bederson JB：Angiographic documentation of a persistent otic artery. AJNR Am J Neuroradiol 24：124-126, 2003.
(28) Reynolds AF Jr, Stovring J, Turner PT：Persistent otic artery. Surg Neurol 13：115-117, 1980.
(29) 劉　衛東，山田恭造，太田富雄，ほか：破裂脳動脈瘤に合併してみられた多発性脳血管奇形―前大脳動脈窓形成，副中大脳動脈，重複中大脳動脈―の1例．脳外 19：975-978，1991．
(30) Sanders WP, Sorek PA, Mehta BA：Fenestration of intracranial arteries with special attention to associated aneurysms and other anomalies. AJNR 14：675-680, 1993.
(31) 佐藤博雄，藤原　悟，小田辺一紀，ほか：脳動脈瘤を伴った Persistent primitive proatantal intersegmental artery (Proatantal artery Ⅰ)の1症例．脳外誌 13：117-121，1988．
(32) 佐藤博雄，小川　彰，北原正和，ほか：脳底動脈閉塞症を伴った persistent primitive first cervical intersegmental artery (proatlantal artery Ⅱ)の1症例．脳神経 40：219-224，1988．
(33) 下瀬川康子，高橋　明，小沼武英：Median artery of corpus callosum (accessory anterior cerebral artery)に発生した破裂脳動脈瘤の1症例．脳外 13：579-583，1985．
(34) 竹本光一郎，岩朝光利，西川　渉，ほか：脳底動脈と persistent primitive trigeminal artery (PPTA)の合流部に生じた破裂動脈瘤に対するコイル塞栓術の1例．脳外誌 14：706-712，2005．
(35) 田中美千裕：脳底動脈の窓形成．脳神経外科速報 16：919-924，2006．
(36) 上田　孝，呉屋朝和，木下和夫，ほか：多発脳血管奇形の1例．中大脳動脈窓形成，primitive trigeminal artery の遺残に合併した多発脳動脈瘤の1症例．脳外 12：531-536，1984．
(37) Umansky F, Juarez SM, Dujovny M, et al：Microsurgical anatomy of the proximal segments of the middle cerebral artery. J Neurosurg 61：458-467, 1984.
(38) 浦元　広，藤田　学：脳動脈瘤を合併した中大脳動脈窓形成の2症例．脳外誌 10：553-557，2001．

正常圧水頭症

(1) Black PM：Hydrocephalus in adults［Youmans JR(ed)：Neurological Surgery Vol. 2］．pp 927-944, WB Saunder, Philadelphia, 1996.
(2) Hakim S, Adams RD：The special clinical problem of symptomatic hydrocephalus with normal cerebrospinal fluid pressure. Observations on cerebrospinal fluid hydrodynamics. J neurol Sci 2：307-327, 1965.
(3) 半田　肇：脳室計測法［半田　肇(著)：脳神経外科学Ⅰ］．330-334頁，永井書店，大阪，1986．
(4) Hasan D, Tanghe HLJ：Distribution of cisternal blood in patients with acute hydrocephalus after subarachnoid hemorrhage. Ann Neurol 31：374-378, 1992.
(5) 石川正恒，菊池晴彦：正常圧水頭症．日本臨床 51(下巻)：622-630，1993．
(6) 日本正常圧水頭症研究会　特発性正常圧水頭症診療ガイドライン作成委員会編：特発性正常圧水頭症診療ガイドライン．メディカルレビュー社，大阪，2005．
(7) 西本　詮，松本　皓，石光　宏：RI-cisternography．脳外 4：7-17，1976．
(8) 重森　稔：髄液の循環［加治正郎，庄司紘史(編)：髄液検査法］．25-30頁，朝倉書店，東京，1985．
(9) Sudarsky L, Simon S：Gait disorder in late-Life hydrocephaus. Arch Neurol 44：263-267, 1987.
(10) 坪川孝志：正常圧水頭症．Clinical Neuroscience 11：757-759，1993．

(11) 坪川孝志, 守谷 俊：正常圧水頭症その後―手術適応の決定について―. Clinical Neuroscience 13：682-685, 1995.
(12) 宇都宮英綱：脳室系・くも膜下腔系のCTによる評価［佐藤 修（監修）, 大井静夫（編）：神経疾患データブック］. 75頁, 中外医学社, 東京, 1996.
(13) van Gijn J, Hijdra A, Wijdicks EFM, et al：Acute hydeocephalus after aneurysmal subarachnoid hemorrhage. J Neurosurg 63：355-362, 1985.

脳動脈瘤患者の外科的処置後の長期追跡

(1) David C, Vishteh AG, Spetzler RF, et al：Late angiographic follow-up review of surgically treated aneurysms. J Neurosurg 91：396-401, 1999.
(2) Feuerberg I, Lindquist C, Lindqvist M, et al：Natural history of postoperative aneurysm rests. J Neurosurg 66：30-34, 1987.
(3) 岡 史朗, 秋村龍夫, 米田 浩, ほか：クリッピング後長期間経過した後に, くも膜下出血をきたした内頸動脈後交通動脈分岐部動脈瘤の2例. 脳神経外科速報 14：481-485, 2004.
(4) 堤 一生, 岡田義文, 大野博康, ほか：再発脳動脈瘤の手術―前回クリップ除去に関する考察―. 脳卒中の外科 27：296-300, 1999.
(5) Tsutsumi K, Ueki K, Morita A, et al：Risk of aneurysm recurrence in patients with clipped cerebral aneurysms. Stroke 32：1191-1194, 2001.

脳動脈瘤の形成（発生）・増大因子, 破裂による急性硬膜下血腫

(1) 姉川繁敬, 鳥越隆一郎, 相川洋person, ほか：急性硬膜下血腫を伴った破裂脳動脈瘤の3例. Neurol Med Chir（Tokyo）27：1093-1097, 1987.
(2) 荒木朋浩, 三平剛志, 村田浩人, ほか：純粋な急性硬膜下血腫で発症した破裂脳動脈瘤の1例. No Shinke Geka 30：861-866, 2002.
(3) Clarke E, Walton JN：Subdural hematoma complicating intracranial aneurysm and angioma. Brain 76：378-404, 1953.
(4) 池田清延, 早瀬秀男, 林 実, ほか：前脳動脈瘤病変と脳動脈瘤の新生. 脳外 12：1151-1158, 1984.
(5) 石井大造, 河野啓二, 佐々木潮, ほか：純粋な急性硬膜下血腫で発症した末梢性前大脳動脈瘤の1例. 脳神経外科速報 14：898-903, 2004.
(6) 久保田基大, 星誠 郎, 砂口莊, ほか：脳動脈瘤クリッピング術後の再発例 新生例の検討. 脳外誌 5：29-36, 1996.
(7) 貫井英明, 長屋孝雄, 宮城 修, ほか：脳動脈瘤の成因および増大, 破裂に関する臨床的検討. Neurol Med Chir（Tokyo）22：437-445, 1982.
(8) 新村富士夫, 中島 智, 丸山敏文, ほか：クリッピング9年を経過し, 急性硬膜下血腫を伴った破裂中大脳動脈瘤の1例. 脳外 17：1175-1179, 1989.
(9) 杉野敏之, 山本一夫, 木戸岡実, ほか：急性硬膜下血腫と脳内血腫をほぼ同時に形成し発症したと思われる細菌性脳動脈瘤の1例. 脳外 30：1211-1215, 2002.
(10) Strang RR, Tovi D, Hugosson R：Subdural hematomas resulting from the rupture of intracranial arterial aneurysms. Acta Chir Scand 121：345-350, 1961.
(11) 田村陽史, 梶川 博, 弘田直樹, ほか：硬膜下血腫を合併した破裂脳動脈瘤. 広島医学 43：1711-1718, 1990.
(12) Weir B, Myles T, Kahn M, et al：Management of acute subdural hematomas from aneurysmal rupture. Can J Neurol Sci 11：371-376, 1984.

多発性脳動脈瘤

(1) 原田克己, 織田哲至, 上田祐司：中大脳動脈に生じた large kissing aneurysms―症例報告と文献的考察（発生部位による分類）―. No Shinkei Geka 32：513-517, 2004.
(2) 今井邦英：内頸動脈 kissing aneurysms の1例. 脳外誌 10：801-806, 2001.
(3) Inagawa：Surgical treatment of multiple intracranial aneurysms. Acta Neurochir（Wien）108：22-29, 1991.
(4) Komiyama M, Yasui T, Tamura K, et al："Kissing aneurysms"of the internal carotid artery. Neurol Med Chir（Tokyo）34：360-364, 1994.
(5) 村上謙介, 岩崎真樹, 沼上佳寛, ほか：同一内頸動脈の後交通動脈分岐部, 前脈絡動脈分岐部に動脈瘤を有する症例の外科的治療. 脳卒中の外科 33：448-452, 2005.
(6) Nehls DG, Flom RA, Carter LP, et al：Multiple intracranial aneurysms：determining the site of rupture. J Neurosurg 63：342-348, 1985.
(7) Rinne J, Hernesniemi J, Puranen M, et al：Multiple intracranial aneurysms in a defined population：Prospective angiographic and clinical study. Neurosurgery 35：803-808, 1994.
(8) Rinne J, Hernesniemi J, Niskanen M, et al：Management outcome for multiple intracranial aneurysms. Neurosurgery 36：31-38, 1995.
(9) 坂本哲也, 郭 隆璨, 溝井和夫, ほか：脳血管写による多発性脳動脈瘤症例における破裂動脈瘤の判定. 脳外 6：549-553, 1978.
(10) 鶴野卓史, 川上太一郎, 村田高穂：多発脳動脈瘤における破裂瘤部位診断―Aspect ratio の重要性について―. 脳卒中の外科 35：297-299, 2007.
(11) 氏家 弘, 比嘉 隆, 佐々木久里, ほか：動脈瘤内流れと aspect ratio（aneurysm depth/neck width）の相関. 脳卒中の外科 32：351-355, 2004.
(12) Ujiie H, Tamano Y, Sasaki K, et al：Is aspect ratio a reliable index for predicting the rupture of a saccular aneurysm? Neurosurgery 48：495-503, 2001.
(13) Wanifuchi H, Shimizu T, Higa Y, et al：Kissing mirror image anterior communicating artery aneurysms. Neurol Med Chir（Tokyo）41：29-32, 2001.

巨大脳動脈瘤

(1) Añon VV, Aymard A, Gobin YP, et al：Balloon occlusion of internal carotid artery in 40 cases of giant intracavernous aneurysm：technical aspects, cerebral monitoring, and results. Neuroradiology 34：245-251, 1992.
(2) Chiappa KH, Burke SR, Young RR：Results of electroencephalographic monitoring during 367 carotid endarterectomies. Use of a dedicated minicomputer. Stroke 10：381-388, 1979.
(3) 藤田勝三, 山下晴央, 増村道雄, ほか：巨大脳動脈瘤症例の natural history. 特に脳血管写, CT 所見よりの検討. 脳外 16：225-231, 1988.
(4) 端 和夫：巨大脳動脈瘤の治療［高倉公朋（監修）：脳動脈瘤の治療］. 51-68頁, 現代医療社, 東京, 1992.
(5) 伊藤英造, 桜井 孝, 古屋 優, ほか：自然血栓化後, 短期間に再開通をきたした部分血栓化大型後大脳動脈瘤の1例. 脳外誌 13：711-717, 2004.
(6) 勝間田篤, 杉生憲志, 佐々原渉, ほか：内頸動脈閉塞試験の合併症. 脳外誌 13：572-577, 2004.
(7) Kondoh T, Fujita K, Yamashita H, et al：Giant intracranial aneurysms-Magnetic resonace imaging follow-up and clinical symptoms-. Neurol Med Chir（Tokyo）31：330-335, 1991.

●主要参考文献

(8) Linskey ME, Sekhar LN, Horton JA, et al：Aneurysms of the intracavernous carotid artery：a multidisciplinary approach to treatment. J Neurosurg 75：525-534, 1991.
(9) Miller JD, Jawad K, Jennett B：Safety of carotid ligation and its role in the management of intracarnial aneurysms. J Neurol Neurosurg Psychiat 40：64-72, 1977.
(10) 永廣信治，佐藤浩一，中嶌教夫，ほか：部分血栓化巨大動脈瘤の増大機序と治療．脳外誌 10：10-17, 2001.
(11) 中川原讓二，田村 晃：巨大脳動脈瘤の親動脈閉塞の可否と脳虚血［太田富雄，松谷雅生（編）：脳神経外科学Ⅰ］．390-391 頁，金芳堂，京都，2004.
(12) 貫井英明：巨大脳動脈瘤［山浦 晶（編）：脳動脈瘤の外科］．160-181 頁，医学書院，東京，1995.
(13) Shibuya M, Sugita K：Intracranial giant aneurysms [Youmans JR (ed)：Neurological surgery Vol. 2]．pp 1310-1319, WB Saunders, Philadelphia, 1996.
(14) 島崎賢仁，河瀬 斌，堀口 崇，ほか：未破裂巨大脳動脈瘤における母動脈近位部閉塞術の長期予後．脳卒中の外科 25：365-369, 1997.
(15) 塩川芳昭，斎藤 勇：脳動脈瘤．解離性動脈瘤（動脈解離）．日本臨床（別冊）領域別症候群シリーズ 26（神経症候群Ⅰ）：308-318, 1999.
(16) Strother CM, Eldevik P, Kikuchi Y, et al：Thrombus formation and structure and the evolution of mass effect in intracranial aneurysms treated by balloon embolizaiton：Emphasis on MR findings. AJNR 10：787-796, 1989.
(17) Sundt TM Jr, Sharbrough FW, Piepgras DG, et al：Correlation of cerebral blood flow and electroencephalographic changes during carotid endarterectomy. With results of surgery and hemodynamics of cerebral ischmia. Mayo Clin Proc 56：533-543, 1981.
(18) 豊田 收，増子昭彦，中沢貞二，ほか：中大脳動脈 Serpentine aneurysm の 1 手術例．脳卒中の外科 29：435-440, 2001.
(19) 上田 伸，岡田雅博，小林孝志，ほか：内頸動脈血流遮断の安全性に関する Prospective study．臨床脳波 29：164-171, 1987.
(20) 上田 伸，岡田雅博，松本圭蔵：脳動脈バルーン閉塞テストと脳波．臨床脳波 29：117-124, 1987.
(21) 山本勇夫：頸動脈内膜剝離術―特にその問題点について―．脳外 23：17-25, 1995.
(22) Yaşargil MG：Giant intracranial aneurysms [Yaşargil MG (ed)：Microneurosurgery Ⅱ]．pp 296-304, Georg Thieme Verlag, Stuttgart・New York 1984.

紡錘状脳動脈瘤
(1) Andoh T, Shirakami S, Nakashima Y, et al：Clinical analysis of a series of vertebral aneurysm cases. Neurosurgery 31：987-993, 1992.
(2) Haddad GF, Haddad FS：Cerebral giant serpentine aneurysm：Case report and review of the literature. Neurosurgery 23：92-97, 1988.
(3) 日下和昌，山下 茂，樫原道治，ほか：椎骨動脈・後下小脳動脈分岐部動脈瘤に対する中枢側椎骨動脈クリッピング．実験的ならびに臨床的検討．脳外 6：135-142, 1978.
(4) 西崎智之，玉木紀彦，白國隆行，ほか：Giant serpentine aneurysm の 2 例．臨外 31：309-312, 1986.
(5) 佐伯直勝，山浦 晶，牧野博安：椎骨動脈閉塞術の施行部位の検討―正常脳の穿通枝の観察結果より―．脳卒中の外科 19：423-428, 1991.
(6) 佐野公俊：動脈硬化性紡錘状動脈瘤［山浦 晶（編）：脳動脈瘤の外科］．182-188 頁，医学書院，東京，1995.
(7) 柴田孝行，伊藤明雄，榎本一巳，ほか：椎骨動脈瘤に対する proximal ligation．脳外 10：1327-1332, 1982.
(8) Shokunbi MT, Vinters HV, Kaufmann JCE：Fusiform intracranial aneurysms. Surg Neurol 29：263-270, 1988.
(9) 杉田虔一郎，宜保浩彦：後下小脳動脈について．椎骨動脈動脈瘤．脳外 10：129-133, 1982.
(10) 氏家 弘，比嘉 隆，堀 智勝：Dolichoectatic basilar aneurysm の自然予後および現在の治療状況．脳卒中の外科 32：338-345, 2004.
(11) Yamada K, Hayakawa T, Ushio Y, et al：Therpeutic occlusion of the vertebral artery for unclippable vertebral aneurysm：Relationship between site of occlusion and clinical outcome. Neurosurgery 15：834-838, 1984.
(12) 山浦 晶：3．紡錘状動脈瘤［山浦 晶（著）：くも膜下出血］109-111 頁，篠原出版，東京，1989.
(13) 山浦 晶：後頭下開頭による椎骨動脈瘤の手術法［阿部 弘，菊池晴彦，田中隆一，ほか（編）：脳神経外科疾患の手術と適応Ⅱ］．94-101 頁，朝倉書店，東京，1990.

新生動脈瘤
(1) 堀越 徹，渡辺 新，金丸和也，ほか：内頸動脈閉塞に合併した脳動脈瘤．脳卒中の外科 29：267-271, 2001.
(2) Koeleveld BF, Heilman CB, Klucznik RP, et al：De novo development of an aneurysm：Case report. Neurosurgery 29：756-759, 1991.
(3) 倉島昭彦，大塚 顕，斎藤隆史，ほか：動脈瘤 clippping 術後長期経過例の脳血管撮影上の変化についての検討．脳卒中の外科 29：357-363, 2001.
(4) Leblanc R：De novo formation of familial cerebral aneurysms：Case report. Neurosurgery 44：871-877, 1999.
(5) 松森保彦，嘉山孝正，土谷大輔，ほか：2 年 7 ケ月の間に新生した椎骨動脈―後下小脳動脈分岐部 de novo aneurysm の 1 例．脳卒中の外科 29：64-67, 2001.
(6) Miller CA, Hill SA, Hunt WE："De novo"aneurysms. A clinical review. Surg Neurol 24：173-180, 1985.
(7) 奥 高行，石原秀行，吉川功一，ほか：1 年 2 カ月の短期間に生じた de novo aneurysm の 1 例．脳卒中の外科 33：380-383, 2005.
(8) 塩川芳昭，斎藤 勇：脳動脈瘤の疫学．Clinical Neuroscience 17：610-615, 1999.
(9) Tsutsumi K, Ueki K, Morita A, et al：Risk of aneurysm recurrence in patients with clipped cerebral aneurysms. Stroke 32：1191-1194, 2001.

小児の脳動脈瘤
(1) 藤田勝三，江原一雅，木村 充，ほか：小児脳動脈瘤症例の検討 PartⅠ―小児脳血管障害の全国統計結果より―．小児の脳神経 13：81-86, 1988.
(2) Ferrante L, Fortuna A, Celli P, et al：Intracranial arterial aneurysms in early childhood. Surg Neurol 29：39-56, 1988.
(3) 古場群己，伊藤輝一，東 幸郎，ほか：小児（年長児）脳動脈瘤の 3 治験例．小児の脳神経 10：321-328, 1985.
(4) 国峯英男，井上 洋，磯部逸夫，ほか：乳児脳動脈瘤の 1 例．文献例 31 例よりの検討．脳外 11：531-538, 1983.
(5) Locksley HB：Natural history of subarachnoid hemorrhage, intracranial aneurysms and arteriovenous malformations. Based on 6, 368 cases in the cooperative study [Sahs AL, Perret GE, Locksley HB, et al (eds)：Intracranial aneurysms and subarachnoid hemorrhage. A cooperative study]. pp 37-57, Lippincott, Philadelphai and Toronto, 1969.

(6) 枚田一広, 山下俊紀, 石渡祐介, ほか：乳児脳動脈瘤の 1 治験例―文献考察特に 2 歳以下の発症例について―. 小児の脳神経 8：1-7, 1983.
(7) 松澤和人, 池田 公, 宮崎喜寛, ほか：若年者脳動脈瘤―発症形式, 形態の異なる 3 症例. 小児の脳神経 15：127-132, 1990.
(8) 宮上光祐, 古賀信憲, 佐藤公典, ほか：乳児脳動脈瘤―症例報告と文献的考察―. 小児の脳神経 6：99-105, 1981.
(9) 宮嶋雅一, 新井 一：小児脳動脈瘤. Clinical Neuroscience 21：1256-1258, 2003.
(10) Norris JS, Wallace MC：Pediatric intracranial aneurysms. Neurosurg Clin N Am 9：557-563, 1998.
(11) 太田富雄, 辻 雅夫, 山田恭造, ほか：若年者脳動脈瘤［佐野圭司, 半田 肇（監修）, 斉藤 勇, 端 和夫（編）：小児脳血管障害. 第 7 回 The Mt. Fuji Workshop on CV 講演集］. 119-127 頁, 小玉株式会社出版部, 東京, 1989.
(12) 鈴木二郎, 堀 重昭, 桜井芳明, ほか：我が国脳神経外科における脳動脈瘤. 日本医事新報 2407：11-15, 1970.

高齢者の脳動脈瘤

(1) Hata S, Dal SO, Ishii S：Cooperative study on ruptured aneurysm in Japanese Neurological Clinics. Neurol Med Chir（Tokyo）23：30-40, 1983.
(2) 平井伸治, 小野純一, 山浦 晶, ほか：高齢者破裂脳動脈瘤急性期手術例の検討―非高齢者例との比較から―. 脳卒中の外科 24：45-50, 1996.
(3) Inagawa：Multiple intracranial aneurysms in elderly patients. Acta Neurochir（Wien）106：119-126, 1990.
(4) Locksley HB：Natural history of subarachnoid hemorrhage, intracranial aneurysms and arteriovenous malformations. Based on 6,368 cases in the cooperative study［Sahs AL, Perret GE, Locksley HB, et al（eds）：Intracranial aneurysms and subarachnoid hemorrhage. A cooperative study］. pp 37-57, Lippincott, Philadelphai and Toronto, 1969.
(5) 長澤史朗, 大槻宏和, 米川泰宏, ほか：高齢者破裂脳動脈瘤 60 例の検討. 脳外 16：17-21, 1988.
(6) 貫井英明, 佐々木秀夫, 金了的実, ほか：高齢者破裂脳動脈瘤症例における手術成績とそれに基づく手術適応. Neurol Med Chir（Tokyo）25：275-281, 1985.
(7) 鈴木明文, 安井信之, 波出石弘, ほか：高齢者破裂脳動脈瘤症例における脳血管攣縮. Neurol Med Chir（Tokyo）28：786-790, 1988.
(8) 鈴木明文, 安井信之, 波出石弘, ほか：高齢者破裂脳動脈瘤急性期手術例の術前重症度の検討. Neurol Med Chir（Tokyo）28：1152-1156, 1988.
(9) 鈴木明文, 安井信之, 波出石弘, ほか：高齢者破裂脳動脈瘤急性期手術例の転帰不良因子. Neurol Med Chir（Tokyo）28：1157-1162, 1988.
(10) 八木伸一, 貫井英明, 保坂 力, ほか：超高齢者脳動脈瘤の治療方針. 脳外誌 6：377-381, 1997.
(11) 安井敏裕, 矢倉久嗣, 小宮山雅樹, ほか：高齢者破裂脳動脈瘤の治療方針. 脳外 20：651-656, 1992.

家族性脳動脈瘤

(1) 府川 修, 相原坦道：家族性脳動脈瘤. 自験例 8 家系, 20 症例の報告と文献的検討. 脳外 15：911-919, 1987.
(2) Kojima M, Nagasawa S, Lee Y-E, et al：Asymptomatic familial cerebral aneurysms. Neurosurgery 43：776-781, 1998.
(3) Leblanc R, Melanson D, Tampieri D, et al：Familial cerebral aneurysms：A study of 13 families. Neurosurgery 37：633-639, 1995.
(4) 中川俊男, 端 和夫：家族性脳動脈瘤［端 和夫, 小林祥泰（編）：無症候性脳血管障害と血管病変］. 207-214 頁, 南山堂, 東京, 1999.
(5) Nakagawa T, Hashi K, Kurokawa Y, et al：Family history of subarachnoid hemorrhage and the incidence of asymptomatic, unruptured cerebral aneurysms. J Neurosurg 91：391-395, 1999.
(6) 大野晋吾, 池田幸穂, 鬼塚俊明, ほか：一卵性双生児に発症した破裂脳動脈瘤. No Shinkei Geka 32：875-879, 2004.
(7) Ronkainen A, Hernesniemi J, Ryynänen M：Familial subarachnoid hemorrhage in east Finland, 1997-1990. Neurosurgery 33：787-797, 1993.
(8) Ronkainen A, Hernesniemi J, Tromp G：Special features of familial intracranial aneurysms：Report of 215 familial aneurysms. Neurosrugery 37：43-47, 1995.
(9) Schievink WI, Schaid DJ, Michels VV, et al：Familial aneurysmal subarachnoid hemorrhage：a community-based study. J Neurosurg 83：426-429, 1995.

脳動脈瘤を合併する全身性疾患

(1) 安部友康, 山本祐司, 角南典生, ほか：常染色体優性多発性嚢胞腎を合併し, 動眼神経麻痺にて発症した未破裂内頸動脈後交通動脈瘤の 1 例. 脳外誌 12：627-631, 2003.
(2) Chapman AB, Rubinstein D, Hughes R, et al：Intracranial aneurysms in autosomal dominant polycystic kidney disease. N Engl J Med 327：916-920, 1992.
(3) 藤本基秋, 中原一郎, 田中正人, ほか：神経線維腫症 1 型に多発性脳動脈瘤, 血管奇形を合併した 1 例. No Shinkei Geka 32：355-359, 2004.
(4) 今泉茂樹, 杉田京一, 大和田健二：多発性嚢胞腎に合併した非破裂脳動脈瘤. 脳外 11：997-1001, 1983.
(5) Muhonen MG, Godersky JC, VanGilder JC：Cerebral aneurysms associated with neurofibromatosis. Surg Neurol 36：470-475, 1991.
(6) Schievink WI：Genetics of intracranial aneurysms. Neurosurgery 40：651-663, 1997.
(7) 津波 満, 湧田幸雄, 岡村實知, ほか：脳動脈瘤に多発性嚢胞腎を合併した 2 症例. 脳外 12：1433-1438, 1984.
(8) 浦西龍之介, 落合慈之, 奥野修三, ほか：脳動脈瘤を合併した神経線維腫症の 2 例. 脳外 23：237-242, 1995.
(9) van den Berg JSP, Limburg M, Hennekam RCM：Is Marfan syndrome associated with symptomatic intracranial aneurysms? Stroke 27：10-12, 1996.

脳動脈解離

(1) 阿美古征生, 岡村知実, 黒川 泰, ほか：非外傷性中大脳動脈解離性動脈瘤の診断と治療. 脳外 27：743-749, 1999.
(2) Akiyama Y, Tanaka M, Hayashi J, et al：Internal carotid artery obstruction derived from persistent arterial wall dissection associated with old trivial trauma. Neurol Med Chir（Tokyo）46：395-397, 2006.
(3) 安斉公雄, 佐々木雄彦, 中川原譲二, ほか：くも膜下出血で発症した解離性中大脳動脈瘤の 3 例. 脳卒中の外科 27：198-202, 1999.
(4) 青木信彦：非外傷性頸部内頸動脈解離の 2 例―血管撮影所見を中心として―. 脳神経 35：361-366, 1983.
(5) Aoki N, Sakai T：Rebleeding from intracranial dissecting aneurysm in the vertebral artery. Stroke 21：1628-1631, 1990.
(6) 荒木朋浩, 大内雅文, 池田 裕：前大脳動脈解離性動脈瘤の 1 例. 脳外 24：87-91, 1996.

●主要参考文献

(7) 有村公一, 一ツ松勤, 石堂克哉, ほか：脳梗塞で発症し経過中にクモ膜下出血をきたした非外傷性前大脳動脈解離の1手術例：Trapping and bypass. 脳外誌 16：863-867, 2007.
(8) Berger MS, Wilson CB：Intracranial dissecting aneurysms of the posterior circulation. J Neurosurg 61：882-894, 1984.
(9) Caplan LR, Tettenborn B：Vertebrobasilar occlusive diseases：Review of selected aspects. 1. Spontaneous dissection of extracranial and intracranial posterior circulation arteires. Cerebrovasc Dis 2：256-265, 1992.
(10) Chiras J, Marciano S, Molina JV, et al：Spontaneous dissecting aneurysm of the extracranial vertebral artery(20 cases). Neuroradiology 27：327-333, 1985.
(11) Culebras A, Hodge CJ, Petro GR：Carotid and vertebral dissecting hematomas[Vinken PJ, Bruyn GW, et al(eds)：Handbook of clinical Neurology Vol 54 Vascular diseases Part Ⅱ]. pp 271-285, Elsevier Science Publishers BV, Amsterdam, 1989.
(12) Diaz FG, Cummings T, Wilner H, et al：Surgical management of vertebral artery lesions[Batjer HH, Caplan LR, Friberg L, et al(eds)：Cerebrovascular disease]. pp 451-461, Lippincott-Raven, Philadelphia, 1997.
(13) 遠藤俊郎, 扇一恒章, 野村耕章, ほか：クモ膜下出血で発症した椎骨脳底動脈解離性動脈瘤の病理所見とその特異性―5剖検例よりの検討―. 脳卒中の外科 21：377-383, 1993.
(14) 江面正幸, 高橋 明, 吉本高志：破裂解離性椎骨動脈瘤の血管内手術―血管撮影上の分類と閉塞部位の選択について―. 脳卒中の外科 21：355-360, 1993.
(15) Fransen P, de Tribolet N：Dissecting aneurysm of the posterior inferior cerebellar artery. Br J Neurosurg 8：381-386, 1994.
(16) Friedman AH：Arterial dissections[Wilkins RH, Rengachary SS(eds)：Neurosrugery Vol. Ⅱ]. pp 2173-2176, McGraw-Hill, New York, 1996.
(17) Friedman WA, Day AL, Quisling RG, et al：Cervical carotid dissecting aneurysms. Neurosurgery 7：207-214, 1980.
(18) Friedman AH, Drake CG：Subarachnoid hemorrhage from intracranial dissecting aneurysm. J Neurosurg 60：325-334, 1984.
(19) Graham JM, Miller T, Stinnett M：Spontaneous dissection of the common carotid artery. Case report and review of the literature. J Vas Surg 7：811-813, 1988.
(20) Hart RG：Vertebral artery dissection. Neurology 38：987-989, 1988.
(21) 橋本信和, 鈴木 理, 高窪義昭, ほか：解離性中大脳動脈瘤の1例. 脳外誌 4：281-286, 1995.
(22) 波多野武人, 塚原徹也, 川上 理, ほか：ステント留置が有効であった頭蓋内椎骨脳底動脈解離性閉塞性病変の2例. 脳卒中の外科 29：364-368, 2001.
(23) 林 央周, 福田 修, 遠藤俊郎, ほか：脳内出血で発症した前大脳動脈解離性動脈瘤の1例. 脳神経 48：1053-1056, 1996.
(24) 平野 亮, 端 和夫：Proximal clipping直後に出血した未破裂解離性椎骨動脈瘤. 脳外 23：1135-1139, 1995.
(25) Hosoda K, Fujita S, Kawaguchi T, et al：Spontaneous dissecting aneurysms of the basilar artery presenting with a subarachnoid hemorrhage. J Neurosurg 75：628-633, 1991.
(26) Houser OW, Mokri B, Sundt TM Jr, et al：Spontaneous cervical cephalic arterial dissection and its residuum：Angiographic spectrum. AJNR 5：27-34, 1984.
(27) 池田耕一, 大城真也, 阪元政三郎, ほか：突発した頭頸部痛後にくも膜下出血を起こした解離性椎骨動脈瘤の検討. 脳卒中の外科 35：457-462, 2007.
(28) 石川朗宏, 金沢泰久, 日笠親績, ほか：頭蓋外椎骨動脈解離の1例. 脳外 22：1077-1080, 1994.
(29) 伊藤義廣, 伊東山洋一, 福村昭彦, ほか：頸部内頸動脈の特発性解離性動脈瘤. Neurol Med Chir(Tokyo)27：564-568, 1987.
(30) 香川幸太, 堀田卓宏, 吉岡宏幸, ほか：後下小脳動脈解離性動脈瘤の1例. 脳外誌 14：407-412, 2005.
(31) 片山容一：椎骨脳底動脈解離の診断と治療. 新薬と治療 49：24-27, 1999.
(32) Kawaguchi S, Sakaki T, Kamada K, et al：Dissecting aneurysm of the posterior inferior cerebellar artery-Case report-. Neurol Med Chir(Tokyo)33：634-637, 1993.
(33) 川口哲郎, 朝田雅博, 長尾朋典, ほか：頸部内頸動脈の特発性解離性動脈瘤. 2症例報告と文献的考察. 脳外 12：1395-1400, 1984.
(34) 川口 務, 河野輝昭, 風川 清, ほか：くも膜下出血と脳梗塞で発症した解離性中大脳動脈の1例. 脳外 25：1033-1037, 1997.
(35) 川原一郎, 日宇 健, 鬼塚正成, ほか：後大脳動脈解離. 脳外 31(6)：671-675, 2003.
(36) Kawajiri K, Kiyama M, Hayazaki K：Spontaneous dissection in the common carotid artery―Case report―. Neurol Med Chir(Tokyo)35：373-376, 1995.
(37) 木村知一郎, 田代 学, 宮原郷士, ほか：頸部内頸動脈の特発性解離性動脈瘤の1例. 脳外誌 2：35-38, 1993.
(38) Kitanaka C, Morimoto T, Sasaki T, et al：Rebleeding from vertebral artery dissections after proximal clipping. Case report. J Neurosurg 77：466-468, 1992.
(39) Koyama S, Kotani A, Sasaki J：Spontaneous dissecting aneurysm of the anterior cerebral artery：Report of two cases. Surg Neurol 46：55-61, 1996.
(40) 小山新弥, 福田 修, 高羽通康, ほか：頸部痛発作の翌日, クモ膜下出血をきたした椎骨動脈解離性動脈瘤の1例. 脳外誌 11：546-550, 2002.
(41) Lister JR, Rhoton AL Jr, Matsushima T, et al：Microsurgical anatomy of the posterior inferior cerebellar artery. Neurosurgery 10：170-199, 1982.
(42) Manabe H, Ohkuma H, Fujita S, et al：Coil embolization of ruptured vertebral dissection in acute stage with interlocking detachable coils. Surg Neurol 47：476-480, 1997.
(43) Mas JL, Bousser MG, Hasboun D, et al：Extracranial vertebral artery dissections：A review of 13 cases. Stroke 18：1037-1047, 1987.
(44) 松山 武, 星田 徹, 榊 寿右：椎骨解離性脳動脈瘤の興味あるMRI所見. 脳外 21：819-821, 1993.
(45) 水谷 徹：解離性脳動脈瘤の発生病理と臨床病態. 脳外 10：41-46, 2001.
(46) 水谷 徹：解離性脳動脈瘤破裂によるくも膜下出血. 日本醫事新報 4238：93-94, 2005.
(47) 水谷 徹, 有賀 徹：クモ膜下出血で発症した椎骨脳底動脈解離性動脈瘤における再出血の時期, 頻度と転帰―自験20例および文献48例

の検討—. 脳卒中の外科 22：389-393, 1994.
(48) Mokri B：Dissections of cervical and cephalic arteries [Sundt TM Jr (ed)：Occlusive cerebrovascular diseases. Diagnosis and surgical management]. pp 38-59, WB Saunders, Philadelphia, 1987.
(49) Mokri B, Houser OW, Sandok BA, et al：Spontaneous dissection of the vertebral arteries. Neurology 38：880-885, 1988.
(50) Mokri B, Sundt TM Jr, Houser OW：Spontaneous internal carotid dissection, hemicrania, and Horner's syndrome. Arch Neurol 36：677-680, 1979.
(51) Morris JGL, Lee J, Lim CL：Facial sweating in Horner's syndrome. Brain 107：751-758, 1984.
(52) Nagahiro S, Hamada J, Sakamoto Y, et al：Follow-up evaluation of dissecting aneurysms of the vertebrobasilar circulation by using gadolinium-enhanced magnetic resonance imaging. J Neurosurg 87：385-390, 1997.
(53) 永田和哉, 佐藤邦夫：前大脳動脈の解離性動脈瘤に対する手術. 脳卒中の外科 24：80-84, 1996.
(54) 中島 進, 野村貞宏, 友清 誠, ほか：くも膜下出血で発症し, 脳血管撮影にて完全閉塞の所見を呈したＭ２部解離性中大脳動脈瘤の１例. 脳外 30：541-545, 2002.
(55) 西野昌子, 桜井芳朗, 新妻 博, ほか：後下小脳動脈末梢部の解離性動脈瘤の一例—症例報告と文献的考察—. 脳神経 43：381-386, 1991.
(56) 西沢 茂, 忍頂寺紀彰, 龍 浩志, ほか：椎骨動脈解離性動脈瘤の２例. 特にその脳血管撮影所見について. Neurol Med Chir (Tokyo) 30：893-898, 1990.
(57) 野村耕章, 西蔦美知春, 朴木秀治, ほか：前大脳動脈の解離性動脈瘤の１例—症例報告と文献的考察—. 脳外誌 2：152-156, 1993.
(58) Ohkuma H, Nakano T, Manabe H, et al：Subarachnoid hemorrhage caused by a dissecting aneurysm of the internal carotid artery. J Neurosurg 97：576-583, 2002.
(59) 小野純一, 平井伸治, 芹澤 徹, ほか：椎骨脳底動脈系の非出血性解離性動脈病変の治療方針. 脳卒中の外科 33：20-25, 2005.
(60) 小野健一郎, 猪原正史, 城谷寿樹, ほか：Posterior cerebral artery dissection. 脳外誌 10：711-717, 2001.
(61) 小野純一, 山浦 晶：頭蓋内椎骨脳底動脈の解離性動脈瘤の検討—50例の治療と長期的転帰—. 脳外誌 3：128-134, 1994.
(62) 大石英則, 川口 洋, 石井和則, ほか：ステント留置が奏功した特発性頸部内頸動脈解離の１例. 脳外 28：179-184, 2000.
(63) 大田原康成, 三浦一之, 鈴木倫保, ほか：特発性頸部内頸動脈解離の１例. 脳神経 47：277-280, 1995.
(64) Pozzati E, Andreoli A, Padovani R, et al：Dissecting aneurysms of the basilar artery. Neurosurgery 36：254-258, 1995.
(65) Sasaki O, Ogawa H, Koike T, et al：A clinicopathological study of dissecting aneurysms of the intracranial vertebral artery. J Neurosurg 75：874-882, 1991.
(66) 関野宏明, 中村紀夫, 加藤康雄, ほか：椎骨脳底動脈の解離性動脈瘤. 脳外 9：125-133, 1981.
(67) Schievink WI, Mokri B, O'Fallon WM：Recurrent spontaneous cervical-artery dissection. N Engl J Med 330：393-397, 1994.
(68) Schievink WI, Mokri B, Whisnant JP：Internal carotid artery dissection in a community. Rochester, Minnesota, 1987-1992. Stroke 24：1678-1680, 1993.
(69) Shinoda S, Murata H, Waga S, et al：Bilateral spontaneous dissection of the posteroinferior cerebellar arteries：Case report. Neuorosurgery 43：357-359, 1998.
(70) 塩川芳昭, 斎藤 勇：脳動脈瘤, 解離性動脈瘤 (動脈解離). 日本臨床 (別冊) 領域別症候群シリーズ 26 (神経症候群Ⅰ)：308-318, 1999.
(71) 杉野敏之, 福田俊一, 山本一夫, ほか：くも膜下出血で発症した解離性内頸動脈瘤の１例. No Shinkei Geka 33：791-795, 2005.
(72) 杉生憲志, 徳永浩司, 刈部 勲, ほか：破裂急性期椎骨動脈解離性動脈瘤に対する血管内治療. No Shinkei Geka 32：1229-1238, 2004.
(73) 鈴木一郎, 西野晶子, 西村真未, ほか：非外傷性前大脳動脈解離. 脳神経 57：509-515, 2005.
(74) 多田恵曜, 関貫聖二, 神山悠男：経時的変化が確認できた解離性中大脳動脈瘤の１例. 脳卒中の外科 32：370-375, 2004.
(75) 高木 誠：本邦における椎骨脳底動脈解離の特徴とその診断・治療の現状と問題点. 脳神経 54：203-211, 2002.
(76) 高木 誠：脳動脈解離. 脳神経 58：963-970, 2006.
(77) 内門久明, 広畑 優, 宮城尚久, ほか：出血型椎骨脳底動脈系解離性動脈瘤—保存・晩期治療群からの自然経過と転帰—. 脳卒中の外科 26：340-346, 1998.
(78) 上村春奈, 黒田 敏, 牛越 聡, ほか：頸髄神経根症状で発症した頭蓋外椎骨動脈解離の１例. No Shinkei Geka 32：361-365, 2004.
(79) 上野雅巳, 福田充宏, 山根一和, ほか：クモ膜下出血で発症した前大脳動脈A1部解離性動脈瘤—性差, 解離部位, 発症様式について—. 脳外誌 10：384-388, 2001.
(80) 宇佐昌明, 上田 伸, 新野清人, ほか：頸動脈解離に対する治療方法と長期予後の検討. 脳外 25：417-423, 1997.
(81) 八木伸一, 吉岡秀幸, 八木 貴, ほか：疼痛発症頭蓋内解離性椎骨動脈瘤の治療方針. 脳卒中の外科 33：14-19, 2005.
(82) 山田 勝, 倉田 彰, 鈴木祥生, ほか：非出血性頭蓋内椎骨動脈解離の画像所見と長期転帰. 脳卒中の外科 33：261-267, 2005.
(83) 山浦 晶, 小野純一, 久保田基夫：頭蓋内解離性動脈瘤について—本邦例の分析と外国例との比較—. Neurosurgeons 15：54-61, 1996.
(84) 山浦 晶, 小野純一, 興村義孝, ほか：非外傷性頭蓋内解離性動脈瘤の検討—内頸動脈系病変と椎骨脳底動脈系病変の比較—. 脳卒中の外科 21：341-346, 1993.
(85) Yamaura I, Tani E, Yokota M, et al：Endovascular treatment of ruptured dissecting aneurysms aimed at occlusion of the dissected site by using Guglielmi detachable coils. J Neurosurg 90：853-856, 1999.
(86) 山浦 晶, 吉本高志, 橋本信夫, ほか：非外傷性頭蓋内解離性動脈病変の全国調査 (第１報). 脳卒中の外科 26：79-86, 1998.
(87) 山浦 晶, 吉本高志, 橋本信夫, ほか：非外傷性頭蓋内解離性動脈病変の全国調査 (第２報). 脳卒中の外科 26：87-95, 1998.
(88) 山崎 昭, 倉島志八, 上田慎介, ほか：虚血発症後, 同日内にくも膜下出血を発症した椎骨動脈解離性動脈瘤の１例. No Shinkei Geka 32：723-728, 2004.
(89) 山崎信吾, 橋本邦雄, 重田恵吾, ほか：ステントで治療した椎骨動脈と脳底動脈の解離性動脈瘤. 脳外誌 11：484-491, 2002.
(90) Yano H, Sawada M, Shinoda J, et al：Ruptured dissecting aneurysm of the peripheral anterior cerebral artery-Case report-. Neurol Med Chir (Tokyo) 35：450-453, 1995.
(91) 安井敏裕, 矢倉久嗣, 小宮山雅樹, ほか：クモ膜下出血で発症した解離性椎骨動脈瘤の手術—Proximal clipping と Trapping の比較. 脳外

21：395-401，1993.
(92) Yonas H, Agamanolis D, Takaoka Y, et al：Dissecting intracranial aneurysms. Surg Neurol 8：407-415, 1977.

外傷性脳動脈瘤

(1) Ahmadi J, Levy ML, Aarabi B, et al：Vascular lesions resulting from head injury[Wilkins RH, Rengachary SS(eds)：Neurosurgery Vol.Ⅱ]. pp 2821-2839, McGraw-Hill, New York, 1996.
(2) 天笠雅春，小沼武英，鈴木二郎，ほか：外傷性前大脳動脈瘤．自験例4例を含む48例の検討．脳外 14：1585-1592，1986.
(3) 浅利正二，中村成夫，山田 修，ほか：末梢型外傷性脳動脈瘤．脳神経 28：793-805，1976.
(4) Buckingham MJ, Crone KR, Ball WS, et al：Traumatic intracranial aneurysms in childhood：Two cases and a reveiw of the literature. Neurosurgery 22：398-408, 1988.
(5) du Trevou MD, van Dellen JR：Penetrating stab wounds to the brain：The timing of anigography in patients presenting with the weapon already removed. Neurosurgery 31：905-912, 1992.
(6) Haddad FS, Haddad GF, Taha J：Traumatic intracranial aneurysms caused by missiles：Their presentation and management. Neurosurgery 28：1-7, 1991.
(7) 伊藤治英，埴生知則，藤井博之，ほか：外傷性脳動脈瘤—とくに，大脳鎌の関与について—．脳神経 27：787-793，1975.
(8) Kieck CF, de Villiers JC：Vascular lesions due to transcranial stab wounds. J Neurosurg 60：42-46, 1984.
(9) Maurer JJ, Mills M, German WJ：Triad of unilateral blindness, orbital fractures and massive epistaxis after head injury. J Neurosurg 18：837-840, 1961.
(10) Morgan MK, Besser M, Johnston I, et al：Intracranial carotid artery injury in closed head trauma. J Neurosurg 66：192-197, 1987.
(11) 永広信治，賀来素之，松角康彦，ほか：頭蓋穿通創．特異な2症例の報告と文献的考察．脳外 9：1313-1318，1981.
(12) Parkinson D, West M：Traumatic intracranial aneurysms. J Neurosurg 52：11-20, 1980.
(13) 笹岡保典，鎌田喜太郎，金本幸秀，ほか：前大脳動脈領域における末梢型外傷性破裂脳動脈瘤：閉鎖性頭部外傷に伴う遅発性頭蓋内出血例の検討．脳外 25：337-344，1997.
(14) 坪川孝志，小谷昭夫，菅原武仁，ほか：末梢型外傷性脳動脈瘤の増悪型と自然治癒型．とくにそれらの特徴と診断，治療上の問題．脳外 3：663-672，1975.
(15) 山浦 晶：外傷性頭蓋内動脈瘤[山浦 晶(著)：くも膜下出血]．112-114頁，篠原出版，東京，1989.
(16) 横田裕行，田崎寿人，村山享一，ほか：外傷性脳動脈瘤．自験例5例を含む94例の文献的考察．脳外 11：521-528，1983.

腫瘍性脳動脈瘤

(1) Fujiwara T, Mino S, Nagao S, et al：Metastatic choriocarcinoma with neoplastic aneurysms cured by aneurysm resection and chemothreapy. J Neurosurg 76：148-151, 1992.
(2) Furuya K, Sasaki T, Yoshimoto Y, et al：Histologically verified cerebral aneurysm formation secondary to embolism from cardiac myxoma. J Neurosurg 83：170-173, 1995.
(3) 林 伸吉，高橋 弘，志村俊郎，ほか：急速な増大を示した左房内粘液腫による多発性脳動脈瘤の1例．脳外 23：977-980，1995.
(4) Ho KL：Neoplastic aneurysm and intracranial hemorrhage. Cancer 50：2935-2940, 1982.
(5) 飯原弘二，菊池晴彦，永田 泉：腫瘍性脳動脈瘤を認めた左房粘液腫の1例—Serial angiographyの重要性について—．脳外 19：857-860，1991.
(6) Kochi N, Tani E, Yokota, et al：Neoplastic cerebral aneurysm from lung cancer. Case report. J Neurosurg 60：640-643, 1984.
(7) Murata J, Sawamura Y, Takahashi A, et al：Intracerebral hemorrhage caused by a neoplastic aneurysm from small-cell lung carcinoma：Case report. Neurosurgery 32：124-126, 1993.
(8) 当山清紀，田中孝幸，広田敏行，ほか：Choriocarcinoma 頭蓋内転移による neoplastic aneurysm の1例．脳外 14：385-390，1986.
(9) 山浦 晶：腫瘍性脳動脈瘤[山浦 晶(著)：くも膜下出血]．117-118頁，篠原出版，東京，1989.

細菌性および真菌性脳動脈瘤

(1) Barrow DL, Prats AR：Infectious intracranial aneurysms：Comparison of groups with and without endocarditis. Neurosurgery 27：562-573, 1990.
(2) Bohmfalk GL, Story JL, Wissinger JP, et al：Bacterial intracranial aneurysm. J Neurosurg 48：369-382, 1978.
(3) Cantu RC, LeMay M, Wilkinson HA：The importance of repeated angiography in the treatment of mycotic-embolic intracranial aneurysms. J Neurosurg 25：189-193, 1963.
(4) Chun JY, Smith W, Halbach VV, et al：Current multimodality management of infectious intracranial aneurysms. Neurosurgery 48：1203-1214, 2001.
(5) Eishi K, Kawazoe K, Kuriyama Y, et al：Surgical management of infective endocarditis assoiated with cerebral complications. Multi-center retrospective study in Japan. J Thorac Cardiovasc Surg 110：1745-1755, 1995.
(6) Frazee JG：inflammatory intracranial aneurysms[Wilkins RH, Rengachary SS(eds)：Neusrosrugery Vol.Ⅱ]．pp 2379-2382, McGraw-Hill, New York, 1996.
(7) Frazee JG, Cahan LD, Winter J：Bacterial intracranial aneurysms. J Neurosurg 53：633-641, 1980.
(8) Frizzell RT, Vitek JJ, Hill DL, et al：Treatment of a bacterial (mycotic) intracranial aneurysm using an endovascular approach. Neurosurgery 32：852-854, 1993.
(9) 本田英一郎，原 邦忠，西尾暢晃，ほか：くり返し発生した細菌性脳動脈瘤の1例．Medical Postgraduates 30：182-187，1992.
(10) 市川桂二，堤 明，日山憲一，ほか：真菌性(アスペルギルス)脳動脈瘤の1剖検例．臨床神経 24：567-570，1984.
(11) 河本俊介，堤 一生，永田和哉，ほか：破裂細菌性脳動脈瘤の治療．脳卒中の外科 31：111-116，2003.
(12) Khayata MH, Aymard A, Casasco A, et al：Selective endovascular techniques in the treatment of cerebral mycotic aneurysms. J Neurosurg 78：661-665, 1993.

(13) Kikuchi K, Watanabe K, Sugawara A, et al：Multiple fungal aneurysms：Report of a rare case implicating steroid as predisposing factor. Surg Neurol 24：253-259, 1985.
(14) Kojima Y, Saito A, Kim I：The role of serial angiography in the management of bacterial and fungal intracranial aneurysms-Report of two cases and review of the literature-. Neurol Med Chir(Tokyo)29：202-216, 1989.
(15) Komatsu Y, Narushima K, Kobayashi E, et al：Aspergillus mycotic aneurysm-Case report-. Neurol Med Chir(Tokyo)31：346-350, 1991.
(16) 畔　政和, 大住壽俊, 高木　治, ほか：脳障害を合併した感染性心内膜炎患者の開心術のおける脳神経学的予後と麻酔管理. 麻酔 43：1737-1743, 1994.
(17) 宮澤隆仁, 島　克司：細菌性脳動脈瘤. 脳外 25：1067-1072, 1997.
(18) Molinari GF：Septic cerebral embolism. Stroke 3：117-122, 1972.
(19) Morawetz RB, Karp RB：Evolution and resolution of intracranial bacterial (mycotic) aneurysms. Neurosurgery 15：43-49, 1984.
(20) Ojemann RG：感染性頭蓋内動脈瘤[J. M. ファイン/E. S. フラム(編), 半田　肇(監訳)：脳血管外科学Ⅲ]. 399-409頁, シュプリンガー・フェアラーク東京株式会社, 東京, 1987.
(21) 岡部慎一, 乙供通則, 百川　健, ほか：細菌性脳動脈瘤. 脳内血腫形成2例と手術適応に関する考察. 脳外 15：983-988, 1987.
(22) 大下純平, 木矢克造, 佐藤秀樹, ほか：細菌性脳動脈瘤4症例の検討. No Shinkei Geka 32：1263-1268, 2004.
(23) 清水俊夫, 鈴木直也, 乙供通則：Tolosa-Hunt症候群が疑われたFungal-Aneurysmの1例. 脳外 19：477-483, 1991.
(24) 鈴木謙介, 赤井卓史, 杉田京一, ほか：保存的治療で消失した細菌性破裂中大脳動脈瘤の1例. 脳外 23：981-984, 1995.
(25) 鈴木泰篤, 川俣　光, 大村光浩, ほか：多発性細菌性動脈瘤の1例：発生機序について. 脳外 26：357-362, 1998.
(26) 梅津博道, 関要次郎, 相羽　正, ほか：細菌性脳動脈瘤. 3治験例報告と文献的考察 脳外 16：297-302, 1988.
(27) 八木　貴, 堀越　徹, 宮澤伸彦, ほか：多発性細菌性動脈瘤の1例. 脳外 31：69-73, 2003.
(28) 山口真太朗, 坂田清彦, 中山顕児, ほか：中大脳動脈分岐部閉塞に続発した破裂細菌性脳動脈瘤の1手術例. No Shinkei Geka 32：493-499, 2004.

未破裂脳動脈瘤

(1) 赤坂雅弘, 近藤　礼, 斉藤博文, ほか：MR angiographyによる頭痛患者の未破裂脳動脈瘤スクリーニング. 脳卒中の外科 26：347-350, 1998.
(2) 朝田雅博, 武田直也, 玉木紀彦, ほか：脳虚血疾患に合併した未破裂脳動脈瘤の治療. 脳卒中の外科 16：233-237, 1988.
(3) 浅利正二：長期予後の分析による未破裂脳動脈瘤のmanagement. 脳卒中の外科 20：7-13, 1992.
(4) 浅利正二, 山本祐司：未破裂脳動脈瘤—80例の臨床的検討と新しい分類について—. 脳神経 38：693-700, 1986.
(5) Atkinson JL, Sundt TM Jr, Houser OW, et al：Angiographic frequency of anterior circulation intracranial aneurysms. J Neurosurg 70：551-555, 1989.
(6) Caplan LR：Should intracranial aneurysms be treated before they rupture? N Engl J Med 339：1774-1775, 1998.
(7) Dell S：Asymptomatic cerebral aneurysm：Assessment of its risk of rupture. Neurosurgery 10：162-166, 1982.
(8) 波出石弘, 安井信之, 鈴木明文：未破裂脳動脈瘤の外科治療における問題点. 脳外 19：945-949, 1991.
(9) 端　和夫：脳ドッグと脳動脈瘤. 臨床と研究 75：1923-1930, 1998.
(10) 端　和夫：未破裂脳動脈瘤の手術適応に関する考察. 脳外誌 11：441-445, 2002.
(11) Inagawa T, Hada H, Katoh Y：Unruptured intracranial aneurysms in elderly patients. Surg Neurol 38：364-370, 1992.
(12) Inagawa T, Hirano A：Autopsy study of unruptured incidental intracranial aneurysms. Surg Neurol 34：361-365, 1990.
(13) 磯部尚幸, 沖　修一, 右田圭介, ほか：生涯出血率を用いた無症候性未破裂脳動脈瘤のインフォームドコンセント. 脳卒中の外科 31：178-182, 2003.
(14) Juvela S, Porras M, Heiskanen O：Natural history of unruptured intracranial aneurysms：a long-term follow-up study. J Neurosurg 79：174-182, 1993.
(15) Kassell NF, Torner JC：Size of intracranial aneurysms. Neurosurgery 12：291-297, 1983.
(16) 小泉仁一, 渡辺善一郎, 後藤博美, ほか：脳ドック・検診によって発見された未破裂脳動脈瘤に関する考察. 脳外誌 15：45-50, 2006.
(17) Lanterna LA, Tredici G, Dimitrov BD, et al：Treatment of unruptured cerebral aneurysms by embolization with Guglielmi detachable coils. Neurosurgery 55：767-778, 2004.
(18) 松本英司, 篠田宗次, 増澤紀男, ほか：脳ドック受診状況と未破裂脳動脈瘤の有病率—栃木県における統計学的解析—. 脳外 30：829-836, 2002.
(19) 森田明夫, 端　和夫：未破裂脳動脈瘤[太田富雄, 松谷雅生(編)：脳神経外科学Ⅰ]. 507-524頁, 金芳堂, 京都, 2004.
(20) 村田高穂, 下竹克美, 宮川秀樹, ほか：未破裂脳動脈瘤の手術適応と危険因子. 脳外 25：425-431, 1997.
(21) Nakagawa T, Hashi K：The incidence and treatment of asymptomatic, unruptured cerebral aneurysms. J Neurosurg 80：217-223, 1994.
(22) 中川俊男, 端　和夫：脳ドックにおける無症候性未破裂脳動脈瘤の特徴と治療. 脳外誌 4：341-350, 1995.
(23) Nakagawa T, Hashi K, Kurokawa Y, et al：Family history of subarachnoid hemorrhage and the incidence of asymptomatic, unruptured cerebral aneurysms. J Neurosurg 91：391-395, 1999.
(24) 大熊洋揮：未破裂脳動脈瘤—UCAS前夜—. No Shinkei Geka 33：417-431, 2005.
(25) 小沼武英, 堀　重昭, 鈴木二郎：脳動脈瘤と脳動静脈奇形の合併例. 9例の外科的治験例. 脳外 5：1157-1164, 1977.
(26) 斎藤　勇：無症候性脳動脈瘤への対応—手術を中心に—[斎藤　勇, 端　和夫(監修)：無症候性脳血管障害の外科治療をどうするか. 第16回 The Mt. Fuji Workshop on CVD 講演集]. 134-137頁, にゅーろん社, 東京, 1998.
(27) Schievink WI, Mokri B, Piepgras DG：Angiographic frequency of saccular intracranial aneurysms in patients with spontaneous cervical artery dissection. J Neurosurg 76：62-66, 1992.
(28) Schievink WI, Piepgras DG, Wirth FP：Rupture of previously documented small asymptomatic saccular intracranial aneurysms. Report of three cases. J Neurosurg 76：1019-1024, 1992.

● 主要参考文献

(29) 塩川芳昭, 斎藤 勇：無症候性脳動脈瘤の治療方針［斎藤 勇, 端 和夫(監修)：無症候性脳血管障害の外科治療をどうするか. 第16回 The Mt. Fuji Workshop on CVD 講演集］. 145-147頁, にゅーろん社, 東京, 1998.
(30) Solomon RA, Fink ME, Pile-Spellman J：Surgical management of unruptured intracranial aneurysms. J Neurosurg 80：440-446, 1994.
(31) Stieg PE, Friedlander R：Unruptured intracranial aneurysms. N Engl J Med 340：1441, 1999.
(32) 菅 貞郎：未破裂脳動脈瘤の手術成績. 脳外誌 13：151-156, 2004.
(33) 菅井幸雄, 濱本 泰, 大久保忠男, ほか：脳血管撮影における未破裂脳動脈瘤の検出率. 脳外 22：429-432, 1994.
(34) 鈴木倫保, 佐藤直也, 大間々真一, ほか：未破裂脳動脈瘤—われわれの治療方針—［斎藤 勇, 端 和夫(監修)：無症候性脳血管障害の外科治療をどうするか. 第16回 The Mt. Fuji Workshop on CVD 講演集］. 148-152頁, にゅーろん社, 東京, 1998.
(35) UCAS Japan 事務局：日本未破裂脳動脈瘤悉皆調査(UCAS Japan)：中間報告Ⅱ. 脳外誌 12：166-172, 2003.
(36) UCAS Japan 事務局：日本未破裂脳動脈瘤悉皆調査(UCAS Japan)：中間報告Ⅲ. 脳外誌 13：163-169, 2004.
(37) 牛越 聡, 伊藤文生, 斎藤久寿, ほか：未破裂脳動脈瘤の外科治療. 脳卒中の外科 23：429-434, 1995.
(38) Wakai S, Fukushima T, Furihata T, et al：Association of cerebral aneurysm with pituitary adenoma. Surg Neurol 12：503-507, 1979.
(39) Wiebers DO, Whisnant JP, O'Fallon WM：The natural history of unruptured intracranial aneurysms. N Eng J Med 304：696-698, 1981.
(40) Wiebers DO, Whisnant JP, Sundt TM Jr, et al：The significance of unruptured intracranial saccular aneurysms. J Neurosurg 66：23-29, 1987.
(41) Yasui N, Suzuki A, Nishimura H, et al：Long-term follow-up study of unruptured intracranial aneurysms. Neurosurgery 40：1155-1160, 1997.
(42) 米倉正大, 菊池晴彦：小未破裂脳動脈瘤の自然経過と年間破裂率(中間報告). 脳外誌 13：170-175, 2004.

脳動静脈奇形
(1) Brown RD Jr, Wiebers DO, Forbes G, et al：The natural hisotry of unruptured intracranial arteriovenous malformations. J Neurosurg 68：352-357, 1988.
(2) Debraun GM, Aletich V, Ausman JI, et al：Embolization of the nidus of brain arteriovenous malformations with n-butyl cyanoacrylate. Neurosurgery 40：112-121, 1997.
(3) Drake CG：Cerebral arteriovenous malformations：Considerations for and experience with surgical treatment in 166 cases. Clin Neurosurg 26：145-208, 1979.
(4) Elisevich K, Ratkewicz A, Lownie S：Radiosurgery of deep arteriovenous malformations of the brain. Neurosurgery Quarterly 9：33-48, 1999.
(5) Frizzel RT, Fisher WS Ⅲ：Cure, morbidity, and mortality associated with embolization of brain arteriovenous malformations：A reveiw of 1246 patients in 32 series over a 35-year period. Neurosurgery 37：1031-1040, 1995.
(6) 藤田仁志, 中野 敬, 久門良明, ほか：Wyburn-Mason syndrome の一例. 臨床神経 29：1039-1044, 1989.
(7) Fults D, Kelly DL Jr：Natural history of arteriovenous malformations of the brain：A clinical study. Neurosurgery 15：658-662, 1984.
(8) Gobin YP, Laurent A, Merienne L, et al：Treatment of brain arteriovenous malformations by embolization and radiosurgery. J Neurosurg 85：19-28, 1996.
(9) Graf CJ, Perret GE, Torner JC：Bleeding from cerebral arteriovenous malformations as part of their natural history. J Neurosurg 58：331-337, 1983.
(10) 平井 収, 松本 眞, 平田英周：未破裂脳動静脈奇形の治療. 脳卒中の外科 34：289-293, 2006.
(11) Hoh BL, Putman CM, Budzik RF, et al：Surgical and endovascular flow disconnection of intracranial pial single-channel arteriovenous fistulae. Neurosurgery 49：1351-1364, 2001.
(12) 岩間 亨, 橋本信夫, 田中三千裕, ほか：脳動静脈奇形周囲脳における脳循環動態［斎藤 勇, 端 和夫(監修)：脳・脊髄血管奇形のすべて. 第15回 The Mt. Fuji Workshop on CVD 講演集］. 90-92頁, にゅーろん社, 東京, 1997.
(13) 岩間 亨, 橋本信夫, 戸高健臣, ほか：脳動静脈奇形に対する摘出術を中心とした治療戦略. 脳卒中の外科 27：248-254, 1999.
(14) Jane JA, Kassell NF, Torner JC, et al：The natural history of aneurysms and arteriovenous malformations. J Neurosurg 62：321-323, 1985.
(15) 城倉英史：脳動静脈奇形に対するガンマナイフ治療. 脳神経外科速報 15：421-432, 2005.
(16) Kader A, Young WL, Pile-Spellman J, et al：The influence of hemodynamic and anatomic factors on hemorrhage from cerebral arteriovenous malformations. Neurosurgery 34：801-808, 1994.
(17) Langer DJ, Lasner TM, Hust RW, et al：Hypertension, small size, and deep venous drainage are associated with risk of hemorrhagic presentation of cerebral arteriovenous malformations. Neurosurgery 42：481-489, 1998.
(18) Lunsford LD, Kondziolka D, Flickinger JC, et al：Stereotactic radiosurgery for arteriovenous malformations of the brain. J Neurosurg 75：512-524, 1991.
(19) Malik GM, McCormick PW：Surgical resection of thalamocaudate arteriovenous malformations［Wilkins RH and Rengachary SS (eds)：Neurosurgery Ⅱ］. pp 2455-2462, McGraw-Hill, New York, 1996.
(20) 丸山啓介：AVM に対する radiosurgery の最近の知見. 脳神経外科速報 14：988-993, 2004.
(21) 丸山啓介, 桐野高明：脳動静脈奇形に対する radiosurgery の適応と pitfall. 脳外誌 14：677-682, 2005.
(22) 宮地 茂：脳動静脈奇形. Clinical Neuroscience 23：1132-1138, 2005.
(23) 宮地 茂, 根来 真, 鈴木 宰, ほか：脳動静脈奇形の血管内治療. 脳外誌 11：660-667, 2002.
(24) 宮地 茂, 岡本 剛, 小林 望, ほか：脳動静脈奇形に対する血管内治療の有用性と pitfall. 脳外誌 14：393-400, 2005.
(25) Miyasaka Y, Yada K, Ohwada T, et al：An analysis of the venous drainage system as a factor in hemorrhage from arteriovenous malformaitons. J Neurosurg 76：239-243, 1992.
(26) 中川原譲二, 武田利兵衛, 鈴木知毅, ほか：[123]I-IMP SPECT による脳動静脈奇形(AVM)周囲組織の脳循環動態に関する研究. 脳卒中の外科 18：297-302, 1990.
(27) Nibbelink DW：Cooperative aneurysm study：antifibrinolytic therapy following subarachnoid hemorrhage from ruptured intracranial aneurysm［Whisnant JP, Sandok BA (eds)：Cerebral Vascular Disease］. pp 155-165, Gruen & Stratton, New York, 1975 (Cited by Drake[3]).
(28) 貫井英明：脳動静脈奇形. 神経内科 27：241-250, 1987.

(29) 落合慈之：脳動静脈奇形の自然経過［半田　肇，佐野圭司（監修），端　和夫，斉藤　勇（編）：脳動静脈奇形の治療．第2回 The Mt. Fuji Workshop on CVD 講演集］．19-26頁，小玉株式会社出版部，東京，1984．
(30) 落合慈之：AVM の手術適応［高倉公朋（監修）：脳・脊髄動静脈奇形の治療］．1-17頁，現代医療社，東京，1988．
(31) Ogilvy CS：Radiation therapy for arteriovenous malformations：A review. Neurosurgery 26：725-735, 1990.
(32) Piepgras DG, Sundt TM Jr, Ragoowansi AT, et al：Seizure outcome in patients with surgically treated cerebral arteriovenous malformations. J Neurosurg 78：5-11, 1993.
(33) Pollock BE, Flickinger JC, Lunsford LD, et al：Factors that predict the bleeding risk of cerebral arteriovenous malformaitons. Stroke 27：1-16, 1996.
(34) Pollock BE, Flickinger JC：A proposed radiosurgery-based grading system for arteriovenous malformations. J Neurosurg 96：79-85, 2002.
(35) Rauch RA, Viñuela F, Dion J, et al：Preembolization functional evaluation in brain arteriovenous malformations：The superselective amytal test. AJNR 13：303-309, 1992.
(36) Rauch RA, Viñuela F, Dion J, et al：Preembolization functional evaluation in brain arteriovenous malformations：The ability of superselective amytal test to predict neurologic dysfunction before embolization. AJNR 13：309-314, 1992.
(37) 榊　寿右，青木秀夫，森本哲也，ほか：痙攣を起こす AVM の MRI の特徴．脳卒中の外科 18：292-296，1990．
(38) Salcman M, Scholtz H, Numaguchi Y：Multiple intracerebral arteriovenous malformations：Report of three cases and review of the literature. Surg Neurol 38：121-128, 1992.
(39) 島本佳憲，河瀬　斌，戸谷重雄：脳動静脈奇形の臨床統計的研究―共同研究 15 施設，410 例の分析―．日本臨床 51（下巻）：336-342，1993．
(40) 塩川芳昭，佐藤栄志，中村正直，ほか：われわれの脳動静脈奇形の治療戦略．脳卒中の外科 27：255-260，1999．
(41) Spetzler RF, Martin NA：A proposed grading system for arteriovenous malformations. J Neurosurg 65：476-483, 1986.
(42) Spetzler RF, Hargraves RW, McCormick PW, et al：Relationship of perfusion pressure and size to risk of hemorrhage from arteriovenous malformaitons. J Neurosurg 76：918-923, 1992.
(43) Steiner L, Lundquist C, Adler JR, et al：Clinical outcome of radiosurgery for cerebral arteriovenous malformations. J Neurosurg 77：1-8, 1992.
(44) 高宮至昭，高山秀一，小林一夫，ほか：家族性に発生した多発性脳血管奇形．Neurol Med Chir（Tokyo）24：271-277，1984．
(45) 種子田護，早川　徹：未破綻動静脈奇形の発見とその対策．日本臨床 51（下巻）：343-347，1993．
(46) Wilkins RH：Natural history of intracranial vascular malformations：A review. Neurosurgery 16：421-430, 1985.
(47) 山本勇夫，永井　肇，新谷　彬：C. 脳動静脈奇形［景山直樹（編）：脳神経外科学］．455-470頁，金原出版，東京，1988．
(48) Yamamoto Y, Coffey RJ, Nichols DA, et al：Interim report on the radiological treatment of cerebral arteriovenous malformations. The infuence of size, dose, time, and techinical factors on obliteration rate. J Neurosurg 83：832-837, 1995.
(49) Yamamoto M, Jimbo M, Kobayashi M, et al：Long-term results of radiosurgery for arteriovenous malformation：Neurodiagnostic imaging and histological studies of angiographically confirmed nidus obliteration. Surg Neurol 37：219-230, 1992.
(50) Yamashita K, Ohe N, Yoshimura S, et al：Intracranial pial arteriovenous fistula. Neurol Med Chir（Tokyo）47：550-554, 2007.
(51) Yeh HS, Tew JM Jr, Gartner M：Seizure control after surgery on cerebral arteriovenous malformations. J Neurosurg 78：12-18, 1993.

深在性脳動静脈奇形

(1) 安藤　隆，坂井　昇，山田　弘，ほか：小脳の動静脈奇形―自験 14 例の検討―．脳神経 42：913-921，1990．
(2) de Oliveira E, Tedeschi H, Siqueira MG, et al：Arteriovenous malformations of the basal ganglia region：Rationale for surgical management. Acta Neurochir（Wien）139：487-506, 1997.
(3) Drake CG：Surgical removal of arteriovenous malformations from the brain stem and cerebellopontine angle. J Neurosurg 43：661-670, 1975.
(4) Elisevich K, Ratkewicz A, Lownie S：Radiosurgery of deep arteriovenous malformations of the brain. Neurosurgery Quarterly 9：33-48, 1999.
(5) 唐澤　淳，菊池晴彦，古瀬清次，ほか：小脳動静脈奇形の外科．Neurol Med Chir（Tokyo）20：183-189，1980．
(6) 川井省三，久永　学，田中祥弘，ほか：小脳橋角部動静脈奇形の手術成績．脳卒中の外科 22：135-141，1994．
(7) 金　是仁，斎藤　勇，有竹康一，ほか：Paraventricular AVM，第 4 回脳卒中の外科研究会講演集 1-7，1975．
(8) 菊池晴彦：Callosal & pineal AVM［半田　肇，佐野圭司（監修），端　和夫，斉藤　勇（編）：脳動静脈奇形の治療．第 2 回 The Mt. Fuji Workshop on CVD 講演集］．49-54頁，小玉株式会社出版部，東京，1984．
(9) 菊池晴彦，山形　専：大脳基底核部 AVM の手術．2）内側部（corpus callosum を含む）［高倉公朋（監修）：脳・脊髄動静脈奇形の治療］．35-48頁，現代医療社，東京，1988．
(10) 小林達也，田中孝幸，木田義久，ほか：大脳基底核・視床部動静脈奇形に対するガンマナイフ治療．脳神経 48：351-356，1996．
(11) Lawton MT, Hamilton MG, Spetzler RF：Multimodality treatment of deep arteriovenous malformations：Thalamus, basal ganglia, and brain stem. Neurosurgery 37：29-36, 1995.
(12) Malik GM, McCormick PW：Surgical resection of thalamocaudate arteriovenous malformations［Wilkins RH and Rengachary SS（eds）：Neurosurgery II］. pp 2455-2462, McGraw-Hill, New York, 1996.
(13) Matsushima T, Fukui M, Kitamura K, et al：Arteriovenous malformations in the basal ganglia-Surgical indications and approaches-. Neurol Med Chir（Tokyo）28：49-56, 1988.
(14) Peerless SJ, Hernesniemi JA, Drake CG：Arteriovenous malformations of the posterior fossa［Wilkins RH and Rengachary SS（eds）：Neurosurgery II］. pp 2463-2476, McGraw-Hill, New York, 1996.
(15) 斉藤　勇：基底核部動静脈奇形の治療［半田　肇，佐野圭司（監修），端　和夫，斉藤　勇（編）：脳動静脈奇形の治療．第 2 回 The Mt. Fuji Workshop on CVD 講演集］．67-76頁，小玉株式会社出版部，東京，1984．
(16) 坂田修治，藤井清孝，松島俊夫，ほか：小脳，脳幹部動静脈奇形 17 例：手術適応と治療成績．脳卒中の外科 22：129-134，1994．
(17) Sasaki T, Kurita H, Saito I, et al：Arteriovenous malformations in the basal ganglia and thalamus：management and results in 101 cases. J

Neurosurg 88：285-292, 1998.
(18) 滝　和郎，米川泰弘，半田　肇：大脳基底核・視床 AVM の人工塞栓術．Neurosurgeons 6：251-253, 1987.
(19) Tew JM Jr, Lewis AI, Reichert KW：Management strategies and surgical techiniques for deep-seated supratentorial arteirovenous malformations. Neurosurgery 36：1065-1072, 1995.
(20) U HS：Microsurgical excision of paraventricular arteriovenous malformations. Neurosurgery 16：293-303, 1985.

脳室内の動静脈奇形

(1) 宮坂佳男，北原孝雄，斉藤武志，ほか：側脳室脈絡叢部の small vascular malformaiton―臨床診断上の問題点について―．Neurol Med Chir (Tokyo) 22：159-166, 1982.
(2) 村田高穂，織田祥史，内田泰史，ほか：脈絡叢部動静脈奇形の1例．脳外 11：867-873, 1983.
(3) Roda JM, Moneo JH, Villarejo FJ, et al：Cryptic arteriovenous malformation of the choroid plexus of the third ventricle. Surg Neurol 16：353-356, 1981.
(4) 関口賢太郎，佐藤　進，井上　明，ほか：脳室内出血で発症した脈絡叢血管腫の4手術例．脳卒中の外科 18：77-82, 1990.
(5) Tamaki M, Ohno K, Asano T, et al：Cryptic arteriovenous malformation of the choroid plexus of the fourth ventricle-Case report-. Neurol Med Chir (Tokyo) 34：38-43, 1994.
(6) Waga S, Shimosaka S, Kojima T：Arteriovenous malformaitons of the lateral ventricle. J Neurosurg 63：185-192, 1985.

巨大動静脈奇形

(1) Batjer HH, Devous MD, Meyer YJ, et al：Cerebrovascular hemodynamics in arteriovenous malformation complicated by normal perfusion pressure breakthrough. Neurosurgery 22：503-509, 1988.
(2) 端　和夫：巨大 AVM の手術［高倉公朋（監修）：脳・脊髄動静脈奇形の治療］．65-80頁，現代医療社，東京，1988.
(3) Spetzler RF, Wilson CB, Weinstein P, et al：Normal perfusion pressure breakthrough theory. Clin Neurosurg 25：651-672, 1978.
(4) Tamaki N, Ehara K, Fujita K, et al：Cerebral hyperfusion during surgical resection of high-flow arteriovenous malformations. Surg Neurol 40：10-15, 1993.

動静脈奇形の自然増大および消失（縮小）

(1) Ezura M, Kagawa S：Spontaneous disappearance of a huge cerebral arteriovenous malformaiton：Case report. Neurosurgery 30：595-599, 1992.
(2) 合志清孝，横田　晃，木下良正，ほか：側頭葉てんかんを示した thrombosed AV の1例．脳外 17：369-343, 1989.
(3) 桑原倖利，島　健，石川　進，ほか：脳動静脈奇形の増大，縮少に関する検討―脳血管写と CT スキャンによる follow-up―．Neurol Med Chir (Tokyo) 19：149-161, 1979.
(4) Minakawa T, Tanaka R, Koike T, et al：Angiographic follow-up study of cerebral arteriovenous malformaitons with reference to their enlargement and regression. Neurosurgery 24：68-74, 1989.
(5) 貫井英明，宮城　修，玉田潤平，ほか：脳血管撮影により長期追跡した脳動静脈奇形症例―特に脳血管撮影上自然消失例について―．Neurol Med Chir (Tokyo) 22：125-132, 1982.
(6) Ogilvy CS, Heros RC, Ojemann RG, et al：Angiographically occult arteriovenous malformations. J Neurosurg 69：350-355, 1988.
(7) Waltimo O：The change in size of intracranial arteriovenous malformaitons. J Neurol Sci 19：21-27, 1973.
(8) 渡邊英昭，中村　寿，松尾嘉彦，ほか：主幹動脈の閉塞により自然消失を来した脳動静脈奇形の1例．脳外 23：371-376, 1995.
(9) Yamada H, Fujita S, Shirakuni T：Magnetic resonance imaging of an angiographically occult arteriovenous malformation-Case report-. Neurol Med Chir (Tokyo) 29：433-436, 1989.

脳動静脈奇形と脳動脈瘤の合併

(1) Brown RD Jr, Wiebers DO, Forbes GS：Unruptured intracranial aneurysms and arteriovenous malformations：frequency of intracranial hemorrhage and relationship of lesions. J Neurosurg 73：859-863, 1990.
(2) Cunha e Sa MJ, Stein BM, Solomon RA, et al：The treatment of associated intracranial aneurysms and arteriovenous malformaitons. J Neurosurg 77：853-859, 1992.
(3) 鎌塚栄一郎，知識鉄郎，杉浦和朗：動静脈奇形と動脈瘤の1合併例．両者に対する手術の優先順位について．Neurol Med Chir (Tokyo) 22：468-472, 1982.
(4) 宮地　茂，岡本　剛，小林　望，ほか：脳動静脈奇形に対する血管内治療の有用性と pitfall. 脳外誌 14：393-400, 2005.
(5) Redekop G, TerBrugge K, Montanera W, et al：Arterial aneurysms associated with cerebral arteriovenous malformations：classification, incidence, and risk of hemorrhage. J Neurosurg 89：539-546, 1998.
(6) 塩川芳明，青木信彦，久保田勝，ほか：脳動脈瘤と脳動静脈奇形合併例の治療．脳卒中の外科 16：118-122, 1988.
(7) 鈴木倫保，溝井和夫，吉本高志，ほか：脳動脈瘤を合併した AVM 24例の検討．脳卒中の外科 16：107-112, 1988.
(8) 田村　晃：AVM と脳動脈瘤の合併例の手術［高倉公朋（監修）：脳・脊髄動静脈奇形の治療］．93-100頁，現代医療社，東京，1988.
(9) Thompson RC, Steinberg GK, Levy RP, et al：The management of patients with arteriovenous malformations and associated intracranial aneurysms. Neuorsurgery 43：202-212, 1998.
(10) 山中一浩，岩井謙育，小宮山雅樹，ほか：脳動脈瘤を伴った脳動静脈奇形に対するガンマナイフ治療．脳卒中の外科 31：303-306, 2003.

小児の脳動静脈奇形

(1) 粟野雅仁，甲斐　豊，濱田潤一郎，ほか：小児動静脈奇形 47例の長期成績の検討．脳卒中の外科 31：263-268, 2003.
(2) 伊達裕昭，山浦　晶，牧野博安，ほか：小児期に発症した脳動静脈奇形 63例の分析―特に非手術例，不完全手術例の経過と予後―．脳卒中の外科 18：174-178, 1990.
(3) Fong D, Chan ST：Arteriovenous malformations in children. Child's Nerv Syst 4：199-203, 1988.
(4) 藤田勝三，江原一雅，木村　充，ほか：小児脳動静脈奇形症例の検討―Part Ⅱ．―小児脳血管障害の全国統計結果より―．小児の脳神経 13：229-236, 1988.

(5) Gerosa MA, Cappellotto P, Licata C, et al : Cerebral arteriovenous malformations in children (56 cases). Child's Brain 8 : 356-371, 1981.
(6) Mickle JP, Glasser RS : Cerebrovascular diseases in children. Arteriovenous malformations [Youmans JR (ed) : Neurological Surgery Vol. 2]. pp 1252-1255, WB Saunders, Philadelphia, 1996.
(7) 村井政夫, 久間祥多, 山口和郎, ほか：小児と成人における脳動静脈奇形術後機能予後の検討. 小児の脳神経 8：101-106, 1983.
(8) Schoenberg BS, Mellinger JF, Schoenberg DG : Cerebrovascular disease in infants and children : A study of incidence, clinical features, and survival. Neurology 28 : 763-768, 1978.
(9) Sedzimir CB, Robinson J : Intracranial hemorrhage in children and adolescents. J Neurosurg 38 : 269-281, 1973.
(10) 塩川芳昭, 斎藤 勇, 高倉公朋：小児の脳動静脈奇形―根治手術例の検討―[佐野圭司, 半田 肇(監修), 斉藤 勇, 端 和夫(編)：小児脳血管障害. 第7回 The Mt. Fuji Workshop on CVD 講演集]. 91-95頁, 小玉株式会社出版部, 東京, 1989.
(11) So SC : Cerebral arteriovenous malformaitons in children. Child's Brain 4 : 242-250, 1978.
(12) 宇野昌明, 上田博弓, 大島 勉, ほか：新生児期に発症したAVMの1例. 脳外 18：953-958, 1990.
(13) Yaşargil MG : Children with AVM [Yaşargil MG (ed) : Microneurosurgery Vol. ⅢB]. pp 393-396, George Thieme, Stuttgart, 1988.

自然歴での脳動静脈奇形からの生涯破裂率
(1) Kondziolka D, McLaughlin MR, Kestle JRW : Simple risk predictions for arteriovenous malformation hemorrhage. Neurosurgery 37 : 851-855, 1995.
(2) 丸山啓介, 桐野高明：脳動静脈奇形に対する radiosurgery の適応と pitfall. 脳外誌 14：677-682, 2005.

家族性脳動静脈奇形
(1) Amin-Hanjani S, Robertson R, Arginteanu MS, et al : Familial intracranial arteriovenous malformations. Case report and review of the literature. Pediatr Neurosurg 29 : 208-213, 1998.
(2) Goto S, Abe M, Tsuji T, et al : Familial arteriovenous malformaitons of the brain-Two case reports-. Neurol Med Chir (Tokyo) 34 : 221-224, 1994.
(3) 森田敏弘, 岩井知彦, 高田光昭, ほか：脳動静脈奇形の家族内発生. 脳外 13：181-186, 1985.
(4) 竹中勝信, 依藤純子, 山田茂樹, ほか：家族性脳動静脈奇形の遺伝子解析. 脳外誌 13：837-845, 2004.

無症候性脳動静脈奇形
(1) 岩間 亨, 橋本信夫, 中原一郎, ほか：無症候性脳動静脈奇形に対する摘出術と治療戦略[斎藤 勇, 端 和夫(監修)：無症候性脳血管障害の外科治療をどうするか. 第16回 The Mt. Fuji Workshop on CVD 講演集]. 215-220頁, にゅーろん社, 東京, 1998.
(2) 木田義久, 小林達也, 田中孝幸：無症候性脳動静脈奇形のガンマナイフ治療[斎藤 勇, 端 和夫(監修)：無症候性脳血管障害の外科治療をどうするか. 第16回 The Mt. Fuji Workshop on CVD 講演集]. 221-226頁, にゅーろん社, 東京, 1998.
(3) 大湾雅文：脳動静脈奇形[端 和夫, 小林祥泰(編)：無症候性脳血管障害と血管病変]. 276-286頁, 南山堂, 東京, 1999.
(4) 斎藤 勇, 原 充弘, 塩川芳昭：無症候性脳血管奇形. 日本臨床 51(下巻)：96-101, 1993.

頸動脈海綿静脈洞瘻
(1) 安藤 隆, 中島利彦, 荒木有三, ほか：特発性頸動脈海綿静脈洞瘻―自験例16例の検討―. 脳外 19：831-839, 1991.
(2) Barrow DL, Spector RH, Braun IF, et al : Classification and treatment of spontaneous carotid-cavernous sinus fistulas. J Neurosurg 62 : 248-256, 1985.
(3) 江面正幸, 松本康史, 高橋 明：硬膜動静脈瘻―海綿静脈洞部. Clinical Neuroscience 23：1146-1148, 2005.
(4) 藤田稠清, 沢川暎人：眼症状を反対側に有する海綿静脈洞瘻. 特にその成因について. 脳神経 22：387-392, 1970.
(5) 岐浦禎展, 大庭信二, 渋川正顕, ほか：眼症状出現後短期間にて脳出血をきたした海綿静脈洞部硬膜動静脈瘻の1例. 脳外誌 16：799-804, 2004.
(6) Halbach VV, Hieshima GB, Higashida RT, et al : Carotid cavernous fistulae : Indications for urgent treatment. AJNR 8 : 627-633, 1987.
(7) Halbach VV, Higashida RT, Hieshima GB, et al : Embolization of branches arising from the cavernous portion of the internal carotid artery. AJNR 10 : 143-150, 1989.
(8) Halbach VV, Higashida RT, Hieshima GB, et al : Transvenous embolization of dural fistulas involving the cavernous sinus. AJNR 10 : 377-383, 1989.
(9) Halbach VV, Higashida RT, Hieshima GB, et al : Dural fistulas involving the cavernous sinus : Results of treatment in 30 patietns. Radiology 163 : 437-442, 1987.
(10) Higashida RT, Hieshima GB, Halbach VV, et al : Closure of carotid cavernous fistulae by external compression of the carotid artery and jugular vein. Acta Radiol (Suppl) 369 : 580-583, 1986.
(11) 熊谷 孝, 阿部博史, 皆河崇志, ほか：経動脈的塞栓術・照射併用療法で治療した海綿静脈洞部硬膜動静脈奇形の長期予後の検討[斎藤 勇, 端 和夫(監修)：脳・脊髄血管奇形のすべて. 第15回 The Mt. Fuji Workshop on CVD 講演集]. 169-172頁, にゅーろん社, 東京, 1997.
(12) Kurata A, Takano M, Tokiwa K, et al : Spontaneous carotid cavernous fistula presenting only with cranial nerve palsies. AJNR 14 : 1097-1101, 1993.
(13) 桑山直也, 久保道也, 山本博道, ほか：Aggressive dural arteriovenous fistula の血行動態と治療. 脳卒中の外科 31：247-252, 2003.
(14) Miller NR, Monsein LH, Debrun GM, et al : Treatment of carotid-cavernous sinus fistulas using a superior ophthalmic vein approach. J Neurosurg 83 : 838-842, 1995.
(15) 三木 保, 永井恭介, 斎藤 裕, ほか：特発性頸動脈海綿静脈洞瘻に対するMatas手技による治療. 網膜出血の併発について. 脳外 16：971-976, 1988.
(16) 宮坂和男：硬膜動静脈瘻[宮坂和男(著)：脳・脊髄血管造影マニュアル]. 253-268頁, 南江堂, 東京, 1998.
(17) 水野 誠, 高原衍彦, 松村 浩：特発性頸動脈海綿静脈洞瘻―脳血管写所見に基づいた治療法の選択について―. 脳外 17：139-146, 1989.
(18) Newton TH, Hoyt WF : Dural arteriovenous shunts in the region of the cavernous sinus. Neuroradiology 1 : 71-81, 1970.

●主要参考文献

(19) 貫井英明, 柴崎 尚, 宮城 修, ほか:特発性内頸動脈海綿静脈洞瘻の長期追跡調査結果とそれに基づく治療方針. Neurol Med Chir (Tokyo) 23:789-796, 1983.
(20) 貫井英明, 長屋孝雄, 田中 壮, ほか:特発性内頸動脈海綿静脈洞瘻の病態生理と治療方針. Neurol Med Chir (Tokyo) 18 (Part Ⅱ):309-321, 1978.
(21) 太田富雄, 梶川 博, 田辺治之, ほか:特発性頸動脈・海綿静脈洞瘻の病因―臨床病理学的考察―. 神経外科 16:535-544, 1976.
(22) 太田富雄, 松井孝嘉:硬膜動静脈奇形―とくにその病因論的考察―[半田 肇, 佐野圭司(監修), 端 和夫, 斉藤 勇(編):脳動静脈奇形の治療. 第2回 The Mt. Fuji Workshop on CVD 講演集]. 185-189頁, 小玉株式会社出版部, 東京, 1984.
(23) 太田富雄, 西村周郎, 菊池晴彦, ほか:外傷性硬膜動静脈瘻(頸動脈・海綿静脈洞瘻)―7治験例とわれわれの開発した新しい手術々式. 脳・神経外傷 4:23-34, 1972.
(24) Pollock BE, Nichols DA, Garrity JA, et al:Stereotactic radiosurgery and particulate embolization for cavernous sinus dural arteriovenous fistulae. Neurosurgery 45:459-467, 1999.
(25) 佐々木秀夫, 貫井英明, 金子之実, ほか:特発性動静脈海綿静脈洞瘻の長期間経過観察. 脳卒中の外科 18:325-329, 1990.
(26) 高橋 明, 菅原孝行, 吉本高志, ほか:海綿静脈洞部硬膜動静脈奇形シャントの経静脈的塞栓術. 脳卒中の外科 18:349-354, 1990.
(27) Turner DM, Vangilder JC, Mojtahedi S, et al:Spontaneous intracerebral hematoma in carotid-cavernous fistula. J Neurosurg 59:680-686, 1983.
(28) 山本勇夫, 永井 肇, 新谷 彬, G. 頸動脈海綿静脈洞瘻[景山直樹(編):脳神経外科学]. 516-527頁, 金原出版, 東京, 1988.

硬膜動静脈瘻(横・S状静脈洞および一般的事項)

(1) Awad IA:Intracranial dural arteriovenous malformaitons[Wilkins RH and Rengachary SS (eds):Neurosurgery Ⅱ]. pp 2519-2527, McGraw-Hill, New York, 1996.
(2) Barnwell SL, Halbach VV, Dowd CF, et al:Multiple dural arteriovenous fistulas of the cranium and spine. AJNR 12:441-445, 1991.
(3) Borden JA, Wu JK, Shucart WA:A proposed classification for spinal and cranial dural arteriovenous fistulous malformations and implications for treatment. J Neurosurg 82:166-179, 1995.
(4) Brown RD Jr, Wiebers DO, Nichols DA:Intracranial dural arteriovenous fistulae:angiographic predictors of intracranial hemorrhage and clinical outcome in nonsurgical patients. J Neurosurg 81:531-538, 1994.
(5) Collice M, D'Aliberti G, Talamonti G, et al:Surgical interruption of leptomeningeal drainage as treatment for intracranial dural arteriovenous fistulas without dural sinus drainage. J Neurosurg 84:810-817, 1996.
(6) Cognard C, Gobin YP, Pierot L, et al:Cerebral dural arteriovenous fistulas:Clinical and angiographic correlation with a revised classification of venous drainage. Radiology 194:671-680, 1995.
(7) Djindjian R, Merland JJ:Meningeal arteriovenous fistulae. Ⅰ. Pure meningeal arteriovenous fistulae[Djindjian R and Merland JJ (eds):Super-selective arteriography of the external carotid artery]. pp 405-411, Springer, Berlin, 1978.
(8) Duffau H, Lopes M, Janosevic V, et al:Early rebleeding from intracranial dural arteriovenous fistulas:report of 20 cases and review of the literature. J Neurosurg 90:78-84, 1999.
(9) Halbach VV, Higashida RT, Hieshima GB, et al:Transvenous embolization of dural fistulas involving the transverse and sigmoid sinuses. AJNR 10:385-392, 1989.
(10) Higashida RT, Hieshima GB, Halbach VV, et al:Closure of carotid cavernous fistulae by external compression of the carotid artery and jugular vein. Acta Radiol (Suppl) 369:580-583, 1986.
(11) Horton JA, Kerber CW:Lidocaine injection into external carotid branches:Provocative test to preserve cranial nerve function in therapeutic embolization. AJNR 7:105-108, 1986.
(12) 久保道也, 桑山直也, 遠藤俊郎:硬膜動静脈瘻に対する治療戦略. 脳神経外科速報 13:41-49, 2003.
(13) 桑山直也:硬膜動静脈瘻―横静脈洞部. Clinical Neuroscience 23:1141-1145, 2005.
(14) Kuwayama N, Akai T, Horie Y, et al:Dural arteriovenous fistulae involving the transverse-sigmoid sinus and foramen magnum. Surg Neurol 41:389-395, 1994.
(15) Lalwani AK, Dowd CF, Halbach V:Grading venous restrictive disease in patients with dural arteriovenous fistulas of the transverse/sigmoid sinus. J Neurosurg 79:11-15, 1993.
(16) Lasjaunias P, Chiu M, Brugge KT, et al:Neurological manifestations of intracranial dural arteriovenous malformations. J Neurosurg 64:724-730, 1986.
(17) Link MJ, Coffey RJ, Nichols DA, et al:The role of radiosurgery and particulate embolization in the treatment of dural arteriovenous fistulas. J Neurosurg 84:804-809, 1996.
(18) Malik GM, Pearce JE, Ausman JI, et al:Dural arteriovenous malformations and intracranial hemorrhage. Neurosurgery 15:332-339, 1984.
(19) 宮坂和男:硬膜動静脈瘻[宮坂和男(著):脳・脊髄血管造影マニュアル]. 253-268頁, 南江堂, 東京, 1998.
(20) 森 大志, 後藤博美, 笹沼仁一, ほか:硬膜動静脈瘻の消失に伴い静脈洞が再開通した静脈洞閉塞の1例. 脳外 24:631-636, 1996.
(21) 中村 貢, 原 淑恵, 森川雅史, ほか:硬膜動静脈瘻に対する経静脈閉塞術の閉塞部位について―Initial venous compartment を閉塞の第1選択とする治療法―[斎藤 勇, 端 和夫(監修):脳・脊髄血管奇形のすべて. 第15回 The Mt. Fuji Workshop on CVD 講演集]. 160-164頁, にゅーろん社, 東京, 1997.
(22) 西嶌美知春, 桑山直也, 遠藤俊郎, ほか:後頭蓋窩硬膜動静脈奇形の組織学的検討と治療法についての考察. 脳卒中の外科 20:449-455, 1992.
(23) 大田富雄, 梶川 博:硬膜動静脈奇形. Neurol Med Chir (Tokyo) 18 (Part Ⅱ):439-472, 1978.
(24) Piton J, Guilleux MH, Guibert-Tranier F, et al:Fistules du sinus latéral. J Neuroradiology 11:143-159, 1984.
(25) Sakaki T, Morimoto T, Nakase H, et al:Dural arteriovenous fistula of the posterior fossa developing after surgical occlusion of the sigmoid sinus. Report of five cases. J Neurosurg 84:113-118, 1996.

(26) Sundt TM Jr, Piepgras DG：The surgical approach to arteriovenous malformations of the lateral and sigmoid dural sinuses. J Neurosurg 59：32-39, 1983.
(27) 高久　晃，西嶌美知春，桑山直也：硬膜動静脈瘻．Neurosurgeons 16：167-172，1997.
(28) 竹本光一郎，卯田　健，井上　亨，ほか：静脈洞交会部・硬膜動静脈瘻に対し，direct packing を施行した1例．脳外誌 15：457-462，2006.
(29) Thompson BG, Doppman JL, Oldfield EH：Treatment of cranial dural arteriovenous fistulae by interruption of leptomeningeal venous drainage. J Neurosurg 80：617-623, 1994.
(30) 若本寛起，宮崎宏道，篠田淳男，ほか：自然経過を捕らえることができた静脈洞血栓症を伴う硬膜動静脈瘻の1例．脳外 27：563-568，1999.
(31) 山口　秀，黒田　敏，牛越　聡，ほか：Sinus excision と direct sinus packing の併用により根治した横—S 状静脈洞・硬膜動静脈瘻の1例．No Shinkei Geka 32：747-751，2004.
(32) 吉田英紀，金子好郎，大浅貴朗，ほか：Pure leptomeningeal venous drainage に存在した varix から出血した横 S 状静脈洞硬膜動静脈瘻の1例．脳外 31：657-661，2003.

前頭蓋窩（篩骨部）硬膜動静脈瘻

(1) 濱田康宏，山川勇造，福井仁士：すくみ足で発症した前頭蓋窩硬膜動静脈瘻の1例．脳外誌 12：798-802，2003.
(2) Ito J, Imamura H, Kobayashi K, et al：Dural arteriovenous malformations of the base of the anterior cranial fossa. Neuroradiology 24：149-154, 1983.
(3) 片山容一，坪川孝志，森安信雄，小谷昭夫：前頭蓋窩硬膜動静脈奇形．1治験例と文献的考察．脳外 8：1079-1085，1980.
(4) 川口　務，河野輝昭，本間輝章，ほか：非出血性前頭蓋窩硬膜動静脈奇形の検討．脳卒中の外科 27：24-30，1999.
(5) Kikuchi K, Kowada M：Anterior fossa dural arteriovenous malformations supplied by bilateral ethmoidal arteries. Surg Neurol 41：56-64, 1994.
(6) Reul J, Thron A, Laborde G, et al：Dural arteriovenous malformations at the base of the anterior cranial fossa：report of nine cases. Neuroradiology 35：388-393, 1993.
(7) 山口真太朗，竹内靖治，中山顕児，ほか：前頭蓋窩硬膜動静脈瘻の2手術例．No Shinkei Geka 33：1219-1226，2005.

深在性硬膜動静脈瘻

(1) Awad IA, Little JR, Akrawi WP, et al：Intracranial dural arteriovenous malformations：factors predisposing to an aggressive neurological course. J Neurosurg 72：839-850, 1990.
(2) Barnwell SL, Halbach VV, Dowd CF, et al：Dural arteriovenous fistulas involving the inferior petrosal sinus：Angiographic findings in six patients. AJNR 11：511-516, 1990.
(3) Branco G, Takahashi A, Ezura M, et al：Dural arteriovenous shunt involving the superior petrosal sinus：presentation and treatment by trasnvenous embolization via the occipital and transverse sinuses. Neuroradiology 39：67-70, 1997.
(4) Halbach VV, Higashida RT, Hieshima GB, et al：Treatment of dural fistulas involving the deep cerebral venous system. AJNR 10：393-399, 1989.
(5) Heros RC：Tentorial AVMs. J Neurosurg 82：1098-1099, 1995.
(6) Hoh BL, Choudhri TF, Connolly ES Jr, et al：Surgical management of high-grade intracranial dural arteriovenous fistulas：Leptomeningeal venous disruption without nidus excision. Neurosurgery 42：796-805, 1998.
(7) 伊藤昌徳，園川忠雄，三科秀人，ほか：錐体テント部硬膜動静脈奇形に対する導出静脈（洞）閉塞術．脳外 26：123-133，1998.
(8) 桑山直也，久保道也，山本博道，ほか：Aggressive dural arteriovenous fistula の血行動態と治療．脳卒中の外科 31：247-252，2003.
(9) Lewis AI, Rosenblatt SS, Tew JM Jr：Surgical management of deep-seated dural arteriovenous malformations. J Neurosurg 87：198-206, 1997.
(10) Lewis AI, Tomsick AT, Tew JM Jr：Management of tentorial dural arteriovenous malformations：transarterial embolization combined with stereotactic radiation or surgery. J Neurosurg 81：851-859, 1994.
(11) McDougall CG, Hallbach VV, Dowd CF, et al：Dural arteriovenous fistulas of the marginal sinus. AJNR Am J Neuroradiol 18：1565-1572, 1997.
(12) McDougall CG, Hallbach VV, Higashida RT, et al：Treatment of dural arteriovenous fistulas. Neurosurgery Quarterly 7：110-134, 1997.
(13) 西野晶子，桜井芳明，高橋　明，ほか：脳幹部に嵌入した Varix を有する上錐体静脈洞部硬膜動静脈奇形の一例—症例報告と文献的考察—．脳神経 43：62-69，1991.
(14) Pierot L, Chiras J, Meder J-F, et al：Dural arteriovenous fistulas of the posterior fossa draining into subarachnoid veins. AJNR 13：315-323, 1992.
(15) Shin M, Kurita H, Tago M, et al：Stereotactic radiosurgery for tentorial dural arteriovenous fistulae draining into the vein of Galen：Report of two cases. Neurosurgery 46：730-734, 2000.
(16) 谷浦晴二郎，木下雄介，宍戸　尚，ほか：小脳テントに発生した硬膜動静脈瘻の1手術例．脳神経外科速報 15：389-393，2005.
(17) Thompson BG, Doppman JL, Oldfield EH：Treatment of cranial dural arteriovenous fistulae by interruption of leptomeningeal venous drainage. J Neurosurg 80：617-623, 1994.

その他の部位の硬膜動静脈瘻

(1) 阿川昌仁，河野　威，曽我部紘一郎：くも膜下出血で発症した大脳鎌硬膜動静脈奇形の1例．脳外 19：841-845，1991.
(2) Gaensler EHL, Jackson DE Jr, Halbach VV：Arteriovenous fistulas of the cervicomedullary junction as a cause of myelopathy. AJNR 11：518-521, 1990.
(3) Halbach VV, Higashida RT, Hieshima GB, et al：Treatment of dural arteriovenous malformations involving the superior sagittal sinus. AJNR 9：337-343, 1988.
(4) 橋本宏之，米澤泰司，榊　寿右：脳内出血で発症した特発性上矢状洞部硬膜動静脈瘻の1例．脳外 22：871-875，1994.
(5) 甲斐　豊，濱田潤一郎，森岡基浩，ほか：頭蓋頸椎移行部動静脈瘻の検討．脳卒中の外科 33：50-56，2005.

●主要参考文献

(6) 川口　務, 河野輝昭, 金子好郎, ほか：頭蓋頸椎移行部硬膜動静脈瘻の検討. 脊髄外科 16：261-267, 2002.
(7) 川口　務：頭蓋頸椎移行部硬膜動静脈瘻［佐藤耕造（監修）：硬膜動静脈瘻読本］. 98-101 頁, 櫂歌書房, 福岡, 2003.
(8) Kinouchi H, Mizoi K, Takahashi A, et al：Dural arteriovenous shunts at the craniovertebral junction. J Neurosurg 89：755-761, 1998.
(9) Mascalchi M, Scazzeri F, Prosetti D, et al：Dural arteriovenous fistula at the craniocervical junction with perimedullary venous drainage. AJNR 17：1137-1141, 1996.
(10) 村上雅二, 徳田　元, 横田　晃, 松岡成明, ほか：上矢状洞閉塞を伴った上矢状洞部硬膜動静脈瘻の2例. Neurol Med Chir (Tokyo) 25：662-667, 1985.
(11) 西村真実, 高沢弘樹, 井上智夫, ほか：頭蓋頸椎移行部 dural AVF fistula の外科的治療. 脳卒中の外科 35：446-452, 2007.

小児の硬膜動静脈瘻
(1) Albright AL, Latchaw RE, Price RA：Posterior dural arteriovenous malformations in infancy. Neurosurgery 13：129-135, 1983.
(2) 河野寛一, 伊藤治英, 塚田　彰, ほか：乳幼児硬膜動静脈奇形. 小児の脳神経 9：157-164, 1984.
(3) Morita A, Meyer FB, Nichols, et al：Childhood dural arteriovenous fistulae of the posterior dural sinuses：Three case reports and literature review. Neurosurgery 37：1193-1200, 1995.

硬膜動静脈瘻に対する塞栓術後の脳神経麻痺
(1) 唐澤　淳, 菊池晴彦, 宮本　亨：Dural AVM のカテーテル塞栓術［半田　肇, 佐野圭司（監修）, 端　和夫, 斉藤　勇（編）：脳動静脈奇形の治療. 第2回 The Mt. Fuji Workshop on CVD 講演集］. 221-229 頁, 小玉株式会社出版部, 東京, 1984.
(2) Knosp E, Muller G, Perneczky A：The blood supply of the cranial nerves in the lateral wall of the cavernous sinus［Dolenc VV (ed)：The cavernous sinus］. pp 67-80, Springer-Verlag, Wien, 1987.

脳内海綿状血管腫
(1) Acciarri N, Padovani R, Giulioni M, et al：Intracranial and orbital cavernous angiomas：a review of 74 surgical cases. Br J Neurosurg (England) 7：529-539, 1993.
(2) Aiba T, Tanaka R, Koike T, et al：Natural history of intracranial cavernous malformations. J Neurosurg 83：56-59, 1995.
(3) Chusid JG, Kopeloff LM：Epileptogenic effects of pure metals implanted in motor cortex of monkeys. J Appl Physiol 17：697-700, 1962.
(4) Curling OD Jr, Kelly DL Jr, Elster AD, et al：An analysis of the natural history of cavernous angiomas. J Neurosurg 75：702-708, 1991.
(5) Giombini S, Morello G：Cavernous angiomas of the brain. Account of fourteen personal cases and review of the literature. Acta Neurochir 40：61-82, 1978.
(6) Karlsson B, Kihlström L, Lindquist C, et al：Radiosurgery for cavernous malformations. J Neurosurg 88：293-297, 1998.
(7) Kondziolka D, Lunsford LD, Flickinger JC, et al：Reduction of hemorrhage risk after stereotactic radiosurgery for cavernous malformations. J Neurosurg 83：825-831, 1995.
(8) Kondziolka D, Lunsford LD, Kestle RW：The natural history of cerebral cavernous malformations. J Neurosurg 83：820-824, 1995.
(9) 倉田　彰, 田中柳水, 北原行雄, ほか：血管写上描出不能な脳血管奇形 22 例の検討―特に, その診断方法, 臨床的意義, 治療について―. 脳卒中の外科 18：204-210, 1990.
(10) Lobato RD, Perez C, Rivas JJ, et al：Clinical, radiological, and pathological spectrum of angiographically occult intracranial vascular malformations. J Neurosurg 68：518-531, 1988.
(11) 宮澤隆仁, Sure U, Bertalanffy H：脳幹部海綿状血管腫の外科的治療. No Shinkei Geka 31：851-866, 2003.
(12) Moriarity JL, Wetzel M, Clatterbuck RE, et al：The natural history of cavernous malformations：A prospective study of 68 patients. Neurosurgery 44：1166-1173, 1999.
(13) Porter PJ, Willinsky RA, Harper W, et al：Cerebral cavernous malformations：natural history and prognosis after clinical deterioration with or without hemorrhage. J Neurosurg 87：190-197, 1997.
(14) Rigamonti D, Drayer BP, Johnson PC, et al：The MRI appearance of cavernous malformations (anigomas). J Neurosurg 67：518-524, 1987.
(15) Rigamonti D, Hsu FPK, Monsein LH：Cavernous malformations and related lesions［Wilkins RH and Rengachary SS (eds)：Neurosurgery II］. pp 2503-2508, McGraw-Hill, New York, 1996.
(16) Rigamonti D, Johnson PC, Spetzler RF, et al：Cavernous malformations and capillary telangiectasia：A spectrum within a single pathological entity. Neurosurgery 28：60-64, 1991.
(17) Robinson JR, Awad IA, Little JR：Natural hisotry of the cavernous angioma. J Neurosurg 75：709-714, 1991.
(18) 脊山英徳, 栗田浩樹, 塩川芳昭：血管奇形. 脳神経 58：971-975, 2006.
(19) Simard JM, Garcia-Bengochea F, Ballinger WE Jr, et al：Cavernous angioma：A review of 126 collected and 12 new clinical cases. Neurosurgery 18：162-172, 1986.
(20) Steiger HJ, Tew JM Jr：Hemorrhage and epilepsy in cryptic cerebrovascular malformations. Arch Neurol 41：722-724, 1984.
(21) Vanefsky MA, Cheng ML, Chang SD, et al：Correlation of magnetic resonance characteristics and histopathological type of angiographically occult vascular malformations. Neurosurgery 44：1174-1181, 1999.
(22) Voigt K, Yaşargil MG：Cerebral cavernous haemangioma or cavernomas. Neurochirurgia 19：59-68, 1976.
(23) 和賀志郎：中枢神経系の海綿状血管腫. 脳外 9：881-895, 1981.
(24) 若井　晋, 伊能　睿, 永井政勝：Angiographically occult cerebrovascular malformations―23 症例の臨床・病理学的検討およびその手術法について―. 脳卒中の外科 18：211-216, 1990.
(25) Yamasaki T, Handa H, Yamashita J, et al：Intracranial and orbital cavernous angiomas. J Neurorsrug 64：197-208, 1986.
(26) Zabramski JM, Wascher TM, Spetzler RF, et al：The natural history of familial cavernous malformations：results of an ongoing study. J Neurosurg 80：422-432, 1994.

海綿状血管腫と静脈性血管腫の合併
(1) Abdulrauf SI, Kaynar MY, Awad IA：A comparison of the clinical profile of cavernous malformations with and without associated venous

malformations. Neurosurgery 44：41-47, 1999.
(2) Awad IA, Robinson JR Jr, Mohanty S, et al：Mixed vascular malformations of the brain；Clinical and pathogenic considerations. Neurosurgery 33：179-188, 1993.
(3) 笹生昌之，別府高明，和田　司，ほか：Mixed cerebrovascular malformation の1例―21例の文献的考察―．脳外誌 9：30-34，2000.
(4) 田中柳水，宮坂佳男，矢田賢三，ほか：Venous angioma と他の脳血管奇形との合併例．脳外 22：665-669，1994.
(5) Wilms G, Blues E, Demaerel P, et al：Simultaneous occurence of developmental venous anomalies and cavernous angiomas. AJNR Am J Neuroradiol 15：1247-1254, 1994.

―脳幹部海綿状血管腫―
(1) Fritschi JA, Reulen HJ, Spetzler RF, et al：Cavernous malfomamtions of the brain stem. A review of 139. Arch Neurol(Wien) 130：35-46, 1994.
(2) 宮澤隆仁，Sure U．Bertalanffy H：脳幹部海綿状血管腫の外科的治療．No Shinkei Geka 31：851-866，2003.
(3) Porter RW, Detwiler PW, Spetzler RF, et al：Cavernous malformations of the brainstem；experience with 100 patients. J Neurosurg 90：50-58, 1999.
(4) 坂井　昇，酒井秀樹，後藤至宏，ほか：脳幹部病変，特に cavernous angioma の外科治療．脳神経 44：983-988，1992.
(5) 上出延治，野中　雅，滝上真良，ほか：脳幹部海綿状血管腫―臨床徴候と手術適応―．脳外 19：27-34，1991.
(6) Zimmerman RS, Spetzler RF, Lee KS, et al：Cavernous malformations of the brain stem. J Neurosurg 75：32-39, 1991.

―小脳の海綿状血管腫―
(1) Ishikawa S, Kuwabara S, Fukuma A, et al：Cavernous angioma of the cerebellum. Neurol Med Chir(Tokyo) 29：35-39, 1989.
(2) Kadota O, Sakaki S, Kumon Y, et al：Large cystic cavernous angioma of the cerebellum. Neurol Med Chir(Tokyo) 34：768-772，1994.

―硬膜より発生する海綿状血管腫―
(1) Isla A, Roda J, Alvarez F, et al：Intracranial cavernous angioma in the dura. Neurosurgery 25：657-659, 1989.
(2) 伊藤寿介，今野公和，佐藤　勇，ほか：Convexity cavernous hemangiom の1例―脳血管撮影および CT 所見―．脳神経 30：737-747，1978.
(3) Kaard HP, Khangure MS, Waring P：Extraaxial parasellar cavernous hemangioma. AJNR 11：1259-1261, 1990.
(4) 加賀明彦，磯野光夫，森　照明，ほか：大脳鎌に発生した海綿状血管腫．脳外 19：1079-1083，1991.
(5) Lewis AI, Tew JM Jr, Payner TD, et al：Dural cavernous angiomas outside the middle cranial fossa；A report of two cases. Neurosurgery 35：498-504, 1994.
(6) Linskey ME, Sekhar LN：Cavernous sinus hemangiomas；A series, a review, and an hypothesis. Neurosurgery 30：101-107, 1992.
(7) 松本正人，菊池晴彦，永田　泉，ほか：Tentorial cavernous angioma の1治験例．脳外 16：403-407，1988.
(8) Meyer FB, Lombardi D, Scheithauer B, et al：Extra-axial cavernous hemangiomas involving the dural sinuses. J Neurosurg 73：187-192, 1990.
(9) Momoshima S, Shiga H, Yuasa Y, et al：MR findings in extracerebral cavernous angiomas of the middle cranial fossa；Report of two cases and review of the literature. AJNR 12：756-760, 1991.
(10) Quattrocchi KB, Kissel P, Ellis WG, et al：Cavernous angioma of the tentorium cerebelli. J Neurosurg 71：935-937, 1989.
(11) Rigamonti D, Pappas CTE, Spetzler RF, et al：Extracerebral cavernous angiomas of the middle fossa. Neurosurgery 27：306-310, 1990.
(12) 柴田尚武，栗原正紀，森　和夫，ほか：中頭蓋窩海綿状血管腫に対する術前照射と CT．脳外 9：211-215，1981.
(13) 柴田尚武，森　和夫：中頭蓋窩海綿状血管腫に対する放射線療法．特に遅発性効果について．脳外 16：1005-1008，1988.
(14) Schörner W, Schubeus P, Henkes H, et al："Meningeal sign"；a characteristic finding of menigioma on contrast-enhanced MR imaging. Neuroradiology 32：90-93, 1990.

―脳神経より発生する海綿状血管腫―
(1) Bordi L, Pires M, Symon L , et al：Cavernous angioma of the cerebello-pontine；a case report. Br J Neurosurg 5：83-86, 1991.
(2) Hassler W, Zentner J, Petersen D：Cavernous angioma of the optic nerve. Surg Neurol 31：444-447, 1989.
(3) 池田耕一，継　仁，高野浩一，ほか：視神経管拡大を伴った視神経海綿状血管腫の1例．脳卒中の外科 36：33-37，2008.
(4) Iwai Y, Yamanaka K, Nakajima H, et al：Cavernous angioma of the optic chiasm. Neurol Med Chir(Tokyo) 39：617-620, 1999.
(5) Linskey ME, Jannetta PJ, Martinez AJ：A vascular malformations mimicking an intracanalicular acoustic neurilemoma. J Neurosurg 74：516-519, 1991.
(6) Lavin PJM, McCrary JA Ⅲ, Roessmann U, et al：Chiasmal apoplexy；Hemorrhage from a cryptic vascular malformation in the optic chiam. Neurology 34：1007-1011, 1984.
(7) Mangham CA, Carberry JN, Brackmann DE：Management of intratemporal vascular tumors. Laryngoscope 91：867-876, 1981.
(8) Matias-Guiu X, Alejo M, Sole T, et al：Cavernous angiomas of the cranial nerves. Report of two cases. J Neurosurg 73：620-622, 1990.
(9) 大熊晟夫，杉本信吾，安藤弘道，ほか：小脳橋角部海綿状血管腫の1例．脳外 21：367-371，1993.
(10) Pappas DG, Schneiderman TS, Brackmann DE, et al：Cavernous hemangiomas of the internal auditory canal. Otolaryngol Head Neck Surg 101：27-33, 1989.
(11) Sasaki T, Sasaki T, Okamoto K, et al：Cavernous angioma of the internal acoustic meatus-Case report-. Neurol Med Chir(Tokyo) 39：847-851, 1999.
(12) Yamada T, Nishio S, Matsunaga M, et al：Cavernous haemangioma in the oculomotor nerve. J Neurol 233：63-64, 1986.

―脳室内より発生する海綿状血管腫―
(1) Andoh T, Shinoda J, Miwa Y, et al：Tumors at the trigone of the lateral ventricle-Clinical analysis of eight cases-. Neurol Med Chir(Tokyo) 30：676-684, 1990.
(2) Chadduck WM, Binet EF, Farrell FW Jr, et al：Intraventricular cavernous hemangioma；Report of three cases and review of the literature. Neurosurgery 16：189-197, 1985.

●主要参考文献

(3) Itoh J, Usui K：Cavernous angioma in the fourth ventricular floor-Case report-. Neurol Med Chir (Tokyo) 31：100-103, 1991.
(4) Katayama Y, Tsubokawa T, et al：Surgical management of cavernous malformations of the third ventricle. J Neurosurg 80：64-72, 1994.
(5) Miyagi Y, Mannoji H, Akaboshi K, et al：Intraventricular cavernous malformation associated with medullary venous malformation. Neurosurgery 32：461-464, 1993.
(6) 難波真平，石光　宏，仲宗根進：頭蓋内 cavernous hemangioma. 脳室内発育の1症例を中心として．脳外 7：277-283, 1979.
(7) 関口賢太郎，佐藤　進，井上　明，ほか：脳室内出血で発症した脈絡叢血管腫の4手術例．脳卒中の外科 18：77-82, 1990.
(8) Sinson G, Zager EL, Grossman RI, et al：Cavernous malformations of the third ventricle. Neurosurgery 37：37-42, 1995.
(9) Tatagiba M, Schönmayr R, Samii M：Intraventricular cavernous angioma. A survey. Acta Neurochir (Wien) 110：140-145, 1991.

小児の海綿状血管腫

(1) Gangemi M, Longatti P, Maiuri F, et al：Cerebral cavernous angiomas in the first year of life. Neurosurgery 25：465-469, 1989.
(2) Herter T, Brandt M, Szüwart：Cavernous hemangiomas in children. Child's Nerv Syst 4：123-127, 1988.
(3) Scott RM, Barnes P, Kupsky W, et al：Cavernous angiomas of the central nervous system in children. J Neurosurg 76：38-46, 1992.

家族性海綿状血管腫

(1) Dobyns WB, Michels VV, Groover RV, et al：Familial cavernous malformations of the central nervous system and retina. Ann Neurol 21：578-583, 1987.
(2) Hayman LA, Evans RA, Ferrell RE, et al：Familial cavernous angiomas：Natural history and genetic study over a 5-year period. Am J Med Genetics 11：147-160, 1982.
(3) 金　秀浩，光野亀義，石川正恒，ほか：家族性に発生した脳内海綿状血管腫．脳外 17：75-79, 1989.
(4) Mason I, Aase JM, Orrison WW, et al：Familial cavernous angiomas of the brain in an Hispanic family. Neurology 38：324-326, 1988.
(5) 大熊晟夫，黒田竜也，杉本信吾，ほか：家族性中枢神経系海綿状血管腫—1家系の報告と文献的検討—．脳神経 44：155-161, 1992.
(6) Zabramski JM, Wascher TM, Spetzler RF, et al：The natural history of familial cavernous malformations：results of an ongoing study. J Neurosurg 80：422-432, 1994.

新生海綿状血管腫

(1) Detwiler PW, Porter RW, Zambramski JM, et al：De novo formation of a central nervous system cavernous malformation：implications for predicting risk of hemorrhage. J Neurosurg 87：629-632, 1997.
(2) Gaensler EHL, Dillon WP, Edwards MSB, et al：Radiation-induced telangiectasia in the brain simulates cryptic vascular malformations at MR imaging. Radiology 193：629-636, 1994.
(3) Humpl T, Bruhl K, Bohl J, et al：Cerebral haemorrhage in long-term surivors of childhood acute lymphoblastic leukaemia. Eur J Pediatr 156：367-370, 1997.
(4) Larson JJ, Ball WS, Bove KE, et al：Formation of intracerebral cavernous malformations after radiation treatment for central nervous system neoplasia in children. J Neurosurg 88：51-56, 1998.
(5) Novelli PM, Reigel DH, Gleason PL, et al：Multiple cavernous angiomas after high-dose whole-brain radiation therapy. Pediatr Neurosurg 26：322-325, 1997.
(6) Pozzati E, Acciarri N, Tognetti F, et al：Growth, subsequent bleeding, and de novo appearnace of cerebral cavernous angiomas. Neurosurgery 38：662-670, 1996.
(7) Pozzati E, Giangaspero F, Marliani F, et al：Occult cerebrovascular malformations after irradiation. Neurosurgery 39：677-684, 1996.

静脈性血管腫

(1) Fujii K, Matsushima T, Inamura T, et al：Natural history and choice of treatment in forty patients with medullary venous malformation (MVM). Neurosurg Rev 15：13-20, 1992.
(2) Garner TB, Curling OD Jr, Kelly DL Jr, et al：The natural history of intracranial venous angiomas. J Neurosurg 75：715-722, 1991.
(3) Hashimoto M, Yokota A, Kajiwara H, et al：Venous angioma：Follow-up study and therapeutic considerations. Neurol Med Chir (Tokyo) 30：599-603, 1990.
(4) Lindquist C, Guo WY, Karlsson B, et al：Radiosurgery for venous angiomas. J Neurosurg 78：531-536, 1993.
(5) McLaughlin MR, Kondziolka D, Flickinger JC, et al：The prospective natural history of cerebral venous malformations. Neurosurgery 43：195-201, 1998.
(6) Moritake K, Handa H, Mori K, et al：Venous angiomas of the brain. Surg Neurol 14：95-105, 1980.
(7) Nishizaki T, Tamaki N, Matsumoto S, et al：Consideration of the operative indications for posterior fossa venous angiomas. Surg Neurol 25：441-445, 1986.
(8) 奥寺利男，Yun Peng Huang，林　隆士，ほか：脳血管造影から見た cerebral vascular malformation の最近の考え方—medullary venous malformation を中心に—．脳と発達 17：126-137, 1985.
(9) Rothfus WE, Albright AL, Casey KF, et al：Cerebellar venous angioma："Benign" entity? AJNR 5：61-66, 1984.
(10) Senegor M, Dohrman GJ, Wollmann R：Venous angiomas of the posteior fossa should be considered as anomalous venous drainage. Surg Neurol 19：26-32, 1983.
(11) Valavanis A, Wellaver J, Yaşargil MG：The radiological diagnosis of cerebral venous angiomas：Cerebral angiography and computed tomography. Neuroradiology 24：193-199, 1983.
(12) Wilkins RH：Natural history of intracranial vascular malformations：A review. Neurosurgery 16：421-430, 1985.
(13) Yaşargil MG：Venous, cavernous and occult angiomas [Yaşargil MG (ed)：Microneurosurgery ⅢB]. pp 405-438, George Thieme, Stuttgart, 1988.

ガレン大静脈奇形

(1) 新井　一，佐藤　潔，飯塚有応，ほか：ガレン大静脈瘤の診断と治療．脳外誌 11：379-388, 2002.

(2) Bernstein A, Lasjaunias P：Arteriovenous shunts involving the vein of Galen［Bernstein A, Lasjaunias P(eds)：Surgical Neuroangiography 4 Endovascular treatment of cerebral lesions］. pp 270-314, Springer, Berlin, 1992.
(3) Casasco A, Lylyk P, Hodes JE, et al：Percutaneous transvenous catheterization and embolization of vein of Galen aneurysms. Neurosurgery 28：260-266, 1991.
(4) Foran A, Donohue V, Mcparland P, et al：Vein of Galen aneurysm malformation (VGAM)：Closing the management loop. Ir Med J 97：8-10, 2004.
(5) 丸藤　哲，佐々木和郎，後藤康之，ほか：Galen 大静脈瘤の麻酔経験．麻酔と蘇生 16：213-217，1980.
(6) Gold AP, Ransohoff J, Carter S：Vein of Galen malformation. Acta Neurol Scand 40 (Suppl 11)：1-31, 1964.
(7) 半田　肇，森　惟明：12-1 脳血管奇形（cerebral vascular malformations）［半田　肇，森　惟明(著)：新版先天異常の臨床と CT］．246-277 頁，にゅーろん社，東京，1990.
(8) 端　和夫，藤谷　健，中村　徹，ほか：ガレン大静脈瘤の予後．小児の脳神経 4：183-188，1979.
(9) Hoffman HJ, Chuang S, Hendrick EB, et al：Aneurysms of the vein of Galen. Experience at The Hospital for Sick Children, Toronto. J Neurosurg 57：316-322, 1982.
(10) Johnston IH, Whittle IR, Besser M, et al：Vein of Galen malformation：Diagnosis and management. Neurosurgery 20：747-758, 1987.
(11) 川口　務，河野輝昭，風見　清，ほか：血管内塞栓術により治療したガレン大静脈瘤の 1 例．脳外 25：739-743，1997.
(12) 木下和夫：ガレン大静脈瘤の手術．脳外 11：1125-1130，1983.
(13) 北村恵津子，永田　昇，浅田　章，ほか：Galen 大静脈瘤と麻酔．麻酔 25：863-870，1976.
(14) Lasjaunias PL, Alvarez H, Rodesch G, et al：Aneurysmal malformations of the vein of Galen. Follow-up of 120 children treated between 1984 and 1994. Intervent Neuroradiol 2：15-26, 1996.
(15) Levine OR, Jameson AG, Nellhaus G, et al：Cardiac complications of cerebral arteriovenous fistula in infancy. Pediatrics 30：563-575, 1962.
(16) Lylyk P, Viñuela F, Dion JE, et al：Therapeutic alternatives for vein of Galen vascular malformations. J Neurosurg 78：438-445, 1993.
(17) Mickle JP, Quisling RG：The transtorcular embolization of vein of Galen aneurysms. J Neurosurg 64：731-735, 1986.
(18) 中根幸実，宮地　茂，早川昌弘，ほか：心不全と水頭症を合併したガレン大静脈瘤に対して脳血管内治療と行った 1 例．脳外誌 16：653-658，2007.
(19) Payne BR, Prasad D, Steiner M, et al：Gamma surgery for vein of Galen malformations. J Neurosurg 93：229-236, 2000.
(20) Quisling RG, Mickle JP：Venous pressure measurements in vein of Galen aneurysms. AJNR 10：411-417, 1989.
(21) 竹本　理，森本一良，若山　暁，ほか：心不全で発症した新生児ガレン大静脈瘤に対する外科的治療．脳神経 51：339-344，1999.
(22) Yaşargil MG：AVM of vein of Galen region［Yaşargil MG(ed)：Microneurosurgery ⅢB］. pp 323-357, George Thieme, Stuttgart, 1988.
(23) Zerah M, Garcia-Monaco R, Rodesch G, et al：Hydrodynamics in vein of Galen malformations. Childs Nerv Syst 8：111-117, 1992.

高血圧性脳出血

(1) 秋口一郎，亀山正邦：脳出血．日本臨床 41：100-112，1983.
(2) 平井俊策：小脳出血．神経内科 30：139-144，1989.
(3) 平野照之，山口武典：血管障害．Clinical Neuroscience 11：66-69，1993.
(4) 平田　温：脳幹出血（中脳，橋，延髄）．日本臨床（別冊）領域別症候群シリーズ 26（神経症候群Ⅰ）：207-210，1999.
(5) 廣瀬源二郎：ocular bobbing．日本臨床 45：239，1987.
(6) 本藤秀樹：高血圧性脳出血に対する手術法と手術適応―定位法を中心に―．脳外誌 8：69-76，1999.
(7) 本藤秀樹，平澤元浩，高瀬憲作，ほか：小脳出血．日本臨床（別冊）領域別症候群シリーズ 26（神経症候群Ⅰ）：211-213，1999.
(8) 稲田　良，金　一宇，金　和子，ほか：高血圧性脳出血例の脳血管写像にみられた同時多発性出血．脳神経 31：613-620，1979.
(9) 伊藤栄一：高血圧性脳内出血―急性期．Clinical Neuroscience 14：1084-1085，1996.
(10) 金谷春之：高血圧性脳出血の治療の現況―全国調査の成績より―．脳卒中 12：509-524，1990.
(11) 金谷春之，遠藤英雄：本邦における高血圧性脳出血の外科治療の現況．日独医報 29：220-234，1984.
(12) 金谷春之，湯川英機，神野哲夫，ほか：高血圧性脳出血における新しい Neurological grading および CT による血腫分類とその予後について．第 7 回脳卒中の外科研究会講演集：265-270，1978.
(13) 神野哲夫：被殻出血．日本臨床（別冊）領域別症候群シリーズ 26（神経症候群Ⅰ）：192-198，1999.
(14) Kelley RE, Berger JR, Scheinberg P, et al：Active bleeding in hypertensive intracerebral hemorrhage：Computed tomography. Neurology 32：852-856, 1982.
(15) 北井則夫：被殻出血の臨床統計的研究．日本臨床 51（下巻）：108-114，1993.
(16) Kitanaka C, Inoh Y, Toyoda T, et al：Malignant brain stem hyperthermia caused by brain stem hemorrhage. Stroke 25：518-520, 1994.
(17) 高血圧性脳出血の外科的治療に関する Grading 作製委員会：高血圧性脳出血の外科的治療に関する Grading 作製委員会からの報告［半田　肇，佐野圭司(監修)，端　和夫，斎藤　勇(編)：高血圧性脳内血腫の外科治療］．第 4 回 The Mt. Fuji Workshop on CVD 講演集）．153 頁，小玉株式会社出版部，東京，1986.
(18) 駒中則彦，土井英史，森脇　宏，ほか：高血圧性視床出血に対する定位的血腫溶解排除術．脳外 14：249-256，1986.
(19) 黒田清司，小川　彰：脳内出血概論．日本臨床（別冊）領域別症候群シリーズ 26（神経症候群Ⅰ）：186-191，1999.
(20) 黒田清司，小川　彰：視床出血．日本臨床（別冊）領域別症候群シリーズ 26（神経症候群Ⅰ）：199-202，1999.
(21) 桑原　敏，太田桂二，上田　徹，ほか：原発性橋出血 20 例の臨床的検討．臨床症状，CT 像，脳波所見と予後との相関について．Neurol Med Chir (Tokyo) 22：933-942, 1982.
(22) Little JR, Tubman DE, Ethier R：Cerebellar hemorrhage in adults. Diagnosis by computerized tomography. J Neurosurg 48：575-579, 1978.
(23) Masiyama S, Niizuma H, Suzuki J：Pontine haemorrhage：a clinical analysis of 26 case. J Neurol Neurosurg Psychiat 48：658-662, 1985.
(24) Michael J：Cerebellar apoplexy. Am J Med Sci 183：687-695, 1932.
(25) 水上公宏，荒木五郎，美原　博，ほか：高血圧性脳出血にみる extravasation 像―大血腫形成機転に関する考察と急性期積極的手術の提唱

●主要参考文献

―. 脳神経 23：1359-1367，1971.
(26) 興村義孝，小野純一，岩立康男，ほか：軽症被殻出血例に対する CT 誘導定位的血腫吸引術の評価. 脳外 19：611-617，1991.
(27) 大根田玄寿：脳出血の病理. 文光堂，東京，1974.
(28) 織田哲至，梶原浩司，泉原昭文，ほか：頭部冠状断 MRI における"pyramidal line"の有用性. 脳神経外科速報 2：39-42，1992.
(29) 佐藤憲市，松崎隆幸，嶋崎光哲：脳血管障害の機能予後判定―MRI における"pyramidal line"の有用性―. CT 研究 19：129-133，1997.
(30) 澤田　徹：皮質下出血の臨床統計的検討. 日本臨床 51（下巻）：169-173，1993.
(31) 静　雅彦，長田　乾，柚木和太，ほか：視床出血―CT 上の血腫の拡がりと臨床症状の解析―. 脳卒中 2：255-261，1980.
(32) 塩川芳明，斎藤　勇，瀬川　弘，ほか：脳幹出血の臨床統計的検討（総説）. 日本臨床 51（下巻）：199-204，1993.
(33) 鈴木明文，安井信之：高血圧性小脳出血の手術適応基準. Neurol Med Chir（Tokyo）27：505-510，1987.
(34) 高田育郎：高血圧性脳出血例脳血管写像にみられる造影剤血管外漏出像とその意義. 自験 14 例の検討. 脳外 4：471-478，1976.
(35) 高浜秀俊，森井　研，佐藤光弥，ほか：高血圧性橋出血に対する CT 定位血腫除去術―保存的治療との比較検討―. 脳外 17：733-739，1989.
(36) 高橋洋司，田澤　豊：視床出血により輻輳眼振を呈した 3 例―輻輳眼振と「鼻尖をにらむ眼位」の責任病巣について―. 臨床神経 27：504-510，1987.
(37) 高杉晋輔，曽我哲朗，増田　勉，ほか：高血圧性脳出血における血腫ならびにその周辺病態の自然経過―CT による経時的観察と治療方針に関する若干の考察―. Neurol Med Chir（Tokyo）19：261-269,，1979.
(38) 田中靖通，西谷幹雄，小笠原俊一，ほか：高血圧性橋出血の臨床的研究. 脳神経 34：601-607，1982.
(39) Taneda M, Hayakawa T, Mogami H：Primary cerebellar hemorrhage. Quadrigeminal cistern obliteration on CT scans as a predictor of outcome. J Neurosurg 67：545-552，1987.
(40) 内野　晃：MR 画像における出血巣の画像コントラストとその成因. medicina 31：1638-1641，1994.
(41) 宇高不可思：皮質下出血. 日本臨床（別冊）領域別症候群シリーズ 26（神経症候群Ⅰ）：203-206，1999.
(42) 渡辺礼次郎：原発性脳橋出血の臨床病理学的研究. 臨床神経 3：94-112，1963.
(43) 山本勇夫，永井　肇，新谷　彬：D. 脳出血［景山直樹（編）：脳神経外科学］. 471-485 頁，金原出版，東京，1988.
(44) 山中竜也，佐藤　進：定位的血腫除去術中・術後の再出血の検討. 脳卒中 10：54-59，1988.
(45) 山下晃平，柴田家門，清木義勝，ほか：脳出血と脳梗塞の同一患者での発生. 脳卒中の外科 16：333-338，1988.
(46) 吉田伸一，小林　秀，斎藤　勇，ほか：小脳出血の診断と治療―高血圧性出血と小血管腫による出血の比較，および CT 所見―. 脳神経 31：687-693，1979.

再発性高血圧性脳出血および同時発症の高血圧性脳出血

(1) 荒川修治，山口武典：再発性脳内出血. 日本臨床 51（下巻）：276-281，1993.
(2) Bae HG, Lee KS, Yun IG, et al：Rapid expansion of hypertensive intracerebral hemorrhage. Neurosurgery 31：35-41，1992.
(3) Chen ST, Chen SD, Hsu CY, et al：Progression of hypertensive intracerebral hemorrhage. Neurology 39：1509-1514，1989.
(4) 広畑泰三，佐々木潮，魚住　徹，ほか：高血圧性脳内出血再発例の検討. Neurol Med Chir（Tokyo）31：887-891，1991.
(5) 窪田　惺，三好明裕，多田羅herry登，ほか：高血圧性脳出血の再出血例の検討：その特徴と再発因子について. 脳外 25：993-999，1997.
(6) 熊本一朗，野元正弘，大勝洋祐，ほか：脳血栓・脳出血の再発例の検討. 脳卒中 7：180-185，1985.
(7) Lee KS, Bae HG, Yun IG：Recurrent intracerebral hemorrhage due to hypertension. Neurosurgery 26：586-590，1990.
(8) 宮坂佳男，中山賢司，松森邦昭，ほか：CT scan にて診断した両側性高血圧性脳出血. Neurol Med Chir（Tokyo）22：661-667，1982.
(9) 小穴勝廉，栃内秀士，久保直彦，ほか：再発性脳出血症例の検討：その臨床像と再発因子について. 日本医事新報 3102：29-34，1983.
(10) 塩見直人，宮城知也，古賀さとみ，ほか：同時多発性高血圧性脳出血例の検討. No Shinkei Geka 32：237-244，2004.
(11) 砂田一郎，赤野義則，井上　剛，ほか：ほぼ同時に発症した両側視床出血. 神経内科 42：519-523，1995.
(12) 丹野裕和，小野純一，須田純夫，ほか：同時に発生した多発性高血圧性脳内出血の検討―5 症例の報告と文献的考察―. 脳外 17：223-228，1989.

無症候性脳出血

(1) 浜野　均，篠原幸人：無症候性脳出血. 綜合臨床 43：2767-2771，1994.
(2) 濱崎清利，大塚忠弘，佐藤恭一：T 2 ＊強調画像. Clinical Neuroscience 24：399-402，2006.
(3) 中島ユミ，大須賀等，山本正博，ほか：無症候性脳内出血―MRI 所見からの検討―. 臨床神経 31：270-274，1991.
(4) 岡田　靖，佐渡島省三，朔　義亮，ほか：高血圧性脳出血患者にみられる無症候性脳血管病変. 脳卒中 14：187-191，1992.
(5) 篠原幸人，浜野　均：無症候性脳出血. 日本臨床（別冊）領域別症候群シリーズ 26（神経症候群Ⅰ）：218-221，1999.

脳アミロイドアンギオパチー

(1) 羽生春夫，朝長正徳，吉村正博，ほか：アミロイド・アンギオパチーによる脳出血の CT 所見. CT 研究 7：35-42，1985.
(2) 平野朝雄：amyloid angiopathy［平野朝雄（編）：カラーアトラス神経病理］. 149 頁，医学書院，東京，1988.
(3) 梶岡智子，大星博明，井林雪郎，ほか：髄液中 cystatin C が低下した高血圧を伴う多発性脳出血. 神経内科 39：629-634，1993.
(4) Leblanc R, Preul M, Robitaille Y, et al：Surgical considerations in cerebral amyloid angiopathy. Neurosurgery 29：712-718，1991.
(5) 長井　篤，小林祥泰：HCHWA-I（hereditary cerebral hemorrhage with amyloidosis in Iceland）. 日本臨床（別冊）領域別症候群シリーズ 26（神経症候群Ⅰ）：390-393，1999.
(6) 長井　篤，小林祥泰：HCHWA-D（hereditary cerebral hemorrhage with amyloidosis-Dutch type）. 日本臨床（別冊）領域別症候群シリーズ 26（神経症候群Ⅰ）：397-399，1999.
(7) 朝長正徳：アミロイド・アンギオパチー. 神経進歩 32：296-307，1988.
(8) 山之内　博：アミロイド・アンギオパチー―脳血管障害との関連―. 神経進歩 34：451-460，1990.
(9) 山田正仁，伊藤嘉憲：脳アミロイドアンギオパチー. 神経内科 36：238-246，1992.
(10) 吉村正博：Amyloid angiopathy. 神経内科 31：572-584，1989.

もやもや病

(1) 秋山義典，永田　泉：もやもや病（ウイリス動脈輪閉塞症）．日本臨床（別冊）領域別症候群シリーズ 26（神経症候群 I）：273-276，1999．

(2) Andoh T, Sakai N, Yamada H, et al：Chronic subdural hematoma following bypass surgery-Report of three cases-. Neurol Med Chir (Tokyo) 32：684-689, 1992.

(3) Dauser RC, Tuite GF, McCluggage CW：Dural inversion procedure for moyamoya disease. Technical note. J Neurosurg 86：719-723, 1997.

(4) 原　康子，白根礼造，吉本高志，ほか：小児モヤモヤ病に対する側頭筋，帽状腱膜，硬膜を用いた間接血行再建術．小児の脳神経 19：271-276，1994．

(5) 宝金清博，中川　翼，上山博康，ほか：もやもや病に対する血行再建術．脳外 27：211-222，1999．

(6) JAM Trial Group：出血発症成人もやもや病の治療方針に関する研究．脳卒中の外科 30：23-27，2002．

(7) JAM Trial Group：Japan adult Moyamoya (JAM) trial in 2002. 脳卒中の外科 31：13-17，2003．

(8) Kawaguchi T, Fujita S, Hosoda K, et al：Multiple burr-hole operation for adult moyamoya disease. J Neurosurg 84：468-476, 1996.

(9) 川口哲郎，藤田稠清，細田弘吉，ほか：小児もやもや病における Multiple burr-hole operation の有用性について．脳外 26：217-224，1998．

(10) Kinugasa K, Mandai S, Tokunaga K, et al：Ribbon encephalo-duro-arterio-myo-synangiosis for moyamoya disease. Surg Neurol 41：455-461, 1994.

(11) Kobayashi E, Saeki N, Oishi H, et al：Long-term natural history of hemorrhagic moyamoya disease in 42 patients. J Neurosurg 93：976-980, 2000.

(12) 児玉南海雄，藤原　悟，堀江幸男，ほか：Moyamoya 病における transdural anastomosis—Vault moyamoya—．脳外 8：729-737，1980．

(13) 厚生省特定疾患ウイリス動脈輪閉塞症調査研究班：ウイリス動脈輪閉塞症の診断の手引き［福井仁士（班長）：厚生省特定疾患ウイリス動脈輪閉塞症調査研究班平成 7 年度研究報告書］．144 頁，1996．

(14) 厚生省特定疾患ウイリス動脈輪閉塞症調査研究班：MRI・MRA（Magnetic resonance imaging・Angiography）による画像診断のための指針［福井仁士（班長）：厚生省特定疾患ウイリス動脈輪閉塞症調査研究班平成 7 年度研究報告書］．147 頁，1996．

(15) 厚生労働省特定疾患ウィリス動脈輪閉塞症の病因・病態に関する研究班：最新の診断，治療の手引き（2001 年）．平成 12 年度総括・分担研究報告書．73-76 頁，2001．

(16) 畔　政和，奥村福一郎，岸　義彦，ほか："もやもや"病の麻酔．臨床麻酔 7：1045-1052，1983．

(17) 松島善治：モヤモヤ病に対する間接的血管吻合術．脳外 26：769-786，1998．

(18) 松島善治：小児脳神経外科の ABC．3．もやもや病ミニレクチャー．小児の脳神経 24：9-18，1999．

(19) 松島善治，青柳　傑，成相　直，ほか：小児もやもや病患者の Wechsler 知能テストによる長期知能予後．I．非手術群における知能推移の一規準．小児の脳神経 21：224-231，1996．

(20) 松島善治，青柳　傑，成相　直，ほか：小児もやもや病患者の Wechsler 知能テストによる長期知能予後．II．Encephalo-duro-arterio-synangiosis 施行後 10 年以上経過した患者の検討．小児の脳神経 21：232-238，1996．

(21) Miyamoto S, Akiyama Y, Nagata I, et al：Long-term outcome after STA-MCA anastomosis for moyamoya disease. Neurosurg Focus 5（5）：Article 5, 1998.

(22) 宮本　亨，高木康志：もやもや病［松谷雅生，田村　晃（編）：脳神経外科周術期管理のすべて］．55-67 頁，メジカルビュー社，東京，2000．

(23) Morioka M, Hamada J, Todaka T, et al：High-risk age for rebleeding in patients with hemorrhagic moyamoya disease. Neurosurgery 52：1049-1055, 2003.

(24) 西本　詮，植田清隆，難波真平：モヤモヤ病の脳循環．綜合臨床 32：2519-2524，1983．

(25) 奥　史郎，奥村福一郎，菊池晴彦，ほか：小児もやもや病患者麻酔中の hypercapnia および hypocapnia による脳血流と脳機能の変化．日臨麻誌 5：360-368，1985．

(26) 佐伯直勝，山浦　晶，星誠一郎，ほか：モヤモヤ病出血例の検討．脳外 19：705-712，1991．

(27) 島内正樹，唐沢　淳，宍戸　尚，ほか：両側半球脳虚血症状を呈する"もやもや"病の外科的治療—どちらを先に手術するか—．脳卒中の外科 16：187-190，1988．

(28) 白根礼造，藤原　悟，児玉南海雄，ほか：Moyamoya 病の脳波．第 10 回脳卒中の外科研究会講演集 134-139，1981．

(29) 園部　真，高橋慎一郎，久保田康子，ほか：もやもや病の EMS 術後に発生した慢性硬膜下血腫．脳外 10：857-859，1982．

(30) 鈴木二郎：Moyamoya 病．脳と発達 14：236-248，1982．

(31) 鈴木二郎（編）：Moyamoya 病．医学書院，東京，1983．

(32) 鈴木二郎，児玉南海雄，峯浦一喜：脳血管 Moyamoya 病の発生機序．脳神経 28：459-470，1976．

(33) 鈴木　諭，松島俊夫，ѫ崎清信，ほか：成人モヤモヤ病の外科治療—出血型を中心として—．脳卒中の外科 20：463-467，1992．

(34) 高橋　明，藤原　悟，鈴木二郎：Moyamoya 病の長期追跡脳血管写．小児期発症成人移行例について．脳外 14：23-29，1986．

(35) 徳永浩司，衣笠和孜：モヤモヤ病に対する Ribbon encephalo-duro-arterio-myo-synangiosis（Ribbon EDAMS）．脳神経外科速報 4：723-730，1994．

(36) 堤　圭介，永田　泉：もやもや病（ウィリス動脈輪閉塞症）［田村　晃，松谷雅生，清水輝夫（編）：EBM に基づく脳神経疾患の基本治療指針］．40-43 頁，メジカルビュー社，東京，2006．

(37) 上田　伸，小林孝志，牧野　章，ほか：モヤモヤ病の脳波．臨床脳波 29：401-412，1987．

(38) 山島圭介，宮本　亨，永田　泉，ほか：モヤモヤ病患者における reverse steal phenomenon．脳外誌 4：145-150，1995．

もやもや病の家族内発生

(1) 岩本哲明，西崎隆文，津波　満，ほか："モヤモヤ"病の 1 家系．脳外 19：781-787，1991．

(2) 川井未加子：ウィリス動脈輪閉塞症の臨床遺伝学的研究．東女医誌 55：427-441，1985．

(3) Kitahara T, Ariga N, Yamaura A, et al：Familial occurence of moya-moya disease：report of three Japanese families. J Neurol Neurosurg Psychiat 42：208-214, 1979.

(4) Kitahara T, Okumura K, Semba A, et al：Genetic and immunologic analysis on moya-moya. J Neurol Neurosurg Psychiat 45：1048-1052,

1982.
(5) 難波理奈，黒田　敏，石川達哉，ほか：家族性もやもや病の臨床像と最近の研究の動向．No Shinkei Geka 32：7-16，2004.

もやもや病と脳動脈瘤の合併

(1) 岩間　亨，橋本信夫，小林　映，ほか：モヤモヤ病に合併した脳動脈瘤に対する外科治療［斎藤　勇，端　和夫（監修）：Willis動脈輪の血管病変．第12回 The Mt. Fuji Workshop on CVD 講演集］．191-195頁，にゅーろん社，東京，1994.
(2) 郭　隆璨，伊東正太郎，山本信孝，ほか：モヤモヤ病に合併した頭蓋内動脈瘤の意義（第1報）．通常の嚢状動脈瘤との差異―文献的考察―．Neurol Med Chir (Tokyo) 24：97-103，1984.
(3) 郭　隆璨，江守　巧，中村　勉，ほか：モヤモヤ病に合併した頭蓋内動脈瘤の意義（第2報）．動脈瘤の分類と出血様式―文献的考察―．Neurol Med Chir (Tokyo) 24：104-109，1984.
(4) Kodama N, Suzuki J：Moyamoya disease associated with aneurysm. J Neurosurg 48：565-569, 1978.
(5) 中井啓文，山本和秀，佐古和廣，ほか：前脈絡動脈の"側副血行路動脈瘤"を合併したモヤモヤ病の1例．脳外 20：985-990，1992.
(6) 恩田英明，加川瑞夫，鰐渕　博，ほか：脳動脈瘤を合併したモヤモヤ病の5例―治療に関する検討―．脳卒中の外科 16：168-174，1988.
(7) Waga S, Tochio H：Intracranial aneurysm associated with Moyamoya disease in childhood. Surg Neurol 23：237-243, 1985.

無症候性もやもや病

(1) 難波理奈，黒田　敏，竹田　誠，ほか：成人無症候性もやもや病の臨床像と予後．No Shinkei Geka 31：1291-1295，2003.
(2) 山田　勝，藤井清孝，福井仁士：無症候性もやもや病の臨床像と予後―全国アンケート調査の結果をもとに―．No Shinkei Geka 33：337-342，2005.

脳梗塞

(1) 秋山恭彦，太田文人，森竹浩三：深部型境界領域梗塞の臨床―病態生理，臨床症状，画像診断―．日本臨床 51（上巻）：710-715，1993.
(2) Amarenco P：The spectrum of cerebellar infarctions. Neurology 41：973-979, 1991.
(3) Baird AE, Warach S：Magnetic resonance imaging of acute stroke. J Cereb Blood Flow Metab 18：583-609, 1998.
(4) Bastianello S, Pierallini A, Colonnese C, et al：Hyperdense middle cerebral artery CT sign. Neuroradiology 33：207-211, 1991.
(5) Becker H, Desch H, Hacker H, et al：CT fogging effect with ischemic cerebral infarcts. Neuroradiology 18：185-192, 1979.
(6) Bogousslavsky J, Regli F：Unilateral watershed cerebral infarcts. Neurology 36：373-377, 1986.
(7) Braffman BH, Zimmerman RA, Trojanowski JQ, et al：Brain MR：Pathologic correlation with gross and histopathology. 1. Lacuar infarction and Virchow-Robin spaces. AJNR 9：621-628, 1988.
(8) Bryan RN, Levy LM, Whitlow WD, et al：Diagnosis of acute cerebral infarction：Comparison of CT and MR imaging. AJR 157：585-594, 1991.
(9) Brott TG, Brown RD Jr, Meyer FB, et al：Carotid revascularization for prevention of stroke：Carotid endarterectomy and carotid artery stenting. Mayo Clin Proc 79：1197-1208, 2004.
(10) 中国労災病院循環器科：心臓疾患と脳塞栓症．http://www.chugokuh.rofuku.go.jp/circ/menu 4.htm
(11) Derex L, Hermier M, Adeleine P, et al：Influence of the site of arterial occlusion on multiple baseline hemodynamic MRI parameters and post-thrombolytic recanalization in acute stroke. Neuroradiology 46：883-887, 2004.
(12) 江面正幸，松本康史，高橋　明：急性期局所線溶療法の現状．脳卒誌 13：111-115，2004.
(13) 江面正幸，松本康史，高橋　明：急性期血行再建術（血管内治療）．脳神経 58：937-943，2006.
(14) 遠藤俊郎，平島　豊，桑山直也，ほか：頸動脈内膜剝離術の基本手技．脳外誌 8：92-99，1999.
(15) Fisher CM：Lacunes：Small, deep cerebral infarcts. Neurology 15：774-784, 1965.
(16) 藤本正和，大橋寿彦，清水秀昭，ほか：急性期小脳梗塞のMRI画像と臨床神経学的所見に関する検討．臨床神経 37：580-586，1997.
(17) 古橋紀久：可逆性虚血性神経障害．日本臨床（別冊）領域別症候群シリーズ 26（神経症候群 I）：176-179，1999.
(18) Gomez CR, Cruz-Flores S, Malkoff MD, et al：Isolated vertigo as a manifestation of vertebrobasilar ischemia. Neurology 47：94-97, 1996.
(19) Hanakita J, Miyake H, Nagayasu S, et al：Angiographic examination and surgical treatment of bow hunter's stroke. Neurosurgery 23：228-232, 1988.
(20) 早川　功：ラクナ梗塞［矢崎義雄（監修）：脳血管障害の成因］．157-163頁，現代医療社，東京，1998.
(21) 平井俊策：脳幹梗塞の頻度，背景因子と成因．日本臨床 51（上巻）：722-727，1993.
(22) 平井俊策：脳幹梗塞．日本臨床（別冊）領域別症候群シリーズ 26（神経症候群 I）：138-141，1999.
(23) 廣瀬源二郎：椎骨脳底動脈系TIA（Powers症候群，bow hunter's strokeなど）．日本臨床（別冊）領域別症候群シリーズ 26（神経症候群 I）：280-284，1999.
(24) 星野晴彦：動脈原性脳塞栓症（artery to artery塞栓）．日本臨床（別冊）領域別症候群シリーズ 26（神経症候群 I）：162-166，1999.
(25) 星野晴彦：Branch atheromatous disease（BAD）［小林祥泰（監修）：脳卒中ナビゲーター］．152-153頁，メディカルビュー社，東京，2003.
(26) 入野忠芳：脳血管閉塞の再開通現象．脳神経 30：135-151，1978.
(27) 伊藤泰司，松本昌泰：奇異性脳塞栓症．臨床医 23：96-98，1997.
(28) 岩本俊彦：心原性脳塞栓症の予防．日本醫事新報 4275：89，2006.
(29) 泉　雅之，武田明夫，石川作和夫，ほか：心原性脳塞栓症におけるspectacular shrinking deficitの解析．日本臨床 51（上巻）：579-586，1993.
(30) 郭　隆璨：エミッションCT（ECT）［郭　隆璨（著）：視て学ぶ脳神経外科学］．300-308頁，診断と治療社，東京，1990.
(31) 亀井徹正：脳塞栓症のCT像の特徴．日本臨床 51（上巻）：587-592，1993.
(32) 神田直昭，矢坂正弘，大坪亮一，ほか：虚血性脳血管障害における右左シャントおよび心房中隔瘤の意義．臨床神経 38：213-218，1998.
(33) 加納恒男：頸動脈内膜プラークのエコー診断と外科的治療．日本醫事新報 4243：1-9，2005.
(34) Kashihara M and Matsumoto K：Acute capsular infarction. Location of the lesions and clinical features. Neuroradiology 27：248-253, 1985.
(35) 川端康弘，永田　泉，坂井信幸，ほか：両側の血行再建を行った内頸動脈狭窄症．脳卒中の外科 29：339-344，2001.
(36) 川田佳克，佐古和廣，鈴木　望，ほか：小脳梗塞の17例の検討．神経内科 31：177-182，1989.
(37) 川口正一郎：頸動脈ステント留置術の留意点．日本醫事新報 4201：85，2004.

(38) 河瀬 斌, 水上公宏, 田沢俊明, ほか：出血性脳梗塞のCT所見とその出血機序. CT研究 2：283-290, 1980.
(39) 木村和美, 山口武典：アテローム血栓性脳梗塞[矢崎義雄(監修)：脳血管障害の成因]. 135-146頁, 現代医療社, 東京, 1998.
(40) 桐野高明, 田村 晃：脳虚血と神経細胞死. 神経進歩 36：225-235, 1992.
(41) 北川一夫, 松本昌泰, 堀 正二：脳梗塞の病型と発症機序. 内科 89：595-602, 2002.
(42) 小林祥泰：脳虚血急性期患者の内科的治療. 脳外誌 11：249-255, 2002.
(43) Koga M, Kimura K, Minematsu K, et al：Diagnosis of internal carotid artery stenosis greater than 70% with power Doppler duplex sonography. AJNR 22：413-17, 2001.
(44) 越 泰彦, 小島直志：脳幹梗塞の治療方針と予後判定の基準. 日本臨床 51(上巻)：743-747, 1993.
(45) 久保田基夫, 平井伸治, 小野純一, ほか：Lacuna, Leucoaraiosis, État criblé―画像診断上の特徴と出現頻度の検討―[斎藤 勇, 端 和夫 (監修)：無症候性脳血管障害の外科治療をどうするか. 第16回 The Mt. Fuji Workshop on CVD 講演集]. 110-113頁, にゅーろん社, 東京, 1998.
(46) Levin SM, Sondheimer FK, Levin JM：The contralateral diseased but asymptomatic carotid artery：To operate or not? Am J Surg 140：203-205, 1980.
(47) 松本祐蔵, 篠原千恵, 徳永浩司, ほか：内頸動脈血栓内膜剥離術の問題点, 特に両側狭窄例について. 脳卒中の外科 20：292-296, 1992.
(48) 松岡秀樹：若年者の脳塞栓症. 日本醫事新報 4257：101, 2005.
(49) Meister SG, Grossman W, Dexter L, et al：Paradoxical embolism. Diagnosis during life. Am J Med 53：292-298, 1972.
(50) Milandre L, Rumeau C, Sangla I, et al：Infarction in the territory of the anterior inferior cerebellar artery：report of fives cases. Neuroradiology 34：500-503, 1992.
(51) 峰松一夫：心原性脳塞栓症[山口武典, 橋本信夫(編)：脳卒中の画像診断]. 192-203頁, 中外医学社, 東京, 1998.
(52) 峰松一夫：心原性脳塞栓症[小林祥泰(監修)：脳卒中ナビゲーター]. 124-125頁, メディカルビュー社, 東京, 2003.
(53) 峰松一夫, 山口武典, 長木淳一郎, ほか：脳塞栓における早期塞栓症再発―連続186例における検討―. 脳卒中 8：43-49, 1986.
(54) 長束一行, 澤田 徹：脳梗塞の再発予防対策. 日本臨床 51(上巻)：499-504, 1993.
(55) 中川原譲二：脳虚血とSPECT. 脳外誌 16：753-761, 2007.
(56) 中原一郎：心原性脳塞栓症. Clinical Neuroscience 23：1163-1166, 2005.
(57) 中原一郎, 橋本信夫, 菊池晴彦, ほか：頸部頸動脈狭窄に対するstenting―Preliminary experience―. 脳外誌 7：291-297, 1998.
(58) 中野真一：脳塞栓症における治療適応と治療方針. 脳神経外科速報 13：160-166, 2003.
(59) 成富博章：超急性期の治療. 内科 89：627-631, 2002.
(60) 西村 崇, 金沢武道, 小野寺庚午, ほか：出血性脳梗塞の病理と成立機序. 日本臨床 51(上巻)：793-805, 1993.
(61) 小笠原邦昭, 小川 彰：血行再建術[小林祥泰(監修)：脳卒中ナビゲーター]. 260-261頁, メディカルビュー社, 東京, 2003.
(62) 緒方利安, 岡田 靖：急性期脳梗塞の画像所見. 脳神経 58：923-929, 2006.
(63) 小川敏英, 上村和夫：出血性脳梗塞のCT, MRI診断―画像の特徴と脳内出血との鑑別―. 日本臨床 51(上巻)：800-805, 1993.
(64) 岡田芳和, 川島明次, 川俣貴一, ほか：頸部頸動脈狭窄病変に対する外科的治療指針. 脳卒中の外科 33：335-341, 2005.
(65) 岡田和悟, 小林祥泰：一過性脳虚血発作[矢崎義雄(監修)：脳血管障害の成因]. 229-235頁, 現代医療社, 東京, 1998.
(66) Okada Y, Yamaguchi T, Minematsu K, et al：Hemorrhagic transformation in cerebral embolism. Stroke 20：598-603, 1989.
(67) 大川慎吾, 田渕正康, 森 悦朗：ラクナ梗塞の臨床病型分類―病型と責任病巣―. 日本臨床 51(上巻)：654-664, 1993.
(68) 大坪亮一, 定永史子, 岡田 靖：アテローム血栓性脳梗塞[山口武典, 橋本信夫(編)：脳卒中の画像診断]. 179-191頁, 中外医学社, 東京, 1998.
(69) 大山直紀, 大槻俊輔, 峰松一夫, ほか：Spectacular shrinking deficit(SSD)を呈した心原性脳塞栓症の1例. 脳と循環 9：47(211)-51(215), 2004.
(70) Rothwell PM, Gibson RJ, Slattery J, et al：Equivalence of measurements of carotid stenosis. A comparison of three methods on 1001 angiograms. Stroke 25：2435-2439, 1994.
(71) Rothwell PM, Gibson RJ, Slattery J, et al：Prognostic value and reproducibility of measurements of carotid stenosis. A comparison of three methods on 1001 angiograms. Stroke 25：2440-2444, 1994.
(72) 朔 義亮, 黒田淳哉：小脳梗塞. 日本臨床(別冊)領域別症候群シリーズ26(神経症候群Ⅰ)：142-145, 1999.
(73) 関 行雄, 佐原佳之, 藤本昌志, ほか：急性期にSTA-MCA吻合術を施行した頭蓋内内頸動脈閉塞症の1例. 脳卒中の外科 33：375-379, 2005.
(74) 七戸秀夫, 黒田 敏, 浅野 剛, ほか：冠動脈病変を合併した両側内頸動脈狭窄症に対するstent/CEA複合治療の経験. No Shinkei Geka 33：149-153, 2005.
(75) Shimizu S, Yamada M, Takagi H, et al：Bow hunter's stroke associated with an aberrant course of the vertebral artery. Neurol Med Chir (Tokyo) 39：867-869, 1999.
(76) Sundt TM Jr, Sharbrough FW, Piepgras DG, et al：Correlation of cerebral blood flow and electroencephalographic changes during carotid endarterectomy. With results of surgery and hemodynamics of cerebral ischemia. Mayo Clin Proc 56：533-543, 1981.
(77) 田淵正康：ラクナ症候群. 日本臨床(別冊)領域別症候群シリーズ26(神経症候群Ⅰ)：112-115, 1999.
(78) 高木 誠：アテローム血栓性脳梗塞[小林祥泰(監修)：脳卒中ナビゲーター]. 126-127頁, メディカルビュー社, 東京, 2003.
(79) 高橋 明, 小川 彰, 桜井芳明, ほか：出血性脳梗塞のCT像. CT研究 4：153-158, 1982.
(80) 高尾昌樹, 棚橋紀夫：, ラクナ梗塞[山口武典, 橋本信夫(編)：脳卒中の画像診断]. 204-213頁, 中外医学社, 東京, 1998.
(81) 高山秀一, 赤路和則, 美原 盤：MRIではじめてわかること. 内科 89：613-616, 2002.
(82) 武田克彦：皮質枝系粥状硬化性脳梗塞. 日本臨床(別冊)領域別症候群シリーズ26(神経症候群Ⅰ)：105-108, 1999.
(83) 竹岡常行, 篠原幸人：脳梗塞の病型別再発とその予防. Pharma Medica 5：57-63, 1987.
(84) 瀧波賢治, 長谷川健, 宮森正郎, ほか：頸動脈内膜剥離術後成績の検討. 脳卒中の外科 30：133-135, 2002.

●主要参考文献

(85) 田村　晃：Ischemic penumbra[小林祥泰(監修)：脳卒中ナビゲーター]．148-149頁，メディカルビュー社，東京，2003．
(86) 棚橋紀夫：ラクナ梗塞[小林祥泰(監修)：脳卒中ナビゲーター]．128-129頁，メディカルビュー社，東京，2003．
(87) 田中耕太郎：境界領域梗塞．日本臨床(別冊)領域別症候群シリーズ26(神経症候群Ⅰ)：133-137，1999．
(88) 谷浦晴二郎，堀　智勝：延髄梗塞．日本臨床51(上巻)：760-764，1993．
(89) 田澤俊明，水上公宏，河瀬　斌：高血圧性被殻出血や脳梗塞経過中の基底核部出血(出血性梗塞)の鑑別．CT研究6：59-66，1984．
(90) 鄭　秀明，内山真一郎：線条体・内包梗塞．日本臨床(別冊)領域別症候群シリーズ26(神経症候群Ⅰ)：146-149，1999．
(91) 鄭　秀明，内山真一郎，丸山勝一：Striatocapsular infarctionの臨床的検討．臨床神経33：294-300，1993．
(92) 寺尾　章：椎骨脳底動脈循環不全症．日本臨床(別冊)領域別症候群シリーズ26(神経症候群Ⅰ)：277-279，1999．
(93) 寺尾心一，武田明夫，祖父江元：一過性黒内障．日本臨床(別冊)領域別症候群シリーズ26(神経症候群Ⅰ)：172-175，1999．
(94) Tohgi H, Takahashi S, Chiba K, et al：Cerebellar infarction. Clinical and neuroimaging analysis in 293 patients. Stroke 24：1697-1701, 1993.
(95) 徳永浩司，田宮　隆，伊達　勲：Patch graftを用いた頸動脈内膜剥離術．No Shinkei Geka 33：759-774，2005．
(96) 戸村則昭：CTのみでどこまでわかるか．内科89：609-612，2002．
(97) Truwit CL, Barkovich AJ, Gean-Marton A, et al：Loss of the insular ribbon：Another early CT sign of acute middle cerebral artery infarction. Radiology 176：801-806, 1990.
(98) 堤由紀子著：頸動脈エコーマニュアル．ベクトル・コア，東京，2003．
(99) 内山真一郎：脳梗塞の抗凝固療法の実際．日本臨床51(上巻)：458-462，1993．
(100) 内山真一郎，Sandercock AG：急性虚血性脳卒中患者における抗血栓療法の適応と禁忌．脳卒中の外科27：96-103，1999．
(101) 卯田　健，井上　亨，一ツ松勤，ほか：頭蓋内動脈硬化性高度狭窄病変に対するステント治療．脳外誌12：111-116，2003．
(102) 卯田　健，井上　亨，一ツ松勤，ほか：Tandem lesionを伴う内頸動脈狭窄病変に対する血行再建術．脳外31：63-67，2003．
(103) 宇野昌明，上田　伸，西谷和敏，ほか：両側頸動脈内膜剥離術施行例の検討．脳外誌5：431-436，1996．
(104) 若林千恵子：脳血管障害，とくに脳梗塞の診断のすすめかた．治療87：2977-2983，2005．
(105) 脇理一郎：橋梗塞の臨床．日本臨床51(上巻)：756-759，1993．
(106) Weiller C, Ringelstein EB, Reiche W, et al：The large striatocapsular infarct. Arch Neurol 47：1085-1091, 1990.
(107) 藪内伴成，中野直樹，布川知史，ほか：Limb shakingを生じたTIAの1例．脳神経外科速報16：353-359，2006．
(108) Yadav JS, Wholey MH, Kunts RE, et al：Protected carotid-artery stenting versus endarterectomy in high-risk patients. N Engl J Med 351：1493-1501, 2004.
(109) 山田和雄：頸動脈内膜剥離術：最近の諸問題．脳外26：207-215，1998．
(110) 山形真吾，山口修平：出血性脳梗塞．日本臨床(別冊)領域別症候群シリーズ26(神経症候群Ⅰ)：154-157，1999．
(111) 山本勇夫：頸動脈内膜剥離術―特にその問題点について―．脳外23：17-25，1995．
(112) 山内　浩：血栓性主幹動脈閉塞症における血行力学的脳虚血の病態．脳外誌16：762-769，2007．
(113) 山内　浩，福山秀直：反対側小脳機能解離，反対側(小脳)大脳機能解離．日本臨床(別冊)領域別症候群シリーズ26(神経症候群Ⅰ)：372-375，1999．
(114) 山崎義光，松尾　汎，矢坂正弘，ほか編著：臨床のための頸動脈エコー測定法．日本醫事新報，東京，2005．
(115) 矢坂正広：奇異性脳塞栓症の診療について教えてください．Thrombosis and Circulation 13：156(264)-159(267)，2005．

無症候性脳梗塞
(1) 秋口一郎：無症候性脳血管障害．日本医事新報3677：23-26，1994．
(2) 秋山義典，橋本信夫，岩間　亨，ほか：無症候性内頸動脈狭窄症の臨床的特徴と手術成績[斎藤　勇，端　和夫(監修)：無症候性脳血管障害の外科治療をどうするか．第16回 The Mt. Fuji Workshop on CVD講演集]．185-188頁，にゅーろん社，東京，1998．
(3) Asymptomatic cervical bruit study group：Natural history and effectiveness of aspirin in asymptomatic patients with cervical bruits. Arch Neurol 48：683-686, 1991.
(4) CASANOVA study group：Carotid surgery versus medical therapy in asymptomatic carotid stenosis. Stroke 22：1229-1235, 1991.
(5) Executive committee for the asymptomatic carotid atherosclerosis study：Endarterectomy for asymptomatic carotid artery stenosis. JAMA 273：1421-1428, 1995.
(6) 小林祥泰：無症候性脳梗塞，血管周囲腔拡大[小林祥泰(監修)：脳卒中ナビゲーター]．164-165頁，メディカルビュー社，東京，2003．
(7) Mayberg MR and Winn HR：Endarterectomy for asymptomatic carotid artery stenosis JAMA 273：1459-1461, 1997.
(8) 西山　穣，片山泰朗：無症候性脳梗塞への対応．日本醫事新報4219：106-107，2005．
(9) North American Symptomatic Carotid Endarterectomy Trial Collaborators：Beneficial effect of carotid endarterectomy in symptomatic patients with high-grade carotid stenosis. N Engl J Med 325：445-453, 1991.
(10) Perry JR, Szalai JP and Norris JW：Consensus against both endarterectomy and routine screening for asymptomatic carotid artery stenosis. Arch Neurol 54：25-28, 1997.
(11) 篠原幸人：Silent cerebrovascular disease―特にいわゆる無症候性虚血性脳血管障害について―[後藤文男，高倉公朋，木下真男，ほか(編)：Annual Review神経1995]．98-104頁，中外医学社，東京，1995．
(12) 高橋弘明，東儀英夫：無症候性脳梗塞の発生機転．日本臨床51(上巻)：840-845，1993．
(13) 宇高不可思，西中和人，亀山正邦：無症候性脳梗塞[矢崎義雄(監修)：脳血管障害の成因]．185-190頁，現代医療社，東京，1998．
(14) 上村和夫：無症候性脳血管障害の診断基準．厚生省研究班報告[端　和夫，小林祥泰(編)：無症候性脳血管障害と血管病変]．3-7頁，南山堂，東京，1999．
(15) 渡引康公：無症候性脳梗塞．日本臨床(別冊)領域別症候群シリーズ26(神経症候群Ⅰ)：116-119，1999．
(16) 山根冠児，島　健，岡田芳和，ほか：無症候性内頸動脈狭窄例に対する血栓内膜摘除術の評価[斎藤　勇，端　和夫(監修)：無症候性脳血管障害の外科治療をどうするか．第16回 The Mt. Fuji Workshop on CVD講演集]．183-184頁，にゅーろん社，東京，1998．

椎骨脳底動脈循環不全症，ボウ・ハンター卒中

(1) 衛藤 達，平川勝之，大野哲二，ほか：頭位左回旋により椎骨脳底動脈循環不全をきたしたC5/6頸椎症の1例：その発生機序と治療法について．脳外誌 12：41-46, 2003.
(2) Hanakita J, Miyake H, Nagayasu S, et al T：Angiographic examination and surgical treatment of bow hunter's stroke. Neurosurgery 23：228-232, 1988.
(3) 長谷川泰弘：椎骨脳底動脈不全症の診断とその意義．日本醫事新報 4171；92-93, 2004.
(4) 廣瀬源二郎：椎骨脳底動脈系 TIA (Powers 症候群，bow hunter's stroke など)．日本臨床領域別症候群シリーズ 26 (神経症候群Ⅰ)：280-284, 1999.
(5) Matsuyama T, Morimoto T, Sakaki T：Comparison of C 1-2 posterior fusion and decompression of the vertebral artery in the treatment of bow hunter's stroke. J Neurosurg 86：619-623, 1997.
(6) 丹羽政宏，山田博是，岩越孝恭：椎骨脳底動脈循環不全に対する外科的治療．脳卒中の外科 31：37-42, 2003.
(7) 丹治正大，服部伊太郎，堀川文彦，ほか：bow hunter's stroke の1例．脳神経外科速報 14：1226-1230, 2004.
(8) 寺尾 章：椎骨脳底動脈循環不全症．日本臨床領域別症候群シリーズ 26 (神経症候群Ⅰ)：277-279, 1999.
(9) Shimizu S, Yamada M, Takagi H, et al：Bow hunter's stroke associated with an aberrant course of the vertebral artery-Case report-. Neurol Med Chir (Tokyo) 39：867-869, 1999.
(10) Sorensen BF：Bow hunter's stroke. Neurosurgery 2：259-261, 1978.

コレステロール塞栓症

(1) Fine MJ, Kapoor W, Falanga V：Cholesterol crystal embolization：A review of 221 cases in the English literature. Angiology 38：769-784, 1987.
(2) Gaines PA, Cumberland DC, Kennedy A, et al：Cholesterol embolization：A lethal complication of vascular catheterisation. Lancet 8578：168-170, 1988.
(3) Mayo RR, Swartz RD：Redefining the incidence of clinically detectable atheroembolism. Am J Med 100：524-529, 1996.
(4) 中原一郎，渡邉芳彦，東登志夫，ほか：頸動脈ステント留置術に続発したコレステロール塞栓症の1例．脳外誌 13：583-587, 2004.
(5) 大西泰彦：コレステロール結晶塞栓症 (cholesterol crystal embolization：CCE) の臨床・病理学的検討．東邦医会誌 48：435-443, 2001.
(6) 高木章乃夫，岩田康義，佐藤千景，ほか：冠動脈造影後に発症したコレステロール塞栓症 8 例の検討．ICU と CCU 25 (別冊) S 203-S 205, 2001.

小児の脳梗塞

(1) 早川 勲，竹村信彦，黒岩明彦，ほか：小児の脳虚血性病変と脳血管炎．脳外 14：1513-1519, 1986.
(2) 石橋安彦，小沼武英：小児脳梗塞—6症例の検討—．脳外 19：641-647, 1991.
(3) 黒川泰任，赤川清介：小児の閉塞性脳血管障害．小児の脳神経 11：165-172, 1986.
(4) 松森邦昭，中原 明，加川瑞夫，ほか：小児閉塞性脳血管障害の病態と治療．脳外 9：707-714, 1981.
(5) 大井静雄，山田洋司，安藤章子，ほか：小児の脳梗塞とその予後—自験 24 例の臨床分析—．脳と発達 17：307-313, 1985.
(6) Schoenberg BS, Mellinger JF, Schoenberg DG：Cerebrovascular disease in infants and children：A study of incidence, clinical features, and survival. Neurology 28：763-768, 1978.
(7) 山本昌昭，武山英美，田中典子，ほか：小児脳梗塞症の4例．小児の脳神経 12：271-278, 1987.

線維筋形成不全

(1) Cloft HJ, Kallmes DF, Kallmes MH, et al：Prevalence of cerebral aneurysms in patients with fibromuscular dysplasia：a reassessment. J Neurosurg 88：436-440, 1998.
(2) 福内靖男，後藤文男：動脈の fibromuscular dysplasia と脳卒中．神経内科 19：541-550, 1983.
(3) Hopkins LN, Budny JL：Fibromuscular dysplasia [Wilkins RH and Rengachary SS (eds)：Neurosurgery Vol. Ⅱ]. pp 2169-2172, McGraw-Hill, New York, 1996.
(4) 加川瑞夫：線維筋性形成異常症．日本臨床 (別冊) 領域別症候群シリーズ 26 (神経症候群Ⅰ)：303-307, 1999.
(5) Lehrer H：The physiology of angiographic arterial waves. Radiology 89：11-19, 1967.
(6) Manelfe C, Clarisse J, Fredy D, et al：Fibromuscular dysplasia of the cervico-cephalic arteries. Report of 70 cases. J Neuroradiol 1：149-231, 1974.
(7) Mettinger KL：Fibromuscular dysplasia and the brain. Ⅱ. Current concept of the disease. Stroke 13：53-58, 1982.
(8) 西本 詮，遠部英昭：FMD 症例の検討．厚生省特定疾患ウィリス動脈輪閉塞症調査研究班．昭和 54 年度研究報告．147-158 頁, 1980.
(9) 西本 詮，植田清隆，本間 温：頸頭動脈系の線維筋性形成異常症 (FMD) の調査報告．厚生省特定疾患ウィリス動脈輪閉塞症の成因・治療及び予防に関する研究班．昭和 56 年度研究報告．28-38 頁, 1982.
(10) 西本 詮，植田清隆，本間 温：頸頭動脈系 FMD 症例のまとめ．厚生省特定疾患ウィリス動脈輪閉塞症の成因・治療及び予防に関する研究班．昭和 57 年度研究報告．28-39 頁, 1983.
(11) Osborn AG, Anderson RE：Angiographic spectrum of cervical and intracranial fibromuscular dysplasia. Stroke 8：617-626, 1977.
(12) Schievink WI, Meyer FB, Parisi JE, et al：Fibromuscular dysplasia of the internal carotid artery associated with α_1-antitrypsin deficiency. Neurosurgery 43：229-234, 1998.
(13) So EL, Toole JF, Dalal P, et al：Cephalic fibromuscular dysplasia in 32 patients. Clinical findings and radiologic features. Arch Neurol 38：619-622, 1981.

内頸動脈形成不全症

(1) Heth JA, Loftus CM, Piper JG, et al：Hypoplastic internal carotid artery mimicking a classic angiographic "string sing". J Neurosurg 86：567-570, 1997.
(2) 宝金清博：内頸動脈欠損症の臨床 [佐藤 修 (監修)，大井静夫 (編著)：神経疾患データブック]．305 頁，中外医学社，東京，1996.

● 主要参考文献

(3) 中村秀美，山田洋司，長尾朋典，ほか：痙攣で発症した内頸動脈形成不全症の1例．脳外 21：843-848，1993．
(4) 佐藤公俊，山田　勝，鷲内隆雄，ほか：脳梁出血で発症した一側性内頸動脈形成不全症．No Shinkei Geka 33：613-617，2005．
(5) 山本昌昭，神保　実，井出光信：Thin section CT による内頸動脈管の検討．CT 研究 9：659-664，1987．
(6) 安田　貢，柴田智行，小松洋治，ほか：脳内出血を合併した両側内頸動脈形成不全症の1例．脳外誌 3：235-240，1994．

脳硬膜静脈洞血栓症

(1) 秋山克徳，難波昭子，吉井文均：脳静脈血栓症．［小林祥泰（監修）：脳卒中ナビゲーター］．136-139頁，メディカルビュー社，東京，2003．
(2) Barnwell SL, O'Neill OR：Lesion of cerebral veins and dural sinuses［Youmans JR（ed）：Neurological Surgery Vol. 2］．pp 1465-1490, WB Saunders, Philadelphia, 1996.
(3) Bousser MG：Cerebral venuos thrombosis. J Neurol 247：252-258, 2000.
(4) Buonanno FS, Moody DM, Ball MR, et al：Computed cranial tomographic findings in cerebral sinovenous occlusion. J Comput Assist Tomogr 2：281-290, 1978.
(5) Gosk-Bierska I, Wysokinski W, Brown RDJr, et al：Cerebral venous sinus thrombosis. Neurology 67：814-819, 2006.
(6) 後藤文男，濱口勝彦，篠原幸人：脳静脈・静脈洞血栓症．最新医学 29：1250-1261，1974．
(7) 井田八重子，入江暢幸，古市将司，ほか：Protein S 欠乏が発症に関与していると思われる静脈洞血栓症を繰り返した1例．脳神経外科速報 15：166-172，2005．
(8) Iskandar BJ, Kapp JP：Nonseptic venous occlusive disease［Wilkins RH, Rengachary SS（eds）：Neurosurgery Vol. Ⅱ］．pp 2177-2190, McGraw-Hill, New York, 1996.
(9) 海го賢一，楠　進：脳静脈血栓症．日本臨床（別冊）領域別症候群シリーズ 26（神経症候群Ⅰ）：295-298，1999．
(10) 加藤　裕，島　克司，千ヶ崎裕夫，ほか：頭蓋内静脈洞血栓症のMRI．CI 研究 15：233-242，1993．
(11) 小宮山純，河村　満，平山惠造，ほか：家族性アンチトロンビンⅢ欠乏症による脳静脈洞血栓症．脳神経 37：589-594，1985．
(12) 厚東篤生，荒木信夫：上矢状静脈洞血栓症．神経内科 27：211-223，1987．
(13) 萬代和弘，玉木紀彦，倉田浩充，ほか：脳内出血にて発症したネフローゼ症候群に伴う上矢状静脈洞血栓症の1例．脳外 25：1101-1103，1997．
(14) Matsumura A, Shinohara A, Komatsu Y, et al：Vanishing empty delta sign in cerebral venous thrombosis. AJNR 9：1239-1240, 1988.
(15) 小澤英輔：脳静脈洞血栓症．日本臨床（別冊）領域別症候群シリーズ 26（神経症候群Ⅰ）：180-185，1999．
(16) 山王直子：Neuroimaging Quiz．静脈洞血栓症による出血性梗塞．Clinical Neuroscience 21：1071-1072，2003．
(17) 杉山修一，上塚晋平，加藤祥一，ほか：プロテインC欠乏症に伴う硬膜静脈洞血栓症の1例．脳外誌 14：622-627，2005．
(18) 高見俊宏，鈴木俊久，得能永夫，ほか：硬膜静脈洞血栓症―血管内手術による血栓溶解療法の1例―．脳外 23：321-325，1995．
(19) Towbin A：The syndrome of latent cerebral venous thrombosis：Its frequency and relation to age and congestive heart failure. Stroke 4：419-430, 1970.
(20) Virapongse C, Cazenave C, Quisling R, et al：The empty delta sign：Frequency and significance in 76 cases of dural sunus thrombosis. Radiology 162：779-785, 1987.
(21) 山脇健盛：脳静脈・静脈洞血栓症．Clinical Neuroscience 26：1152-1153，2008．
(22) 吉野公博：脳静脈洞血栓症―脳血流量（CBV）測定と血栓溶解療法―．脳神経外科速報 15：344-353，2004．

皮質脳静脈血栓症

(1) 足立智英，高木　誠，星野晴彦，ほか：Isolated cortical vein thrombosis の1例．臨床神経 36：1234-1239，1996．
(2) Bakaç G, Wardlaw JM：Problems in the diagnosis of intracranial venous infarction. Neuroradiology 39：566-570, 1997.
(3) Bakshi R, Lindsay BD, Bates VE, et al：Cerebral venous infarctions presenting as enhancing space-occupying lesions：MRI findings. J Neuroimaging 8：210-215, 1998.
(4) Brown JIM, Coyne TJ, Hurlbert RJ, et al：Deep cerebral venous system thrombosis. Neurosurgery 33：911-913, 1993.
(5) Chang YJ, Huang CC, Wai YY：Isolated cortical venous thrombosis-Discrepancy between clinical features and neuroradiologic findings. Angiography 46：1133-1138, 1995.
(6) Chiras J, Dubis M, Bories J：Venous infarctions. Neuroradiology 27：593-600, 1985.
(7) Dentali F, Gianni M, Crowther MA, et al：Natural history of cerebral vein thrombosis. Blood 108：1129-1134, 2006.
(8) Gabrielsen TO, Seeger JF, Knake JE, et al：Radiology of cerebral vein occlusion without dural sinus occlusion. Radiology 140：403-408, 1981.
(9) Haley EC Jr, Brashear HR, Barth JT, et al：Deep cerebral venous thrombosis. Arch Neurol 46：337-340, 1989.
(10) Jacobs K, Moulin T, Bogousslavsky J, et al：The stroke syndrome of cortical vein thrombosis. Neurology 47：376-382, 1996.
(11) 永石雅也，田中喜展，内田貴範，ほか：皮質静脈血栓症の1例．脳外誌 16：221-225，2007．
(12) 中川俊男，黒川泰任，上出廷治，ほか：脳静脈洞閉塞による脳静脈還流障害超急性期の血液脳関門の変化．脳神経 46：955-961，1994．
(13) 尾上　亮，井川房夫，岐浦禎展，ほか：MRI 拡散強調画像による静脈性梗塞の超急性期診断．脳神経 53：979-983，2001．
(14) Terazzi E, Mittino D, Rudà R, et al：Cerebral venous thrombosis. Neurol Sci 25：311-315, 2005.
(15) 若本寛起，宮崎宏道，稲葉　真，ほか：再開通した脳皮質静脈血栓症の1例．脳外 27：469-473，1999．

その他の原因による脳血管障害

(1) Groch SN, Sayre GP, Heck FJ：Cerebral hemorrhage in leukemia. Arch Neurol 2：439-451, 1960.
(2) 羽生春夫，勝沼英宇，吉村正博，ほか：白血病における頭蓋内出血．神経内科 25：101-108，1986．
(3) 平野　亮，宮崎　勢，橋本祐治，ほか：脳梗塞と脳出血を合併した SLE の1例．脳神経 47：1003-1007，1995．
(4) 廣瀬源二郎：白血病と脳内出血．Clinical Neuroscience 7：285-287，1989．
(5) 池田耕一，土持廣仁，岳野圭明，ほか：血液透析患者における脳出血合併例の臨床的検討．No Shinkei Geka 32：1133-1137，2004．
(6) 川畑信也：血液透析に伴う脳出血―頭部 CT 所見の検討―．脳卒中 16：79-86，1994．
(7) 河田幸波，丸尾智子，荻原浩太郎，ほか：経口的抗凝固療法中の頭蓋内出血の治療．脳卒中の外科 31：54-60，2003．

(8) Kearon C：Peioperative management of long-term anticoagulation. Sem Thromb Haemost 24（Suppl 1）：77-83, 1998.
(9) Landefeld CS, Beyth RJ：Anticoagulant-related bleeding. Am J Med 87：315-328, 1993.
(10) 奥野修三，榊　壽右：多発性皮質下出血を合併したSLEの1例．No Shinkei Geka 33：494-501，2005.
(11) Pochedly C：Neurologic manifestations in acute leukemia. Ⅰ. Symptoms due to increased cerebrospinal fluid pressure and hemorrhage. N Y State J Med 75：575-580, 1975.
(12) Savitz MH, Katz SS, Lestch SD, et al：Mirror-image intracerebral hemorrhages in a patient with systemic lupus erythematosus. Mt Sinai J Med 54：522-524, 1987.
(13) 藪本充雄，龍神孝明，今栄信治，ほか：多発性脳出血で初発した急性骨髄芽球性白血病の1症例．脳外 17：567-571，1989.
(14) Yamauchi K, Umeda Y：Symptomatic intracranial haemorrhage in acute nonlymphoblastic leukemia：analysis of CT and autopsy findings. J Neurol 244：94-100, 1997.

妊娠と脳血管障害

(1) 荒木　勤：妊娠の成立と維持［真柄正直（著），荒木　勤（改訂）：最新産科学正常編］．5-78頁，文光堂，東京，1993.
(2) Beck DW, Menezes AH：Intracerebral hemorrhage in a patient with eclampsia. JAMA 246：1442-1443, 1981.
(3) Commission on genetics, pregnancy, and child, international league against epilepsy：Guidlines for the care of epileptic women of childbearing age. Epilepsia 30：409-410, 1989.
(4) Crawford S, Varner MW, Digre KB, et al：Cranial magnetic resonance imaging in eclampsia. Obste Gynecol 70：474-477, 1987.
(5) 陳　茂楠，中沢省三，池田幸穂，ほか：妊娠後期に頭蓋内出血を来した硬膜動静脈奇形の1例．脳外 10：549-555，1982.
(6) Delgado-Escueta AV, Janz D：Consensus guidelines：Preconception counseling, management, and care of the pregnant woman with epilepsy. Neurology 42（suppl 5）：149-160, 1992.
(7) Dias MS, Sekhar LN：Intracranial hemorrhage from aneurysms and arteriovenous malformations during pregnancy and the puerperium. Neurosurgery 27：855-866, 1990.
(8) Eller DP, Patterson CA, Webb GW：Maternal and fetal implications of anticonvulsive therapy during pregnancy. Obstet Gynecol Clin North Am 24：523-534, 1997.
(9) Fayle RJS, Armatage RJ：Pregnancy in patients with moyamoya disease. J Obstet Gynaecol 12：173-176, 1992.
(10) 藤田勝三，山崎　駿，玉木紀彦，ほか：妊娠中における脳出血の外科的治療．脳外 6：989-995，1978.
(11) 藤田佳世，角田　肇，重光貞彦，ほか：脳動静脈奇形（arteriovenous malformation：AVM）合併妊娠に関する臨床統計学的検討．日産婦誌 47：1359-1364，1995.
(12) Hammer-Jacobsen E：Therapeutic abortion on account of X-ray examination during pregnancy. Danish Med Bull 6：113-122, 1959.
(13) 長谷川浩一，深見真二郎，松邨宏之，ほか：妊娠中の破裂脳動脈瘤の治療．脳卒中の外科 31：187-190，2003.
(14) Hashimoto K, Fujii K, Nishimura K, et al：Occlusive cerebrovascular disease with moyamoya vessels and intracranial hemorrhage during pregnancy-Case report and review of the literature-. Neurol Med Chir（Tokyo）28：588-593, 1988.
(15) 畑　俊夫：妊娠の成立［加藤宏一，古谷　博，一戸喜兵衛（監修）：産科婦人科学］．32-49頁，へるす出版，東京，1992.
(16) Horton JC, Chambers WA, Lyons SL, et al：Pregnancy and the risk of hemorrhage from cerebral arteriovenous malformations. Neurosurgery 27：867-872, 1990.
(17) 井出　豊，井原　清，伊東武久：妊娠と頭蓋内出血―自験例4例と本邦報告例60例の検討．救急医学 9：93-100，1985.
(18) Jaigobin CI, Silver FL：Stroke and pregnancy. Stroke 31：2948-2951, 2000.
(19) Jeavons PM：Sodium valproate and neural tube defects. Lancet 2：1282-1283, 1982.
(20) 兼子　直：てんかんの治療．脳外誌 5：3-9，1996.
(21) 兼子　直，Nau H：妊娠とバルプロン酸の使い方［兼子　直，Nau H（著）：バルプロン酸の臨床薬理．より良い使い方を求めて］．146-155頁，ライフサイエンス，東京，1996.
(22) 風祭　元：妊娠に対する抗てんかん薬療法―とくに胎児への催奇形性との関連―．日医事新報 2610：47-55，1974.
(23) Komiyama M, Yasui T, Kitano S, et al：Moyamoya disease and pregnancy：Case report and review of the literature. Neurosurgery 43：360-369, 1998.
(24) Lanzino G, Jensen ME, Cappelletto B, et al：Arteriovenous malformations that rupture during pregnancy：a management dilemma. Acta Neurochir（Wien）126：102-106, 1994.
(25) Lavin PJM, Bone I, Lamb JT, et al：Intracranial venous thrombosis in the first trimester of pregnancy. J Neurol Neurosurg Psychiat 41：726-729, 1978.
(26) Lin TK, Chang CN, Wai YY：Spontaneous intracerebral hematoma from occult carotid-cavernous fistula during pregnancy and puerperium. Case report. J Neurosurg 76：714-717, 1992.
(27) 真木寿之，杉田幸二郎，藤巻忠夫，ほか：子癇のCT所見．神経内科 11：198-200，1979.
(28) 森　巍：胎児心拍数モニタリング［森　巍（著）：胎児診断・管理のABC］．25-30頁，金芳堂，京都，1998.
(29) 永井　肇，大原茂幹：妊娠に合併した頭蓋内出血の取り扱いについて．臨床麻酔 12：213-216，1988.
(30) Nakane Y, Okuma T, Takahashi R, et al：Multi-insititutional study on the teratogenicity and fetal toxicity of antiepileptic drugs：A report of a collaborative study group in Japan. Epilepsia 21：663-680, 1980.
(31) Newton CL, Bell SD：Arteriovenous malformation in the pregnant patient：A case study. J Neurosci Nurs 27：109-112, 1995.
(32) 野中　雅，岡　真一，宮田　圭，ほか：切迫早産治療中の妊産婦くも膜下出血の治験例．脳卒中の外科 32：376-380，2004.
(33) Robinson JL, Hall CJ, Sedzimir CB：Subarachnoid hemorrhage in pregnancy. J Neurosurg 36：27-33, 1972.
(34) Robinson JL, Hall CS, Sedzimir CB：Arteriovenous malformations, aneurysms, and pregnancy. J Neurosurg 41：63-70, 1974.
(35) Rubin SM, Jackson GM, Cohen AW：Management of the pregnant patient with a cerebral venous angioma：A report of two cases. Obstet Gynecol 78：929-931, 1991.

●主要参考文献

(36) 佐々木純一, 目崎 登:モヤモヤ病合併妊娠・分娩管理に関する考察. 産科と婦人科 51:109-116, 1984.
(37) 島本佳憲, 島崎賢仁, 落合真人, ほか:妊娠中に脳室内出血を来した小児期発症もやもや病の1例. 脳外 22:867-870, 1994.
(38) 多田恵曜, 宇野昌明, 佐藤浩一, ほか:分娩を契機に発症した脳血管障害の3例. 脳外誌 11:723-728, 2002.
(39) 武智昭彦, 佐々木潮, 武田哲二, ほか:妊婦の破裂脳動脈瘤に対する血管内治療. 脳外誌 13:533-538, 2004.
(40) 武田佳彦, 中山摂子, 中林正雄, ほか:妊娠中の脳出血. 産婦人科の実際 43:1013-1017, 1994.
(41) 田中 久, 武田明夫, 泉 雅之, ほか:てんかん患者の出産とその児におよぼす抗てんかん薬の影響—バルプロン酸, フェニトイン, カルバマゼピン, フェノバルビタール単剤治療時の薬剤検討. 臨床神経学 30:266-269, 1991.
(42) Taniguchi RM, Goree JA, Odom GL:Spontaneous carotid-cavernous shunts presenting diagnositic problems. J Neurosurg 35:384-391, 1971.
(43) Toya S, Shiobara R, Izumi J, et al:Spontaneous carotid-cavernous fistula during pregnancy or in the postpartum stage. Report of two cases. J Neurosurg 54:252-256, 1981.
(44) Tuttelman RM, Glecher N:Central nervous system hemorrhage complicating pregnancy. Obstet Gynecol 58:651-656, 1981.
(45) Weir B, MaCdonald RL:Management of intracranial aneurysms and arteriovenous malformations during pregnancy [Wilkins RH and Rengachary SS (eds):Neurosurgery Vol. Ⅱ]. pp 2421-2427, McGraw-Hill, New York, 1996.
(46) Wiebers DO:Ischemic cerebrovascular complications of pregnancy. Arch Neurol 42:1106-1113, 1985.
(47) Wisoff JH, Kratzert KJ, Handwerker SM, et al:Pregnancy in patients with cerebrospinal fluid shunts:Report of a series and review of the literature. Neurosurgery 29:827-831, 1991.

第4章 便利編

(1) 朝倉哲彦:Amytal テスト. 神経進歩 25:1281-1287, 1981.
(2) 福島 裕, 河合逸雄, 武田明夫, ほか:てんかんと自動車運転に関する法的問題並びにてんかんをもつ人々の自動車運転に関する日本てんかん学会法的問題委員会の見解. てんかん研究 10:88-89, 1992.
(3) 福内靖男, 海老原進一郎:脳血管障害と barbiturate—その問題点—. 神経内科 12:146-156, 1980.
(4) Hachinski VC, Iliff LD, Zilhka E, et al:Cerebral blood flow in dementia. Arch Neurol 32:632-637, 1975.
(5) Hachinski VC, Potter P, Merskey H:Leuko-araiosis. Arch Neurol 44:21-23, 1987.
(6) 橋本卓雄:脳血管攣縮—1) TCD [金谷春之, 高倉公朋 (監修):TCD マニュアル—経頭蓋超音波診断]. 79-83頁, 中外医学社, 東京, 1996.
(7) House JW, Brackmann DE:Facial nerve grading system. Otolaryngol Head Neck Surg 93:146-147, 1985.
(8) 市場尚文:小児における手・足・目の利き側に関する研究—脳障害との関連について—. 脳と発達 14:370-378, 1982.
(9) 飯野靖彦:小児の輸液 [飯野靖彦 (著):一目でわかる輸液]. 72-73頁, メディカル・サイエンス・インターナショナル, 東京, 1997.
(10) 伊藤義彰:てんかんと運転免許・妊娠. Clinical Neuroscience 26:93-97, 2008.
(11) 伊藤正樹, 井上有史, 三宅捷太, ほか:免許取得の診断書の書き方のポイントなど. 波 27:172-174, 2003.
(12) International study of unruptured intracranial aneurysms investigators:Unruptured intracranial aneurysms-Risk of rupture and risks of surgical intervention. N Engl J Med 339:1725-1733, 1998.
(13) International study of unruptured intracranial aneurysms (IUIA) investigators:Hemorrhage rates in patients with unruptured intracranial aneurysms. Stroke 29:273, 1998 (abstr).
(14) Jennett B, Bond M:Assessment of outcome after severe brain damage. A practical scale. Lancet 1:480-484, 1975.
(15) 加藤伸司, 下垣 光, 小野寺敦志, ほか:改訂長谷川式簡易知能評価スケール (HDS-R) の作成. 老年精神医学雑誌 2:1339-1347, 1991.
(16) 木村和美, 古賀政利, 松本省二, ほか:肺動静脈瘻による奇異性脳塞栓症の臨床的検討. 臨床神経 42:849-854, 2002.
(17) 木下泰伸, 前島伸一郎, 寺田友昭, ほか:Super selective amytal test の試み. 脳神経 48:1121-1125, 1996.
(18) 清野昌一:抗てんかん薬血中濃度測定の治療的意義. 臨床精神医学 7:269-281, 1978.
(19) 黒岩義之, 東儀英夫, Celesia GG:Suppression Bursts について. 臨床脳波 26:283-292, 1984.
(20) Lee D, Fox A, Viñuela F, et al:Interobserver variation in computed tomography of the brain. Arch Neurol 44:30-31, 1987.
(21) 町田大輔, 岩朝光利, 阪元政三郎, ほか:Myelopathy で発症した intracranial dural AVF の1例. 脳外 14:783-789, 2005.
(22) 箕田修治:MELAS [小林祥泰 (監修):脳卒中ナビゲーター]. 160-161頁, メディカルビュー社, 東京, 2003.
(23) 宮崎元滋:意識障害と脳波 (α, β, δ-coma など). 神経内科 9:517-527, 1978.
(24) 水野 誠, 朝倉 健, 波出石弘, ほか:脳血管攣縮における Transcranial doppler velocimeter および脳血流量測定の意義. 脳外 18:905-913, 1990.
(25) 水島 裕:抗てんかん薬 [水島 裕 (編):今日の治療薬]. 846-860頁, 南江堂, 東京, 2007.
(26) 小田真理, 下田雅美, 山田晋也, ほか:Barbiturate 療法における全身合併症の問題点と対策. 脳外 20:1241-1246, 1992.
(27) 奥 直彦:負荷脳血流 SPECT [西村恒彦 (編):最新 脳 SPECT/PET の臨床]. 56-65頁, メジカルビュー社, 東京, 1999.
(28) 大国真彦:Ⅱ. 薬物療法 [鈴木 榮, 山下文雄, 大國眞彦 (編):最新小児医学]. 26-27頁, 医学図書出版, 東京, 1981.
(29) 太田富雄:Japan coma scale;JCS [太田富雄編 (著):脳神経外科学]. 180-182頁, 金芳堂, 京都, 1997.
(30) 大友英一:Spindle coma. 臨床脳波 19:489-497, 1977.
(31) Paine JT, Batjer HH, Samson D:Intraoperative ventricular puncture. Neurosurgery 22:1107-1109, 1988.
(32) Rankin J:Cerebral vascular accidents in patients over the age of 60. Ⅱ. Prognosis. Scot med J 2:200-215, 1957.
(33) 聖路加国際病院麻酔科編・著:脳神経外科手術の麻酔—麻酔薬の選択 [聖路加国際病院麻酔科 (編著):麻酔科レジデントマニュアル]. 193-204頁, メディカル・コア, 東京, 1996.
(34) 瀬尾憲正, 田中清明:バルビツレート脳保護療法時の脳波による効果判定. 臨床脳波 26:466-469, 1984.
(35) 新谷俊幸:バルビツレート療法 [端 和夫 (監修):脳神経外科臨床マニュアル]. 520-525頁, シュプリンガー・フェアラーク東京, 東京, 1998.
(36) Steingart A, Hachinski V, Lau C, et al:Cognitive and neurologic findings in subjects with diffuse white matter lucencies on computed

(37) Steingart A, Hachinski V, Lau C, et al：Cognitive and neurologic findings in demented patients with diffuse white matter lucencies on computed tomographic scan (Leuco-Araiosis). Arch Neurol 44：36-39, 1987.
(38) 杉下守弘：大脳機能検査，アミタールテスト，ダイコティック　リスニングテスト［高倉公朋（編）：脳の新しい診断・検査法］．1-8頁，現代医療社，東京，1989．
(39) Sundt TM Jr, Sharbrough FW, Piepgras DG, et al：Correlation of cerebral blood flow and electroencephalographic changes during carotid endarterectomy. Mayo Clin Proc 56：533-543, 1981.
(40) 鈴木　榮：Ⅱ．発育期の区分［鈴木　榮，山下文雄，大國眞彦（編）：最新小児医学］．37頁，医学図書出版，東京，1981．
(41) 高瀬憲作，樫原道治，橋本常世，ほか：Transcranial doppler による脳血管攣縮の診断について—特にドプラ波形所見に注目して—．脳卒中の外科 24：279-287，1996．
(42) Takayama M, Miyamoto S, Ikeda A, et al：Intracarotid propofol test for speech and memory dominance in man. Neurology 63：510-515, 2004.
(43) 滝　和郎，鈴木秀謙：ISAT study ［太田富雄，松谷雅生（編）：脳神経外科学Ⅰ］．458-459頁，金芳堂，京都，2004．
(44) Teasdale G, Jennett B：Assessment of coma and impaired consciousness. A practical scale Lancet 2：81-84, 1974.
(45) 冨本秀和，八木秀雄，秋口一郎：脳梗塞部位の局所・血流・代謝量の経時的変動—Misery perfuison と luxury perfusion．日本臨床 51（上巻）：413-417，1993．
(46) 冨田泰彦：各主幹動脈の血流速度［金谷春之，高倉公朋（監修）：TCDマニュアル—経頭蓋超音波診断］．72頁，中外医学社，東京，1996．
(47) 内野　誠：CADASIL［小林祥泰（監修）：脳卒中ナビゲーター］．162-163頁，メディカルビュー社，東京，2003．
(48) 宇山英一郎：CADASIL. Clinical Neuroscience 24：1400-1401, 2006.
(49) van Swieten JC, Koudstaal PJ, Visser MC, et al：Interobserver agreement for the assessment of handicap in stroke patients. Stroke 19：604-607, 1988.
(50) 和田高士：TCD計測値と循環パラメータ［金谷春之，高倉公朋（監修）：TCDマニュアル—経頭蓋超音波診断］．41-45頁，中外医学社，東京，1996．
(51) Wada J, Rasmussen T：Intracarotid injection of sodium amytal for the lateralization of cerebral speech dominance：Experimental and clinical observations. J Neurosurg 17：266-282, 1960.
(52) 渡辺一功：薬物療法．Clinical Neuroscience 5：444-447，1987．
(53) Wiebers DO, Whisnant JP, Huston J 3 rd, et al：Unruptured intracranial aneurysms：natural history, clinical outcome, and risks of surgical and endovascular treatment. Lancet 362：103-110, 2003.
(54) 八木和一：てんかん患者の自動車運転．日本醫事新報 4172：100，2004．
(55) 山科　章：たこつぼ心筋症の発見—佐藤　光先生に聞く．心臓 38：872-881，2006．
(56) 吉本哲之，伊藤輝史，瀬川修吾，ほか：頸動脈内膜剥離術後，hyperperfusion によると思われる神経症状を呈した1例．Neurol Med Chir (Tokyo) 31：961-965，1991．

和文索引

あ

アテローム血栓性脳梗塞 220, 225
アテローム硬化 223
アテローム塞栓症 457
アドソン試験 77
アビー 74
アミタールテスト 548
アルファー昏睡 196
圧波 19

い

遺残性
　——原始三叉神経動脈 273
　——原始耳動脈 276
　——原始舌下神経動脈 276
　——原始前環椎動脈 277
　——原始動脈 272
遺伝性家族性脳出血 203
一眼半水平性注視麻痺症候群 75
一過性黒内障 228
一過性脳虚血発作 219

う

ウィリス動脈輪 6
　——閉塞症の診断の手引き 212
ウエーバー症候群 87

え

延髄外側症候群 85
延髄内側症候群 55
延長拡張症 112
延長拡張動脈瘤 112
遠隔障害 235
塩酸パパベリン 106

お

オールコックテスト 286, 301
横・S状静脈洞
　——血栓症 257
　——後膜動静脈瘻 153
温度試験 35

か

カーノハン圧痕 30
ガレン大静脈瘤 181
　——壁在型 183
　——評価点数表（新生児） 188
　——脈絡組織型 182
下外側動脈 15
下限虚血血流閾値 46
下交代性片麻痺 55, 71
下錐体静脈洞硬膜動静脈瘻 408
下方眼球偏位 40
可逆的虚血領域 46
仮性動脈瘤 116
家族性
　——海綿状血管腫 428
　——脳動静脈奇形 402
　——脳動脈瘤 332
　——もやもや病 435
過灌流症候群 64
回復性虚血性神経脱落症候 220
海綿状血管腫 168, 474
　——，家族性 428
　——，硬膜 419
　——，小児 427
　——，小脳 418
　——，新生 425
　——，中頭蓋窩 419
　——，内耳道内 423
　——，脳幹部 416
　——，脳室内 423
　——，放射線誘発性 425
海綿静脈洞 7, 154
　——血栓症 257
　——症候群 63, 257
　——内動脈瘤 292
開脚歩行 281
解離 342
　——性動脈瘤 116, 342
　——痛 345, 362
　——，外膜下 343
潰瘍プラーク 237
外眼筋麻痺 39
外傷性脳動脈瘤 115
外側斜台動脈 14
外膜下解離 343
拡散強調画像 235
拡散性呼吸 35
核間性眼筋麻痺 73
完成卒中 220
間質性浮腫 26
間接的血行再建術 213
感覚解離 42
眼窩尖端部症候群 57
眼球浮き運動 196
眼球共同偏位 40
眼動脈分岐部動脈瘤 287, 288

き

キサントクロミー 97
利き側 503
奇異性脳塞栓 226
奇前大脳動脈 268
基底核動静脈奇形 391
基底核部動脈瘤 432
偽性局在徴候 30
偽性血管腔 346
逆流圧 323
急性硬膜下血腫 310
急性頭蓋内圧亢進症状 22
巨大脳動静脈奇形 397
巨大脳動脈瘤 317
虚血血流閾値 46

i

虚血性心疾患　440
虚血性浮腫　26
共同偏位
　　——，眼球　40
　　——，水平性　40
狭窄像　346
　　——，先細り　346
　　——，残存　449
強制頭位　195
境界領域　441
橋外髄鞘破壊　70
橋出血　196
　　——分類　193
橋中心髄鞘崩壊　68, **69**
鏡像部　325, 332
近時記憶の障害　66
筋・内膜過形成　242

く

くも膜下出血　93
　　——，原因不明の　278
　　——，中脳周囲型　279
　　——，非中脳周囲型　280
くもり効果　233
グリエルミ　108
グリセオール　23
グルーバー靱帯　9
空洞デルタ徴候　258
群発性呼吸　41

け

ケルニッヒ徴候　39
ゲルストマン症候群　57
経頭蓋ドップラー検査　506
経皮的血管形成術　106, 244
経脈絡裂到達法　304
頸頭動脈系 FMD
　　——診断の手引き　251
頸動脈海綿静脈洞瘻　144
頸動脈ステント留置術　244
頸動脈内膜切除術　439
頸動脈内膜剝離術　241
頸部頸動脈の狭窄度　231
頸部動脈解離　350
劇的症状改善　222

血液透析　465
血液脳関門　25, **26**
血管原性浮腫　25
血管周囲腔　511
血管内手術　108, 138, 147, 244
血行力学的脳虚血　243
　　——重症度　46
血腫量の計算方法　509
血栓性脳動静脈奇形　385, **386**
血流閾値　46
　　——，下限虚血　46
　　——，虚血　46
　　——，上限虚血　46
健忘　66
　　——症候群　66

こ

こうもりの翼状　70
コイルによる脳動脈瘤塞栓術　521
コルク栓抜き状　257, 262
コルサコフ症候群　66
コレステロール塞栓症　457
孤束核　82
孤発性皮質脳静脈血栓症　261
孤立性静脈洞　161, 162
抗てんかん薬　517
抗利尿ホルモン分泌異常症候群　66
後下小脳動脈
　　——解離　379
　　——動脈瘤　307
　　——閉塞　445
　　——末梢部動脈瘤　308
後交通動脈分岐部動脈瘤　285
後大脳動脈解離　380
後大脳動脈　303
高輝度プラーク　236
高血圧性脳出血　191, 474
　　——の神経学的重症度分類　191
高齢者の破裂脳動脈瘤　327

硬膜海綿状血管腫　419
硬膜静脈洞血栓症　255
硬膜裾野徴候　419
硬膜動静脈瘻　151
　　——，横・S状静脈洞　153
　　——，海綿静脈洞　154
　　——，篩骨部　154
　　——，上矢状静脈洞　411
　　——，深部静脈系　408
　　——，脊髄　412
　　——，大孔　409
　　——，大脳鎌　411
　　——，テント　406
　　——，表在性　151
硬膜の動脈支配　11
硬膜翻転術　214
硬膜輪　290
項部硬直　39
鉤ヘルニア　28
構音障害・手不器用症候群　224
国際共同研究による未破裂脳動脈瘤　507
混合性動脈瘤　116
混合プラーク　237

さ

左右識別障害　57
鎖骨下動脈盗血症候群　78
挫傷性浮腫　25
再開通現象　230
再出血　105
再徐波化　210
再破裂　105
再発性脳出血　430
細菌性脳動脈瘤　121
細動脈硬化　223
細胞毒性浮腫　26
先細り狭窄像　346
作話　66
索状徴候　257, 262
三重前大脳動脈　268
残存狭窄像　449

し

シュヴァルツ・バーター症候群　67
子癇　473, **474**
視覚性運動失調　52
視覚性注意障害　52
視交叉卒中　422
視交叉動脈　7
視床　16
　──出血　194
　──性失語症　42
　──性認知症　42
　──動静脈奇形　391
　──の眼　40
視床下部動脈　7, 295
視床手　194
視床出血のCT分類　192
視床症候群　56
篩骨部　154
　──硬膜動静脈瘻　151
　──もやもや血管　206
自動調節能　21, 47
持続性吸息呼吸　41
磁石歩行　281
失外套症候群　38, **38**
失計算　57
失語症
　──, 視床性　42
失書　58
失調性呼吸　41
失調性不全片麻痺　224
手指失認　57
手術的照射療法のための重症度分類　133
腫瘍周囲浮腫　25
腫瘍性脳動脈瘤　338
腫瘍性脳浮腫　25
終末領域梗塞　441
重症度分類
　──, Botterellら　488
　──, Hund and Hess　488
　──, Hund and Kosnik　94
　──, 手術的照射療法のための　133
縦横比　101, 314

粥状硬化　221
出血性脳梗塞　258
出血性脳梗塞　445, **448**
術後痙攣　111
純粋運動性不全片麻痺　224
純粋感覚性卒中　224
初期卒中　219
小窓　4
小児
　──横・S状静脈洞硬膜動静脈瘻　413
　──海綿状血管腫　427
　──脳梗塞　450
　──脳動静脈奇形　398
　──脳動脈瘤　329
小児期の分類　503
小脳
　──遠隔障害　198
　──海綿状血管腫　418
　──梗塞　443
　──出血　195
　──動静脈奇形　395
　──扁桃ヘルニア　30
　──無動無言症　38, **79**
小脳橋角部の動静脈奇形　394
小脳出血の分類　192
生涯破裂率　401
症候性頸動脈狭窄　440
症候性脳血管攣縮　104
症候性未破裂動脈瘤　128
硝子体出血　84
上眼窩裂症候群　63
上限虚血血流閾値　46
上交代性片麻痺　87
上行性テント切痕ヘルニア　29
上矢状静脈洞血栓症　257
上矢状静脈洞硬膜動静脈瘻　411
上小脳動脈
　──症候群　72
　──動脈瘤　304
　──閉塞　445
　──末梢部動脈瘤　305
上錐体静脈洞硬膜動静脈瘻　406

常染色体優性遺伝性脳動脈症　560
静脈性血管腫　176, 475
　──生涯破裂率　429
　──と海綿状血管腫の合併　429
静脈性梗塞　255, 262
静脈洞海綿状血管腫　421
静脈洞血栓症　475
　──, 海綿　257
　──, 硬膜　255
　──, 上矢状　257
静脈洞塞栓術　162, 163
静脈洞遊離術　157, 163
植物状態　37
心原性塞栓　225
心原性脳塞栓症　222
心房中隔瘤　226
神経原性肺水腫　81
神経線維腫症　340
真菌性脳動脈瘤　336
真性血管腔　346
真性動脈瘤　**116**
針先のような瞳孔　196
深在性硬膜動静脈瘻　152, **404**
深在性脳動静脈奇形　390
深部型梗塞　441
深部静脈系硬膜動静脈瘻　408
深部脳静脈血栓症　263
進行卒中　220
新生海綿状血管腫　425
新生児ガレン大静脈瘤の評価点数表　188
新生児脳動静脈奇形　401
新生脳動脈瘤　325

す

水頭症　105
　──性浮腫　26
水平性共同偏位　40
錐体蝶形骨靱帯　9
錐体路　18
髄質静脈奇形　176
髄膜下垂体動脈　14

髄膜徴候　419
裾広がり徴候　419

せ

ぜいたく灌流　50, 71
施錠症候群　70
正常圧水頭症　105, 281
正常灌流圧突破現象　50, 397
正中部脳動静脈奇形　390
生命徴候　22
精神性注視麻痺　52
赤核症候群　52
脊髄硬膜動静脈瘻　412
切迫卒中　219
接触動脈瘤　315
穿通枝系梗塞　224
潜在性
　——脳血管奇形　175
　——脳卒中　175
　——脳動静脈奇形　385
線維筋形成不全　248
線条体・内包梗塞　446
選択的局所血栓溶解療法　239
選択的神経細胞壊死　218
全眼筋麻痺　39
全身性エリテマトーデス　462
前下小脳動脈
　——動脈瘤　306
　——内耳動脈分岐部動脈瘤　306
　——閉塞　445
　——末梢部動脈瘤　306
前交通動脈瘤　297
前斜角筋症候群　76
前大脳動脈
　——解離　368
　——近位部動脈瘤　296
　——水平部動脈瘤　296
　——末梢部動脈瘤　298
前大脳半球間裂到達法　298
前庭反射　35
前壁動脈瘤　294
前脈絡叢動脈　74
　——症候群　74

　——分岐部動脈瘤　292
漸強型 TIA　219

そ

早期手術　108
早期頭痛　22
窓形成　270
総頚動脈解離　356
総頚動脈拡張末期血流速度比　238
造影剤漏出像　102
側脳室の計測法　282
側副血行路動脈瘤　432
側方注視　40
塞栓摘出術　244

た

たこつぼ心筋症　551
多穿頭術　214
多発性嚢胞腎症　340
多発性脳動脈瘤　101, 313
蛇行動脈瘤　112
待機手術　108
胎生期遺残動脈　272
大孔硬膜動脈瘻　409
大孔ヘルニア　30
大脳動脈輪　6
大脳鎌硬膜動静脈瘻　411
大網移植術　214
第 3 A2 動脈　268
脱共役　50
炭酸ガス反応性　434
断端圧　322, 323

ち

蓄積型トレーサ　44
中心性経テント切痕ヘルニア　28
中心部脳動静脈奇形　390
中枢神経性過呼吸　41
中枢性塩分喪失症候群　53, 105
中大脳動脈
　——解離　367

　——水平部動脈瘤　300
　——分岐部動脈瘤　299
中頭蓋窩海綿状血管腫　419
中脳周囲型くも膜下出血　279
重複中大脳動脈　269
超音波ドップラー検査　506
超巨大動脈瘤　317
蝶形陰影　82
蝶形骨縁到達法　298
直接的血行再建術　213

つ

椎骨・脳底動脈循環不全症　453
椎骨動脈・後下小脳動脈分岐部動脈瘤　307
椎骨動脈解離　357, 372
椎骨動脈間欠的圧迫症候群　76
椎骨動脈の遮断部位　115, 376

て

てんかん　480
　——患者と自動車の運転　516
テルソン症候群　84
テント硬膜動静脈瘻　406
テント増強　258
テント動脈　14
デジェリン・ルーシー症候群　56
デジェリン症候群　55
デュレー出血　31
手・口感覚症候群　83
低輝度プラーク　237
低体温療法　24
低ナトリウム血症　53, 55, 67, 69
定位手術的照射　139
停滞現象　282

と

ドレロ 9
徒手筋力テスト 43,504
閉じ込め症候群 70
島皮質の不鮮明化 233
等輝度プラーク 237
頭位変換眼球反射 34
頭蓋円蓋部もやもや血管 206
頭蓋外・頭蓋内動脈吻合術 243
頭蓋頸椎移行部硬膜動静脈瘻 412
頭蓋内圧 19
　　──亢進 19
頭蓋内圧亢進症状 22
　　──，急性 22
　　──，慢性 22
同時出血 430
洞機能不全症候群 225
動眼神経上枝麻痺 64
動眼神経麻痺 39,103,285
動静脈奇形 132,471
　　──，家族性 402
　　──，巨大 397
　　──，血栓性 385,386
　　──，小児 398
　　──，深在性 390
　　──，新生児 401
　　──，正中部 390
　　──，潜在性 385
　　──，中心部 390
　　──，脳幹部 396
　　──，脳室周囲 390
　　──，脳室内 396
　　──，脳梁 394
　　──，傍脳室 390
　　──，脈絡叢 394,429
　　──，無症候性 402
動脈・動脈間塞栓症 221
動脈解離 342
　　──，後下脳 379
　　──，後大脳 380
　　──，前大脳 368
　　──，中大脳 367
　　──，椎骨 357,372
　　──，内頸 352,365
　　──，脳底 378
動脈原性脳塞栓 221
動脈定常波 251
動脈閉塞 476
　　──，後下小脳 445
　　──，上小脳 445
動脈瘤 99,469
　　──，仮性 99
　　──，家族性 332
　　──，解離性 99
　　──，外傷性 115
　　──，巨大 317
　　──，後下小脳 307
　　──，後下小脳動脈末梢部 308
　　──，後大脳 303
　　──，高齢者破裂 327
　　──，細菌性 121
　　──，腫瘍性 338
　　──，小児 329
　　──，上小脳 304
　　──，上小脳動脈末梢部 305
　　──，真菌性 336
　　──，真性 99
　　──，新生 325
　　──，接触 315
　　──，前下小脳末梢部 306
　　──，前下小脳動脈 306
　　──，前交通 297
　　──，前大脳動脈近位部 296
　　──，前大脳動脈水平部 296
　　──，前大脳動脈末梢部 298
　　──，側副血行路 432
　　──，多発性 101,313
　　──，蛇行 112
　　──，中大脳動脈水平部 300
　　──，中大脳動脈分岐部 299
　　──，超巨大 317
　　──，椎骨動脈・後下小脳動脈分岐部 307
　　──，内頸動脈・眼動脈分岐部 287,288
　　──，内頸動脈・後交通動脈分岐部 285
　　──，内頸動脈・前脈絡叢分岐部 292
　　──，内頸動脈窩 289
　　──，内頸動脈前壁 294
　　──，内頸動脈背側部 294
　　──，内頸動脈分岐部 286
　　──，内耳孔部 307
　　──，内耳道内 307
　　──，内耳動脈分岐部 306
　　──，囊状 99
　　──，脳底動脈・上小脳動脈分岐部 304
　　──，脳底動脈・前下小脳動脈分岐部 306
　　──，脳底動脈先端部 301
　　──，脳底動脈本幹部 303
　　──，微小 191
　　──，傍床突起部 291
　　──，紡錘状 112
　　──，傍硬膜輪 291
　　──，末梢性後下小脳 308
　　──，末梢性上小脳 305
　　──，末梢性前下小脳 306
　　──，末梢 432
　　──，未破裂 127,334
　　──，両側対称性 299
瞳孔回避 39
特発性頸動脈海綿静脈洞瘻 473

な

内眼筋麻痺 39

内頸動脈・眼動脈分岐部動脈
　瘤　287,288
内頸動脈・後交通動脈分岐部
　動脈瘤　285
内頸動脈・前脈絡叢分岐部動
　脈瘤　292
内頸動脈窩　290,291
　──動脈瘤　290
内頸動脈解離　352,365
内頸動脈形成不全症　253
内頸動脈前壁動脈瘤　294
　──水疱状型　294
　──チマメ型　294
　──非チマメ型　294
内頸動脈背側部動脈瘤　294
内頸動脈分岐部動脈瘤　287
内頸動脈閉塞の安全性の判定
　322
内耳孔部動脈瘤　307
内耳道内海綿状血管腫　423
内耳道内動脈瘤　307
内側縦束　73
　──症候群　73
内包　17
内膜・中膜複合体　236
内膜下解離　343
内膜弁　346

に

二重血管腔徴候　346
日常生活動作　515
人形の頭・目現象　34
妊娠　466
認知症
　──,視床性　42

ね

粘液腫　225,338

の

脳アミロイドアンギオパチー
　202,204
脳回増強　234,258
脳幹

　──海綿状血管腫　416
　──梗塞　442
　──動静脈奇形　396
脳灌流圧　20,21
脳筋血管癒合術　214
脳筋肉動脈血管癒合術　215
脳血液量　19
脳血管造影潜在性脳血管奇形
　175,385
脳血管攣縮
　──TCD所見　506
　──,症候性　104
脳血栓症　219
脳血流　44
　──tracer　44
脳血流量　19,44
　──と脳波　321
脳腱膜血管癒合術　214
脳梗塞　218
　──,出血性　258,445,
　　448
　──,小児　450
　──,小脳　443
　──,静脈性　255,262
　──,深部型　441
　──,穿通枝系　224
　──,線条体・内包　446
　──,皮質枝系　224
　──,表層型　441
　──,分水嶺　225,440
　──,無症候性　437
脳硬膜動脈筋血管癒合術
　214
脳硬膜動脈血管癒合術　214
脳酸素消費量　48,49
脳酸素摂取率　49
脳酸素代謝　48,49
脳死　32
脳室周囲脳動静脈奇形　390
脳室周囲器官群　27
脳室内
　──海綿状血管腫　423
　──逆流現象　282
　──動静脈奇形　396
脳腫脹　28
脳循環予備能　46
脳静脈血栓症　255

　──,孤発性皮質　261
　──,深部　263
脳塞栓症　219
脳卒中
　──,完成　220
　──,初期　219
　──,切迫　219
　──,進行　220
　──,潜在性　175
脳底動脈
　──・上小脳動脈分岐部動
　　脈瘤　304
　──前下小脳動脈分岐部動
　　脈瘤　306
　──解離　378
　──先端症候群　75
　──先端部動脈瘤　301
　──窓形成　271
　──本幹部動脈瘤　303
脳動静脈奇形　132,471
　──,家族性　402
　──,巨大　397
　──,血栓性　385,386
　──,小児　398
　──,深在性　390
　──,新生児　401
　──,正中部　390
　──,潜在性　385
　──,中心部　390
　──,脳幹部　396
　──,脳室周囲　390
　──,脳室内　396
　──,脳梁　394
　──,傍脳室　390
　──,脈絡叢　394,429
　──,無症候性　402
脳動脈解離　342,352,357,
　365,367,368,372,378,379,
　380
脳動脈瘤　99,469
　──,仮性　99
　──,家族性　332
　──,解離性　99
　──,外傷性　115
　──,巨大　317
　──,後下小脳　307

──，後下小脳動脈末梢部 308
──，後大脳 303
──，高齢者破裂 327
──，細菌性 121
──，腫瘍性 338
──，小児 329
──，上小脳動脈 304
──，上小脳動脈末梢部 305
──，真菌性 336
──，真性 99
──，新生 325
──，接触 315
──，前下小脳動脈末梢部 306
──，前下小脳動脈 306
──，前交通動脈 297
──，前大脳動脈近位部 296
──，前大脳動脈水平部 296
──，前大脳動脈末梢部 298
──，側副血行路 432
──，多発性 101,313
──，蛇行 112
──，中大脳動脈水平部 300
──，中大脳動脈分岐部 299
──，超巨大 317
──，椎骨動脈・後下小脳動脈分岐部 307
──，内頸動脈・眼動脈分岐部 287,288
──，内頸動脈・後交通動脈分岐部 285
──，内頸動脈・前脈絡叢分岐部 292
──，内頸動脈窩 289
──，内頸動脈前壁 294
──，内頸動脈背側部 294
──，内頸動脈分岐部 286
──，内耳孔部 307

──，内耳道内 307
──，内耳動脈分岐部 306
──，嚢状 99
──，脳底動脈・上小脳動脈分岐部 304
──，脳底動脈・前下小脳動脈分岐部 306
──，脳底動脈先端部 301
──，脳底動脈本幹部 303
──，微小 191
──，傍床突起部 291
──，紡錘状 112
──，傍硬膜輪 291
──，末梢性後下小脳動脈 308
──，末梢性上小脳動脈 305
──，末梢性前下小脳動脈 306
──，末梢 432
──，未破裂 127,334
──，両側対称性 299
脳動脈瘤塞栓術 109
──コイル 521
脳浮腫 25
──，腫瘍性 25
脳ブドウ糖消費量 49
脳ヘルニア 20,**28**
脳梁下動脈 7
脳梁正中動脈 267
脳梁動静脈奇形 394
嚢状脳動脈瘤 99
嚢胞性中膜壊死 342

は

ハイパーダイナミック療法 106
バーリント症候群 52
バルーン閉塞試験 321
バルビツレート療法 24
バレー錐体路徴候 41
パワーズ症候群 76

長谷川式簡易知能評価法 505
播種性血管内凝固症候群 58
背側髄膜動脈 14
白質希薄化 511
白血病 461
拍動係数 506
針先瞳孔 196
反回動脈 6,296
反対側小脳遠隔障害 235
反跳現象 24
半影帯 **46**,218
晩期手術 108

ひ

皮質下出血 195
皮質枝系梗塞 224
皮質脳静脈血栓症 261
非ケトン性高浸透圧性糖尿病性昏睡 60
非中脳周囲型くも膜下出血 280
非弁膜症性心房細動 225
被殻出血 194
──CT 分類 192
被膜動脈 15
微小動脈瘤 191
表在性硬膜動静脈瘻 151
表層型梗塞 441
貧困灌流 50,72

ふ

フォヴィユ症候群 56
フォア症候群 63
ブドウ糖代謝 49
ブルンス症候群 53
プラーク 236
プラトー波 19
プロトロンビン時間国際標準化比 240,464
プロポフォール 548
不安定プラーク 237
不全型 Horner 症候群 354
浮腫
──，間質性 26

——，虚血性 26
——，血管原性 25
——，挫傷性 25
——，細胞毒性 26
——，腫瘍周囲 25
——，腫瘍性 25
副前大脳動脈 267
副中大脳動脈 269
複数病変 244
噴射性嘔吐 22
分枝粥腫血管病変 223
分水嶺脳梗塞 225, **440**

へ

ベーター昏睡 196
ベネディクト症候群 52
ペイプスの回路 43, 66
ペインポイント 519
ペナンブラ 46
平坦脳波 36
閉鎖帯 27
壁内血腫 347
片側性網膜脳血管奇形 88
片麻痺
　　——，下交代性 55, 71
　　——，失調性不全 224
　　——，純粋運動性不全 224
　　——，上交代性 87
辺縁静脈洞 409
辺縁テント動脈 15

ほ

ホーレンホーストプラーク 459
ホイブナー反回動脈 6, 296
ホルネル症候群 61
ボウ・ハンター卒中 455
放射線誘発性海綿状血管腫 425
放線冠 84
紡錘状脳動脈瘤 112
紡錘波昏睡 486
傍硬膜輪動脈瘤 291
傍床突起部動脈瘤 291

傍正中橋網様体 40
傍脳室脳動静脈奇形 390

ま

マンニットール 23
末梢性
　　——後下小脳動脈瘤 308
　　——上小脳動脈瘤 305
　　——前下小脳動脈瘤 306
　　——動脈瘤 432
末梢性顔面神経麻痺の重症度分類 501
慢性水頭症 105
慢性頭蓋内圧亢進症状 22

み

ミヤール・ギュブレール症候群 71
ミルズ症候群 72
ミンガチニ試験 41
三日月型徴候 347
三日月形成 339
未破裂脳動脈瘤 127, 334
　　——，症候性 128
　　——，無症候性 128
密着帯 27
脈絡叢血管腫 **424**
脈絡叢動静脈奇形 396, 424

む

無呼吸性拡散性酸素飽和 35
無呼吸テスト 35
無症候性
　　——頸動脈狭窄 439
　　——脳梗塞 437
　　——脳出血 431
　　——脳動静脈奇形 402
　　——未破裂動脈瘤 128
　　——もやもや病 436
無対 A2 268
無動無言症 **38**, 79

め

メズサの頭様 177
面積狭窄率 231

も

モナコフ症候群 74
モンテ・クリスト伯症候群 70
もやもや病 205, 477
　　——と脳動脈瘤の合併 432
　　——，家族性 435
　　——，無症候性 436
毛細血管充盈像 229
毛様脊髄反射 35
網状皮斑 458

や

ヤコフレフの回路 43, 66

ゆ

癒着帯 4
有尾上衣細胞 27
誘発試験 164

よ

用手間欠的圧迫 148

ら

ラクナ梗塞 223, 225
ラクナ症候群 224
ラザロ徴候 36
ランジュー・オスラー・ウェーバー病 77

り

リリキスト膜 10
両側対称性脳動脈瘤 299

れ

レンズ核辺縁の不鮮明化 233

ろ

ロゼット徴候 346
ロックト・イン症候群 70
漏斗状拡大 286

わ

ワイバーン・マッソン症候群 88
ワルファリン 463
ワレンベルグ症候群 85

欧文索引

α-coma 196,**486**
α 波昏睡 **486**
β-coma 196,**486**
β 波昏睡 **486**
γ-knife 139
δ 波昏睡 486

A

A1 動脈瘤 296
A1 領域 81
A 波 19
Abbie 74
——症候群 74
acalculia 57
ACAS study 439
accessory anterior cerebral artery 267
accessory middle cerebral artery 269
acetazolamide 434,510
——負荷試験 211
ADL 515
Adson 試験 77
aggressive dural AVF 405
aggressive neurological behavior 405
agraphia 58
akinetic mutism 38
Allcock's test **286**,301
amaurosis fugax 228
ambient segment 304
amnesia 66
amnestic syndrome 66
amobarbital 548
Amytal 548

aneurysm
——depth/neck width 314
——of proximal (A1) segment of anterior cerebral artery 296
——of proximal (M1) segment of middle cerebral artery 300
——, anterior communicating artery 297
——, asymptomatic unruptured 128
——, basilar artery trunk 303
——, basilar top 301
——, carcinomatous 339
——, carotid cave 389
——, dissecting 116,342
——, distal anterior inferior cerebellar artery 306
——, distal artery 432
——, distal feeder 386
——, distal superior cerebellar artery 305
——, dolichoectatic 112
——, flow-related 386
——, IC-anterior wall 294
——, IC dorsal 294
——, incidental 387
——, internal carotid-anterior choroidal artery 292

——, internal carotid-ophthalmic artery 287
——, internal carotid-posterior communicating artery 285
——, intracavernous artery 292
——, major artery 432
——, intranidal 387
——, middle cerebral artery bifurcation 299
——, mixed 116
——, myxomatous 339
——, paraclinoid carotid artery 291
——, peripheral traumatic 116
——, posterior cerebellar artery 303
——, proximal feeder 386
——, serpentine 112
——, skull base traumatic 117
——, super-giant 317
——, symptomatic unruptured 128
——, true **116**
——, unrelated 387
——, vein of Galen 182, 183
——, vertebral artery-posterior inferior cerebellar artery 307

angiographically occult cerebrovascular malformation　175, 385
anterior cerebral artery dissection　368
anterior choroidal artery aneurysm　292
anterior choroidal artery syndrome　74
anterior communicating artery aneurysm　297
anterior inferior cerebellar artery aneurysm　306
anterior interhemispheric approach　298
anteromedial triangle　9
AOVM　175, 385
apallic syndrome　38
apneic diffusion oxygenation　35
area A1　81
area A2　82
area stenosis　231
arterial circle of Willis　6
arterial occlusion　476
arterial stationary wave　251
artery of inferior cavernous sinus　15
artery to artery embolism　221
aspect ratio　101, 314
Aspergillus　336
asymptomatic
　──cerebral AVM　402
　──cerebral hemorrhage　431
　──cerebral infarction　437
　──Moyamoya disease　436
　──unruptured aneurysm　128
ataxic hemiparesis　224
atheroembolism　457
atheroma　221
atherothrombotic cerebral infarction　220
atrial septal aneurysm　226
autoregulation　21, 47
AVF
　──pure leptomeningeal drainage type　152
　──, dural　152, 404
AVM　132, 471
　──, basal ganglia　391
　──, brainstem　396
　──, callosal　394
　──, central　390
　──, cerebellar　395
　──, cerebellor-pontine angle　394
　──, choroid plexus　396, 424
　──, intraventricular　396
　──, midline　390
　──, occult　385
　──, paraventricular　390
　──, periventricular　390
　──, radiosurgery-based grading system　133
　──, thalamic　391
　──, thrombosed　385, 386
azygos anterior cerebral artery　268

B

B 波　20
back pressure　323
bacterial cerebral aneurysm　121
Bálint 症候群　52
balloon Matas test　322
balloon occlusion test　321, 322
barbiturate 療法　512
Barré 錐体路徴候　41

basal ganglia AVM　391
basilar artery dissection　378
basilar artery trunk aneurysm　303
basilar artery-anterior inferior cerebellar artery aneurysm　306
basilar artery-superior cerebellar artery aneurysm　304
basilar top aneurysm　301
bat wing　70
BBB　26
Benedikt 症候群　52
Bernasconi-Cassinari 動脈　14
bicaudate index　283
bleb　100
blood-brain barrier　26
Borden らの分類　157
borderzone infarction　441
BOT　321, 322
Botterell らの分類　488
bow hunter's stroke　455
brain death　32
brain edema　25
brain swelling　28
brainstem AVM　396
brainstem cavernous angioma　416
brainstem infarction　442
branch atheromatous disease　223
broad-based gait　281
broad-based residuum　312
Bruns 症候群　53
butterfly shadow　82

C

C 波　20
CADASIL　560
callosal AVM　394
Canadian stroke consortium　439
Candida　336

capillary blush 229
capsular artery 15
caput medusa 177
carcinomatous aneurysm 339
cardiogenic embolism 222
carotid artery stenting 244
carotid cave 290, 291
carotid cave aneurysm 290

carotid endarterectomy 241, 439
carotid-cavernous fistula 144
CAS 244
CASA-NOVA study 439
cavernous angioma 168, 474
　——in children 427
cavernous sinus 7
　——angioma 419
　——syndrome 63
CBF 19, 44
CBV 19
CC 231
CCF 144, 473
　——, non-traumatic 144
　——, traumatic 144
CEA 241, 439
central AVM 390
central enhancement 234
central pontine myelinolysis 68, **69**
central transtentorial herniation 28
cerebellar
　——AVM 395
　——cavernous angioma 418
　——diaschisis 198
　——hemorrhage 195
　——infarction 443
　——mutism 38, **79**
cerebello-pontine angle AVM 394
cerebral amyloid angiopathy 202, 204

cerebral aneurysm 99, 469
　——in children 329
　——, bacterial 121
　——, de novo 325
　——, dissecting 99
　——, false 99
　——, familiar 332
　——, fungal 336
　——, fusiform 112
　——, giant 317
　——, multiple 313
　——, mycotic 336
　——, neoplasmatic 338
　——, saccular 99
　——, symmetrical bilateral 299
　——, true 99
　——, unruptured 127, 334
cerebral arterial circle 6
cerebral arteriovenous malformation 132, 471
cerebral artery
　——dissection 342
　——, accessory anterior 267
　——, accessory middle 269
　——, A1 segment of anterior 296
　——, azygos anterior 268
　——, duplicated middle 269
　——, M1 segment of middle 300
　——, triple anterior 268
　——, triplicated anterior 268
　——, unpaired anterior 268
cerebral AVM
　——, asymptomatic 402
　——, deep-seated 390
　——, familial 402
　——, giant 397
cerebral blood flow 19, 44

cerebral blood volume 19
cerebral embolism 219
cerebral herniation 20, **28**
cerebral infarction 218
　——, asymptomatic 437
　——, atherothrombotic 220
cerebral metablic rate of glucose 49

cerebral metabolic rate of oxygen 48
cerebral perfusion pressure 21
cerebral salt wasting syndrome 53
cerebral thrombosis 219
cerebral venous infarction 255
cerebral venous thrombosis 255
cerebrovascular reserve 46
cervical arterial dissection 350
cheiro-oral syndrome 83
Cheyne-Stokes 呼吸 41
chiasmal apoplexy 422
chiasmatic artery 7
cholesterol embolization 457
cholesterol shower 457
choroid plexus angioma **424**
choroid plexus AVM 396, 424
circumventricular organ 27
CMRGlu 49
$CMRO_2$ **48**, 49
Cognard らの分類 158
common carotid 231
　——artery dissection 356
complete stroke 220
compression therapy 148
confabulation 66
Congo-red 染色 203
conjugate deviation 40
cord sign 257, 262
corkscrew 257, 262

corona radiata 84
cortical borderzone infarction 441
cortical enhancement 234
cortical venous thrombosis 261
coupling 48,49
CPP 21
craniovertebral junction dural AVF 412
crescendo TIA 219
crescent sign 347
crossed cerebellar diaschisis 235
crural segment 303
cryptic cerebrovascular malformation 175
cryptic stroke 175
Cushing 現象 21
Cushing 三徴 21
Cushing 反応 20,21
Cushing response 21
cystic medial necrosis 342
cytotoxic edema 26

D

daughter 100
de novo cerebral aneurysm 325
de novo formation of cavernous angioma 425
deep-seated
　　——cerebral AVM 390
　　——dural AVF 404
deep borderzone infarction 441
deep cerebral
　　——venous dural AVF 408
　　——venous thrombosis 263
Dejerine-Roussy 症候群 56
Dejerine 症候群 55
dense delta sign 257
Diamox 434,510
　　——負荷試験 211

diaschisis 235
DIC 58
diencephalic leaf 10
diffusion-perfusion mismatch 47
diffusion-weighted image 235
diffusion respiration 35
dilutional hyponatremia 67
dismatched 48
dissecting aneurysm 116, 342
dissection 342
disseminated intravascular coagulation 58
distal anterior cerebral artery aneurysm 298
distal anterior inferior cerebellar artery aneurysm 306
distal artery aneurysm 432
distal dural ring 290
distal embolism 245
distal feeder aneurysm 386
distal posterior inferior cerebellar artery aneurysm 308
distal superior cerebellar artery aneurysm 305
Djindjian らの分類 156
dog-ear residuum 312
Dolenc 9
dolichoectasia 112
dolichoectatic aneurysm 112
doll's head eye phenomenon 34
dome-to-neck ratio 109
Dorello's canal 9
dorsal meningeal artery 14
double lumen sign 346
doughnut sign 347
duplicated middle cerebral artery 269
dural arteriovenous fistula 151
dural AVF 151,409

——, aggressive 405
——, craniovertebral junction 412
——, deep cerebral venous 408
——, deep-seated 404
——, ethmoidal 151
——, falx 411
——, foramen magnum 409
——, inferior petrosal sinus 408
——, superior petrosal sinus 406
——, superior sagittal sinus 411
——, tentorial 406
——, tranverse-sigmoid sinus(in children) 413
dural cavernous angioma 419
dural inversion 214
dural ring 290
dural sinus thrombosis 255
dural tail sign 419
Durét 出血 31
DWI 235
dysarthria-clumsy hand syndrome 224

E

early branch 300
early CT sign 233
EC-IC arterial anastomosis 243
echolucent plaque 237
ECST 231
ectasia 113
ED ratio 238
EDAMS 214
EDAS 214
effacement of the cortical sulci 233
EGS 214

Ehlers-Danlos syndrome 340
EMAS 215
embolectomy 244
empty delta sign 258
EMS 214
encephalo-duro-arterio-myo-synangiosis 214
encephalo-duro-arterio-synangiosis 214
encephalo-galeo-synangiosis 214
encephalo-myo-arterio-synangiosis 215
encephalo-myo-synangiosis 214
end-diastolic flow velocity ratio 238
entry type 344
entry-reentry type 344
état criblé 511
ethmoidal dural AVF 151
ethmoidal Moyamoya vessel 206
Europian carotid surgery trial 231
Evans' index 283
external ophthalmoplegia 39
extracerebral cavernous angioma in middle fossa 419
extracranial-intracranial arterial anastomosis 243
extrapontine myelinolysis 70

F

facial nerve grading system 501
false aneurysm **116**
false localizing sign 30
false lumen 346
falx dural AVF 411

familial
──cavernous angioma 428
──cerebral aneurysm 332
──cerebral AVM 402
fenestration 4, 270
fibromuscular dysplasia 248
finger agnosia 57
Fisher らの CT 分類 94
flare sign 419
flow-related aneurysm 386
flow-related enhancemment 262
FMD 248
──adventitial hyperplasia 248
──intimal hyperplasia 248
──medial hyperplasia 248
──multifocal tubular stenosis 248
──string of beads 248
──unifocal tubular stenosis 248
fogging effect 233
Foix 症候群 63
foramen magnum dural AVF 409
foraminal herniation 30
Foville 症候群 56
fungal cerebral aneurysm 336
fusiform cerebral aneurysm 112

G

GDC 108
Gerstmann 症候群 57
giant cerebral aneurysm 317
giant cerebral AVM 397
giant lacune 223
Glasgow outcome scale 515

Glasscock 9
Glyceol 23
Gruber ligament 9
Gruber 靱帯 9
Guglielmi detachable coil 108
gyral enhancement 234, 258

H

Hachinski スコア 505
Hakuba 9
Hasegawa's dementia scale 505
HCHWA 203
HDS-R 505
hemiplegia alternans superior 87
hemodynamic cerebral ischemia 243
hemorrhagic cerebral infarction 448
hereditary cerebral hemorrhage with amyloidosis 203
Heubner's artery 6, 296
Hockaday らの分類 36
Hollenhorst プラーク 459
Horner 症候群 61
Hunt and Hess の分類 488
Hunt and Kosnik の分類 94
hydrocephalic edema 26
hyper-echoic plaque 236
hyperdense MCA sign 233
hyperdense middle cerebral artery sign 232
hyperdynamic 療法 106
hyperfixation 45
hyperperfusion syndrome 64
hypertensive intracerebral hemorrhage 191, 474
hypoplastic internal carotid artery 253
hypothalamic artery **7**, 295
hyypo-echoic plaque 237

I

IC-anterior wall aneurysm　294
　　――blister type　294
　　――chimame type　294
　　――non-chimame type　294
IC dorsal aneurysm　294
ICP　19
IICP　19
impending stroke　219
incidental aneurysm　387
incipient stroke　219
increased intracranial pressure　19
inferior petrosal sinus dural AVF　408
inferolateral trunk　15
infundibular dilatation　286
insular ribbon　233
intermittent vertebral artery compression syndrome　76
internal capsule　17
internal carotid artery bifurcation aneurysm　287
internal carotid artery dissection　352, 365
internal carotid-anterior choroidal artery aneurysm　292
internal carotid-ophthalmic artery aneurysm　287
internal carotid-posterior communicating artery aneurysm　285
internal ophthalmoplegia　39
international subarachnoid aneurysm trial　110
internuclear ophthalmoplegia　73
interpeduncullar segment　304
interstitial edema　26
intimal flap　346
intracavernous artery aneurysm　292
intracranial pial arteriovenous fistula　142
intracranial pressure　19
intraluminal pooling sign　346
intramural hematoma　347
intranidal aneurysm　387
intravascular surgery　108, 244
intraventricular AVM　396
intraventricular cavernous angioma　423
ISAT　110
ischemic edema　26
iso-echoic plaque　237
isolated cortical cerebral venous thrombosis　261
isolated sinus　161, 162

J

juxta-dural ring aneurysm　291

K

Kawase　9
Kernig 徴候　39
Kernohan notch　30
Kernohan 圧痕　30
kissing aneurysm　315
Korsakoff 症候群　66

L

lacunar infarction　223
Lalwani らの分類　161
lateral artery of the clivus　14
lateral dominance　503
lateral medullary syndrome　85
Lazarus 徴候　36
leptomeningeal drainage type　406
leptomeningeal vein　405
leukoaraiosis　511
Liliequist membrane　10
livedo reticularis　458
lobar hemorrhage　195
local intra-arterial fibrinolysis　239
locked-in 症候群　70
low-echoic plaque　237
lupus anticoagulant　462
luxury perfusion　50, 71

M

magnetic gait　281
major artery aneurysm　432
Mannitol　23
Marfan 症候群　340
marginal sinus　409
marginal tentorial artery　15
matched　48
MCA dot sign　233
McConnell's artery　15
medial longitudinal fasciculus　73
　　――syndrome　73
medial triangle　9
median artery of corpus callosum　267
medullary venous malformation　176
MELAS　561
meningeal sign　419
meningohypophyseal trunk　14
meniscus formation　339
mesencephalic leaf　10
microaneurysm　191
middle cerebral artery bifurcation aneurysm　299
middle cerebral artery dissection　367
midline AVM　390
Millard-Gubler 症候群　71

Mills 症候群　72
Mingazzini 試験　41
mirror site　325, 326, 332
misery perfusion　47, 50, **72**
mismatch　47
mixed aneurysm　116
mixed plaque　237
MLF　73
　──症候群　73
modified Rankin scale　515
Monakow 症候群　74
Monte-Criste 伯症候群　70
morning headache　22
Moyamoya disease　205, 477
　──MRI・MRA による画像診断のための指針　212
Mucor　336
multiple burr-hole　214
multiple cerebral aneurysm　313
muscle strength　43, 504
mycotic cerebral aneurysm　336
myointimal hyperplasia　242
myxoma　338
myxomatous aneurysm　339

N

NASCET　231, 440
neoplasmatic cerebral aneurysm　338
neurofibromatosis　340
neurogenic pulmonary edema　81
non-perimesencephalic pattern of subarachnoid hemorrhage　280
nonketotic hyperosmolar diabetic coma　60
nonvalvular atrial fibrillation　225
normal perfusion pressure breakthrough　50, **397**
normal pressure hydrocephalus　105, **281**

North American symptomatic carotid endarterectomy　440
　──trial　231
NPH　105, **281**
NPPB　50, **397**
nuchal rigidity　39
nuclei of the solitary tract　82
NVAF　225

O

occulomotor trigone　9
occult AVM　385
ocular bobbing　196
oculocephalic reflex　34
OEF　49
omental transplantation　214
one and a half syndrome　75
one entry type　344
ophthalmic artery aneurysm　287
orbital apex syndrome　57
oxygen extraction fraction　49

P

Paine's point　519
Papez の回路　43, 66
paraclinoid carotid artery aneurysm　291
paradoxical cerebral embolism　226
paramedial triangle　9
paramedian pontine reticular formation　40
paraventricular AVM　390
Parkinson　9
pearl and string sign　346
pearl sign　346
penumbra　**46**, 218
percutaneous transluminal angioplasty　106, 244

perimesencephalic pattern of subarachnoid hemorrhage　279
peripheral traumatic aneurysm　116
peritumoral edema　25
periventricular AVM　390
persistence　282
persistent primitive
　──artery　272
　──hypoglossal artery　276
　──otic artery　276
　──proatlantal artery　277
　──trigeminal artery　273
petrosphenoidal ligament　9
Phycomycetes　336
PI　506
pinocyte vesicle　4
pinpoint pupil　196
Piton らの分類　160
plaque　236
plateau wave　19
polycystic kidney disease　340
pontine hemorrhage　196
posterior cerebral artery
　──aneurysm　303
　──dissection　380
posterior inferior cerebellar artery aneurysm　307
posterior inferior cerebellar artery dissection　379
posterior communicating artery aneurysm　285
posterolateral triangle　9
posteromedial triangle　9
Powers 症候群　76
PPRF　40
pregnancy　466
pressure wave　19
progressing advancing stroke　220
projectile vomiting　22

propofol 548
protein S 256
prothrombin international
　normalized ratio 240,464
provocative test 164
proximal dural ring 291
proximal feeder aneurysm
　386
proximal occlusion 376
PT-INR 240,464
PTA 106,244
pterional approach 298,302
pulsatility index 506
pupillary sparing 39
pure motor hemiparesis
　224
pure sensory stroke 224
putaminal hemorrhage 194
pyramidal tract 18

Q

Queckenstedt 試験 24

R

radiation-induced cavernous
　angioma 425
radiosurgery-based grading
　system for AVM 133
Rankin scale 515
re-build up 210
re-entry 344
rebound phenomenon 24
recanalization 230
recent memory disturbance
　66
recurrent artery 6,296
Rendu-Osler-Weber 病 77
residual stenosis 449
retention tracer 44
reversible ischemic neurolog-
　ical deficit 220
ribbon EDAMS 215
ribbon-like enhancement
　234
right-left disorientation 57

RIND 220
ring enhancement 234
RI 脳槽撮影 283
rosette sign 346
ruptured cerebral aneurysm
　in elderly patients 327

S

saccular cerebral aneurysm
　99
SAH 93
Schwartz-Bartter 症候群
　67
selective neuronal necrosis
　218
sensory dissociation 42
serpentine aneurysm 112
SIADH 66
sick sinus syndrome 225
single photon emission CT
　44
sinus cavernoma 421
sinus isolation 157,163
sinus packing 162,163
sinus thrombosis 475
skeletonization 157
skull base traumatic aneur-
　ysm 117
SLE 462
SPECT 44
spectacular shrinking deficit
　222
Spetzler らの分類 133
spinal dural arteriovenous
　fistula 412
spindle coma 486
spontaneous carotid-caver-
　nous fistula 473
SSD 222
SSS 225
stereotactic radiosurgery
　139
striatocapsular infarction
　446
string sign 253,346
stump pressure 322,**323**

subadventitial dissection
　343
subarachnoid hemorrhage
　——unknown etiology
　　278
　——，non-perimesence-
　　phalic pattern 280
　——，perimesencephalic
　　pattern 279
subcallosal artery 7
subclavian steel syndrome
　78
subcortical borderzone in-
　farction 441
subcortical hemorrhage
　195
subintimal dissection 343
subtemporal approach 302
super-giant aneurysm 317
super-lacune 223
superficial borderzone infarc-
　tion 441
superior orbital fissure syn-
　drome 63
superior cerebellar artery
　aneurysm 304
superior petrosal sinus dural
　AVF 406
superior sagittal sinus dural
　AVF 411
suppression & burst 514
supralateral triangle 9
symmetrical bilateral cere-
　bral aneurym 299
symptomatic unruptured
　aneurysm 128
symptomatic vasospasm
　104
syndrome of inappropriate
　secretion of antidiuretic
　hormone 66
systemic lupus erythemato-
　sus 462

T

tandem lesion 244,323

tanycyte 27
tapered narrowing 346
TCD 506
tentorial artery 14
tentorial dural AVF 406
tentorial enhancement 258
terminal zone 441
Terson 症候群 84
thalamic
　——aphasia 42
　——AVM 391
　——dementia 42
　——eye 40
　——hand 194
　——hemorrhage 194
thalamus 16
third A2 artery 268
thrombosed AVM 385,386
TIA 219
　——, crescendo 219
tight junction 4,27
tonsillar herniation 30
top of basilar syndrome 75
total ophthalmoplegia 39
transchoroidal fissure approach 304
transcranial doppler sonography 506
transient ischemic attack 219
tranverse-sigmoid sinus dural AVF in children 413
traumatic cerebral aneurysm 115
triangle sign 257

triple anterior cerebral artery 268
triple H 療法 106
triplicated anterior cerebral artery 268
true aneurysm **116**
true diagnostic sign 346
true lumen 346

U

umbrella-shaped 177
uncal herniation 28
uncoupling 48,50
unpaired A2 268
unpaired anterior cerebral artery 268
unrelated aneurysm 387
unruptured cerebral aneurysm 127,334
upward tentorial herniation 29

V

vasogenic edema 25
vault Moyamoya vessel 206
vegetative state 37
vein of Galen aneurysm 181
　——choroidal type 182
　——mural type 183
venous angioma 176,475
venous hemiplegia 257
ventricular reflux 282

vertebral artery dissection 357,372
vertebral artery-posterior inferior cerebellar artery aneurysm 307
vetebrobasilar insufficiency 453
vital sign 22

W

Wallenberg 症候群 85
warfarin necrosis 259
watershed infarction 225, **440**
Weber 症候群 87
WFNS による重症度分類 95
Willis 動脈輪 6
　——閉塞症の診断の手引き 212
wrong side deviation 194
Wyburn-Mason 症候群 88

X

xanthochromia 97

Y

Yakovlev の回路 43,66

Z

zona occluda 27

脳神経外科バイブル I
脳血管障害を究める　改訂第2版
ISBN978-4-8159-1843-9 C3047

平成13年3月15日	第1版発　行
平成19年6月1日	第1版第4刷
平成21年7月15日	第2版発　行

著　者	──	窪　田　　　惺
発行者	──	松　浦　三　男
印刷所	──	三報社印刷株式会社
発行所	──	株式会社　永井書店

〒553-0003　大阪市福島区福島8丁目21番15号
　　　　　　電話(06) 6452-1881 (代表) /Fax (06) 6452-1882
東京店
〒101-0062　東京都千代田区神田駿河台2-10-6(7F)
　　　　　　電話(03) 3291-9717 (代表) /Fax (03) 3291-9710

Printed in Japan　　　　　　　Ⓒ KUBOTA Satoru, 2001

・本書の複製権・翻訳権・上映権・譲渡権・公衆送信権（送信可能化権を含む）は株式会社永井書店が保有します．
・JCOPY＜(社)出版者著作権管理機構　委託出版物＞
本書の無断複写は著作権法上での例外を除き禁じられています．複写される場合には，その都度事前に(社)出版者著作権管理機構(電話03-3513-6919，FAX 03-3513-6979，e-mail：info@jcopy.or.jp)の許諾を得て下さい．